协和医考

2024

全国口腔执业医师资格考试
历年考点精析与避错

口腔执业医师资格考试专家组　编

编　者　（按姓氏笔画排序）

王　浩　王雪丽　王清明　韦毅华　卢瑞华
齐彩芝　李　娟　杨　刚　杨秀芳　杨晓琴
吴苗君　吴春虎　谷兴坤　宋俊霞　陈　玮
陈世君　陈聪意　顾连强　董浩磊

扫码赠送历年考题

中国协和医科大学出版社
北　京

图书在版编目（CIP）数据

2024 全国口腔执业医师资格考试历年考点精析与避错 / 口腔执业医师资格考试专家组编. —北京：中国协和医科大学出版社，2024. 1

（协和医考）

ISBN 978-7-5679-2246-4

Ⅰ. ①2… Ⅱ. ①口… Ⅲ. ①口腔科学-资格考试-自学参考资料 Ⅳ. ①R78

中国国家版本馆 CIP 数据核字（2023）第 169032 号

协和医考

2024 全国口腔执业医师资格考试历年考点精析与避错

编　　者：口腔执业医师资格考试专家组
策划编辑：沈紫薇
责任编辑：张青山
封面设计：邱晓俐
责任校对：张　麓
责任印制：张　岱

出版发行：中国协和医科大学出版社
（北京市东城区东单三条 9 号　邮编 100730　电话 010-65260431）
网　　址：www. pumcp. com
经　　销：新华书店总店北京发行所
印　　刷：三河市龙大印装有限公司

开　　本：850mm×1168mm　1/16
印　　张：35
字　　数：1180 千字
版　　次：2024 年 1 月第 1 版
印　　次：2024 年 1 月第 1 次印刷
定　　价：128. 00 元

ISBN 978-7-5679-2246-4

出版说明

我国执业医师资格考试已经进入第25个年头，这项政策对于加强我国医师队伍建设，提高执业医师的综合素质，保护医师合法权益，规范医师管理制度，完善医师培养制度，发挥了积极的作用。

为帮助考生在繁忙的临床实践期间更有效地复习，更方便地了解与掌握执业医师资格考试的要求，提高考生分析问题、解决问题的能力，从而顺利通过考试，中国协和医科大学出版社推出了“协和医考”系列丛书。25年来，中国协和医科大学出版社在本套丛书的出版过程中，以及每年与广大考生读者反馈交流的工作中，摸索出了我国执业医师资格考试的基本规律，积累了丰富的出版应试丛书的经验，为考生提供了不同层次、不同阶段和不同需求的应试参考书。

本套丛书由中国协和医科大学出版社组织相关专业专家编写，并邀请了专职从事执业医师资格考试研究的培训专家进行审定。内容紧扣最新版《医师资格考试大纲》，以规划教材为基础，以临床能力为重点，侧重于理论与实践的综合运用。本套丛书品类齐全，从应试指导、核心考点精讲，到各类习题集和模拟试卷等，能够满足广大考生复习考试的需要。

“当医生就当好医生，当好医生就读协和医书”，拥有25年执业医师资格考试用书出版经验的中国协和医科大学出版社为全国争当好医生的读者，提供这套全面、准确、实用的应试丛书。我们期望能够对广大考生顺利通过执业医师资格考试有所助益，为我国医学教育及医学事业的发展作出积极的贡献。丛书内容如有不当之处，欢迎各位考生和同仁批评指正。如有关于丛书内容及考试的相关问题，请扫描下方二维码，有专属微信客服为你解答。

前　言

国家执业医师资格考试是我国医务人员的行业准入考试，考试共分 4 个单元，每单元 150 题，由国家医学考试中心组织，全国统一命题、统一考试。近年来，国家执业医师资格考试作出了很大调整，为了帮助广大考生适应新的医师资格考试变化，我们组织专家组严格按照最新《口腔执业医师资格考试大纲》要求编写此书。

国家执业医师资格考试知识庞杂，考查范围广，尤其是口腔执业医师资格考试，不仅需要掌握专业方面的知识，也需要掌握基础医学和临床医学的知识。近几年来，临床病例题（A_2 型题）比例大幅提高，给考生的复习与通关之路增加了很大的难度和障碍。以往只重视教材的复习方法，费时费力，效果不是很明显。针对这种情况，建议考生将题目和教材知识点结合复习，可以达到事半功倍的效果，本书正是从这个角度出发，帮助考生提高复习效率，顺利通过考试。

《2024 全国口腔执业医师资格考试历年考点精析与避错》配有“解析”和“避错”两部分，使考生在短时间内既能熟悉历年考题，又能掌握考点，同时还可以对薄弱环节进行强化。

本书按照 2024 年新大纲的要求编写，每题的编写结构为“习题+答案+考点+解析+避错”，题型全面，题量丰富，重点突出。“解析”部分，我们总结了许多实用的学习方法和解题技巧，帮助考生整理出解题的思路，提高应试能力；“避错”部分能帮助考生在复习过程中认识到自身知识结构的不足之处，并提醒考生该怎么针对易错点进行辨别，使考生在考试中不犯错或者少犯错。例如，口腔颌面外科学是口腔执业医师资格考试的重点章节，出题量大，其中必考的三章内容是口腔颌面部感染、颌面部肿瘤、唾液腺肿瘤，此三章内容多，并且所考疾病临床常见，我们列举了大量的 A_2 型题帮助考生拓展思路，巩固记忆。

《2024 全国口腔执业医师资格考试历年考点精析与避错》根据最新版大纲进行了新调整，增加了新考题，为了帮助考生了解新大纲加入内容的知识，在此部分内容缺少历年考题的情况下，我们精选了以大纲要求的核心考点作为命题点的模拟题，以方便考生掌握最新的考试动态。最后，希望本书能够帮助考生把握新的口腔执业医师资格考试命题方向，顺利通过考试。

尽管力臻完善，但难免有疏漏与不足之处，恳请各位读者批评指正。

编　者

2023 年 12 月

目　录

第一部分　医学人文综合

第二部分　基础医学综合

第三部分 临床医学综合

第四部分　预防医学综合

第五部分　口腔医学综合

第一部分

医学人文综合

第一章　医学心理学

考点：总论

【A_1 型题】

1. 医学心理学的基本观点不包括
   A. 认知评价的观点
   B. 情绪因素作用的观点
   C. 主动适应与调节的观点
   D. 遗传决定论的观点
   E. 个性特征的观点

【答案】D

【考点】医学心理学的基本观点

【解析】医学心理学的基本观点包括心身统一的观点、社会对个体影响的观点、认知评价的观点、主动适应和调节的观点、情绪因素作用的观点、个性特征的观点。故本题选 D。

【避错】本题易错选 C，部分考生对医学心理学的基本观点记忆不清楚，主动适应和调节是使个体行为与外界保持相对和谐一致的主要因素。牢固掌握 6 种基本观点有助于答题。

2. 医学心理学的研究任务不包括
   A. 研究心理因素对人体健康的影响及其机制
   B. 研究个性的形成和发展
   C. 研究自我调节对防病、治病和康复的作用
   D. 研究疾病过程中的心理反应
   E. 研究心理因素在疾病发展过程中的作用

【答案】B

【考点】医学心理学的具体任务

【解析】医学心理学的具体任务包括：①心理或行为的生物学、社会学基础，及其在健康和疾病中的意义。②身心相互作用关系及其机制。③心理社会因素在疾病过程中的作用规律。④各种疾病过程中的心理、行为特征及变化规律。⑤医疗过程中医患关系的特征，以及增进医患关系的途径和方法。⑥如何将心理学原理及技术应用于人类的健康促进及疾病防治。不包括"研究个性的形成和发展"，故选 B。

【避错】本题易误选 D，部分考生对医学心理学研究任务掌握不牢，理解得不好。医学心理学是研究心理现象与健康和疾病关系的学科，它既关注心理社会因素在健康和疾病中的作用，也重视解决医学领域中有关健康和疾病的心理或行为问题。

3. 将人的心理活动分为潜意识、前意识和意识的理论是
   A. 行为主义理论
   B. 心理生理理论
   C. 认知学派理论
   D. 精神分析理论
   E. 人本主义理论

【答案】D

【考点】心理学几种主要理论

【解析】弗洛伊德把人的心理活动分为 3 个层次，即意识、前意识和潜意识，是精神分析理论的基本理论核心。所以本题应选 D。

【避错】大部分考生认为心理活动是由心理生理理论来决定的，故易错选 B，加大对心理学的几种主要理论的了解有助于答题。

【B_1 型题】

（4～6 题共用备选答案）
   A. 变态心理学
   B. 健康心理学
   C. 神经心理学
   D. 临床心理学
   E. 生理心理学

4. 研究心理咨询、心理诊断的属于

【答案】D

5. 研究脑和行为关系的属于

【答案】C

6. 研究促进心身疾病康复和预防的属于

【答案】B

【考点】心理学的分支学科

【解析】变态心理学研究的问题不只是正常心理和异常心理之间的差距，而是把异常心理当作疾病来研究。健康心理学主张运用心理学和健康促进的手段，维护和增进人们的心理健康，提高对社会生活的适应及改造能力。神经心理学是从神经科学的角度来研究心理学的问题，研究脑和心理，或脑和行为的关系。临床心理学研究一切人类变态行为，探讨这些行为的论据、判断、评估、分类、治疗、预防和科学研究。生理心理学探讨的是心理活动的生理基础和脑的机制。所以4题应选D，5题应选C，6题应选B。

【避错】本题较简单，通过题意考生可以推断出正确选项，抓住关键字词，如4题出现了心理诊断可推断出属于临床方面，5题题干中出现了脑，故应该属于神经方面，6题中出现了促进心身疾病康复，故应该属于健康方面，增加对题意的了解，一般不难答错。

考点：医生个人的心理能力

【A_1型题】

1. 已获得的知识、技能和方法对解决新问题会产生影响的心理现象称为

A. 暗示

B. 功能固着

C. 保持

D. 迁移

E. 创造

【答案】D

【考点】影响解决问题的心理因素

【解析】迁移指已获得的知识、技能和方法对解决新问题的影响。这种影响可能产生积极的、有利的作用，称为正迁移；该影响也可能产生消极的、不利的作用，称为负迁移。故选D。

【避错】本题易错选B。定势指个人面对问题情境时，无论情境中所显示的客观条件如何，个人总是先以其主观的经验与习惯方式去处理问题。功能固着是一种特殊类型的定势。

2. “入芝兰之室，久而不闻其香”说明的是

A. 感觉过敏

B. 感觉适应

C. 感觉相互作用

D. 感觉减退

E. 感觉性补偿

【答案】B

【考点】感受变化规律

【解析】感觉过敏，即感觉增强，因感觉阈值降低或强烈的情绪因素造成。感觉适应是指对持续的同一刺激所产生的应激性形态，特别是感受器的适应。感觉相互作用，是指在一定条件下，各种不同的感觉都可能发生相互作用，从而使感受性发生变化的现象。感觉减退是对事物个别属性的感受减退，即大刺激引起小感受，严重时不引起任何感受。感觉补偿是指人的某种感觉能力丧失后，为适应生活的需要，使其他感觉的能力获得突出的发展，以资补偿。所以本题应选B。

【避错】本题易错选D，因为部分考生单纯从字面上来分析，认为“入芝兰之室，久而不闻其香”是感觉上的减退，主要是对感受变化规律未理解，同时答题时粗心所致，增加对感觉变化规律的内容的了解有助于答题。

3. 一种比较持久微弱、具有渲染性的情绪状态是

A. 心境

B. 激情

C. 心情

D. 热情

E. 应激

【答案】A

【考点】情绪状态

【解析】心境是指强度较低但持续时间较长的情感，它是一种微弱、平静而持久的情感，如绵绵柔情、闷闷不乐、耿耿于怀等，具有弥散性和长期性。热情是指强度较高但持续时间较短的情感，它是一种强有力、稳定而深厚的情感，如兴高采烈、欢欣鼓舞、孜孜不倦等。激情是指强度很高但持续时间很短的情感，它是一种猛烈、迅速暴发、短暂的情感，如狂喜、愤怒、恐惧、绝望等。心情是指无特定、普遍，以及能够广泛影响认知和行为的一种情感状态。应激是机体在各种内外环境因素及社会、心理因素刺激时所出现的全身性非特异性适应反应，又称为应激反应。所以本题应选A。

【避错】大部分考生未能区分心境与心情，从而易误选C，单纯从字面上很难区分心境与心情，故需要增加对情绪状态与心情的鉴别，以免出错。

4. 既想参赛锻炼自己，又怕成绩不好，被人讥笑，此时的动机冲突是

A. 双趋冲突

B. 双避冲突

C. 趋避冲突
D. 双重趋避冲突
E. 多重趋避冲突
【答案】C
【考点】冲突的类型
【解析】双趋冲突：是指在一个人的面前同时有两个具有同样吸引力的目标，而引起同样程度的动机，但必须从中抉择其一时发生的心理冲突，常形容为“鱼和熊掌不可兼得”。双避冲突：是指一个人同时面临着两件不欢迎或令人讨厌的事物，产生同等的逃避动机，要回避其一就必然遭遇另一件时产生的心理冲突。“前遇断崖，后有追兵”，便是一种严重的双避冲突情境。趋避冲突：是指一个人对同一目标采取矛盾的态度，既向往（喜欢），又拒绝（厌恶）时发生的心理冲突。例如，个人既喜欢吸烟，又怕损害健康。双重或多重趋避冲突：是指必须在两个或两个以上的各有优缺点的事物，或目标间抉择时产生的心理冲突。所以本题应选 C。

【避错】本题较简单，通过题意考生可以知道想参赛属于趋，而又怕成绩不好，被人讥笑则属于避，故选择 C，增加对题意的了解，一般不难答错。

【A_2 型题】

5. 男，22 岁，大学生。平常乐于助人、尊师爱校。不仅在学习上经常帮助同学，在生活上也常常照顾他人，并能积极组织班级的集体活动。这种行为方式属于
A. 行为特征
B. 意志特征
C. 态度特征
D. 情绪特征
E. 理智特征
【答案】C
【考点】性格特征
【解析】性格特征：①态度特征，主要表现为对各种社会关系的处理上，包括对社会、集体、他人的态度（如爱集体、善交际、有礼貌，以及孤僻、粗暴等）及对自己的态度（如自信或自卑、羞怯或大方等）。②情绪特征。③意志特征，个人对自己行为自觉调整和控制的水平特点。④理智特征，指人们在感知觉、记忆、思维和想象等认知过程中所表现出来的个体差异。本例表现符合性格的态度特征。故选 C。

【避错】本题易错选 D，情绪特征包括情绪活动的强度、情绪的稳定性、情绪的持久性及主导心境。

6. 某中年人，童年生活受挫折，个性克制，情绪压抑，经常焦虑、抑郁，又不善于宣泄，过分谨慎，强求合作调和。他的行为模式最容易患的躯体疾病是
A. 冠心病
B. 脑出血
C. 慢性结肠炎
D. 甲状腺功能亢进症
E. 癌症
【答案】E
【考点】C 型行为与疾病
【解析】见表 1-1-1。

表 1-1-1　A、B、C 型行为的特征与相关疾病

项目	A 型行为	B 型行为	C 型行为
特征	竞争性强，时间紧迫感，办事急躁，具有敌意	是与 A 型行为相反的行为特征。如知足常乐	过度的性格压抑，过分合作，谨慎社会化程度高，情绪表达障碍
疾病	与冠心病等心血管疾病的发生有关	减少冠心病的发生	免疫功能受抑制，导致肿瘤的发生

【避错】本题易错选 A，选错原因为考生对 A 型行为、C 型行为的特征与疾病的了解不准确，A 型行为易导致冠心病的发生。

7. 某职员，竞争意识强，总想胜过他人，老觉得时间不够用，脾气暴躁，容易激动，说话快，走路快，常与他人的意见不一致。其行为类型属于
A. A 型行为
B. B 型行为
C. C 型行为
D. AB 混合型行为
E. BC 混合型行为
【答案】A
【考点】行为的分类
【解析】A 型行为基本行为特征为竞争意识强，对他人敌意，过分抱负，易紧张和冲动等。B 型行为表现为没有大志，随波逐流、小心谨慎、甘居下游，在人群中最不爱发言、出头露面。C 型行为的特征在气质上好压抑自己的情绪，特别是压抑愤怒，怒而不发，也不善于发泄自己的情绪；在性格上好克服自己，忍让，过分谦虚，过分依从社会，回避矛盾，好调和矛盾。D 型行为则表现为个性孤僻、不爱与人交往，但也容易一时冲动。所以本题应选 A。

【避错】本题较难做题，若考生对 A、B 和 C 型行为的特点未加以理解记忆的话，本题选错的可能性非常大，错选项 A、B、C 皆有可能，故需要加大对

行为分类特点的理解与记忆，以减少出错。

【B_1 型题】

（8～9题共用备选答案）

A. 生理的需要
B. 安全的需要
C. 爱与被爱的需要
D. 尊重的需要
E. 自我实现的需要

8. 马斯洛需要层次论中最高层次需要是

【答案】E

9. 发挥自己的潜能，实现自己的理想与抱负的需要是

【答案】E

【考点】需要层次论

【解析】需要是个体对生理的和社会的客观需求在大脑的反应，美国心理学家马斯洛将需要分为5个不同的层次。①生理的需要：在人类的各种需要中占最强的优势，其中以饥饿和渴的需要为主。②安全的需要：如生命安全、财产安全、职业安全、心理安全等。③归属和爱的需要：当上述需要获得满足后，人类就会产生进一步的社会需要，即归属和爱的需要。④尊重的需要：指个体对自身价值的认同。⑤自我实现的需要：在前四种需要获得满足的基础上产生的最高层次的需要，如理想、抱负的实现等。故8、9题均选E。

【避错】8题易误选A，A生理需要是马斯洛需要层次论中最强层次的需要。9题属于理解题，考生不应该选错。

考点：心理健康

【A_1 型题】

1. 心理健康的标准不包括

A. 智力正常
B. 情绪良好
C. 人际和谐
D. 适应环境
E. 人格完美

【答案】E

【考点】心理健康的标准

【解析】我国心理学家提出的心理健康的5条标准为智力正常、情绪良好、人际和谐、适应环境、人格完整，而不是人格完美。故本题选E。

【避错】本题为记忆性题，考生掌握5条标准则不易选错。

2. 青春期自我意识中的主要矛盾不包括

A. 理想与现实
B. 学习与恋爱
C. 本我与超我
D. 独立与依赖
E. 交往与封闭

【答案】C

【考点】青春期自我意识中的主要矛盾

【解析】自我意识：一个人对自己，以及自己与周围世界关系的认识、体验和评价。处于青春期的少年正处在自我意识的形成过程中，因此会产生意识矛盾。意识矛盾大致体现在理想与现实、学习与恋爱、独立与依赖、交往与封闭等主要方面。而本我、自我、超我的划分是弗洛伊德人格理论的主要组成部分，与自我意识无关。故选C。

【避错】本题易误选B，在心理学上，认为人格是由原我、自我和超我这几个部分构成。因此，原我与超我的矛盾不是青春期特有的自我意识矛盾，而是一种普遍存在的自我意识矛盾。

3. 智力发展的关键期在

A. 3岁前
B. 4岁前
C. 5岁前
D. 6岁前
E. 7岁前

【答案】E

【考点】智力的发育

【解析】出生后4～5个月是婴儿辨别生人和熟人的关键期，2～3岁是口头语言发展的关键期，4～5岁是儿童学习书面语言的最佳期，儿童掌握词汇能力在5～6岁时发展最快，儿童掌握数字概念的最佳年龄是5岁至5岁半，7岁以前是人生最重要的一个时期，其习惯、知识、技能、言语、思想、情绪等都在此期打下基础，它是决定将来人格、体格的重要因素。所以本题应选E。

【避错】本题较难，若考生对儿童智力发展与年龄的关系未加以记忆的话，本题很难作答，答错的可能性非常大，故需要增加对儿童智力发展特点的掌握，以免犯错。

考点：心理应激与心身疾病

【A_1 型题】

1. 下列疾病中属于心身疾病的是

A. 抑郁症

B. 消化性溃疡

C. 精神分裂症

D. 大叶性肺炎

E. 精神发育迟滞

【答案】B

【考点】常见的心身疾病

【解析】心身疾病是指心理社会因素在疾病的发生、发展过程中起重要作用的躯体性器质性疾病和躯体功能性障碍。常见疾病有消化性溃疡、溃疡性结肠炎、甲状腺功能亢进症、肠易激综合征、原发性高血压及支气管哮喘等。故选 B。

【避错】此题易错选 A，抑郁症属于精神疾病。

2. 有些人在面对应激事件时易采用“钻牛角尖”方式，这种应对方式属于

A. 自我防御反应

B. 生理反应

C. 认知反应

D. 行为反应

E. 情绪反应

【答案】C

【考点】认知反应的表现

【解析】应激较剧烈时，认知能力普遍下降。常见的认知性应激反应表现为意识障碍，注意力受损，记忆、思维、想象力减退等。个体在应激后出现认知狭窄、偏激、“钻牛角尖”，平日非常理智的人变得固执、蛮不讲理。故选 C。

【避错】本题部分考生易错选 E，个体在经历应激原刺激后，部分考生将“钻牛角尖”理解为情绪改变，但情绪性应激反应有焦虑、抑郁、恐惧、愤怒。“钻牛角尖”属于认知性应激反应中的偏执反应。

3. 与 A 型行为密切相关的心身疾病是

A. 十二指肠溃疡

B. 糖尿病

C. 冠心病

D. 肺癌

E. 支气管哮喘

【答案】C

【考点】与 A 型行为密切相关的心身疾病

【解析】A 型行为基本特征为竞争意识强，对他人敌意，过分抱负，易紧张和冲动等。关于 A 型行为与冠心病的关系，目前存在着两种对立的观点，一种为肯定的观点，认为 A 型行为与冠心病有必然联系，甚至是其“倾向个性”或其“易患行为模式”，这类观点较为普遍；另一种为否定的观点，认为将 A 型行为与冠心病联系在一起的简单模型是不适宜的，强调 A 型行为者个性因素中与冠心病有关的有害核心是对外界的敌意和高度生气发怒联合作用，没有敌意的 A 型行为者，不属于冠心病的危险行为，而高敌视的性格是冠心病的高危因素。故本题应选 C。

【避错】本题较难，若考生对 A、B 和 C 型行为的特点不了解的话，本题选错的可能性较大，加大对 A、B 及 C 型行为的特点的记忆并加以鉴别区分有助于减少出错。

【A_2 型题】

4. 女，22 岁。医学生。最近与男友发生激烈争执，以致两人分手，情绪极度低落，也十分愤恨，来找学校心理咨询师求帮助。心理咨询师针对其情绪的调节提出的办法，不适合的是

A. 不断宣泄

B. 降低期望

C. 心理应对

D. 改变认知

E. 放松训练

【答案】A

【考点】行为性应激反应

【解析】22 岁女性患者，因与男友争执而导致分手，情绪极度低落、愤恨。对于情绪调节可采用改变认知、心理应对、降低期望、放松训练等方法。不断宣泄不是调节情绪的方法。故选 A。

【避错】此题易错选 D。改变认知是评估事件，了解哪些是可以改变的，而哪些又是需要接受的，改变对事物的期待。

5. 女，18 岁，某大学一年级新生。入学后对新的学习环境和教学模式不适应出现情绪焦虑、失眠等情况，该生的辅导员、老师及同学们给予其热情的帮助疏导及安慰，使该生逐渐走出适应不良的状态，这种应对应激的方法属于

A. 回避应激源

B. 运用自我防御机制

C. 催眠心理治疗

D. 取得社会支持

E. 专业思想教育

【答案】D

【考点】应对应激的方法

【解析】应对应激的方法：①问题解决策略：寻求社会支持；获得解决问题需要的信息；制定解决问题需要的计划；面对问题，找到切入点。②情绪缓解策略：宣泄情绪、改善认知、行为放松训练、回避问题。该患者得到老师及同学的辅导属于获得社会支持，故选 D。

【避错】本题部分考生易错选E，看到辅导员的疏导则认为是专业思想教育，社会支持是个体与社会各方面包括亲属、朋友、同事、伙伴等所产生的精神上和物质上的联系程度。

6. 某人，因工作压力大，多年来经常反复出现心烦、心搏过速、胸部不适、出汗。心电图、血压、血脂、心脏多普勒检查均正常。这个患者的反应有可能为

A. 躯体疾病
B. 心身障碍
C. 心理症状
D. 神经衰弱
E. 精神疾病

【答案】B

【考点】心身疾病

【解析】心身障碍是由于心理因素而导致的以躯体疾病为表现形式的心理疾病，包括高血压、冠心病、消化性溃疡、神经性厌食等，症状以躯体疾病为主，但是与心理因素密切相关；与患者的性格特征有关；有自知力。所以本题应选B。

【避错】本题较简单，通过题意考生可以知道此患者主要是因为心理因素导致身体出现疾病，从而很容易选出正确答案即心身疾病，增加对题意的了解，一般不难答错。

【B_1型题】

（7～8题共用备选答案）

A. 分散对消极应激源的注意
B. 努力忘却消极应激源的情景状态
C. 增加对威胁情境的回避能力
D. 利用各种放松技术
E. 锻炼意志

7. 有效应对应激的评价调整方法是

【答案】A

8. 应对应激以减轻紧张的措施是

【答案】D

【考点】心理应激与应对

【解析】心理应激是指人对外界有害物、威胁、挑战经过认识评价后，知其将危害个人的生存和地位时，所产生的生理、心理和行为反应，这一概念不同于一般应激的定义。应对是指人面对威胁性的应激源时，通过解决问题的行为策略，以消除或缓解自己的紧张状态。适当的心理应激可提高个体的应对和适应能力，提高注意力和工作效率。但过强的、持续长时期的心理应激，则通过神经、内分泌、免疫系统的中介，而产生心身疾病、精神病和神经症等。应对心理应激的方法：①回避或逃避过强的心理应激源，或用乐观、心胸宽大的态度处理负性生活事件。②增强自己耐受挫折的能力和应对能力。③学会各种放松技术，使心身放松。④取得社会支持以解决问题。因此7题调整方法应选A。8题应对措施应选D。

【避错】本题考查心理应激与应对，其他选项虽也对人体有益，但不属于应对心理应激的方法。故不应误选。

考点：心理评估

【A_1型题】

1. 依据心理学的理论和方法对人的心理品质及水平作出的鉴定称为

A. 心理诊断
B. 心理测量
C. 心理测验
D. 心理调查
E. 心理评估

【答案】E

【考点】心理评估定义

【解析】心理评估是应用心理学的理论和方法对人的心理品质及其水平做出的鉴定。心理品质包括心理过程和人格特征等内容，如情绪状态、记忆、智力、性格等。故选E。

【避错】部分考生易误选C，心理测验是根据一定的法则和心理学原理，使用一定的操作程序给人的认知、行为、情感的心理活动予以量化。心理测验是心理测量的工具，心理测量在心理咨询中能帮助当事人了解自己的情绪、行为模式和人格特点。

2. 心理测验工作应遵守的原则为

A. 真诚、中立、回避
B. 自强、自立、自省
C. 信度、效度、常模
D. 客观、保密、标准化
E. 自主、学习、实效

【答案】D

【考点】心理测验工作应遵守的原则

【解析】心理测验工作应遵守的原则如下。①标准化原则：因为心理测验是一种数量化手段，因此标准化原则必须坚持。②保密原则：包括测验工具的保密、测验结果的保密。③客观性原则：对结果作出评价是要遵循客观性原则，不能仅仅靠一两次测验结果就下结论。故本题选D。

【避错】本题易误选C，信度、效度、常模为标

准化心理测验的技术指标。

3. 一个测验工具中对于对象可以测量到的真实程度，是指该工具的
   A. 常模
   B. 信度
   C. 效度
   D. 样本
   E. 标准

【答案】C

【考点】心理测验的有关概念

【解析】效度是指一个测验有效地测量出所需要的心理品质，即测量工具能测出其所要测量特质的程度。信度主要是指测量结果的可靠性或一致性。故本题应选 C。

【避错】部分考生易选 B，因为题干中提到一个测验工具测量到某对象的真实程度，部分考生认为评估真实程度应该属于信度。加大对心理测验概念的了解有助于答题。

4. 比奈 - 西蒙量表属于一种
   A. 智力测验
   B. 人格测验
   C. 神经心理测验
   D. 评定量表
   E. 投射测验

【答案】A

【考点】智力测验量表

【解析】智力测验量表主要有比奈-西蒙智力量表、韦克斯勒儿童智力量表、斯坦福-比奈智力量表、瑞文标准智力测验、军队甲种团体智力测验等。所以本题应选 A。

【避错】本题属于单一知识点的考查，若考生对此比奈-西蒙量表的作用不了解的话，答错的可能性比较大，故需要增加知识点的覆盖面并加以记忆，以免出错。

5. 受试者根据自己的理解和感受对一些意义不明的图像、墨迹做出回答，借以诱导出受试者的经验、情绪或内心冲突称为一种
   A. 智力测验
   B. 投射测验
   C. 运动测验
   D. 感知测验
   E. 人格测验

【答案】B

【考点】投射测验的定义

【解析】投射测验广义是指那些将测评目的加以隐蔽的一切间接测评技术。狭义是指一种特殊的测评手段，即把一些无意义的、模糊的、不确定的图形或句子、故事、动画片等呈现给被测评者，问其看到、听到或想到了什么，以此作为反馈信息，在此基础上加以分析处理和解释。故本题应选 B。

【避错】部分考生认为受试者根据自己的理解与感受去诱导受试者的经验应该属于感知的范畴，主要是因为对各种心理测验的含义非真正理解，增加对基本知识点掌握可避免犯错。

【A_2 型题】

6. 男孩，8 岁。上课反应迟钝，难以完成一般的学习任务，家长带其来心理门诊就诊。心理治疗师首先考虑使用的心理评估工具是
   A. WISC
   B. SDS
   C. 16PF
   D. EPQ
   E. SAS

【答案】A

【考点】心理评估

【解析】WISC 指韦氏儿童智力量表，可以帮助人们科学、准确地了解青少年儿童的智力发展状况，适合本案例中的男孩。SDS 指抑郁自评量表，能直观地反映抑郁患者的主观感受，主要适用于具有抑郁症状的成人。卡特尔 16 项人格因素问卷（16PF）、艾森克人格问卷（EPQ）属于人格测验的常用量表。SAS 指焦虑自评量表，用于反映受试者有无焦虑症状及其严重程度。

【避错】本题易错选其他选项。掌握常用心理评估方法的英文缩写及适用情况，避免混淆。

【B_1 型题】

（7 ~ 8 题共用备选答案）
   A. 人格测验问卷
   B. 智力测验
   C. 人格投射测验
   D. 评定量表
   E. 神经心理学测验

7. 语言知觉测验属于

【答案】E

8. 明尼苏达多相人格调查表属于

【答案】A

【考点】心理测验的分类

【解析】根据心理测验的目的、功能分类：智力测验、人格测验、神经心理学测验、评定量表。见表 1-1-2。

表1-1-2 心理测验的常用工具及用途

项目	用 途	常用工具
智力测验	儿童智力发育水平的鉴定、脑器质性损害及退行性病变、特殊教育或职业选择时的咨询参考指标	比奈-西蒙智力量表、韦克斯勒成人与儿童智力量表
人格测验	心理障碍患者的诊断和病情预后的参考、科研和心理咨询对人格的评价	明尼苏达多相人格调查表（MMPI）、洛夏墨迹测验以及艾森克人格问卷（EPQ）
神经心理测验	脑器质性损害的辅助诊断，以及对脑与行为的关系的研究	H-R神经心理学成套测验、感知运动测验、记忆测验、联想思维测验
评定量表	评价精神症状，临床工作和科研	抑郁量表、焦虑量表、生活事件量表、生活质量综合评定量表

根据测验方法分类包括问卷法、作业法、投射法。

【避错】本组题属于理解题，本组题7题容易误选A，8题容易误选C，考生应理解记忆心理测验的分类，才能答对此题。

（9～10题共用备选答案）

A. WAIS

B. MMPI

C. SCL-90

D. SAS

E. SDS

9. 常用的智力测验量表是

【答案】A

10. 常用的人格测验量表是

【答案】B

【考点】心理评估

【解析】国际上常用的个人智力测验主要是韦克斯勒智力量表（WAIS），常用的人格测验量表是明尼苏达多项人格调查（MMPI）。症状自评量表——SCL-90是世界上最著名的心理健康测试量表之一，是当前使用最为广泛的精神障碍和心理疾病门诊检查量表。SAS是焦虑自评量表，SDS是抑郁自评量表。所以9本题应选A，10题应选B。

【避错】本题较难，若考生对英文简写不能对应其相应的中文名称，则本题答错的可能性非常大，加大对英文名称的了解记忆可以减少此类犯错。

考点：心理治疗与心理咨询

【A_1型题】

1. 人本主义疗法有以下特点，但应除外

A. 以患者为中心

B. 放松训练

C. 把心理治疗看成一个转变过程

D. 非指令性治疗的技巧

E. 言语操作性条件试验

【答案】B

【考点】人本主义疗法的特点

【解析】人本主义疗法即患者中心疗法，其特点是以患者为中心，把心理治疗看成一个转变过程，而不是指令性治疗的技巧。B选项中放松训练属于行为主义疗法。故选B。

【避错】本题属于理解记忆题，考生加大对心理治疗的理解有助于解题。

2. 在精神分析治疗中，要求患者毫无保留地想到哪儿就说到哪儿的做法称为

A. 疏导

B. 发泄

C. 自由联想

D. 厌恶疗法

E. 系统脱敏

【答案】C

【考点】精神分析治疗的常用方法

【解析】自由联想即让患者自由诉说心中想到的任何东西，鼓励患者尽量回忆童年时期所遭受的精神创伤。所以本题应选C。

【避错】本题易选B，部分考生看到题干中所述“要求患者毫无保留地想到哪儿就说到哪儿”，故认为是发泄，把内心中想说的全说出来，掌握心理治疗的常用的几种方法可以避免犯错。

【A_2型题】

3. 女，35岁。因丈夫车祸去世，其痛不欲生，遂到心理咨询门诊寻求帮助。该女性在诉说其目前的心境时痛哭流涕。对此，心理咨询师在初始阶段一般不应采取的措施是

A. 对质其懦弱

B. 帮助其领悟

C. 增强其自控

D. 增强其自信心

E. 接受其宣泄

【答案】A

【考点】心理咨询的手段

【解析】心理咨询的主要手段：①宣泄，指来询者将其郁积已久的紧张情绪或痛苦烦恼倾诉给咨询人员以排解和释放不良感受的过程。②领悟，指来询者在咨询人员的帮助下，全面深刻地认识其心理不适与情绪障碍的产生根源、过程和机制的过程。③强化自我控制。④增强自信心。故选A。

【避错】本题易错选C。强化自我控制可使来询者解除某种不良情绪状态与行为方式对自我的禁锢，协调个人与环境的关系，从而获得内心的和谐。

4. 男，20岁，大学生。自述不能见马路上的汽车，当汽车经过时总感觉汽车很可能撞上自己，因此十分恐惧，来心理门诊就诊。最好采用的方法是

A. 生物反馈

B. 系统脱敏

C. 厌恶治疗

D. 自由联想

E. 梦的分析

【答案】B

【考点】心理治疗方法

【解析】系统脱敏主要是诱导求治者缓慢地暴露出导致神经症焦虑、恐惧的情境，并通过心理的放松状态来对抗这种焦虑情绪，从而达到消除焦虑或恐惧的目的。厌恶疗法是一种帮助人们（包括患者）将所要戒除的靶行为（或症状）同某种使人厌恶的或惩罚性的刺激结合起来，通过厌恶性条件作用，从而达到戒除或减少靶行为出现的目的。自由联想即让患者自由诉说心中想到的任何东西，鼓励患者尽量回忆童年时期所遭受的精神创伤。生物反馈治疗是一种借助于电子仪器，让人们能够知道自己身体内部正在发生变化的行为矫治技术。梦的分析要求患者在会谈中也谈谈他做的梦，并把梦中不同内容自由地联想。故本题应选B。

【避错】本题较简单，通过对题意的分析可知患者害怕公路上的汽车，以为会撞到自己，故选择脱敏疗法即让患者慢慢适应为最常采用的方法，认真分析题意一般不易出错。

5. 王某，女，19岁。最近因高考失利而出现情绪低落和失眠的情况。王某的母亲知道王某有位表哥是心理治疗师，比较熟悉和了解王某的情况，要求其给王某做心理治疗，但被这位表哥拒绝了。其表哥拒绝提供治疗服务所依据的原则为

A. 保密原则

B. 回避原则

C. 发展原则

D. 灵活原则

E. 中立原则

【答案】B

【考点】心理治疗的基本原则

【解析】心理治疗的四大原则为保密原则、中立原则、回避原则、真诚原则。回避原则是指心理咨询及治疗中涉及患者个人隐私问题，熟人及家属应回避，该题中，表哥是患者的熟人，应注意回避。保密原则是心理咨询最为重要的原则，要求在未经对方同意的时候，不得将在咨询场合下对方的言行随意泄露给任何个人和机构。故选B。

【避错】此题易错选E。中立原则是指治疗者对治疗中设计的各类事件均应保持客观、中立的立场，不把个人观点强加于患者。

6. 男，19岁，无业青年，父亲是生意人。该青年5年来一直因购买、收藏女性的高跟鞋而感到满足，而且晚上要抱着高跟鞋睡觉，在心理咨询门诊诊断为“恋物癖”，对此类患者最好的治疗方法是

A. 人本主义

B. 厌恶治疗

C. 自由联想

D. 系统脱敏

E. 梦的分析

【答案】B

【考点】心理治疗方法

【解析】厌恶疗法是一种帮助人们（包括患者）将所要戒除的靶行为（或症状），同某种使人厌恶的或惩罚性的刺激结合起来，通过厌恶性条件作用，从而达到戒除或减少靶行为出现的目的。所以本题应选B。

【避错】本题较简单，通过题意考生可以知道“恋物癖”属于典型的适合厌恶治疗的疾病之一，故不难选择，增加对心理治疗方法的了解一般不难出错。

7. 某高中生，参加高考前数月产生严重焦虑，来到咨询室后，该生讲述了其内心的恐惧与担心，治疗师只是认真地倾听，不做指令性指导，这种心理疗法的理论属于

A. 精神分析理论

B. 认知理论

C. 人本主义理论

D. 心理生理理论

E. 行为理论

【答案】C

【考点】人本主义疗法的特点

【解析】人本主义疗法是建立在哲学基础之上，通过为求助者创造无条件支持与鼓励的氛围使患者能够深化自我认识、发现自我潜能并且回归本我，患者通过改善“自知”或自我意识来充分发挥积极向上的、自我肯定地、无限地成长和自我实现的潜力，以改变自我的适应不良行为，矫正自身的心理问题。人本主义疗法并无固定的技术模式，但应把握以下的3个原则：理解、沟通、关注。所以本题应选C。

【避错】本题较难，若考生对人本主义疗法的特点不了解的话本题选错的可能性相对较大，易选A或者B，增加对人本主义疗法的特点的了解可减少出错。

【A_3/A_4型题】

（8～10题共用题干）

一女大学生，19岁。病前有强迫性人格特征，在一次动物实验中，因抓大白鼠的方法不对而被鼠咬，引起焦虑和恐惧发作。而后表现为见鼠就惊叫、害怕、心搏加快，发展到有人谈到鼠也出现焦虑、紧张、出汗症状。患者主动求医，要求治疗。

8. 对这位患者心理评估的最佳方法是
   A. 调查法
   B. 观察法
   C. 会谈法
   D. 作品分析法
   E. 心理测验法

【答案】B

【考点】心理评估的常用方法

【解析】①调查法：是借助于各种问卷、调查表和晤谈等方式，了解被评估者心理特征的一种研究方法。②观察法：是通过对被评估者的行为表现直接或间接地观察或观测而进行心理评估的一种方法。观察法的依据之一是人的行为是由其基本心理特征决定的，因此是稳定的。③会谈法：其基本形式是一种面对面的语言交流，也是心理评估中最常用的一种基本方法。④心理测验法：心理测量是依据一定的法则，用数量化手段对心理现象或行为加以确定和测定，主要采用量表的形式进行。心理测验是一种心理测量的工具。⑤临床评定量表：与心理测验类似，但强调简便、易操作、使用方便。根据上面各评估方法的解释，对这位患者心理评估的最佳方法应选B。

【避错】本题属于理解题。易误选C。因为题干中提到最佳方法，因此本题选B不选C。

9. 根据临床表现，应诊断为
   A. 焦虑性神经症
   B. 疑病性神经症
   C. 恐怖性神经症
   D. 抑郁性神经症
   E. 强迫性神经症

【答案】C

【考点】恐怖性神经症的诊断标准

【解析】恐怖性神经症的诊断：以恐惧为主，需符合以下4项。①对某些客体或处境有强烈恐惧，恐惧的程度与实际危险不相称。②发作时有焦虑和自主神经症状。③有反复或持续的回避行为。④知道恐惧过分、不合理，或不必要，但无法控制。对恐惧情景和事物的回避必须是或曾经是突出症状。故本题选C。

【避错】部分考生易误选A，焦虑症和恐惧症都以焦虑为核心症状，但焦虑症患者的焦虑是持续存在的，并非针对某一具体的处境或对象。而恐惧症伴有的焦虑多是境遇性的、针对性的、发作性的，随着回避恐惧对象或处境焦虑可减轻或消失。

10. 心理治疗方法应首选
    A. 自由联想疗法
    B. 厌恶疗法
    C. 奖励方法
    D. 系统脱敏疗法
    E. 生物反馈疗法

【答案】D

【考点】行为治疗的具体方法

【解析】行为治疗的方法及适应证，见表1-1-3。

表1-1-3 行为治疗的方法及适应证

治疗方法	适应证
系统脱敏	恐惧症、分离（转换）性障碍
冲击疗法	恐惧症
厌恶疗法	露阴癖、恋物癖、酒精依赖、强迫症

该患者诊断为恐惧症，是系统脱敏治疗的最佳适应证。生物反馈疗法主要用于治疗紧张性头痛、血管性头痛、支气管哮喘、消化性溃疡等。故选D。

【避错】部分考生易误选B，选错原因是对上表中的适应证记忆不牢。厌恶疗法是当某种不良反应即将出现或正在出现时，给予一定的痛苦刺激，使其产生厌恶的主观体验。

考点：医患关系与医患沟通

【A_1 型题】

1. 医务人员与患者沟通时，适宜的方法是
   A. 回避目光
   B. 加快语速
   C. 多用术语
   D. 注意倾听
   E. 多用自我表露

【答案】D

【考点】医患沟通

【解析】沟通技巧包括以下几方面：尊重，接纳患者；聆听与共情能力；明确的沟通目标，围绕沟通目标提问；控制沟通中的信息；把握沟通的语言、语调和语速（语言要简练、通俗，不要充满医学术语；对不同对象，语速、音量应不同）；尽可能符合患者的文化背景；确认彼此是否真诚信任。故选 D。

【避错】本题易错选 E，认为医务人员处于主导地位，询问患者的病情，应多以医师的提问为主。但在医患交往中，不要以“说”为主，“听”往往比“说”更重要。

【A_2 型题】

2. 男，55 岁，机关干部。患胃溃疡多年，本次因胃出血入院，手术治疗后，病情平稳。此时，医患关系模式为
   A. 共同参与型
   B. 指导-合作型
   C. 被动-主动型
   D. 主动-主动型
   E. 主动-被动型

【答案】B

【考点】医患关系模式

【解析】医患关系的 3 种模式：①主动-被动型，过分强调了医师的权威性，忽视了患者的主观能动性，适用于意识严重障碍的患者、婴幼儿患者、危重或休克患者、智力严重低下患者及某些精神疾病患者。②指导-合作型，医师的权威性仍然占主导作用，但患者可以提供疾病信息和提出自己对治疗的意见和观点，适用于急性患者的医疗过程。③共同参与型，给予患者充分的选择权，适用于慢性疾病且具有一定知识的患者。故选 B。

【避错】本题属于理解记忆题。部分考生易错选 A，共同参与型多用于慢性疾病患者。

考点：患者的心理问题

【A_2 型题】

1. 女，29 岁。与男友发生口角后胸闷、心悸 3 天，晕厥 1 次入院，相关检查均未见异常，期间男友对她关怀备至，经治疗后症状缓解，医师告知可出院，患者拒绝出院，并要求进行更详细的检查。该患者的表现是
   A. 减退
   B. 缺如
   C. 冲突
   D. 强化
   E. 异常

【答案】D

【考点】患者角色的变化

【解析】①角色行为缺如：否认自己有病，未能进入角色。虽然医师诊断为有病，但本人否认自己有病，根本没有或不愿意识到自己是患者。②角色行为冲突：患者角色与其他角色发生心理冲突。同一个体常承担着多种社会角色，当需要从其他角色转化为患者角色时，患者一时难以实现角色适应。③角色行为减退：因其他角色冲击患者角色，从事了不应承担的活动。已进入角色的患者，由于更强烈的情感需要，不顾病情而从事力所不及的活动，表现出对病、伤的考虑不充分或不够重视，而影响到疾病的治疗。④角色行为强化：安于患者角色的现状，期望继续享有患者角色所获得的利益。由于依赖性加强和自信心减弱，患者对自己的能力表示怀疑，对承担原来的社会角色恐慌不安，安心于已适应的患者角色现状，或者自觉病情严重程度超过实际情况，小病大养。⑤角色行为异常：患者受病痛折磨感到悲观、失望等，不良心境的影响导致患者行为异常，如对医务人员的攻击性言行，病态固执、抑郁、厌世以至自杀等。所以本题应选 D。

【避错】本题较简单，通过题意考生可以知道此患者是强化了自己患者的角色，故不难作答，掌握患者角色的变化可避免出错。

【B_1 型题】

（2～4 题共用备选答案）
   A. 角色行为缺如
   B. 角色行为冲突

C. 角色行为减退

D. 角色行为强化

E. 角色行为异常

2. 期望继续享有患者角色所获得的利益，是患者角色的

【答案】D

3. 否认自己有病，不及时就医，是患者角色的

【答案】A

4. 不把自己当患者，仍坚持带病工作，是患者角色的

【答案】C

【考点】患者角色的转变

【解析】人们期望患者完全按患者角色行事，但往往并非实际角色与期望角色相吻合。①角色行为缺如：否认自己有病，未能进入角色。②角色行为冲突：患者角色与其他角色发生心理冲突。③角色行为减退：因其他角色冲击患者角色，从事了不应承担的活动。④角色行为强化：安于患者角色的现状，期望继续享有患者角色所获得的利益。⑤角色行为异常：患者受病痛折磨感到悲观、失望、不良心境导致行为异常。因此2题选D，3题选A，4题选C。

【避错】2题易错选E，认为继续患者角色是角色行为的异常，角色行为异常是对患者角色感到厌倦、悲观和绝望产生的行为异常。3题易错选C，认为否认自己有病是角色行为减退，否认自己有病为角色行为缺如的表现。4题易错选D，认为不把自己当患者，仍坚持带病工作是原有角色行为的强化，角色行为强化在行为上表现出较强的退缩和依赖性，不愿回到正常的社会角色中。

第二章　医学伦理学

考点：伦理学与医学伦理学

【A_1 型题】

1. 医学伦理学属于
   A. 元伦理学
   B. 描述伦理学
   C. 规范伦理学
   D. 生态伦理学
   E. 境遇伦理学

   【答案】 C

   【考点】 医学伦理学的概念

   【解析】 医学伦理学是指以医德为研究对象的一门科学，是人类尤其医者认识医德的产物；是运用一般伦理学原理和主要准则，在解决医学实践中人们之间、医学与社会之间、医学与生态之间的道德问题而形成的学说体系；是医学与伦理学相互交叉的新兴学科，属于规范伦理学的范畴。故选 C。

   【避错】 部分考生本题易错选 A 或 B，对伦理学的类型不清。考生弄清三者之间的区别即可选出正确答案。

2. 目前我国医学伦理学主要的研究方向是
   A. 公民道德问题
   B. 临床医学问题
   C. 公共道德的学说和体系
   D. 生命科学的发展
   E. 医学实践中的道德问题

   【答案】 E

   【考点】 医学伦理学的研究方向

   【解析】 医学伦理学是以医学领域中医务人员的医德意识和医德活动为研究对象的一门科学。医德是指医学实践或医学领域中特殊的道德。具体研究对象包括医务人员与患者、家属之间，医务人员相互之间，医务人员和社会之间，医务人员和医学科学发展之间的关系。因此选 E。

   【避错】 本题易错选 C，公共道德的学说和体系是指：由社会全体成员所普遍认许、遵循的道德准则。公共道德观，核心是以人民为本的价值观，其为社会、集体、他人、个人利益的有机统一。公共道德的形成是为了解决人们在社会生活中难以避免的利益冲突。

3. 下列情况中不属于医学伦理学任务的是
   A. 确定符合时代要求的医德原则
   B. 反映社会对医学职业道德的需要
   C. 直接提高医务人员的医疗技术
   D. 为医学的发展导向
   E. 为符合道德的医学行为辩护

   【答案】 C

   【考点】 医学伦理学的任务

   【解析】 医学伦理学是一门医学职业道德科学，研究医疗实践和医学科学研究活动中人们之间的道德关系及道德规范。医学伦理学可调节医务工作者与他人、社会的关系，提高医疗卫生服务的质量，促进医学科学的发展，而直接提高医务人员的医疗技术需要医务人员通过医学实践完成，不属于医学伦理学的任务，因此 C 错误。

   【避错】 本题不难，但部分考生误认为医学伦理学不能为医学的发展导向，而易选 D，了解医学伦理学的任务可避免出错。

4. 医学伦理学的特征之一是
   A. 灵活性
   B. 集体性
   C. 继承性
   D. 组织性
   E. 非规范性

   【答案】 C

   【考点】 医学伦理学的特征

   【解析】 医学伦理学有三个特征：实践性、时代性、继承性，故选 C。

   【避错】 本题属于单一知识点的考查，若考生对此知识点未加以重视并加以记忆的话，答错的可能性比较大，故需要增加知识点的覆盖面并加以背诵，以免出错。

【A_2 型题】

5. 女，59 岁。因患肝硬化腹水，出现肝性脑病，多次昏迷，处于濒死状态。其子在得知母亲已治愈无望时，向主管医师提出书面请求：为其母实施“安乐死”，以尽快解除患者濒死前的剧痛。在家属再三请求之下，主管医师下了医嘱，先后两次注射复方氯丙嗪175mg，患者安静地死去。之后，主管医师及患者的儿子2人均以故意杀人罪被起诉立案，后经市人民法院多次公开审理及诉讼后，才宣告主管医师无罪释放。从医学伦理方面对该医师所作所为的正确评价是

A. 完全正确，其选择在医学上有充分依据

B. 完全错误，医师实行安乐死与杀人无异

C. 法律允许，但在伦理上是成问题的

D. 法律允许，在伦理上也是说得通的

E. 没有处理好医学决策与伦理判断之间的矛盾，是有着严重的伦理问题的

【答案】E

【考点】医学伦理学

【解析】生命科学发展带来的一些医德现象，例如死亡控制问题，存在伦理问题。该医师虽经家属同意为患者实施安乐死，存在着严重的伦理问题，没有处理好医学决策与伦理判断之间的矛盾。因此选E选项。

【避错】本题属于理解题，医学中自古以来就有两难的伦理问题。

【B_1型题】

（6～7题共用备选答案）

A.《赫尔辛基宣言》

B.《夏威夷宣言》

C.《希波克拉底誓言》

D.《大医精诚》

E.《纪念白求恩》

6. 第二个关于人体实验的伦理学文献是

【答案】A

7. 把技术和伦理完美地结合在一起的文献是

【答案】D

【考点】医学伦理学的著名文献

【解析】1964年在芬兰赫尔辛基召开的第十八届世界医学大会上通过了《赫尔辛基宣言》，制定了关于指导人体试验研究的重要原则，强调了人体实验必须知情同意。1946年公布的《纽伦堡法典》，制定了关于人体实验的基本原则，而《赫尔辛基宣言》是第二部关于人体实验的伦理学文献，6题选A。孙思邈的《备急千金要方》共30卷，开卷序例论的《大医习业》和《大医精诚》，主张医家必须具备“精”和“诚”的精神。所谓“精”就是要具有精湛的医术，所谓“诚”就是指医师应具备高尚的医德，这是将技术和伦理完美地结合在一起的文献，故7题选D。

【避错】本组题6题容易误选C，注意《希波克拉底誓言》提出的是不伤害原则、为患者利益原则和保密原则。7题易错选B，《夏威夷宣言》首次提出精神科医师制定医疗、教学和科研实践中应遵循的道德准则。

考点：医学伦理的原则与规范

【A_1型题】

1. 不属于患者权利的内容是

A. 受到社会尊重和理解

B. 遵守医疗部门规章制度

C. 享受医疗服务

D. 保守个人秘密

E. 免除或部分免除健康时的社会责任

【答案】B

【考点】患者的权利

【解析】遵守医疗部门规章制度属于应该履行的义务，不是权力。故选B。

【避错】此题不易选错，关键在于看清题目要求，掌握权利与义务的所属内容。

2. 在下列各项中，对患者不会造成伤害的是

A. 医务人员的知识和技能低下

B. 医务人员的行为疏忽和粗枝大叶

C. 医务人员强迫患者接受检查和治疗

D. 医务人员对患者呼叫或提问置之不理

E. 医务人员为治疗疾病适当地限制或约束患者的自由

【答案】E

【考点】不伤害原则

【解析】不伤害原则是要求医务人员在诊疗护理过程中，不使患者的身心受到损伤。在临床医疗活动中，一切的诊治手段均是有利和有害的综合体，一些对患者有利的诊疗措施，常伴随着对患者的伤害，依据伤害与医方主观意志的关系，可分为有意伤害、可知伤害、可控伤害、责任伤害。A、B、C、D都在身体或心理上对患者造成伤害，但E项在疾病的治疗过程中对患者不会造成伤害，并且对患者是有利的，故E项是正确的。

【避错】本题不难，通过对选项的认真分析，E的语气最平和，而且明显可感受到是为了患者着想而限制其自由，故冷静分析题目一般不难答题。

【A_2型题】

3. 某年轻女患者，因患左侧乳腺癌住院行根治术。

术中同时为右侧乳房一个不明显硬结也作了常规的冷冻病理切片，结果提示：右侧乳房小肿块部分癌变。此时，医师的最佳伦理选择是

A. 依人道原则，立即行右乳大部分切除术

B. 依救死扶伤原则，立即行右乳大部分切除术

C. 依有利原则，立即行右乳根治术

D. 依知情同意原则，立即行右乳根治术

E. 依知情同意原则，立即行右乳大部分切除术

【答案】E

【考点】医学伦理学的尊重原则

【解析】尊重原则指对患者的人格尊严和自主性的尊重。尊重患者知情同意和选择的权利，医务人员处于患者利益和自身责任，可以行使家长权。故选E。

【避错】本题易选D。只是选择手术方法的问题，一般乳腺癌手术首选大部切除术，所以错选D。

4. 女，40岁。企图自杀，服用大量巴比妥，严重中毒，被送来医院时，呼吸已经停止。医师马上对患者进行洗胃，无效。在没有其他对抗措施的条件下，医师采用了在当时还没有推广的人工肾透析治疗法进行抢救，收到了很好的疗效。为了抢救患者，采用了治疗性试验。对此做法，下面说法错误的是

A. 动机是好的，但得失结果一时难以下结论

B. 是符合医学道德的医学行为

C. 即使是抢救成功，也不合乎道德规范

D. 即使不幸造成死亡或伤残，也不能逆推动机不好

E. 本案例医师的选择是正确的

【答案】C

【考点】医学道德基本范畴审慎

【解析】由于治疗方法在当时尚未推广，为了抢救患者动机是好的，但得失结果一时难以下结论。为挽救患者生命采用治疗性试验是符合医学道德的医学行为。治疗后收到了很好的疗效，证明医师的选择是正确的。故选C。

【避错】本题易错选B，认为本题做法是不符合医学道德的医学行为。为挽救患者生命采用治疗性试验是符合医学道德的医学行为。

【B_1型题】

（5~7题共用备选答案）

A. 知情同意

B. 支持医学发展

C. 患者利益至上

D. 医德境界

E. 内心信念

5. 属于患者和受试者权利的是

【答案】A

6. 属于患者义务的是

【答案】B

7. 属于医德评价方式的是

【答案】E

【考点】患者的权利与义务

【解析】患者的权利有生命权、健康权、身体所有权、平等医疗权、疾病认知权、知情同意权、保护隐私权、因病免除相应社会责任权、诉讼索偿权。故5题选A。患者的义务有如实提供病情和有关信息；在医师指导下接受并积极配合医师诊疗；避免将疾病传播他人；尊重医务人员和医务人员的劳动；遵守医院规章制度；支持临床实习和医学发展，故6题选B。医德评价的方式有社会舆论、传统习俗和内心信念，故7题选E。

【避错】本题较简单，由选项A不难推断出知情同意权，既然是权利则5题不难选择，C和D属于医师的义务，分析选项6和7题不难做出选择，增加对患者的义务和权利的了解一般不易出错。

（8~10题共用备选答案）

A. 医师为患者做检查时，由于消毒观念不强，造成交叉感染

B. 医师的行为使某个患者受益，但却损害了别的患者的利益

C. 医师对患者的呼叫或提问给予应答

D. 妊娠危及孕妇的生命时，医师给予引产

E. 医师满足患者的一切保密要求

8. 上述各项中属于医师违背尊重原则的是

【答案】E

9. 上述各项中属于医师违背不伤害原则的是

【答案】A

10. 上述各项中属于医师违背有利原则的是

【答案】B

【考点】医学伦理学的基本原则

【解析】尊重原则是医学人道主义原则的最基本要求之一，临床医学的基本点是为患者服务，而服务的基本职业品德是对人的尊重，满足患者的一切保密要求可能侵犯其他患者基本权利，故E项违反尊重原则，8题选E。不伤害原则是要求医务人员在诊疗护理过程中，不使患者的身心受到损伤，A项明显对患者造成了伤害，故9题选A。有利原则是把有利于患者健康放在第一位并切实为患者谋利益的伦理原则，B项为了维护一个患者利益而使其他患者利益受损，

对于其他患者而言违反了有利原则，10题选B。

【避错】本题不难，通过仔细分析选项，大部分考生可选择出正确答案，了解医学伦理学的基本原则一般不易出错。

考点：医疗人际关系伦理

【A_1型题】

1. 下列各项中，不属于患者自主权的是
   A. 选择医师
   B. 选择医疗方案
   C. 接受或拒绝医师的规劝
   D. 同意或拒绝参与人体实验
   E. 要求对危害他人利益的隐私保密

【答案】E

【考点】患者自主权

【解析】患者的自主权是指患者在解决自己医疗问题的过程中，享有经过深思熟虑以后做出自主的、合乎理性的选择和决定，以及改变这些选择和决定的权利。对社会或患者一些有害于健康的活动和行为，医务人员有权向其提出劝告、给予制止或向有关部门反映。故E错误。选E。

【避错】本题不难，认真分析题意即可得出正确答案，对危害他人利益的隐私进行保密则属于保密的内容，了解患者的自主权有助于答题。

2. 关于医务人员的同情感，下列说法中错误的是
   A. 它是医务人员发自内心的情感
   B. 它是促使医务人员为患者服务的原始动力
   C. 它是医德情感内容中低层次的情感
   D. 它是责任感的基础
   E. 它比责任感具有较大的稳定性

【答案】E

【考点】医学伦理学的基本范畴

【解析】医德情感包括同情感、责任感和事业感。同情感作为最基本的道德情感，表现为对患者深切的同情，是促使医务人员为患者服务的原始动力，故A、B正确。责任感可弥补同情感不足，使医务人员的行为具有稳定性，并能真正履行对患者的道德责任；事业感是责任感的升华，可见同情感是责任感和事业感的基础，属于低层次的情感，故C、D正确。而E说法是错误的。

【避错】本题较难，易错选C，因为部分考生对情感内容层次的区分不了解，故不能排除选项C，从而易出错，增加对医学伦理学的基本范畴的掌握有助于答题。

3. 医患关系是一种
   A. 主从关系
   B. 商品关系
   C. 信托关系
   D. 单纯的技术关系
   E. 陌生人关系

【答案】C

【考点】医患关系的性质

【解析】信托关系是一种伦理道德关系，是双方中的任何一方都应能够忠实地履行并实现着自己对对方的承诺，从而赢得对方对自己的言行的确信不疑。医患双方是信托关系，主要表现在：一方面患者对医师的信任，把自己的健康和生命交付给医务人员和医院，相信医方能够负起这一重任；另一方面医师也信任患者，相信患者对病情的诉说是真实的，患者是遵医的，能够配合的。故本题选C。

【避错】本题容易误选A，本题属于基本概念题，通过认真分析选项不难作答，增加对医患关系的性质的了解可避免犯错。

【A_2型题】

4. 某女，头痛数月，上呼吸道感染和月经来潮时疼痛加重，于是出于彻底检查的目的来院坚决要求做CT检查，被医师拒绝。医师开出脑电图检查单和请耳鼻喉科会诊单，患者大为不满。为保持正常医患关系，该医师应该
   A. 维持契约关系，完全按患者要求办，开单做CT检查
   B. 维持契约关系，坚决按医师意见办，脑电图检查后再定
   C. 维持契约信托关系，说服患者先行体格检查再定
   D. 维持信托关系，对不信赖者拒绝接诊
   E. 维持信托关系，先查CT和脑电图、进行会诊，然后查体

【答案】C

【考点】医患的契约关系

【解析】医患关系是信托关系，医患之间只有互相尊重、互相信任，才能共同战胜疾病。医患关系是契约关系，仅靠建立在情感基础上的医患信任关系很难维持长久，需要一种机制和制度化。该医师应维持契约信托关系，说服患者先行体格检查再定。故选C。

【避错】本题属于理解题。易误选A。医患之间的契约关系并非有订立一般契约的那种程序和条款。

医患关系具有契约性质，但不是一种完全的契约性质。医师应运用自己的专业知识和技能，努力维护患者的最佳利益。

【A_3/A_4 型题】

（5～6 题共用题干）

某地一位司机在车祸中受重伤，被同行的人送到附近一家医院抢救。经查患者多发性骨折、多脏器破裂，如不及时手术，就会使患者死亡。手术需要亲属签协议书。可患者的同行者谁也不敢代替家属签名。这时，主刀医师的上级医师签了协议书，表示承担责任。经过医务人员的全力抢救，患者脱险。

5. 对该上级医师的做法作出的正确伦理评价应该是
   A. 正确，医师在医患关系中居主导地位，最有权力决策
   B. 正确，权威医师在任何时候都可以代替患者做主
   C. 正确，医师既已受到患者信托，必要时必须承担责任
   D. 错误，未经家属委托
   E. 错误，医师本人和医院承担的风险太大

   【答案】C

   【考点】医患关系

   【解析】手术前通常要签手术协议书，这体现了医患之间的契约关系。但医患间还有信托关系，医师在必要时为抢救患者的生命必须承担责任。这种信托关系体现在医师为患者提供医疗卫生保健和康复的特殊职权，使之可以获得患者身体、心理、隐私等信息；患者为了诊治躯体和心理疾病的需要而信任医师，将必要的信息告诉医师，并委托医师为其解除疾苦。患者求医行为中已经包含对医师的信任，因此医师应尊重患者的信任，全心全意为患者服务。故选 C。

   【避错】本题属于理解题。医患之间既有契约关系，例如，术前签手术协议，但同时又有信托关系，当患者的生命发生危险时，医师有必要为患者承担风险和责任。

6. 该上级医师作出自己的选择之伦理依据是
   A. 医患之间契约关系中医师有独立人格
   B. 医患之间契约关系中患者自愿进入
   C. 医患之间信托关系中患者处于弱势地位
   D. 医患之间信托关系中双方不是陌生人关系
   E. 医患之间信托关系中患者对医师信任无疑

   【答案】D

   【考点】医患关系的信托关系

   【解析】信托关系体现在医师为患者提供医疗卫生保健和康复的特殊职权，使之可以获得患者身体、心理、隐私等信息；患者为了诊治躯体和心理疾病的需要而信任医师，将必要的信息告诉医师，并委托医师为其解除疾苦。二者不是陌生人关系，是建立在信赖基础上的特殊人际关系，患者就医，把生命交给医师，是对医师的信任，医师应尽全力为患者服务。故选 D。

   【避错】本题易误选 E。医患之间的信托关系并非患者对医师信任无疑，而是互相信任。医患之间不是陌生人关系，是建立在信赖基础上的特殊人际关系。

考点：临床诊疗伦理

【A_1 型题】

1. 通常状况下，手术治疗前最重要的伦理原则是
   A. 检查周全
   B. 知情同意
   C. 减轻患者的疑惑
   D. 安慰家属
   E. 决定手术方式

   【答案】B

   【考点】患者的基本权利

   【解析】在接受手术治疗之前，患者有权知晓自己病情及可能的治疗方案，并对医师提出的治疗方案有选择取舍的决定权。在确定采用手术治疗时，必须得到患者及其家属的真正理解和自主同意。知情同意是患者的基本权利，也是手术治疗前最重要的伦理原则。故选 B。

   【避错】此题较简单，不易选错。知情同意权，是指患者享有的知晓自己病情、医方诊治决策等医学信息，并以此作出同意或拒绝诊治之理性选择的自主权利。

【A_2 型题】

2. 女，50 岁。因子宫肌瘤行子宫全切除术，术中医师发现左侧卵巢癌变，在没有征得患者和家属知情同意下即将左侧卵巢一并切除，术后患者良好，医师违反了什么临床诊疗理论原则
   A. 患者至上原则
   B. 知情同意原则
   C. 最优化原则
   D. 保密原则
   E. 守信原则

   【答案】B

   【考点】临床诊疗的伦理原则

【解析】临床诊疗的伦理原则包括患者至上原则、最优化原则、知情同意原则和保密守信原则。本题中医师在没有征得患者和家属知情同意下即将左侧卵巢一并切除，违反了患者的知情同意原则。故选 B。

【避错】本题部分考生易错选 C，认为患者有癌变，切除癌变部位是最好的诊治方案，属于最优化原则。但医师在决定和实施诊疗措施前，都应向患者作详尽的说明，并取得患者的充分理解及同意。医务人员不经患者知情同意而一意孤行地进行诊疗，是侵犯患者自主权的行为。

【B_1 型题】

（3 ~ 5 题共用备选答案）

A. 全面系统，认真细致

B. 综合分析，切忌片面

C. 全神贯注，语言得当

D. 合理配伍，细致观察

E. 精诚团结，密切协作

3. 手术中的道德要求最主要的是

【答案】E

4. 询问病史的道德要求最主要的是

【答案】C

5. 体格检查的道德要求最主要的是

【答案】A

【考点】临床诊断过程中的医学道德要求

【解析】手术中的道德要求：①严密观察，处理得当。②认真操作，一丝不苟。③精诚团结，密切合作。故 3 题选 E。询问病史的道德要求：①举止端庄，态度热情。②全神贯注，语言得当。③耐心倾听，正确引导。故 4 题选 C。体格检查的道德要求：①全面系统，认真细致。②关心体贴，减少痛苦。③尊重患者，心正无私。故 5 题选 A。

【避错】本题易混淆 B、D。B 是辅助检查对临床医师的道德要求：综合考虑确定检查项目，目的纯正；患者知情同意，医师尽职尽责；综合分析检查结果，切记片面中一项。D 是药物治疗对医师的道德要求：①“对症”下药，剂量安全。②合理配伍，细致观察。③节约费用，公正分配。④严守法规，接受监督。

考点：安宁疗护与死亡伦理

【A_1 型题】

1. 临终关怀的伦理意义表现在

A. 它有利于建立和谐社会

B. 它体现生命神圣、质量和价值的统一

C. 它理解临终患者的需求

D. 它维护临终患者的生命尊严

E. 它同情和关心临终患者的家属

【答案】B

【考点】临终关怀的伦理意义

【解析】死亡无法避免，临终关怀让人们直面死亡、正视死亡，强调对终末期生命的尊重和照料，体现生命神圣、质量和价值的统一。故选 B。

【避错】本题易错选 C、D、E，他们均为临终关怀的具体做法。临终关怀的伦理意义：体现人道主义精神；体现生命神圣、质量和价值的统一；展示了人类文明的进步。

2. 下述临终关怀的特点中，正确的是

A. 临终关怀的主要对象为临床患者

B. 临终关怀应积极治疗，不惜一切代价挽救生命

C. 临终关怀应积极治疗，努力延长患者生存时间

D. 临终关怀应提供家庭式的爱抚与关怀

E. 临终关怀由临床医务人员实施，不应吸纳非专业人员参与

【答案】D

【考点】临终关怀的特点

【解析】临终关怀的特点：①主要对象为临终患者。②不以治疗疾病为主。③注重患者的尊严与价值，它不以延长患者的生存时间为主，而以提高临终阶段的生存质量为宗旨。④提供家庭式的爱抚与关怀，即它是面向整个家庭单位，既为患者又为家属提供服务。⑤服务虽以医务人员为主，但已成为社会志愿者积极参与的公共事业。故选 D。

【避错】本题易错选 A。临终关怀的主要对象为临终患者，不是临床患者；其他错误选项根据临终关怀特点不难判断出。

3. 世界上第一个“安乐死”合法化的国家是

A. 澳大利亚

B. 挪威

C. 比利时

D. 新西兰

E. 荷兰

【答案】E

【考点】安乐死

【解析】荷兰于 2001 年 4 月成为第一个安乐死合法化的国家。2002 年 4 月，比利时也成为安乐死合法

化的国家，故本题选 E。

【避错】本题属于单一知识点的考查，若考生对此知识点未加以重视并加以记忆的话，答错的可能性比较大，错选任何一项皆有可能，故需要增加知识点的覆盖面并加以背诵，以免出错。

考点：公共卫生伦理与健康伦理

【A_1 型题】

1. 对甲类传染病患者实施强制隔离措施时，应当遵循的公共卫生伦理原则不包括
   A. 互相协同原则
   B. 信息公开原则
   C. 全社会参与原则
   D. 患者至上原则
   E. 社会公正原则

【答案】D

【考点】公共卫生伦理原则

【解析】医疗机构发现甲类传染病时，应积极采取措施，防止疾病蔓延。公共卫生伦理原则包括全社会参与原则、社会公益原则、社会公正原则、互相协同原则、信息公开原则。故选 D。

【避错】此题较简单，不易选错。患者至上原则是指医务人员在诊疗过程中应始终以患者为中心，把患者的利益放在首位。

2. 以下不属于公共卫生应遵守的行为准则是
   A. 尊重社会个人权利的方式，促进社会人群健康
   B. 对公共卫生政策、方案、优先性提出评价，并把社会各种取向整合起来
   C. 制定方案和政策，有效促进自然和社会环境的改善和实施
   D. 公共卫生机构应当保护那些给个人和社会带来伤害的信息
   E. 所有纳税的公民才有权取得健康资源

【答案】E

【考点】公共卫生伦理准则

【解析】公共卫生伦理准则包括：①效用准则。②公正准则，所有成员都有均等的机会获得相同的公共卫生资源，或者是按照某种相对公平次序分配资源。公正准则包括分配公正、程序公正、回报公正。③尊重准则。④互助准则。故 E 选项错误，本题选 E。

【避错】本题易错选 D，公共卫生机构应当保护那些给个人和社会带来伤害的信息是正确的，属于效用准则。

考点：医学科研伦理

【A_1 型题】

1. 关于临床医学研究中的知情同意原则的说法，错误的是
   A. 应包括“知情”和“同意”两个方面
   B. 是临床医学研究中的重要伦理原则之一
   C. 知情同意的主体是医学研究中的受试者
   D. 为保证受试者的合法权益，任何受试者都有知情同意的权利
   E. 只要研究目的正确，不必征得所有受试者的知情同意

【答案】E

【考点】知情同意原则

【解析】知情同意原则要求人体试验研究者要尊重受试者的知情同意权利。受试者知情同意权是指受试者对人体试验研究的性质、目的、期限、经费来源、试验方法、采用的手段，以及任何可能的利益冲突等信息，有充分知悉，并在此基础上自主、理性地表达同意或拒绝参加人体试验的意愿的权利，故分析各项，E 说法明显错误。故选 E。

【避错】本题较简单，考生可以根据选项的语气得出答案，E 中使用了“不必征得”的字样，从而可以轻易得出答案，同时了解知情同意原则可避免出错。

【B_1 型题】

（2～4 题共用备选答案）
   A. 以健康人或患者作为受试对象
   B. 实验时使用对照和双盲法
   C. 不选择弱势人群作为受试者
   D. 实验中受试者得到专家的允许后才可退出实验
   E. 弱势人群若参加实验，需要监护人的签字

2. 能体现人体实验知情同意的是

【答案】E

3. 不能体现知情同意的是

【答案】D

4. 能体现人体实验科学原则的是

【答案】B

【考点】人体实验的原则

【解析】对特殊人群知情同意的特殊处理：对于无行为能力或限制行为能力的受试者，其知情同意由其家属、监护人代行，故2题选E。受试者有权自由拒绝参加研究，可以在不被惩罚、不失去应得到利益情况下，随时退出研究，故3题选D。人体试验科学性原则要求试验设计必须严谨科学、人体试验必须以动物实验为基础、人体试验结束后必须做出科学报告、正确认识和使用对照试验。故4题选B。

【避错】本题较简单，认真分析选项可知A提到的是受试对象，B提到的是实验原则，C提到的是受试对象的排他原则，D提到的是知情同意的原则，E提到的是违背知情同意的情况，从而可以轻易答题，了解人体实验的相关原则有助于答题。

考点：医学新技术研究与应用伦理

【A_1型题】

1. 国际移植学会制定的“活体捐赠，肾和尸体器官分配的准则”发布于

A. 1996年

B. 1988年

C. 1987年

D. 1986年

E. 1968年

【答案】D

【考点】器官移植的准则和医师的道德责任

【解析】国际移植学会制定的“活体捐赠，肾脏和尸体器官分配的准则”发布于1986年，故选D。

【避错】本题属于单一知识点的考查，若考生对此知识点未加以重视并加以记忆的话，答错的可能性比较大，错选任何一项皆有可能，故需要增加知识点的覆盖面并加以背诵，以免出错。

【A_2型题】

2. 一位医师在为其患者进行角膜移植手术的前一夜，发现备用的眼球已经失效，于是到太平间看是否有尸体能供角膜移植之用，恰巧发现有一具合适尸体。考虑到征得死者家属意见很可能会遭到拒绝，而且时间也紧迫，于是医师便取出了死者的一侧眼球，然后用义眼代替。尸体火化前，死者家属发现此事，便把医师告上法庭。经调查，医师完全是为了患者的利益，并没有任何与治疗无关的动机。对此案例的分析，哪个是最恰当的

A. 此案例说明我国器官来源的缺乏

B. 此案例说明我国在器官捐赠上观念的陈旧

C. 此案例说明医师为了患者的利益而摘取眼球在伦理学上是可以得到辩护的

D. 此案例说明首先征得家属的知情同意是一个最基本的伦理原则

E. 此案例说明医院对尸体的管理有问题

【答案】D

【考点】医学伦理学的基本原则

【解析】知情同意是患者及其家属的基本权利，也是医学伦理学的基本原则，本题医师没有经过患者家属的同意，擅自做主摘除死者眼角膜，违反了知情同意的原则，故本题选D。

【避错】本题粗一看五个选项说话都有道理，若考生对医学伦理学的基本原则不了解，易错选，最常错选为C，认真分析题意，了解医学伦理学的基本原则可避免犯错。

考点：医务人员医学伦理素质的养成

【A_1型题】

1. 医师在治疗活动中，不过度医疗所体现的医师行为规范是

A. 重视人文

B. 规范行医

C. 严格权限

D. 规范文书

E. 救死扶伤

【答案】B

【考点】规范行医

【解析】规范行医要求：严格遵循临床诊疗和技术规范，使用适宜诊疗技术和药物，因病施治，合理医疗，不隐瞒、误导或夸大病情，不过度医疗。故选B。

【避错】本题易错选C。严格权限指严格遵守医疗技术临床应用管理规范和单位内部规定的医师执业等级权限，不违规应用新的临床医疗技术。

2. 依评价主体的不同，医德评价可分为两种，它们是

A. 患者评价和家属评价

B. 院长评价和同事评价

C. 社会评价和自我评价

D. 外在评价和自我评价

E. 社会评价和内在评价

【答案】C

【考点】医德评价的含义

【解析】医德评价是指患者、社会其他成员及医务人员依据一定的医学道德原则、规范或准则，对医务人员、医疗卫生保健单位的行为和活动的道德价值所作出的评判。从以上看出，它包括社会评价和自我评价。故选 C。

【避错】本题属于定义题，只要熟记定义即可选出。

第三章 卫生法规

考点：卫生法基础知识

【A₁型题】

下列属于非正式法律解释的是

A. 行政解释
B. 审判解释
C. 学理解释
D. 检查解释
E. 司法解释

【答案】C

【考点】卫生法的解释

【解析】卫生法的解释分为如下。①正式解释：立法解释、司法解释和行政解释。②非正式解释：分为学理解释和任意解释。故选C。

【避错】本题易错选其他选项，主要是对卫生法的解释分类发生混淆，应注意区分。

考点：基本医疗卫生与健康促进法

【A₁型题】

1. 医疗卫生事业应当坚持的原则是

A. 利益性原则
B. 公益性原则
C. 社会性原则
D. 效益性原则
E. 强制性原则

【答案】B

【考点】医疗卫生事业的原则

【解析】医疗卫生与健康事业应当坚持以人民为中心，为人民健康服务。医疗卫生事业应当坚持公益性原则。故选B。

【避错】本题易错选C，为记忆性考点，注意掌握。

2. 国家推进基本医疗服务实行分级诊疗制度，引导非急诊患者首先到基层医疗卫生机构就诊，实行的内容不包括

A. 上下联动
B. 急慢分治
C. 基层首诊
D. 首诊负责
E. 单向转诊

【答案】E

【考点】分级诊疗制度的内容

【解析】国家推进基本医疗服务实行分级诊疗制度，引导非急诊患者首先到基层医疗卫生机构就诊，实行首诊负责制和转诊审核责任制，逐步建立基层首诊、双向转诊、急慢分治、上下联动的机制，并与基本医疗保险制度相衔接。故选E。

【避错】本题不易选错，应引导非急诊患者基层首诊、双向转诊等。

考点：中华人民共和国传染病防治法

【A₁型题】

1. 《中华人民共和国传染病防治法》规定，传染病暴发、流行时，当地政府应当

A. 立即组织力量进行防治，切断传染病的传播途径
B. 限制或者停止集市、集会
C. 停业、停工、停课
D. 临时征用房屋、交通工具
E. 宣布疫区

【答案】A

【考点】紧急措施

【解析】传染病暴发、流行时，县级以上地方人民政府应当立即组织力量，按照预防、控制预案进行防治，切断传染病的传播途径，必要时，报经上一级人民政府决定，可采取下列紧急措施并予以公告：①限制或者停止集市、影剧院演出或者其他人群聚集的活动。②停工、停业、停课。③封闭或者封存被传染病病原体污染的公共饮用水源、食品以及相关物品。④控制或者扑杀染疫野生动物、家畜、家禽。⑤封闭可能造成传染病扩散的场所。故选A。

【避错】本题易错选B或C。限制或者停止集市、集会或停业、停工、停课是必要时的紧急措施，且须报经上一级人民政府决定。

2. 按照甲类传染病管理的乙类传染病是
   A. 脊髓灰质炎
   B. 艾滋病
   C. 肺炭疽
   D. 霍乱
   E. 登革热

【答案】C

【考点】甲类传染病管理

【解析】对乙类传染病中新型冠状病毒感染、传染性非典型肺炎和炭疽中的肺炭疽，采取甲类传染病的预防、控制措施。其他乙类传染病和突发原因不明的传染病需要采取甲类传染病的预防、控制措施的，由国务院卫生行政部门及时报经国务院批准后予以公布、实施。本题中，D 项霍乱本身即为甲类传染病，故选 C。

【避错】本题属于记忆性题目，乙类传染病中按甲类传染病管理的较少，需注意的是 2013 年 11 月 4 日发布的《关于调整部分法定传染病病种管理工作的通知》中规定，解除对人感染高致病性禽流感采取的传染病防治法规定的甲类传染病预防、控制措施。

3.《中华人民共和国传染病防治法》规定的甲类传染病是指
   A. 病毒性肝炎
   B. 梅毒、淋病
   C. 霍乱、鼠疫
   D. 流行性感冒
   E. 肺结核

【答案】C

【考点】甲类传染病预防控制措施的适用范围

【解析】①甲类传染病是指鼠疫、霍乱。②乙类传染病是指新型冠状病毒感染、传染性非典型肺炎、艾滋病、病毒性肝炎、脊髓灰质炎、人感染高致病性禽流感、人感染 H7N9 禽流感、麻疹、肾综合征出血热、狂犬病、流行性乙型脑炎、登革热、炭疽、细菌性和阿米巴痢疾、肺结核、伤寒和副伤寒、流行性脑脊髓膜炎、百日咳、白喉、新生儿破伤风、猩红热、布鲁菌病、淋病、梅毒、钩端螺旋体病、血吸虫病、疟疾。③丙类传染病是指流行性感冒（含甲型 H1N1 流感）、流行性腮腺炎、风疹、急性出血性结膜炎、麻风病、流行性和地方性斑疹伤寒、黑热病、丝虫病，除霍乱、细菌性和阿米巴痢疾、伤寒和副伤寒以外的感染性腹泻病、手足口病。故选 C。

【避错】本题较为简单，不易出错。

【A_2 型题】

4. A 县张某系艾滋病患者，在 B 市传染病医院隔离治疗期间，擅自逃出医院回到 A 县，脱离隔离治疗。为防止艾滋病传播，可以协助传染病医院追回张某采取强制隔离治疗措施的是
   A. 卫生行政部门
   B. 疾病控制中心
   C. 民政部门
   D. 司法部门
   E. 公安部门

【答案】E

【考点】疫情控制措施

【解析】《中华人民共和国传染病防治法》规定，医疗机构内的患者、病原携带者、疑似患者的密切接触者，在指定场所进行医学观察和采取其他必要的预防措施。对于拒绝隔离治疗或者隔离期未满擅自脱离隔离治疗的，可以由公安机关协助医疗机构采取强制隔离治疗措施。艾滋病患者张某，在 B 市传染病医院隔离治疗期间，隔离期未满擅自逃出医院回到 A 县，脱离隔离治疗，可以由公安部门协助传染病医院追回张某采取强制隔离治疗。故选 E。

【避错】此题易错选 A。传染病暴发、流行时，对疫点（即病原体从传染源向周围播散的范围较小或者单个疫源地）、疫区（即传染病在人群中暴发、流行，其病原体向周围播散时所能波及的地区）进行卫生处理，向卫生行政部门提出疫情控制方案，并按照卫生行政部门的要求采取措施。

考点：突发公共卫生事件应急条例

【A_1 型题】

1.《突发公共卫生事件应急条例》规定，医疗卫生机构应当对传染病做到
   A. 早发现、早观察、早隔离、早治疗
   B. 早报告、早观察、早治疗、早康复
   C. 早发现、早报告、早隔离、早治疗
   D. 早发现、早报告、早隔离、早康复
   E. 早预防、早发现、早治疗、早康复

【答案】C

【考点】突发公共卫生事件的应急处理

【解析】根据《突发公共卫生事件应急条例》规定，有关部门、医疗卫生机构应当对传染病做到早发现、早报告、早隔离、早治疗，切断传播途径，防止扩散。故选 C。

【避错】本题部分考生可能误选 A，医疗卫生机构对传染病要做到早报告，而早观察不是应急处理的内容。

【A_2 型题】

2. 某医疗机构1周内收治多名患手足口病的小学生，未按规定履行报告职责，也未及时采取控制措施，致使疫情扩散。县卫生行政部门得知此情况后，立即启动应急预案，及时控制了疫情，同时对事件进行调查，认为该医疗机构的行为违法且情节严重，依法做出的处理是

A. 责令改正

B. 通报批评

C. 吊销医疗机构执业许可证

D. 给予警告

E. 暂停执业活动

【答案】C

【考点】医疗卫生机构的法律责任

【解析】医疗卫生机构有下列行为之一的，由卫生行政主管部门责令改正、通报批评、给予警告；情节严重的，吊销“医疗机构执业许可证”；造成传染病传播、流行或对社会公众健康造成其他严重危害后果，构成犯罪的，依法追究刑事责任：①未依照规定履行报告职责，隐瞒、缓报或谎报的。②未依照规定及时采取控制措施的。③未依照规定履行突发事件监测职责的。④拒绝接诊患者的。⑤拒不服从突发事件应急处理指挥部调度的。故选C。

【避错】本题易错选A、B、D，这三种处理为一般处罚措施，题干问的是对情节严重情况的处理，注意审题。

3. 男，20岁。被确诊为H7N9流感，可能引起传染病暴发。为了防止疾病传播，该医院严格按照有关规定立即对患者予以隔离和治疗，同时在规定时间内向当地卫生行政部门报告，该规定时限是

A. 1小时

B. 2小时

C. 3小时

D. 4小时

E. 5小时

【答案】B

【考点】突发事件应急报告时限

【解析】突发事件监测机构、医疗卫生机构和有关单位发现有以下规定情形之一的，应当在2小时内向所在地县级人民政府卫生行政主管部门报告。规定情形：①发生或者可能发生传染病暴发、流行的。②发生或者发现不明原因的群体性疾病的。③发生传染病菌种、毒种丢失的。④发生或者可能发生重大食物和职业中毒事件的。H7N9流感为乙类传染病。故选B。

【避错】本题部分考生易错选A，有第十九条规定情形之一的，省、自治区、直辖市人民政府应当在接到报告1小时内，向国务院卫生行政主管部门报告。

【B_1 型题】

(4～6题共用备选答案)

A. 1小时内

B. 2小时内

C. 3小时内

D. 4小时内

E. 立即

4. 省、自治区、直辖市人民政府应当在接到发生或可能发生重大职业中毒事件的报告后何时向国务院卫生行政部门报告

【答案】A

5. 县级人民政府应当在接到发生传染病流行的报告后何时向市级人民政府或者上一级人民政府报告

【答案】B

6. 国务院卫生行政部门对可能造成重大社会影响的突发事件，应当何时向国务院报告

【答案】E

【考点】报告与信息发布

【解析】《突发公共卫生事件应急条例》规定，有下列情形之一的，省、自治区、直辖市人民政府应当在接到报告1小时内，向国务院卫生行政主管部门报告：①发生或者可能发生传染病暴发、流行的。②发生或者发现不明原因的群体性疾病的。③发生传染病菌种、毒种丢失的。④发生或者可能发生重大食物和职业中毒事件的。国务院卫生行政主管部门对可能造成重大社会影响的突发事件，应当立即向国务院报告。故4题选A，6题选E。规定县级人民政府应当在接到报告后2小时内向设区的市级人民政府或者上一级人民政府报告；设区的市级人民政府应当在接到报告后2小时内向省、自治区、直辖市人民政府报告。故5题选B。

【避错】4、5题可能误选E，对相关条例记忆不清。6题较为简单，但也可能由于不清楚相关规定而随机误选其他选项。

考点：医疗废物管理条例

【A_1 型题】

1. 医疗废物在医疗卫生机构暂时贮存的时间不得

超过

A. 1天

B. 2天

C. 3天

D. 5天

E. 7天

【答案】B

【考点】医疗卫生机构对医疗废物的暂时贮存

【解析】医疗卫生机构应当建立医疗废物的暂时贮存设施、设备，不得露天存放医疗废物；医疗废物暂时贮存的时间不得超过2天。故选B。

【避错】本题易错选其他选项。本题属记忆性题，牢记医疗废物暂时贮存的时间不得超过2天。

2. 医疗卫生机构未及时收集医疗废物，应受到的处罚是

A. 限期改正，给予警告

B. 通报批评

C. 吊销医疗机构执业许可证

D. 暂停执业活动

E. 罚款

【答案】A

【考点】医疗卫生机构的法律责任

【解析】医疗卫生机构违反规定，未及时收集、运送医疗废物的，由县级以上地方人民政府卫生行政主管部门责令限期改正，给予警告；逾期不改正的，处2000元以上5000元以下的罚款。故选A。

【避错】本题易错选E。注意罚款的前提是逾期不改正。

考点：艾滋病防治条例

【A_1型题】

1. 国家对艾滋病进行一系列行为干预措施，下列属于《艾滋病防治条例》规定的干预措施是

A. 强制咨询和强制检测制度

B. 强制咨询和自愿检测制度

C. 自愿咨询和强制检测制度

D. 自愿咨询和自愿检测制度

E. 强制检测制度

【答案】D

【考点】艾滋病的预防与控制

【解析】《艾滋病防治条例》规定，国家实行艾滋病自愿咨询和自愿检测制度。县级以上地方人民政府卫生主管部门指定的医疗卫生机构，应当按照国务院卫生主管部门会同国务院其他有关部门制定的艾滋病自愿咨询和检测办法，为自愿接受艾滋病咨询、检测的人员免费提供咨询和初筛检测。故本题选D。

【避错】本题部分考生可能误选其他选项，考生需明确艾滋病的咨询和检测都是自愿的。

【A_2型题】

2. 男，35岁。有长期的吸毒史。因为和他人共用同一针头注射而感染了艾滋病。王某住所地的疾病预防控制机构欲以真实姓名公布他的相关病情和有关资料，以引起社会对艾滋病防治工作的关注，此时，应当得到谁的同意

A. 王某本人

B. 王某的父母

C. 王某的配偶

D. 王某的单位

E. 王某所在地的卫生行政部门

【答案】A

【考点】艾滋病的预防与控制

【解析】《艾滋病防治条例》规定，未经本人或者其监护人同意，任何单位或者个人不得公开艾滋病病毒感染者、艾滋病患者及其家属的姓名、住址、工作单位、肖像、病史资料以及其他可能推断出其具体身份的信息。故本题答案为A。

【避错】本题较为简单，不易出错。

考点：中华人民共和国献血法

【A_1型题】

1. 对违反规定，向医疗机构提供不符合国家规定标准的血液的血站，应当

A. 由县级以上卫生行政部门处以罚款

B. 由县级以上卫生行政部门责令改正

C. 由县级以上卫生行政部门限期整顿

D. 依法赔偿

E. 依法追究刑事责任

【答案】B

【考点】医疗机构用血的法律责任

【解析】根据《中华人民共和国献血法》，血站违反规定，向医疗机构提供不符合国家规定标准的血液的，由县级以上地方人民政府卫生行政部门责令改正；情节严重，造成经血液途径传播的疾病传播或者有传播严重危险的，限期整顿，对直接负责的主管人员和其他直接责任人员，依法给予行政处分。故选B。

【避错】此题易错选E。血站违反规定，向医疗机构提供不符合国家规定标准的血液的，构成犯罪的，依法追究刑事责任。

2.《中华人民共和国献血法》规定，国家实行的献血制度是
A. 义务
B. 有偿
C. 自愿
D. 无偿
E. 互助

【答案】D

【考点】献血制度

【解析】《中华人民共和国献血法》规定，国家实行无偿献血制度。同时国家提倡18～55周岁健康公民自愿献血。因此D正确，其他选项均不符合国家实行的献血制度。所以本题应选D。

【避错】本题一般不会选错，为常识性题，要牢记国家实行无偿献血制度。

3. 公民临床用血时，交付用于血液的费用不包括
A. 血液采集费用
B. 血液购买费用
C. 血液储存费用
D. 血液分离费用
E. 血液检验费用

【答案】B

【考点】医疗机构临床用血管理

【解析】公民临床用血时只交付用于血液的采集、储存、分离、检验等费用；具体收费标准由国务院卫生行政部门同国务院价格主管部门制定。无偿献血者临床需要用血时，免交上述规定的费用；无偿献血者的配偶和直系亲属临床需要用血时，可以按照省、自治区、直辖市人民政府的规定免交或者减交上述规定的费用。不包括血液购买费用。故本题选B。

【避错】本题易错选C，公民临床用血时只交付用于血液的采集、储存、分离、检验等费用。

4. 为保障公民临床急救用血的需要，国家提倡并指导择期手术的患者
A. 率先献血
B. 互助献血
C. 自愿献血
D. 自身储血
E. 同型输血

【答案】D

【考点】用血的需要

【解析】为保障公民临床急救用血的需要，国家提倡并指导择期手术的患者自身储血，动员家庭、亲友、所在单位及社会互助献血。为保证应急用血，医疗机构可以临时采集血液，但应当依照本法规定，确保采血用血安全。故本题选D。

【避错】本题部分考生易错选C或B，国家实行无偿献血制度。国家提倡十八周岁至五十五周岁的健康公民自愿献血。互助献血的人员为家庭、亲友、所在单位以及社会，而不是患者自身，倡导患者自身储血。

考点：中华人民共和国医师法

【A_1型题】

1. 医师在执业活动中享有的权利是
A. 保护患者隐私
B. 履行医师职责
C. 从事医学研究
D. 遵守技术规范
E. 遵守职业道德

【答案】C

【考点】医师的权利

【解析】医师在执业活动中的权利：①在注册的执业范围内，按照有关规范进行医学诊查、疾病调查、医学处置、出具相应的医学证明文件，选择合理的医疗、预防、保健方案。②获取劳动报酬，享受国家规定的福利待遇，按照规定参加社会保险并享受相应待遇。③获得符合国家规定标准的执业基本条件和职业防护装备。④从事医学教育、研究、学术交流。⑤参加专业培训，接受继续医学教育。⑥对所在医疗卫生机构和卫生健康主管部门的工作提出意见和建议，依法参与所在机构的民主管理。⑦法律、法规规定的其他权利。故选C。

【避错】本题不易选错，其余选项均为医师的义务。

2. 对考核不合格的医师，县级以上人民政府卫生健康主管部门应当责令其暂停执业活动，并接受相关专业培训。暂停期限是
A. 1～3个月
B. 3～6个月
C. 3～7个月
D. 6～9个月
E. 6～12个月

【答案】B

【考点】医师的考核

【解析】对考核不合格的医师，县级以上人民政府卫生健康主管部门应当责令其暂停执业活动 3～6 个月，并接受相关专业培训。暂停执业活动期满，再次进行考核，对考核合格的，允许其继续执业。故选 B。

【避错】本题易错选其他选项，对于卫生法规的常考数字，考生应牢记，避免混淆。

3. 对于非医师行医，卫生健康主管部门可采取的措施不包括

A. 责令停止非法执业活动

B. 责令赔偿患者损失

C. 没收药品、医疗器械

D. 罚款

E. 没收违法所得

【答案】B

【考点】非医师行医的处罚

【解析】违反《中华人民共和国医师法》规定，非医师行医的，由县级以上人民政府卫生健康主管部门责令停止非法执业活动，没收违法所得和药品、医疗器械，并处违法所得 2 倍以上、10 倍以下的罚款，违法所得不足 1 万元的，按 1 万元计算。故选 B。

【避错】本题易错选 A，非医师行医的，首先应责令停止非法执业活动。

4. 具有高等学校相关医学专业本科以上学历，在执业医师指导下，在医疗卫生机构中参加医学专业工作实践满几年，可以参加执业医师资格考试

A. 1 年

B. 2 年

C. 3 年

D. 4 年

E. 5 年

【答案】A

【考点】参加执业医师资格考试的条件

【解析】具有下列条件之一的，可以参加执业医师资格考试。①具有高等学校相关医学专业本科以上学历，在执业医师指导下，在医疗卫生机构中参加医学专业工作实践满 1 年。②具有高等学校相关医学专业专科学历，取得执业助理医师执业证书后，在医疗卫生机构中执业满 2 年。故选 A。

【避错】本题易错选 B，不同学历者参加执业医师资格考试所需的时间要求不同，注意区分。一般本科以上学历为 1 年，专科学历为 2 年。

5. 经国家执业医师资格考试，取得执业医师资格的，可以申请注册，受理机构是

A. 县级以上人民政府卫生健康主管部门

B. 医疗卫生机构

C. 省（自治区）级以上人民政府卫生健康主管部门

D. 省（自治区）级以上人民政府

E. 医师协会

【答案】A

【考点】医师注册

【解析】取得医师资格的，可以向所在地县级以上地方人民政府卫生健康主管部门申请注册。医疗卫生机构可以为本机构中的申请人集体办理注册手续。故选 A。

【避错】本题易错选 C，县级以上地方人民政府卫生健康主管部门可以受理医师注册。

6. 遇有自然灾害、事故灾难、公共卫生事件和社会安全事件等严重威胁人民生命健康的突发事件时，医师不服从卫生健康主管部门调遣，情节严重的，由相关部门给予的处理是

A. 暂停执业活动 3 个月至 6 个月

B. 吊销医师执业证书

C. 责令改正

D. 暂停执业活动 6 个月至 1 年，直至吊销医师执业证书

E. 追究刑事责任

【答案】D

【考点】违反医师法的处理

【解析】医师在执业活动中有下列行为之一的，由县级以上人民政府卫生健康主管部门责令改正，给予警告；情节严重的，责令暂停 6 个月以上、1 年以下执业活动，直至吊销医师执业证书。①在提供医疗卫生服务或者开展医学临床研究中，未按照规定履行告知义务或者取得知情同意。②对需要紧急救治的患者，拒绝急救处置，或者由于不负责任延误诊治。③遇有自然灾害、事故灾难、公共卫生事件和社会安全事件等严重威胁人民生命健康的突发事件时，不服从卫生健康主管部门调遣。④未按照规定报告有关情形。⑤违反法律、法规、规章或者执业规范，造成医疗事故或者其他严重后果。故选 D。

【避错】本题易错选 C，题干问的是针对情节严重情况的处理，注意审题。

7. 对中止执业活动达到一定年限的医师，应当注销其执业注册，该年限是

A. 2 年

B. 3 年

C. 1 年

D. 4 年

E. 5 年

【答案】A

【考点】医师注册注销

【解析】医师注册后有下列情形之一的，注销注册，废止医师执业证书。①死亡。②受刑事处罚。③被吊销医师执业证书。④医师定期考核不合格，暂停执业活动期满，再次考核仍不合格。⑤中止医师执业活动满2年。⑥法律、行政法规规定不得从事医疗卫生服务或者应当办理注销手续的其他情形。故选A。

【避错】本题易错选其他选项，部分考生对中止执业活动的时间混淆而误选其他选项。

【A_2 型题】

8. 某主治医师被注销执业注册满1年，现欲重新执业，遂向卫生健康主管部门提交了相关申请，但未获批准。其原因是

A. 未经过医师规范化培训

B. 刑事处罚完毕后不满2年

C. 变更执业地点不满2年

D. 未到基层医疗机构锻炼

E. 在医疗机构的试用期不满1年

【答案】B

【考点】医师注册条件

【解析】有下列情形之一的，不予注册。①无民事行为能力或者限制民事行为能力。②受刑事处罚，刑罚执行完毕不满2年或者被依法禁止从事医师职业的期限未满。③被吊销医师执业证书不满2年。④因医师定期考核不合格被注销注册不满1年。⑤法律、行政法规规定不得从事医疗卫生服务的其他情形。故选B。

【避错】本题不易选错。医师定期考核不合格被注销注册不满1年的，不予注册，注意审题。

考点：医疗损害责任

【A_1 型题】

1. 患者有损害，不是推定医疗机构有过错的法定情形的是

A. 违反法律、行政法规、规章以及其他有关诊疗规范的规定

B. 隐匿与纠纷有关的病历资料

C. 拒绝提供与纠纷有关的病历资料

D. 伪造、篡改、违法销毁病历资料

E. 医疗事故造成患者死亡的

【答案】E

【考点】医疗损害责任

【解析】《中华人民共和国民法典》规定，患者在诊疗活动中受到损害，有下列情形之一的，推定医疗机构有过错。①违反法律、行政法规、规章以及其他有关诊疗规范的规定。②隐匿或者拒绝提供与纠纷有关的病历资料。③遗失、伪造、篡改或者违法销毁病历资料。答案E不正确。

【避错】本题较简单，部分考生易错选A，考生应牢记医疗损害责任的内容。

2. 不属于医疗机构及其医务人员填写与保管的病历资料是

A. 住院志、检验报告

B. 手术及麻醉记录

C. 病理资料、护理记录

D. 医嘱单

E. 会诊意见

【答案】E

【考点】医疗损害责任

【解析】医疗机构及其医务人员应当按照规定填写并妥善保管住院志、医嘱单、检验报告、手术及麻醉记录、病理资料、护理记录等病历资料。患者要求查阅、复制前款规定的病历资料的，医疗机构应当提供。答案选E。

【避错】本题易错选其他选项，考生应牢记医疗责任损害的内容，可减少犯错。

考点：中华人民共和国精神卫生法

【A_1 型题】

1. 精神障碍的诊断，说法有误的是

A. 诊断应当以精神健康状况为依据。除法律另有规定外，不得违背本人意志进行确定其是否患有精神障碍的医学检查

B. 除个人自行到医疗机构进行精神障碍诊断外，疑似精神障碍患者的近亲属可以将其送往医疗机构进行精神障碍诊断。对查找不到近亲属的流浪乞讨疑似精神障碍患者，可由医疗机构直接收治入院

C. 疑似精神障碍患者发生伤害自身、危害他人安全的行为，或者有伤害自身、危害他人安全的危险的，其近亲属、所在单位、当地公安机关应当立即采取措施予以制止，并将其送往医疗机构进行精神障碍诊断

D. 医疗机构接到送诊的疑似精神障碍患者，不得拒绝为其作出诊断

E. 精神障碍的诊断应当由精神科执业医师作出

【答案】B

【考点】精神卫生法

【解析】除个人自行到医疗机构进行精神障碍诊断外，疑似精神障碍患者的近亲属可以将其送往医疗机构进行精神障碍诊断。对查找不到近亲属的流浪乞讨疑似精神障碍患者，由当地民政等有关部门按照职责分工，帮助送往医疗机构进行精神障碍诊断。故答案选 B。

【避错】本题易错选 D。部分考生认为是否收治患者应由医疗机构决定。牢记《中华人民共和国精神卫生法》的相关条例即可减少错误。

【A_3/A_4 型题】

（2～4 题共用题干）

连某因患严重的躁狂抑郁障碍，在精神病专科医院住院治疗。因病情恶化，患者出现伤人毁物等行为，医院在没有其他可替代措施的情况下，对其实施了约束身体的措施，但实施后没有及时通知连某的监护人。连某的父亲作为监护人探视时，看到儿子被捆绑在病床上非常气愤。

2. 依照《中华人民共和国精神卫生法》，对患者连某实施的约束行为的性质属于

A. 治疗性措施

B. 惩罚性措施

C. 保护性医疗措施

D. 诊断性措施

E. 警告性措施

【答案】C

【考点】保护性医疗措施

【解析】《中华人民共和国精神卫生法》规定，精神障碍患者在医疗机构内发生或者将要发生伤害自身、危害他人安全、扰乱医疗秩序的行为，医疗机构及其医务人员在没有其他可替代措施的情况下，可以实施约束、隔离等保护性医疗措施。实施保护性医疗措施应当遵循诊断标准和治疗规范，并在实施后告知患者的监护人。禁止利用约束、隔离等保护性医疗措施惩罚精神障碍患者。故选 C。

【避错】本题易错选 A，部分考生认为对患者实施约束行为是为了患者的治疗，因此错选。患者出现伤人毁物的行为，对其实施了约束属于保护性医疗措施。

3. 对患者连某实施身体约束而未告知其监护人的做法，侵犯的患方权利是

A. 生命权

B. 健康权

C. 认知权

D. 知情权

E. 名誉权

【答案】D

【考点】患者的权利

【解析】实施保护性医疗措施应当遵循诊断标准和治疗规范，并在实施后告知患者的监护人。禁止利用约束、隔离等保护性医疗措施惩罚精神障碍患者。故选 D。

【避错】本题医院在对患者实施身体约束而未告知其监护人明显为侵犯患者知情权的做法，不易选错。

4. 该案例中所形成的医患关系模式是

A. 主动-被动型

B. 指导-合作型

C. 契约许可型

D. 指导参与型

E. 共同参与型

【答案】A

【考点】医患关系模式

【解析】该案例中医师是主动的，掌握诊疗技术，接受患者的请求，给患者治疗。医师具有权威性，居主导地位。该患者患有精神障碍，是被动的，不能发挥积极主动作用，不能发表自己的看法，不能对医师进行有效监督，属于主动-被动型，故本题选 A。

【避错】目前最广泛的医患关系模式包括主动-被动型、指导-合作型和共同参与型，该题目中患者有精神障碍，无法合作与参与，只能被动接受，不易选错。

考点：医疗机构管理条例及其实施细则

【A_1 型题】

1. 床位不满 100 张的医疗机构，其校验期为

A. 1 年

B. 2 年

C. 3 年

D. 4 年

E. 5 年

【答案】A

【考点】医疗机构的校验期

【解析】床位在100张以上的综合医院、中医医院、中西医结合医院、民族医医院及专科医院、疗养院、康复医院、妇幼保健院、急救中心、临床检验中心和专科疾病防治机构的校验期为3年；其他医疗机构的校验期为1年。故选A。

【避错】本题易错选C。床位在100张以上的医疗机构，其校验期为3年。

2. 医疗机构施行手术、特殊检查或者特殊治疗时，必须按照《医疗机构管理条例》的下列规定履行有关手续，除了

A. 必须征得患者同意，并应当取得其家属或者关系人同意并签字

B. 无法取得患者意见时，应当取得家属或者关系人同意并签字

C. 遇到其他特殊情况时，应当由患者居住地的居委会或者村委会签字

D. 遇到其他特殊情况时，经治医师应当提出医疗处置方案，在取得医疗机构负责人批准后实施

E. 无法取得患者意见又无家属或者关系人在场，经治医师应当提出医疗处置方案，在取得医疗机构被授权负责人员的批准后实施

【答案】C

【考点】《医疗机构管理条例》

【解析】《医疗机构管理条例》规定，医疗机构在对患者施行手术、特殊检查或者进行特殊治疗时，应使患者或家属“知情同意”，因此有A、B、D、E四种情况的规定，而并无C种情况的规定，故选C。

【避错】本题部分考生可能误选A，认为患者没有能力同意并签字或家属不在场的情况下，没有必要必须征得其同意，但实际上，这种情况属于其他特殊情况的相关规定，而A选项是正确的描述。

【A_2型题】

3. 某中年男性因突发急症在大街上摔倒并昏迷，由路人送至附近医院，被确诊为脑出血，急需手术，但医务人员无法联系到其亲属。在此情况下，可以批准为其施行急诊手术的人员是

A. 医院所在地民政部门负责人

B. 医院所在地派出所负责人

C. 为其接诊医师的上级医师

D. 院长或其授权人

E. 为其接诊的医师

【答案】D

【考点】医疗机构管理条例

【解析】医疗机构施行手术、特殊检查或者特殊治疗时，无法取得患者意见，又无家属或者关系人在场，或者遇到其他特殊情况时，经治医师应当提出医疗处置方案，在取得医疗机构负责人或者被授权负责人员的批准后实施。故选D。

【避错】本题不易选错，医疗机构施行手术、特殊检查或者特殊治疗时，一般需要经患者或其家属、关系人同意并签字。无法取得以上人员意见时，应当取得医疗机构负责人或者被授权负责人员的批准后实施。

考点：医疗纠纷预防和处理条例

【A_1型题】

1. 患者死亡，医患双方对死因有异议的，应当在患者死亡后多长时间内进行尸检

A. 48小时

B. 12小时

C. 8小时

D. 24小时

E. 10小时

【答案】A

【考点】医疗纠纷处理

【解析】患者死亡，医患双方对死因有异议的，应当在患者死亡后48小时内进行尸检；具备尸体冻存条件的，可以延长至7日。故选A。

【避错】本题易错选C，错误地认为尸检应越快越好，应牢记尸检的有效时间为死亡后48小时。

2. 梁某的姐姐因患子宫脱垂在某医院接受手术治疗，术后第3天突然死亡。梁某对死因提出疑问，要求复印其姐姐的全部病例资料。医院工作人员依据规定提供了其有权复印的病例资料。以下可复印的病例资料是

A. 会诊意见

B. 上级医师查房记录

C. 死亡病例讨论记录

D. 病程记录

E. 住院志

【答案】E

【考点】病历资料的复制

【解析】患者有权查阅、复制其门诊病历、住院志、体温单、医嘱单、化验单（检验报告）、医学影像检查资料、特殊检查同意书、手术同意书、手术及麻醉记录、病理资料、护理记录、医疗费用及国务院卫生主管部门规定的其他属于病历的全部资料。患者死亡的，其近亲属可以依照规定，查阅、复制病历资

料。故选 E。

【避错】本题易错选，A、B、C、D 均为不可复制的病历资料，住院志是患者或其近亲属有权复制的病历资料之一。

考点：医疗事故处理条例

【A_1 型题】

1. 医务人员在医疗活动中发生医疗事故争议，应当立即向

A. 所在科室报告

B. 所在医院医务部门报告

C. 所在医疗机构医疗质量监控部门报告

D. 所在医疗机构的主管负责人报告

E. 所在地卫生行政机关报告

【答案】A

【考点】医疗事故的处理

【解析】根据《中华人民共和国医疗事故处理条例》规定，医务人员在医疗活动中发生或者发现医疗事故，可能引起医疗事故的医疗过失行为或者发生医疗事故争议的，应当立即向所在科室负责人报告。故本题选 A。

【避错】本题部分考生可能误选 B，当发生医疗事故争议时应立即向所在科室负责人报告，不能越级。

【B_1 型题】

（2～3 题共用备选答案）

A. 责令改正

B. 警告

C. 罚款

D. 吊销资格证书

E. 追究刑事责任

2. 医疗机构未制定有关防范和处理医疗事故预案，应受到的处罚是

【答案】A

3. 承担尸检任务的医疗机构无任何理由，拒绝进行尸检，情节严重的，应受到的处罚是

【答案】D

【考点】医疗机构的法律责任

【解析】医疗机构未制定有关防范和处理医疗事故预案，由卫生行政部门责令改正；情节严重的，对负有责任的主管人员和其他直接责任人员依法给予行政处分或者纪律处分。故 3 题选 A。承担尸检任务的机构没有正当理由，拒绝进行尸检的，由卫生行政部门责令改正，给予警告；对负有责任的主管人员和其他直接责任人员依法给予行政处分或者纪律处分；情节严重的，由原发证部门吊销其执业证书或者资格证书。故 4 题选 D。

【避错】3 题较简单，不易选错。4 题易错选 A，医疗机构没有正当理由，拒绝进行尸检的，由卫生行政部门责令改正，给予警告。题干问的是情节严重的情况，故选择吊销资格证书。

考点：放射诊疗管理规定

【A_1 型题】

1. 医疗机构开展放射诊疗工作应当具备的条件，说法不准确的是

A. 具有经核准登记的医学影像科诊疗科目

B. 具有符合国家相关标准和规定的放射诊疗场所和配套设施

C. 具有质量控制与安全防护专（兼）职管理人员和管理制度，并配备必要的防护用品和监测仪器

D. 产生放射性废气、废液、固体废物的，具有污染物排放处理能力和应急监测方案

E. 具有放射事件应急处理预案

【答案】D

【考点】开展放射诊疗的基本条件

【解析】医疗机构开展放射诊疗工作，应当具备以下基本条件：①具有经核准登记的医学影像科诊疗科目。②具有符合国家相关标准和规定的放射诊疗场所和配套设施。③具有质量控制与安全防护专（兼）职管理人员和管理制度，并配备必要的防护用品和监测仪器。④产生放射性废气、废液、固体废物的，具有确保放射性废气、废物、固体废物达标排放的处理能力或者可行的处理方案。⑤具有放射事件应急处理预案。故本题选 D。

【避错】本题部分考生易错选 C，不论是专职人员还是兼职人员均应配备必要的防护用品和监测仪器。

2. 不是针对患者和受检者的防护要求的是

A. 放射诊疗工作人员对患者和受检者进行医疗照射时，应当遵守医疗照射正当化和放射防护最优化的原则

B. 有明确的医疗目的，严格控制受照剂量

C. 对邻近照射野的敏感器官和组织进行屏蔽防护

D. 在实施放射诊断检查前，应当对不同检查方法

进行利弊分析，在保证诊断效果的前提下，优先采用对人体健康影响较小的诊断技术

E. 事先告知患者和受检者辐射对健康的影响

【答案】D

【考点】患者和受检者的防护要求

【解析】放射诊疗工作人员对患者和受检者进行医疗照射时，应当遵守医疗照射正当化和放射防护最优化的原则，有明确的医疗目的，严格控制受照剂量；对邻近照射野的敏感器官和组织进行屏蔽防护，并事先告知患者和受检者辐射对健康的影响。故选D。

【避错】本题一般不易选错，A、B、C、E项均为防护要求，D选项为放射诊断检查的原则，不是针对患者和受检者的防护要求。

3. 医疗机构使用不具备相应资质的人员从事放射诊疗工作的，由县级以上人民政府卫生行政部门责令限期改正，并可以处以多少元以下的罚款；情节严重的，吊销其《医疗机构执业许可证》

A. 2000元

B. 3000元

C. 5000元

D. 10 000元

E. 20 000元

【答案】C

【考点】法律责任

【解析】医疗机构使用不具备相应资质的人员从事放射诊疗工作的，由县级以上人民政府卫生行政部门责令限期改正，并可以处以5000元以下的罚款；情节严重的，吊销其“医疗机构执业许可证”。故选C。

【避错】本题易错选B。医疗机构有下列情形之一的，由县级以上人民政府卫生行政部门给予警告、责令限期改正，并可以根据情节处以3000元以下的罚款；情节严重的，吊销其“医疗机构执业许可证”。①未取得放射诊疗许可从事放射诊疗工作的。②未办理诊疗科目登记或者未按照规定进行校验的。③未经批准擅自变更放射诊疗项目或者超出批准范围从事放射诊疗工作的。

考点：处方管理办法

【A_1型题】

1. 医疗机构应当对麻醉药品处方进行专册登记，加强管理。按照《中华人民共和国麻醉药品和精神药品管理条例》的规定，麻醉药品处方至少保存

A. 1年

B. 2年

C. 3年

D. 4年

E. 5年

【答案】C

【考点】麻醉药品处方的保存时间

【解析】《中华人民共和国麻醉药品和精神药品管理条例》规定，医疗机构应当对麻醉药品和精神药品处方进行专册登记，加强管理。麻醉药品处方至少保存3年。故选C。

【避错】本题易错选B，精神药品处方至少保存2年，避免混淆。

2. 下列属于限制处方权情形的是

A. 被责令暂停执业

B. 考核不合格离岗培训

C. 被吊销执业证书

D. 出现超常处方3次以上且无正当理由的医师

E. 因开具处方牟取私利

【答案】D

【考点】处方管理办法

【解析】医疗机构应当对出现超常处方3次以上且无正当理由的医师提出警告，限制其处方权限制处方权后，仍连续2次以上出现超常处方且无正当理由的，取消其处方权。故选D。

【避错】考生应熟练掌握医疗机构对处方的管理，以避免此类题的错选。

3. 下列关于麻醉药品处方权的说法错误的是

A. 执业医师获得麻醉药品处方权之前必须经过麻醉药品使用知识和规范化管理的培训

B. 执业医师经考核合格后才能取得麻醉药品的处方权

C. 执业医师取得麻醉药品处方权后，方可在本机构开具麻醉药品处方

D. 执业医师取得麻醉药品处方权后，不得为自己开具该类药品处方

E. 执业医师不需要考核，只要注册就可以具有麻醉药品的处方权

【答案】E

【考点】麻醉药品和精神药品处方权

【解析】医疗机构应当按照国务院卫生主管部门的规定，对本机构执业医师进行有关麻醉药品和精神药品使用知识和规范代管理的培训。执业医师经考核合格后取得麻醉药品和第一类精神药品的处方权。医师在取得处方权后，方可在本机构开具麻醉药品和第

一类精神药品处方，但不得为自己开具该类药品处方。故本题选 E。

【避错】本题易错选 D。部分考生认为拥有麻醉药品处方权后可以为自己开具该类药品处方，熟练掌握《中华人民共和国麻醉药品和精神药品管理条例》即可避免此错误。

【A_2 型题】

4. 医师给某门诊患者开具了处方，患者取药时，药剂师指出该处方不符合相关规定，不予调配。其理由是
   A. 该处方使用了药品通用名称
   B. 该药方同时开具了中成药和西药
   C. 该处方开具了 5 种药品
   D. 该处方注明了 5 天有效期
   E. 该处方开具了 7 天药物用量

【答案】D

【考点】处方的开具

【解析】医师开具处方时，应当使用经药品监督管理部门批准并公布的药品通用名称、新活性化合物的专利药品名称和复方制剂药品名称。西药和中成药可以分别开具处方，也可以开具一张处方。每张处方不得超过 5 种药品。处方开具当日有效。特殊情况下需要延长有效期的，由开具处方的医师注明有效期限，但最长不得超过 3 天。处方一般不得超过 7 天用量。故选 D。

【避错】本题易错选 E，急诊处方一般不得超过 3 天用量，容易混淆。

5. 男，50 岁，是长期使用麻醉药品的门诊癌症患者。医院为了解治疗效果和用药安全状况，要求其定期进行复诊。根据相关规定，该患者复诊间隔的最长期限是
   A. 二个月
   B. 三个月
   C. 四个月
   D. 五个月
   E. 六个月

【答案】B

【考点】麻醉药品使用者的复诊间隔

【解析】《中华人民共和国处方管理办法》规定，医疗机构应当要求长期使用麻醉药品和第一类精神药品的门（急）诊癌症患者和中、重度慢性疼痛患者，每三个月复诊或者随诊一次。故本题选 B。

【避错】本题不易选错，长期使用麻醉药品门（急）诊癌症患者复诊间隔的最长期限是三个月。

考点：中华人民共和国抗菌药物临床应用管理办法

【A_1 型题】

1. 医疗机构的负责人、药品采购人员、医师等有关人员索取、收受药品生产企业、药品经营企业或者其代理人给予的财物或者通过开具抗菌药物牟取不正当利益的，由何部门依据国家有关法律法规进行处理
   A. 地方人民法院
   B. 地方人民检察院
   C. 县级以上人民政府
   D. 县级以上地方卫生行政部门
   E. 省级以上地方卫生行政部门

【答案】D

【考点】法律责任

【解析】《中华人民共和国抗菌药物临床应用管理办法》规定，医疗机构的负责人、药品采购人员、医师等有关人员索取、收受药品生产企业、药品经营企业或者其代理人给予的财物或者通过开具抗菌药物牟取不正当利益的，由县级以上地方卫生行政部门依据国家有关法律法规进行处理。故选 D。

【避错】本题较简单，部分考生易错选 E，认为牟取不正当利益由省级以上地方卫生行政部门处理。抗菌药物分级管理目录是由省级卫生行政部门制定的。

2. 关于抗菌药物预防感染的指征，说法错误的是
   A. 医疗机构和医务人员应当严格掌握使用抗菌药物预防感染的指征
   B. 预防感染、治疗轻度应当首选非限制使用级抗菌药物
   C. 局部感染应当首选非限制使用级抗菌药物
   D. 严重感染、免疫功能低下合并感染应首选限制使用级抗菌药物
   E. 病原菌只对限制使用级抗菌药物敏感时，方可选用限制使用级抗菌药物

【答案】D

【考点】抗菌药物预防感染的指证

【解析】《中华人民共和国抗菌药物临床应用管理办法》规定，医疗机构和医务人员应当严格掌握使用抗菌药物预防感染的指征。预防感染、治疗轻度或者局部感染应当首选非限制使用级抗菌药物；严重感染、免疫功能低下合并感染或者病原菌只对限制使用级抗菌药物敏感时，方可选用限制使用级抗菌药物。故本题选 D。

【避错】本题易错选C，由于没有看清题干，将非限制使用级抗菌药物看作限制使用级抗菌药物而错选。

【B_1型题】

（3～6题共用备选答案）

A. 30%
B. 40%
C. 50%
D. 60%
E. 75%

医疗机构应当开展细菌耐药监测工作，建立细菌耐药预警机制，主要目标细菌耐药率超过多少比例的抗菌药物

3. 应当及时将预警信息通报本机构医务人员

【答案】A

4. 应当慎重经验用药

【答案】B

5. 应当参照药敏试验结果选用

【答案】C

6. 应当暂停针对此目标细菌的临床应用，根据追踪细菌耐药监测结果，再决定是否恢复临床应用

【答案】E

【考点】细菌耐药预警机制

【解析】《中华人民共和国抗菌药物临床应用管理办法》规定，医疗机构应当开展细菌耐药监测工作，建立细菌耐药预警机制，并采取下列相应措施：①主要目标细菌耐药率超过30%的抗菌药物，应当及时将预警信息通报本机构医务人员，故3题选A。②主要目标细菌耐药率超过40%的抗菌药物，应当慎重经验用药，故4题选B。③主要目标细菌耐药率超过50%的抗菌药物，应当参照药敏试验结果选用，故5题选C。④主要目标细菌耐药率超过75%的抗菌药物，应当暂停针对此目标细菌的临床应用，根据追踪细菌耐药监测结果，再决定是否恢复临床应用，故6题选E。

【避错】本题一般不易选错，随着细菌耐药率百分比的增加，细菌耐药预警程度也有所增加。30%为预警通报；40%为慎重用药；50%为参照药敏试验结果；75%为暂停，根据追踪细菌耐药监测结果，再决定是否恢复临床应用。

考点：中华人民共和国医疗机构临床用血管理办法

【A_1型题】

1. 关于医疗机构临床用血管理职责，说法错误的是

A. 医疗机构应当加强组织管理，明确岗位职责，健全管理制度
B. 医疗机构临床用血管理委员会为临床用血管理第一责任人
C. 二级以上医院和妇幼保健院应当设立临床用血管理委员会
D. 临床用血管理委员会负责本机构临床合理用血管理工作
E. 临床用血管理委员会主任委员由院长或者分管医疗的副院长担任

【答案】B

【考点】医疗机构临床用血管理办法

【解析】医疗机构应当加强组织管理，明确岗位职责，健全管理制度。医疗机构法定代表人为临床用血管理第一责任人。故本题选B。

【避错】本题易错选E。二级以上医院和妇幼保健院应当设立临床用血管理委员会，负责本机构临床合理用血管理工作。主任委员由院长或者分管医疗的副院长担任，成员由医务部门、输血科、麻醉科、开展输血治疗的主要临床科室、护理部门、手术室等部门负责人组成。考生应牢记《中华人民共和国医疗机构临床用血管理办法》各条例的内容。

2. 医疗机构未拟定临床用血计划或者一年内未对计划实施情况进行评估和考核的法律责任，说法错误的是

A. 由县级以上人民政府卫生行政部门责令限期改正
B. 逾期不改的，进行通报批评，并予以警告
C. 对负有责任的主管人员和其他直接责任人员依法给予处分
D. 情节严重或者造成严重后果的，可处三万元以下的罚款
E. 由县级以上人民政府卫生行政部门给予警告，并处三万元以下罚款

【答案】E

【考点】医疗机构临床用血管理法律责任

【解析】医疗机构未拟定临床用血计划或者一年内未对计划实施情况进行评估和考核的，应由县级以上人民政府卫生行政部门责令限期改正；逾期不改的，进行通报批评，并予以警告；情节严重或者造成严重后果的，可处三万元以下的罚款，对负有责任的主管人员和其他直接责任人员依法给予处分。故本题选E。

【避错】本题应注意区分在不同的情况下，采取的处罚措施是不同的。答案E将各处罚混为一谈，考生应注意审题。

考点：中华人民共和国药品管理法及其实施条例

【A₁型题】

1. 下列属于假药的药品是
   A. 未注明产品批号的药品
   B. 擅自添加辅料的药品
   C. 变质的药品
   D. 超过有效期的药品
   E. 被污染的药品
   【答案】C
   【考点】假药
   【解析】有下列情形之一的，为假药：①药品所含成分与国家药品标准规定的成分不符。②以非药品冒充药品或者以他种药品冒充此种药品。③变质的药品。④药品所标明的适应证或者功能主治超出规定范围。故选C。
   【避错】本题不易选错，其余选项均为劣药。

【A₂型题】

2. 医师胡某与某药厂达成协议，在开处方时使用了该厂生产的药品，并收受了该厂给予的提成。对于胡某的违法行为，有权决定给予处分并没收其违法所得的部门是
   A. 消费者权益保护协会
   B. 工商行政管理部门
   C. 药品监督管理部门
   D. 卫生健康主管部门
   E. 市场监督管理部门
   【答案】D
   【考点】药品管理法
   【解析】《中华人民共和国药品管理法》规定，医疗机构的负责人、药品采购人员、医师、药师等有关人员收受药品上市许可持有人、药品生产企业、药品经营企业或者代理人给予的财物或者其他不正当利益的，由卫生健康主管部门或者本单位给予处分，没收违法所得；情节严重的，还应当吊销其执业证书。故选D。
   【避错】本题易错选E。药品上市许可持有人、药品生产企业、药品经营企业或者医疗机构在药品购销中给予、收受回扣或者其他不正当利益的，药品上市许可持有人、药品生产企业、药品经营企业或者代理人给予使用其药品的医疗机构的负责人、药品采购人员、医师、药师等有关人员财物或者其他不正当利益的，由市场监督管理部门没收违法所得，并处三十万元以上三百万元以下的罚款；情节严重的，吊销药品上市许可持有人、药品生产企业、药品经营企业营业执照，并由药品监督管理部门吊销药品批准证明文件、药品生产许可证、药品经营许可证。

考点：中华人民共和国麻醉药品和精神药品管理条例

【A₁型题】

吉林省长春市某医疗机构欲取得麻醉药品的购用印鉴卡，如果要获得长春市人民政府卫生主管部门的批准，应当具备以下条件，除外
   A. 有获得麻醉药品处方资格的执业医师
   B. 有专职的麻醉药品管理人员
   C. 有保证麻醉药品安全储存的设施
   D. 有保证麻醉药品和安全储存的管理制度
   E. 有获得麻醉药品处方资格的执业助理医师
   【答案】E
   【考点】取得印鉴卡的条件
   【解析】《中华人民共和国麻醉药品和精神药品管理条例》规定，医疗机构取得印鉴卡应当具备下列条件：①有专职的麻醉药品和第一类精神药品管理人员。②有获得麻醉药品和第一类精神药品处方资格的执业医师。③有保证麻醉药品和第一类精神药品安全储存的设施和管理制度。因此本题选E。
   【避错】本题较简单，部分考生易错选A，混淆获得麻醉药品处方资格的医师资格。取得麻醉药品的购用印鉴卡需有获得麻醉药品和第一类精神药品处方资格的执业医师。

考点：药品不良反应报告和监测管理办法

【A₁型题】

合格药品在正常用法用量下出现的与用药目的无关的有害反应是
   A. 药品不良反应
   B. 可疑不良反应
   C. 后遗效应
   D. 特异质反应
   E. 变态反应
   【答案】A
   【考点】药品不良反应的概念

【解析】药品不良反应是指合格药品在正常用法用量下出现的与用药目的无关的有害反应。药品不良反应是药品固有特性所引起的，任何药品都有可能引起不良反应。故选A。

【避错】此题不易选错，关键是掌握概念，注意相关概念的鉴别。

第四章　医学人文素养

考点：医学人文素养

【A_2 型题】

1. 男，65 岁。医生确诊患者为肺癌，但尚未告诉患者和家属，而患者告诉医生自己无儿无女，仅与老伴相依为命，如果是肺癌，不要将病情告诉他的老伴，以免她冠心病发作。如果手术，可以自己签字。医生此时怎样告知病情在医学伦理道德上最佳

A. 告知患者家属

B. 告知患者本人

C. 对患者和家属都告知

D. 对患者和家属都不告知

E. 由上级领导决定

【答案】 B

【考点】 沟通能力

【解析】 医务人员在临床实践活动中，应遵循医学道德基本原则，即尊重原则、不伤害原则、有利原则、公正原则。患者具有知情同意权，本案例中该患者的决定对其家属健康有利，医生应尊重患者的决定，病情仅告知患者本人即可。故选 B。

【避错】 本题不易错选。患者在对病情充分知情的情况下，有做出合理选择的权利，医生应充分给予尊重。

2. 某患者，3 次腹痛来就诊不能缓解，第四次来门诊就诊，情绪激动，下列不正确的操作是

A. 需要进一步检查寻找证据

B. 态度和蔼，耐心解释疾病的诊断要一个过程

C. 担心处理不好，告其转诊

D. 告知下一步要做的诊疗措施，让患者心中有数

E. 使用易于被患者理解的语言解释病情

【答案】 C

【考点】 医德医风

【解析】 每一位医师应牢记自身职责，以高度的责任心贯穿执业全过程，担负起救死扶伤、保护人民健康的神圣使命。责任心是医师职业道德的核心。“担心处理不好，告其转诊”不符合医生救死扶伤的宗旨。故选 C。

【避错】 本题易错选 E。医生尽量避免使用不易为患者所理解的医学术语，语句表达通俗易懂，简洁明了，有助于患者理解病情，配合治疗。

第二部分 基础医学综合

第五章 生物化学

考点：蛋白质的结构与功能

【A_1型题】

1. 以下关于肽的描述，错误的是
   A. 是由 2 个以上氨基酸借肽键连接而成的化合物
   B. 组成肽的氨基酸分子都不完整
   C. 多肽与蛋白质分子之间无明确的分界线
   D. 肽没有氨基末端和羧基末端
   E. 肽分为寡肽和多肽

   【答案】D
   【考点】肽
   【解析】蛋白质是由许多氨基酸残基组成的多肽链。多肽链中有自由氨基的一端称为氨基末端或N端，有自由羧基的一端称羧基末端或C端。每条多肽链中氨基酸残基顺序编号都是从N端开始，书写时N端在左侧，C端在右侧。故选D。
   【避错】本题易错选B。肽链中的氨基酸分子因脱水缩合而有残缺，称为氨基酸残基。

2. 下列氨基酸中无L型或D型之分的是
   A. 谷氨酸
   B. 甘氨酸
   C. 半胱氨酸
   D. 赖氨酸
   E. 组氨酸

   【答案】B
   【考点】氨基酸的结构特点
   【解析】天然氨基酸的结构具有的共同特点，即在羧基邻位α碳原子上有一个氨基，因此称α氨基酸。α氨基酸的碳原子上所连接的4个基团都不相同（除甘氨酸），4个基团的排列方式从三度空间看，有两种方式，互成立体异构体，分别称L型和D型。而甘氨酸α碳原子上连接有一个氨基、一个羧基，两个相同的氢原子，无法构成异构体，无L型和D型之分。故选B。
   【避错】部分考生易错选C，甘氨酸和半胱氨酸都属于极性不带电荷和脂肪族氨基酸，考生易将二者混淆。除甘氨酸外，其余氨基酸的α-碳原子均为不对称碳原子，故有L型或D型之分。组成天然蛋白质的氨基酸，除甘氨酸外，都是L-α-氨基酸。

3. 维持蛋白质分子中α-螺旋和β-折叠的化学键是
   A. 肽键
   B. 离子相互作用
   C. 二硫键
   D. 氢键
   E. 疏水效应

   【答案】D
   【考点】蛋白质的结构
   【解析】蛋白质分子中，从N端至C端的氨基酸排列顺序为一级结构，其中的主要化学键是肽键。蛋白质的二级结构主要包括α-螺旋、β-折叠、β-转角和无规卷曲，维持其结构的是氢键。蛋白质三级结构的形成和稳定主要靠次级键（疏水效应、离子相互作用、氢键等）。其四级结构中，各亚基间的结合力主要是氢键和离子键。故选D。
   【避错】此题易错选E。三级结构中多肽链的盘曲方式由氨基酸残基的排列顺序决定，其形成和稳定主要依靠疏水效应、离子相互作用、氢键和范德华相互作用。

4. 有关蛋白质二级结构的叙述，正确的是
   A. 氨基酸的排列顺序
   B. 每一氨基酸侧链的空间构象
   C. 局部主链的空间构象
   D. 亚基间相对的空间位置
   E. 每一原子的相对空间位置

   【答案】C

【考点】蛋白质二级结构

【解析】蛋白质的二级结构是指蛋白质分子中某一段肽链的局部空间结构，即该段肽链主链骨架原子的相对空间位置，并不涉及氨基酸残基侧链的构象。蛋白质的二级结构主要包括 α-螺旋、β-折叠和 β-转角。故本题答案为 C。

【避错】本题易错选 B，蛋白质二级结构指它的多肽链中有规则重复的构象，限于主链原子的局部空间排列，不包括与肽链其他区段的相互关系及侧链构象。故 B 易错选。

5. 下列关于肽键性质和组成的叙述正确的是

A. 由 Cα 和 C-COOH 组成

B. 由 $C\alpha_1$ 和 $C\alpha_2$ 组成

C. 由 Cα 和 N 组成

D. 肽键有一定程度双键性质

E. 肽键可以自由旋转

【答案】D

【考点】肽键

【解析】肽键是由 $C\alpha_1$ 和 N 组成，其中肽键 C-N 的键长介于双键和单键之间，所以有一定程度双键性能，不能自由旋转。其他选项均不正确，故选 D。

【避错】本题易选 C，因为大部分考生了解肽键是由 $C\alpha_1$ 和 N 组成，但由于记忆不牢固，故易混淆而选择 C，避免此种类型错误需加强对基本概念的理解及区分记忆。

6. 下列对蛋白质变性的描述合适的是

A. 变性蛋白质的溶液黏度下降

B. 变性的蛋白质不易被消化

C. 蛋白质沉淀不一定就是变性

D. 蛋白质变性后容易形成结晶

E. 蛋白质变性不涉及二硫键破坏

【答案】C

【考点】蛋白质变性

【解析】蛋白质的变性主要发生在二硫键和非共价键的破坏，不涉及一级结构中氨基酸序列的改变。蛋白质变性后，其溶解度降低，黏度增加，结晶能力消失，易被蛋白酶水解等，蛋白质变性后疏水侧暴露，从溶液中析出，称蛋白质沉淀，但有时蛋白质沉淀并不一定变性。所以 C 选项正确，其他选项均不正确，故选 C。

【避错】本题易错选 D，因为大部分考生认为蛋白质发生变性以后易于出现沉淀，由于沉淀而形成结晶，故易错选 D，避免此种类型错误需加强对基本概念的理解及区分记忆。

7. 下列氨基酸属于非必需氨基酸的是

A. 异亮氨酸

B. 苯丙氨酸

C. 缬氨酸

D. 色氨酸

E. 丝氨酸

【答案】E

【考点】必需氨基酸及非必需氨基酸的种类

【解析】对成人来讲必需氨基酸共有 9 种：赖氨酸、色氨酸、苯丙氨酸、甲硫氨酸、苏氨酸、异亮氨酸、亮氨酸、缬氨酸、组氨酸。非必需氨基酸为甘氨酸、丙氨酸、丝氨酸、天冬氨酸、谷氨酸（及其胺）、脯氨酸、精氨酸、半胱氨酸、酪氨酸、胱氨酸。所以本题应选 E。

【避错】本题考生容易错选 B，属于记忆题，出错的主要原因是没能记忆清楚 9 种必需氨基酸，答题时无从下手，故需牢记 9 种必需氨基酸，20 种氨基酸中排除 9 种必需氨基酸，则可推断出非必需氨基酸的种类，从而避免做题中出现错误。

【B_1 型题】

（8～9 题共用备选答案）

A. 半胱氨酸

B. 丝氨酸

C. 甲硫氨酸

D. 脯氨酸

E. 鸟氨酸

8. 含巯基的氨基酸是

【答案】A

9. 天然蛋白质中不含有的氨基酸是

【答案】E

【考点】氨基酸

【解析】半胱氨酸是一种脂肪族的含巯基的极性 α 氨基酸，在中性或碱性溶液中易被空气氧化成胱氨酸。天然蛋白质中不存在的氨基酸为鸟氨酸，所以 8 题应选 A，9 题应选 E。

【避错】本题属于记忆题，若考生未记忆清楚 20 种氨基酸的分类及相关氨基酸的特殊之处，则答题时无从下手，选错选项，故需牢记 20 种氨基酸的分类，以免犯错。

（10～11 题共用备选答案）

A. 一级结构破坏

B. 二级结构破坏

C. 三级结构破坏

D. 四级结构破坏

E. 空间结构破坏

10. 亚基解聚时

【答案】D

11. 蛋白酶水解时

【答案】A

【考点】蛋白质的空间结构

【解析】蛋白酶水解破坏了其共价键肽键，属一级结构破坏。四级结构指寡聚蛋白中亚基之间的相互关系，因而亚基解聚时四级结构破坏。所以10题应选D，11题应选A。

【避错】10题易选B，因为部分考生不易区分亚基与局部之间的异同，认为二级结构为亚基的空间结构，11题易选E，因为大部分考生认为当蛋白酶会水解空间结构，故易选错，避免出错需要牢固掌握蛋白质空间结构的特点。

考点：核酸的结构与功能

【A_1 型题】

1. DNA双螺旋结构的螺距是

A. 5.4nm

B. 3.54nm

C. 3.3nm

D. 0.54nm

E. 0.8nm

【答案】B

【考点】DNA双螺旋结构

【解析】DNA双螺旋结构中，每两个相邻碱基对平面之间的垂直距离是0.34nm；螺旋每转一圈的螺距为3.54nm，每个螺距内含10.5个碱基对。故选B。

【避错】本题易错选D。α-螺旋的螺距为0.54nm。

2. 关于DNA变性概念的叙述，错误的是

A. 变性不伴有共价键的断裂

B. 变性时二级结构被破坏

C. 变性时两条链解离

D. 变性后260nm波长吸收不改变

E. 加热后可导致变性

【答案】D

【考点】DNA的变性

【解析】DNA的二级结构为双螺旋结构。双螺旋的稳定靠碱基堆积力和氢键的相互作用来共同维持。某些理化因素（温度、pH、离子强度等）会导致DNA双链互补碱基对之间的氢键发生断裂，使DNA双链解离为单链，这种现象称为DNA变性。碱基堆积力和氢键同属于非共价键。导致变性的因素包括温度过高、盐浓度过低及酸碱过强等。DNA变性常伴随一些物理性质的改变，如黏度降低、浮力密度增加，尤其重要的是吸光度的改变。故选D。

【避错】本题易错选A。DNA变性破坏的是碱基堆积力和氢键，破坏的是非共价键。

3. 细胞内含量最丰富的RNA是

A. hnRNA

B. tRNA

C. rRNA

D. miRNA

E. mRNA

【答案】C

【考点】rRNA

【解析】核糖体RNA（rRNA）是细胞内含量最丰富的RNA，占细胞总RNA的80%以上。它们与核糖体蛋白共同构成核糖体，后者是蛋白质合成的场所。故选C。

【避错】本题易错选E。mRNA占细胞RNA总量的2%～5%。

4. 下列关于DNA碱基组成的叙述，正确的是

A. DNA分子中A与T的含量不同

B. 同一个体成年期与少儿期碱基基本相同

C. 同一个体在不同营养状态下碱基组成不同

D. 同一个体不同组织碱基组成不同

E. 不同生物来源的DNA碱基组成不同

【答案】E

【考点】核酸组成

【解析】在DNA分子中仅存在A、T、C、G四种碱基，按照碱基互补配对原则DNA分子中A和T配对，故A与T的含量相同。同一个体体内细胞，除生殖细胞外，其中的DNA分子组成都相同，其中的碱基也相同，所以不同组织碱基组成相同，在不同营养状态下碱基组成基本相同。成年期与少儿期，个别碱基可增加自身修饰加以改变。但是不同生物来源的DNA碱基组成不同，只有E正确，故选E。

【避错】本题易错选B，因为大部分考生认为同一个体中碱基相同，增加核酸组成特点相关知识点的理解与记忆，以免犯错。

5. 核酸中含量相对恒定的元素是

A. 氧

B. 氮

C. 氢

D. 碳

E. 磷

【答案】E

【考点】核酸的化学组成

【解析】无论哪种单核苷酸（组成核酸的单位），它的磷含量是恒定的，而C、H、O和N却含量不一。所以本题应选E。

【避错】本题属于记忆题，易错选其他选项，避免此种类型的错误需要加强单一知识点的记忆，以免犯错。

6. DNA 在加热变性时，其分子的变化是
   A. 磷酸二酯键断裂
   B. 形成超螺旋
   C. 碱基丢失，螺旋减少
   D. 形成左手螺旋
   E. 双螺旋解链

【答案】E

【考点】DNA 热变性

【解析】DNA 变性以热变性最为多见，在 DNA 热变性时，碱基对之间的氢键断开，碱基堆积力破坏，但不伴随共价键的断裂，因此 DNA 热变性是二级结构破坏，双螺旋解体的过程，因此 E 正确。所以本题应选 E。

【避错】本题易错选 A，因为大部分考生看到题目后第一感觉就会想起 DNA 之间的连接为磷酸二酯键，故直接选择答案 A，避免此种类型题目的错误需要看清题意，仔细分析。

7. 下列有关 mRNA 的叙述，正确的是
   A. 为线状单链结构，5′端有多聚腺苷酸帽子结构
   B. 可作为蛋白质合成的模板
   C. 链的局部不可形成双链结构
   D. 3′末端特殊结构与 mRNA 的稳定无关
   E. 三个相连核苷酸组成一个反密码子

【答案】B

【考点】mRNA 结构及功能

【解析】mRNA 与其他 RNA 一样，都是由单链核糖核苷酸链组成，但局部可形成双螺旋结构，故 C 错误。mRNA 5′端有一个 m^7Gppp 帽结构，3′端有多聚 A 尾结构，可增强 mRNA 稳定性，故 A、D 错误。在帽、尾结构之间为由三核苷酸组成的密码子，可作为蛋白质合成时的模板，故 B 正确，E 错误。因此，本题应选 B。

【避错】本题易错选 E，因为大部分考生都知道三个相连核苷酸组成一个密码子，看到选项 E 时不加考虑直接选择答案 E，避免此种类型题目的错误需要看清题意，仔细分析，弄清密码子与反密码子之间的区别。

【B_1 型题】

（8～10 题共用备选答案）
   A. 核苷酸在核酸长链上的排列顺序
   B. tRNA 的三叶草结构
   C. RNA 螺旋结构
   D. DNA 的超螺旋结构
   E. DNA 的核小体结构

8. 属于核酸一级结构的描述是

【答案】A

9. 属于核糖核酸二级结构的描述是

【答案】B

10. 属真核生物染色质中 DNA 的三级结构的描述是

【答案】E

【考点】核糖核酸的结构

【解析】核酸的一级结构是指核酸中核苷酸的排列顺序，又称为核苷酸序列或碱基序列。tRNA 的三叶草结构即局部双链（双螺旋）和单链突出（成环）相间的二级结构特殊形式。DNA 在双螺旋结构的基础上，进一步盘曲形成更复杂的结构，即三级结构。三级结构有多种形式，小型双螺封闭环状 DNA 可形成超螺旋，真核线性 DNA 双螺旋绕组蛋白八聚体形成核小体结构，所以核小体是真核 DNA 三级结构形式。所以 8 题应选 A，9 题应选 B，10 题应选 E。

【避错】本题属于记忆题，若考生未记忆核糖核酸的结构的特点，做题时选择每种答案的可能性皆有，故答题前应注意基本知识点的记忆，以免犯错。

考点：酶

【A_1 型题】

1. 辅酶和辅基的差别在于
   A. 辅酶为小分子有机物，辅基常为无机物
   B. 辅酶与酶共价结合，辅基则不是
   C. 辅酶与酶蛋白可通过透析的方法分离，辅基则不能
   D. 辅酶参与酶反应，辅基则不参与
   E. 辅酶含有维生素成分，辅基则不含

【答案】C

【考点】酶的分子组成

【解析】辅酶中与酶蛋白紧密结合甚至是共价结合的辅酶以及金属离子称为辅基。辅基与酶蛋白以共价键牢固结合，不能用透析等简单的物理方法使之除去。故选 C。

【避错】本题易错选 B。辅酶多通过非共价键与酶蛋白相连，这种结合比较疏松。辅基与酶蛋白形成共价键，结合较为紧密。

2. 酶竞争性抑制剂的特点是
   A. K_m 值不变，V_{max} 降低
   B. K_m 值不变，V_{max} 增高

C. K_m 值降低，V_{max} 降低

D. K_m 值降低，V_{max} 不变

E. K_m 值增高，V_{max} 不变

【答案】E

【考点】抑制剂酶促反应速率的特点

【解析】酶竞争性抑制，抑制剂与酶的底物相似，可与底物竞争酶的活性中心，阻碍酶和底物结合成为中间产物。表现为 K_m 增大，V_{max} 不变，故选 E。

【避错】部分考生易错选 A 或 C，这两项分别是非竞争性抑制剂和反竞争抑制剂的特点。

3. 决定酶促反应特异性的因素是

A. 作用物的类别

B. 酶蛋白

C. 金属离子

D. 辅酶或辅基

E. 催化基团

【答案】B

【考点】酶促反应

【解析】酶蛋白是指酶的纯蛋白部分，是相对于辅酶因子而言，又称为脱辅基酶蛋白，其单独存在时不具有催化活性，与辅酶因子结合形成全酶后才显示催化活性，决定酶促反应特异性。故选 B。

【避错】此题易错选 D。辅酶中与酶蛋白紧密结合甚至是共价结合的辅酶以及金属离子称为辅基。辅基与酶蛋白以共价键牢固结合，不能用透析等简单的物理方法使之除去。

4. 关于酶的正确叙述是

A. 不能在胞外发挥作用

B. 大多数酶的化学本质是核酸

C. 能改变反应的平衡点

D. 能大大降低反应的活化能

E. 与底物结合都具有绝对特异性

【答案】D

【考点】酶促反应的特点

【解析】酶在试管中也可以催化反应进行，故 A 错误。酶是生物催化剂，是一种具有生物活性的蛋白质，少数 RNA 分子也具有催化功能，称核酶，故 B 错误。酶不改变反应的平衡点，即不改变反应的平衡常数，故 C 错误。与一般的催化剂不同，酶对其所催化的底物具有较严格的选择性，即一种酶仅作用于一种或一类化合物，酶对一些底物有绝对专一性，对另一些底物有相对专一性，故 E 错误。酶通过其特有的作用机制，比一般催化剂能更有效地降低反应的活化能，使底物只需较少的能量便可进入活化状态。故本题答案应为 D。

【避错】本题易选择 B。因为以往认为酶都是蛋白质，后来又发现部分酶为核酸，部分考生因记忆不清楚，易混淆而选错，增强基本知识点的记忆，以免犯错。

5. 酶的催化高效性是因为酶

A. 启动热力学不能发生的反应

B. 能降低反应的活化能

C. 能升高反应的活化能

D. 可改变反应的平衡点

E. 对作用物（底物）的选择性

【答案】B

【考点】酶的催化作用

【解析】酶加速反应的机制为降低反应的活化能，活化能即底物分子从初态转变到活化态所需的能量，酶通过其特有的机制，比一般催化剂更有效地降低反应的活化能，使底物只需较少的能量，便可进入活化状态。故选 B。

【避错】本题易选择 C。因为酶在发生作用的过程中，主要涉及能量的改变，故易错选 C。加强对酶的加速化学反应原理的理解与记忆，以免犯错。

6. 辅酶在酶促反应中的作用是

A. 起运载体的作用

B. 维持酶的空间构象

C. 参加活性中心的组成

D. 促进中间复合物形成

E. 提供必需基团

【答案】A

【考点】辅酶作用

【解析】辅酶是一类可以将化学基团从一个酶转移到另一个酶上的有机小分子，与酶较为松散地结合，对于特定酶的活性发挥是必要的。所以本题应选 A。

【避错】本题易选择 D。因为大部分考生认为酶的作用都表现在促进作用，故直接选择 D，避免此种类型错误需要认真看清题目，了解题意，同时增强基本知识点的记忆，以免犯错。

7. 有关酶性质和功能的叙述，正确的是

A. 对底物都有绝对专一性

B. 能显著地减低反应活化能

C. 酶是生物体内的无机催化剂

D. 催化活性都需要特异的辅酶

E. 在体内发挥催化作用时，不受任何调控

【答案】B

【考点】酶促反应的特点

【解析】酶对其所催化的底物具有较严格的选择性，即一种酶仅作用于一种或一类化合物，酶对一些底物有绝对专一性，对另一些底物有相对专一性，故

A 错误。酶属于蛋白质，是一种有机催化物，故 C 错误。有些酶的催化活性是靠与辅基结合形成的，故 D 错误。酶促反应具有可调节性，故 E 错误。故选 B。

【避错】本题易选择 C。因为酶在发生作用的过程中，主要表现为催化剂的作用，故易错选 C。加强对酶的加速化学反应原理的理解与记忆，以免犯错。

8. 下列关于酶的叙述正确的是
A. 活化的酶均具有活性中心
B. 能提高反应系统的活化能
C. 所有的酶都具有绝对特异性
D. 随反应进行酶量逐渐减少
E. 所有的酶均具有辅基或辅酶

【答案】A

【考点】酶的特点

【解析】酶的特性：①酶具有高效率的催化能力。②酶具有专一性。③酶在生物体内参与每一次反应后，它本身的性质和数量都不会发生改变（与催化剂相似）。④酶的作用条件较温和。⑤活性可调节性。⑥有些酶的催化性与辅因子有关。⑦易变性，大多数酶是蛋白质，因而会被高温、酸、强碱等破坏。活化的酶均具有活性中心，酶依靠活性中心发挥催化作用。所以本题应选 A。

【避错】本题易选择 E，因为酶在发生作用的过程中需要有辅基或者辅酶，但并非所有的酶都需要辅基或者辅酶，故不能选 E，避免此类型题目的错误需要加强对酶的特点的理解与记忆。

考点：糖代谢

【A_1 型题】

1. 以下代谢过程中不能补充血糖的是
A. 肌糖原分解
B. 肝糖原分解
C. 糖类食物消化吸收
D. 糖异生作用
E. 肾小管上皮细胞的重吸收作用

【答案】A

【考点】糖原合成与分解

【解析】肌糖原不能补充血糖，而是为骨骼肌收缩紧急供能，最终分解生成乳酸。故选 A。

【避错】本题易错选 E。肾小管上皮细胞可通过钠-葡萄糖同向转运体重吸收葡萄糖。

2. 糖异生的关键酶不包括
A. 丙酮酸激酶
B. 磷酸烯醇式丙酮酸羧激酶
C. 丙酮酸羧化酶
D. 果糖二磷酸酶
E. 葡萄糖-6-磷酸酶

【答案】A

【考点】糖异生反应过程

【解析】糖异生是指由简单的非糖前体（乳酸、甘油、生糖氨基酸等）转变为糖（葡萄糖或糖原）的过程。糖酵解中有三步反应是不可逆反应，在糖异生时必须绕过这三步反应。这三步反应分别是：①丙酮酸转变为磷酸烯醇式丙酮酸，由丙酮酸羧化酶和磷酸烯醇式丙酮酸羧激酶催化。②果糖-1, 6-双磷酸果糖转变为果糖-6-磷酸，由果糖二磷酸酶催化。③葡糖-6-磷酸水解为葡萄糖，由葡糖-6-磷酸酶催化。可见丙酮酸激酶不参与糖异生的过程。故选 A。

【避错】本题属于理解记忆题。常因记忆不牢而错选，考生应牢记糖异生的关键酶：丙酮酸羧化酶、磷酸烯醇式丙酮酸羧激酶、果糖二磷酸酶、葡萄糖-6-磷酸酶。

3. 血糖的主要去路不包括
A. 转变成糖皮质激素
B. 在细胞内氧化分解供能
C. 转变成其他单糖及衍生物
D. 在肝、肌肉等组织合成糖原
E. 转变成非必需氨基酸、甘油三酯等非糖物质

【答案】A

【考点】血糖的代谢

【解析】糖类代谢中血糖的去路主要包括：①氧化分解提供能量。②参与糖原合成，在肝、肌肉等组织合成糖原。③通过戊糖磷酸途径等转变成其他单糖及衍生物。④参与脂类、氨基酸代谢，转变成非必需氨基酸、甘油三酯等非糖物质。⑤当血糖浓度过高时，超过肾糖阈，葡萄糖即由尿中排出，出现尿糖。血糖不能直接转变成糖皮质激素，故选 A。

【避错】本题易错选 E，血糖可转变为非糖物质，如脂肪、非必需氨基酸、多种有机酸等。

4. 下列分子中不能异生为糖的是
A. 脂肪酸
B. 丙酮酸
C. 丙氨酸
D. 乳酸
E. 甘油

【答案】A

【考点】糖异生的物质来源

【解析】从非糖化合物（乳糖、甘油、生糖氨基酸等）转变为葡萄糖或糖原的过程，称为糖异生。机

体内进行糖异生补充血糖的主要器官是肝。丙氨酸属于生糖氨基酸，可以进行糖异生。脂肪酸以脂肪形式储存在体内，它是不可以转化成糖的。故本题选 A。

【避错】部分考生易错选 C，认为丙氨酸不能异生为糖。其实不然，丙氨酸属于生糖氨基酸，可以进行糖异生。故本题选 A，不选 C。

5. 关于三羧酸循环的酶叙述正确的是

A. 主要位于线粒体外膜

B. Ca^{2+}可抑制其活性

C. 当 $NADH/NAD^{+}$比值增高时活性较高

D. 氧化磷酸化的速度可调节其活性

E. 在血糖较低时，活性较低

【答案】D

【考点】三羧酸循环

【解析】参与三羧酸循环的酶主要位于线粒体内，只有琥珀酸脱氢酶是与线粒体内膜结合的酶。Ca^{2+}可激活异柠檬酸脱氢酶、α-酮戊二酸脱氢酶等三羧酸循环中的酶。当 $NADH/NAD^{+}$比值增高时可反馈抑制上述三羧酸循环中的酶。血糖浓度低时，糖氧化不足，体内 ATP 浓度低，而 ADP、AMP 浓度高，则三羧酸循环的酶及糖有氧氧化的酶均被激活。氧化磷酸化的速率对三羧酸循环的运转起着非常重要的作用，主要通过 $NADH/NAD^{+}$、ATP/ADP、AMP 等来抑制/激活三羧酸循环中的酶。所以本题应选 D。

【避错】本题易选择 C。因为部分考生对 NADH/NAD 比值增高时活性较高记忆不清，不记得是增高还是降低，从而选择错误，加强对三羧酸循环特点的理解与记忆，以免犯错。

6. 下列关于糖原合成的叙述正确的是

A. 以 G6P 为起始物逐个延长

B. 以 G1P 为起始物逐个延长

C. 以 UDPG 为原料逐个延长

D. 以葡萄糖为起始物逐个延长

E. 反应不需要任何引物即可延长

【答案】C

【考点】糖原合成

【解析】糖原合成酶催化的糖原合成反应不能从头开始合成第一个糖分子，需要至少含 4 个葡萄糖残基的 α-1, 4-多聚葡萄糖作为引物，在其非还原性末端与 UDPG 反应，UDPG 上的葡萄糖基 C1 与糖原分子非还原末端 C4 形成 α-1, 4-糖苷链，使糖原增加一个葡萄糖单位，UDPG 是活泼葡萄糖基的供体，其生成过程中消耗 UTP，故糖原合成是耗能过程，糖原合成酶只能促成 α-1, 4-糖苷键，因此该酶催化反应生成为 α-1, 4-糖苷键相连构成的直链多糖分子如淀粉。所以本题应选 C。

【避错】该题最容易犯的错误以 G6P 为起始物逐个延长，错选 A，因为糖酵解过程中以 6-磷酸葡萄糖开始，从而容易记忆混淆。答题时应注意，看清题目，对相关知识点记忆牢固。

7. 乳酸循环所需的 NADH 主要来自

A. 三羧酸循环过程中产生的 NADH

B. 脂肪酸 β-氧化过程中产生的 NADH

C. 糖酵解过程中 3-磷酸甘油醛脱氢产生的 NADH

D. 戊糖磷酸途径产生的 NADPH 经转氢生成的 NADH

E. 谷氨酸脱氢产生的 NADH

【答案】C

【考点】乳酸循环

【解析】乳酸循环也是体内的重要反应。乳酸循环所需的 NADH 是肌肉在氧供应不足时通过糖酵解生成乳酸的过程中产生的。过程是先由葡萄糖酵解成丙酮酸，期间有糖酵解过程中 3-磷酸甘油醛脱氢产生的 NADH，然后丙酮酸反应生成乳酸。故本题选 C。

【避错】本题易错选 D，因为大部分考生都知道戊糖磷酸途径产生的 NADPH，从而直接选择 D，避免此种题目出错需要加强对乳酸循环特点的理解与记忆，以免犯错。

8. 胰岛素降低血糖作用不是因为

A. 加速糖原合成，抑制糖原分解

B. 加快糖的有氧氧化

C. 促进肌蛋白质分解

D. 抑制糖异生

E. 减少脂肪动员

【答案】C

【考点】胰岛素的作用

【解析】胰岛素降血糖是多方面作用的结果：①促进肌肉、脂肪组织等处的靶细胞的细胞膜载体将血液中的葡萄糖转运入细胞。②通过共价修饰增强磷酸二酯酶活性、降低 cAMP 水平、升高 cGMP 浓度，从而使糖原合成酶活性增加、磷酸化酶活性降低，加速糖原合成，抑制糖原分解。③通过激活丙酮酸脱氢酶磷酸酶而使丙酮酸脱氢酶激活，加速丙酮酸氧化为乙酰辅酶 A，加快糖的有氧氧化。④通过抑制 PEP 羧激酶的合成以及减少糖异生的原料，抑制糖异生。⑤抑制脂肪组织内的激素敏感性脂肪酶，减缓脂肪动员，使组织利用葡萄糖增加。所以本题应选 C。

【避错】本题易错选 D，胰岛素的总效应是促进葡萄糖分解利用，抑制糖异主，将多余的血糖转变为糖原和甘油三酯。

【B_1 型题】

（9～10 题共用备选答案）

A. 酮体生成

B. 糖原分解

C. 糖原合成

D. 丙酮酸羧化

E. 尿酸生成

9. 与糖尿病患者酸中毒有关的主要代谢途径是

【答案】A

10. 三羧酸循环中草酰乙酸来源于

【答案】D

【考点】三羧酸循环、脂肪分解代谢

【解析】糖尿病病情加重，脂肪分解加速，产生大量乙酰乙酸、β 羟丁酸和丙酮，三者统称为酮体。乙酰乙酸、β 羟丁酸为强有机酸，大量消耗体内储备碱，当超过机体酸碱平衡的调节能力，可发生代谢性酸中毒，称为糖尿病酮症酸中毒。故 9 题选 A。三羧酸循环中的草酰乙酸主要来自丙酮酸的直接羧化，也可通过苹果酸脱氢生成。故 10 题选 D。

【避错】9 题易错选 E，尿酸生成主要与痛风有关；10 题易错选 B、C，主要是对糖代谢的主要途径不了解，应注意区分记忆。

（11～12 题共用备选答案）

A. 6-磷酸葡萄糖脱氢酶

B. 苹果酸脱氢酶

C. 丙酮酸脱氢酶

D. NADH 脱氢酶

E. 葡萄糖-6-磷酸酶

11. 属于戊糖磷酸通路的酶是

【答案】A

12. 属于糖异生的酶是

【答案】E

【考点】糖代谢酶

【解析】戊糖磷酸通路是生物组织中以磷酸戊糖为中间代谢物的糖分解通路，其过程可分为两个阶段。第一阶段由 6-磷酸葡萄糖脱氢成为 6-磷酸葡萄糖酸，继而脱氢、脱羧生成 5-磷酸核酮糖，均以烟酰胺腺嘌呤二核苷酸磷酸为辅酶受氢。第二阶段是 5-磷酸核酮糖经过一系列酮基及醛基移换反应，经过磷酸丁糖、磷酸戊糖等中间物最后生成 3-磷酸甘油醛及 6-磷酸果糖，后二者还可重新进入糖酵解途径而代谢。糖异生途径基本上按糖酵解逆行过程进行，只有绕过三个能障的旁路，从而沿着酵解途径逆行产生葡萄糖或糖原，此三个旁路反应即己糖激酶和磷酸果糖激酶催化的两个反应的逆过程，分别由葡萄糖-6-磷酸酶和果糖二磷酸酶完成。所以 11 题应选 A，12 题应选 E。

【避错】本题属于纯粹记忆性题，若记忆不清楚会导致做题时无从下手，故需要加强对基本知识点的记忆，掌握糖类代谢过程中四条途径中涉及的关键酶并牢固记忆，以免犯错。

考点：脂质代谢

【A_1 型题】

1. 可直接激活甘油三酯脂肪酶的激素应除外以下哪种

A. 肾上腺素

B. 胰高血糖素

C. 胰岛素

D. 去甲肾上腺素

E. 促肾上腺皮质激素

【答案】C

【考点】脂肪动员

【解析】脂肪动员过程中，脂肪在脂肪细胞内分解的第一步主要由脂肪组织甘油三酯脂肪酶催化，生成甘油二酯及脂肪酸。第二步主要由激素敏感性甘油三酯脂肪酶催化水解甘油二酯，生成甘油一酯和脂肪酸。最后，在甘油一酯脂肪酶的催化下，生成甘油和脂肪酸。肾上腺素、去甲肾上腺素、胰高血糖素、促肾上腺皮质激素等能够启动脂肪动员、促进脂肪水解为游离脂肪酸和甘油，称为脂解激素。胰岛素无此作用。故选 C。

【避错】本题不易选错。胰岛素、前列腺素 E_2 等能对抗脂解激素的作用，抑制脂肪动员，称为抗脂解激素。

2. 空腹 12 小时后，正常血浆 TG 主要存在于

A. CM

B. VLDL

C. IDL

D. LDL

E. HDL

【答案】B

【考点】内源性甘油三酯在血中的存在形式

【解析】乳糜微粒（CM）是外源性甘油三酯的运输形式，VLDL 是内源性甘油三酯的运输形式，LDL 是内源性胆固醇的运输形式，HDL 则逆向转运胆固醇（肝外组织转向肝内）。空腹 12 小时后，肝糖原几

近耗尽，开始脂肪动员，内源性甘油三酯（TG）在血中增多，主要以VLDL形式存在，因此B正确，其他选项均错误。所以本题应选B。

【避错】本题易错选A。考生应注意正常人空腹12小时后采血时，血浆中无CM。

3. 合成脂肪酸的乙酰CoA主要来自

A. 生糖氨基酸的分解代谢

B. 生酮氨基酸的分解代谢

C. 胆固醇的分解代谢

D. 脂肪酸的分解代谢

E. 糖的分解代谢

【答案】E

【考点】脂肪酸的合成

【解析】乙酰CoA是合成脂肪酸的主要原料，主要来自葡萄糖。细胞内的乙酰CoA全部是在细胞的线粒体内产生，而合成脂肪酸的酶系存在于胞液。线粒体内的乙酰CoA须进入胞液才能成为合成脂肪酸的原料。此过程通过柠檬酸丙酮酸循环完成。故选E。

【避错】本题易错选A、B、D，因为葡萄糖、氨基酸以及脂酸代谢产物都能够提供原料合成乙酰CoA，但主要来自糖的分解代谢，为避免犯错需要增加基础知识点的记忆。

4. 胆固醇合成的关键酶是

A. 柠檬酸裂解酶

B. HMG-CoA合酶

C. HMG-CoA裂解酶

D. HMG-CoA还原酶

E. 鲨烯合酶

【答案】D

【考点】胆固醇的合成

【解析】HMG-CoA还原酶是合成胆固醇的关键酶，这步反应是合成胆固醇的限速反应。各种因素对胆固醇合成的调节主要是通过对HMG-CoA还原酶活性的影响来实现的。故本题答案为D。

【避错】本题属于纯粹记忆性题，若记忆不清楚会导致做题时无从下手，选错选项，故需要加强对基本知识点的记忆，掌握糖类代谢过程中四条途径中涉及的关键酶牢固记忆，以免犯错。

5. 逆向转运胆固醇的是

A. 血清清蛋白

B. 乳糜微粒

C. 高密度脂蛋白

D. 低密度脂蛋白

E. 极低密度脂蛋白

【答案】C

【考点】血浆脂蛋白

【解析】用超速离心法离心可得到4种脂蛋白，密度由小到大依次是乳糜微粒（CM）、极低密度脂蛋白（VLDL）、低密度脂蛋白（LDL）、高密度脂蛋白（HDL）。CM运输外源性甘油三酯，VLDL运输内源性甘油三酯，LDL转运内源性胆固醇，HDL逆向转运胆固醇，所以C选项正确，其他选项均不正确，故本题选C。

【避错】本题属于纯粹记忆性题，若记忆不清楚会导致做题时无从下手，选错选项，故需要加强对基本知识点的记忆，掌握糖类代谢过程中四条途径中涉及的关键酶牢固记忆。

6. 在血浆脂蛋白电泳图中，泳动最慢的脂蛋白是

A. α-脂蛋白

B. 前β-脂蛋白

C. β-脂蛋白

D. 乳糜微粒

E. 前α-脂蛋白

【答案】D

【考点】血浆脂蛋白分类

【解析】依据脂蛋白表面电荷、质量等不同，以及在电场中迁移率不同，可将不同脂蛋白分开。移动速度由快至慢顺序依次为α-脂蛋白、前β-脂蛋白、β-脂蛋白和乳糜微粒。乳糜微粒蛋白质含量极少，故电泳后停止在原点不动，因此乳糜微粒是脂蛋白中泳动最慢的。故选D。

【避错】该题最容易犯的错误是认为前α-脂蛋白泳动最慢，因为部分考生觉得α应该在β前面，故错选E。答题时应注意单一知识点的背诵与记忆。

【B_1型题】

（7～9题共用备选答案）

A. 胞质

B. 线粒体

C. 微粒体

D. 溶酶体

E. 内质网

7. 丙酮酸脱氢酶系存在于

【答案】B

8. 脂肪酸β-氧化酶系存在于

【答案】B

9. 脂肪酸合成酶系存在于

【答案】A

【考点】常见生化反应的发生部位

【解析】丙酮酸氧化脱羧，生成乙酰 CoA，此反应在线粒体中由丙酮酸脱氢酶复合体催化，故 7 题选 B。脂肪酸活化变为脂酰 CoA，催化脂肪酸氧化的酶系均存在于线粒体基质中，活化的脂酰 CoA 分子必须在线粒体内才能进行 β-氧化，故 8 题选 B。脂肪酸合成酶系存在于肝、肾、脑、肺、乳腺及脂肪等组织中，位于线粒体外胞质中，可合成脂肪酸，故 9 题选 A。

【避错】此三题易相互错选，主要是未彻底掌握反应的发生步骤，发生混淆。应注意脂肪酸的合成、分解均位于线粒体中。

（10～11 题共用备选答案）

A. VLDL

B. HDL

C. IDL

D. CM

E. LDL

10. 含胆固醇及其酯最多的脂蛋白是

【答案】E

11. 其含量与动脉粥样硬化呈负相关的是

【答案】B

【考点】血浆脂蛋白的组成

【解析】LDL 主要转运内源性胆固醇，故含胆固醇及其酯最多；HDL 也转运胆固醇，是逆向转运，含胆固醇较 LDL 低些；VLDL 主要转运内源性甘油三酯，含胆固醇较少；CM 转运吸收的脂肪，含甘油三酯量大，胆固醇更少。高密度脂蛋白的浓度与发生动脉粥样硬化的危险性之间呈负相关。所以 10 题应选 E，11 题应选 B。

【避错】10 题易错选 B，由于部分考生认为高密度脂蛋白有逆向转运内源性胆固醇的作用，故直接选择 B。11 题易错选 D，因为部分考生认为 CM 颗粒直径最大，其含量应该与动脉粥样硬化呈负相关，避免此型错误需要增加对基本知识点的记忆。

考点：生物氧化

1. 人体活动主要的直接供能物质是

A. 磷酸肌酸

B. 脂肪酸

C. 葡萄糖

D. ATP

E. GTP

【答案】D

【考点】ATP

【解析】ATP 是人体内最重要的高能磷酸化合物，是细胞可直接利用的能量形式，是生命活动的直接供能物质，营养物质分解产生的能量约 40% 用于产生 ATP。故选 D。

【避错】本题易错选 C。糖是人体的主要供能物质，但不是直接供能物质。

2. NADH 氧化呼吸链组分的排列顺序为

A. NADH→FAD→CoQ→Cyt→O_2

B. NADH→FMN→CoQ→Cyt→O_2

C. CoQ→Cyt→O_2

D. FAD→NADH→COQ→Cyt→O_2

E. CoQ→NADH→FMN→Cyt→O_2

【答案】B

【考点】呼吸链

【解析】酶和辅酶在线粒体内膜上按一定顺序排列组成的递氢或递电子体系称为呼吸链。NADH 氧化呼吸链为 NADH→FMN→CoQ→Cyt b→Cyt c_1→Cyt c→Cyt aa_3→O_2。故选 B。

【避错】本题易错选 A。A 选项是琥珀酸氧化呼吸链的排列顺序。

3. 分子中含有两个高能磷酸键的化合物是

A. ATP

B. ADP

C. AMP

D. UDP

E. CMP

【答案】A

【考点】三磷酸腺苷的分子结构

【解析】在一磷酸腺苷（AMP）的磷酸一侧，以高能磷酸键再连接上 1 个磷酸，就形成了二磷酸腺苷（ADP），若以高能磷酸键再依次连接上 2 个磷酸，就形成了三磷酸腺苷（ATP），所以 ATP 具有两个高能磷酸键，故选 A。

【避错】本题属于记忆题，ATP 中含有 2 个高能磷酸键，1 个磷酸基键。考生应熟记，才有助于答对此题。

考点：氨基酸代谢

【A_1 型题】

1. 谷类和豆类食物的营养互补氨基酸是

A. 赖氨酸和色氨酸

B. 赖氨酸和酪氨酸

C. 赖氨酸和丙氨酸

D. 赖氨酸和谷氨酸
E. 赖氨酸和甘氨酸
【答案】A
【考点】必需氨基酸
【解析】混合食用营养价值较低的蛋白质，必需氨基酸可以互相补充从而提高营养价值，这一作用称为食物蛋白质的互补作用。如谷类蛋白质含赖氨酸较少而含色氨酸较多，豆类蛋白质含赖氨酸较多而含色氨酸较少，两者混合食用即可提高营养价值。故选A。
【避错】本题不易错选。属记忆性考点，谷类和豆类食物的营养互补氨基酸是赖氨酸和色氨酸。

2. 磷酸吡哆醛作为辅酶参与的反应是
A. 转甲基反应
B. 转氨基反应
C. 过氧化反应
D. 磷酸化反应
E. 酰基化反应
【答案】B
【考点】氨基酸的一般代谢
【解析】最重要的转氨酶是谷丙转氨酶（又称丙氨酸转氨酶），以及谷草转氨酶，肝中的谷丙转氨酶活性最高，谷草转氨酶在肝中和心肌中活性都很高。转氨酶的辅酶是磷酸吡哆醛和磷酸吡哆胺，起着传递氨基的作用。故选B。
【避错】本题易错选D。不要因辅酶名称中带磷酸二字而混淆。

3. 二氨基一羧基的碱性氨基酸是
A. 苯丙氨酸
B. 丝氨酸
C. 赖氨酸
D. 亮氨酸
E. 苏氨酸
【答案】C
【考点】碱性氨基酸的分子结构特点
【解析】组成人体内蛋白质的各种氨基酸中，碱性氨基酸有精氨酸、赖氨酸、组氨酸，它们都有两个氨基一个羧基，其中精氨酸还比赖氨酸多一个亚氨基。故选C。苯丙氨酸、亮氨酸属于非极性疏水性氨基酸，丝氨酸、苏氨酸属于极性中性氨基酸，这4种氨基酸均为一氨基一羧基。
【避错】本题易错选其他选项，A、B、D、E均为一氨基一羧基。碱性氨基酸有精氨酸、赖氨酸、组氨酸。

4. 蛋白质的生物学价值高低主要取决于蛋白质
A. 所含必需氨基酸的含量和比值
B. 所含氨基酸的数量
C. 表观消化率
D. 净利用率
E. 真消化率
【答案】A
【考点】蛋白质的营养价值
【解析】由于各种蛋白质所含氨基酸的种类和数量不同，它们的生物学价值也不同。有的蛋白质含有体内所需要的氨基酸，并且含量充足，则此种蛋白质的营养价值高；有的蛋白质缺乏体内所需要的某种氨基酸，或含量不足，则其营养价值较低。故本题选A。
【避错】本题易错选D，由于部分考生认为净利用率即决定蛋白质的生物学价值高低，单纯地从字面上的意思来解题。避免此型错误需看清题目，同时加强对蛋白质营养价值知识点的理解与记忆。

5. 下列有关氧化磷酸化的叙述，错误的是
A. 物质氧化时伴有ADP磷酸化生成ATP
B. 氧化磷酸化过程发生在线粒体内
C. 氧化磷酸化过程有3个联结部位
D. 氧化磷酸化过程涉及两种呼吸链
E. 经两种呼吸链均产生3分子ATP
【答案】E
【考点】氧化磷酸化
【解析】呼吸链有两条，一条可产生3个ATP，另一条（琥珀酸氧化呼吸链）则只产生2个ATP。所以本题应选E。
【避错】本题易错选C，因为部分考生知道氧化磷酸化过程中涉及三个联结部位，但记忆不清楚到底是三个联结部位还是产生3分子的ATP，故易混淆选错，加大对氧化磷酸化特点的了解可避免犯错。

6. 正常人血氨的主要来源是
A. 蛋白质腐败
B. 氨基酸脱氨基
C. 胺类物质分解
D. 肾小管谷氨酰胺水解
E. 肠道细菌脲酶使尿素分解
【答案】B
【考点】氨的代谢
【解析】体内代谢产生的氨称为内源性氨，主要来自氨基酸的脱氨基作用。由消化道吸收进入体内的氨称为外源性氨，包括：①肠道内未被消化的蛋白质和未被吸收的氨基酸，经肠道细菌作用产生的氨。②血中尿素扩散到肠道，经细菌尿素酶作用水解生成的氨。所以本题应选B。

【避错】本题易错选 E，因为大部分考生知道肠道吸收氨以后可以转化为血氨，故直接选择 E，但未看清选项所说的是细菌使尿素分解，掌握氨的代谢特点，可以避免出错。

【B_1 型题】

（7～8 题共用备选答案）

A. 丙氨酸和谷氨酰胺

B. 谷氨酸和丙氨酸

C. 瓜氨酸和精氨酸

D. 半胱氨酸和瓜氨酸

E. 组氨酸和赖氨酸

7. 氨在血液中主要运输形式是

【答案】A

8. 氨在肝中合成尿素的主要中间物质是

【答案】C

【考点】氨的代谢

【解析】氨通过丙氨酸–葡萄糖循环将肌肉中的氨运往肝，通过谷氨酰胺将脑和肌肉中的氨运往肝，故氨在血液的运输形式是谷氨酸和谷氨酰胺，7 题答案为 A。尿素合成过程中依次经过鸟氨酸–瓜氨酸–精氨酸代琥珀酸–精氨酸–鸟氨酸的循环，8 题答案为 C。

【避错】7 题易错选 B，谷氨酸不是氨在血液中主要运输形式。8 题易错选 D，半胱氨酸可转变为牛磺酸和转换为活性硫酸根。

考点：核苷酸代谢

【A_1 型题】

1. 不属于嘌呤核苷酸从头合成的直接原料的是

A. CO_2

B. 甘氨酸

C. 谷氨酸

D. 天冬氨酸

E. 一碳单位

【答案】C

【考点】嘌呤的合成原料

【解析】体内从头合成嘌呤核苷酸的原料包括磷酸核糖、天冬氨酸、谷氨酰胺、甘氨酸、二氧化碳，一碳单位，反应在胞液中进行，故选 C。

【避错】部分考生易错选 E，误记为甲酰基，但是甲酰基是由一碳单位提供。

2. 动物体内嘧啶代谢的终产物不包括

A. NH_3

B. CO_2

C. 尿酸

D. β-丙氨酸

E. β-氨基异丁酸

【答案】C

【考点】嘧啶的代谢

【解析】胞嘧啶和尿嘧啶主要在肝经脱氨、氧化、还原、脱羧等反应，分解生成 β-丙氨酸、氨和 CO_2；胸腺嘧啶则分解生成 β-氨基异丁酸、氨和 CO_2。尿酸是人体内嘌呤分解代谢的终产物，故选 C。

【避错】本题较为简单，部分考生易错选 E，可能是由于对 β-氨基异丁酸较为陌生，β-氨基异丁酸是胸腺嘧啶的代谢终产物。

3. 维系 DNA 两条链形成双螺旋的化学键是

A. 磷酸二酯键

B. N-C 糖苷键

C. 戊糖内 C-C 键

D. 碱基内 C-C 键

E. 碱基间氢键

【答案】E

【考点】DNA 的结构

【解析】以磷酸和脱氧核糖为骨架通过磷酸二酯键连接盘旋在外，含氮碱基通过氢键在内连接的双螺旋结构。所以本题应选 E。

【避错】本题易错选 A，因为大部分考生看到题目后第一感觉就会想起 DNA 之间的连接为磷酸二酯键，故直接选择答案 A，避免此种类型题目的错误需要看清题意，仔细分析。

4. 肌肉中最主要的脱氨基方式是

A. 嘌呤核苷酸循环

B. 加水脱氨基作用

C. 氨基移换作用

D. D-氨基酸氧化脱氨基作用

E. L-谷氨酸氧化脱氨基作用

【答案】A

【考点】嘌呤核苷酸循环

【解析】肌肉（骨骼肌和心肌）主要通过嘌呤核苷酸循环脱去氨基：氨基酸经过转氨基作用（一次或多次）把氨基交给草酰乙酸，生成天冬氨酸；后者与次黄嘌呤核苷酸（IMP）反应生成腺嘌呤代琥珀酸，再裂解出延胡索酸和腺嘌呤（AMP）。肌肉中 AMP 脱氨酶则催化 AMP 脱氨恢复为 IMP，而原先氨基酸的氨基经这个嘌呤核苷酸循环而被脱下。这是因为肌肉不像肝、肾等组织，L-谷氨酸脱氢酶活性极弱，难以通过联合脱氨基作用脱氨基。所以本题应选 A。

【避错】本题属于理解记忆题，若考生未记忆清楚氨基酸脱氨基作用过程中联合脱氨基的两种不同途径，则容易选择D和E，答题时应注意背诵相关知识点，以免犯错。

【B_1型题】

（5～7题共用备选答案）

A. 尿酸

B. 尿囊素

C. 尿囊酸

D. 尿素

E. β-氨基异丁酸

5. 精氨酸可分解产生

【答案】D

6. 黄嘌呤氧化酶的产物为

【答案】A

7. 嘧啶分解可产生

【答案】E

【考点】尿素、核苷酸的代谢

【解析】鸟氨酸循环是合成尿素的代谢途径，基本步骤之一是精氨酸水解生成尿素，故5题选D。黄嘌呤在黄嘌呤氧化酶催化下生成尿酸，故6题选A。胸腺嘧啶分解可产生β-氨基异丁酸、氨和CO_2，故7题选E。

【避错】5题不易选错。6题易错选E、7题易错选A，应记住尿酸是人体内嘌呤分解代谢的终产物。

（8～9题共用备选答案）

A. G、C、T、U

B. G、A、C、T

C. A、G、C、U

D. G、A、T、U

E. T、C、A、U

8. RNA分子中所含的碱基是

【答案】C

9. DNA分子中所含的碱基是

【答案】B

【考点】遗传物质中碱基互补原则

【解析】DNA中的碱基主要有腺嘌呤、鸟嘌呤、胞嘧啶和胸腺嘧啶；RNA中的碱基主要有腺嘌呤、鸟嘌呤、胞嘧啶和尿嘧啶。所以8题应选C，9题应选B。

【避错】本题属于记忆题，若考生未记忆清楚遗传物质中DNA和RNA各自所有的碱基，则本题较难，但加强基本知识点的记忆，本题不易选择错误，从而较易选择出来。

考点：遗传信息的传递

【A_1型题】

1. 合成DNA的原料是

A. dAMP、dGMP、dCMP、dTMP

B. dADP、dGDP、dCDP、dTDP

C. dATP、dGTP、dCTP、dTTP

D. AMP、GMP、CMP、TMP

E. ADP、GDP、CDP、TDP

【答案】C

【考点】DNA复制

【解析】DNA合成需要以亲代双链DNA为模板，四种dNTP（dATP、dGTP、dCTP、dTTP）为原料，一小段寡核苷酸为引物，还需要各种酶的催化及其他蛋白质的共同参与。故选C。

【避错】本题易错选A、B选项，考生应注意区分不同的英文缩写。

2. 真核生物染色体DNA复制特点，错误的是

A. 冈崎片段较短

B. 复制呈半不连续性

C. 只需DNA聚合酶α、β参与

D. 可有多个复制起始点

E. 为半保留复制

【答案】C

【考点】真核生物DNA复制的特点

【解析】真核生物的DNA复制特点有：比原核生物的复制点多，冈崎片段短，半保留复制，并呈半不连续复制。DNA聚合酶已发现15种之多，常见的有5种，分别为DNA聚合酶α、β、γ、δ、ε，此5种聚合酶均有5′→3′核酸外切酶活性，DNA聚合酶δ和ε在DNA复制延长中起催化作用。故C错误。

【避错】部分考生易错选A，认为真核生物的染色体大，冈崎片段应该长，但是因为多个复制子的特点，导致了真核生物的冈崎片段短。

3. RNA指导的DNA合成称

A. 复制

B. 转录

C. 反转录

D. 翻译

E. 整合

【答案】C

【考点】反转录的概念

【解析】生物的DNA合成有3种：一为DNA指

导的 DNA 合成，即复制；二为 RNA 指导的 DNA 合成即反转录；三为修复合成。因此排除 B、D、E。反转录是以 RNA 为模板，在反转录酶催化下，由 dNTP 聚合生成 DNA 的过程。故本题应选 C。

【避错】本题易错选 A，由于部分考生以为 DNA 的合成即为复制，未能真正了解由 RNA 指导 DNA 合成的特殊之处，从而出错。认真分析题意，增加反转录等相关知识点的记忆可避免犯错。

4. 下列关于 cDNA 叙述正确的是

A. 与模板链互补的 DNA

B. 与编码链互补的 DNA

C. 与任一 DNA 单链互补的 DNA

D. 与 RNA 互补的 DNA

E. 指 RNA 病毒

【答案】D

【考点】cDNA 的概念

【解析】cDNA 为具有与某 RNA 链呈互补的碱基序列的单链 DNA 即 complementary DNA 的缩写，或此 DNA 链与具有与之互补的碱基序列的 DNA 链所形成的 DNA 双链。与 RNA 链互补的单链 DNA，以其 RNA 为模板，在适当引物的存在下，由依赖 RNA 的 DNA 聚合酶（反转录酶）的作用而合成，并且在合成单链 cDNA 后，在用碱处理除去与其对应的 RNA 以后，以单链 cDNA 为模板，由依赖 DNA 的 DNA 聚合酶或依赖 RNA 的 DNA 聚合酶的作用合成双链 cDNA。所以本题应选 D。

【避错】本题易选择 C，因为部分考生未能准确理解 cDNA 的概念，认为 DNA 之间应该互补，故选择 C，避免此种类型的错误需要加大对基本概念的理解，以免犯错。

5. 与 tRNA 反密码子 CAG 配对的 mRNA 密码子是

A. GUC

B. CUG

C. CTG

D. GTC

E. GAC

【答案】B

【考点】遗传物质中碱基互补原则

【解析】按反密码子第 1 个碱基和密码子第 3 个碱基配对，反密码子第 3 个碱基与密码子第 1 个碱基配对。所以本题应选 B。

【避错】本题易错选 A，因为大部分的考生都知道 A 与 U 配对，故可以推断出 GUC，但未考虑到读码顺序，从而选错。避免此种类型题目的错误应看清题目，认真分析题意，以免犯错。

考点：蛋白质生物合成

【A_1 型题】

1. 以下关于蛋白质合成的叙述，错误的是

A. 20 种氨基酸都有相应的密码

B. 氨基酸以氨基与 tRNA 共价相连

C. 氨基酸与 tRNA3′端连接

D. 核糖体是蛋白质翻译的场所

E. mRNA 是多肽合成的直接模板

【答案】B

【考点】蛋白质生物合成

【解析】20 种底物氨基酸都需要和其相应种类的 tRNA 结合为氨基酰-tRNA，运载各种氨基酸进入多肽链的正确位置。作为氨基酸和 mRNA 两者之间的适配器，tRNA 既可以与氨基酸结合，也可以与 mRNA 密码子结合。氨基酸结合在 tRNA 氨基酸臂的 CCA 端，mRNA 的密码子依照碱基互补原则结合在 tRNA 的反密码子上。故选 B。

【避错】本题易错选 E。mRNA 是蛋白质生物合成的直接模板，mRNA 分子的编码区（可读框）中的核苷酸序列作为遗传密码，在蛋白质合成过程中被翻译成蛋白质中的氨基酸序列。

2. 蛋白质分子中，氨基酸排列顺序的决定因素是

A. 氨基酸的种类

B. tRNA

C. 转肽酶

D. mRNA 分子中单核苷酸的排列顺序

E. 核糖体

【答案】D

【考点】氨基酸的合成

【解析】tRNA 依据 mRNA 分子的核苷酸的排列顺序运送氨基酸，所以氨基酸的排列顺序取决于 mRNA 分子中单核苷酸的排列顺序。故本题答案为 D。

【避错】基础题，本题错误的可能性较小。

3. 蛋白质合成后经化学修饰的氨基酸是

A. 半胱氨酸

B. 羟脯氨酸

C. 甲硫（蛋）氨酸

D. 丝氨酸

E. 酪氨酸

【答案】B

【考点】蛋白质的合成加工

【解析】20 种氨基酸中以脯氨酸、半胱氨酸结构

较为特殊。脯氨酸，应属亚氨基酸，但其亚氨基仍能与另一羧基形成肽键，在蛋白质合成加工时可被修饰成羟脯氨酸，故蛋白质合成后经化学修饰的氨基酸是羟脯氨酸。所以本题B选项正确，其他选项均不正确，故本题选B。

【避错】部分考生易错选A，半胱氨酸属于20种天然氨基酸之一，是一种含硫的非必需氨基酸。蛋白质合成后不需要经化学修饰。

【B_1型题】

（4～5题共用备选答案）

A. 玉米
B. 鸡蛋
C. 生黄豆
D. 鱼
E. 大米

4. 蛋白质的生物学价值最高的食物是

【答案】B

5. 蛋白质的生物学价值最低的食物是

【答案】A

【考点】蛋白质的生物学价值

【解析】蛋白质的生物学价值是反映食物蛋白质消化吸收后被机体利用程度的指标。生物价值高表明食物蛋白质中氨基酸主要用来合成人体蛋白质。氨基酸模式是指某种蛋白质中各种必需氨基酸的构成比例。食物蛋白质氨基酸模式与人体的越接近，必需氨基酸被机体利用的程度越高，食物中蛋白质的营养价值也就越高。鸡蛋蛋白质氨基酸模式与人体的最接近，其生物学价值最高。玉米蛋白质中赖氨酸较低，其生物学价值最低。所以4题应选B，所以5题应选A。

【避错】4题易选择D，因为大部分考生都认为鱼是优质高蛋白质，从而选择错误，5题易选择E，因为考生觉得大米里面大部分都是淀粉，故选择错误，避免此型题目犯错，主要为运用一些生活上的基本常识外加相关专业知识。

考点：基因表达调控

【A_1型题】

1. 生物体的几乎所有细胞中持续表达的一类基因是

A. 启动基因
B. 管家基因
C. 操纵基因
D. 可诱导基因
E. 可阻遏基因

【答案】B

【考点】基因的组成信

【解析】有些基因产物对于生命全过程都是必不可少的，这类基因在一个生物体的几乎所有细胞中持续表达或变化很小，通常被称为管家基因。故选B。

【避错】本题易错选E。可阻遏基因表达产物水平降低的过程称为阻遏。

2. 基因表达调控最重要的环节是

A. 基因转录
B. DNA合成
C. 转录后加工
D. 蛋白质合成
E. 蛋白质合成后加工

【答案】A

【考点】基因表达调控的多层性和复杂性

【解析】改变遗传信息传递过程中的任何环节均会导致基因表达的变化。因此，基因表达调控可发生在DNA-RNA-蛋白质合成的任何环节。发生在转录水平上，尤其是转录起始水平的调节，对基因表达起至关重要的作用。故选A。

【避错】部分考生误选为其他项，是因为对知识不熟悉，操纵子等都是在转录水平上的调节。

考点：信号转导

【A_1型题】

1. 受体与配体结合的特点不包括

A. 高度专一性
B. 高度亲和力
C. 可饱和性
D. 不可逆性
E. 非共价键结合

【答案】D

【考点】受体的特点

【解析】受体在膜表面和细胞内可以呈区域性分布，也可以是散在分布的，其作用都是识别和接收外源性信号。受体与配体相互作用的特点是具有高度专一性、高度亲和力、可饱和性、可逆性和特定的作用模式。故选D。

【避错】本题易错选E。受体与配体以非共价键结合，当生物效应发生后，配体即与受体解离。

2. 依赖cAMP的蛋白激酶是

A. 受体型FPK

B. 非受体型 FPK
C. PKC
D. PKA
E. PKG
【答案】D
【考点】环腺苷酸的蛋白激酶途径
【解析】cAMP 的蛋白激酶途径以靶细胞内的 cAMP 浓度改变和激活 cAMP 蛋白激酶途径（又称 PKA）为主要特征，是激素调节物质代谢的主要途径。PKA 被 cAMP 激活后，能在 ATP 存在的情况下使许多蛋白质的特定丝氨酸残基和苏氨酸残基磷酸化，从而调节细胞的物质代谢和基因表达，所以 D 选项正确，其他选项均不正确，故选 D。
【避错】部分考生易误选 E，PKG 被 cGMP 激活。考生应注意区分，以免错选 E。

3. 通过胞内受体发挥作用的激素是
A. 肾上腺素
B. 胰高血糖素
C. 雌激素
D. 胰岛素
E. 生长激素
【答案】C
【考点】激素作用机制
【解析】凡是脂溶性激素都可以进入细胞内发挥调节作用。主要代表有类固醇激素（雄激素和雌激素）和甲状腺激素。它们的受体位于细胞质或细胞核，激素与之结合形成激素-受体复合物，调节特定基因的表达。所以本题应选 C。
【避错】本题易选 D，由于部分考生对激素分类记忆不清楚或者忽略了此部分的知识，则答题较难，因胰岛素的作用方面与其他有一定的差异。避免此型犯错，需要增加激素分类方面知识点的记忆。

考点：重组 DNA 技术

【A_1 型题】

1. 关于基因治疗的叙述，正确的是
A. 输入干细胞
B. 注射多肽药物
C. 注射细胞因子
D. 注射动物提取的核酸
E. 输入导入了相应外源基因的细胞
【答案】E
【考点】基因治疗
【解析】基因治疗是向有功能缺陷的细胞内导入有相应功能的外源性基因，以纠正或补偿其基因缺陷，从而达到治疗的目的。故本题选 E。
【避错】部分考生误选为 D，只有注射的是相应的基因才会起作用，导入核酸不会起作用。

2. 在 PCR 的反应体系中不应有
A. TaqDNA 聚合酶
B. 一对引物
C. DNA 模板
D. Mg^{2+}
E. NTP
【答案】E
【考点】PCR 的工作原理
【解析】PCR 的中文全称为聚合酶链反应，PCR 反应体系的基本成分包括模板 DNA、特异性引物、耐热性 DNA 聚合酶（如 TaqDNA 聚合酶）、dNTP 及含有 Mg^{2+} 的缓冲液。故本题选 E。
【避错】本题易错选 D，因为大部分考生都知道 PCR 的反应需要引物、模板、聚合酶，同时还需要原料，但由于记忆不清把 NTP 与 dNTP 混淆，而出现错误，避免犯错需要加大对单一知识点的记忆。

考点：癌基因与抑癌基因

【A_1 型题】

1. 关于生长因子的叙述，不正确的是
A. 主要以旁分泌和自分泌的方式起作用
B. 与特异性受体结合产生功能
C. 生长因子受体位于细胞核内
D. 其化学本质属于多肽
E. 具有多功能性
【答案】C
【考点】生长因子
【解析】生长因子是一类调节细胞生长与增殖的多肽类物质。生长因子作用的靶细胞上存在相应受体。生长因子受体是位于细胞膜上的跨膜受体蛋白质。位于膜表面的受体分子常含有蛋白质酪氨酸激酶活性的胞内结构域。故选 C。
【避错】本题易错选 A。根据生长因子产生细胞与接受生长因子作用的细胞之间的关系，生长因子的作用方式可概括为内分泌、旁分泌和自分泌三种，以后两种作用方式为主。

2. 属于抑癌基因的是
A. *RB*

B. *RAS*
C. *MYC*
D. *ERB*-2
E. *SIS*
【答案】A
【考点】抑癌基因
【解析】目前已发现多种抑癌基因，如*TP*53和*RB*基因。在正常情况下，视网膜细胞含活性*RB*基因，控制着成视网膜细胞的增殖以及视觉细胞的分化。故选A。
【避错】本题易错选D选项，*RAS*、*MYC*和*SIS*属于常见的癌基因家族，*ERB*-2也属于癌基因。

【B_1型题】

（3～5题共用备选答案）
A. 出现新的原癌基因产物
B. 病毒基因组LTR插入细胞原癌基因
C. 原癌基因内单个碱基的替换
D. 原癌基因拷贝数增加
E. 原癌基因移至强启动子附近
3. 获得启动子和增强子
【答案】B
4. 原癌基因扩增
【答案】D
5. 点突变
【答案】C
【考点】癌基因激活的机制
【解析】癌基因激活的机制有4种。①获得启动子或增强子，当反转录病毒感染细胞后，病毒基因组所携带的长末端重复序列（LTR内含较强的启动子和增强子）插入细胞原癌基因附近或内部，可以启动下游邻近基因的转录，并影响附近结构基因的转录水平，使原癌基因过度表达或由不表达变为表达，从而导致细胞发生癌变。故3题选B。②染色体易位，在染色体异位过程中发生了某些基因的异位或重排，使原来无活性的原癌基因移至强的启动子或增强子附近而被活化。③原癌基因扩增，原癌基因在一个细胞周期中发生多次复制，导致拷贝数增加，其表达的蛋白质也会明显上升，导致肿瘤发生，4题选D。④点突变，在射线或化学致癌剂的作用下，可能发生单个碱基的替换——点突变，从而改变表达蛋白的氨基酸组成，造成蛋白质的结构变异，5题选C。
【避错】部分考生3题易误选E，认为原癌基因移到强启动子附近是获得了启动子和增强子，但是这实际上是染色体的易位。4题较为简单，不易出错。5题可能误选A，A选项不属于癌基因激活的机制。

考点：血液生化

【A_1型题】

1. 人体血浆中含量最多的蛋白质是
A. 清蛋白
B. α_1球蛋白
C. α_2球蛋白
D. β球蛋白
E. γ球蛋白
【答案】A
【考点】血浆蛋白质
【解析】清蛋白是人体血浆中最主要的蛋白质，浓度达40～55g/L，约占血浆总蛋白的50%。球蛋白的浓度为20～30g/L。故选A。
【避错】本题不易错选。人体血浆中以清蛋白含量最多。
2. 血浆蛋白的主要功能不包括
A. 参与免疫
B. 参与止血
C. 维持血浆晶体渗透压
D. 缓冲血浆pH
E. 结合、运输小分子物质
【答案】C
【考点】血浆蛋白的功能
【解析】血浆蛋白的主要功能包括：①维持血浆胶体渗透压。②维持血浆正常的pH。③运输作用。④免疫作用。⑤催化作用。⑥营养作用。⑦凝血、抗凝血和纤溶作用。故选C。
【避错】此题易错选A，血浆中的免疫球蛋白IgG、IgA、IgM、IgD和IgE，又称为抗体，在体液免疫中起至关重要的作用。

考点：肝生化

【A_1型题】

1. 胆汁酸合成的限速酶是
A. 1α-羟化酶
B. 12α-羟化酶
C. HMG-CoA还原酶

D. HMG-CoA 合酶

E. 7α-羟化酶

【答案】E

【考点】胆汁酸代谢

【解析】胆固醇首先在胆固醇 7α-羟化酶的催化下生成 7α-羟胆固醇。后者向胆汁酸的转化包括固醇核的还原、羟化、侧链的缩短和加辅酶 A 等多步反应，首先生成 24 碳的初级游离胆汁酸即胆酸和鹅脱氧胆酸。后两者再与甘氨酸或牛磺酸结合生成初级结合胆汁酸，以胆汁酸钠盐或钾盐的形式随胆汁进入肠道。胆固醇 7α-羟化酶是胆汁酸合成的限速酶。故选 E。

【避错】本题易错选 C。HMG-CoA 还原酶是胆固醇合成过程中的关键酶。

2. 下列肝生物转化作用的论述，正确的是

A. 增强非营养物质的极性有利于排泄

B. 营养物质在体内的代谢过程

C. 机体的解毒反应

D. 清除自由基

E. 氧化供能

【答案】A

【考点】生物转化的生理意义

【解析】人体内存在许多非营养物质，对人体有一定的生物学效应或潜在的毒性作用。机体在排出这些非营养物质之前，需对它们进行代谢转变，使其水溶性提高，极性增强，易于通过胆汁或尿液排出体外，这一过程称为生物转化作用。所以本题应选 A。

【避错】本题易选择 C，因为相当部分的考生都知道肝有解毒的作用，由于对肝生物转化作用的生理意义不甚了解，故而直接选择答案 C，避免此型犯错，需要增加知识的覆盖面，了解生物转化的生理意义。

考点：维生素

【A_1 型题】

1. 下列属于重要天然抗氧化剂的维生素是

A. 维生素 B_2

B. 维生素 D

C. 维生素 E

D. 硫胺素

E. 维生素 K

【答案】C

【考点】维生素

【解析】维生素 E 是最重要的天然抗氧化剂，它能对抗生物膜磷脂中多不饱和脂肪酸的过氧化反应，从而避免脂质过氧化物产生。故选 C。

【避错】本题易错选 A。维生素 B_2 又称核黄素，其活性形式是体内许多氧化还原酶的辅酶，是氢的传递体。

2. 维生素 D 缺乏时可能发生

A. 佝偻病

B. 呆小症

C. 痛风症

D. 夜盲症

E. 肾结石

【答案】A

【考点】维生素 D 缺乏病

【解析】维生素 D 缺乏或转化障碍时，儿童骨钙化不良、骨骼变软，称佝偻病。成人可引起骨软化症，孕妇或母乳维生素 D 缺乏时这种情况特别显著。故选 A。

【避错】本题易错选 D 选项，夜盲症是由于缺乏维生素 A 导致的。

3. 维生素 B_1 缺乏时出现的消化道蠕动慢、消化液分泌少、食欲缺乏等症状，是因为维生素 B_1 能够

A. 抑制胆碱酯酶的活性

B. 抑制乙酰胆碱的活性

C. 提高胃蛋白酶的活性

D. 提高胰蛋白酶的活性

E. 促进胃蛋白酶原的激活

【答案】A

【考点】维生素 B_1 的功能

【解析】维生素 B_1 在神经传导中起一定的作用。合成胆碱酯酶所需的乙酰辅酶 A 主要来自丙酮酸的氧化脱羧反应。维生素 B_1 缺乏时，乙酰辅酶 A 合成减少，影响乙酰胆碱的合成。同时，由于维生素 B_1 对胆碱酯酶的抑制作用减弱，乙酰胆碱分解加强，影响神经传导。主要表现为消化液分泌减少、胃蠕动变慢、食欲缺乏、消化不良。故选 A。

【避错】部分考生误选其他项是因为对维生素 B_1 的作用原理不了解。

【B_1 型题】

（4～6 题共用备选答案）

A. 维生素 K

B. 维生素 E

C. 维生素 C

D. 维生素 B_6

E. 维生素 D

4. 可参与体内氧化还原反应的是

【答案】C

5. 参与氨基酸转氨基作用的是

【答案】D

6. 谷氨酸残基 γ-羧化酶的辅酶是

【答案】A

【考点】维生素的生理作用

【解析】维生素 K 具有促进凝血的作用，是许多谷氨酸残基 γ-羧化酶的辅酶。血液凝固因子Ⅱ、Ⅶ、Ⅸ、Ⅹ，以及抗凝因子蛋白 C 和蛋白 S 在肝中初合成时是无活性的前体，这些前体从无活性向活性转变需要其分子中 4～6 个谷氨酸残基在 γ-羧化酶催化下进行羧化，生成 Gla 残基。维生素 K 是许多 γ-谷氨酰羧化酶的辅酶。故 6 题选 A。维生素 C 可参与体内氧化还原反应，保持巯基酶的活性和谷胱甘肽的还原状态，发挥解毒作用，故 4 题选 C。维生素 B_6 包括吡哆醇、吡哆醛和吡哆胺，在体内以磷酸酯的形式存在，磷酸吡哆醛和磷酸吡哆胺是其活性形式。磷酸吡哆醛是体内百余种酶的辅酶，参与氨基酸脱氨基与转氨基作用、鸟氨酸循环等。故 5 题选 D。

【避错】4、5 题易错选 B，维生素 E 与生殖功能有关，具有抗氧化作用，能够促进血红素合成。6 题易错选 E，维生素 D 能够促进小肠黏膜对钙磷的吸收，调节钙磷代谢。

考点：矿物质

【A_1 型题】

降钙素对钙磷代谢的影响是

A. 使尿磷升高、血磷降低

B. 使尿磷降低、血磷升高

C. 使尿钙降低，血钙升高

D. 促进溶骨作用

E. 促进肠钙的吸收

【答案】A

【考点】降钙素对钙磷代谢的影响

【解析】降钙素在一般浓度时降低肠磷吸收，增加肾磷排出而降低血磷。降钙素可抑制破骨细胞的生成，促进成骨细胞的增加，从而抑制骨基质的分解和骨炎溶解而促进骨盐沉积；还可使血钙下降。故选 A。

【避错】本题易错选 D 或 E，1, 25-$(OH)_2D_3$ 促进肠黏膜对钙的吸收，促进溶骨过程，使血钙升高，注意区分。

第六章　医学微生物学

考点：微生物的基本概念

【A_1型题】

1. 下列不属于微生物共同特征的是
   A. 个体微小
   B. 种类繁多
   C. 分布广泛
   D. 可无致病性
   E. 只能在活细胞内生长繁殖

【答案】 E

【考点】 微生物的特点

【解析】 微生物具有体积微小、结构简单、种类繁多、繁殖迅速、易变异、分布广等特点。微生物包括非细胞型微生物、原核细胞型微生物、真核细胞型微生物。其中，非细胞型微生物为最小的一类微生物，只能在活的易感细胞内生长繁殖，如病毒。故选 E。

【避错】 本题易错选 D。绝大多数微生物对人类和动、植物是有益的，有些还是必需的。只有少数微生物可引起人类和动、植物的病害。

【B_1型题】

（2~3 题共用备选答案）
   A. 立克次体
   B. 放线菌
   C. 细菌
   D. 真菌
   E. 衣原体

2. 有完整细胞核的微生物是

【答案】 D

3. 不属于原核细胞型微生物的是

【答案】 D

【考点】 真核细胞型微生物

【解析】 真菌属于真核细胞型微生物，细胞核分化程度高，有核膜和核仁，有完整细胞器。故 2 题、3 题均选 D。

【避错】 2 题易错选其他选项。立克次体、放线菌、细菌、衣原体均属于原核细胞型微生物，无完整细胞核、核膜和核仁，细胞器只有核糖体。

考点：细菌的形态与结构

【A_1型题】

1. 关于细菌细胞膜的叙述，正确的是
   A. 维持菌体固有外形
   B. 维持细胞内高渗透压
   C. 对酸有抵抗力
   D. 参与细胞内外物质交换
   E. 对干燥有抵抗力

【答案】 D

【考点】 细胞膜的特点

【解析】 细胞膜为包裹细胞质的结构，厚约 7.5nm，与真核细胞膜相比，不含胆固醇，但均具有细胞内外物质转运、分泌与呼吸、参与细菌结构的生物合成、形成中介体等功能。故选 D。

【避错】 本题易错选 A 或 B。细胞壁的主要功能为保持菌体固有形态和维持菌体内的渗透压。

2. 细菌细胞壁特有的成分是
   A. 肽聚糖
   B. 外膜
   C. 脂蛋白
   D. 脂多糖
   E. 脂质 A

【答案】 A

【考点】 细菌细胞壁

【解析】 细胞壁为包绕在细胞膜外的膜状结构，主要成分为肽聚糖，肽聚糖为细菌所特有，其主要功能为保持菌体固有形态和维持菌体内外的渗透压。故选 A。

【避错】 本题易错选 B 选项，外膜是革兰阴性菌细胞壁特有的结构，革兰阳性菌无外膜。

3. 关于细菌细胞结构的叙述错误的是
   A. 细胞壁均有肽聚糖
   B. 有 70S 核糖体
   C. 核有完整的核膜和核仁
   D. L 型细菌无细胞壁
   E. 中介体多见于 G^+ 菌

【答案】C

【考点】细菌细胞结构的构成

【解析】细胞壁、细胞膜、细胞质和核质是细菌共有的结构。细胞壁主要成分为肽聚糖等，A对。细胞膜不含胆固醇，但具有细胞内外物质转运、分泌及吸收功能，参与细菌结构的生物合成，形成中介体，多见于G^+菌，E对。细胞质内含核糖体、质粒、胞质颗粒等多种重要结构，B对。核质是由细胞质内的细菌本身的遗传物质DNA和RNA聚集而成，因为无核膜，不具备完整的核结构，故亦称为拟核，故本题答案为C。细菌L型是细菌细胞壁部分缺损或完全丧失而造成的，D对。

【避错】本题易误选D，L型细菌是细胞壁部分缺损或完全丧失而造成的，故D选项是正确说法。

4. 抵抗力最强的细胞特殊结构是

A. 鞭毛

B. 荚膜

C. 芽孢

D. 普通菌毛

E. 性菌毛

【答案】C

【考点】细菌芽孢的抵抗力

【解析】芽孢是某些细菌在一定的环境条件下，能在菌体内部形成一个圆形或卵圆形小体，是细菌的休眠形式。细菌的芽孢对热力、干燥、辐射、化学消毒等理化因素均有强大的抵抗力。一般的消毒方法不易将芽孢杀死。鞭毛、普通菌毛和性菌毛都不是细菌产生抵抗力的结构，应选C。

【避错】本题易选择B，因为大部分考生认为纤毛状结构不可能具有很强的抵抗力，但由于不能轻易区分荚膜与芽孢，易选择B，加强对细菌芽孢抵抗力的机制与结构的理解可避免出错。

【B_1型题】

（5～6题共用备选答案）

A. 荚膜

B. 鞭毛

C. 普通菌毛

D. 性菌毛

E. 芽孢

5. 与细菌抵抗吞噬有关的结构是

【答案】A

6. 与细菌运动有关的结构是

【答案】B

【考点】细菌的特殊结构

【解析】荚膜对细菌的生存具有重要意义，细菌不仅可利用荚膜抵御不良环境、保护自身不受白细胞吞噬，而且能有选择地黏附到特定细胞的表面上，表现出对靶细胞的专一攻击能力。鞭毛是有鞭毛菌的菌体表面由蛋白质构成的细而长的运动器官，分为单鞭毛、双鞭毛、丛鞭毛和周鞭毛，均与细菌运动有关。菌毛和性菌毛也位于菌体表面，但较短，无运动功能。荚膜是某些有荚膜菌胞壁外的黏液层，亦无运动功能。故5题选A，6题选B。

【避错】5题易错选E，芽孢为细菌的休眠状态，其抵抗力远远大于繁殖体，是灭菌效果的指征。6题易错选C，普通菌毛可促使细菌黏附于宿主细胞表面而致病。

考点：细菌的生理

【A_1型题】

1. 单个细菌在固体培养基上的生长现象是形成

A. 菌苔

B. 菌团

C. 菌落

D. 菌膜

E. 菌丝

【答案】C

【考点】细菌在固体培养基上的生长现象

【解析】细菌菌落是单个细菌在固体培养基表面或内部上生长繁殖后，形成的肉眼可见的细菌集团。故选C。

【避错】此题易错选D，细菌在液体培养基中生长繁殖，可表现为液体变混浊，表面形成菌膜或培养管的底部形成沉淀物。

2. 下列哪种物质不是细菌的代谢产物

A. 侵袭酶

B. 热原质

C. 维生素

D. 抗毒素

E. 色素

【答案】D

【考点】细菌的代谢产物及抗毒素的概念

【解析】某些细菌能产生具有侵袭性的胞外酶，是细菌重要的致病物质；热原质是细菌合成的一种物质，能引起发热反应；某些细菌能合成维生素为人体所吸收利用；某些细菌能产生不同颜色的色素。侵袭酶、热原质、维生素和色素均为细菌的代谢产物。抗毒素是细菌外毒素的对应抗体或含有这种抗体的免疫血清，能中和相对应的外毒素的毒性作用，不是细菌的代谢产物，故选 D。

【避错】本题较易，单纯从字面意思亦可推断出答案，因为细菌可以分泌毒素，而 D 选项抗毒素明显是一种拮抗素，所以认真分析选项有助于答题。

考点：消毒与灭菌

【A_1 型题】

1. 玻璃器皿、瓷器采用干烤法 2 小时灭菌的最佳温度是

A. 100～150℃

B. 160～170℃

C. 170～250℃

D. 250～300℃

E. 300～400℃

【答案】B

【考点】干烤法的应用

【解析】干烤法为利用烤箱将物品加热至 160～170℃，2 小时，是适用于耐高温的玻璃、陶瓷或金属器皿灭菌的方法。故选 B。

【避错】此题易错选其他选项。主要是记忆错误，应掌握干烤法灭菌的时间及温度。

2. 关于高压蒸汽灭菌法，不正确的描述是

A. 灭菌效果最可靠

B. 适用于对耐高温和耐湿物品的灭菌

C. 可杀灭包括细菌芽孢在内的所有微生物

D. 通常灭菌压力为 2. 05kg/cm^3

E. 通常灭菌温度为 121. 3℃

【答案】D

【考点】高压蒸汽灭菌法

【解析】使用密闭的高压蒸汽灭菌器，加热至 103. 4Pa（1. 05kg/cm^3），温度可达 121. 3℃，维持 15～20 分钟，可杀死包括细菌芽孢在内的所有微生物，所以高压蒸汽灭菌法是一种最有效的灭菌方法，常用于一般培养基、生理盐水、手术器械和敷料等耐高温、耐湿物品的灭菌，也用于污物和排泄物等的灭菌。故选 D。

【避错】本题较难，因为大部分考生都只记得单位为帕斯卡的压力值，从而易错选，所以应加大对知识面的掌握，以免犯错。

【B_1 型题】

（3～5 题共用备选答案）

A. 滤过除菌法

B. 紫外线照射消毒法

C. γ 射线处理法

D. 高压灭菌法

E. 巴氏消毒法

3. 细胞酶制剂的无菌处理，应选择

【答案】A

4. 一般培养基、生理盐水和手术敷料的灭菌，应选择

【答案】D

5. 书本表面的污染，应选择

【答案】B

【考点】物理消毒灭菌法的应用

【解析】滤过除菌法是将液体或空气通过含有微细小孔的滤器，只允许小于孔径的物体，如液体和空气通过，大于孔径的物体不能通过，主要用于一些不耐热的血清、毒素、抗生素、药液、空气等除菌，故 3 题选 A。高压灭菌法适用于普通培养基、生理盐水、手术器械、玻璃容器、注射器及敷料等物品的灭菌，故 4 题选 D。紫外线照射消毒法是空气消毒的常用方法，可用于书本表面的消毒，故 5 题选 B。

【避错】本题难度在于 E 选项，不明白巴氏消毒法，从而在做题中易误选，3 题稍难，易误选 C，而 4 和 5 题较易选择，加强对物理消毒灭菌法的理解与记忆，可以减少犯错。

考点：噬菌体

【A_1 型题】

1. 噬菌体在分类上属于

A. 细菌

B. 病毒

C. 原虫

D. 支原体

E. 真菌

【答案】B

【考点】噬菌体的概念

【解析】噬菌体是侵袭微生物的病毒，只含有一种核酸 DNA 或 RNA，可感染细菌、真菌、螺旋体和支原体等，故选 B。

【避错】此题不易选错，噬菌体具有病毒的生物学性状。

2. 下列细菌中，产生毒素与噬菌体有关的是

A. 破伤风梭菌

B. 白喉棒状杆菌

C. 霍乱弧菌

D. 产气荚膜梭菌

E. 大肠埃希菌

【答案】B

【考点】噬菌体的特点

【解析】白喉外毒素为白喉杆菌的主要致病物质。β棒状杆菌噬菌体侵袭无毒白喉棒状杆菌而产生白喉毒素，故本题答案为B。A、C、D、E所产生的毒素与噬菌体无关。

【避错】本题考查噬菌体的特点，属记忆题，考生应熟练掌握。否则极易随机误选其他选项。

考点：细菌的遗传与变异

【A_1型题】

1. 细菌核质以外的遗传物质指

A. mRNA

B. 核蛋白体

C. 质粒

D. 异染颗粒

E. 性菌毛

【答案】C

【考点】细菌的遗传物质

【解析】细菌遗传物质包括细菌核质内染色体、质粒、转位因子（或称转座因子）、整合子及噬菌体基因组等。故选C。

【避错】本题易错选A选项，mRNA存在于核质内。

2. R质粒中决定接合与自主复制的基因是

A. 耐药传递因子

B. 耐药决定因子

C. 插入序列

D. F质粒

E. 转座子

【答案】A

【考点】R质粒转移

【解析】质粒具有自我复制的能力，可通过接合、转化或传导等方式在细菌间转移。细菌的耐药性质粒（R质粒）由两部分组成，即耐药传递因子（RTF）和耐药决定因子（R决定因子），前者可编码性菌毛和通过接合转移，后者编码对抗菌药物的耐药性。R决定因子上可有多个携带耐药基因的转座子，是造成多重耐药性的原因。R质粒主要通过接合方式在细菌间转移，从而造成耐药性的广泛传播。故本题答案为A。

【避错】部分考生易误选D，能通过接合方式转移的质粒称为接合性质粒，主要包括致育质粒（F质粒）和耐药质粒（R质粒），F质粒编码性菌毛。

考点：细菌的感染与免疫

【A_1型题】

1. 细菌内毒素的特征是

A. 只有革兰阴性细菌产生

B. 少数革兰阳性细菌产生

C. 细菌在生活状态下释放

D. 抗原性强

E. 不耐热

【答案】A

【考点】内毒素的特征

【解析】内毒素是革兰阴性菌的细胞壁成分，只能由革兰阴性菌产生；只有在菌体死亡裂解下才能释放；毒性作用弱，各菌的毒性效应大致相同；耐热，160℃ 2～4小时才被破坏；抗原性弱，经甲醛处理不形成类毒素。故选A。

【避错】本题易错选B，外毒素可以由革兰阳性菌和少数革兰阴性菌产生。

2. 内毒素的主要成分是

A. 肽聚糖

B. 蛋白质

C. 脂蛋白

D. 核酸

E. 脂多糖

【答案】E

【考点】内毒素的主要成分

【解析】内毒素的主要化学成分是脂多糖，毒性较弱，引起发热、休克等全身反应。故选E。

【避错】本题易错选B选项，蛋白质是外毒素的主要化学成分，并非内毒素的主要成分。

3. 下列细菌中哪种最常引起医院感染

A. 伤寒沙门菌

B. 结核分枝杆菌

C. 耐药性金黄色葡萄球菌

D. 乙型溶血性链球菌

E. 变形杆菌

【答案】C

【考点】医院感染

【解析】按病原体分类可将医院感染分为细菌感染、病毒感染、真菌感染、支原体感染、衣原体感染及原虫感染等，其中细菌感染最常见。如金黄色葡萄球、铜绿假单胞菌、大肠埃希菌、肺炎克雷伯菌等。故本题答案为C。

【避错】本题易误选其他选项，伤寒沙门菌引起胃肠道感染，结核分枝杆菌引起呼吸道感染，链球菌和变形杆菌引起伤口和皮肤脓毒症。

4. 不能通过输血传播的病毒是
   A. 单纯疱疹病毒
   B. EB 病毒
   C. 巨细胞病毒
   D. 肝炎病毒
   E. HIV

【答案】A

【考点】单纯疱疹病毒的传播途径

【解析】单纯疱疹病毒 HSV-1 通过直接或间接接触传播，HSV-2 通过性传播。不能通过输血传播，故选 A。EB 病毒、巨细胞病毒、肝炎病毒、HIV 都可以通过输血传播，B、C、D、E 都不符合题意。

【避错】部分考生易误选 C，选错原因是对巨细胞病毒的传播途径不够理解。巨细胞病毒常是通口腔、生殖道、胎盘、输血或器官移植等多途径传播。

5. 与外毒素性质的叙述，不符合是
   A. 大多是由活菌分泌的一种蛋白质
   B. 主要由革兰阳性菌产生
   C. 耐热、性质稳定
   D. 毒性强，引起特异性症状
   E. 抗原性强，可制成类毒素

【答案】C

【考点】外毒素的特性

【解析】外毒素具有显著的特性，外毒素的本质是蛋白质；毒性作用强；毒性作用有选择性；理化性状稳定性差；抗原性强；可制成无毒的类毒素生物制品（疫苗）。故选 C。

【避错】本题易错选 A 或者 B，因为部分考生记得外毒素可引起严重的中毒症状，但易与内毒素细菌破裂后释放以及由革兰阴性菌产生混淆，从而易错选，加强对外毒素特性的理解与记忆可以减少犯错。

考点：细菌感染的检查方法与防治原则

【A_1 型题】

诊断下列疾病，采用的血清学诊断方法，下列哪项错误
   A. 伤寒——肥达反应
   B. 风湿热——抗“O”试验（ASO 试验）
   C. 斑疹伤寒——外斐反应
   D. 支原体肺炎——冷凝集试验
   E. 结核——结核菌素试验

【答案】E

【考点】细菌感染的血清学诊断方法

【解析】细菌感染的血清学诊断方法：①直接凝集实验：诊断伤寒副伤寒的肥达试验、诊断立克次体的外斐反应、诊断钩端螺旋体的显微凝集试验。②补体结合试验：诊断 Q 热柯克斯体等抗体。③中和试验：诊断链球菌性风湿病的抗 O 试验等。④乳胶凝集试验：诊断流感嗜血杆菌、脑膜炎球菌等。⑤ELISA：广泛应用于细菌、病毒等多种病原体的微生物学诊断和流行病学调查。结核菌素试验不属于血清学诊断方法，故本题答案为 E。

【避错】部分考生易误选 C，外斐反应是一种特异性较差的血清学检查方法，近年来提倡用以特异性抗各种立克次体的血清，经 ELISA 竞争法检查患者血清中有关抗原以作出早期诊断。

考点：病原性球菌

【A_1 型题】

1. 可以鉴别肺炎链球菌与甲型溶血性链球菌的试验是
   A. 胆汁溶菌试验和菊糖发酵试验
   B. 胆汁溶菌试验和甘露醇发酵试验
   C. 血浆凝固酶试验和甘露醇发酵试验
   D. 血浆凝固酶试验和菊糖发酵试验
   E. 乳糖发酵试验和蔗糖发酵试验

【答案】A

【考点】肺炎链球菌的鉴别

【解析】肺炎链球菌可发酵菊糖，胆汁溶菌试验及菊糖发酵试验可鉴别肺炎链球菌与甲型溶血性链球菌。故选 A。

【避错】本题易错选 D。血浆凝固酶试验主要用于鉴别葡萄球菌的致病性。

2. 链激酶、链道酶、透明质酸酶产自
   A. 沙门菌
   B. 肺炎链球菌
   C. 铜绿假单胞菌
   D. A 群链球菌
   E. 金黄色葡萄球菌

【答案】D

【考点】A 群链球菌的致病物质

【解析】A 群链球菌可产生多种胞外酶，主要有

透明质酸酶、链激酶（SK）、链道酶（SD）等，均具有促进细菌在组织间扩散的作用。故选D。

【避错】本题不易错选。注意掌握金黄色葡萄球菌的致病物质，主要包括凝固酶、葡萄球菌溶素、杀白细胞素、肠毒素等。

【B_1型题】

（3～4题共用备选答案）

A. 葡萄球菌

B. A组链球菌

C. 肺炎链球菌

D. 脑膜炎球菌

E. 淋病奈瑟球菌

3. 有典型荚膜结构的细菌是

【答案】C

4. 引发人猩红热的病原体是

【答案】B

【考点】常见病原性球菌的致病性

【解析】肺炎链球菌有典型的荚膜结构，荚膜有抗吞噬作用，是肺炎链球菌的主要毒力因子，故3题选C。引发猩红热的病原体是A组链球菌，该菌产生的致热外毒素（又称红疹毒素）是人猩红热的主要毒性物质，故4题选B。

【避错】4题易错选E，淋病奈瑟球菌主要引起淋病。

（5～7题共用备选答案）

A. 乙型溶血性链球菌

B. 金黄色葡萄球菌

C. 变形杆菌

D. 大肠埃希菌

E. 铜绿假单胞菌

5. 急性蜂窝织炎的主要致病菌是

【答案】A

6. 丹毒的致病菌是

【答案】A

7. 痈的致病菌是

【答案】B

【考点】各种感染性疾病的致病菌

【解析】急性蜂窝织炎是皮下、筋膜下、肌间隙或深部蜂窝组织的一种急性弥漫性化脓性感染，致病菌主要是乙型溶血性链球菌，病菌释放较强的溶血素、链激酶和透明质酸酶，使病变扩展迅速，故5题选A。丹毒是乙型溶血性链球菌所引起的皮肤淋巴管网的急性炎症，故6题选A。痈发生于皮肤和皮下组织，是由金黄色葡萄球菌引起的多个相邻毛囊和皮脂腺的急性化脓性炎症，故7题选B。

【避错】5、6题较难，因为急性蜂窝织炎和丹毒较少见，故对相应的致病菌不太了解，从而易选错，7题相对较易，因为在病理学和外科学当中此知识点均有考查，增加对各种感染性疾病的致病菌的记忆有助于答题。

考点：肠道杆菌

【A_1型题】

1. 肠道杆菌抗原不包括以下哪种

A. M抗原

B. H抗原

C. O抗原

D. K抗原

E. Vi抗原

【答案】A

【考点】肠道杆菌的抗原结构

【解析】肠道杆菌的抗原结构主要有菌体抗原（O抗原）、鞭毛抗原（H抗原）和荚膜抗原（K抗原或Vi抗原）。各菌种间可存在交叉抗原。故选A。

【避错】本题易错选D或E。K抗原或Vi抗原是O抗原外的多糖类抗原。

2. 引起急性出血性结肠炎的病原体是

A. 志贺菌

B. 伤寒沙门菌

C. 新型肠道病毒70型

D. 大肠埃希菌O157：H7型

E. 轮状病毒A组

【答案】D

【考点】大肠埃希菌的致病性

【解析】大肠埃希菌O157：H7血清型可引起以反复出血性腹泻和以严重腹痛为特征的出血性结肠炎，临床常表现为大量血样便腹泻。故选D。

【避错】本题易错选B。伤寒沙门菌主要引起肠热症。

考点：厌氧性细菌

【A_1型题】

1. 以下哪种细菌在血平板上形成双层溶血环

A. 葡萄球菌

B. 肺炎链球菌

C. 破伤风梭菌

D. 产气荚膜梭菌
E. 白喉杆菌

【答案】D

【考点】产气荚膜梭菌

【解析】产气荚膜梭菌专性厌氧，有荚膜，无鞭毛。芽孢在菌体次极端，呈椭圆形，但很少形成。产气荚膜梭菌在血平板上形成双层溶血环，在牛乳培养基中形成“汹涌发酵”现象。故选 D。

【避错】本题易错选 C。破伤风梭菌在血琼脂平板上形成羽毛样菌落，菌落周边有轻度 β 溶血。

【B_1 型题】

（2 ~ 4 题共用备选答案）
A. 产气荚膜梭菌
B. 破伤风梭菌
C. 无芽孢厌氧菌
D. 肉毒杆菌
E. 难辨梭菌

2. 引起牙周脓肿的常见菌是

【答案】C

3. 其外毒素作用于神经肌肉接头处引起弛缓性麻痹的细菌是

【答案】D

4. 其外毒素作用于神经系统引起痉挛性麻痹的细菌是

【答案】B

【考点】厌氧性细菌的致病性

【解析】无芽孢厌氧菌为机会致病菌，感染多为慢性过程，可引起口腔、颌面部、鼻咽腔、胸腹腔、盆腔及肛门会阴部等处的慢性深部脓肿，是坏死性溃疡性龈炎、牙周炎、坏疽性口腔炎等的主要原因，故 2 题选 C。肉毒杆菌产生的肉毒毒素是一种神经毒素，作用于颅脑神经核和外周神经肌肉接头，以及自主神经末梢，阻碍乙酰胆碱释放，影响神经冲动的传递，导致肌肉的松弛性麻痹，故 3 题选 D。破伤风梭菌产生两种外毒素，即破伤风溶血素和破伤风痉挛毒素，破伤风痉挛毒素在脊髓前角运动细胞封闭抑制性神经纤维释放抑制性神经递质，导致肌肉强直性收缩，出现特有的苦笑面容和角弓反张等症状、体征，故 4 题选 B。

【避错】2 和 4 题相对较易，因为口腔中的感染多为厌氧菌，而 4 题题干中出现了痉挛性麻痹，从而知道是破伤风梭菌的特点，但 3 题相对较难，易错选 A 和 E，加强对各种细菌的致病性的理解与记忆可以减少犯错。

考点：分枝杆菌

【A_1 型题】

1. 结核分枝杆菌化学组成最显著的特点是含有大量的
A. 蛋白质
B. 脂类
C. 多糖
D. RNA
E. 磷壁酸

【答案】B

【考点】结核分枝杆菌化学组成

【解析】细胞壁含有大量脂质，不易着色，经齐–内染色呈红色，无菌毛和鞭毛，不形成芽孢，现证明有荚膜。故选 B。

【避错】本题不易选错，但应记住结核分枝杆菌细胞壁含有大量脂质，不易着色，经抗酸染色呈红色。

2. 结核分枝杆菌形态学诊断最常用的染色方法是
A. 革兰染色
B. 镀银染色
C. 亚甲蓝染色
D. 抗酸染色
E. 棉蓝染色

【答案】D

【考点】结核分枝杆菌的生物学性状

【解析】结核分枝杆菌不易着色，着色后可抵抗酸乙醇脱色，称为抗酸杆菌，故选 D。A 是细菌学中最经典、最常用的染色方法，但结核分枝杆菌不易着色，镀银染色是诊断螺旋体（如钩端旋螺体、梅毒螺旋体）的常用方法之一，亚甲蓝染色可用于检测胃黏膜幽门螺杆菌，棉蓝染色主要用于真菌，故 A、B、C、E 错误。

【避错】因为对细菌的染色方法中最常用的是革兰染色，故很多考生直接选择了 A，从而错选。认真审题的同时加大对单一知识点的记忆可避免出错。

考点：螺杆菌

【A_1 型题】

1. 关于幽门螺杆菌的叙述，正确的是
A. 无鞭毛

B. 革兰染色阳性
C. 营养要求低
D. 微需氧
E. 呈球形
【答案】D
【考点】幽门螺杆菌的生物学性状
【解析】幽门螺杆菌是一种单极、多鞭毛、末端钝圆、螺旋形或弧形弯曲的细菌，革兰染色阴性，有鞭毛。幽门螺杆菌是一种微需氧菌，营养要求高，培养时需加入动物血清或血液。故选D。
【避错】本题易错选A。幽门螺杆菌依靠其鞭毛穿过胃窦部黏液层，定居于黏液层与胃窦黏膜上皮细胞表面。

【A_2 型题】

2. 男，40岁。上腹部不适伴食欲减退2个月，既往体健。胃镜检查结果为黏膜相关性淋巴样组织淋巴瘤。与该病发生密切相关的病原体是
A. 军团菌
B. 粪肠球菌
C. 幽门螺杆菌
D. 产气肠杆菌
E. 大肠埃希菌
【答案】C
【考点】幽门螺杆菌所致疾病
【解析】幽门螺杆菌是慢性胃炎、胃溃疡和十二指肠溃疡的主要病因，并与胃癌和胃黏膜相关淋巴组织淋巴瘤的发生密切相关。故选C。
【避错】本题易错选A。军团菌主要引起以肺为主的全身性感染。

考点：动物源性细菌

【A_1 型题】

1. 布鲁菌感染人体导致波浪热是因为
A. 内毒素的释放
B. 细菌入血
C. 反复发生的菌血症
D. 迟发型超敏反应的结果
E. 巨噬细胞产生的细胞因子的作用
【答案】C
【考点】布鲁菌属所致疾病
【解析】进入人体的布鲁菌被中性粒细胞和巨噬细胞所吞噬，但不被杀灭，成为胞内寄生菌，沿淋巴管到达局部淋巴结生长繁殖后，再侵入血流引起菌血症。由于内毒素作用，导致患者发热，随后细菌进入肝、脾、骨髓、淋巴结等单核吞噬细胞系统形成新的感染灶，再次进入血液，又出现菌血症而致体温升高。如此反复形成菌血症，使患者的热型呈波浪式，临床上称为波浪热。故选C。
【避错】本题易错选A选项，内毒素的释放可引起发热，但反复形成菌血症才是波浪热的主要原因。

2. 有关鼠疫耶尔森菌描述错误的是
A. 革兰阳性的芽孢杆菌
B. 革兰阴性有荚膜
C. 由质粒编码产生鼠毒素
D. 可通过鼠蚤的叮咬而传给人类
E. 可引起人类患腺鼠疫等疾病
【答案】A
【考点】鼠疫耶尔森菌属
【解析】见表2-6-1。

表2-6-1 鼠疫耶尔森菌属特征

项　目	说　明
革兰染色	阴性
形态特点	短小杆菌，两端钝圆，两极浓染
鞭毛	无鞭毛
芽孢	无芽孢
荚膜	有荚膜
致病物质	F_1 抗原、V/W抗原、外膜抗原、鼠毒素
所致疾病	腺鼠疫、肺鼠疫、败血症型鼠疫

通过上述表格，很明显A选项错误。
【避错】部分考生易误选C或D，鼠疫耶尔森菌的毒力很强，少量细菌即可使人致病，其致病性主要与F_1荚膜抗原毒力质粒编码的V/W抗原、外膜抗原及内毒素等相关。鼠疫是自然疫源性烈性传染病，人类鼠疫由带菌鼠蚤叮咬而受染。因此C、D选项为正确描述。

考点：其他细菌

【A_1 型题】

1. 确定白喉棒状杆菌是否产生毒素的依据是
A. 奈瑟染色有异染颗粒
B. 吕氏斜面快速长出灰白菌落

C. 亚碲酸钾平板呈黑色菌落
D. 锡克试验
E. Elek 平板试验

【答案】E
【考点】白喉棒状杆菌
【解析】见表 2-6-2。

表 2-6-2　白喉棒状杆菌特征

形态染色	致病物质	疾　病	防　治	其　他
G^+，亚甲蓝或奈瑟染色可见异染颗粒	白喉外毒素	白喉-假膜脱落-呼吸道阻塞 白喉毒素-心肌炎	百白破疫苗 白喉类毒素（预防） 抗毒素治疗	吕氏培养 黑色菌落 锡克试验（看免疫） 平板试验（看毒力）

【避错】部分考生易误选 D，锡克试验主要用于检查人群对白喉的免疫状态，也可指导临床治疗。Elek 平板试验是一种体外的毒力测定方法。通过观察白喉抗毒素与白喉外毒素的双向琼脂扩散现象，判断所培养的白喉杆菌的产毒性。故本题选 E 不选 D。

【A_2 型题】

2. 某幼儿园小班发现一患白喉的小朋友，试问对同班小朋友应采取什么紧急预防措施
A. 注射白喉类毒素
B. 注射百白破三联疫苗
C. 注射白喉抗毒素
D. 注射丙种球蛋白
E. 注射抗生素

【答案】C
【考点】白喉的防治原则
【解析】对白喉患者治疗应早期、足量注射白喉抗毒素，注射前需做皮肤试验；对密切接触者肌内注射白喉抗毒素进行紧急预防。故选 C。
【避错】本题易错选 A、B，白喉类毒素或百白破（DPT）三联疫苗用于主动免疫预防。

3. 男孩，1 岁。因抽搐入院。上呼吸道感染 2 天，昨夜发热、嗜睡。查体有颈强，体温 40℃，WBC 17×10^9/L。腰穿脑脊液细胞数 4000×10^6/L，中性粒细胞 0.88，诊断为细菌性脑膜炎。细菌培养时发现在预加的金黄色葡萄球菌菌落周围生长旺盛，出现卫星现象。G 染色为革兰阴性杆菌。所感染的细菌可能是
A. 肺炎克雷伯菌
B. B 族链球菌
C. D 族链球菌
D. 流感嗜血杆菌
E. 铜绿假单胞菌

【答案】D
【考点】流感嗜血杆菌的特点
【解析】流感嗜血杆菌为革兰阴性小杆菌，有荚膜和菌毛，无鞭毛，不形成芽孢。体外培养流感嗜血杆菌较困难，需氧或兼性厌氧，生长时需要血液中的 X 和 V 两种生长辅助因子，故常用巧克力平板分离培养此菌。如将此菌与金黄色葡萄球菌共同在血琼脂平板上培养，由于金黄色葡萄球菌能释放 V 因子，距金黄色葡萄球菌菌落越近的流感嗜血杆菌菌落就越大，称作“卫星现象”，此为流感嗜血杆菌的鉴别要点。本题中细菌培养在预加的金黄色葡萄球菌菌落周围生长旺盛，出现卫星现象，符合流感嗜血杆菌特点，故本题选 D。
【避错】本题易误选 A，肺炎克雷伯菌亦可导致上呼吸道感染症状，若没有抓住卫星现象这个题眼，极易误选。

考点：放线菌

【A_1 型题】

1. 在放线菌感染的病灶组织及脓样物质中，肉眼可见硫黄样颗粒，其实质是
A. 异染颗粒
B. 在组织中形成的菌落
C. 包涵体
D. 质粒
E. 孢子

【答案】B
【考点】放线菌中的硫黄样颗粒
【解析】硫黄样颗粒：放线菌的菌丝团，淡黄色、黄色或灰白色，在患者病灶组织和瘘管中流出的脓液中，肉眼可见的由放线菌在组织中形成的黄色小颗粒

状菌落。故本题答案为B。

【避错】本题易误选C，包涵体是指某些受病毒感染的细胞内，用普通光学显微镜可看到有与正常细胞结构和着色不同的圆形或椭圆形斑块。

【A_2型题】

2. 老年男性农民，因牙痛引起左颊部红肿。流脓已月余。查体发现左颊部软组织变硬，局部皮肤发黑，有一瘘管形成并不断排脓。经仔细检查脓液，发现有黄色小颗粒，压片镜检颗粒呈菊花状，由放射状排列的菌丝组成，菌丝末端膨大呈棒状。该患者感染的是

A. 衣氏放线菌
B. 星形诺卡菌
C. 着色真菌
D. 申克孢子丝菌
E. 白念珠菌

【答案】A

【考点】放线菌的致病性

【解析】对人致病的放线菌主要有衣氏放线菌、牛型放线菌等，牙周炎、牙周脓肿及牙根龋等口腔疾病往往混合感染放线菌。放线菌感染表现为慢性脓肿及形成瘘管，向外排出的黄色黏稠的脓液中，肉眼可见的黄色米粒大小颗粒，称为硫黄样颗粒，为放线菌病的指征。患者表现符合放线菌感染的特点，故选A。

【避错】此题不易选错，硫黄样颗粒是放线菌感染的指征。

考点：支原体

【A_1型题】

1. 关于支原体的生物学性状，下列叙述错误的是

A. 无细胞壁
B. 能通过滤菌器
C. 呈多形性
D. 有独特生活周期
E. 细胞膜中胆固醇含量高

【答案】D

【考点】支原体的生物学性状

【解析】支原体为无细胞壁的原核细胞型微生物，细胞膜含有胆固醇，可通过细菌滤器，以二分裂方式繁殖，是目前所知能在无生命培养基中生长繁殖的最小的原核细胞型微生物，呈多种形态。故选D。

【避错】本题易错选C。支原体无细胞壁，无固定形态而呈高度多形性，如球形、杆形、丝状和分枝状等。

2. 培养支原体最必需的成分是

A. 磷脂
B. B族维生素
C. 葡萄糖
D. 胆固醇
E. 蛋白质

【答案】D

【考点】支原体的培养

【解析】支原体对营养物质的要求高于一般细菌，需加入10%~20%人或动物血清，以提供胆固醇与其他长链脂肪酸。故选D。

【避错】本题易错选A，误将胆固醇记作磷脂。加强对支原体的培养特点的理解与记忆可以减少犯错。

考点：立克次体

【A_1型题】

1. 关于立克次体的特点，叙述错误的是

A. 有多种形态
B. 专性细胞内寄生
C. 二分裂繁殖
D. 革兰染色阴性
E. 对抗生素不敏感

【答案】E

【考点】立克次体的特点

【解析】立克次体是一类严格在活细胞内寄生的原核细胞型微生物，其形态多样，呈球杆状或呈多形态，革兰染色阴性，但不易着色。立克次体对四环素和氯霉素等抗生素敏感。故选E。

【避错】本题易错选C。立克次体只能在活的宿主细胞内生长，以二分裂方式繁殖。

【A_2型题】

2. 某患者有丛林接触史，突然高热，用变形杆菌OX_K株做抗原与患者血清进行定量凝集试验，抗体效价为1∶320，该患者可能患何种疾病

A. Q热
B. 伤寒病
C. 流行性斑疹伤寒
D. 恙虫病

E. 地方性斑疹伤寒

【答案】D

【考点】外斐反应

【解析】外斐反应：变形杆菌 OX_{19}、OX_2、OX_K 凝集价<1：80。人体被立克次体感染后，血清中逐渐产生相应抗体，用与立克次体有共同菌体抗原的变形杆菌 OX_{19}、OX_2、OX_K 进行非特异性凝集反应，检测患者血清中有无立克次体抗体。该抗体在发病后 5～12 天出现，至数月后基本消失，一般凝集价在 1：160 以上或病程中效价明显上升有诊断意义。我国常见的立克次体病上要为斑疹伤寒和恙虫病，流行性斑疹伤寒主要为 OX_{19} 凝集价升高，恙虫病主要表现为 OX_K 升高明显。故本题选 D。

【避错】本题易误选 E。但应注意，在外斐反应中，流行性斑疹伤寒主要为 OX_{19} 凝集价升高，恙虫病主要表现为 OX_K 升高明显。

考点：衣原体

【A_1 型题】

1. 有关沙眼衣原体致病性的描述，正确的是

A. 沙眼生物变种的 14 个血清型均可引起沙眼

B. 沙眼生物变种 A、B、Ba、C 四个血清型可引起包涵体结膜炎

C. 沙眼生物变种 A、B、Ba、C 四个血清型可引起泌尿生殖道感染

D. 性病淋巴肉芽肿生物变种（LGV）可引起性病淋巴肉芽肿

E. 沙眼生物变种 D～K 血清型可引起沙眼

【答案】D

【考点】沙眼衣原体的生物型和所致疾病

【解析】沙眼生物变种共有 19 个血清型，其中 A、B、Ba、C 四个血清引起沙眼，B 和 Ba 引起包涵体结膜炎，D～K 血清型引起泌尿生殖道感染，性病淋巴肉芽肿生物变种（LGV）可引起性病淋巴肉芽肿。故选 D。

【避错】本题易错选 A 选项，沙眼生物变种共有 19 个血清型，其中 A、B、Ba、C 四个血清引起沙眼。

【B_1 型题】

（2～4 题共用备选答案）

A. 始体

B. 原体

C. 内氏小体

D. 革兰阳性圆形体

E. 革兰阴性圆形体

2. 衣原体细胞外的感染型是

【答案】B

3. 衣原体在细胞内的繁殖型是

【答案】A

4. 革兰染色后镜检衣原体的形态是

【答案】E

【考点】衣原体的生物学特性

【解析】衣原体是一类严格真核细胞内寄生、有独特发育周期的革兰染色阴性球体微生物。由衣原体定义及下表可知 2 题选 B，3 题选 A，4 题选 E。见表 2-6-3。

表 2-6-3 衣原体的生物学特征

项目	原　体	始体（网状体）
形态大小	小而致密的颗粒结构，直径 0.2～0.4μm	大而疏松的结构，直径 0.5～1.0μm
外形	球形、椭圆形、梨形	圆形、椭圆形
细胞壁	有	无
染色	Giemsa 染色呈紫色，Macchiavello 染色呈红色	Macchiavello 染色呈蓝色
繁殖能力	在宿主细胞外较为稳定，无繁殖能力	是衣原体发育周期中的繁殖型，有繁殖能力
代谢活性	代谢不活跃	代谢活跃
感染性	具有强感染性	不具有感染性

【避错】本组题 2 题容易误选 A，注意始体不具有感染性。3 题易错选 B，原体无繁殖能力。4 题易错选 D，注意衣原体的共同特性为有细胞壁，革兰阴性。

考点：螺旋体

【A_1 型题】

1. 钩端螺旋体病治疗首选

A. 链霉素

B. 青霉素

C. 氯霉素

D. 环丙沙星

E. 四环素

【答案】B

【考点】螺旋体的治疗

【解析】钩端螺旋体病的治疗首选青霉素。链霉素一般应用于结核分枝杆菌感染的治疗。氯霉素有严重的骨髓抑制作用，一般不作为首选药物。环丙沙星临床首选应用于伤寒的治疗。故选B。

【避错】此题易错选E。四环素应用于支原体、衣原体、立克次体等感染的治疗。

【A_2型题】

2. 男，有不洁性交史。2个月前出现生殖器皮肤的无痛性溃疡，1个月后自然愈合，近日出现全身皮肤红疹，伴有淋巴结肿大，该患者可能患有何病

A. 猩红热

B. 麻疹

C. 性病淋巴肉芽肿

D. 风疹

E. 梅毒

【答案】E

【考点】梅毒的特点

【解析】梅毒螺旋体是苍白密螺旋体苍白亚种，后天性梅毒通过不洁性接触传播，也可间接传播，发病后临床表现分3期。一期：于感染3周后出现硬性下疳，可自行缓解，传染性极强。二期：经2～3个月潜伏后全身皮肤黏膜出现玫瑰（梅毒）疹及淋巴结肿大，梅毒疹及淋巴结内有大量螺旋体，传染性极强。三期：皮肤黏膜出现溃疡性坏死病灶，并侵犯多个器官系统，出现慢性肉芽肿病变。根据该患者不洁性交史及临床表现可知该患者处于二期梅毒，故答案为E。

【避错】本题易误选C，性病淋巴肉芽肿是由沙眼衣原体引起的性传播疾病之一，主要表现为腹股沟淋巴结肿胀、化脓，发展至晚期，可以产生许多严重的并发症。早期症状与梅毒相似，应注意鉴别。

考点：真菌

【A_1型题】

1. 培养真菌的最适宜pH是

A. 1～2

B. 3～4

C. 4～6

D. 7～8

E. 9～10

【答案】C

【考点】真菌的培养

【解析】真菌对营养要求不高，但体外培养生长缓慢，常用沙氏葡萄糖琼脂培养基培养。培养真菌最适宜pH为4～6，最适宜温度为22～28℃，某些深部感染的真菌则在37℃条件下生长最好。培养真菌需要较高的湿度与氧。故选C。

【避错】不题不易选错。属记忆性考点，培养真菌的最适宜pH为4～6。

2. 真菌的繁殖器官是

A. 芽孢

B. 菌丝体

C. 芽管

D. 菌丝

E. 孢子

【答案】E

【考点】真菌的繁殖器官

【解析】孢子是由真菌的生殖菌丝产生的繁殖器官，再分为无性孢子和有性孢子，故选E。

【避错】本题易错选D选项，多细胞真菌由菌丝和孢子构成，其中孢子是由真菌的生殖菌丝产生的繁殖器官，而并非菌丝。

3. 某患者，疑为新生隐球菌性脑膜炎。最有意义的快速诊断方法是采集脑脊液，离心沉淀后，进行

A. 钩端螺旋体培养

B. 新生隐球菌培养

C. 白假丝酵母菌培养

D. 涂片后革兰染色

E. 涂片后墨汁染色

【答案】E

【考点】新生隐球菌微生物检查

【解析】检查时取脑脊液标本离心后取沉淀检查，痰和脓液标本则直接检查。标本加墨汁，在玻片涂片上复染后镜检，见有出芽的菌体外围有宽厚的荚膜，即可作出诊断。故本题正确选项为E。

【避错】本题最具迷惑性的选项是B，考生极易误选此选项，错误地认为检出新生隐球菌即可确诊，但真菌培养阳性率极低，临床一般不采用。

考点：病毒的基本性状

【B_1型题】

（1～3题共用备选答案）

A. 干扰素

B. 乙醚
C. 青霉素
D. −70℃
E. 紫外线

1. 对病毒无效的因素是

【答案】C

2. 最易破坏病毒包膜的因素是

【答案】B

3. 可长期保存病毒的因素是

【答案】D

【考点】理化因素对病毒的影响

【解析】见表2-6-4。

表2-6-4　理化因素对病毒的影响

项目	影　响
温度	大多数病毒耐冷不耐热，在0℃以下，特别是在干冰温度（−70℃）和热态氮温度（−196℃）下，可长期保持其感染性。大多数病毒在50～60℃ 30分钟即被灭活
紫外线	紫外线能使病毒灭活
脂溶性	病毒包膜含脂质成分，易被乙醚、氯仿、去氧胆酸盐等脂溶剂溶解
pH	大多数病毒在pH 5～9范围内比较稳定
射线	γ线和X线能使病毒灭活
干扰素	只能抑制病毒，而不能杀灭病毒

青霉素是抗菌药，对病毒无效，故1题选C。由上表可知2题选B，3题选D。

【避错】1题易误选A，2题易误选E，3题较为简单。干扰素可以抑制病毒而非对病毒无效，紫外线可以使病毒灭活而不具有破坏病毒包膜的作用。

考点：病毒的感染和免疫

【A_1型题】

1. 干扰素（IFN）抗病毒的作用机制是

A. 干扰病毒的吸附
B. 干扰病毒的穿入
C. 直接干扰病毒mRNA的转录
D. 诱导邻近细胞产生抗病毒蛋白
E. 干扰病毒的释放

【答案】D

【考点】干扰素（IFN）抗病毒的作用机制

【解析】干扰素是病毒或其他干扰素诱生剂刺激人或动物细胞所产生的一种糖蛋白，具有抗病毒、抗肿瘤和免疫调节作用。干扰素不能直接灭活病毒，而是通过诱导细胞合成抗病毒蛋白发挥效应。故选D。

【避错】本题易错选C选项，干扰素诱导细胞合成的抗病毒蛋白可抑制病毒核酸的复制及病毒蛋白质的合成，使病毒不能增殖，这并非干扰素的直接作用。

2. 哪项不是病毒感染对宿主细胞的直接作用

A. 杀细胞性感染
B. 细胞融合
C. 病毒与宿主细胞基因组整合
D. 形成包涵体
E. 产生超敏反应

【答案】E

【考点】病毒对宿主细胞的直接作用

【解析】病毒感染对宿主细胞的致病作用可表现为：①杀细胞性感染（病毒增殖胀破细胞）。②稳定性感染。③细胞凋亡（细胞自杀）。④基因整合与细胞转化。⑤包涵体的形成。故本题选E。超敏反应：指机体对某些抗原初次应答以后，再次接受相同抗原刺激时，发生的以机体功能紊乱或组织细胞损伤为主的特异性免疫应答，称为变态反应或过敏反应。

【避错】部分考生易误选D，认为病毒对宿主细胞的直接作用不包括形成包涵体，考生应加大对病毒对宿主细胞直接作用的理解，有助于解题。

考点：病毒感染的检查方法和防治原则

【A_1型题】

用直接电镜法可作出早期快速诊断的病毒是

A. 疱疹病毒
B. 轮状病毒
C. 流感病毒
D. 巨细胞病毒
E. 腺病毒

【答案】B

【考点】病毒的检查方法

【解析】疱疹病毒常用抗体检测（补体结合试验、中和试验、免疫荧光及酶联免疫吸附试验等）和DNA检测，A不选。流感病毒常用病毒的分离与鉴定、血清学诊断、快速诊断（主要是采用间接或直接免疫荧光法、ELISA法检测病毒抗原），C不选。巨细胞病毒常用巨细胞病毒患者唾液、尿液、子宫颈分泌液等标本离心沉淀，将脱落细胞用吉姆萨染色镜检，检查巨大细胞及核内、胞质内嗜酸性包涵体，D不选。常用荧光标记的抗六邻体抗体与分离培养细胞作用来鉴定腺病毒，也可用血凝抑制试验或中和试验检测属和组特异性抗原，并鉴定病毒的血清型，E不选。轮状病毒常用的检验方法有电子显微镜法、凝胶电泳法。B正确。

【避错】部分考生易误选D，巨细胞病毒常用巨细胞病毒患者唾液、尿液、子宫颈分泌液等标本离心沉淀，将脱落细胞用吉姆萨染色镜检，检查巨大细胞核内和质内嗜酸性包涵体。

考点：呼吸道病毒

【A_1型题】

1. 甲型流感病毒最易发生变异的结构是
   A. 衣壳蛋白和核酸
   B. 基质蛋白
   C. 脂蛋白
   D. 血凝素（HA）和神经氨酸酶（NA）
   E. RNA多聚酶

【答案】D

【考点】甲型流感病毒的变异

【解析】甲型流感病毒包膜上镶嵌有血凝素（HA）和神经氨酸酶（NA），均易发生变异，是划分甲型流感病毒亚型的主要依据。故选D。

【避错】本题易错选B选项，基质蛋白属于甲型流感病毒的结构，位于包膜与核心之间，抗原性稳定，亦具有特异性。

2. 潜伏期可长达数年之久，但发病后却呈亚急性、进行性，直至死亡的疾病是
   A. 带状疱疹
   B. 亚急性硬化性全脑炎
   C. 非洲儿童恶性淋巴瘤
   D. 原发性肝细胞癌
   E. 登革热

【答案】B

【考点】慢发病毒感染的概念

【解析】经显性或隐性感染后，病毒有很长的潜伏期，可达数年，此时机体无症状，也分离不出病毒，一旦发病出现症状多为亚急性进行性加重，最终导致死亡，称为慢发病毒感染。麻疹病毒引起的亚急性硬化性全脑炎属慢性或亚急性进行性脑炎，常在原发麻疹后数年发病，患者逐渐出现智力障碍、性格改变、运动不协调、语言障碍、癫痫发作，最后有昏迷、强直性瘫痪，直至死亡，故选B。

【避错】本题较难，除了原发性肝细胞癌以外，大部分疾病都相对较陌生，故易错选A、D和E，加强对慢发病毒感染概念的理解与记忆可以减少犯错。

3. 严重急性呼吸综合征（SARS）的病原体是
   A. 流感病毒
   B. 衣原体
   C. 冠状病毒
   D. 禽流感病毒
   E. 嗜肺军团菌

【答案】C

【考点】冠状病毒的致病性

【解析】冠状病毒是严重急性呼吸综合征的病原体。严重急性呼吸综合征临床以发热为首发症状，体温高于38℃，可伴有头痛、乏力、关节痛等，继而出现干咳、胸闷、气短等症状，肺部X线片出现明显病理变化，双侧（单侧）出现阴影。故本题选C。

【避错】本题较易，因为SARS在我国暴发期间各种相关报道均较多，故通过平常的知识积累，本题不难作答。

考点：肠道病毒

【A_1型题】

柯萨奇病毒的主要传播途径是
   A. 呼吸道
   B. 消化道
   C. 蚊虫叮咬
   D. 血液和血制品
   E. 母婴传播

【答案】B

【考点】常见肠道病毒的致病特点

【解析】肠道病毒指经消化道传播，引起胃肠道或肠道外症状的病毒总称。人类肠道病毒包括脊髓灰质炎病毒、柯萨奇病毒、埃可病毒1～34型和新型肠道病毒等。故选B。

【避错】本题不易选错，柯萨奇病毒属于人类肠道病毒，主要经粪-口途径传播。

考点：肝炎病毒

【A_1 型题】

1. 下列不属于甲型肝炎病毒特点的是
   A. 属于无包膜小 RNA 病毒
   B. 主要经粪-口传播
   C. 预后不良可诱发肝癌
   D. 病后可获持久免疫
   E. 可用灭活或减毒活疫苗预防

【答案】C

【考点】甲型肝炎病毒（HAV）

【解析】HAV 属于小 RNA 病毒科嗜肝病毒属，无包膜。传染源为急性甲型肝炎患者和隐性感染者。病毒通过污染的水源、食物、海产品、食具等，经粪-口途径传播。甲型肝炎患者预后良好。一般不会转变为慢性，亦无病毒携带者。预防以接种灭活疫苗或减毒活疫苗为主导措施。故选 C。

【避错】本题易错选 D。HAV 感染机体可产生抗-HAV 的 IgM 和 IgG 抗体，前者在急性期和恢复期的早期出现，后者在恢复期的后期出现，并可维持多年，IgG 抗体对病毒的再感染有免疫保护作用。

【A_2 型题】

2. 某护士在给一位乙型肝炎病毒（HBV）携带者注射时，不慎被患者用过的针头刺伤手指。为预防乙型肝炎病毒感染，应首先采取的措施是
   A. 注射抗生素
   B. 注射丙种球蛋白
   C. 注射乙型肝炎疫苗
   D. 注射 HBIG
   E. 注射 α 干扰素

【答案】D

【考点】乙型肝炎病毒感染的预防措施

【解析】当意外暴露于 HBV 感染者的血液或体液（指被带血的针头扎破或伤口沾染标本等）后，对暴露者按下述方法处理：①血清学检测，应立即检测 HBsAg、抗-HBs、GPT 等，并在 3 个月或 6 个月内复查。②被动免疫，如未接种过乙型肝炎疫苗，或虽然接种过乙型肝炎疫苗，但抗-HBs＜10mU/ml 或抗-HBs 水平不详，应立即注射 HBIG 200～400U，并同时在不同部位接种一针乙型肝炎疫苗（20μg），于 1 个月和 6 个月后，分别接种第 2 和第 3 针乙型肝炎疫苗（各 20μg）。故选 D。

【避错】部分考生易错选 C，认为应接种乙型肝炎疫苗没错，但题干为首先采取的措施，故应选 D。

考点：疱疹病毒

【A_1 型题】

以下疾病与 EB 病毒感染无关的是
   A. 子宫颈癌
   B. 鼻咽癌
   C. 非洲儿童恶性淋巴瘤
   D. 传染性单核细胞增多症
   E. 淋巴组织增生性疾病

【答案】A

【考点】EB 病毒

【解析】EB 病毒是嗜 B 细胞的人类疱疹病毒，与 EB 病毒感染有关的疾病包括传染性单核细胞增多症、非洲儿童恶性淋巴瘤、鼻咽癌、淋巴组织增生性疾病等。子宫颈癌与高危型人乳头瘤病毒（HPV）有关。故选 A。

【避错】本题易错选 B。EB 病毒感染与鼻咽癌发生相关，但不是致鼻咽癌的唯一因子。

考点：反转录病毒

【A_1 型题】

1. HIV 与感染细胞膜上 CD4 分子结合的病毒刺突是
   A. gp120
   B. gp41
   C. P24
   D. P17
   E. gp160

【答案】A

【考点】HIV 复制

【解析】当 HIV 感染 $CD4^+T$ 细胞时，其包膜糖蛋白 gp120 先与 CD4 分子结合，然后再与辅助受体 CXCR4 结合后，引起包膜蛋白的构型改变，影响融合蛋白 gp41 形成，促进病毒包膜和细胞膜的融合，使 HIV 进入细胞。故选 A。

【避错】本题易错选 B 选项，gp120 和 gp41 两种病毒糖蛋白，构成包膜表面刺突，其中 gp120 先与 CD4 分子结合，gp41 介导病毒包膜和细胞膜的融合。

【A_2 型题】

2. 男，26岁。有不洁性交史和吸毒史，近半年来出现体重下降、腹泻、发热，反复出现口腔真菌感染，初诊为AIDS。确诊时需要参考的主要检测指标是

A. HIV相应的抗原

B. HIV相应的抗体

C. AIDS患者的补体

D. HIV相关的$CD8^+$细胞

E. HIV相关的$CD4^+$细胞

【答案】B

【考点】艾滋病的检测

【解析】HIV的特异性抗体是AIDS的确诊方法。抗体检测的方法包括酶联免疫吸附试验（ELISA）、免疫荧光试验（IFA）、快速检测（斑点ELISA和斑点免疫胶体金）等。确证试验常用的方法是免疫印迹法（WB）。如HIV-1抗体筛查两次均为阳性，则需WB法进行确证，方可报告HIV感染。因此本题最佳选项为B。

【避错】本题易误选E。艾滋病患者$CD4^+$细胞减少，但并不能作为主要的检测指标，因为它的减少不一定只发生在艾滋病患者，免疫力低下的患者$CD4^+$细胞也可以减少。

考点：其他病毒

【B_1 型题】

（1～3题共用备选答案）

A. 人乳头状瘤病毒

B. 森林脑炎病毒

C. 巨细胞病毒

D. 狂犬病病毒

E. 柯萨奇病毒

1. 与子宫颈癌的发生有关的是

【答案】A

2. 感染神经细胞可形成内氏小体的是

【答案】D

3. 外形为子弹状，有包膜的RNA病毒是

【答案】D

【考点】狂犬病病毒、人乳头状瘤病毒的特点

【解析】人是人乳头状瘤病毒唯一的自然宿主，是人类肿瘤病毒。其感染可引起乳头状瘤，包括皮肤疣、外生殖器尖锐湿疣等，其中HPV-6、HPV-11、HPV-16、HPV-18、HPV-31、HPV-33等型别，与子宫颈癌的发生密切相关，故1题选A。狂犬病病毒对神经组织有较强亲嗜性，在易感动物或人的中枢神经细胞中增殖时，可在胞质内形成嗜酸性、圆形或椭圆形的包涵体，称内氏小体，有辅助诊断价值，故2题选D。狂犬病病毒外形似子弹头状，病毒中心为单股负链RNA，外面为核衣壳、含脂蛋白和糖蛋白的包膜，故3题选D。

【避错】1、3题较为简单，2题易误选C，人感染巨细胞病毒后产生抗体，但多数可长期带毒成为潜伏感染，潜伏部位常在唾液腺、乳腺、肾、白细胞或其他腺体中。

考点：朊粒（朊病毒）

【A_1 型题】

1. 朊粒引起的主要疾病是

A. 狂犬病

B. 克-雅病

C. 艾滋病

D. 莱姆病

E. 恙虫病

【答案】B

【考点】朊粒致病性

【解析】朊粒在人和动物中引起传染性海绵状脑病，为一种潜伏期长、中枢神经系统致死性慢性退化性疾病，主要包括人的进行性痴呆和震颤病（库鲁病，Kuru病）、克-雅病（CJD）及其变异型CJD（vCJD）、格斯特曼综合征（GSS）及致死性家族性失眠症（FFI）等，动物疾病如羊瘙痒病及牛海绵状脑病（BSE，即疯牛病）等。故选B。

【避错】本题易错选D选项，莱姆病是由伯氏疏螺旋体所致的自然疫源性疾病。

2. 朊粒病的共同特征中不包括

A. 潜伏期长，达数月、数年甚至数十年

B. 一旦发病呈慢性、进行性发展，以死亡告终

C. 表现为海绵状脑病或白质脑病

D. 产生炎症反应和免疫病理损伤

E. 痴呆、共济失调、震颤等为主要临床表现

【答案】D

【考点】朊粒病

【解析】朊粒病属慢病毒性感染，皆以潜伏期长，

病程缓慢，进行性脑功能紊乱，无缓解康复，终至死亡为特征。朊病毒病死亡率为 100% 。故 A、B 选项不选。朊粒在人和动物中引起朊粒病，即传染性海绵状脑病，是一种中枢神经系统慢性退行性、致死性疾病。临床表现有痴呆、共济失调、震颤等。故 C、E 选项不选。故本题选 D。

【避错】部分考生易误选 C，朊粒是人和动物传染性海绵状脑病的病原体，故本题选 D，不选 C。

第七章　医学免疫学

考点：绪论

【A_1型题】

1. 属于固有免疫应答的细胞是
   A. T淋巴细胞
   B. B淋巴细胞
   C. NK细胞
   D. 脂肪细胞
   E. 上皮细胞

【答案】C

【考点】免疫防御的基本类型

【解析】免疫应答有固有免疫应答和适应性免疫应答两个基本类型，固有免疫应答由吞噬靶细胞（单核-巨噬细胞、中性粒细胞）、自然杀伤（NK）细胞以及补体系统主导，主要表现形式为迅速出现的炎症反应，是机体抵御病原体入侵的第一道防线。故选C。

【避错】此题易错选C。适应性免疫应答由T淋巴细胞和B淋巴细胞主导，具备特有的免疫效应且能与固有免疫协同作用，以高度特异和长期免疫记忆为主要特点。

2. 免疫系统的三大功能为
   A. 免疫防御、免疫应答、免疫记忆
   B. 免疫应答、免疫记忆、免疫监视
   C. 免疫防御、免疫记忆、免疫监视
   D. 免疫应答、免疫监视、免疫自稳
   E. 免疫防御、免疫监视、免疫自稳

【答案】E

【考点】免疫系统的主要功能

【解析】免疫系统的主要功能：①免疫防御，是免疫系统抵抗和清除病原微生物的功能。②免疫自稳，是免疫系统清除损伤或衰老细胞的功能。③免疫监视，是免疫系统遏制、清除突变细胞的功能。故选E。

【避错】本题易错选D，免疫应答是指免疫系统识别和清除抗原的整个过程，注意区分相关概念，避免混淆。

3. 适应性免疫应答的特点不具有
   A. 特异性
   B. 非特异性
   C. 多样性
   D. 记忆性
   E. 耐受性

【答案】B

【考点】固有性免疫和适应性免疫的异同

【解析】人体免疫分为适应性免疫和固有免疫。适应性免疫特点有特异性、耐受性、记忆性、多样性，A、C、D、E四个选项都是适应性免疫的特点。固有性免疫特点有非抗原依赖性、无抗原特异性、立即发挥作用、无免疫记忆，因此B选项是固有免疫的特点。故选B。

【避错】本题属于记忆型题，部分考生易错选A，题目问题是“不具有”，考生马虎做题易错选，此类单选题型，A、B选项对立，答案一定是其中之一，当然除外此两项均不正确的情况，特异性正是体现了适应性免疫与固有性免疫的层次性。

考点：抗原

【A_1型题】

1. 人、动物和微生物等均存在的与种属无关的共同抗原称为
   A. 异种抗原
   B. 自身抗原
   C. 异嗜性抗原
   D. 同种异型抗原
   E. 独特型抗原

【答案】C

【考点】抗原的分类

【解析】异嗜性抗原是不同种系生物如动物、植物或微生物所共同有的抗原，又称福斯曼（Forssman）抗原。故选C。

【避错】本题易错选A。异种抗原指来自另一物种的抗原性物质，如微生物及其产物、异种器官移植物等。

2. 与蛋白质载体结合后才具有免疫原性的物质是
   A. 完全抗原
   B. 胸腺依赖性抗原

C. 不完全抗原
D. 胸腺非依赖性抗原
E. 同种异型抗原

【答案】C

【考点】完全抗原和不完全抗原的基本概念

【解析】完全抗原指具有免疫原性和抗原性的物质，半抗原又称不完全抗原，无免疫原性，只有抗原性的物质，载体是赋予半抗原以免疫原性的蛋白质，故选C。根据抗原刺激B细胞产生抗体是否需要T细胞辅助分为胸腺依赖性抗原和胸腺非依赖性抗原，同种异型抗原是来自同一种属不同个体抗原，故A、B、D、E错误。

【避错】本题较易，错选主要为A，主要由于部分考生并没有完全掌握基本概念，要避免此类错误的发生，应记忆基本知识与概念。

3. 下列对TI抗原的描述中，正确的是
A. 刺激机体产生抗体时需T细胞辅助
B. 多为蛋白质
C. 可诱导产生免疫记忆
D. 仅刺激机体的细胞免疫反应
E. 刺激机体产生的抗体多为IgM类

【答案】E

【考点】TI抗原基本概念及其引起免疫应答的特点

【解析】TI抗原是胸腺非依赖性抗原。特点：①该种抗原可直接刺激B细胞产生抗体，而无须T细胞辅助。②主要包括细菌脂多糖、肺炎链球菌荚膜多糖和聚合鞭毛素等，备选答案A、B与TI抗原概念不符，可以排除。③TI抗原只能引起体液免疫应答，不能引起细胞免疫应答，也不能诱导机体产生免疫记忆。④通常产生抗体以IgM为主，因此C、D也错误。本题正确答案是E。

【避错】许多考生由于以为TI抗原就是和T细胞相关，故直接选择A，避免此种类型错误在于看清题意，加强基本概念的记忆与理解。

4. 隐蔽的自身抗原是
A. 肿瘤抗原
B. ABO血型抗原
C. Rh血型抗原
D. HLA分子
E. 睾丸内容物

【答案】E

【考点】抗原的特征

【解析】免疫豁免部位，如脑、睾丸、眼球、心肌和子宫等，由于其中的某些自身抗原成分（如神经髓鞘磷脂碱性蛋白、精子、眼晶状体等）和免疫系统相对隔离，因此在免疫系统发育过程中，针对这些隔离自身抗原的淋巴细胞克隆未被清除，而存在于外周免疫器官中。存在于免疫隔离部位的自身抗原成分称为隐蔽抗原。故选E。

【避错】本题易错选D，HLA为常见的同种异型抗原。

【B_1型题】

（5～7题共用备选答案）
A. 自身抗原
B. 血型抗原
C. 异种抗原
D. 同种异型抗原
E. 肿瘤相关抗原

5. 外毒素是

【答案】C

6. 抗体独特型是

【答案】A

7. 癌胚抗原是

【答案】E

【考点】抗原的分型

【解析】外毒素是细菌分泌的毒性蛋白质，具有毒性与免疫原性，为异种抗原，故5题选C。抗体独特型是每一种特异性抗体可变区所具有的抗原特异性，为自身抗原，故6题选A。癌胚抗原是存在于结肠癌及胚胎结肠黏膜上皮细胞的一种糖蛋白，由胎儿胃肠道上皮组织、胰和肝的细胞所合成，出生后血清中含量很低，升高常见于大肠癌、胰腺癌、胃癌、小细胞肺癌、乳腺癌、甲状腺髓样癌等，为肿瘤相关抗原，故7题选E。

【避错】5题易误选B，因为考生认为外毒素要通过血液起作用，故认为其为血型抗原，6题易错选C，认为异种之间各类型抗原不同，从而出现抗体的独特型，7题易错选A，因部分考生认为正常人存在原癌基因，当外界环境或者其他因素的改变时发生癌症，故易错选A。避免此种类型的错误，必须牢固掌握基本知识，加强基本概念的理解与记忆。

考点：免疫器官

【A_1型题】

属于中枢免疫器官的是
A. 淋巴结
B. 胸腺
C. 脾脏

D. 阑尾
E. 扁桃体
【答案】B
【考点】中枢免疫器官的组成
【解析】中枢免疫器官是免疫细胞发生、发育、分化和成熟的场所。骨髓和胸腺是人类的中枢免疫器官。故选B。
【避错】本题易错选C，外周免疫器官包括淋巴结、脾脏和黏膜相关淋巴组织，故不选C。

考点：免疫细胞

【A_1型题】

1. 可释放组胺引起哮喘超敏反应的白细胞是
A. 单核细胞
B. 嗜酸性粒细胞
C. 中性粒细胞
D. 淋巴细胞
E. 嗜碱性粒细胞
【答案】E
【考点】免疫细胞
【解析】嗜碱性粒细胞胞质中的颗粒含有组胺、过敏性慢反应物质和嗜酸性粒细胞趋化因子A等多种生物活性物质。故选E。
【避错】本题易错选B，嗜酸性粒细胞参与超敏反应，但不释放组胺。
2. 有特异性抗原受体的细胞是
A. B淋巴细胞
B. 浆细胞
C. 巨噬细胞
D. NK细胞
E. 单核细胞
【答案】A
【考点】B淋巴细胞
【解析】B淋巴细胞主要通过BCR识别抗原，启动体液免疫应答。B细胞也是专职的APC，活化的B细胞通过BCR结合可溶性抗原，进而将其内化、加工、处理，以抗原肽-MHC分子复合物的形式提呈给T细胞。故选A。
【避错】本题易错选D选项，NK细胞不表达抗原识别受体，表达IgG Fc受体和CD56分子。
3. 动物新生期切除胸腺的后果是
A. 细胞免疫功能缺陷，体液免疫功能正常
B. 细胞免疫功能正常，体液免疫功能缺陷
C. 细胞和体液免疫功能均不受影响
D. 细胞免疫功能缺陷，体液免疫功能受损
E. 机体造血和免疫功能均有损害
【答案】D
【考点】中枢免疫器官及细胞免疫与体液免疫的关系
【解析】胸腺是T细胞发育、分化、成熟的场所，新生期切除胸腺，会影响T细胞的形成，造成细胞免疫功能缺陷，体液免疫B细胞产生抗体也需要T细胞的协助，所以选项D最符合题意。
【避错】部分考生易错选A，考生只考虑了体液免疫细胞与细胞免疫细胞的产生场所，忽视了细胞免疫与体液免疫的协同关系，体液免疫的功能发挥需要部分T细胞的协助。
4. 属于B细胞的表面标志为
A. CD3
B. CD4
C. CD8
D. CD19
E. CD56
【答案】D
【考点】B细胞表面标志
【解析】CD3、CD4、CD8为T细胞的表面标志，故排除A、B、C。CD56为NK细胞表面标志，排除E。B细胞的细胞膜上有许多不同的标志，主要是表面抗原及表面受体。B细胞表面有CD19、CD20、CD21、CD22和CD29等分化抗原，其中有些是全部B细胞所共有，而有些仅为活化B细胞所特有。CD19属于B细胞的表面标志，故选D。
【避错】本题易因记忆不牢而误选E，常用检测NK细胞的标志有CD16、CD56、CD57、CD59、CD11b、CD94和LAK-1。
5. 关于T细胞，错误的是
A. 活化需要双信号
B. 作用受MHC限制
C. 可直接识别外源抗原
D. 可产生细胞因子
E. 对B细胞有辅助作用
【答案】C
【考点】T细胞
【解析】双信号的刺激导致T细胞完全活化：第一信号来自抗原，为APC表面的MHC-抗原肽复合物与TCR（CD4和CD8）的相互作用和结合；第二信号来自共刺激分子，为APC表面的共刺激分子与T细胞表面的相应配体的相互作用和结合。故A、B说法正确。T细胞的主要功能有辅助Ig产生、辅助B细胞增生、参与迟发型超敏反应、介导细胞毒性作用、产

生细胞因子，故 D、E 说法正确。T 细胞依靠 TCR 分子来识别特异性抗原，故 C 说法错误，选 C。

【避错】部分考生易误选 B，认为 T 细胞不受 MHC 限制，其实不然，CD4 细胞通过与 MHC Ⅱ 提呈的多肽抗原反应被激活。MHC Ⅱ 在抗原提呈细胞表面表达。一旦激活，可以分泌细胞因子，调节或者协助免疫反应。

6. 参与 TD-Ag 刺激机体产生抗体的细胞是

A. B 细胞

B. T 细胞和 B 细胞

C. 巨噬细胞、B 细胞、T 细胞

D. 巨噬细胞和 B 细胞

E. 巨噬细胞和 T 细胞

【答案】C

【考点】TD 抗原提呈

【解析】绝大多数的蛋白质抗原是 TD 抗原。既可以引起体液免疫应答，又能引起细胞免疫应答，主要产生 IgG 抗体。TD 抗原诱导的初次免疫应答是 T 细胞高水平表达 MHC-Ⅱ 分子，使机体产生抗体。TD 抗原诱导的再次应答，扩增的 B 细胞承担抗原提呈作用。巨噬细胞表面也表达 MHC-Ⅱ 分子，因此也可刺激机体产生抗体。故选 C。

【避错】本题易误选 A，由于题干中问的是刺激机体产生抗体，故很多考生直接选择 A，避免此类型题目的错误，应该熟悉了解体液免疫反应与细胞免疫反应之间的相同点以及其特殊之处。

7. 在免疫应答过程中，巨噬细胞

A. 产生抗体

B. 表达 TCR

C. 产生细胞因子

D. 表达 CD3 分子

E. 发生基因重排

【答案】C

【考点】巨噬细胞的免疫学功能

【解析】巨噬细胞主要具有的免疫学功能是非特异性吞噬杀伤作用、抗原提呈作用、免疫调节作用。在免疫调节作用中，巨噬细胞吞噬抗原活化后可合成分泌多种细胞因子，其中主要有 IL-1、IL-6、IL-8、IL-12 和 TNF-α。故选 C。

【避错】本题较易错选 A，由于考生对巨噬细胞的功能不清楚，产生抗体的是 B 细胞。

8. NK 细胞是

A. 特殊的 T 淋巴细胞

B. 吞噬细胞

C. 抗原提呈细胞

D. 介导 ADCC 的细胞

E. B 淋巴细胞

【答案】D

【考点】NK 细胞

【解析】NK 细胞对肿瘤细胞和病毒感染细胞有强大杀伤作用，一方面是通过 NK 细胞受体识别靶细胞配体直接接触杀伤靶细胞，另一方面是通过抗体依赖性细胞介导的细胞毒作用（ADCC）杀伤靶细胞。NK 细胞表达受体 FcγRⅢ（CD16），对 IgG 抗体包被的靶细胞产生细胞毒作用。故本题选 D。

【避错】本题较易错选 A，主要由于部分考生并没有完全掌握基本概念，要避免此类错误的发生，应记忆基本知识与概念。

【B_1 型题】

（9～11 题共用备选答案）

A. CD3

B. CD19

C. KIR

D. MHC-Ⅱ

E. LPS

9. T 细胞的表面分子

【答案】A

10. 树突状细胞的表面分子

【答案】D

11. NK 细胞的表面分子

【答案】C

【考点】细胞表面分子

【解析】T 细胞的表面分子有 TCR、CD3、CD4、CD8、CD2、LFA-1、CD28、CTLA-4、CD40L 等，CD3 参与 T 细胞活化信号的传导，故 9 题选 A。树突状细胞高表达 MHC-Ⅰ类和 MHC-Ⅱ类分子，与其捕获加工的抗原结合，形成肽-MHC 分子复合物提呈给 T 细胞，启动 MHC-Ⅰ类限制性 CTL 反应和 MHC-Ⅱ类限制性的 $CD4^+$ Th1 反应，故 10 题选 D。NK 细胞表面有杀伤细胞活化受体（KAR）和杀伤细胞抑制受体（KIR），故 11 题选 C。

【避错】本题属于记忆题，由于考生未能记忆清楚体液免疫及细胞免疫中各细胞表面表达的特异性分子，三题都易选错，应注意记忆体液免疫及细胞免疫中各细胞表面表达的特异性分子，以免犯错。

（12～14 题共用备选答案）

A. NK 细胞

B. B 细胞

C. 肥大细胞

D. 细胞毒性 T 淋巴细胞

E. 浆细胞

12. 能表现细胞毒性的细胞是

【答案】D

13. 能分泌抗体的细胞是

【答案】E

14. 提呈抗原的细胞是

【答案】B

【考点】免疫细胞的特征

【解析】细胞毒性T淋巴细胞能分泌各种细胞因子，对某些病毒、肿瘤细胞等抗原物质具有杀伤作用，其杀伤机制为释放穿孔素、颗粒酶杀伤靶细胞，故12题选D。浆细胞是活化B细胞分化、发育而成的终末细胞，具有合成和贮存抗体的功能，参与体液免疫反应，故13题选E。专职抗原提呈细胞为单核-巨噬细胞、树突状细胞、B淋巴细胞等，能表达MHC-Ⅱ类分子的细胞参与抗原的提呈，故14题选B。

【避错】本题属于记忆题，由于考生未能记忆清楚体液免疫及细胞免疫中各细胞的特征，三题都易选错，避免犯错，需要加强基本知识点的记忆。

考点：免疫球蛋白

【A_1型题】

1. IgM在B细胞膜上的存在形式一般为

A. 单体

B. 二聚体

C. 四聚体

D. 五聚体

E. 八聚体

【答案】A

【考点】免疫球蛋白

【解析】IgM多为五聚体，是分子量最大的Ig。IgM有较强的激活补体、调理吞噬和抗体依赖的细胞介导的细胞毒性作用。B细胞表面的膜结合型单体IgM是B细胞抗原受体的主要组成成分。故选A。

【避错】本题易错选D。IgM多为五聚体，但在B细胞膜上一般以单体形式存在。

2. 具有亲细胞作用的抗体是

A. IgM

B. IgD

C. IgE

D. IgG

E. IgA

【答案】C

【考点】免疫球蛋白的特性

【解析】IgE是血清中含量最低的免疫球蛋白，为亲细胞抗体。特异性IgE可通过其Fc段与具有相应的Fc受体的肥大细胞或嗜碱性粒细胞结合，使上述免疫细胞处于致敏状态，介导Ⅰ型超敏反应。故本题答案为C。

【避错】本题易误选D，因为考生认为抗原与抗体发生特异性免疫应答中主力军为IgG，避免此类型题目的错误，必须熟练掌握各种免疫球蛋白的基本特性。

【B_1型题】

（3~5题共用备选答案）

A. IgG

B. IgA

C. IgM

D. IgD

E. IgE

3. 胚胎时期起重要防御作用的Ig是

【答案】A

4. 含量最少的Ig是

【答案】E

5. 含量最多的Ig是

【答案】A

【考点】免疫球蛋白的特性和功能

【解析】IgG是血清中含量最高的Ig，是唯一能够通过胎盘进入胎儿体内的Ig，对防止新生儿感染具有重要意义。故3题、5题均选A。IgE是正常人血清中含量最少的Ig，故4题选E。

【避错】3题易错选B，婴儿出生后4~6个月开始合成IgA，婴儿可从母亲初乳中获得SIgA，以抵抗呼吸道和消化道的病原体。4题易错选D，IgD占血清免疫球蛋白总量的0.3%，但不是含量最少的。5题易错选C，IgM是分子量最大的Ig。

考点：补体系统

【A_1型题】

1. 具有调理吞噬作用的补体裂解产物是

A. C2b

B. C3b

C. C5b

D. C3a

E. C4a

【答案】B

【考点】补体的生物学功能

【解析】补体裂解产物中 C3b/C4b 具有调理吞噬作用，可结合细菌或真菌使其更容易被表达补体受体的吞噬细胞捕获并吞噬。故选 B。

【避错】本题易错选 D。C3a 可与肥大细胞或嗜碱性粒细胞表面 C3aR 结合，触发其脱颗粒，释放组胺等活性介质，引发炎症反应。

2. 参与替代途径激活补体的物质是

A. IgG

B. IgM

C. IgD

D. LPS

E. MBL

【答案】D

【考点】补体系统的激活

【解析】替代途径的激活剂为细菌的多糖成分（LPS），酵母，凝聚的 IgA、IgE 等，故选 D。MBL 是甘露糖结合凝集素途径的激活剂，IgG 和 IgM 与抗原形成的抗原-抗体复合物是经典途径的激活物，IgD 不参与激活补体，故 A、B、C、E 错误。

【避错】本题属于记忆题，由于考生未能记忆清楚替代途径补体激活的特征，故易选错，避免犯错需要加强三种补体激活途径知识点的记忆。

考点：细胞因子及受体

【A_1 型题】

1. 以下属于趋化因子 CXC 亚族的代表成员是

A. IL-2

B. IL-4

C. IL-6

D. IL-8

E. MCP-1

【答案】D

【考点】趋化因子

【解析】趋化因子对免疫细胞具有趋化和激活作用。氨基端有一个 CXC 基序（X 代表任一氨基酸）的趋化因子属于 CXC 亚家族，如可趋化多形核白细胞的 IL-8。故选 D。

【避错】本题易错选 E。单核细胞趋化蛋白-1（MCP-1）属于趋化因子 CC 亚家族。

2. 能杀伤细胞的细胞因子是

A. IL-2

B. TNF-α

C. 干扰素

D. IL-4

E. IL-1

【答案】B

【考点】细胞因子

【解析】TNF-α 能直接杀伤细胞，引起组织出血坏死，故选 B。IL-2 的作用是活化 T 细胞，促进细胞因子产生；刺激 NK 细胞增殖，增强 NK 杀伤活性及产生细胞因子，诱导 LAK 细胞产生；促进 B 细胞增殖和分泌抗体；激活巨噬细胞。干扰素的作用是抗病毒，促进 MHC Ⅰ类分子的表达。IL-4 的作用是促进 B 细胞增殖、分化，诱导 IgG1 和 IgE 产生，促进 Th0 细胞向 Th2 细胞分化，抑制 Th1 细胞活化及分泌细胞因子，协同 IL-3 刺激肥大细胞增殖等。IL-1 的主要作用是免疫调节，故 A、C、D、E 错误。

【避错】本题属于记忆题，由于考生未能记忆清楚常见细胞因子的分泌，故易选错，避免犯错需要加强常见几种细胞因子的分泌特点的记忆。

3. 产生 IL-2 的细胞是

A. 巨噬细胞

B. 肥大细胞

C. T 淋巴细胞

D. B 细胞

E. 嗜酸性粒细胞

【答案】C

【考点】细胞因子

【解析】IL-2 主要由活化的 T 淋巴细胞产生，以自分泌和旁分泌的方式作用于局部的靶细胞，是参与免疫应答的重要细胞因子，具有明显的免疫效应，可促进 T 淋巴细胞增殖及产生细胞因子，促进 B 淋巴细胞增殖和分泌 Ig，激活巨噬细胞，增强 NK 细胞活化及增殖等。故本题选 C。

【避错】本题属于记忆题，由于考生未能记忆清楚常见细胞因子的分泌，故易选错，避免犯错需要加强常见几种细胞因子的分泌特点的记忆。

【B_1 型题】

（4～5 题共用备选答案）

A. IL-5

B. IL-4

C. IFN-γ

D. TNF-α

E. IL-8

4. 可促进人类 IgE 类抗体转换的是

【答案】B

5. 可抑制Th0细胞向Th2细胞转化的是

【答案】C

【考点】B细胞Ig类别的转化及细胞因子的功能

【解析】局部微环境和细胞因子可影响和调节免疫球蛋白类型的转换，研究证明IL-4可促进人类IgE类抗体转换，故4题选B。IL-12、IFN-γ、IL-2等Ⅰ型细胞因子促使Th0向Th1分化，并抑制Th2细胞分化。故5题选C。

【避错】5题易错选B，没有审清题干，IL-4促进Th0细胞向Th2细胞分化。4题易错选D，TNF-α可促进血管内皮细胞表达黏附分子，促进中性粒、单核细胞到达感染部位发挥作用。

考点：白细胞分化抗原和黏附分子

【A_1型题】

1. 以下哪种不是黏附分子家族

A. 整合素家族

B. 选择素家族

C. 免疫球蛋白超家族

D. 钙黏蛋白家族

E. 钙调蛋白家族

【答案】E

【考点】黏附因子

【解析】黏附因子包括整合素、选择素、血管地址素、免疫球蛋白超家族和钙黏蛋白。故选E。

【避错】本题不易选错，考生应熟悉四种黏附因子，不包括钙调蛋白家族。

2. 参与B细胞活化的CD分子是

A. CD3

B. CD4

C. CD40

D. CD8

E. CD28

【答案】C

【考点】T、B细胞活化

【解析】与B细胞识别、黏附、活化有关的CD分子有：BCR复合物，CD19、CD21、CD40、CD80（B7-1），在B细胞协作中发挥重要作用，因此本题选C。

【避错】本题为记忆型题，部分考生易错选E，CD28与APC上的配体B7结合，转导T细胞活化的协同刺激信号。

考点：主要组织相容性复合体

【A_1型题】

下列不属于HLA基因复合体遗传特征的是

A. 多态性

B. 基因常需要重组

C. 共显性遗传

D. 单元型遗传

E. 连锁不平衡

【答案】B

【考点】HLA基因复合体的遗传特征

【解析】HLA基因复合体是人体多态性最为显著的基因群，其等位基因常以单体型由亲代传给子代。两条染色体上同一HLA基因座共显性表达。有些HLA基因在特定人群中出现连锁不平衡现象。故选B。

【避错】本题易错选C。HLA等位基因以共显性方式表达，一个基因座位上的2个等位基因均表达相应HLA分子。

考点：免疫应答

【A_1型题】

1. 关于免疫应答的叙述，错误的是

A. 需经抗原诱导产生

B. 分为体液应答和细胞免疫应答两种类型

C. 其结局总对机体是有益的

D. 有多种细胞及分子参与

E. 在外周免疫器官中发生

【答案】C

【考点】免疫应答

【解析】免疫细胞对抗原的识别、活化、增殖与分化，以及产生抗体与抗原作用，将其破坏、清除的过程称为免疫应答。免疫应答分为固有免疫应答和适应性免疫应答。适应性免疫应答可分为体液免疫应答和细胞免疫应答。这两种免疫应答的产生都是由多细胞系完成的，即由单核吞噬细胞、T细胞和B细胞来完成的。免疫应答过高会导致过敏性疾病，过低易导致严重的感染，对自身组织发生应答，导致自身免疫病，均会对机体有害。免疫应答发生在淋巴结、脾及扁桃体等外周免疫器官。故选C。

【避错】本题不易选错，C选项的说法过于绝对，应注意免疫应答过高或者过低均对机体有害。

2. 淋巴细胞活化过程中需要黏附分子的辅佐，其中协助 Th 活化 B 细胞的是
   A. CD2/LFA3
   B. CD40/CD40L
   C. LFA-1/ICAM-1
   D. CD4/MHC Ⅱ类分子
   E. CD8/MHC Ⅰ类分子

【答案】B

【考点】免疫应答，黏附分子的作用

【解析】B 细胞活化的第二信号由多种黏附分子对的相互作用所提供，其中最重要的是 CD40/CD40L。活化 T 细胞表达的 CD40L 与 B 细胞表面的 CD40 相互作用，提供 B 细胞活化的第二信号。故本题选 B。

【避错】本组题为记忆型题，考生只需要记住 B 细胞活化需要的三个信号，再做此类题时就不会出错，为送分题型。

考点：黏膜免疫

【B_1 型题】

1. 黏膜固有层 M 细胞的主要功能是
   A. 提呈抗原
   B. 降解抗原
   C. 识别抗原
   D. 转运抗原
   E. 加工抗原

【答案】D

【考点】黏膜免疫系统的组成

【解析】M 细胞是存在于固有层的抗原转运细胞，可摄取肠腔内的抗原，并将其转运到 GALT 的淋巴样区域。故本题选 D。

【避错】本题属于概念性题，不易选错。

（2～3 题共用备选答案）
   A. CD34
   B. L-selectin
   C. CD19
   D. CD56
   E. ICOS

2. 在 HEV 内皮细胞表面的是

【答案】A

3. 在初始 T 细胞表面的是

【答案】B

【考点】黏膜免疫

【解析】初始 T 细胞表面表达 L-选择素，而 HEV 中的内皮细胞表达 L-选择素的配体 CD34 和 GlyCAM-1，两者相互作用，促使 T 淋巴细胞黏附于 HEV。故 2 题选 A，3 题选 B。

【避错】本组题为记忆型题，考生只需要记住特殊的这几类黏膜黏附分子位于哪个细胞上，以及其所起的作用，再做此类题时就不会出错。

考点：免疫耐受

【A_1 型题】

1. 关于免疫耐受的叙述，错误的是
   A. 免疫耐受是抗原特异性的
   B. 免疫耐受可在新生动物中诱导形成
   C. 协同刺激因子可促进免疫耐受形成
   D. 免疫抑制措施可促进免疫耐受形成
   E. 免疫耐受也是一种免疫应答

【答案】C

【考点】免疫耐受

【解析】免疫耐受是指对抗原特异应答的 T 细胞与 B 细胞，在抗原刺激下，不能被激活，不能产生免疫效应细胞及特异性抗体，从而不能执行正常免疫应答的现象。对某种抗原产生免疫耐受的个体，再次接触同一抗原刺激后，不发生免疫应答或不能用常规方法检测到免疫应答，但对其他抗原仍具有正常的免疫应答能力。是免疫应答的另一种形式。新生期接触抗原可致免疫耐受。免疫抑制措施可促进免疫耐受形成。故选 C。

【避错】本题不易选错，协同刺激因子不能促进免疫耐受形成，协同刺激因子表达水平上调可造成免疫耐受终止。

2. 诱导免疫耐受形成的最佳时期是
   A. 新生期
   B. 幼年期
   C. 青年期
   D. 中年期
   E. 老年期

【答案】A

【考点】免疫耐受形成的条件

【解析】免疫耐受是否能成功诱导，主要取决于抗原和机体两方面的因素。机体的免疫系统越成熟越不易形成耐受性，故在胚胎期或新生期容易诱发免疫耐受，而成年期较难。在免疫功能成熟的个体诱导耐受常需要大剂量抗原，并且需要和免疫抑制剂共同应

用。故选 A。

【避错】本题易错选 B，部分考生认为幼年期身体正在全面生长与发育，应该在这个时期形成免疫耐受，故易错选，避免犯错需了解免疫耐受形成的条件并记忆其相关的知识点。

考点：抗感染免疫

【A_1 型题】

关于抗感染免疫的叙述，下列错误的是

A. 完整的皮肤与黏膜屏障是抗感染的第一道防线

B. 吞噬细胞和体液中的杀菌物质是抗感染的第二道防线

C. 体液免疫主要针对胞外寄生菌的感染

D. 细胞免疫主要针对胞内寄生菌的感染

E. 抗体与细菌结合可直接杀死病原菌

【答案】E

【考点】免疫的三道防线及分类

【解析】第一道防线：是由皮肤和黏膜构成的。第二道防线：是体液中的杀菌物质和吞噬细胞。第三道防线：特异性免疫。主要由免疫器官（胸腺、淋巴结和脾脏等）和免疫细胞（淋巴细胞）组成，其中，淋巴 B 细胞“负责”体液免疫，淋巴 T 细胞“负责”细胞免疫，体液免疫 B 细胞产生的抗体不能直接杀死细菌。故选 E。

【避错】本题属于记忆型题，免疫学的基本知识，考生只需认真记忆总结。

考点：变态反应

【A_1 型题】

1. 参与Ⅱ型变态反应的免疫球蛋白（Ig）是

A. IgM/IgD

B. IgM/IgG

C. IgA/IgE

D. IgM/IgA

E. IgE/IgD

【答案】B

【考点】Ⅱ型变态反应发生机制

【解析】Ⅱ型变态反应是由 IgG 或 IgM 抗体与靶细胞表面相应抗原结合后，在补体、吞噬细胞和 NK 细胞参与下，引起以细胞溶解和组织损伤为主的病理性免疫反应。故选 B。

【避错】本题不易选错，参与Ⅱ型变态反应的免疫球蛋白为 IgG 或 IgM，参与Ⅰ型变态反应的为 IgE。

2. 属于Ⅲ型变态反应性疾病的是

A. 变应性鼻炎

B. 新生儿溶血病

C. Arthus 反应

D. 接触性皮炎

E. 支气管哮喘

【答案】C

【考点】Ⅲ型变态反应性的疾病

【解析】Ⅲ型变态反应性是指血液循环中的可溶性抗原与相应的抗体（IgG、IgM 类）结合形成可溶性的免疫复合物，在一定条件下沉积于组织，通过激活补体并在血小板、中性粒细胞等其他细胞的参与下，引起组织损伤的过程，常见疾病有 Arthus 反应、血清病、SLE、类风湿关节炎等，故选 C。变应性鼻炎和支气管哮喘属于Ⅰ型变态反应，新生儿溶血病为Ⅱ型变态反应，接触性皮炎为Ⅳ型变态反应，故 A、B、D、E 错误。

3. 属于Ⅱ型变态反应性疾病的是

A. 过敏性休克

B. 溶血

C. 变应性鼻炎

D. 血清病

E. 荨麻疹

【答案】B

【考点】变态反应

【解析】Ⅱ型变态反应又称细胞毒型或细胞溶解型变态反应，此型变态反应是由 IgG 或 IgM 类抗体与细胞表面的抗原结合，在补体、吞噬细胞及 NK 细胞等参与下，造成以细胞裂解死亡为主的病理损伤。常见疾病是输血反应、新生儿溶血病、血细胞减少症、肺出血-肾炎综合征、甲状腺功能亢进症。故本题选 B。

【避错】本题易错选 A 或 C，部分考生看到过敏二字直接选择。由于不熟悉四种变态反应所导致的疾病而错选。

考点：自身免疫和自身免疫病

【A_1 型题】

1. 不属于免疫缺陷病的疾病是

A. 系统性红斑狼疮

B. 艾滋病

C. 遗传性血管神经性水肿

D. X 连锁慢性肉芽肿病

E. X 连锁无丙种球蛋白血症

【答案】A

【考点】常见免疫缺陷病

【解析】系统性红斑狼疮为自身免疫病。免疫缺陷病分为原发性和获得性免疫缺陷病。艾滋病为 HIV 感染所致的获得性免疫缺陷病。遗传性血管神经性水肿为补体缺陷所致，X 连锁慢性肉芽肿病为吞噬细胞功能缺陷所致，X 连锁无丙种球蛋白血症为抗体缺陷所致，均属于原发性免疫缺陷病。故选 A。

【避错】本题不易选错，系统性红斑狼疮不属于免疫缺陷病。

2. 重症肌无力的自身抗体是

A. 平滑肌抗体

B. 乙酰胆碱受体抗体

C. 胰岛素受体抗体

D. 细胞核抗体

E. 血小板抗体

【答案】B

【考点】重症肌无力的自身抗体

【解析】患者体内存在的乙酰胆碱受体自身抗体在神经-肌肉接头处结合乙酰胆碱受体，使之内化并降解，致使肌肉细胞对运动神经元释放的乙酰胆碱的反应性进行性降低，阻碍神经信号向肌肉细胞的传递。故选 B。

【避错】此题不易选错，重症肌无力患者的体内既存在抗乙酰胆碱受体的自身抗体，也存在乙酰胆碱受体自身反应性 T 细胞。

3. 下列属器官非特异性自身免疫病的是

A. 类风湿关节炎

B. 慢性甲状腺炎（桥本病）

C. 格雷夫斯病（Graves 病）

D. 重症肌无力

E. 胰岛素依赖性糖尿病（1 型糖尿病）

【答案】A

【考点】自身免疫病的分类

【解析】器官非特异性自身免疫病累及多种器官，结缔组织多受累，典型的器官非特异性自身免疫病为系统性红斑狼疮和类风湿关节炎等。类风湿关节炎是体内变性 IgG 刺激机体产生抗体（即类风湿因子，为 IgM），形成免疫复合物，沉积于全身小关节滑膜处，引起小关节红肿、变性僵直，失去运动功能，故选 A。慢性甲状腺炎、Graves 病、重症肌无力和 1 型糖尿病均为器官特异性自身免疫病，故 B、C、D、E 错误。

【避错】本题易错选 D，因为大部分考生都知道 B、C、E 都是器官性自身免疫病，因其都局限在某个器官，但类风湿关节炎导致关节疾病，重症肌无力导致肌肉疾病，故易选错，避免犯错不能仅从字面意思去考虑，因为类风湿关节炎可以导致心脏病等一系列其他器官的病变。

考点：免疫缺陷病

【A_1 型题】

1. X-性连锁无丙种球蛋白血症是属于

A. T 细胞缺陷

B. 联合免疫缺陷

C. 吞噬细胞缺陷

D. 补体系统缺陷

E. B 细胞缺陷病

【答案】E

【考点】特异性杀伤肿瘤的细胞

【解析】B 细胞缺陷病是由 B 细胞发育和/或功能异常引起，以 Ig 减少或缺乏为特征，临床表现为反复化脓性细菌感染及对某些病毒的易感性增加。典型的疾病有 X-性连锁低丙球血症、选择性 IgA 缺乏症、选择性 IgG 缺乏症、IgG 和 IgA 缺乏伴 IgM 升高症（又称高 IgM 综合征）。故选 E。

【避错】此题易错选 A 选项，但 T 细胞缺陷的常见病是 DiGeorge 综合征，并非 X 连锁无丙种球蛋白血症。

2. 人类免疫缺陷病毒（HIV）在人体内作用的主要靶细胞是

A. $CD4^+$ T 淋巴细胞

B. $CD8^+$ T 淋巴细胞

C. B 淋巴细胞

D. CTL 细胞

E. NK 细胞

【答案】A

【考点】HIV 免疫的致病机制

【解析】HIV 既嗜淋巴细胞，又嗜神经细胞，主要感染 $CD4^+$T 淋巴细胞以及单核-吞噬细胞、B 淋巴细胞、小神经胶质细胞和骨髓干细胞，其中 $CD4^+$ T 淋巴细胞是 HIV 的主要靶细胞，故选 A。

【避错】本题易错选 B，若考生未记忆清楚 HIV 的主要靶细胞为 CD4 还是 CD8 时，易错选 B，故答题时应注意记忆清楚。以免犯错。

3. 慢性肉芽肿病的发生原因是

A. 先天性胸腺发育不全

B. 吞噬细胞功能缺陷

C. B细胞发育和/或功能异常

D. 补体某些组分缺陷

E. T、B细胞混合缺陷

【答案】B

【考点】原发性免疫缺陷病

【解析】慢性肉芽肿病是常见的吞噬细胞缺陷疾病，还原型辅酶Ⅱ氧化酶系统基因缺陷可患此病。患者的中性粒细胞不能有效地产生杀菌性超过氧化物，频发细菌和真菌感染。故选B。

【避错】本题易错选A或C，DiGeorge综合征是由于先天性胸腺发育不全引起的T细胞缺陷病，而B细胞缺陷常引起X-性连锁低丙球血症，选择性IgA缺乏症等。此两项均不会导致慢性肉芽肿病。

考点：肿瘤免疫

【A_1型题】

1. 特异性杀伤肿瘤的细胞是

A. CTL

B. NK

C. Mφ

D. LAK

E. 中性粒细胞

【答案】A

【考点】特异性杀伤肿瘤的细胞

【解析】细胞是最重要的抗肿瘤细胞，尤其是$CD8^+$ T细胞。$CD8^+$ T细胞可直接特异性杀伤肿瘤细胞或通过分泌TNF-β等细胞因子杀伤肿瘤细胞。故选A。

【避错】此题易错选B选项，但NK细胞不需预先致敏就能非特异性杀伤肿瘤细胞。

2. 某一细胞群体杀伤肿瘤细胞机制为：①通过其抗原受体识别肿瘤细胞特异抗原，在Th辅助下直接杀伤肿瘤细胞。②该细胞活化后，分泌IFN-γ、TNF-β等细胞因子间接杀伤肿瘤细胞，该细胞是

A. Mφ

B. NK

C. CTL

D. LAK

E. TIL

【答案】C

【考点】肿瘤免疫

【解析】$CD8^+$ CTL是抗肿瘤免疫最重要的肿瘤杀伤细胞，其作用机制有二：一是通过其抗原受体识别肿瘤细胞特异抗原，在Th辅助下直接杀伤肿瘤细胞；二是该细胞活化后，分泌IFN-γ、TNF-β等细胞因子间接杀伤肿瘤细胞。故选C。

【避错】本题属记忆型题，部分考生易错选B，NK为自然杀伤细胞，能在无须致敏的情况下直接杀死细胞，其作用不受MHC的限制，不具有特异性，虽其也能杀死肿瘤细胞，但不符合题意要求。

考点：移植免疫

【A_1型题】

1. 器官移植最重要的是

A. 补体

B. 细胞因子

C. AIP

D. 血型

E. 抗原

【答案】E

【考点】主要组织相容性复合体

【解析】同种异体器官或组织移植的成败主要取决于供受者间血型抗原与HLA抗原的相符合程度，相符合的程度越高排斥反应就越弱。因此，在移植前，需要对供者和受者分别做HLA分型和交叉配型试验。故选E。

【避错】本题易错选D，器官或组织移植的成败主要取决于供受者间血型抗原与HLA抗原的相符合程度，相符合的程度越高排斥反应就越弱。

2. 引起移植排斥反应最重要的抗原是

A. Rh血型抗原

B. ABO血型抗原

C. 异嗜性抗原

D. HLA抗原

E. 变应原

【答案】D

【考点】同种移植排斥反应的机制

【解析】移植物HLA抗原不同于受者的HLA抗原，是引起急性移植排斥的主要原因。在HLA完全相同的供、受者间进行移植所发生的排斥可由次要组织相容性抗原（mH）引起。mH表达于精子、组织细胞和造血细胞表面。故选D。

【避错】此题易错选A或B选项。人红细胞ABO、

Rh 血型抗原是引起排斥的强同种异型抗原。但最重要的还是 HLA 抗原。植入的 HLA 抗原和受者的 HLA 抗原差异性越小，发生排斥的强度越弱。

3. 超急性排斥反应发生的主要原因是受者体内存在移植物特异性
   A. 抗体
   B. 细胞毒性 T 淋巴细胞
   C. NK 细胞
   D. 巨噬细胞
   E. 辅助性 T 淋巴细胞

【答案】 A

【考点】 排斥反应

【解析】 超急性排斥反应发生在移植物与受者血管接通的数分钟到 24 小时内，发生的基本原因是受者体内存有抗供者移植物的预存抗体，与抗原结合，激活补体和凝血系统，导致血管内凝血。常见于 ABO 血型不符、多次妊娠或反复输血等使受者体内存在抗 HLA 抗体、移植物保存或处理不当等，故选 A。

【避错】 本题易错选 B，部分考生认为超急性排斥反应应该是细胞相互攻击，表现为细胞的毒性，故易选择 B。了解排斥反应的基本知识点，可避免犯错。

考点：免疫学检测技术

【A_1 型题】

1. 要从混合的 T、B 细胞中分离 T 细胞，最佳的方法是
   A. 流式细胞术
   B. 放射免疫分析法
   C. ELISA
   D. 双向琼脂扩散试验
   E. 免疫电泳

【答案】 A

【考点】 免疫细胞分离的方法

【解析】 流式细胞术是一种可以对细胞或亚细胞结构进行快速测量的新型分析技术和分选技术。其特点是：①测量速度快。②可进行多参数测量，并具有明显的统计学意义。③是一门综合性的高科技方法，综合了激光技术、计算机技术、流体力学、细胞化学、图像技术等多领域的知识和成果。④既是细胞分析技术，又是精确的分选技术，能精确地从混合的 T、B 细胞中分离 T 细胞。故选 A。

【避错】 此题易错选 D 选项。但双向琼脂扩散试验常用于定性检测，也可用于半定量检测，不用于免疫细胞的分离。

2. 欲检测血清中一种微量的小分子肽，下列方法中最敏感的是
   A. 免疫荧光技术
   B. ELISA
   C. 双向琼脂扩散法
   D. 单向琼脂扩散法
   E. 对流免疫电泳

【答案】 B

【考点】 常用免疫等检测方法的原理和应用

【解析】 免疫酶测定法是一种用酶标记一抗或二抗检测特异性抗原或抗体的方法。常用的方法有酶联免疫吸附试验（ELISA）和酶免疫组化技术。ELISA 适用于检测血清、脑脊液、胸腔积液和腹水等各种液相中的可溶性抗原，故选 B。

【避错】 本题易错选 C 和 E，因考虑双向电泳及对流免疫电泳优于单向电泳，加上对 ELISA 方法适用范围的不了解，故易选错，了解常用实验技术的适用范围，以免犯错。

考点：免疫学防治

【A_1 型题】

1. 下列哪种是死疫苗
   A. BCG
   B. 小儿麻痹糖丸
   C. 麻疹疫苗
   D. 鼠疫疫苗
   E. 伤寒疫苗

【答案】 E

【考点】 疫苗的分类

【解析】 灭活疫苗又称死疫苗，是采用灭活病原微生物为抗原制成的疫苗。目前仍使用的灭活疫苗有伤寒、百日咳、霍乱、脊髓灰质炎、流感、狂犬病、甲型肝炎、乙型脑炎和钩端螺旋体疫苗。故选 E。

【避错】 此题易错选 C 选项。但麻疹疫苗属于减毒活疫苗。

2. 卡介苗（BCG）适宜的接种对象主要是
   A. 结核性脑膜炎患者
   B. 结核菌素试验阳性者
   C. 严重的结核病患者
   D. 新生儿以及结核菌素试验阴性的儿童
   E. 细胞免疫功能低下者

【答案】 D

【考点】 结核病的防治原则

【解析】 卡介苗是一种减毒、弱毒的活菌疫苗，通过人工的方法，使未受感染的人产生一次轻微的感染，没有发病的危险，从而产生抵抗结核病的能力，减少结核病的发生。接种的主要对象是新生儿，故选D。结核性脑膜炎患者、结核菌素试验阳性者、严重的结核病患者和细胞免疫功能低下者均不能接种，故A、B、C、E错误。

【避错】 本题易错选E，大部分考生都能排除A、B、C选项，但偶有考生选择E，故需掌握卡介苗的接种适用范围，以免犯错。

第八章　药　理　学

考点：药物效应动力学

【A_1型题】

1. 拮抗药的主要特点是
   A. 与受体有亲和力，有内在活性
   B. 与受体有亲和力，无内在活性
   C. 与受体无亲和力，有内在活性
   D. 与受体有强亲和力，有弱的内在活性
   E. 与受体有弱亲和力，有强的内在活性

【答案】B

【考点】药物与受体

【解析】拮抗药是能与受体结合，具有较强亲和力而无内在活性的药物。它们本身不产生作用，但因占据受体而具有拮抗激动药或内源性配体的效应。故选 B。

【避错】本题易错选 A。激动药是对受体既有亲和力又有内在活性的药物。

2. 有关药物的副作用，不正确的是
   A. 为治疗剂量时所产生的药物反应
   B. 为与治疗目的有关的药物反应
   C. 为不太严重的药物反应
   D. 为药物作用选择性低时所产生的反应
   E. 为一种难以避免的药物反应

【答案】B

【考点】药物不良反应

【解析】副作用是药物在治疗剂量下出现与治疗目的无关的作用，故 A 陈述正确，B 陈述不正确。对于患者来说，可能带来不适或痛苦，一般都比较轻微，可以忍受，故 C 陈述正确。产生副作用的原因是药物作用选择性差，一种药物有多种作用，故 D 陈述正确。当其某一作用用于治疗目的时，其他作用则成为副作用。一些药物的副作用是难以避免的，事前需听清医师的说明，故 E 陈述正确。

【避错】本题较为简单，药物副作用是正常用法用量时发生的与治疗目的无关的不良作用。

考点：药物代谢动力学

【A_1型题】

1. 用药的间隔时间主要取决于
   A. 药物与血浆蛋白的结合率
   B. 药物的吸收速度
   C. 药物的排泄速度
   D. 药物的消除速度
   E. 药物的分布速度

【答案】D

【考点】给药间隔时间的影响因素

【解析】一般根据消除半衰期确定给药间隔时间，消除半衰期是血浆药物浓度下降一半所需时间。其长短反应体内药物消除的速度。故选 D。

【避错】此题不易选错其他选项。一般来说，给药间隔时间约为一个半衰期。

2. 按一级动力学消除的药物特点为
   A. 药物的半衰期与剂量有关
   B. 为绝大多数药物的消除方式
   C. 单位时间内实际消除的药量不变
   D. 单位时间内实际消除的药量递增
   E. 体内药物经 2～3 个半衰期后，可基本清除干净

【答案】B

【考点】速率类型及特点

【解析】一级消除又称线性消除，等比消除，是指体内药物在单位时间内消除的药物百分率不变，即单位时间内消除的药物量与血浆药物浓度成正比。特点：①体内药物按瞬时血药浓度（或体内药量）以恒定的百分比消除，但单位时间内实际消除的药量随时间递减。②药物消除半衰期恒定，与剂量或药物浓度无关。③绝大多数药物都按一级动力学消除，这些药物在体内经过 5 个 $t_{1/2}$ 后，体内药物可基本消除干净。④每隔一个 $t_{1/2}$ 给药一次，则体内药量（或血药浓度）可逐渐累积，经过 5 个 $t_{1/2}$ 后，消除速度与给药速度相等，达到稳态。故选 B。

【避错】本题易选择 D。考生易先入为主认为药物单位时间内实际消除的药量递增，实际上药物单位时间内按恒定比例转运，加强对一级速率概念的记忆可减少犯错。

考点：胆碱受体激动药

【A_1型题】

毛果芸香碱对眼的调节作用是

A. 睫状肌松弛，悬韧带拉紧，晶状体变扁平
B. 睫状肌松弛，悬韧带放松，晶状体变凸
C. 睫状肌收缩，悬韧带拉紧，晶状体变凸
D. 睫状肌收缩，悬韧带拉紧，晶状体变扁平
E. 睫状肌收缩，悬韧带放松，晶状体变凸

【答案】E

【考点】毛果芸香碱对眼的调节作用

【解析】毛果芸香碱滴眼后，使环状肌向瞳孔中心方向收缩，造成悬韧带放松，晶状体由于本身弹性变凸，屈光度增加，只适合于视近物，而看远物则难以使其清晰地成像于视网膜上，故看近物清楚，看远物模糊。拟胆碱药的这种作用称为调节痉挛。故本题选E。

【避错】本题易误选B，此选项极易混淆，考生应注意睫状肌以胆碱能神经（动眼神经）支配的环状肌纤维为主。毛果芸香碱可使环状肌向瞳孔中心方向收缩，故睫状肌是收缩的。

考点：抗胆碱酯酶药和胆碱酯酶复活药

【A₁型题】

1. 氯解磷定能快速缓解的有机磷中毒症状是
A. 大小便失禁
B. 视物模糊
C. 骨骼肌震颤及麻痹
D. 腺体分泌增加
E. 瞳孔缩小

【答案】C

【考点】胆碱酯酶复活药

【解析】氯解磷定属于胆碱酯酶复活药，可明显减轻N样症状，对骨骼肌痉挛的抑制作用最为明显，能迅速抑制肌束颤动，对中枢神经系统的中毒症状也有一定改善作用。N样症状表现为肌无力、不自主肌束抽搐、震颤，并可导致明显的肌无力和麻痹。故选C。

【避错】本题易错选其他选项。大小便失禁、视物模糊、腺体分泌增加、瞳孔缩小均属于M样症状，氯解磷定对M样症状影响较小。

2. 治疗重症肌无力首选
A. 毛果芸香碱
B. 乙酰胆碱
C. 毒扁豆碱
D. 新斯的明
E. 肾上腺素

【答案】D

【考点】重症肌无力首选药

【解析】重症肌无力是一种自身免疫病，主要为机体对自身突触后运动终板的胆碱酯酶受体产生免疫反应，在患者血清中可见抗胆碱酯酶受体抗体，从而导致胆碱酯酶受体数目减少，表现为受累骨骼肌极易疲劳。新斯的明为治疗重症肌无力的常规使用药物，常用来控制疾病症状。剂量必须控制在能改善临床症状为宜，由于上述药物作用时间较短，故需反复给药。本题最佳选项为D，其余药物均无此作用。

【避错】本题为记忆题，考生需掌握重症肌无力的首选药物。错误率较低。

考点：M胆碱受体阻断药

【A₁型题】

1. 阿托品对眼的作用表现为
A. 降低眼内压、扩瞳、调节痉挛、腺体分泌减少
B. 降低眼内压、缩瞳、调节麻痹、腺体分泌增加
C. 升高眼内压、缩瞳、调节麻痹、腺体分泌减少
D. 升高眼内压、扩瞳、调节痉挛、腺体分泌增加
E. 升高眼内压、扩瞳、调节麻痹、腺体分泌减少

【答案】E

【考点】阿托品的药理作用

【解析】阿托品可松弛瞳孔括约肌，使去甲肾上腺素能神经支配的瞳孔扩大肌功能占优势，瞳孔扩大。由于瞳孔扩大，使虹膜退向四周外缘，前房角间隙变窄，阻碍房水回流入巩膜静脉窦，造成眼压升高。阿托品还可调节麻痹。故选E。

【避错】本题易错选D，阿托品能使睫状肌松弛而退向外缘，使悬韧带拉紧，晶状体变为扁平，其折光度减低，只适合看远物，而不能将近物清晰地成像于视网膜上，造成视近物模糊不清，阿托品的这种作用，称为调节麻痹，而不是调节痉挛。

2. 阿托品用于治疗
A. 心源性休克
B. 过敏性休克
C. 失血性休克
D. 感染中毒性休克
E. 神经源性休克

【答案】D

【考点】阿托品临床应用

【解析】阿托品解除平滑肌痉挛适用于各种内脏绞痛；抑制腺体分泌可用于麻醉前给药；用于眼科可治疗虹膜睫状体炎及验光检查眼底；治疗缓慢型心律失常；抗休克：大剂量阿托品能解除血管痉挛，舒张外周血管，改善微循环，可用于暴发型流行性脑脊髓膜炎、中毒性脑病、中毒性肺炎等所致的感染性休克患者，本题D正确；此外，还可用于有机磷中毒的解救。

【避错】本题易误选A，考生需知道阿托品在心血管系统中的作用是加快心率，用于治疗缓慢性心律失常，而不是心源性休克。

考点：肾上腺素受体激动药

【A_1型题】

1. 异丙肾上腺素的作用有

A. 收缩血管、舒张支气管、增加组织耗氧量

B. 收缩血管、舒张支气管、降低组织耗氧量

C. 舒张血管、舒张支气管、增加组织耗氧量

D. 舒张血管、舒张支气管、降低组织耗氧量

E. 舒张血管、收缩支气管、降低组织耗氧量

【答案】C

【考点】异丙肾上腺素的作用

【解析】异丙肾上腺素对β受体有很强的激动作用，对$β_1$和$β_2$受体选择性很低。其药理作用包括以下几点。①对心脏的作用：具有典型的$β_1$受体激动作用，表现为正性肌力和正性缩率作用，缩短收缩期和舒张期。②对血管和血压的影响：对血管有舒张作用，主要是使骨骼肌血管舒张（激动$β_2$受体），对肾血管和肠系膜血管舒张作用较弱，对冠状血管也有舒张作用。③缓解支气管平滑肌痉挛：激动$β_2$受体，舒张支气管平滑肌的作用比肾上腺素略强。④其他：能增加组织的耗氧量。故选C。

【避错】此题易错选A，将异丙肾上腺素和去甲肾上腺素的药理作用相混淆。去甲肾上腺素使血管收缩，但异丙肾上腺素使血管舒张。

2. 治疗严重房室传导阻滞宜选用

A. 肾上腺素

B. 去甲肾上腺素

C. 异丙肾上腺素

D. 阿托品

E. 氨茶碱

【答案】C

【考点】房室传导阻滞药物选择

【解析】异丙肾上腺素主要激动β受体，对$β_1$、$β_2$受体选择性很低，对α受体几乎无作用。异丙肾上腺素对心脏$β_1$受体具有强大的激动作用，表现为正性肌力和正性频率作用，缩短收缩期和舒张期。其加快心率、加速传导的作用较强，心肌耗氧量明显增加，对窦房结有显著兴奋作用，也能引起心律失常。舌下含药或静脉滴注给药，治疗一、二度房室传导阻滞。故本题选C。

【避错】本题易误选B。去甲肾上腺素主要激动α受体，对β受体激动作用弱，可引起血压升高，心率由于血压升高而反射性减慢，不可用于房室传导阻滞。

3. 治疗溺水、药物中毒引起的心搏骤停的首选药是

A. 去甲肾上腺素

B. 肾上腺素

C. 多巴胺

D. 尼可刹米

E. 山梗菜碱

【答案】B

【考点】选择治疗溺水、药物中毒引起心搏骤停的药物

【解析】肾上腺素主要用于以下方面。①心搏骤停：用于溺水、麻醉和手术意外、药物中毒、传染病和心脏传导阻滞等所致的心搏骤停。②过敏性疾病：过敏性休克、支气管哮喘、血管神经性水肿。③与局麻药配伍局部止血。故选B。

【避错】本题易选择A。对去甲肾上腺素和肾上腺素的药理作用及机制记忆不清，两者对心脏和血管的作用，既有共性，又有特殊性，这是因为它们与心肌和血管平滑肌细胞膜上不同的肾上腺素受体，结合能力不同所致。肾上腺素与心肌细胞膜上相应受体结合后，使心率增快，心肌收缩力增强，心排血量增多，临床常作为强心急救药；去甲肾上腺素主要是使除冠状动脉以外的小动脉强烈收缩，引起外周阻力明显增大而血压升高，故临床常作为升压药应用。

【B_1型题】

（4 ~6 题共用备选答案）

A. 去甲肾上腺素

B. 肾上腺素

C. 乙酰胆碱

D. 多巴胺

E. 5-羟色胺

4. 交感缩血管神经节后纤维末梢释放的递质是

【答案】A

5. 副交感神经节前纤维释放的递质是

【答案】C

6. 交感舒血管神经节后纤维末梢释放的递质是

【答案】C

【考点】各种神经纤维末梢释放的神经递质

【解析】缩血管神经纤维都是交感神经纤维，其节前神经元位于脊髓胸、腰段的中间外侧柱内，为胆碱能神经元；节后神经元位于椎旁和椎前神经节内，末梢释放的递质为去甲肾上腺素。交感舒血管神经纤维：支配骨骼肌微动脉的交感神经中既有缩血管纤维，又有舒血管纤维。交感舒血管纤维末梢释放的递质是乙酰胆碱，阿托品是其阻断药。副交感舒血管神经纤维：少数器官如脑膜、唾液腺、胃肠道的外分泌腺和外生殖器等，其血管平滑肌既接受交感缩血管纤维支配，又接受副交感舒血管的副交感纤维支配，副交感舒血管纤维末梢释放的递质是乙酰胆碱。故4题选A，5题选C，6题选C。

【避错】4题易错选C。考生应注意题干要求，是交感"缩"血管神经节后纤维末梢释放的递质是去甲肾上腺素，容易和交感舒血管神经节后纤维末梢释放的递质相混淆。5题易错选B。"交感"缩血管神经节后纤维末梢释放的递质是去甲肾上腺素，考生容易认为"副交感"神经节前纤维释放的递质则是肾上腺素。6题易错选A。考生应注意题干要求，交感"舒"血管神经节后纤维末梢释放的递质是乙酰胆碱，容易和交感"缩"血管神经节后纤维末梢释放的递质相混淆。

考点：肾上腺素受体阻断药

【A_1型题】

1. 下面哪种情况禁用β受体阻断药

A. 心绞痛

B. 快速性心律失常

C. 高血压

D. 房室传导阻滞

E. 甲状腺功能亢进症

【答案】D

【考点】β受体阻断药的禁忌证

【解析】由于β受体阻断药的心脏抑制作用，对心功能不全、窦性心动过缓和房室传导阻滞的患者，可加重病情，甚至引起重度心功能不全、肺水肿、房室传导完全阻滞，以致心搏骤停等严重后果。故β受体阻断药禁用于严重左室心功能不全、窦性心动过缓、重度房室传导阻滞和支气管哮喘的患者。心肌梗死患者及肝功能不良者应慎用。故选D。

【避错】此题易错选A，心肌梗死慎用β受体阻断药，但心绞痛并没规定慎用β受体阻断药。

2. 哌唑嗪是

A. 非选择性α受体阻断药

B. 可阻断血管平滑肌突触后膜α_2受体

C. 降压同时可使心率加快

D. 首次给药可致严重直立性低血压

E. 具有较弱降压作用

【答案】D

【考点】哌唑嗪的作用机制及主要不良反应

【解析】哌唑嗪为选择性突触后α_1受体阻断药，能同时扩张阻力血管和容量血管。对突触前α_2受体无明显作用，故不引起反射性心动过速及肾素分泌增加等作用。本品能同时降低心脏前、后负荷，这是用于治疗顽固性充血性心力衰竭的药理基础。本品对血脂代谢有良好影响，能降低LDL胆固醇和增加HDL胆固醇，对尿酸、血钾及糖代谢无不良作用，对哮喘发作有轻度缓解作用。首次应用时出现"首剂现象"：严重的直立性低血压（通常在首次给药后30~90分钟，或与其他降压药合用时出现）、眩晕、头痛、心悸、出汗等。故选D。

【避错】本题易选择A。考生对哌唑嗪的作用机制掌握不牢，加之"非选择性"具有迷惑性，故易错选。

3. 关于酚妥拉明作用的描述，正确的是

A. 对突触前膜α_2受体无阻断作用

B. 降压同时对心排出量无影响

C. 首次给药可致严重直立性低血压

D. 降压同时对心率无影响

E. 主要为直接扩张血管

【答案】E

【考点】酚妥拉明的药理作用

【解析】酚妥拉明是短效α受体阻断药。对α_1和α_2受体的亲和力相同。血管舒张作用是其直接作用，大剂量时能阻断α受体。由于血管舒张、血压下降而反射性兴奋心脏，加上该药可阻断去甲肾上腺素能神经末梢突触前膜α_2受体，促进去甲肾上腺素释放，致使心肌收缩力增强、心率加快及心排出量增加。大剂量的酚妥拉明可引起直立性低血压。故本题应选E。

【避错】本题易选择A。酚妥拉明能竞争性地阻断α受体，对α_1、α_2受体具有相似的亲和力，故对α_2受体也有阻断作用，A选项具有一定的迷惑性。

4. 对β肾上腺素受体阻断药作用的描述，错误的是

A. 加快心房和房室结传导

B. 降低心肌耗氧量，降低血压

C. 阻断心肌β_1受体，心率减慢

D. 抑制脂肪分解，使血液中游离脂肪酸减少

E. 阻断肾小球旁器细胞的 β_1 受体，抑制肾素分泌

【答案】A

【考点】β 肾上腺素受体阻断药作用

【解析】β 肾上腺素受体阻断药的主要作用是对心脏的作用。它可使处于静息状态的人心率减慢，心排出量和心肌收缩力降低，血压稍有下降。β 肾上腺素受体阻断药可减慢窦性心律，减慢心房和房室结的传导，延长房室结的功能不应期，因此减弱了心脏的功能。其作用机制主要是由于阻断心脏 β_1 受体所致。故本题应选 A。

【避错】本题易选择 C。主要原因在于对题干的阅读不仔细，题目要求选择描述错误的选项，考生易选择正确的选项。

考点：局部麻醉药

【A_1 型题】

1. 局麻作用起效快、作用强、维持时间长且安全范围大的药物是

A. 普鲁卡因

B. 利多卡因

C. 丁卡因

D. 布比卡因

E. 依替卡因

【答案】B

【考点】利多卡因的临床应用

【解析】利多卡因是目前应用最多的局麻药，具有起效快、作用强而持久、穿透力强及安全范围较大等特点，同时无扩张血管作用，对组织几乎没有刺激性。可用于多种形式的局部麻醉，有全能麻醉药之称，主要用于传导麻醉和硬膜外麻醉。故选 B。

【避错】此题易错选 C，丁卡因的局麻作用强，黏膜穿透力强，作用较快，持续时间长，但其吸收后毒性也相应大。

2. 主要用于表面麻醉的药物是

A. 丁卡因

B. 普鲁卡因

C. 苯妥英钠

D. 利多卡因

E. 索尼丁

【答案】A

【考点】局部麻醉药的临床应用

【解析】丁卡因能透过黏膜，主要用于表面麻醉。普鲁卡因用于浸润麻醉、腰麻、“封闭疗法”等。苯妥英钠用于癫痫大发作，精神运动性发作、局限性发作，亦用于三叉神经痛和心律失常。利多卡因适用于因急性心肌梗死、外科手术、洋地黄中毒及心脏导管等所致的急性室性心律失常，包括室性期前收缩、室性心动过速及室颤；其次，也用于癫痫持续状态用其他抗惊厥药无效者，以及局部或椎管内麻醉；还可以缓解耳鸣。故选 A。

【避错】本题易选择 B。考生对普鲁卡因较为熟悉，而对丁卡因相对陌生，易错选，究其原因是对各类局麻药的临床应用掌握不牢。

考点：镇静催眠药

【A_1 型题】

1. 不属于苯二氮䓬类药物作用特点的是

A. 具有抗焦虑作用

B. 具有外周性肌松作用

C. 具有镇静作用

D. 具有催眠作用

E. 用于癫痫持续状态

【答案】B

【考点】苯二氮䓬类药物的作用特点

【解析】苯二氮䓬类的代表药是地西泮，药理作用包括抗焦虑、镇静催眠、抗惊厥、抗癫痫（地西泮是癫痫持续状态治疗首选药物）和中枢性肌肉松弛作用，不包括外周性肌松作用，故本题应选 B。

【避错】此题只要记住地西泮的药理作用有镇静催眠、抗焦虑、抗惊厥、抗癫痫和中枢性肌肉松弛，一般不易选错其他选项。

2. 关于地西泮的叙述，哪项错误

A. 肌内注射吸收慢而不规则

B. 口服治疗量对呼吸和循环影响小

C. 较大剂量易引起全身麻醉

D. 可用于治疗癫痫持续状态

E. 其代谢产物也有生物活性

【答案】C

【考点】地西泮的药理作用及临床应用

【解析】苯二氮䓬类镇静催眠药以地西泮为代表药，其临床应用如下。①抗焦虑：主要用于焦虑症的治疗。②镇静、催眠：可缩短睡眠诱导时间，延长睡眠持续时间。③抗惊厥：地西泮是目前治疗癫痫持续状态的首选药物。④中枢性肌肉松弛：对大脑损伤所致肌肉僵直有一定缓解作用。故地西泮无全身麻醉作用，本题选 C。苯二氮䓬类口服后吸收迅速而完全，口服治疗量对呼吸和循环影响小，肌内注射吸收缓慢

而不规则。地西泮在肝脏代谢，主要活性代谢物为去甲地西泮。

【避错】本题易误选A，地西泮口服及静脉注射吸收较好，而肌内注射则吸收缓慢而不规则，A是正确的说法。

3. 苯二氮䓬类药物的作用特点为

A. 对快动眼睡眠时相影响大

B. 没有抗惊厥作用

C. 没有抗焦虑作用

D. 停药后代偿性反跳较重

E. 可缩短睡眠诱导时间

【答案】E

【考点】苯二氮䓬类药物的药理作用

【解析】苯二氮䓬类药物的镇静作用温和，可明显缩短入睡时间，显著延长睡眠持续时间。主要延长NREMS的第二期，而对REMS的影响不明显。停药后出现反跳性REM延长较巴比妥类轻，依赖性、戒断症状较轻。故选E。

【避错】本题易选择D。苯二氮䓬类药物停药后会出现反跳，但较轻，考生易错选。

考点：抗癫痫药和抗惊厥药

【A_1型题】

1. 治疗癫痫持续状态的首选药物是

A. 苯妥英钠

B. 苯巴比妥钠

C. 硫喷妥钠

D. 地西泮

E. 水合氯醛

【答案】D

【考点】抗癫痫药物的选择

【解析】地西泮静脉注射是目前治疗癫痫持续状态的首选药物。故选D。

【避错】本题易错选A，苯妥英钠是治疗癫痫大发作和局限性发作的首选药物。

2. 三叉神经痛首选

A. 氯硝西泮

B. 苯妥英钠

C. 卡马西平

D. 氯丙嗪

E. 丙咪嗪

【答案】C

【考点】三叉神经痛首选药

【解析】卡马西平作用机制与苯妥英钠相似。治疗浓度时可阻滞Na^+通道，抑制癫痫灶神经元放电。本品可作为大发作和部分性发作的首选药，对复杂部分发作（精神运动性发作）；也有良好疗效。对癫痫并发的精神症状及锂盐无效的躁狂症也有一定疗效。对三叉神经痛和舌咽神经痛的疗效优于苯妥英钠。故选C。

【避错】此题易错选B选项，苯妥英钠对三叉神经痛和舌咽神经痛也有一定的疗效，但比不上卡马西平。

3. 对各型癫痫都有一定疗效的药物是

A. 乙琥胺

B. 苯妥英钠

C. 卡马西平

D. 丙戊酸钠

E. 苯巴比妥

【答案】D

【考点】抗癫痫药的临床应用

【解析】丙戊酸钠为一种不含氮的广谱抗癫痫药。本品对多种方法引起的惊厥，均有不同程度的对抗作用。对各型癫痫如对各型小发作、肌阵挛性癫痫、局限性发作、大发作和混合型癫痫均有效。口服吸收快而完全，主要分布在细胞外液，在血中大部分与血浆蛋白结合。多用于其他抗癫痫药无效的各型癫痫患者，尤以小发作为最佳。故选D。

【避错】本题易选择B。考生易错选成自己熟悉的药物，且苯妥英钠是治疗癫痫大发作和局限性发作的首选药，考生也容易以偏概全，导致错选。

考点：治疗中枢神经系统退行性疾病药

【A_1型题】

1. 左旋多巴抗帕金森病的作用机制是

A. 在外周脱羧变成多巴胺起作用

B. 促进脑内多巴胺能神经释放递质起作用

C. 进入脑后脱羧生成多巴胺起作用

D. 在脑内直接激动多巴胺受体

E. 在脑内抑制多巴胺再摄取

【答案】C

【考点】左旋多巴的作用机制

【解析】左旋多巴口服后极大部分在外周组织被L-芳香族氨基酸脱羧酶脱羧成为多巴胺，仅1%左右的左旋多巴能进入中枢神经系统发挥疗效。故选C。

【避错】本题易错选A项，对左旋多巴的作用机制理解不清，左旋多巴是多巴胺的前体，通过血脑屏障后，通过补充纹状体中多巴胺的不足而起到治疗作用。

【A_2 型题】

2. 男，45 岁。患有严重精神分裂症，用氯丙嗪治疗。两年来氯丙嗪用量逐渐增至 600mg/d，如此才能较满意地控制症状。但近日出现肌肉震颤、动作迟缓、流涎等症状。对此，应选何药纠正
   A. 苯海索
   B. 左旋多巴
   C. 金刚烷胺
   D. 地西泮
   E. 溴隐亭

【答案】A

【考点】氯丙嗪锥体外系反应的治疗

【解析】长期大量服用氯丙嗪可出现 3 种反应。①帕金森综合征：表现为肌张力增高、面容呆板、动作迟缓、肌肉震颤、流涎等。②静坐不能。③急性肌张力障碍。以上 3 种反应是由于氯丙嗪阻断了黑质纹状体通路的 D_2 样受体，使纹状体中的 DA 功能减弱、ACh 的功能增强而引起的。本题患者属于帕金森综合征。根据其致病机制，应选胆碱受体阻断药苯海索。故本题选 A。

【避错】考生易错选 B，认为左旋多巴是最常用的抗帕金森病药，但左旋多巴主要增加体内 DA 而发挥作用，不能拮抗胆碱受体，氯丙嗪所致帕金森综合征主要因为 ACh 受体增强，故最佳选项应是 A，考生应注意区分各种抗帕金森病药的作用机制。

考点：抗精神失常药

【A_1 型题】

1. 氯丙嗪临床不用于
   A. 甲状腺危象的辅助治疗
   B. 精神分裂症或躁狂症
   C. 晕动病引起呕吐
   D. 加强镇痛药的作用
   E. 人工冬眠疗法

【答案】C

【考点】氯丙嗪的临床

【解析】氯丙嗪临床应用于以下几方面。①精神分裂症：氯丙嗪主要用于Ⅰ型精神分裂症（精神运动性兴奋和幻觉妄想为主）的治疗；对其他精神病伴有的兴奋、躁动、紧张、幻觉和妄想等症状也有显著疗效。②呕吐和顽固性呃逆：氯丙嗪对多种药物和疾病引起的呕吐具有显著的镇吐作用。对顽固性呃逆也有显著疗效。但对晕动症引起的呕吐无效。③低温麻醉与人工冬眠：氯丙嗪与其他中枢抑制药（哌替啶、异丙嗪）合用，可使患者“人工冬眠”。故选 C。

【避错】此题易错选 B 选项，氯丙嗪对慢性精神分裂症患者疗效较差，对Ⅱ型精神分裂症患者无效，甚至加重病情，但可用于Ⅰ型精神分裂症。

【B_1 型题】

（2～4 题共用备选答案）
   A. 阻断中枢 5-HT 受体
   B. 阻断 N 胆碱受体
   C. 阻断 β_1、β_2 受体
   D. 使突触间隙的 Na^+ 浓度下降
   E. 对心肌有奎尼丁样作用

2. 氯丙嗪的作用机制为

【答案】A

3. 碳酸锂的作用机制为

【答案】D

4. 丙米嗪的作用特点为

【答案】E

【考点】抗精神失常药物的作用机制

【解析】氯丙嗪的作用机制为阻断中枢 5-HT 受体，碳酸锂的作用机制为使突触间隙的 Na^+ 浓度下降，丙米嗪的作用特点为对心肌有奎尼丁样作用。故 2 题选 A，3 题选 D，4 题选 E。

【避错】2 题易错选 B。氯丙嗪能阻断 M 胆碱受体，考生记忆不清，容易错选。3 题易错选 A。碳酸锂在治疗浓度抑制去极化和 Ca^{2+} 依赖的 NA 和 DA 从神经末梢释放，而不影响或促进 5-HT 的释放。考生容易理解为抗精神失常都能阻断 5-HT 受体，产生错选。4 题易错选 A。丙米嗪抗抑郁作用的主要机制是阻断 NA、5-HT 在神经末梢的再摄取，而非阻断 5-HT 受体。考生记忆不清，容易产生错选。

考点：镇痛药

【A_1 型题】

1. 吗啡不用于慢性钝痛的原因是
   A. 治疗量就能抑制呼吸
   B. 连续多次应用易成瘾
   C. 对钝痛的效果欠佳
   D. 引起直立性低血压
   E. 引起便秘和尿潴留

【答案】B

【考点】吗啡的不良反应

【解析】吗啡对各种原因引起的疼痛均有效，可

用于治疗其他镇痛药无效的急性锐痛如严重烧伤、创伤等，不用于慢性钝痛如头痛、牙痛、神经痛等是由于吗啡连续应用易产生耐受性及成瘾，而且停药后可出现戒断症状。故选 B。

【避错】此题易错选 D。吗啡过量可引起急性中毒，主要表现为昏迷、深度呼吸抑制及瞳孔极度缩小（针尖样瞳孔），常伴有血压下降、严重缺氧及尿潴留。

【B_1 型题】

（2～4 题共用备选答案）

A. 解热镇痛抗炎药

B. 阿片类镇痛药

C. 糖皮质激素

D. 抗癫痫药

E. 抗抑郁药

2. 慢性疼痛尤其是癌症患者的镇痛治疗宜辅助使用

【答案】E

3. 中度及重度疼痛应选择的镇痛药物是

【答案】B

4. 治疗三叉神经痛的常用药物是

【答案】D

【考点】常用药的药理作用

【解析】慢性疼痛，尤其是癌症患者，常有抑郁症状，三环类抗抑郁药主要包括丙咪嗪、阿米替林、多氯平、氯丙嗪，其中使用最多的是阿米替林，这类药品可以增强镇痛效果，解除因疼痛带来的焦虑、抑郁和烦躁等精神症状，2 题选 E。阿片类受体激动药是一类主要作用于中枢神经系统，选择性消除或缓解疼痛的药物。以吗啡及哌替啶为代表的绝大多数镇痛药反复应用后易产生依赖性，故又称成瘾性镇痛药或麻醉性镇痛药，3 题选 B。卡马西平又名酰胺咪嗪，属于常用抗癫痫药，是精神运动性发作和大发作的首选药之一，对局限性发作有良效，对癫痫并发精神症及对锂盐无效的狂躁症也有效，对失神性发作疗效差，对三叉神经痛及舌咽神经痛，疗效优于苯妥英钠。故 4 题选 D。

【避错】2 题易错选 B，阿片类药品为解决癌痛的直接用药，题干中提到的是辅助使用药品，考生易因未审清题干而选错答案。3 题易错选 D，抗癫痫类药品可以治疗精神运动性发作和大发作的首选类药品，对只局限性发作有效。4 题易错选 A，解热镇痛药具有中等程度的镇痛作用，但只对头痛、牙痛、神经痛、肌肉痛等慢性钝痛有效果。

（5～7 题共用备选答案）

A. 瞳孔扩大

B. 呼吸抑制

C. 共济失调

D. 急性心力衰竭

E. 再生障碍性贫血

5. 吗啡可引起

【答案】B

6. 碳酸锂可引起

【答案】C

7. 乙琥胺可引起

【答案】E

【考点】药物的不良反应

【解析】吗啡直接抑制呼吸中枢、抑制咳嗽反射，严重的呼吸抑制可致呼吸停止。碳酸锂可引起共济失调。乙琥胺可引起再生障碍性贫血。故 5 题选 B，6 题选 C，7 题选 E。

【避错】5 题易错选 A。吗啡急性中毒可表现昏迷、瞳孔极度缩小、深度呼吸抑制等，考生容易错选为瞳孔扩大。6 题易错选 B。考生对抗躁狂药碳酸锂的不良反应记忆不清，容易错选。7 题易错选 B。考生对抗癫痫药乙琥胺的不良反应记忆不清，容易错选。本组题目是一组相关性非常强的题目，需要考生鉴别吗啡、硫酸锂、乙琥胺的药理作用，且不可混淆。

考点：解热镇痛抗炎药

【A_1 型题】

1. 最宜选用阿司匹林治疗的是

A. 胃肠痉挛性疼痛

B. 月经痛

C. 心绞痛

D. 肾绞痛

E. 胆绞痛

【答案】B

【考点】阿司匹林的临床应用

【解析】阿司匹林具有解热镇痛，减少血小板聚集和抗血栓形成等作用，临床常以复方阿司匹林治疗伤风感冒、发热头痛、偏头痛、神经痛、关节痛、肌肉痛和女性月经痛等。阿司匹林对痉挛性疼痛的作用比较差。故本题选 B。

【避错】此题易错选 C 选项，阿司匹林有抗血栓形成的作用，主要药效在于降低不稳定型心绞痛的死亡率及心肌梗死的发生率，但缓解心绞痛的作用差。

2. 哪一项不是阿司匹林的不良反应

A. 胃黏膜糜烂及出血

B. 出血时间延长

C. 溶血性贫血
D. 诱发哮喘
E. 血管神经性水肿

【答案】C

【考点】阿司匹林的不良反应

【解析】阿司匹林为常用非甾体类解热镇痛抗炎药，其不良反应有以下几个方面。①胃肠道反应：最常见。口服可直接刺激胃黏膜，引起上腹不适、恶心、呕吐。较大剂量可引起胃溃疡及无痛性胃出血，原有溃疡加重，排除A。②加重出血倾向：大剂量阿司匹林可以抑制凝血酶原的形成，引起凝血障碍、加重出血倾向，排除B。③水杨酸反应：阿司匹林剂量过大（5g/d）时，可出现头痛，眩晕，恶心，呕吐，耳鸣，视力、听力减退等，总称为水杨酸反应。④变态反应：少数患者可出现荨麻疹、血管神经性水肿（排除E）和过敏性休克。某些哮喘患者服用后可诱发哮喘，称“阿司匹林哮喘”，排除D。⑤瑞夷综合征：儿童使用阿司匹林退热时，偶可引起急性肝脂肪变性-脑病综合征。⑥对肾的影响。通过排除法，本题应选C。

【避错】多数考生可轻易排除A、B选项，因没有牢固掌握阿司匹林的不良反应而在剩下3个选项中徘徊不定，最终致选择错误，应注意避免。

考点：钙通道阻滞药

【A_1型题】

1. 下列属于苯烷胺类选择性钙通道阻滞药的是
A. 硝苯地平
B. 维拉帕米
C. 普尼拉明
D. 哌克昔林
E. 氟桂利嗪

【答案】B

【考点】钙通道阻滞药的分类

【解析】钙通道阻滞药分为2种。①选择性钙通道阻滞药。苯烷胺类：维拉帕米、戈洛帕米；二氢吡啶类：硝苯地平、尼莫地平、尼群地平、氨氯地平等；苯并噻氮䓬类：地尔硫䓬。②非选择性钙通道阻滞药。氟桂嗪类：氟桂利嗪等；普尼拉明类：普尼拉明等；其他类：哌克昔林等。故选B。

【避错】此题为记忆性题目，不易选错其他选项。

2. 关于硝苯地平，哪项错误
A. 是二氢吡啶类钙通道阻滞药
B. 口服吸收迅速且完全
C. 主要的不良反应是低血压
D. 可用于治疗心律失常
E. 可用于治疗高血压和心绞痛

【答案】C

【考点】硝苯地平的特点

【解析】硝苯地平为二氢吡啶类钙通道阻滞药（A对），口服吸收迅速而完全（B对），临床主要用于高血压、心绞痛、心律失常及脑血管疾病等（D、E正确）。硝苯地平的一般不良反应有颜面潮红、头痛、眩晕、恶心、便秘等，维拉帕米及地尔硫䓬的严重不良反应有低血压和心功能抑制，故本题选C。

【避错】硝苯地平具有降压作用，考生易想当然地认为其不良反应为低血压而排除C，但大量临床试验均未发现其致低血压的证据。其他几个选项均为硝苯地平的特点，可通过排除法得出正确选项。

3. 变异型心绞痛患者首选的药物是
A. 胺碘酮
B. ACEI
C. 利多卡因
D. 硝苯地平
E. 普萘洛尔

【答案】D

【考点】钙通道阻滞药的应用

【解析】变异型心绞痛是由于冠状动脉痉挛所致的血流减少引起，而钙通道阻滞药硝苯地平可扩张冠状动脉，增加冠状动脉血流量，故是治疗变异型心绞痛的首选药物。胺碘酮主要用于心律失常的治疗。ACEI是肾素血管紧张素转换酶抑制药，主要用于高血压及心力衰竭的治疗。利多卡因主要用于室性心律失常的治疗。故选D。

【避错】此题易错选E。普萘洛尔是β受体阻断药，主要用于高血压及心梗的治疗。

考点：抗心律失常药

【A_1型题】

1. 下列对心房颤动无治疗作用的药物是
A. 强心苷
B. 奎尼丁
C. 利多卡因
D. 维拉帕米
E. 普萘洛尔

【答案】C

【考点】心房颤动的治疗

【解析】利多卡因是窄谱抗心律失常药，仅用于室性心律失常，特别适用于危急病例。其对急性心肌梗死及强心苷所致的室性期前收缩，室性心动过速及心室颤动有效。也可用于心肌梗死急性期，以防止心室颤动的发生。利多卡因阻滞心房肌细胞的作用弱，因此对房性心律失常疗效差。故选C。

【避错】此题易错选E，但普萘洛尔与强心苷或地尔硫䓬合用，控制心房扑动、心房颤动及阵发性室上性心动过速时的室性频率过快效果较好。

2. 属于Ⅰc类的抗心律失常的药物是

A. 奎尼丁

B. 利多卡因

C. 普罗帕酮

D. 胺碘酮

E. 维拉帕米

【答案】C

【考点】常用抗心律失常药的分类

【解析】Ⅰa类：适度阻断钠通道，包括奎尼丁、普鲁卡因胺、丙吡胺等。Ⅰb类：轻度阻断钠通道，包括利多卡因、苯妥英钠、美西律等。Ⅰc类：明显阻断钠通道，包括普罗帕酮、恩卡尼、氟卡尼等。Ⅱ类：β受体阻断药，包括普萘洛尔、阿替洛尔、美托洛尔等。Ⅲ类：延长动作电位时程药，抑制多种钾电流，包括胺碘酮、索他洛尔、溴苄铵、依布替利和多非替利等。Ⅳ类：钙通道阻断药，包括维拉帕米和地尔硫䓬等。故选C。

【避错】本题易选择D。胺碘酮为Ⅲ类选择性延长复极的药物，考生易错选为Ⅰc类钠通道阻断药。

【A_2型题】

3. 女，54岁。有甲亢病史，近日因过劳和精神刺激而出现失眠、心悸、胸闷。查体见心率160次/分，心电图有明显的心肌缺血改变、窦性心律不齐。此时最好选用

A. 胺碘酮

B. 奎尼丁

C. 普鲁卡因胺

D. 普萘洛尔

E. 利多卡因

【答案】D

【考点】抗心律失常药的选择

【解析】普萘洛尔临床上主要用于室上性心律失常，对于交感神经兴奋性过高、甲状腺功能亢进及嗜铬细胞瘤等引起的窦性心动过速效果良好；与强心苷或地尔硫䓬合用，对控制心房扑动、心房颤动及阵发性室上性心动过速时的室性频率过快效果较好；可用于心肌梗死的二级预防；亦可应用于运动或情绪变动所引发的室性心律失常。本题患者有甲亢病史，且有过劳和精神刺激因素、心肌缺血等，是普萘洛尔的使用指征，故本题最佳选项为D。

【避错】本题部分考生易误选E，利多卡因主要用于室性心律失常。

考点：治疗心力衰竭药物

【A_1型题】

1. 治疗慢性心功能不全和逆转心肌肥厚并能降低病死率的药物是

A. 强心苷

B. 哌唑嗪

C. 硝酸甘油

D. 酚妥拉明

E. 卡托普利

【答案】E

【考点】ACEI的药理作用

【解析】卡托普利属于ACEI，该类药物对各阶段心力衰竭患者均有作用，既能消除或缓解CHF症状、提高运动耐力、改进生活质量，又能防止和逆转心肌肥厚、降低病死率。故本题选E。

【避错】本题易错选A。考生对各类治疗心力衰竭药物的药理作用识记不清，容易发生错选。

2. ACEI的作用机制不包括

A. 减少血液缓激肽水平

B. 减少血液血管紧张素Ⅱ水平

C. 减少血液儿茶酚胺水平

D. 减少血液加压素水平

E. 增加细胞内cAMP水平

【答案】A

【考点】ACEI作用机制

【解析】ACEI主要的药理作用是抑制ACE活性，减少血管紧张素Ⅱ的生成，减少缓激肽的水解，导致血管舒张、血容量减少、血压下降。此类药的作用与血浆肾素水平有密切关系，对血浆肾素活性高者效果更好。故选A。

【避错】本题易选择B。题干要求选择ACEI未有的作用机制，考生不详细审题干，容易错选。

【A_2型题】

3. 女，56岁。因风湿性心脏病，给予地高辛0.5mg/d，连续治疗1个月后，病情好转，但患者出现恶心、呕吐、黄视等症状。经检查：心电图PP和PR间期延长；地高辛血浓度为3.2ng/ml。

诊断为地高辛中毒。除立即停药外，还应采用什么药治疗

A. 苯妥英钠

B. 利多卡因

C. 普萘洛尔

D. 钾盐

E. 阿托品

【答案】E

【考点】强心苷中毒的解救

【解析】对强心苷中毒所引起的心动过缓和房室传导阻滞等缓慢型心律失常，不宜补 K^+，可用 M 受体阻断药阿托品治疗，患者心电图显示 PP 和 PR 间期延长，故本题选 E。

【避错】本题易错选 D。考生对上述患者的症状分析不清，对钾盐的药理作用混乱，容易发生错选。

考点：抗心绞痛药

【A_1 型题】

1. 变异型心绞痛患者首选药物是

A. 胺碘酮

B. ACEI

C. 利多卡因

D. 硝苯地平

E. 普萘洛尔

【答案】D

【考点】钙通道阻滞药的临床应用

【解析】钙通道阻滞药能明显舒张血管，主要舒张动脉，对静脉影响较小。动脉中又以冠状血管较为敏感，能舒张大的输送血管和小的阻力血管，增加冠脉流量及侧支循环量。所以钙通道阻滞药有显著解除冠状动脉痉挛的作用，其中硝苯地平对变异型心绞痛效果显著。故选 D。

【避错】普萘洛尔可用于心绞痛，尤其适用于对硝酸酯类不敏感或疗效差的稳定型心绞痛，可使发作次数减少，对伴有快速型心律失常及高血压者尤为适用。

2. 不属于硝酸甘油作用机制的是

A. 降低室壁肌张力

B. 降低心肌氧耗量

C. 抗张心外膜血管

D. 降低左心室舒张末压

E. 降低交感神经活性

【答案】E

【考点】硝酸甘油的药理作用与机制

【解析】硝酸甘油可直接松弛血管平滑肌，特别是小血管平滑肌，使全身血管扩张，外周阻力减少，静脉回流减少，减轻心脏前后负荷，降低心肌耗氧量、解除心肌缺氧。用于心绞痛急性发作，也用于急性左心衰竭。故选 E。

【避错】本题易选择 B。硝酸甘油通过舒张静脉，减轻心脏前负荷，进而减少心肌耗氧量，属于硝酸甘油的间接作用，考生易错选。

考点：抗高血压药

【A_1 型题】

1. 可引起心动过缓的抗高血压药是

A. 卡托普利

B. 硝苯地平

C. 氢氯噻嗪

D. 氨苯蝶啶

E. 美托洛尔

【答案】E

【考点】抗高血压药

【解析】美托洛尔是 β 受体拮抗药，对心脏抑制作用明显，可使心率减慢而引起心动过缓。卡托普利、氢氯噻嗪、氨苯蝶啶均可降低血压，但对心率无明显影响。故选 E。

【避错】本题易错选 B。硝苯地平为二氢吡啶类钙通道阻滞药，通过扩张外周血管起到降血压作用，可反射性引起心动过速。

【A_2 型题】

2. 某一高血压伴充血性心力衰竭患者，同时患有肾上腺嗜铬细胞瘤和外周血管痉挛性疾病，应选用治疗的药物是

A. 强心苷

B. 糖皮质激素

C. 血管紧张素转换酶抑制药（ACEI）

D. 酚妥拉明

E. 哌唑嗪

【答案】D

【考点】高血压伴充血性心力衰竭患者的治疗

【解析】酚妥拉明为 α 受体阻断药，能显著降低外周血管阻力，增加血容量，增加组织血流量，改善微循环，改善内脏血流灌注。主要用于治疗周围血管疾病，如肢端动脉痉挛症、手足发绀、感染中毒性休克，并可用于肾上腺嗜铬细胞瘤的诊断试验。故选 D。

【避错】本题易选择 C。考生容易只考虑高血压伴

充血性心力衰竭，而忽视肾上腺嗜铬细胞瘤，易错选。

【B_1 型题】

（3～5 题共用备选答案）

A. 硝苯地平

B. 普萘洛尔

C. 氢氯噻嗪

D. 呋塞米

E. 可乐定

3. 伴有支气管哮喘的高血压患者不用

【答案】B

4. 伴有外周血管痉挛性疾病的高血压患者首选

【答案】A

5. 伴有消化道溃疡的高血压患者宜用

【答案】E

【考点】各种高血压药物的不良反应及适应证

【解析】普萘洛尔可使支气管平滑肌收缩，对支气管哮喘患者可诱发或加重急性发作；硝苯地平是钙通道阻滞药中的一种，其扩张冠状动脉和周围动脉作用最强，抑制血管痉挛效果显著；可乐定降压为外用药，贴于耳后无发处。故 3 题选 B，4 题选 A，5 题选 E。

【避错】3 题易错选 A。题干要求是“伴有支气管哮喘的高血压患者”慎用的药物，考生对题干的要求未看清，易致错选。4 题易错选 B。选项的药物均可治疗高血压，但对高血压合并疾病的疗效，需要考生鉴别选用。5 题易错选 B。β 受体阻断药的不良反应有恶心、呕吐和轻度腹泻等消化道症状，伴有消化道溃疡的高血压患者慎用。

考点：利尿药及脱水药

【A_1 型题】

1. 治疗脑水肿的首选药是

A. 甘露醇

B. 螺内酯

C. 呋塞米

D. 氧噻嗪

E. 氢氯噻嗪

【答案】A

【考点】甘露醇的临床应用

【解析】甘露醇是治疗脑水肿、降低颅内压安全而有效的首选药物。也可用于青光眼急性发作，并在患者术前应用，以降低眼压。可用于预防急性肾衰竭。在少尿时，通过脱水作用，可减轻肾间质水肿。故选 A。

【避错】本题易选择 C。呋塞米由于利尿，使血液浓缩，血浆渗透压增高，也有利于消除脑水肿，对脑水肿合并心衰者尤为适用。但题干要求的是首选药，考生应注意要求。

2. 可引起男子乳房女性化和妇女多毛症的药物是

A. 甘露醇

B. 螺内酯

C. 呋塞米

D. 糖皮质激素

E. 氢氯噻嗪

【答案】B

【考点】螺内酯的副作用

【解析】螺内酯有抗雄激素样作用或对其他内分泌系统的影响，长期服用本药在男性可致乳房发育、阳痿、性功能低下，在女性可致乳房胀痛、声音变粗、毛发增多、月经失调、性功能下降。故选 B。

【避错】本题易选择 E。注意鉴别氢氯噻嗪不良反应中的代谢变化和螺内酯的性激素样副作用。

3. 可用于治疗尿崩症的利尿药为

A. 呋塞米

B. 依他尼酸

C. 氨苯蝶啶

D. 氢氯噻嗪

E. 螺内酯

【答案】D

【考点】利尿药的药理作用

【解析】尿崩症是由于抗利尿激素缺乏、肾小管重吸收水的功能障碍，从而引起以多尿、烦渴、多饮与低比重尿为主要表现的一种疾病。氢氯噻嗪增加 NaCl 和水的排出的同时对磷酸二酯酶有抑制作用，增加了远曲小管和集合管细胞内 cAMP 的含量，而增加了水的通透性；另外，NaCl 排出增加，导致血浆渗透压下降，口渴感和饮水量减少。故选 D。

【避错】本题容易误选 A，呋塞米和依他尼酸属于高效利尿药，用于急性肺水肿和脑水肿、其他各类严重水肿（心、肝、肾性水肿）、急慢性肾衰竭、高钙血症、加速某些毒物排出。而噻嗪类属于中效利尿药，可用于肾性尿崩症及加压素无效的垂体性尿崩症。

【A_2 型题】

4. 男，45 岁。慢性肾小球肾炎、高血压病史 3 年。规律服用血管紧张素转换酶抑制药和螺内酯治疗。1 周前上呼吸道感染后出现尿量减少，近 2 天尿量约 100ml/d。该患者最可能出现的电解质紊乱是

A. 血钾降低

B. 血镁降低
C. 血钙升高
D. 血钾升高
E. 血钠升高
【答案】D
【考点】螺内酯的不良反应
【解析】螺内酯属于保钾型利尿药，能干扰细胞内醛固酮活性代谢物的形成，影响醛固酮作用的充分发挥，表现出排 Na^+ 保 K^+ 的作用，久用可引起高血钾。故选 D。
【避错】本题不宜错选，螺内酯属于保钾型利尿药。

5. 男，34 岁，建筑工人。一次事故严重外伤，大量出血，血压下降、少尿。经抢救，低血压和血容量纠正后，尿量仍很少。为避免肾衰竭的进展，应给哪种药物
A. 氢氯噻嗪
B. 呋塞米
C. 螺内酯
D. 氨苯蝶啶
E. 卡托普利
【答案】B
【考点】呋塞米的临床应用
【解析】呋塞米属于袢利尿药，临床上可用于：①急性肺水肿和脑水肿。②其他严重水肿：可治疗心、肝、肾性水肿等各类水肿。③急慢性肾衰竭：袢利尿药可增加尿量和 K^+ 排出，冲洗肾小管，减少肾小管的萎缩和坏死，但不延缓肾衰竭的进程。大剂量呋塞米可治疗慢性肾衰竭，增加尿量。④高钙血症。⑤加速某些毒物的排泄。故本题最佳选项为 B。
【避错】本题极易误选 A，氢氯噻嗪属于噻嗪类利尿药，临床可用于水肿、高血压及尿崩症，并无急慢性肾衰竭的治疗作用，因此最佳选项应为 B。

考点：调血脂药与抗动脉粥样硬化药

【A_1 型题】

1. HMG-CoA 还原酶抑制剂的药理作用是
A. 抑制体内胆固醇氧化酶
B. 阻断 HMG-CoA 转化为甲羟戊酸
C. 使肝 LDL 受体表达减弱
D. 具有促进细胞分裂作用
E. 具有增强细胞免疫作用
【答案】B
【考点】HMG-CoA 还原酶抑制剂的药理作用
【解析】HMG-CoA 还原酶是肝细胞合成胆固醇过程中的限速酶，催化 HMG-CoA 生成甲羟戊酸，甲羟戊酸是内源性胆固醇合成的关键步骤，抑制 HMG-CoA 还原酶则减少内源性胆固醇合成。他汀类与 HMG-CoA 的化学结构相似，且与 HMG-CoA 还原酶的亲和力高出 HMG-CoA 数千倍，对该酶产生竞争性的抑制作用，使胆固醇合成受阻。故本题选 B。
【避错】若不了解 HMG-CoA 还原酶抑制剂的药理作用，考生会觉得无从下手，HMG-CoA 还原酶抑制剂，理所当然是抑制 HMG-CoA 进一步转化的，本题便迎刃而解，否则易误选其他选项。

【B_1 型题】

（2～3 题共用备选答案）
A. 考来烯胺
B. 烟酸
C. 非诺贝特
D. 洛伐他汀
E. 普罗布考
2. 具有抗氧化作用的药物是
【答案】E
3. 抑制胆固醇合成的药物是
【答案】D
【考点】抗动脉粥样硬化药的药理作用
【解析】普罗布考属于抗氧化剂，具有抗氧化作用，故 2 题选 E。人体内胆固醇主要由肝合成，在胆固醇合成过程中 HMG-CoA 还原酶使 HMG-CoA 转换为中间产物 MVA。他汀类与 HMG-CoA 的化学结构相似，且对 HMG-CoA 还原酶的亲和力高出 HMG-CoA 数千倍，对该酶发生竞争性的抑制作用，使胆固醇合成受阻。故 3 题选 D。
【避错】3 题易错选 A 项，题干要求是“抑制胆固醇合成的药物”，考来烯胺可减少食物中脂类（包括胆固醇）的吸收，而不是抑制胆固醇合成。

考点：作用于血液及造血器官药物

【A_1 型题】

1. 具有体内、体外抗凝血作用的药物是
A. 肝素
B. 阿司匹林
C. 香豆素类
D. 链激酶
E. 右旋糖酐
【答案】A

【考点】抗凝药物的作用特点

【解析】在体内、体外肝素均有强大抗凝作用，可使多种凝血因子灭活。故本题选A。

【避错】本题易错选C。香豆素类是维生素K拮抗药，体外无效。考生易混淆两类抗凝药的作用特点而发生错选。

2. 能增强抗凝血酶Ⅲ（ATⅢ）对凝血因子灭活作用的药物是

A. 维生素B_{12}

B. 香豆素类

C. 阿司匹林

D. 维生素K

E. 肝素

【答案】E

【考点】肝素的药理作用与机制

【解析】AT-Ⅲ是凝血酶及因子Ⅻa、Ⅺa、Ⅸa、Ⅹa等含丝氨酸残基蛋白酶的抑制剂。它与凝血酶通过精氨酸-丝氨酸肽键相结合，形成AT-Ⅲ凝血酶复合物而使酶灭活。肝素可以加速这一反应千倍以上。故选E。

【避错】本题易选择D。维生素K主要用于凝血酶原过低而引起的出血者，不能增强抗凝血酶Ⅲ活性。

3. 下列哪项不是维生素K的适应证

A. 创伤性出血

B. 新生儿出血性疾病

C. 梗阻性黄疸

D. 促进血液正常凝固

E. 过量使用水杨酸类

【答案】A

【考点】维生素K的适应证

【解析】维生素K主要用于维生素K缺乏所致的出血，包括梗阻性黄疸、胆瘘、慢性腹泻所致的维生素K吸收障碍，早产儿、新生儿及长期应用广谱抗菌药物引起的维生素K合成障碍，香豆素类、水杨酸类等药物拮抗维生素K的作用，导致凝血酶原过低而发生的出血。不用于创伤性出血。故选A。

【避错】此题不易选错，要熟悉记忆维生素K的临床应用。特别牢记维生素K可以用于水杨酸类药物过量患者。

【B_1型题】

（4～6题共用备选答案）

A. 氨甲苯酸

B. 链激酶

C. 组织纤溶酶原激活因子

D. 双嘧达莫

E. 华法林

4. 抗纤维蛋白溶解药是

【答案】A

5. 对血栓部位有一定选择性的溶栓药是

【答案】C

6. 使cAMP升高抑制血小板聚集药物是

【答案】D

【考点】作用于血液药物的应用

【解析】氨甲苯酸属于纤维蛋白溶解抑制药，通过抑制纤维蛋白酶原激活物，阻止纤维蛋白溶解（纤溶）酶原转变为纤溶酶，从而使纤维蛋白的溶解减少，故4题选A。组织纤溶酶原激活因子（t-PA）为较新的纤溶药。t-PA对循环血液中纤溶酶原作用很弱，对与纤维蛋白结合的纤溶酶原作用则强数百倍，所以对血栓部位有一定选择性，故5题选C。双嘧达莫的作用机制为：①可逆性抑制磷酸二酯酶，使血小板中的cAMP增多。②可能增强前列环素PGI_2活性，激活血小板腺苷酸环化酶作用。③轻度抑制血小板形成血栓素烷A_2（TXA_2）的功能。故6题选D。

【避错】4题易误选C，5题易误选B，6题易误选E。t-PA是纤溶药而不是抗纤维蛋白溶解药，链霉素对溶栓部位没有选择性，华法林不具有使cAMP升高抑制血小板聚集的药理作用。

考点：组胺受体阻断药

【A_1型题】

1. H_1受体阻断药对哪种病最有效

A. 支气管哮喘

B. 皮肤黏膜过敏症状

C. 血清病高热

D. 过敏性休克

E. 过敏性紫癜

【答案】B

【考点】H_1受体阻断药的药理作用

【解析】H_1受体阻断药对皮肤黏膜变态反应性疾病如麻疹、变应性鼻炎等疗效较好，可作为首选药物，现多用第二代H_1受体阻断药。对昆虫咬伤所致的皮肤瘙痒和水肿亦有良效。对血清病、药疹和接触性皮炎也有一定疗效。对支气管哮喘疗效差，对过敏性休克无效。故本题选B。

【避错】本题易错选A，H_1受体阻断药对支气管哮喘有一定疗效，但疗效差。

2. 关于雷尼替丁，哪项错误

A. 是 H_2 受体阻断药

B. 抑制胃酸分泌作用比西咪替丁强

C. 也能中和胃酸，减轻对溃疡面的刺激

D. 肝功能不良者 $t_{1/2}$ 明显延长

E. 对基础胃酸和夜间胃酸分泌都抑制

【答案】C

【考点】雷尼替丁的药理作用

【解析】雷尼替丁为 H_2 受体阻断药（A 正确），具有竞争性阻滞组胺与 H_2 受体结合的作用，对基础胃酸分泌的抑制作用最强，对进食等诱导的胃酸分泌抑制作用也有效。因此本类药物对以基础胃酸分泌为主的夜间胃酸分泌有良好的抑制作用（E 正确），成为治疗十二指肠溃疡的首选药。抑制胃酸作用，以摩尔计为西咪替丁的 5～12 倍（B 正确），因此为强效的 H_2 受体阻断药。肝功能不良者代谢受阻，$t_{1/2}$ 明显延长（D 正确）。应注意，雷尼替丁可抑制胃酸分泌，并不是中和胃酸。故本题选 C。

【避错】本题较具有迷惑性的选项为 E，考生混淆抑制胃酸分泌和中和胃酸的差别而误认为 C 正确，又因不清楚雷尼替丁对基础胃酸和夜间胃酸分泌的抑制而误选 E。

考点：作用于呼吸系统的药物

【A_1 型题】

1. 主要用于预防Ⅰ型变态反应所致哮喘的药物是

A. 氨茶碱

B. 肾上腺素

C. 特布他林

D. 色甘酸钠

E. 异丙肾上腺素

【答案】D

【考点】色甘酸钠的作用机制及应用

【解析】色甘酸钠能在抗原抗体的反应中，稳定肥大细胞膜、抑制肥大细胞裂解、脱粒，阻止过敏介质释放，预防哮喘的发作。本品有平喘作用，能抑制反射性支气管痉挛，抑制支气管的高反应性，抑制血小板活化因子（PAF）引起的支气管痉挛。主要用于预防季节性哮喘发作。故选 D。

【避错】本题易选择 A。氨茶碱主要用于慢性哮喘的维持治疗，以防止急性发作，非Ⅰ型变态反应哮喘的预防用药。

【B_1 型题】

（2～4 题共用备选答案）

A. 异丙肾上腺素

B. 特布他林

C. 肾上腺素

D. 氨茶碱

E. 吗啡

2. 既能用于支气管哮喘，又能用于心源性哮喘的药物是

【答案】D

3. 既能扩张支气管平滑肌，又能减轻支气管黏膜水肿的药物是

【答案】C

4. 只能用于心源性哮喘，不能用于支气管哮喘的药物是

【答案】E

【考点】药物对机体的作用机制

【解析】氨茶碱能增强膈肌收缩力，尤其在膈肌收缩无力时作用更显著，因此有益于改善呼吸功能，本品尚有微弱舒张冠状动脉、外周血管和胆管平滑肌的作用；有轻微增加收缩力和轻微利尿作用。肾上腺素能使心肌收缩力加强、兴奋性增高、传导加速、心排出量增多；对全身各部分血管的作用，不仅有作用强弱的不同，而且还有收缩或舒张的不同；对皮肤、黏膜和内脏（如肾脏）的血管呈现收缩作用；对冠状动脉和骨骼肌血管呈现扩张作用等。吗啡用于心源性哮喘，可暂时缓解肺水肿症状，但吗啡能抑制呼吸中枢，所以不能用于支气管哮喘。故 2 题选 D，3 题选 C，4 题选 E。

【避错】本题综合考查了几种对支气管哮喘有缓解作用的药物的异同点，2 题和 4 题要相互区别，吗啡只对心源性哮喘有作用，而氨茶碱是“全能选手”，对支气管和心源性哮喘均有效。2 题切记不能选 B，特布他林作用于 β_2 受体，舒张支气管平滑肌，但不具有减轻黏膜水肿的作用。

考点：作用于消化系统的药物

【A_1 型题】

1. 哪项不是奥美拉唑的不良反应

A. 口干、恶心

B. 头晕、失眠

C. 胃黏膜出血

D. 外周神经炎
E. 男性乳房女性化
【答案】C
【考点】奥美拉唑的不良反应
【解析】奥美拉唑不良反应率较低，有头痛、头晕、失眠、外周神经炎等神经系统症状（B、D均正确）；在消化系统方面可见口干、恶心、呕吐、腹胀（A正确）；其他，可见男性乳腺发育（E正确）、皮疹、溶血性贫血等。奥美拉唑应用于溃疡病，对胃黏膜有保护作用，故本题选C。
【避错】本题部分考生易误选D，服用奥美拉唑可出现外周神经炎等神经系统症状。

2. 具有抗幽门螺杆菌作用，并可抑制胃酸分泌的药物是
A. 法莫替丁
B. 西咪替丁
C. 雷尼替丁
D. 哌仑西平
E. 奥美拉唑
【答案】E
【考点】奥美拉唑的药理作用
【解析】奥美拉唑能选择性地作用于胃黏膜壁细胞，抑制处于胃壁细胞顶端膜构成的分泌性微管和胞质内的管状泡上的质子泵（H^+-K^+-ATP）的活性，从而有效地抑制胃酸的分泌，起效迅速。对于根除幽门螺杆菌的治疗，质子泵抑制剂与抗生素协同作用较H_2受体拮抗药好。故选E。
【避错】本题具有代表意义，考生容易误选C，雷尼替丁的药理作用机制是抑制胃酸分泌和胃黏膜保护作用，西咪替丁和雷尼替丁属于H_2受体拮抗药，主要作用机制是抑制基础胃酸分泌和夜间胃酸分泌。

3. 治疗反流性食管炎效果最好的药物是
A. 苯海拉明
B. 肾上腺皮质激素
C. 奥美拉唑
D. 雷尼替丁
E. 异丙嗪
【答案】C
【考点】反流性食管炎
【解析】反流性食管炎是由胃、十二指肠内容物反流入食管引起的食管炎症性病变，内镜下表现为食管黏膜的破损，即食管糜烂和/或食管溃疡。强力抑酸药PPI可产生显著而持久的抑酸效果，缓解症状快，食管炎愈合率高，常用的药物有奥美拉唑、雷贝拉唑、埃索美拉唑等。故选C。
【避错】本题易选择D。奥美拉唑及雷尼替丁均可用于治疗反流性食管炎，但雷尼替丁的药效比奥美拉唑小，注意鉴别及题干要求。

考点：子宫平滑肌兴奋药

【A_1型题】

1. 麦角胺治疗偏头痛的作用机制是
A. 阻断血管平滑肌α受体
B. 抑制前列腺素合成
C. 增加脑血流量
D. 收缩脑血管
E. 镇痛作用
【答案】D
【考点】麦角生物碱的临床应用
【解析】麦角胺能使脑血管收缩，减少脑动脉搏动幅度，减轻偏头痛，可用于偏头痛的诊断及其发作时的治疗。故选D。
【避错】本题易错选A。麦角胺可阻断α受体，使升压作用变为降压，同时抑制中枢，使血压下降。

2. 关于缩宫素临床应用的叙述，正确的是
A. 治疗尿崩症
B. 治疗乳腺分泌
C. 小剂量用于催产和引产
D. 小剂量用于产后止血
E. 治疗痛经和月经不调
【答案】C
【考点】缩宫素的临床应用
【解析】小剂量缩宫素对无产道障碍、胎位正常、头盆相称、宫缩乏力难产者具有促进分娩作用。对于死胎、过期妊娠或其他原因须提前终止妊娠者，可用缩宫素引产。故选C。
【避错】本题易错选D。产后出血时，立即于皮下或肌内注射较大剂量的缩宫素，可迅速起到止血作用。

考点：肾上腺皮质激素类药物

【A_1型题】

1. 不属于糖皮质激素类药物抗休克作用机制的是
A. 稳定溶酶体膜
B. 中和细菌外毒素
C. 增强心肌收缩力

D. 扩张痉挛收缩的血管

E. 抑制炎性细胞因子释放

【答案】B

【考点】糖皮质激素类药物的药理作用

【解析】糖皮质激素类药物抗休克作用机制：①稳定溶酶体膜，减少心肌抑制因子形成。②增强心肌收缩力，解除血管痉挛。③抑制蛋白水解酶释放，减轻组织损伤和炎症反应。④增强机体对内毒素的耐受力，缓解毒血症状。但对外毒素则无防御作用。故选B。

【避错】本题属于记忆性题，应牢记糖皮质激素抗休克作用的四种机制。

2. 有关糖皮质激素的叙述正确的是

A. 小剂量抑制体液免疫，大剂量抑制细胞免疫

B. 可直接中和细菌内毒素和细菌外毒素

C. 抑制胃酸分泌，促进胃黏液分泌

D. 能兴奋中枢，出现欣快、激动等，甚至可诱发精神病

E. 能明显增加血液中性粒细胞数，增强其游走吞噬功能

【答案】D

【考点】糖皮质激素的药理作用

【解析】糖皮质激素的药理作用如下。①抗炎作用：在炎症早期可减轻渗出、水肿，从而改善红、肿、热、痛。在炎症后期防止粘连和瘢痕形成，减轻后遗症。并不是直接中和细菌内毒素和细菌外毒素（故B错误）。②免疫抑制与抗过敏作用：小剂量时可抑制细胞免疫，大剂量时才能抑制体液免疫（A错误）。③抗休克。④其他作用：能刺激骨髓造血功能，使红细胞和血红蛋白含量增加，增加中性粒细胞数，但游走、吞噬、消化及糖酵解等功能被降低（E错误）；能提高中枢神经系统的兴奋性，出现欣快、激动、失眠等，偶可诱发精神病。故本题选D。

【避错】本题极易误选B，考生误认为糖皮质激素具有抗炎作用，故可直接中和细菌内毒素和细菌外毒素，但需知糖皮质激素抗炎作用的基本机制是基因效应，并不是直接中和细菌内毒素和细菌外毒素，故B是错误选项。

3. 以下对糖皮质激素作用的错误叙述为

A. 抗炎作用

B. 免疫抑制作用

C. 抗外毒素作用

D. 抗休克作用

E. 稳定溶酶体膜作用

【答案】C

【考点】糖皮质激素的药理作用

【解析】抗炎作用；免疫抑制作用；抗休克作用；刺激骨髓造血功能；稳定溶酶体膜作用；糖皮质激素能提高机体对细菌内毒素的耐受性，即有良好的退热作用，又有明显的缓解毒血症的作用。但不能中和内毒素，也不能破坏内毒素，对外毒素亦无作用。故选C。

【避错】本题易选择B。本题容易错选的原因在于未细看题干要求，求快，将糖皮质激素的药理作用误作正确答案。

4. 糖皮质激素大剂量、短时程突击疗法主要适用于

A. 结缔组织病

B. 肾病综合征

C. 恶性淋巴瘤

D. 感染中毒性休克

E. 顽固性支气管哮喘

【答案】D

【考点】感染性休克的治疗

【解析】感染性休克的治疗：补充血容量，控制感染，纠正酸碱失衡，心血管药物应用，皮质激素治疗，营养支持。以上选项中只有感染性休克的治疗需要采用糖皮质激素大剂量、短时程突击疗法。故选D。

【避错】本题易选择B。糖皮质激素大剂量、短时程突击疗法主要适用急性疾病的治疗。

考点：甲状腺激素及抗甲状腺药物

【A_1 型题】

1. 硫脲类抗甲状腺药可引起的严重不良反应是

A. 黏液性水肿

B. 心动过缓

C. 粒细胞缺乏症

D. 低蛋白血症

E. 再生障碍性贫血

【答案】C

【考点】硫脲类药物的不良反应

【解析】硫脲类抗甲状腺药物的不良反应主要如下。①变态反应：最常见，皮肤瘙痒、药疹，少数伴有发热，应密切观察，一般不需停药处理。②消化道反应：食欲缺乏、呕吐、腹痛、腹泻等。③粒细胞缺乏症：为最严重不良反应，应定期检查血常规（C正确）。④甲状腺肿及甲状腺功能减退：长期用药后，可反馈性增加TSH分泌而引起腺体代偿性增生、腺体增大、充血，还可诱导甲减。故本题正确答案为

C，粒细胞缺乏症为硫脲类药物最严重的不良反应。

【避错】本题为记忆题，其他选项均为硫脲类的不良反应，但要注意题目要求的是最严重的不良反应，因此只能选择C，一旦发生粒细胞缺乏症，须立即停药并及时处理。

【A_2 型题】

2. 女，43岁。患甲亢3年，需行甲状腺部分切除术，正确的术前准备是

A. 术前2周给丙硫氧嘧啶+普萘洛尔

B. 术前2周给丙硫氧嘧啶+小剂量碘剂

C. 术前2周给丙硫氧嘧啶+大剂量碘剂

D. 术前2周给丙硫氧嘧啶

E. 术前2周给卡比马唑

【答案】C

【考点】抗甲状腺药的临床应用

【解析】为减少甲状腺次全切除手术患者在麻醉和手术后的并发症及甲状腺危象，在术前应先服用硫脲类药物，使甲状腺功能恢复或接近正常。由于用硫脲类后TSH分泌增多，使腺体增生，组织脆而充血，不利于手术进行，需在手术前2周左右加服大量碘剂。故本题选C。

【避错】本题易错选B项，考生对于碘剂在术前准备中的应用情况识记不清，容易发生错选。

考点：胰岛素及其他降血糖药

【A_1 型题】

1. 关于胰岛素的药理作用，叙述错误的是

A. 促进脂肪合成，抑制脂肪分解

B. 抑制蛋白质合成，抑制氨基酸进入细胞

C. 促进葡萄糖利用，抑制糖原分解和产生

D. 促进钾进入细胞，降低血钾

E. 促进蛋白质合成及氨基酸转运

【答案】B

【考点】胰岛素的药理作用

【解析】胰岛素主要促进肝、脂肪、肌肉等靶组织糖原和脂肪的储存，增加氨基酸的转运和核酸、蛋白质的合成，抑制蛋白质的分解。故选B。

【避错】本题易错选D。胰岛素可促进钾离子进入细胞，降低血钾浓度。

【A_2 型题】

2. 男，53岁。2型糖尿病，控制饮食无效，体重超重，过度肥胖，选下列哪种降糖药为最佳

A. 格列齐特

B. 格列本脲

C. 甲苯磺丁脲

D. 格列吡嗪

E. 二甲双胍

【答案】E

【考点】二甲双胍的临床应用

【解析】二甲双胍属于双胍类降糖药，该类药物可明显降低糖尿病患者的血糖，但对正常人血糖无明显影响，其作用机制可能是促进脂肪组织摄取葡萄糖，降低葡萄糖在肠的吸收及糖原异生，抑制胰高血糖素释放等，是2型糖尿病一线治疗药物，尤适用于肥胖及单用饮食控制无效者。故本题选E。

【避错】A、B、C、D项均属于磺酰脲类口服降血糖药，该类药物用于胰岛功能尚存的2型糖尿病且单用饮食控制无效者。考生易混淆各类降糖药的临床应用而发生错选。

考点：β-内酰胺类抗生素

【A_1 型题】

1. β-内酰胺类药物的抗菌作用机制是其抑制了细菌的

A. DNA螺旋酶

B. 细胞壁合成

C. 二氢叶酸合成酶

D. 核酸合成

E. 蛋白质合成

【答案】B

【考点】β-内酰胺类药物的抗菌作用机制

【解析】β-内酰胺类药物通过干扰细菌细胞壁肽聚糖的合成而显杀菌作用。β-内酰胺类药物可抑制转肽酶的活性，从而阻止了肽聚糖的合成，导致细胞壁缺损，引起细菌细胞死亡。同时β-内酰胺类药物可增加细菌细胞壁自溶酶的活性，产生自溶或胞壁质水解作用，使细菌裂解死亡。故本题选B。

【避错】本题为记忆题，若考生对β-内酰胺类药物抗菌作用机制识记不清，容易发生错选。

2. 青霉素G最适于治疗

A. 伤寒、副伤寒

B. 肺炎杆菌性肺炎

C. 布鲁菌病

D. 乙型溶血性链球菌感染

E. 细菌性痢疾

【答案】D

【考点】青霉素G的临床应用

【解析】本药肌内注射或静脉滴注为治疗敏感的G^+球菌和杆菌、G^-球菌及螺旋体所致感染的首选药。①乙型溶血性链球菌、肺炎链球菌引起感染；甲型溶血性链球菌引起的心内膜炎。②淋病奈瑟球菌所致的生殖道淋病；敏感金黄色葡萄球菌引起的疖、痈、败血症等；脑膜炎球菌引起的流行性脑脊髓膜炎；也可用于放线菌病、钩端螺旋体病、梅毒、回归热的治疗。③白喉、破伤风、气性坏疽和流产后产气荚膜梭菌所致的败血症的治疗。但因青霉素G对细菌产生的外毒素无效，故必须加用抗毒素血清。故本题中，最佳选项为D。

【避错】本题易误选A，伤寒、副伤寒首选氟喹诺酮或头孢曲松类药物。

考点：大环内酯类、林可霉素类及多肽类

【A_1型题】

对金黄色葡萄球菌引起的骨髓炎，治疗应选用

A. 乙酰螺旋霉素

B. 林可霉素

C. 万古霉素

D. 麦迪霉素

E. 红霉素

【答案】B

【考点】林可霉素的临床应用

【解析】林可霉素作用于敏感菌核糖体的50S亚基，阻止肽链的延长，从而抑制细菌细胞的蛋白质合成。口服适用于：葡萄球菌、化脓性链球菌、肺炎链球菌及厌氧菌所致的呼吸道感染、皮肤软组织感染、女性生殖道及盆腔感染，以及厌氧菌所致的腹腔感染等。林可霉素注射液除上述指征外，尚可用于链球菌和葡萄球菌所致的败血症、骨和关节感染的外科辅助治疗、葡萄球菌所致的急性血源性骨髓炎等。故选B。

【避错】本题易选择E。红霉素临床常用于治疗耐青霉素的金黄色葡萄球菌感染，但林可霉素为金黄色葡萄球菌引起骨髓炎的首选药。考生要注意鉴别。

考点：氨基糖苷类抗生素

【A_1型题】

1. 对氨基糖苷类不敏感的细菌是

A. 各种厌氧菌

B. 大肠埃希菌

C. 革兰阴性球菌

D. 金黄色葡萄球菌

E. 铜绿假单胞菌

【答案】A

【考点】氨基糖苷类抗生素的抗菌作用

【解析】氨基糖苷类对各种需氧革兰阴性杆菌包括大肠埃希菌、铜绿假单胞菌、变形杆菌属、克雷伯菌属、肠杆菌属、志贺菌属等具有强大抗菌活性；对沙雷菌属、沙门菌属、产碱杆菌属、不动杆菌属和嗜血杆菌属也有一定抗菌作用；对耐甲氧西林金黄色葡萄球菌和耐甲氧西林表皮葡萄球菌也有较好抗菌活性，对各组链球菌作用微弱，对肠球菌和厌氧菌不敏感。故选A。

【避错】本题易错选C。氨基糖苷类对淋病奈瑟菌、脑膜炎奈瑟菌等革兰阴性球菌作用较差。

【B_1型题】

（2～4题共用备选答案）

A. 增加肾毒性

B. 增加耳毒性

C. 延缓耐药性产生

D. 增强抗菌范围

E. 增加神经-肌肉接头阻滞

2. 氨基糖苷类抗生素+呋塞米

【答案】B

3. 氨基糖苷类抗生素+骨骼肌松弛药

【答案】E

4. 庆大霉素+多黏菌素

【答案】A

【考点】氨基糖苷类抗生素的不良反应

【解析】氨基糖苷类的不良反应：①耳毒性，而呋塞米亦可通过引起内耳淋巴液电解质成分改变而引起耳毒性，表现为耳鸣、听力减退或暂时性耳聋。若两者一起使用，则可加大耳毒性，故2题选B。②神经肌肉阻滞作用，与肌肉松弛药或具有此种作用的药物（如地西泮）联合应用可致神经-肌肉阻滞作用的加强，故3题选E。③肾毒性，应避免合用增加肾毒性药物：头孢菌素类、万古霉素、多黏菌素、两性霉素B等，故4题选A。

【避错】2题易误选A，3题较简单，4题易误选D。呋塞米具有耳毒性而不具有肾毒性，庆大霉素、多黏菌素均具有肾毒性，两者合用会增加肾毒性。

考点：四环素类

【B_1型题】

（1 ~ 2 题共用备选答案）

A. 氯霉素

B. 多西环素

C. 土霉素

D. 四环素

E. 米诺环素

1. 抗菌活性强，可产生前庭反应的药物是

【答案】E

2. 能引起骨、牙发育障碍的药物是

【答案】D

【考点】四环素类的不良反应

【解析】米诺环素与四环素抗菌谱相似，抗菌活性强于其他同类药物，可引起可逆性前庭功能紊乱，表现为眩晕、耳鸣、共济失调，伴恶心、呕吐等，故1题应选E。四环素的不良反应：①胃肠道反应。②二重感染，常见有真菌病、葡萄球菌引起的假膜性肠炎。③对骨、牙生长的影响，四环素能与新形成的骨、牙中所沉积的钙相结合而影响其生长，形成“四环素牙”。④其他，长期大量口服或静脉注射可造成严重肝损害；加剧原有的肾功能不全；还可引起药热、皮疹等变态反应，故2题应选D。

【避错】1题易误选D，四环素类不引起前庭反应。2题较为简单，不易出错。

考点：人工合成的抗菌药

【A_1型题】

1. 下列不属于喹诺酮类药物的药理学特性是

A. 抗菌谱广

B. 口服吸收好

C. 与其他抗菌药物无交叉耐药性

D. 不良反应较多

E. 体内分布较广

【答案】D

【考点】喹诺酮类药物的药理学特性

【解析】喹诺酮类药物具有以下特点：①抗菌谱广，抗菌活性强，尤其对G^-杆菌和许多耐药菌株如MRSA（耐甲氧西林金黄色葡萄球菌）具有良好抗菌作用。②耐药发生率低，无质粒介导的耐药性发生。③体内分布广，组织浓度高，可达有效抑菌或杀菌浓度。④大多数系口服制剂。⑤不良反应较少。故选D。

【避错】本题为记忆题，若考生对氟喹诺酮类药物的药理学特性识记不清，容易发生错选。

2. 服用磺胺类药物加服$NaHCO_3$的目的是

A. 增强抗菌疗效

B. 加快药物吸收速度

C. 防止变态反应

D. 防止药物排泄过快而影响疗效

E. 使尿偏碱性，增加药物的溶解度

【答案】E

【考点】磺胺药类药物的特点

【解析】加服碳酸氢钠是为了增加磺胺嘧啶及其代谢产物的溶解度，因为磺胺药由肾排泄，磺胺药及其代谢产物溶解度小，容易在肾小管析出结晶，造成泌尿道的损伤。磺胺药为酸性，碱化尿液后其游离态增多，而促进其由肾排泄。故本题答案为E。

【避错】本题极易误选D，但需知磺胺药为酸性，加入$NaHCO_3$的目的是增加其溶解度，碱化尿液，促进其从肾脏的排出，减轻肾脏损伤。

考点：抗真菌药

【A_1型题】

广谱抗真菌药物是

A. 利福平

B. 利巴韦林

C. 伯氨喹

D. 氟康唑

E. 环磷酰胺

【答案】D

【考点】抗真菌药特点

【解析】氟康唑是广谱抗真菌药，对隐球菌属、念珠菌属和球孢子菌属等均有作用，是治疗艾滋病患者隐球菌脑膜炎的首选药。利福平是抗结核药，利巴韦林是抗病毒药，伯氨喹是抗疟药，环磷酰胺是免疫抑制剂。故本题选D。

【避错】本题易误选B，利巴韦林属于抗病毒药，注意区分抗病毒药和抗真菌药。

考点：抗病毒药

【A_1型题】

关于阿昔洛韦药理作用的描述，正确的是

A. 具有较强的抗铜绿假单胞菌作用

B. 主要用于金黄色葡萄球菌引起的骨及关节感染
C. 为治疗支原体肺炎的首选药物
D. 具有抗 DNA 病毒的作用
E. 对念珠菌有强大抗菌作用

【答案】D

【考点】阿昔洛韦的药理作用

【解析】阿昔洛韦是目前最有效的抗Ⅰ型和Ⅱ型单纯疱疹病毒药物之一，对水痘-带状疱疹病毒和 EB 病毒等其他疱疹病毒有效。对正常细胞几乎无影响，而在被感染的细胞内，在病毒腺苷激酶和细胞激酶的催化下，转化为三磷酸无环鸟苷，对病毒 DNA 多聚酶呈强大的抑制作用，阻滞病毒 DNA 的合成。故选 D。

【避错】本题易错选其他选项。注意阿昔洛韦是广谱抗病毒药。

考点：抗结核病药

【A_1 型题】

1. 各类型的结核病首选药是
A. 链霉素
B. 利福平
C. 异烟肼
D. 乙胺丁醇
E. 吡嗪酰胺

【答案】C

【考点】抗结核病药的临床应用

【解析】异烟肼对各种类型的结核病患者均为首选药物，对早期轻症肺结核或预防用药时可单独使用，规范化治疗时必须联合使用其他抗结核病药，以防止或延缓耐药性的产生。故本题选 C。

【避错】此题不易选错，异烟肼是各种类型的结核病患者的首选药物。

2. 可引起周围神经炎的抗结核药是
A. 链霉素
B. 异烟肼
C. 乙胺丁醇
D. 吡嗪酰胺
E. 对氨水杨酸

【答案】B

【考点】异烟肼的临床应用

【解析】异烟肼为治疗结核病的首选药物，适用于各种类型的结核病，如肺、淋巴、骨、肾、肠等结核，结核性脑膜炎、胸膜炎及腹膜炎等。但该药有神经系统毒性，如发生多发性神经炎、精神异常等，故选 B。

【避错】本题易选择 E。对氨水杨酸可发生瘙痒、皮疹等变态反应，不同于周围神经炎。

考点：抗疟药

【A_1 型题】

1. 关于抗疟药，下列哪项叙述正确
A. 氯喹对阿米巴痢疾有效
B. 氯喹可根治间日疟
C. 青蒿素治疗疟疾易复发
D. 伯氨喹可用作疟疾病因性预防
E. 乙胺嘧啶能引起急性溶血性贫血

【答案】C

【考点】抗疟药的特点

【解析】氯喹对各种疟原虫的红细胞内期裂殖体均有强大的杀灭作用，能迅速有效地控制疟疾的临床发作，但对子孢子、休眠子和配子体均无效，不能用于病因预防，以及控制远期复发和传播，亦不可根治疟疾（B 错误）。氯喹能杀灭阿米巴滋养体，具有抗肠道外阿米巴病作用（A 错误）。乙胺嘧啶可抑制疟原虫增殖，对已发育成熟的裂殖体则无效，故控制临床作用起效缓慢，常用于病因性预防（D 错误）。急性溶血性贫血为伯氨喹治疗红细胞内缺乏葡萄糖-6-磷酸脱氢酶的个体时发生的不良反应（E 错误）。青蒿素对各种疟原虫红细胞内期裂殖体有快速的杀灭作用，但对红细胞外疟原虫无效，故治疗易复发，因此本题选 C。

【避错】本题易错选 A，但应注意氯喹只对肠道外阿米巴滋养体有杀灭作用，一般用于阿米巴肝脓肿，对阿米巴痢疾无效，故 A 选项是错误的。

【B_1 型题】

（2～3 题共用备选答案）
A. 氯喹
B. 奎宁
C. 伯氨喹
D. 乙胺嘧啶
E. 甲氟喹

2. 疗效高，生效快，控制疟疾症状首选

【答案】A

3. 可根治间日疟和控制疟疾的传播药是

【答案】C

【考点】抗疟药的选择

【解析】氯喹对各种疟原虫的红细胞内期裂殖体均有强大的杀灭作用，能迅速有效地控制疟疾的临床发作，具有在红细胞内尤其是被疟原虫入侵的红细胞内浓集的特点，有利于杀灭疟原虫，具有起效快、疗效高的特点，故2题选A。伯氨喹对间日疟和卵形疟肝脏中的休眠子有较强的杀灭作用，是防治疟疾远期复发的主要药物。与红细胞内期抗疟药合用，能根治良性疟，减少耐药性的产生。能杀灭各种疟原虫的配子体，阻止疟疾传播，故3题选C。

【避错】第2题错误率较低，氯喹是临床上抗疟最常用的药物，是控制症状的首选药。第3题易误选D，乙胺嘧啶可抑制疟原虫增殖，对已发育成熟的裂殖体则无效，故控制临床作用起效缓慢，常用于病因性预防，而不是预防复发和控制传播的首选药。

考点：抗恶性肿瘤药

【A_1 型题】

1. 放线菌素抗肿瘤作用机制是

A. 引起DNA链间交联，妨碍双链拆开

B. 插入DNA双链，破坏模板作用

C. 抑制细胞DNA聚合酶活性

D. 抑制细胞RNA聚合酶活性

E. 抑制蛋白质生物合成

【答案】D

【考点】放线菌素的作用机制

【解析】放线菌素D分子中含有一个苯氧环结构，通过它连接两个等位的环状肽链。此肽链可与DNA分子的脱氧鸟嘌呤发挥特异性相互作用，使放线菌素D嵌入DNA双螺旋的小沟中，与DNA形成复合体，阻碍RNA多聚酶的功能，抑制RNA的合成，特别是mRNA的合成。故选D。

【避错】本题易选择C。注意鉴别和记忆是抑制细胞DNA聚合酶活性，还是抑制细胞RNA聚合酶活性。

2. 属于抗代谢的化疗药物是

A. 长春新碱

B. 平阳霉素

C. 顺铂

D. 甲氨蝶呤

E. 环磷酰胺

【答案】D

【考点】二氢叶酸还原酶抑制剂

【解析】二氢叶酸还原酶抑制剂是磺胺类药物的增敏剂，如甲氧苄啶，能抑制微生物代谢过程中的二氢叶酸还原酶，与磺胺类药物的抑制二氢叶酸合成酶产生协同效应，更有力地杀伤微生物如金黄色葡萄球菌等。故选D。

【避错】本题易选择A。干扰核酸合成的抗肿瘤药物分别在不同环节阻止DNA的生物合成，属于抗代谢物。根据药物主要干扰的生化步骤或所抑制的靶酶的不同，可进一步分为：①二氢叶酸还原酶抑制剂如甲氨蝶呤等。②胸苷酸合成酶抑制剂如氟尿嘧啶等。③嘌呤核苷酸互变抑制剂如巯嘌呤等。④核苷酸还原酶抑制剂如羟基脲等。⑤DNA多聚酶抑制剂如阿糖胞苷等。长春碱类是微管蛋白活性抑制剂代表药物。考生应注意鉴别药物的分类及每类的代表药物。

【B_1 型题】

（3～5题共用备选答案）

A. 氮芥

B. 平阳霉素

C. 甲氨蝶呤

D. 长春新碱

E. 顺铂

3. 属植物类抗癌药物是

【答案】D

4. 属代谢类抗癌药物是

【答案】C

5. 属细胞毒素类抗癌药物是

【答案】A

【考点】抗癌药物的分类

【解析】常用的化学抗癌药物按其化学性质及作用有下列几类。①细胞毒素类（烷化剂）：主要药物是氮芥及其衍化物，例如氮芥、环磷酰胺。②抗代谢类：甲氨蝶呤。③抗生素类：博来霉素、平阳霉素。④激素类：肾上腺皮质激素类、丙酸睾酮。⑤植物类：长春新碱、羟喜树碱。⑥其他：有丙卡巴肼、羟基脲、顺铂等。故3题选D，4题选C，5题选A。

【避错】3题不易选错，4题易错选A，5题易错选C，对抗肿瘤药物的分类记忆不牢，容易产生错选。此组题目相对简单，只要分门别类记住各种抗肿瘤药物的类别即可答对。

第三部分

临床医学综合

第九章　诊　断　学

考点：诊断学

【A_1 型题】

1. 中等度热的口腔温度是
   A. 37.0～37.2℃
   B. 37.3～38.0℃
   C. 38.1～39.0℃
   D. 39.1～41.0℃
   E. 41.0℃以上
   【答案】 C
   【考点】 发热的分度
   【解析】 以口腔温度为标准，可将发热分为低热（37.3～38.0℃）、中等度热（38.1～39.0℃）、高热（39.1～41.0℃）和超高热（>41.0℃）。故选 C。
   【避错】 本题易错选其他选项。本题属记忆性题，牢记发热的分度标准。

2. 胸骨后烧灼样痛可见于
   A. 胸膜炎
   B. 心脏官能症
   C. 肺梗死
   D. 自发性气胸
   E. 反流性食管炎
   【答案】 E
   【考点】 胸痛的表现
   【解析】 食管及纵隔病变引起的胸痛多位于胸骨后，食管炎多呈烧灼痛。由于反流物刺激食管，反流性食管炎可见胸骨后烧灼样痛。故选 E。
   【避错】 本题易错选 A。胸膜炎引起的疼痛多在胸侧部，常呈隐痛、钝痛和刺痛。

3. 下列可引起混合性呼吸困难的是
   A. 气管异物
   B. 喉痉挛
   C. 气胸
   D. 支气管哮喘
   E. 慢性阻塞性肺疾病
   【答案】 C
   【考点】 混合性呼吸困难
   【解析】 混合性呼吸困难主要是由于肺或胸膜腔病变使呼吸面积减少导致换气功能障碍所致。常见于重症肺炎、重症肺结核、大面积肺栓塞（梗死）、弥漫性肺间质疾病、大量胸腔积液、气胸、广泛性胸膜增厚等。故选 C。
   【避错】 本题易错选其他选项。气管异物、喉痉挛可引起吸气性呼吸困难，支气管哮喘、慢性阻塞性肺疾病可引起呼气性呼吸困难。

4. 紫癜的皮下出血面积直径为
   A. ≤2mm
   B. 1～3mm
   C. 2～5mm
   D. 5～6mm
   E. >6mm
   【答案】 C
   【考点】 紫癜的表现
   【解析】 皮肤黏膜出血表现为血液淤积于皮肤或黏膜下，形成红色或暗红色斑，压之不退色，视出血面积大小可分为瘀点（直径不超过 2mm）、紫癜（直径 2～5mm）和瘀斑（直径大于 5mm）。故选 C。
   【避错】 本题易错选 A。注意鉴别瘀点和紫癜，瘀点的出血面积直径不超过 2mm。

【A_2 型题】

5. 男，30 岁。体温在 39℃以上，未用任何退热降温措施，24 小时内体温波动达 2℃以上，最低时体温仍高于正常。其发热的热型是
   A. 稽留热
   B. 波状热

C. 间歇热
D. 不规则热
E. 弛张热
【答案】E
【考点】发热的热型
【解析】弛张热是临床常见热型，体温常在 39℃以上，波动幅度大，24 小时内波动范围超过 2℃，但都在正常水平以上。故选 E。

【避错】本题易错选 C。间歇热指体温骤升达高峰后持续数小时，又迅速降至正常水平，无热期（间歇期）可持续 1 天至数天，高热期与无热期反复交替出现。

第十章 内 科 学

考点：慢性支气管炎

【A_1 型题】

1. 下列哪项不符合慢性支气管炎咳痰特点
   A. 多为白色黏痰
   B. 可为浆液泡沫痰
   C. 偶有痰中带血
   D. 夜间痰量较多
   E. 急性发作期常为黏液脓痰

【答案】D

【考点】慢性支气管炎的体征

【解析】慢性支气管炎一般为白色黏液或浆液泡沫状痰，合并感染时，咳嗽加重，痰量随之明显增多，偶带血。常以清晨排痰较多，其原因为夜间睡眠后管腔内蓄积痰液，加以副交感神经相对兴奋，支气管分泌物增加，因此起床后或体位变动时可出现刺激性排痰。晚期患者支气管黏膜腺体萎缩，咳痰量可以减少，且黏稠不易咳出，给患者带来很大痛苦。故选 D。

【避错】此题易错选 E。慢性支气管炎合并感染时，痰液转为黏液脓性或黄色脓痰。

【A_2 型题】

2. 女，63 岁。经常在冬季和季节转变时咳嗽，咳痰 8 年，近 3 年来活动时气急。近 2 天因受凉后咳嗽，气急加重，咳黄痰，双肺散在干湿啰音，心率 100 次/分。下列最重要的治疗措施是
   A. 持续低流量吸氧
   B. 使用氨茶碱等平喘药
   C. 选用氨溴索等祛痰药
   D. 超声雾化吸入
   E. 选用有效抗菌药

【答案】E

【考点】慢性支气管炎的治疗

【解析】63 岁女性，有长期咳痰、喘息，近 2 天有受凉的诱因，出现病情加重，首先考虑患者为慢性支气管炎急性发作。治疗首先要控制感染，并进行祛痰治疗。伴发喘息的患者，还应行解痉平喘治疗。故选 E。

【避错】本题易错选其他选项，注意慢性支气管炎在急性发作时首先要控制感染。

3. 男，63 岁，吸烟。反复咳嗽、咳白色泡沫痰 20 余年，气促 10 年，近 2 天因受凉后出现发热伴咳黄脓痰，气喘不能平卧。查体：双肺语音震颤减弱，可闻及散在干湿啰音，心界缩小，心率 110 次/分。该患者最可能的诊断是
   A. 慢性支气管炎急性发作
   B. 支气管哮喘
   C. 支气管扩张
   D. 肺结核
   E. 肺癌

【答案】A

【考点】慢性支气管炎的临床表现

【解析】患者病程时间长，超过 20 年，有典型的慢性支气管炎症状：咳嗽、咳痰、气促。有吸烟史，患者在“受凉”后出现发热伴咳黄脓痰，气喘不能平卧，属于呼吸道感染后引起的症状明显加重，查体有双肺散在干湿啰音等，为慢性支气管炎急性发作。故选 A。

【避错】本题易误选 B 或 C，患者没有支气管哮喘的自动缓解症状和哮鸣音、呼气相延长体征，所以支气管哮喘可排除；支气管扩张的表现为局部固定湿啰音，反复大量脓痰或血性痰。肺结核及肺癌较易排除。

【A_3/A_4 型题】

（4～6 题共用题干）

男，70 岁。冬春季节咳嗽、咳白痰 10 年，胸闷、气急加重半天。

4. 最可能的诊断是
   A. 支气管扩张
   B. 慢性纤维空洞性肺结核
   C. 慢性肺脓肿
   D. 慢性支气管炎急性发作
   E. 硅沉着病

【答案】D

【考点】慢性支气管炎的诊断

【解析】慢性支气管炎的诊断：反复咳嗽、咳痰，每年发作持续 3 个月，连续 2 年或更长，并可除外其他已知原因的慢性咳嗽，可诊断为慢性支气管炎。依据该患者的病史及表现，认为慢性支气管炎急性发作的可能性更大。故选 D。

【避错】本题不难，因为加重半天，故易选择 D，即慢性支气管炎急性发作。但是由于咳白痰 10 年，故仍有部分考生认为可能为支气管扩张，易错选 A，看清题意，抓住关键词可避免犯错。

5. 如果右下肺语音震颤减弱、叩诊鼓音、呼吸音减弱，最可能的并发症是

A. 气胸

B. 肺炎

C. 胸腔积液

D. 重症哮喘

E. 呼吸衰竭

【答案】A

【考点】慢性支气管炎的并发症

【解析】慢性支气管炎的并发症主要有：①慢性呼吸衰竭。②自发性气胸。如果有突然加重的呼吸困难，并伴有明显的发绀，患侧肺部叩诊为鼓音，听诊呼吸音减弱或消失，应考虑并发此病，通过 X 线检查可以确诊。③慢性肺源性心脏病。该患者的查体所见符合自发性气胸的体征。故选 A。

【避错】本题易选 E，因为大部分考生都知道肺炎与胸腔积液为实音或者浊音，但对哮喘的叩诊不甚了解，从而选错，增加慢性支气管炎的并发症的了解可减少犯错。

6. 该患者应首选的检查是

A. 胸部 X 线检查

B. 胸部 CT

C. 纤维支气管镜

D. 肺功能

E. 诊断性穿刺

【答案】A

【考点】辅助检查的选择

【解析】如果有突然加重的呼吸困难，并伴有明显的发绀，患侧肺部叩诊为鼓音，听诊呼吸音减弱或消失，应考虑自发性气胸，通过 X 线检查可以确诊。该患者的查体所见符合自发性气胸的体征。故选 A。

【避错】由于纤维支气管镜也为肺部疾病的重要检查方法，故许多考生易错选 C，主要原因为未考虑最简单易行的方法，关键需要理解“首选”。

考点：慢性阻塞性肺疾病

【A_1 型题】

1. 慢性阻塞性肺疾病标志性症状是

A. 慢性咳嗽

B. 咳痰

C. 气短或呼吸困难

D. 喘息和胸闷

E. 体重下降

【答案】C

【考点】慢性阻塞性肺疾病（COPD）的临床表现

【解析】COPD 患者早期在劳力时出现气短或呼吸困难，后逐渐加重，以致在日常活动甚至休息时就可出现此症状，这是其标志性症状，体现了此病的特点，即逐渐加重。故选 C。

【避错】此题的 5 个选项都是 COPD 的临床表现，考生均应牢记于心，但问题是此病的标志性症状，气短或呼吸困难正是体现了疾病呈进行性发展、气流受限不完全可逆。这个需要牢记于心。

2. 慢性阻塞性肺气肿患者就诊时最常见的主诉是

A. 胸痛

B. 发热、咳痰

C. 干咳

D. 活动后气短

E. 体重减轻

【答案】D

【考点】慢性阻塞性肺气肿临床表现

【解析】气短或呼吸困难：早期在较剧烈活动时出现，后逐渐加重，以致在日常活动甚至休息时也感气短，是慢性阻塞性肺气肿的标志性症状。故选 D。

【避错】此题易错选 A。慢性阻塞性肺气肿患者就诊时主诉可为喘息和胸闷，部分患者特别是重度患者或急性加重时可出现喘息。

【A_2 型题】

3. 男，66 岁。吸烟 40 年。反复咳嗽、咳白色泡沫痰 20 余年，气促 10 年，近 2 天受寒后出现发热伴咳黄脓痰，气喘不能平卧。查体：双肺语音震颤减弱，可闻及散在干湿啰音，心界缩小，心率 110 次/分。肺功能检查示吸入支气管扩张剂后 $FEV_1/FVC<70\%$，$FEV_1<60\%$ 预计值。该患者最可能的诊断是

A. 慢性支气管炎急性加重期

B. 支气管哮喘

C. 支气管扩张

D. 肺结核

E. 慢性阻塞性肺疾病急性加重期

【答案】E

【考点】COPD 的诊断

【解析】患者为老年男性，病程较长，有长期吸

烟史。症状表现为慢性咳嗽、咳痰、气促，查体示双肺语音震颤减弱，有干湿啰音，心界缩小，提示肺气肿；肺功能检查示吸入支气管扩张剂后 FEV_1/FVC<70%，FEV_1<60%预计值，提示存在气流受限，综合考虑为COPD；近来出现发热、咳黄痰、明显气喘，考虑为急性加重期。故选E。

【避错】本题易错选A项，慢性支气管炎者肺功能检查出现吸入支气管扩张剂后 FEV_1/FVC<70%，提示已发展为COPD。

4. 女，60岁。反复咳嗽、咳痰、喘息15年，再发加重1周入院。查体：意识清楚，口唇、指端发绀，颈静脉怒张，肝颈回流征阳性，双肺可闻及较多干湿啰音，下肢轻度凹陷性水肿。此时，首选的治疗是
   A. 气管插管
   B. 积极控制感染
   C. 利尿药静脉推注
   D. 血管扩张药静脉推注
   E. 洋地黄类药物静脉推注

【答案】B

【考点】COPD急性加重期的治疗

【解析】患者有反复咳嗽、咳痰、喘息15年的病史，此次加重1周入院，根据上述病史和症状以及体格检查，诊断为COPD急性加重期，治疗应首先控制感染，同时进行祛痰和镇咳，故选B。

【避错】本题易误选A，考生认为患者出现口唇与指端发绀，颈静脉怒张就以为呼吸出现障碍，故选气管插管。考生应掌握COPD急性加重期的治疗原则，宜先抗感染，严密观察病情。

考点：慢性肺源性心脏病

【A_1 型题】

1. 慢性肺源性心脏病肺心功能代偿期的体征不包括
   A. 肺气肿征
   B. 肺动脉瓣区第二心音亢进
   C. 颈静脉充盈
   D. 剑突下心脏收缩期搏动
   E. 右心室奔马律

【答案】E

【考点】慢性肺源性心脏病的临床表现

【解析】慢性肺源性心脏病肺心功能代偿期可出现不同程度的发绀和肺气肿体征，偶有干湿啰音；$P_2>A_2$，三尖瓣区可出现收缩期杂音或剑突下心脏搏动增强。部分患者因肺气肿使胸腔内压升高，阻碍腔静脉回流，可有颈静脉充盈。肺心功能失代偿期患者右心衰竭，可出现右心室奔马律。故选E。

【避错】本题易错选C。慢性肺源性心脏病肺心功能失代偿期可出现颈静脉怒张。

【A_2 型题】

2. 男，71岁。有吸烟史。反复咳嗽、咳痰、气促40余年，胸闷、心悸2年，加重伴发热1周，昏睡3小时入院。查体：血压140/90mmHg，嗜睡状，呼之能应，瞳孔等大等圆，对光反射存在，口唇发绀，双肺可闻及干湿啰音，心率120次/分，期前收缩3次/分，下肢凹陷性水肿。考虑诊断为慢性肺源性心脏病，补充查体时可出现的最主要体征是
   A. 心音强弱快慢不等
   B. 心界向左下扩大
   C. 心界向左、右两侧扩大，左界向左下扩大
   D. 肺动脉瓣区第二心音亢进
   E. 心尖区可闻及3/6级粗糙吹风样全收缩期杂音

【答案】D

【考点】慢性肺源性心脏病的临床表现

【解析】根据题干信息，患者为慢性肺源性心脏病失代偿期的可能性大，除题干所述体征外，查体还可见肺动脉瓣区第二心音亢进、三尖瓣区出现收缩期杂音等。故选D。

【避错】本题易错选其他选项。A项常见于心房颤动。B项提示左心室肥大。C项提示左、右心室肥大，常见于扩张型心肌病。E项为二尖瓣关闭不全的表现。

3. 男，67岁。慢性咳喘20年，间断性下肢水肿3年。查体：血压120/80mmHg，颈静脉怒张，左下肺可闻及干湿啰音，心界向左扩大，$P_2>A_2$，三尖瓣区可闻及3/6级杂音，肝肋下3cm。该患者最可能的诊断是
   A. 肥厚型心肌病
   B. 风湿性心脏病
   C. 冠状动脉粥样硬化性心脏病（冠心病）
   D. 慢性肺源性心脏病
   E. 急性心肌炎

【答案】D

【考点】慢性肺源性心脏病的诊断

【解析】老年患者慢性咳喘20年，提示COPD的可能。COPD是肺源性心脏病最常见的病因，占

80%～90%。慢性肺源性心脏病代偿期可有不同程度的发绀和肺气肿体征，$P_2>A_2$，三尖瓣区可出现收缩期杂音，可有颈静脉充盈。失代偿期常见体征有明显发绀，颈静脉怒张，肝大、有压痛，肝颈静脉回流征阳性，下肢水肿。故选D。

【避错】此题易错选C，冠心病患者常伴有高血压、脂代谢紊乱等，临床上分为心绞痛、心肌梗死、隐匿型冠心病、缺血性心肌病、猝死5种类型。

考点：支气管哮喘

【A_1型题】

1. 反映支气管哮喘患者气道反应性的检查是
   A. 通气功能检测
   B. 支气管激发试验
   C. 呼气流量峰值变异率
   D. 嗜酸细胞阳离子蛋白
   E. 皮肤变应原试验

【答案】B

【考点】支气管哮喘的辅助检查

【解析】支气管哮喘的常见检查如下。①痰液检查：涂片在镜下可见较多嗜酸性粒细胞。②呼吸功能检查：有通气功能检测、支气管舒张试验、支气管激发试验、呼气流量峰值（PEF）及其变异率测定。支气管激发试验用于测定气道反应性。③动脉血气分析。④胸部X线检查。⑤特异性变应原检测。故选B。

【避错】本题易错选C，PEF及其变异率测定可反映气道通气功能的变化，哮喘发作时PEF下降。而支气管激发试验用以测定气道反应性。

2. 典型支气管哮喘发作时最主要的临床表现为
   A. 吸气性呼吸困难，双肺哮鸣音
   B. 呼气性呼吸困难，双肺哮鸣音
   C. 端坐呼吸，双肺密布中小水泡音
   D. 呼气性呼吸困难，双肺散在干湿啰音
   E. 进行性呼吸困难，肺部局限性哮鸣音

【答案】B

【考点】支气管哮喘的临床表现

【解析】支气管哮喘的呼气相延长是由其病理改变所导致的。哮喘发作时支气管平滑肌痉挛，由于肋间外肌等呼吸肌的作用，在吸气时气管气道的缩窄受限，而在呼气时气管气道明显缩窄，呼气不畅，呼气相延长，在哮喘发作时胸部呈过度充气状态，有广泛的哮鸣音。故选B。

【避错】本题部分考生易误选C或E，端坐呼吸是哮喘严重发作时，患者被迫采取的体位，但一般不会出现双肺密布的中小水泡音。E选项中的进行性呼吸困难不准确，哮喘症状可在数分钟或小时内，用支气管舒张药或自行缓解。

【A_2型题】

3. 男，32岁。反复发作性咳嗽、喘息8年。查体：双肺呼气性哮鸣音为主，伴双肺少量湿啰音。胸部X线片及喉镜检查未见异常。其最可能的诊断是
   A. 支气管哮喘
   B. 慢性阻塞性肺疾病
   C. 急性左心衰竭
   D. 气管内肿物
   E. 慢性喉炎

【答案】A

【考点】支气管哮喘的诊断

【解析】①患者反复发作性咳嗽、喘息。②呼气相为主的哮鸣音。③患者较年轻，基本除外其他疾病引起上述症状。支气管哮喘最符合题意。故选A。

【避错】本题易误选B或C，COPD属于长期病程，主要在老年人群中出现。急性左心衰竭的患者会出现严重呼吸困难、咳粉红色泡沫痰及肺水肿等表现，与患者临床症状不符。

考点：支气管扩张

【A_1型题】

1. 目前支气管扩张最常用的诊断方法是
   A. 支气管碘油造影
   B. 胸部MRI检查
   C. 支气管镜检查
   D. 放射性核素肺通气/灌注显像
   E. 胸部高分辨CT

【答案】E

【考点】支气管扩张的诊断

【解析】胸部高分辨CT可在横断面上清楚地显示扩张的支气管，具有无创、易重复、易接受性，现已成为支气管扩张的主要诊断方法，故选E。

【避错】本题易错选A，支气管碘油造影也可确诊支气管扩张，但其为创伤性检查，现已被高分辨CT所取代。

【A_2 型题】

2. 男，43 岁。反复咳嗽、咳脓痰 10 年，加重 5 天入院。吸烟史 15 年，已戒 10 年。查体：右下肺可闻及较多湿啰音及少量哮鸣音。可见杵状指。胸部 X 线片示右下肺纹理增粗、紊乱。该患者应首先考虑的诊断是
   A. 支气管结核
   B. 支气管肺癌
   C. 慢性阻塞性肺疾病
   D. 支气管扩张
   E. 支气管哮喘

   【答案】D

   【考点】支气管扩张的临床表现

   【解析】①根据患者反复咳嗽、咳脓痰，右下肺可闻及湿啰音，杵状指及胸部 X 线片结果应考虑支气管扩张。②支气管肺癌多见于吸烟者，有刺激性干咳，痰中带血，胸部 X 线片可见占位性改变。③肺结核常有结核性全身中毒症状，干湿啰音多局限于上肺部。④慢性阻塞性肺疾病可有慢性咳嗽、咳痰，多为白色黏液或浆液性泡沫样痰，咳脓痰见于急性发作期。⑤支气管哮喘以反复发作喘息、气急，双肺弥漫性哮鸣音多见。故选 D。

   【避错】此题易错选 E。发作性伴有哮鸣音的呼气性呼吸困难或发作性胸闷和咳嗽是支气管哮喘的主要症状。

3. 男，43 岁。反复咳嗽、咳脓痰 10 年，加重 5 天入院。有吸烟史 15 年，已戒 10 年。查体：右下肺可闻及较多湿啰音及少量哮鸣音。可见杵状指。胸部 X 线片示右下肺纹理增粗、紊乱。首先考虑的诊断是
   A. 支气管结核
   B. 支气管肺癌
   C. 慢性阻塞性肺疾病
   D. 支气管扩张
   E. 支气管哮喘

   【答案】D

   【考点】支气管扩张的诊断

   【解析】支气管扩张的主要临床表现为慢性咳嗽，咳大量脓性痰和/或反复咯血。早期可无异常肺部体征，病变重或继发感染时常可在下胸部、背部闻及固定而持久的局限性粗湿啰音，有时可闻及哮鸣音，部分患者伴有杵状指（趾）。胸部 X 线片在早期轻症患者常无特殊表现，或仅有一侧或双侧下肺纹理局部增多及增粗现象，典型表现是轨道征或卷发样阴影。故选 D。

   【避错】本题易错选 C，COPD 可有慢性咳嗽、咳痰、喘息和胸闷，痰液多为白色黏液或浆液性泡沫性痰，咳脓痰见于急性发作期；查体可见桶状胸，肺部过清音等。

考点：肺炎

【A_1 型题】

1. 痰呈铁锈色，最常见于
   A. 肺炎链球菌肺炎
   B. 肺炎支原体肺炎
   C. 葡萄球菌肺炎
   D. 肺炎克雷伯菌肺炎
   E. 病毒性肺炎

   【答案】A

   【考点】肺炎链球菌肺炎的典型表现

   【解析】肺炎支原体肺炎为剧烈阵发性咳嗽，咳少量黏痰。葡萄球菌肺炎为脓性痰或脓血性痰。肺炎克雷伯菌肺炎为砖红色胶冻状痰。病毒性肺炎咳少量黏痰。肺炎链球菌肺炎典型症状为发热、胸痛、咳铁锈色痰。故选 A。

   【避错】此题不易选错，不同病原体感染后的症状不尽相同，咳铁锈色痰是肺炎链球菌肺炎的典型症状之一。

2. 对于青霉素高度耐药的肺炎链球菌肺炎患者，应首选的抗生素是
   A. 头孢唑啉
   B. 阿莫西林
   C. 氨苄西林
   D. 头孢曲松
   E. 红霉素

   【答案】D

   【考点】肺炎链球菌肺炎的治疗

   【解析】肺炎链球菌肺炎对耐青霉素或多重耐药菌株感染者，可用喹诺酮类、头孢噻肟或头孢曲松等药物。故选 D。

   【避错】此题易错选 A，可选药物是头孢噻肟或头孢曲松等。

【A_2 型题】

3. 男，25 岁，学生。近 2 周来因“备考”较劳累后感觉乏力，突发寒战、发热、咳铁锈色痰 1 日而就诊。查体：T 39℃，右上肺可闻及少许湿啰音。

WBC $10.8\times10^9/L$，N 0.85；胸部X线片见右上肺大片状密度均匀增高阴影。最可能的诊断是

A. 右上肺肺炎链球菌肺炎
B. 右上肺干酪性肺炎
C. 右上肺肺炎支原体肺炎
D. 右上肺变态反应性肺炎
E. 右上肺癌

【答案】A

【考点】肺炎链球菌肺炎的诊断

【解析】患者为青壮年，诱发因素为劳累，临床表现为寒战、高热、铁锈色痰，血白细胞计数增多，中性粒细胞比例增高，影像学检查有大片密度增高影，基于这些表现，基本可以确诊为肺炎链球菌肺炎。故选A。

【避错】本题易错选为C，肺炎支原体肺炎有潜伏期，常为刺激性咳嗽，皮肤常伴斑丘疹和多形红斑。

考点：肺结核

【A_1型题】

1. 抑制结核分枝杆菌DNA与细胞壁合成的抗结核药物是

A. 异烟肼
B. 利福平
C. 吡嗪酰胺
D. 乙胺丁醇
E. 链霉素

【答案】A

【考点】抗结核药物的作用机制

【解析】异烟肼主要是抑制结核分枝杆菌DNA与细胞壁的合成，使细菌丧失耐酸性、疏水性和增殖力而死亡。利福平特异性抑制细菌DNA依赖性RNA多聚酶，阻碍mRNA合成，对动物细胞的RNA多聚酶则无影响。乙胺丁醇是干扰菌体RNA的合成。故选A。

【避错】部分考生易误选B，利福平特异性抑制细菌DNA依赖性RNA多聚酶，阻碍mRNA合成，对动物细胞的RNA多聚酶则无影响。

2. 早期发现肺结核的最主要方法是

A. 询问病史
B. X线检查
C. 痰结核分枝杆菌检查
D. 红细胞沉降率检查
E. 结核变态反应

【答案】B

【考点】肺结核的诊断

【解析】肺结核的诊断可以结合病史、症状体征、影像学诊断、痰结核分枝杆菌检查等，其中胸部X线检查是诊断肺结核的重要方法，可以发现结核病变，故选B。A、C、D、E均属于诊断的一个方面，但不是早期发现肺结核的最主要方法，故不选。

【避错】部分考生易选C，痰结核分枝杆菌检查简便易行，准确性较高，痰中培养出结核分枝杆菌就能确诊结核病。因为题干中提到早期发现肺结核的最主要方法，故选B，注意审题。

【A_2型题】

3. 男孩，11岁。近2个月来时有低热（37～38℃），全身无明显症状。查体无明显阳性体征。X线检查发现右肺中部有一直径约0.8cm类圆形病灶，边缘稍模糊，肺门淋巴结肿大。此男孩可能患

A. 小叶性肺炎
B. 浸润性肺结核
C. 继发型肺结核
D. 原发型肺结核
E. 血行播散型肺结核

【答案】D

【考点】肺结核的分类标准和诊断要点

【解析】患儿11岁，有长期低热症状，查体无明显阳性体征，考虑可能患有结核，X线检查表现出哑铃型阴影，为典型的原发复合征，故选D。

【避错】本题易错选B，考生概念不清容易混淆不同类型的结核，浸润性肺结核属于继发型肺结核，多发生在成人，病程长，位置多发在肺尖和锁骨下，病变多为小片状或斑点状阴影。

考点：肺癌

【A_1型题】

1. 肺癌空洞、肺结核空洞及肺脓肿空洞的最主要鉴别方法是

A. 病史、症状和体征
B. 胸部正、侧位片加体层照片
C. 放射性核素肺扫描
D. 磁共振检查
E. 痰细胞学和细菌学检查

【答案】E

【考点】肺癌的鉴别诊断

【解析】肺结核的病因是结核分枝杆菌感染；肺脓肿的病因是细菌感染；肺癌的病因是恶性肿瘤；痰细胞学和细菌学检查是鉴别诊断的金标准，而胸部正、侧位摄片加体层照片在影像学上都表现为空洞，部分不典型病例在影像学上特征都很类似，在临床上很难区分。故选 E。

【避错】此题易错选 C，肺癌及其转移病灶与枸橼酸镓-67、汞-197 氯化物等放射性核素有亲和力。静脉注射后做肺扫描，在癌变部位显现放射核素浓集影像，阳性率可达 90% 左右。但肺部炎症和其他一些非癌病变也可呈现阳性现象，因此必须结合临床表现和其他检查资料综合分析。

2. 肺癌患者出现声音嘶哑提示

A. 肿瘤侵犯上腔静脉

B. 肿瘤侵犯喉返神经

D. 肿瘤侵犯颈交感神经节

C. 肿瘤侵犯膈神经

E. 肿瘤侵犯隆突

【答案】B

【考点】肺癌的临床表现

【解析】当癌肿直接压迫或转移致纵隔淋巴结压迫喉返神经（多见左侧），可发生声音嘶哑。故选 B。

【避错】本题易错选 A 或 D。肿瘤侵犯上腔静脉，可表现为头面部和上半身淤血水肿，颈部肿胀，颈静脉怒张。肿瘤压迫颈部交感神经，引起病侧上睑下垂、瞳孔缩小、眼球内陷，同侧额部与胸壁少汗或无汗。

考点：肺血栓栓塞症

【A_1 型题】

肺栓塞时，下列哪种说法不正确

A. 发生于长期卧床之后，或见于血栓形成

B. 很快发生呼吸性酸中毒

C. 呼吸运动增加时，胸膜疼痛

D. 突发性呼吸困难是典型症状

E. 常见症状为呼吸困难及胸痛

【答案】B

【考点】肺栓塞的临床特点

【解析】肺栓塞常见的症状为不明原因的呼吸困难、胸痛，不会很快出现呼吸性酸中毒，动脉血气分析常表现为低氧血症、低碳酸血症，故选 B。

【避错】此题易错选 A，静脉血液淤滞、血液高凝状态等易引起栓塞，A 正确。

考点：呼吸衰竭

【A_1 型题】

1. Ⅱ型呼吸衰竭的血气诊断标准是

A. PaO_2<50mmHg，$PaCO_2$>45mmHg

B. PaO_2<50mmHg，$PaCO_2$>60mmHg

C. PaO_2<60mmHg，$PaCO_2$>50mmHg

D. PaO_2<40mmHg，$PaCO_2$>40mmHg

E. PaO_2<70mmHg，$PaCO_2$>55mmHg

【答案】C

【考点】呼吸衰竭的分型诊断

【解析】Ⅰ型呼吸衰竭指低氧血症型呼吸衰竭，系肺换气功能障碍引起，其诊断标准为 PaO_2 < 60mmHg，$PaCO_2$ 降低或正常。Ⅱ型呼吸衰竭指高碳酸血症型呼吸衰竭，系肺泡通气不足所致，其诊断标准为 PaO_2<60mmHg，同时伴有 $PaCO_2$ > 50mmHg。故选 C。

【避错】此题易错选为其他选项，主要是数值混淆。

【A_2 型题】

2. 男，45 岁。慢性咳嗽 8 年，1 周来黄痰不易咳出，气促加重。查体：发绀，有肺气肿征。血气分析：pH 7.31，$PaCO_2$ 66mmHg，PaO_2 52mmHg。如何改善该患者的缺氧

A. 立即吸入高浓度的氧

B. 间歇吸入纯氧

C. 立即呼气末正压人工呼吸

D. 低浓度持续给氧

E. 用过氧化氢静脉内给氧

【答案】D

【考点】呼吸衰竭的氧疗

【解析】患者查体发绀，有肺气肿征，血气分析：pH 7.31，$PaCO_2$ 66mmHg，PaO_2 52mmHg，属于高碳酸血症型呼吸衰竭，慢性呼吸衰竭急性加重，呈现失代偿性呼吸性酸中毒合并代谢性碱中毒，患者伴有高碳酸血症，需要低浓度持续给氧，防止血氧含量突然过高，解除了低氧对外周化学感受器的刺激，抑制患者呼吸，使情况更严重。故选 D。

【避错】本题易误选 A，考生在做此类题目时注意分清呼吸衰竭的类型，综合考虑患者情况，在高碳酸血症型呼吸衰竭时一般不予以高浓度吸氧。

考点：急性呼吸窘迫综合征

【A_1型题】

目前治疗急性呼吸窘迫综合征（ARDS）最重要也是最具有肯定疗效的方法是

A. 机械通气支持

B. 糖皮质激素

C. 体外膜氧合器

D. 肺表面活性物质替代治疗

E. 营养支持

【答案】A

【考点】急性呼吸窘迫综合征的治疗

【解析】一旦诊断为ARDS，应尽早进行机械通气。机械通气的目的是提供充分的通气和氧合，以支持器官功能。故选A。

【避错】此题易错选B、D，糖皮质激素、肺表面活性物质等在ARDS中的治疗价值尚不确定。

考点：胸腔积液

【A_1型题】

1. 下列可判定为进行性血胸的情况是

A. 血平面到第6肋间

B. 血压90/60mmHg，脉搏120次/分以上

C. 胸腔闭式引流，首次出血1000ml以上

D. 闭式引流，每小时血量超过200ml，连续3小时

E. 闭式引流，每小时血量100ml，连续3小时

【答案】D

【考点】进行性血胸的判断

【解析】进行性血胸的判定标准：①持续脉搏加快、血压降低，或虽经补充血容量血压仍不稳定。②闭式胸腔引流量>200ml/h，持续3小时。③血红蛋白、红细胞计数、血细胞比容进行性降低。④虽然胸穿或引流均无液体流出，但X线检查胸腔积液影像继续增大。故选D。

【避错】本题易错选E，主要是数字记忆不清楚，应重点掌握。

【B_1型题】

（2～3题共用备选答案）

A. 抗生素治疗

B. 胸腔闭式引流术

C. 抗生素治疗及排尽脓液，促进肺扩张

D. 消除致病原因，闭合脓腔

E. 胸膜纤维板剥除术

2. 急性脓胸的治疗原则是

【答案】C

3. 慢性脓胸的治疗原则是

【答案】D

【考点】脓胸的治疗

【解析】急性脓胸的治疗原则是：选用敏感抗生素，彻底排净脓液，使肺早日复张，控制原发感染、全身支持治疗，故2题选C。慢性脓胸的治疗原则是：改善全身状况，消除中毒症状和营养不良，消灭致病原因和脓腔，尽力使受压的肺复张，恢复肺功能，故3题选D。

【避错】2题易错选A，A项说法不全面；3题易错选E，E项只是恢复肺功能的具体方法，说法也片面。

考点：冠状动脉粥样硬化性心脏病

【A_1型题】

1. 对动脉粥样硬化有抑制作用的因素是

A. 甘油三酯

B. 胆固醇

C. 低密度脂蛋白

D. 极低密度脂蛋白

E. 高密度脂蛋白

【答案】E

【考点】动脉粥样硬化的病因学

【解析】甘油三酯、胆固醇、低密度脂蛋白和极低密度脂蛋白均与动脉粥样硬化的发生呈正相关，所以A、B、C、D错误。只有高密度脂蛋白与动脉粥样硬化呈负相关，其可通过逆向转运清除动脉壁内的胆固醇。此外，高密度脂蛋白还可抑制动脉内皮细胞对低密度脂蛋白的摄取，而抑制动脉粥样硬化，因此E正确。

【避错】本题误选D，考生记忆不清楚高密度脂蛋白还是极低密度脂蛋白的作用，故易错选。考生应掌握动脉粥样硬化的病因学，以免犯错。

2. 急性心肌梗死并发急性左心衰竭的典型体征是

A. 双肺闻及中小水泡音

B. 肝颈静脉回流征阳性

C. 下垂性对称性水肿

D. 胸腔积液

E. 颈静脉怒张

【答案】A

【考点】急性左心衰竭的体征

【解析】①一般体征：血压下降、心率加快、外周血管收缩、窦性心动过速。②心脏体征：舒张早期奔马律、收缩期杂音、交替脉、P_2 增强。③肺部体征：双肺可闻及中小水泡音，1/4 的患者可出现胸腔积液。故选 A。

【避错】由于胸腔积液也是急性左心衰竭的重要体征，故考生易错选 D，主要原因为未掌握急性心肌梗死并发急性左心衰竭时的典型体征，避免此错误需要增加对急性左心衰竭体征的记忆。

3. 急性心肌梗死早期（24 小时内）主要死亡原因为

A. 心力衰竭

B. 心源性休克

C. 心律失常

D. 心脏破裂

E. 肺栓塞

【答案】C

【考点】急性心肌梗死的死亡原因

【解析】①心律失常见于 75% ~95% 的急性心肌梗死患者，多发生在起病 1 ~2 天，而以 24 小时内最多见。心室颤动是急性心肌梗死早期的，特别是入院前主要的死因。②心力衰竭主要是急性左心衰竭，在起病的最初几天内发生，或在疼痛、休克好转阶段发生。③休克见于约 20% 的患者，多在起病数小时至 1 周内发生。④心脏破裂较少见，常在起病 1 周内出现。⑤肺栓塞发生率 1% ~6%，见于起病后 1 ~2 周。故选 C。

【避错】本题较难，属于理解记忆题，因为大部分考生都认为休克更容易导致患者出现死亡，而忽略了心律失常这个死亡原因，增加对急性心肌梗死死亡原因的记忆，以免犯错。

4. 下列是心肌梗死的全身症状，除了

A. 发热

B. 心动过速

C. 白细胞计数增多

D. 红细胞沉降率增快

E. 镜下血尿

【答案】E

【考点】心肌梗死的全身症状

【解析】心肌梗死的全身症状包括发热、心动过速、白细胞计数增多和红细胞沉降率增快等，由坏死物质吸收引起，无镜下血尿，故选 E。

【避错】虽然镜下血尿也为重要的全身症状，但主要见于泌尿系统疾病等。

【A_2 型题】

5. 女，50 岁。患心绞痛 2 年余，因情绪激动突然发作比以前严重的胸痛，疑为急性心肌梗死。以下哪项最有诊断价值

A. ST 段明显下移

B. T 波明显倒置

C. Q 波大于同导联 R 波 1/5

D. 血中肌红蛋白增高

E. 谷丙转氨酶（GPT）升高

【答案】D

【考点】心肌梗死的临床表现及诊断

【解析】心肌梗死时会出现血清心肌损伤标志物浓度的改变，肌红蛋白会升高，再加上患者的严重胸痛等表现，可考虑患者为心肌梗死，故选 D。

【避错】部分考生易误选 B，心肌梗死时心电图可出现 T 波倒置，但是不具有特异性，很多心脏病变都可出现 T 波倒置，如部分心绞痛患者。

6. 男，72 岁。因持续性胸痛 6 小时入院。查体：双肺底有少量湿啰音。诊断为急性心肌梗死。该患者心功能分级为

A. NYHA 分级Ⅰ级

B. NYHA 分级Ⅳ级

C. NYHA 分级Ⅱ级

D. Killip 分级Ⅱ级

E. Killip 分级Ⅲ级

【答案】D

【考点】心功能的分级

【解析】NYHA 分级是按诱发心力衰竭症状的活动程度将心功能的受损状况分为 4 级，Killip 分级是由心肌梗死引起的心力衰竭进行分级的。题目中患者已诊断心肌梗死且双肺底有少量湿啰音，啰音的范围小于 1/2 肺野，考虑为 Killip 分级Ⅱ级，故选 D。

【避错】部分考生易误选 C，NYHA 分级依据患者活动程度划分，为心力衰竭分级标准，而题干中给的条件是急性心肌梗死，应选 Killip 分级，注意审题。

7. 男，45 岁。陈旧性心肌梗死 2 年，高血压病史 5 年。查体：血压 150/95mmHg，心率 90 次/分，降压治疗宜首选

A. α 受体阻断药

B. β 受体阻断药

C. 神经节阻断药

D. 二氢吡啶类钙通道阻滞药

E. 利尿药

【答案】B

【考点】降压药的选择

【解析】本例患者有陈旧性心肌梗死，心率90次/分，心率过快会加重心脏负担，使用β受体阻断药在降压的同时可适当控制心率，还能降低心肌负荷改善心室重塑，抑制受损的心肌纤维化，预防心肌梗死引起的心力衰竭，故选B。

【避错】本题易误选E，因为部分考生对β受体阻断药可以预防梗死灶的范围扩大不甚了解，而认为中度高血压，在无肾脏病变的情况下运用利尿药，故而易选E，增加对五大类常用降压药物适应范围及禁忌证的记忆可避免犯错。

8. 男，50岁。1周前心前区剧烈疼痛，随后心悸、气促，怀疑急性心肌梗死。为确诊最有帮助的酶学检查是

A. 乳酸脱氢酶（LDH）

B. 谷草转氨酶（GOT）

C. 肌酸激酶（CK）

D. 肌钙蛋白T

E. CK同工酶

【答案】D

【考点】急性心肌梗死的检查

【解析】肌钙蛋白T在起病4～6小时后开始升高，升高在血液中保持6～10天，且为心肌细胞所特有，上述病例怀疑1周前急性心肌梗死，应测定肌钙蛋白T，故选D。LDH在心肌梗死后8～10小时升高，持续1～2周恢复正常，但特异性和敏感性不如肌钙蛋白T，故A错误。GOT起病6～12小时升高，3～6日降至正常，故B错误。CK和CK同工酶在心肌梗死发作早期开始升高的时间较肌钙蛋白T晚，持续时间短于肌钙蛋白T，故C、E错误。

【避错】最常见错误是选择E，CK同工酶对判断心肌坏死临床特异性较高，但持续时间较短。故易选错，避免此种类型题目的出错，需要对心肌梗死的检查指标的应用范围有所了解并加以记忆。

【A_3/A_4型题】

（9～10题共用题干）

男，48岁。1年来每于剧烈活动时或饱餐后发作剑突下疼痛，向咽部放射，持续数分钟可自行缓解。2周来发作频繁且有夜间睡眠中发作。2小时来疼痛剧烈，不能缓解，向胸部及后背部放射。伴憋闷、大汗。

9. 该患者首先考虑的诊断是

A. 主动脉夹层分离

B. 自发性气胸

C. 急性胰腺炎

D. 急性肺动脉栓塞

E. 急性心肌梗死

【答案】E

【考点】急性心肌梗死的临床表现和诊断

【解析】患者此前有心肌供血不足的临床表现，如1年来每于剧烈活动时或饱餐后发作剑突下疼痛，近2周呈加重趋势，2小时来疼痛不能缓解，有明显放射痛并伴憋闷、大汗，应首先考虑急性心肌梗死。故选E。

【避错】部分考生易错选A，主动脉夹层分离属于疼痛一开始即达高峰，不会出现前述的1年多病程和逐渐加重的过程。

10. 首选的治疗方法是

A. 硝酸甘油静脉滴注

B. 溶栓治疗

C. 吗啡皮下注射

D. 肝素静脉滴注

E. 卡托普利口服

【答案】B

【考点】急性心肌梗死的治疗

【解析】急性心肌梗死起病3～6小时，再灌注心肌是最理想有效的治疗措施，大家一般都听说过这样一句话"对心肌梗死的患者，时间就是生命"，此时对患者及早进行经皮冠状动脉介入治疗（PCI）或者药物溶栓治疗都是最有效的，能最大限度地挽救患者生命。故选B。

【避错】部分考生易误选A，硝酸甘油对心绞痛患者有效，但对已经发生心肌梗死的患者无疗效。

考点：自体瓣膜感染性心内膜炎

【A_2型题】

女，28岁。发热半个月，弛张热型，伴恶寒、关节痛。查体：皮肤瘀点，奥斯勒（Osler）结节，心脏有杂音。考虑为感染性心内膜炎。确诊的直接证据来自

A. X线和心电图检查

B. 血液学检查

C. 超声心动图

D. 免疫学检查

E. 组织学和细菌学检查

【答案】E

【考点】感染性心内膜炎的辅助检查

【解析】感染性心内膜炎以发热为最常见症状，可有弛张性发热，有背痛和肌肉关节痛，急性者呈暴发性败血症过程，有高热、寒战。80%～85%的患者可闻及心脏杂音。血培养检测出细菌等病原微生物是诊断此病的最重要方法，故选E。

【避错】本题不易选错，血培养是诊断菌血症和感染性心内膜炎的最重要方法。在近期未接受过抗生素治疗的患者中，血培养阳性率可高达95%以上。

考点：原发性高血压

【A_1型题】

1. 高血压合并糖尿病患者的血压控制目标值应低于
   A. 140/90mmHg
   B. 140/80mmHg
   C. 150/90mmHg
   D. 130/80mmHg
   E. 130/90mmHg

【答案】D

【考点】血压控制目标值

【解析】高血压患者心脑血管并发症的发生与血压有高度密切的关系，因此应确立血压控制目标值。目前一般主张血压控制目标值应至少<140/90mmHg。糖尿病或慢性肾病合并高血压患者，血压控制目标值应<130/80mmHg。故选D。

【避错】本题易错选A，140/90mmHg一般是高血压患者无并发症时的降压目标。

2. 属于α受体阻断药的降压药是
   A. 卡托普利
   B. 硝苯地平
   C. 维拉帕米
   D. 阿替洛尔
   E. 哌唑嗪

【答案】E

【考点】降压药的分类

【解析】降压药中，α受体阻断药包括哌唑嗪、特拉唑嗪、多沙唑嗪等，由于其副作用多，目前只用于复方制剂或联合治疗。选项A为血管紧张素转换酶抑制药（ACEI），B为钙通道阻滞药，C为抗心律失常药，D为β受体阻断药。故选E。

【避错】部分考生常因混淆了选项中各类药物的分类和作用而误选，增进对降压药分类的了解有助于解题。

【A_2型题】

3. 男，65岁。测血压经常为180/120mmHg，同时发现血糖为8.7mmol/L，血胆固醇7.2mmol/L，以下何种药物不宜使用
   A. 阿替洛尔
   B. 卡托普利
   C. 哌唑嗪
   D. 甲基多巴
   E. 尼群地平

【答案】A

【考点】高血压的治疗

【解析】阿替洛尔属于β受体阻断药，它能增加胰岛素抵抗，还可能掩盖和延长降糖治疗过程中低血糖症，题干中患者平时血糖为8.7mmol/L，说明患者可能患有糖尿病，所以此种药物不宜使用。故选A。

【避错】部分考生易错选B，卡托普利属于ACEI类抗高血压药，此类药物具有改善胰岛素抵抗和减少尿蛋白的作用，适用于糖尿病患者，但考生可能审题不清，问题是“不宜用”的药物而错选。

考点：高血压急症

【A_2型题】

男，59岁，长期高血压患者。今日突然出现头痛、呕吐、多汗、面色苍白、视物模糊，测血压250/120mmHg，经及时治疗抢救，血压有所下降。最可能的诊断为
   A. 老年高血压
   B. 脑血管意外
   C. 高血压急症
   D. 高血压亚急症
   E. 急性心肌梗死

【答案】C

【考点】高血压急症的临床表现

【解析】高血压急症是指原发性或继发性高血压患者，在某些诱因作用下，血压突然和明显升高（一般超过180/120mmHg），伴有进行性心、脑、肾等重要靶器官功能不全的表现。高血压患者突然出现头痛、呕吐、多汗、面色苍白、视物模糊，血压250/120mmHg，首先考虑高血压急症可能。故选C。

【避错】本题易错选D。高血压亚急症指血压明显升高但不伴严重临床症状及进行性靶器官损害。

考点：心搏骤停

【A_1型题】

1. 成人心肺复苏的合理顺序是
   A. 胸外按压—人工呼吸—开放气道
   B. 开放气道—胸外按压—人工呼吸
   C. 开放气道—人工呼吸—胸外按压
   D. 人工呼吸—胸外按压—开放气道
   E. 胸外按压—开放气道—人工呼吸

【答案】E

【考点】心搏骤停的处理

【解析】心肺复苏是指在发生心搏骤停后旨在提高生存率的一系列救治行为，救治顺序为C—A—B，即胸外按压→开放气道→人工呼吸。一旦确定心搏骤停的诊断，应立即进行。故选E。

【避错】本题易错选B。注意胸外按压和开放气道的顺序。

【A_2型题】

2. 男，60岁。发作性胸痛1小时。就诊过程中突然跌倒，对呼唤和推搡无反应。此时应立即采取的措施是
   A. 做超声心动图
   B. 送往抢救室
   C. 触诊大动脉
   D. 做心电图
   E. 查看瞳孔

【答案】C

【考点】心搏骤停的处理

【解析】患者突然意识丧失，对呼唤和推搡无反应，考虑心搏骤停可能。应立即进行识别，医务人员可检查大动脉搏动，检查时间不应超过10秒，如10秒内未明确扪及大动脉（如颈动脉）搏动，应立即开始心肺复苏。故选C。

【避错】本题易错选E。心搏骤停早期诊断的临床征象是意识突然丧失伴大动脉搏动消失。

考点：急、慢性胃炎

【A_1型题】

1. 慢性胃炎的临床表现一般不包括
   A. 恶心、呕吐
   B. 反酸、烧心
   C. 贫血
   D. 右季肋部痛
   E. 上腹部痛

【答案】D

【考点】慢性胃炎的临床表现

【解析】慢性胃炎患者的症状多为非特异性，可表现为中上腹不适、饱胀、钝痛、烧灼痛等，也可呈食欲缺乏、嗳气、反酸、烧心、恶心、呕吐等消化不良症状。体征多不明显，有时上腹轻压痛。恶性贫血者常有全身衰弱、疲软、可出现明显的食欲缺乏、体重减轻、贫血，一般消化道症状较少。右季肋部痛是肝脏疾病的临床表现。故选D。

【避错】本题易错选B。反酸、烧心是胃食管反流病的典型症状，考生易忽略慢性胃炎也可出现反酸、烧心。

2. 血清壁细胞抗体阳性多见于
   A. 慢性萎缩性胃体胃炎
   B. 慢性萎缩性胃窦胃炎
   C. 胃溃疡
   D. 胃癌
   E. 急性糜烂性胃炎

【答案】A

【考点】慢性胃炎

【解析】A型萎缩性胃炎病变主要见于胃体部，多呈弥漫性分布，胃窦黏膜一般正常，血清壁细胞抗体阳性，血清促胃液素增高，胃酸和内因子分泌减少或缺少，易发生恶性贫血，又称为自身免疫性胃炎。故选A。

【避错】本题易错选B。B型萎缩性胃炎病变多见于胃窦部，呈多灶性分布，血清壁细胞抗体阴性。

【A_2型题】

3. 女，51岁。间断上腹疼痛2年，疼痛发作与情绪、饮食有关。查体：上腹部轻压痛。胃镜：胃窦皱襞平坦，黏膜粗糙无光泽，黏膜下血管透见。最可能的诊断是
   A. 消化性溃疡
   B. 急性胃炎
   C. 慢性非萎缩性胃炎
   D. 胃癌
   E. 慢性萎缩性胃炎

【答案】E

【考点】慢性胃炎的诊断

【解析】胃镜下慢性萎缩性胃炎可见黏膜呈颗粒

状，黏膜血管显露，色泽灰暗、皱襞细小，该患者胃镜检查结果符合慢性萎缩性胃炎。故选E。

【避错】本题易错选C。慢性非萎缩性胃炎胃镜下可见红斑、黏膜粗糙不平、出血点。

考点：消化性溃疡

【A_1 型题】

1. 消化性溃疡引起的疼痛，以何者最具特征性
   A. 中上腹疼痛
   B. 饥饿性疼痛
   C. 反复发作性疼痛
   D. 节律性疼痛
   E. 长期疼痛

【答案】D

【考点】消化性溃疡的临床表现

【解析】消化性溃疡疼痛发作时呈节律性特点，表现为空腹痛及午夜痛，多在进食或服用抗酸药后缓解，与胃酸的分泌有关，其余选项也是消化性溃疡的疼痛特点，但缺乏特异性。故选D。

【避错】部分考生易误选A，消化性溃疡疼痛多位于中上腹，但不具有特征性，不符合题意。

2. 胃溃疡病变位置最常见于
   A. 胃小弯近贲门处
   B. 胃小弯近幽门部
   C. 胃大弯近幽门部
   D. 胃大弯及胃底部
   E. 胃体部

【答案】B

【考点】胃溃疡的发病部位

【解析】胃溃疡病变最常见于胃小弯近幽门部，而胃大弯及胃体部少见，因此B正确，而D、E错误。因胃小弯靠近幽门，胃大弯靠近贲门，因此A、C错误。故选B。

【避错】本题属于理解记忆题，首先，考生需要了解胃的大体解剖结构，不能把胃小弯与胃大弯混淆；其次，要对常见胃部疾病的好发位置记忆清楚。增加基本知识点的记忆，可以减少出错。

【A_2 型题】

3. 男，36岁。慢性上腹痛12年，上腹胀、呕吐宿食3天，该患者缺失最明显的电解质可能是
   A. 钾
   B. 钙
   C. 镁
   D. 磷
   E. 铜

【答案】A

【考点】胃、十二指肠溃疡的并发症

【解析】患者有上腹部疼痛病史，并且呕吐宿食，考虑为胃、十二指肠溃疡的并发症幽门梗阻。幽门梗阻会导致胃酸的大量丢失，导致低钾低氯性碱中毒。故选A。

【避错】此题易错选其他选项，幽门梗阻的典型表现是呕吐宿食，引起低钾低氯性碱中毒。

4. 女，63岁。反复冬季上腹痛3年，腹痛多于餐后半小时发作，餐前缓解，病发1周。查体：神志清，无贫血貌。腹部剑突下压痛（+），肝脾未触及。最可能的疾病是
   A. 胃癌
   B. 慢性胃炎
   C. 十二指肠溃疡
   D. 慢性胆囊炎
   E. 胃溃疡

【答案】E

【考点】胃溃疡的体征

【解析】部分患者有与进餐相关的节律性上腹痛，餐后痛多见于胃溃疡（GU），饥饿痛或夜间痛、进餐缓解多见于十二指肠溃疡（DU）。故选E。

【避错】此题易错选C。DU表现为疼痛在两餐之间或餐前发生（饥饿痛），疼痛在进食后缓解。

5. 女，54岁。有胆囊结石病史8年。上腹剧痛2天，向腰部放射，伴恶心、呕吐，血淀粉酶升高2倍，以下最有价值的检查是
   A. 腹部平片
   B. 上消化道钡餐
   C. 心电图
   D. 腹部CT
   E. 胃镜

【答案】D

【考点】急性胰腺炎的诊断与辅助检查

【解析】本例患者根据病史和临床表现以及血淀粉酶升高，怀疑为胰腺炎，CT对胰腺炎的严重程度、附件器官是否累及以及鉴别出血型和坏死型胰腺炎的价值较大，优于B超，故选D。

【避错】本题易错选B，因为上腹部疼痛时主要考虑胃和十二指肠疾病，而忽略了胆囊疾病史，导致诊断错误，从而选择错误，看清题目，了解常用检查的适应范围可避免出错。

【A_3/A_4 型题】

（6～8题共用题干）

男，45岁。中上腹饥饿性隐痛反复发作15年，伴反酸、嗳气，进食和服用抑酸药可缓解。

6. 该患者最可能的疾病是

A. 胃癌
B. 胰腺癌
C. 消化性溃疡
D. 慢性胆囊炎
E. 慢性胰腺炎

【答案】C

【考点】消化性溃疡的临床特点

【解析】本例患者有饥饿性隐痛反复发作史，进食和服用抑酸药可缓解，是十二指肠溃疡的典型特征，故选C。

【避错】本题较易，但由于部分同学未能抓住关键词，如服用抑酸药可缓解时可能选错，认为隐痛出现于胃癌，从而选择A，看清题目，认真分析可避免出错。

7. 患者3小时前突然出现中上腹剧痛且腹痛持续存在，该患者可能发生的并发症是

A. 胃癌并发幽门梗阻
B. 胰腺癌并发肠梗阻
C. 急性胰腺炎并发出血坏死
D. 消化性溃疡并发急性穿孔
E. 急性胆囊炎并发胆汁性腹膜炎

【答案】D

【考点】消化性溃疡的并发症

【解析】消化性溃疡穿孔主要表现为突发剧烈腹痛，持续而加剧，先出现于上腹，再逐渐蔓延及全腹，本例患者突然出现中上腹剧痛且腹痛持续存在，应考虑出现消化性溃疡穿孔，故选D。

【避错】由于胃癌并发梗阻时也可以出现上腹部的疼痛，故许多考生易错选A，主要原因为未仔细鉴别胃癌与消化性溃疡的异同，增加上下题目联合一起分析的能力可减少出错。

8. 如进行腹部检查，最具诊断价值的体征是

A. 腹肌紧张
B. 腹壁柔韧感
C. 肠鸣音亢进
D. 墨菲征阳性
E. 肝浊音界消失或缩小

【答案】E

【考点】消化性溃疡穿孔的体征

【解析】肝浊音界消失或缩小是消化性溃疡穿孔的特征表现，故选E。墨菲征阳性是急性胆囊炎的特征表现，腹肌紧张、腹壁柔韧感和肠鸣音亢进在多种疾病中均可出现，无特异性，故A、B、C、D错误。

【避错】最常见错误是选择A，部分考生认为穿孔的过程中可侵犯腹膜，从而产生腹膜刺激征，故选择A，掌握消化性溃疡穿孔的体征，了解其病理生理作用机制可避免犯错。

【B_1 型题】

（9～11题共用备选答案）

A. 抑制胃酸分泌
B. 保护胃黏膜
C. 早期手术
D. 减少胆汁反流
E. 根除幽门螺杆菌（Hp）

9. 十二指肠球部溃疡的治疗最主要的是

【答案】A

10. 胃溃疡恶变的治疗

【答案】C

11. 防止溃疡复发的最主要的措施是

【答案】E

【考点】消化性溃疡的治疗

【解析】消化性溃疡及其并发症的治疗主要包括：一般治疗，抑制胃酸分泌、保护胃黏膜，根除幽门螺杆菌，预防溃疡复发，因此9题选A，11题选E。胃溃疡外科手术治疗适应证包括：①胃溃疡经过短期内科治疗无效或愈合后复发者，应在第二次复发前手术。②经X线检查或胃镜证实为较大溃疡或高位溃疡。③不能排除或已证实有恶变者。④以往有一次急性穿孔或大出血病史者。故10题选C。

【避错】9题易误选E，根除Hp的治疗能促进溃疡愈合和预防复发，但十二指肠溃疡的发生主要是因为胃酸过量分泌，因此抑制胃酸分泌有明显治疗效果。10题易误选D，胃溃疡恶变是外科手术的指征之一。11题易误选A，多项研究结果已表明：根除Hp不仅能促进溃疡愈合，还能明显降低复发率。

考点：肝硬化

【A_1 型题】

1. 肝硬化患者肝功能减退的临床表现不包括

A. 水肿

B. 脾大
C. 黄疸
D. 牙龈出血
E. 肝掌

【答案】B

【考点】肝硬化临床表现

【解析】肝硬化失代偿期肝功能减退的临床表现：①乏力、精神不振、体重减轻、肌肉萎缩、肢体水肿等全身表现。②消化吸收不良。③黄疸。④出血倾向和贫血，常出现鼻黏膜及牙龈出血。⑤内分泌功能紊乱，可出现蜘蛛痣、肝掌，男性常出现睾丸萎缩、性欲减退等，女性可出现月经失调、闭经、不孕等。脾大是门静脉高压的表现。故选 B。

【避错】本题易错选 A。肝功能减退患者内分泌失调，可出现低清蛋白血症，常有下肢水肿。

【A_2 型题】

2. 男，60 岁。肝硬化 6 年，查体有少量腹水，如患者应用利尿药，首选的是
A. 氢氯噻嗪
B. 螺内酯（安体舒通）
C. 乙酰唑胺
D. 甘露醇
E. 呋塞米

【答案】B

【考点】利尿剂的选择应用

【解析】螺内酯为醛固酮的竞争性抑制药，作用于远曲小管和集合管，阻断 Na^+-K^+ 和 Na^+-H^+ 交换，使 Na^+、Cl^- 和水排泄增多，K^+、Mg^{2+} 和 H^+ 排泄减少。肝硬化腹水时，利尿药主要使用螺内酯和呋塞米，螺内酯不仅有利尿作用，还能纠正肝硬化引起的继发性醛固酮增多，故选 B。

【避错】本题误选 E，考生认为选用利尿药时使用速效利尿药有助于快速减少腹水，从而选择 E。考生应掌握利尿药的应用范围和使用原则，从而可以避免选错。

考点：炎症性肠病

【A_1 型题】

1. 克罗恩病的好发部位是
A. 末端回肠和右半结肠
B. 乙状结肠
C. 左半结肠
D. 空肠
E. 横结肠

【答案】A

【考点】克罗恩病的临床表现

【解析】克罗恩病常累及回肠末端及右侧结肠，直肠受累少见，故选 A。

【避错】此题易错选 B 项，乙状结肠是溃疡性结肠炎的好发部位之一，注意鉴别。

【A_2 型题】

2. 女，33 岁。右下腹痛、便秘 1 年。X 线钡剂灌肠检查发现回肠末端及升结肠起始部纵行溃疡及鹅卵石征，病变呈节段性，结核菌素试验阴性。最可能的诊断是
A. 肠结核
B. 阿米巴肠炎
C. 结肠癌
D. 溃疡性结肠炎
E. 克罗恩病

【答案】E

【考点】克罗恩病的诊断

【解析】克罗恩病的病变多见于末段回肠和邻近结肠，呈节段性或跳跃式分布。临床以腹痛、腹泻、体重下降、腹部包块、瘘管形成和肠梗阻等为特点。结肠镜表现可见鹅口疮样溃疡或纵行溃疡、鹅卵石样外观，肠腔狭窄或肠壁僵硬，炎性息肉，病变之间黏膜外观正常。故选 E。

【避错】本题易错选 A，肠结核可有低热、盗汗、乏力、消瘦等结核毒血症状，结核菌素试验常阳性。

3. 女，42 岁。间断腹泻、脓血便 5 年，粪便病原体培养阴性，广谱抗生素治疗无效。结肠镜检查：乙状结肠、直肠黏膜广泛弥漫充血、水肿、散在点状糜烂。最可能的诊断是
A. 阿米巴肠炎
B. 溃疡性结肠炎
C. 肠结核
D. 结肠癌
E. 细菌性痢疾

【答案】B

【考点】溃疡性结肠炎的诊断

【解析】溃疡性结肠炎好发于直肠、乙状结肠，患者多有腹泻，活动期可见黏液脓血便，肠镜检查表现为浅表溃疡、黏膜弥漫性充血水肿、颗粒状，脆性增加。结合患者表现，考虑本病的可能性大，故选 B。

【避错】本题易错选 C，肠结核好发于回盲部，

患者粪便常呈糊状，无脓血和黏液。

考点：慢性肾衰竭

【A_1 型题】

1. 尿毒症患者高血压最主要的原因是
   A. 肾素增多
   B. 促红细胞生成素减少
   C. 血管升压素增多
   D. 水钠潴留
   E. 交感神经兴奋

【答案】 D

【考点】 尿毒症伴发高血压的病因

【解析】 尿毒症患者造成高血压与由于内分泌失调造成的肾素-血管紧张素-醛固酮系统（RAAS）活化关系密切。RAAS激活后产生血管紧张素Ⅱ，使小血管收缩，刺激肾上腺皮质球状带分泌醛固酮，通过交感神经末梢突触前膜的正反馈作用，使去甲肾上腺素分泌增加。醛固酮具有保钠、保水的作用，使水钠潴留，导致血压升高。故选D。

【避错】 部分考生易误选A，导致尿毒症患者发生高血压的主要原因有水钠潴留、肾素分泌过多、血管张力增高等，其中水钠潴留是最重要的因素。故本题选D，不选A。

【A_2 型题】

2. 男，62岁。急性重症胰腺炎患者在保守治疗中，尿量逐渐减少，无尿2日，出现气促，全身水肿。查体：血压180/92mmHg，心率120次/分，听诊闻及双下肺布满细湿啰音。实验室检查：血钾6.9mmol/L，血尿素氮25mmol/L，血肌酐577μmol/L。目前应采取的最有效治疗手段是
   A. 利尿药静脉注射
   B. 静脉滴注甘露醇利尿
   C. 口服甘露醇或磷酸镁导泻
   D. 控制入液量，停止补钾
   E. 紧急透析

【答案】 E

【考点】 肾衰竭的治疗

【解析】 透析的指征有：急性肺水肿；血钾在6.5mmol/L以上；血尿素氮21.4mmol/L以上或血肌酐442μmol/L以上；血肌酐每日升高超过176.8μmol/L或血尿素氮每日升高超过8.9mmol/L，血钾每日上升1mmol/L以上；无明显高分解代谢，但无尿2天以上或少尿4天以上；酸中毒；少尿1天以上伴体液潴留、尿毒症症状和高血钾中的一项。本例患者双下肺布满细湿啰音，是急性肺水肿的表现，血钾6.9mmol/L，血尿素氮25mmol/L，血肌酐577μmol/L，均符合透析的指征，故选E。

【避错】 本题易误选D，考生认为血钾高达6.9mmol/L可导致严重的后果，故需要立刻停止补钾，虽然做法没有错，但结合其他症状产生的根本原因，最有效的治疗手段应是紧急透析。

考点：贫血概论

【A_1 型题】

属于正常细胞性贫血的是
   A. 缺铁性贫血
   B. 慢性失血性贫血
   C. 急性失血性贫血
   D. 骨髓增生异常综合征
   E. 铁粒幼细胞性贫血

【答案】 C

【考点】 贫血的细胞形态学

【解析】 按红细胞形态可将贫血分为大细胞性贫血、正常细胞性贫血和小细胞低色素性贫血。慢性失血性贫血为小细胞性贫血；缺铁性贫血和铁粒幼细胞性贫血属于小细胞低色素性贫血；骨髓增生异常综合征属于大细胞性贫血；正常细胞性贫血常见于再生障碍性贫血、纯红细胞再生障碍性贫血、溶血性贫血、骨髓病性贫血、急性失血性贫血。故选C。

【避错】 本题易误选B，慢性失血性贫血为小细胞性贫血。

考点：缺铁性贫血

【A_3/A_4 型题】

（1～3题共用题干）

某妇女月经量过多，经期延长。近几个月来感到头晕，上楼感气短、心搏加快，下蹲后站起来时“眼冒金星”。检查：红细胞呈小细胞低色素性，血红蛋白为102g/L。

1. 可初步确诊为
   A. 缺铁性贫血
   B. 地中海贫血
   C. 缺铜性贫血

D. 大细胞性贫血

E. 溶血性贫血

【答案】A

【考点】缺铁性贫血的诊断

【解析】根据患者有慢性失血的原因即月经过多，贫血症状（头晕、活动后心悸、气短），血常规检查示小细胞低色素性贫血，首先考虑为缺铁性贫血。故选A。

【避错】此题不易选错，缺铁性贫血除有贫血的一般临床表现和引起缺铁的原发病表现外，尚有因含铁酶和铁依赖酶活性降低引起的临床表现。表现为黏膜损害，咽下困难或咽下时梗阻感及外胚叶组织营养缺乏表现，如皮肤干燥、反甲等，以及精神神经系统表现，异食癖。

2. 在饮食中应增加

A. 水果

B. 蔬菜

C. 豆类

D. 肉类

E. 谷类

【答案】D

【考点】铁的来源

【解析】膳食中的铁主要来源于动物肝脏、动物全血、畜禽类、鱼类、海带、黑木耳等。故选D。

【避错】此题不易选错，膳食中的铁来源中动物食品铁吸收率高，植物食品铁吸收率低。

3. 在食物中应尽量减少摄入

A. 有机酸

B. 单糖

C. 氨基酸

D. 浓茶

E. 维生素C

【答案】D

【考点】铁的吸收

【解析】进食谷类、乳类、茶等会抑制铁的吸收；鱼、肉类、维生素C可促进铁的吸收。故选D。

【避错】此题易错选C、E选项，铁主要是以Fe^{2+}被吸收，维生素C和其他还原剂能使Fe^{3+}还原成Fe^{2+}。蛋白质分解后的氨基酸、酰胺剂、胺类可促进铁成为溶解状态，均可促进铁吸收。

考点：再生障碍性贫血

【A_1型题】

非重型再生障碍性贫血的治疗首选

A. 丙酸睾酮肌内注射

B. 造血干细胞移植

C. 维生素B_{12}肌内注射

D. 抗胸腺球蛋白

E. 肾上腺糖皮质激素口服

【答案】A

【考点】非重型再生障碍性贫血（再障）的治疗

【解析】大剂量雄激素能刺激骨髓造血，对非重型再障疗效较好，往往在服药2～3个月后起效，故选A。造血干细胞移植、抗胸腺球蛋白主要用于重型再障，维生素B_{12}肌内注射用于治疗巨幼细胞贫血，肾上腺糖皮质激素对非重型再障无效，故B、C、D、E错误。

【避错】最常见错误是选择B，部分考生认为造血干细胞的移植可以彻底治好再障，故首选。应注意记忆非重型再障的治疗要点，以免犯错。

考点：白血病

【A_1型题】

1. 急性白血病（AL）诊断的主要依据是

A. 发热、贫血、出血

B. 白细胞计数>50×10^9/L

C. 骨髓增生极度活跃

D. 胸骨压痛（+）

E. 骨髓中原始细胞明显增多

【答案】E

【考点】急性白血病的诊断

【解析】骨髓象是诊断白血病的主要依据和必备检查，FAB分型将原始细胞≥骨髓有核细胞30%定义为AL的诊断标准，余选项均为诊断依据，但不是主要的诊断依据。故选E。

【避错】部分考生易误选C，AL时骨髓增生大都活跃或极度活跃，少数增生减低，甚至“干抽”，故不选C。

2. 骨髓细胞内出现Auer小体常见于

A. 急性淋巴细胞白血病

B. 急性粒细胞白血病

C. 慢性粒细胞白血病

D. 溶血性贫血

E. 系统性红斑狼疮

【答案】B

【考点】各型白血病骨髓象特点

【解析】Auer小体为白细胞胞质中出现的红色细

杆状物质，有助于急性淋巴细胞和急性髓细胞白血病的鉴别。Auer小体可见于急性粒细胞、急性单核细胞、急性粒-单核细胞白血病，不见于急性淋巴细胞白血病。故选B。

【避错】部分考生易误选A，考生做题时常将急性淋巴细胞白血病与急性粒细胞白血病混淆，现鉴别如下表。由表3-10-1可知Auer小体（+）可见于急性粒细胞白血病。

表3-10-1 各型白血病特点

项目	急性淋巴细胞白血病	急性粒细胞白血病	急性单核细胞白血病
髓过氧化物酶（MPO）	（-）	分化差的原始细胞（-）~（+），分化好的原始细胞（+）~（+++）	（-）~（+）
糖原染色（PAS）	（+） 成块或颗粒状	（-）或（+） 弥漫性淡红色或细颗粒状	（-）或（+） 弥漫性淡红色或细颗粒状
非特异性酯酶NSE/NEC	（-）	（-）~（+），NaF抑制<50%	（+），NaF抑制≥50%
中性粒细胞碱性磷酸酶（NAP）	增加	减少或（-）	正常或减低
Auer小体	（-）	（+）	（+）

【A_2型题】

3. 女，18岁。发热伴鼻出血5日。查体：全身淋巴结肿大，皮肤散在出血斑，肝肋下2cm，脾肋下3cm。血红蛋白80g/L，白细胞计数12×10^9/L，血小板计数40×10^9/L，骨髓增生活跃，原始细胞占0.80，过氧化物酶（POX）染色阴性，非特异性酯酶（NSE）阴性。首选治疗方案是

A. HA

B. DA

C. VP

D. CHOP

E. MOPP

【答案】C

【考点】急性淋巴细胞白血病的诱导缓解治疗方案

【解析】根据题干中所述，提示为AL，POX和NSE均阴性提示为急性淋巴细胞白血病（ALL），长春新碱和泼尼松组成的VP方案是ALL诱导缓解治疗的基本方案。故选C。

【避错】部分考生易误选A，HA方案是高三尖杉酯碱+阿糖胞苷，高三尖杉酯碱（H）对急淋无效，只适用于急性粒细胞白血病的治疗。

考点：淋巴瘤

【A_1型题】

1. 淋巴瘤最有诊断意义的临床表现是

A. 肝脾大

B. 长期周期性发热

C. 盗汗、体重减轻

D. 无痛性淋巴结肿大

E. 局限性淋巴结肿大并有粘连

【答案】D

【考点】淋巴瘤特征性临床表现

【解析】淋巴瘤细胞增生引起无痛性进行性淋巴结肿大和局部肿块是淋巴瘤特征性的临床表现。以颈部或锁骨上淋巴结好发，其次为腋下淋巴结。活动或粘连融合成块，触诊有软骨样感觉。进行性无痛性淋巴结肿大者，应做淋巴结切片及病理切片或淋巴结穿刺物涂片检查。故选D。

【避错】部分考生易误选E，霍奇金淋巴瘤表浅的肿大淋巴结质坚而有弹性，早期互不粘连，此后可互相融合，并与深部组织粘连。

【A_2型题】

2. 男，46岁。右颈部无痛性淋巴结肿大4个月，伴上腹疼痛，食欲缺乏，发热、盗汗、体重减轻。行剖腹探查，见胃与胰头及腹膜有粘连，周围有多个肿大的淋巴结。病理检查示非霍奇金淋巴瘤，T细胞来源。其临床分期为

A. ⅡB

B. ⅢA

C. ⅢB

D. ⅣA

E. ⅣB

【答案】E

【考点】淋巴瘤的分期

【解析】患者病理检查确诊为非霍奇金淋巴瘤，分期采用 Ann Arbor 临床分期，其中Ⅳ期为弥漫性（多灶性）单个或多个结外器官受侵犯，伴或不伴相关淋巴结肿大，或孤立性结外器官受侵犯伴远处（非区域性）淋巴结肿大。如肝或骨髓受累，即使局限也属Ⅳ期。该患者右颈部无痛性淋巴结肿大，剖腹探查见胃与胰头及腹膜有粘连，周围有多个肿大的淋巴结，提示为Ⅳ期。B 组症状：①发热 38℃以上，连续 3 天以上，且无感染原因；②6 个月内体重减轻 10% 以上；③盗汗。有以上症状之一者为 B 组。该患者有发热、盗汗、体重减轻，提示为 B 组。综上，临床分期为ⅣB 期。故选 E。

【避错】本题易错选 C。Ⅲ期为横膈上下都已有淋巴结病变（Ⅲ），可伴有局灶性相关结外器官（ⅢE）受累、脾受累（ⅢS）或两者均有（ⅢE+S）。

3. 男，18 岁。发热伴颈部淋巴结进行性无痛性肿大 3 个月。查体：最高体温 38.7℃。血常规：WBC 8.0×10^9/L，N 0.70，L 0.30；骨髓细胞学检查未见异常；淋巴结活检可见 R-S 细胞。最可能的诊断为

A. 霍奇金淋巴瘤

B. 淋巴结转移癌

C. 非霍奇金淋巴瘤

D. 急性淋巴细胞白血病

E. 急性粒细胞白血病

【答案】A

【考点】霍奇金淋巴瘤的诊断

【解析】该患者颈部淋巴结无痛性肿大且伴发热，骨髓细胞学检查未见异常，淋巴结活检可见 R-S 细胞，骨髓涂片找到 R-S 细胞是霍奇金淋巴瘤骨髓浸润的依据。故选 A。

【避错】此题不易选错，R-S 细胞对霍奇金淋巴瘤诊断有重要意义。

考点：多发性骨髓瘤

【A_1 型题】

多发性骨髓瘤患者的临床表现不包括

A. 高钙血症

B. 病理性骨折

C. 高黏滞血症

D. Plummer-Vinson 综合征

E. 淀粉样变

【答案】D

【考点】多发性骨髓瘤的临床表现

【解析】多发性骨髓瘤的临床表现包括骨骼损害、贫血、肾功能损害、高钙血症、感染、高黏滞综合征、出血倾向、淀粉样变性、神经系统损害、髓外浸润。故选 D。

【避错】本题易错选 C。多发性骨髓瘤患者血清中 M 蛋白增多，可使血液黏滞性过高，引起高黏滞综合征。

考点：原发免疫性血小板减少症（ITP）

【A_3/A_4 型题】

（1～3 题共用题干）

女，26 岁。10 天来全身皮肤出血点伴牙龈出血来诊。化验 PLT 35×10^9/L，临床诊断为慢性原发免疫性血小板减少症（ITP）。

1. 下列体征支持 ITP 诊断的是

A. 皮肤有略高出皮面的紫癜

B. 面部蝶形红斑

C. 口腔溃疡

D. 下肢肌肉血肿

E. 脾不大

【答案】E

【考点】ITP 的临床表现

【解析】ITP 分为急性型和慢性型。急性型要发生在儿童，出血较急且严重；慢性型主要见于成人，出血较局限，可表现为皮肤黏膜出血，鼻出血和牙龈出血亦常见，血小板减少，脾不大。下肢肌肉血肿支持凝血机制障碍所致的出血，面部蝶形红斑和口腔溃疡多见于系统性红斑狼疮。故选 E。

【避错】部分考生易错选 A，ITP 患者出现紫癜一般不高出皮面，过敏性紫癜时紫癜可稍高于皮面。

2. 下列支持 ITP 诊断的实验室检查是

A. 凝血时间延长

B. 血块收缩良好

C. 抗核抗体阳性

D. 骨髓巨核细胞增多，产板型增多

E. 骨髓巨核细胞增多，幼稚型增多

【答案】E

【考点】原发免疫性血小板减少症的诊断

【解析】ITP患者实验室检查：血小板计数减少、出血时间延长、血小板平均体积偏大、血块收缩不良，骨髓巨核细胞正常或增多，且巨核细胞发育成熟障碍，幼稚型增多，产板型减少。故选E。

【避错】部分考生易错选A，凝血时间是指血液离开血管，在体外发生凝固的时间。它与出血时间不同，主要是测定内源性凝血途径中各种凝血因子是否缺乏，功能是否正常，或者是否有抗凝物质增多，ITP患者会出现出血时间的延长而非凝血时间的延长。

3. 该患者的首选治疗是

A. 糖皮质激素

B. 脾切除

C. 血小板输注

D. 长春新碱

E. 达那唑

【答案】A

【考点】原发免疫性血小板减少症的治疗

【解析】慢性ITP，首选糖皮质激素治疗，只有在血小板计数低于20×10^9/L、出血严重时才考虑血小板输注，脾切除的适应证为常规糖皮质激素治疗4～6周无效，病程迁延6个月以上或糖皮质激素虽有效，但维持量>30mg/d或有糖皮质激素使用禁忌证者才采取的方法，而长春新碱和达那唑属于免疫抑制药物，一般不作为首选。故选A。

【避错】部分考生易错选B，在常规糖皮质激素治疗4～6周无效，病程迁延6个月以上或糖皮质激素虽有效，但维持量>30mg/d或有糖皮质激素使用禁忌证时才考虑脾切除。

考点：血友病

【A_1型题】

可用于鉴别血友病和血管性血友病的实验室检查项目是

A. 凝血时间

B. 激活部分凝血活酶时间

C. 凝血酶原时间

D. 凝血因子Ⅷ

E. 血管性血友病因子（vWF）抗原测定

【答案】E

【考点】凝血性障碍疾病的鉴别

【解析】出血时间延长是血管性血友病最常见的实验室异常，阿司匹林耐量试验多呈阳性。vWF抗原测定，可作为血友病和血管性血友病的鉴别检查，故选E。

【避错】部分考生易错选D，凝血因子Ⅷ水平在血友病A中明显降低，在血管性血友病中度降低，此选项鉴别不明显，鉴别价值不如vWF抗原测定。

考点：弥散性血管内凝血（DIC）

【A_1型题】

DIC引起的贫血属于

A. 再生障碍性贫血

B. 失血性贫血

C. 中毒性贫血

D. 溶血性贫血

E. 缺铁性贫血

【答案】D

【考点】DIC的临床表现

【解析】微血管病性溶血为DIC的临床表现之一，常表现为进行性贫血，贫血程度与出血量不成比例，偶见皮肤、巩膜黄染。故选D。

【避错】此题不易选错，DIC的临床表现包括：①出血倾向。②休克或微循环衰竭。③微血管栓塞。④微血管病性溶血。⑤原发病临床表现。

考点：甲状腺功能亢进症

【A_1型题】

格雷夫斯（Graves）病最重要的体征是

A. 皮肤湿润多汗，手颤

B. 眼裂增大，眼球突出

C. 弥漫性甲状腺肿大伴血管杂音

D. 收缩压升高，舒张压降低

E. 心脏扩大，心律不齐

【答案】C

【考点】Graves病的体征

【解析】Graves病是一种最常见的甲状腺性甲状腺功能亢进症（甲亢），又称弥漫性毒性甲状腺肿，题中的5个选项均为Graves病的体征，但最重要的体征是弥漫性甲状腺肿大伴血管杂音。故选C。

【避错】部分考生易错选B，眼球突出是Graves病的体征之一，是眼征表现，但最能体现出Graves病的体征还是弥漫性的甲状腺肿。

考点：甲状腺结节

【A_1 型题】

确诊高功能性甲状腺结节，最有意义的检查是

A. 促甲状腺激素（TRH）兴奋试验

B. 三碘甲腺原氨酸（T_3）抑制试验

C. 摄^{131}I 率

D. 放射性核素扫描

E. 甲状腺 MRI

【答案】D

【考点】甲状腺结节的诊断

【解析】放射性核素扫描对于诊断甲状腺自主高功能腺瘤有意义，诊断高功能腺瘤首选放射性核素扫描。故选 D。

【避错】此题易错选 C，摄^{131}I 率常用于甲状腺毒症病因的鉴别，甲亢的甲状腺毒症摄^{131}I 率升高，非甲亢的甲状腺毒症摄^{131}I 率降低。

考点：原发性慢性肾上腺皮质功能减退症

【A_1 型题】

1. 原发性慢性肾上腺皮质功能减退症患者肾上腺皮质对垂体反馈性抑制减弱的主要表现是

A. 疲乏无力、喜静少动、较淡漠

B. 食欲缺乏、常有恶心、喜咸食、体重减轻

C. 常感头晕、血压偏低、易有直立性低血压

D. 不耐饥饿、容易发生空腹低血糖

E. 皮肤、口腔颊黏膜和牙龈色素沉着

【答案】E

【考点】肾上腺皮质功能减退症的临床表现

【解析】原发性慢性肾上腺皮质功能减退症患者，对垂体的反馈抑制作用减弱，促肾上腺皮质激素（ACTH）、促脂素和黑色素细胞刺激素分泌增多，出现皮肤、黏膜色素沉着。色素沉着常见于暴露及经常受摩擦的部位，如面部、手背、掌纹、乳晕、指（趾）甲、牙龈、口腔黏膜等，A、B、C、D 均为肾上腺皮质激素分泌不足的临床表现，故选 E。

【避错】最常见错误是选择 B，部分考生认为肾上腺皮质功能减退会导致肾上腺素减少，出现低代谢的临床表现。答题时应注意肾上腺皮质功能减退的病理生理机制的变化，才能更好地了解其临床表现。

【A_2 型题】

2. 男，46 岁。消瘦、乏力、头晕、食欲缺乏 3 年，近 5 个月早晨有时出现精神症状，进食后缓解。查体：血压 80/60mmHg，皮肤色素沉着，心率 60 次/分，血糖 2.7mmol/L，血钠 124mmol/L，血钾 5.2mmol/L。最可能的病因是

A. 原发性慢性肾上腺皮质功能减退症

B. 胰岛素瘤

C. 营养不良

D. 2 型糖尿病

E. 自主神经功能紊乱

【答案】A

【考点】肾上腺皮质功能减退症的诊断

【解析】原发性慢性肾上腺皮质功能减退症（Addison 病）最具特征的为全身皮肤色素沉着，并有多系统症状。神经系统表现为精神萎靡、乏力、淡漠。消化系统表现为食欲缺乏、消化不良。心血管系统表现为血压低、心脏缩小、心音低钝，可有头晕、视物模糊、直立性低血压。代谢障碍容易出现低血糖。本例患者符合 Addison 病的临床表现，故选 A。

【避错】此题易错选 D 项，糖尿病的典型症状是“三多一少”，即多饮、多尿、多食，体重减轻。色素沉着和多系统表现考虑为 Addison 病。

考点：糖尿病

【A_1 型题】

1. 糖尿病的诊断是糖尿病症状加上随机血糖

A. ≥7.1mmol/L

B. ≥9.1mmol/L

C. ≥10.1mmol/L

D. ≥11.1mmol/L

E. ≥12.1mmol/L

【答案】D

【考点】糖尿病的诊断

【解析】糖尿病的诊断标准：糖尿病症状加随机血糖 ≥ 11.1mmol/L（200mg/dl），或空腹血糖（FPG）≥7.0mmol/L（126mg/dl），或口服葡萄糖耐量试验（OGTT）中 2 小时葡萄糖浓度（2hPG）≥ 11.1 mmol/L（200mg/dl）。症状不典型者，需另一天再次证实，不主张做第三次 OGTT。故选 D。

【避错】此题是记忆性题目，不易选错，注意看清各选项所给具体数值，避免误选。

2. 初诊糖尿病的一般症状不包括

A. 体重减轻
B. 持续多汗
C. 多食
D. 多饮
E. 多尿

【答案】B

【考点】糖尿病的临床表现

【解析】糖尿病的一般症状为多尿、多饮、多食和体重减轻，常伴有软弱、乏力，许多患者有皮肤瘙痒。1型糖尿病患者起病较急，病情较重，症状明显；2型糖尿病患者起病缓慢，病情较轻，症状不明显，甚至无任何症状。故选B。

【避错】本题部分考生易错选A，认为糖尿病有多食的表现，会出现体重增加。但外周组织对葡萄糖利用障碍，脂肪分解增多，蛋白质代谢负平衡，渐见乏力、消瘦。

【A_2型题】

3. 男，53岁。有糖尿病史15年，长期口服二甲双胍，空腹血糖维持在7～9mmol/L。尿白蛋白排泄率240mg/d。低密度脂蛋白胆固醇（LDL-C）5.08mmol/L。查体：血压160/95mmHg，心肺未见明显异常，双下肢轻度可凹性水肿。有关该患者的治疗措施，错误的是

A. 口服氢氯噻嗪
B. 口服ACEI
C. 使用胰岛素控制血糖
D. 限制蛋白摄入量
E. 治疗高脂血症

【答案】A

【考点】糖尿病的治疗

【解析】氢氯噻嗪可导致高血糖、高脂血症：可能是因其抑制胰岛素的分泌以及减少组织利用葡萄糖，可使血清胆固醇增加5%～15%，并增加低密度脂蛋白。该患者糖尿病病程超过10年，尿白蛋白排泄率>200mg/24h，考虑出现糖尿病肾病Ⅲ期，且LDL-C升高，应禁用氢氯噻嗪。故选A。

【避错】本题易错选C，糖尿病肾病中晚期患者建议停用所有口服降糖药，使用胰岛素。

4. 女，55岁。体重76kg，身高160cm。因多饮、多尿确诊为2型糖尿病。经饮食治疗和运动锻炼，2个月后空腹血糖为8.8mmol/L，餐后2小时血糖13.0mmol/L。进一步治疗应选择

A. 加磺酰脲类降血糖药物
B. 加双胍类降血糖药物
C. 加胰岛素治疗
D. 加口服降血糖药和胰岛素
E. 维持原饮食治疗和运动

【答案】B

【考点】糖尿病的治疗

【解析】在经饮食治疗和运动锻炼后，患者血糖水平仍较高，说明血糖控制的不满意，此时需要加用降糖药物，患者属于2型糖尿病，且体型较胖，血糖增高不是因胰岛素缺乏，而是对胰岛素不敏感、有抵抗，所以加用双胍类降血糖药物，此类药物作用机制为抑制肝葡萄糖输出，且能改善外周组织对胰岛素的敏感性，该患者目前尚无应用胰岛素的指征。故选B。

【避错】部分考生易错选A，磺酰脲类降血糖药物的作用机制为促进胰岛素分泌，硫酰脲类降糖药物对一些肥胖的2型糖尿病常无效，患者属于2型糖尿病，体型较胖，本身胰岛素不缺乏，而是因为对胰岛素不敏感、有抵抗。

考点：系统性红斑狼疮

【A_1型题】

系统性红斑狼疮患者最典型的面部表现是

A. 痤疮
B. 湿疹
C. 蝶形红斑
D. 色素沉着
E. 紫癜

【答案】C

【考点】系统性红斑狼疮患者的临床表现

【解析】80%系统性红斑狼疮患者在病程中出现皮肤损害，包括颊部呈蝶形分布的红斑、盘状红斑、指掌部和甲周红斑、指端缺血、面部及躯干皮疹，其中以蝶形红斑和盘状红斑最具特征性。故选C。

【避错】此题不易选错，蝶形红斑是系统性红斑狼疮患者的特征性表现。

考点：精神障碍

【A_1型题】

精神障碍的特征不包括

A. 情绪改变

B. 认知改变
C. 行为改变
D. 伴有痛苦体验
E. 肯定不伴有功能下降或丧失

【答案】E

【考点】精神障碍的概念

【解析】精神障碍是一类具有诊断意义的精神方面的问题，特征为认知、情绪、行为等方面的改变，可伴有痛苦体验和/或功能损害。故选E。

【避错】此题不易选错，精神障碍可伴有痛苦体验和/或功能损害。

考点：精神障碍症状学

【A_1型题】

1. 精神分裂症常见的临床表现是
   A. 意识障碍
   B. 感觉异常
   C. 幻觉妄想
   D. 情绪低落
   E. 记忆障碍

【答案】C

【考点】精神分裂症的临床表现

【解析】近年来研究提示，精神分裂症患者存在幻觉妄想症状群、阴性症状群、瓦解症状群、焦虑抑郁症状群及激越症状群。其中，前三类症状对诊断精神分裂症特异性较高。故选C。

【避错】本题易错选A，精神分裂症患者通常意识清晰、智能完好，没有意识障碍。

2. 去大脑僵直的原因是调节肌紧张的
   A. 易化区作用减弱而抑制区相对亢进
   B. 抑制区作用减弱而易化区相对亢进
   C. 易化区和抑制区均相对亢进
   D. 易化区增多而绝对亢进
   E. 抑制区增多而绝对亢进

【答案】B

【考点】去大脑僵直的机制

【解析】去大脑僵直是由于中脑以上水平的高级中枢对肌紧张的抑制作用被阻断，而中脑以下各级中枢对肌紧张的易化作用相对加强，因而出现伸肌肌紧张亢进的现象，故选B。

【避错】本题易选D，因为大部分考生去大脑僵直的原因不外乎易化区增多或者抑制区作用减弱，但由于记忆不清楚，从而选择D，避免此种出错，应该加强对大脑僵直的发病机制的理解。

考点：精神障碍的检查和诊断

【A_2型题】

男，35岁。近3个月来经常感到不明原因的紧张、害怕，对生活中的琐事思虑多，自己不能控制，为此感到苦恼，坐立不安，主动就诊。患者存在的主要症状是
A. 恐惧症状
B. 惊恐发作
C. 强迫
D. 焦虑症状
E. 强制思维

【答案】D

【考点】焦虑症状

【解析】焦虑指在缺乏相应的客观因素情况下，过分担心发生威胁自身安全和其他不良后果的心境。患者表现为紧张恐惧，顾虑重重，认为病情严重无法治疗，或认为问题复杂无法解决，以致搓手顿足，坐卧不安，若大祸临头，惶惶不可终日。例中患者为典型的焦虑症状，故选D。

【避错】此题易错选A。恐惧是指面临不利的或危险处境时出现的情绪反应，表现为紧张、害怕、提心吊胆，伴有明显的自主神经功能亢进症状，如心悸、出汗、四肢震颤等。

考点：脑卒中

【A_1型题】

1. 微血栓的主要成分是
   A. 血小板
   B. 纤维素
   C. 白细胞
   D. 红细胞
   E. 血小板和白细胞

【答案】B

【考点】微血栓的形成特点

【解析】微血栓常出现在弥散性血管内凝血时，强调的是血栓出现于微循环，又称纤维素性血栓及玻璃样血栓。纤维素性血栓是指血栓是由纤维素构成的，而玻璃样血栓是指血栓的显微镜下特点为均质红染的形态学特点，因此B正确。故选B。

【避错】部分考生易误选D，考生应牢记微血栓中不含红细胞。

【A_2 型题】

2. 男，36 岁。突起昏迷，四肢瘫痪，双侧瞳孔“针尖样”缩小。其最可能的疾病是

A. 额叶出血
B. 脑桥出血
C. 小脑出血
D. 基底节出血
E. 蛛网膜下腔出血

【答案】B

【考点】脑出血的临床表现

【解析】脑桥出血约占脑出血的 10%，多由基底动脉的脑桥支破裂导致。临床表现为突然头痛、呕吐、眩晕、复视、眼球不同轴、侧视麻痹、交叉性瘫痪或偏瘫、四肢瘫等，大量出血时血肿波及脑桥双侧基底和被盖部，患者很快进入昏迷，双侧瞳孔呈“针尖样”（此为脑桥出血的特有症状）、侧视麻痹、四肢瘫痪。故选 B。

【避错】本题易错选 C，小脑出血发病突然、眩晕、频繁呕吐、枕部疼痛，病变侧共济失调，眼球震颤，同侧周围性面瘫，颈项强直等，极易发生枕骨大孔疝死亡。四肢瘫痪、双瞳孔针尖样缩小和中枢性高热为脑桥出血特征性体征。

【B_1 型题】

（3～4 题共用备选答案）

A. 基底动脉环（Willis 动脉环）
B. 壳核豆纹动脉
C. 大脑中动脉
D. 大脑后动脉
E. 椎动脉

3. 脑血栓形成常见病损血管在

【答案】C

4. 高血压性脑出血常见病损血管在

【答案】B

【考点】脑血管病变的部位

【解析】脑血栓形成可发生在任何一段脑血管内，在临床上以颈内动脉、大脑前动脉及大脑中动脉的分支所形成的血栓较常见，故 3 题选 C。由于高血压病常导致脑底的小动脉管壁上发生玻璃样或纤维样变性和局灶性出血、缺血和坏死，血管壁的强度减弱，其中豆纹动脉从大脑中动脉中以直角分出，破裂最为多见，其次为丘脑穿通动脉、丘脑膝状动脉和脉络丛后内动脉等，故 4 题选 B。

【避错】本题属于记忆题，若考生对大脑的血管解剖缺乏了解，加上对脑血管病变的部位未加重视，本题较难选择，错误选项均可出现，故需要加大对基本知识的覆盖面，并在此基础上加以理解与记忆，方能避免出错。

考点：三叉神经痛

【A_1 型题】

“触发点”常见于

A. 三叉神经痛
B. 面神经炎
C. 症状性癫痫
D. 偏头痛
E. 强迫障碍

【答案】A

【考点】三叉神经痛的临床表现

【解析】三叉神经痛患者常有面部触发点（扳机点），表现为口角、鼻翼、颊部或舌部为敏感区，轻触可诱发疼痛。故选 A。

【避错】此题易错选 B，面神经炎时表现为患侧面部表情肌瘫痪，患者额纹消失、不能皱眉、眼裂不能闭合等，无触发点。

考点：偏头痛

【A_1 型题】

最常见的偏头痛是

A. 有先兆的偏头痛
B. 无先兆的偏头痛
C. 基底型偏头痛
D. 偏瘫型偏头痛
E. 偏头痛等位发作

【答案】B

【考点】偏头痛的主要类型

【解析】无先兆偏头痛是最常见的偏头痛类型。头痛至少具备下列特征中的 2 条：①偏侧分布。②搏动性。③头痛程度中或重度。④日常活动导致头痛加重或头痛导致日常活动受限（如走路或登楼）。故选 B。

【避错】此题易错选 A，有先兆偏头痛约占偏头痛患者的 1/3，包括伴典型先兆的偏头痛性头痛、散发性偏瘫性偏头痛和基底型偏头痛。

考点：传染病学总论

【A_1 型题】

不属于传染病的基本特征的是

A. 有病原体

B. 有传染性

C. 有流行病学特征

D. 有感染后免疫

E. 有后遗症

【答案】E

【考点】传染病的基本特征

【解析】传染病的基本特征：①有病原体，每种传染病都是由特异性的病原体引起。②有传染性，这是传染病与其他感染性疾病的主要区别。③有流行病学特征，传染病的流行特征在自然或社会因素作用下，表现出各种特征。④有感染后免疫力，免疫功能正常的人感染某种病原体后，都能产生针对该病原体及其产物（如毒素）的特异性免疫。后遗症不是所有传染病都会发生。故选 E。

【避错】最常见错误是选择 D，部分考生忽略了感染后免疫这一要点，故而选择错误。答题时应注意传染病的基本特征的理解与记忆，以免出错。

考点：病毒性肝炎

【B_1 型题】

（1 ~ 2 题共用备选答案）

A. 消化道传播

B. 输血传播

C. 虫媒传播

D. 呼吸道传播

E. 直接接触传播

1. 戊型肝炎病毒（HEV）的主要传播途径是

【答案】A

2. 丙型肝炎病毒（HCV）的主要传播途径是

【答案】B

【考点】常见肝炎的传播途径

【解析】HCV 是一单股正链 RNA 病毒，主要传播途径有：血液和血制品传播（最主要传播途径）、母婴传播、性传播等，故 2 题选 B。HEV 是单股正链 RNA 病毒，主要经粪-口传播，即消化道传播，故 1 题选 A。

【避错】本组题属于记忆性题，考生应清楚准确地记住常见肝炎病毒的临床特点，尤其是对传播途径以及乙型病毒性肝炎的五项常规检查所代表的意义，应掌握。

考点：细菌性痢疾

【A_2 型题】

1. 女，38 岁。发热、腹泻 2 天。每日排便 5 ~ 8 次。查体：体温 37.8℃，腹软，左下腹压痛（+）。实验室检查：血白细胞计数 11×10^9/L，中性粒细胞比例为 0.72，粪便镜检白细胞 20 个/HP，红细胞 10 个/HP，粪便隐血试验（+）。最可能的诊断是

A. 急性肠炎

B. 霍乱

C. 食物中毒

D. 消化道出血

E. 急性细菌性痢疾

【答案】E

【考点】急性细菌性痢疾的诊断

【解析】根据起病急，腹泻、发热，血白细胞计数增多，粪便镜检有大量白细胞、红细胞，考虑急性细菌性痢疾的可能性很大。故选 E。

【避错】此题易错选 B，霍乱粪便常为米泔水样，临床特征为剧烈腹泻、呕吐、严重脱水、电解质紊乱。

2. 男孩，10 岁。有畏寒、发热、腹痛、腹泻、脓血便和里急后重，应诊断为

A. 阿米巴痢疾

B. 食物中毒

C. 消化不良性腹泻

D. 急性肠炎

E. 细菌性痢疾

【答案】E

【考点】细菌性痢疾的诊断

【解析】急性细菌性痢疾常有畏寒高热，并出现腹痛腹泻，多数患者先有稀水样便，1 ~ 2 天转为脓血便，里急后重明显，患者的表现符合细菌性痢疾的诊断，故选 E。阿米巴痢疾多数不发热，腹痛轻，无里急后重，粪便量多，为暗红色果酱样便，找到溶组织阿米巴滋养体可诊断，故 A 错误。食物中毒多有进食被污染的食物史，故 B 错误，消化不良性腹泻常无畏寒、发热、里急后重、脓血便等，故 C 错误。急性肠炎毒血症严重，常有全腹压痛及严重腹胀，故 D 错误。

【避错】本题较难，属于理解记忆题，考生犯错原因为脓血便与里急后重的临床意义要点没有记牢。为避免此类错误的再次发生，应理解记忆细菌性痢疾的诊断及其与相关疾病的鉴别。

考点：艾滋病

【A_1 型题】

1. 艾滋病患者肺部机会性感染最常见的病原体是
   A. 白念珠菌
   B. 结核分枝杆菌
   C. 疱疹病毒
   D. 巨细胞病毒
   E. 肺孢子菌

【答案】E

【考点】艾滋病的临床表现

【解析】卡氏肺孢子菌肺炎（PCP）占艾滋病肺部感染的70%～80%，是艾滋病患者最常见的机会性感染及主要死亡原因（占机会性感染死亡病例的1/2），表现为发热、干咳、渐进性呼吸困难和发绀，X线片变化较迟（间质性肺炎），支气管灌洗液查病原可作快速诊断。故选E。

【避错】本题易错选D。艾滋病患者可出现巨细胞病毒肺炎，但不是最常见的机会性感染。

【A_2 型题】

2. 男，31岁。不规则发热，咳嗽半年，间断腹泻，大便无脓血，病后体重由71kg降到65kg，3年前曾到非洲工作，一年前回国。为确诊，首选的检查是
   A. 大便培养
   B. 胸部X线片
   C. 查血疟原虫
   D. 检测抗HIV
   E. 取血分离HIV

【答案】D

【考点】艾滋病的诊断

【解析】患者有非洲工作史，出现不规则发热，咳嗽半年，间断腹泻，大便无脓血，体重减轻，最可能是艾滋病。首选抗HIV检测，若抗HIV由阴性转为阳性即可确诊。故选D。

【避错】本题易错选E。取血分离HIV操作复杂，主要用于科研。

第十一章　外　科　学

考点：无菌术

【A_1 型题】

高压蒸汽灭菌后的物品一般可保留

A. 4 天

B. 1 周

C. 2 周

D. 3 周

E. 1 个月

【答案】C

【考点】高压蒸汽灭菌法

【解析】高压蒸汽灭菌法适用于大多数医用物品，包括手术器械、消毒衣巾及布类敷料等的灭菌。已灭菌的物品应注明有效日期，通常为 2 周。故选 C。

【避错】本题易错选其他选项。本题属记忆性题，牢记高压蒸汽灭菌后的物品一般可保留 2 周。

考点：水和钠的代谢紊乱

【A_1 型题】

1. 属于高渗性脱水，错误的是

A. 血钠浓度在 150mmol/L 以上

B. 治疗可补充 0.45% 氯化钠溶液

C. 缺水多于缺钠

D. 常有烦躁不安

E. 常见病因有肠胃痉挛

【答案】E

【考点】高渗性脱水的临床特点

【解析】高渗性脱水血钠升高，多在 150mmol/L 以上，红细胞计数、血红蛋白、血细胞比容轻度增高，排除 A。虽然血钠升高，但因缺水致血液浓缩，实际上体内总钠量还是减少的，在补水同时应适当补钠，可选用 0.45% 氯化钠溶液，排除 B。高渗性脱水即水和钠同时丧失，但缺水多于缺钠，细胞外液呈高渗状态，排除 C。中度脱水有极度口渴，伴乏力、尿少、尿比重高、唇干舌燥、皮肤弹性差、眼窝凹陷，常有烦躁，排除 D。常见病因为摄入水不足，如食管癌吞咽困难、病危患者给水不足等；水分丧失过多，如高热大汗、烧伤暴露疗法、糖尿病昏迷等。故选 E。

【避错】此题易错选 C。失水多于失钠，首先见于经胃肠道丧失含钠低的消化液，其次见于大汗淋漓时丢失低渗性液体。另外在反复静脉注射高渗物质时，可因肾小管渗透压增高而引起渗透性利尿发生，失水多于失钠。

2. 治疗等渗性脱水理想的液体是

A. 5% 碳酸氢钠

B. 等渗盐水

C. 平衡盐溶液

D. 5% 葡萄糖

E. 小分子右旋糖酐

【答案】C

【考点】等渗性脱水的治疗

【解析】等渗性脱水血钠浓度在正常范围内。治疗包括针对原发病的治疗和补液治疗。补液治疗可静脉滴注平衡盐溶液或等渗盐水。单用等渗盐水，大量输入后会导致高氯性酸中毒。输注不含钠的葡萄糖溶液会导致低钠血症。小分子右旋糖酐多用来补充血容量。5% 的碳酸氢钠用于代谢性酸中毒。平衡盐溶液的电解质含量和血浆内含量相仿，用来治疗等渗性缺水比较理想。故选 C。

【避错】部分考生容易错选 B，因为单纯从字面上意思理解，认为等渗性脱水应用等渗盐水，避免此种类型犯错，考生需要冷静答题的同时增加对三种脱水的治疗要点的记忆。

3. 外科患者最易发生的脱水种类是

A. 水过多

B. 高渗性脱水

C. 低渗性脱水

D. 等渗性脱水

E. 中度脱水

【答案】D

【考点】外科患者最易发生的脱水种类

【解析】本题是脱水的相关问题，可排除 A。中度脱水的说法不存在，E 错误。外科患者在发病前多为水电解质平衡无异常者，因此失水与失钠常同时发生，即等渗性脱水。而高渗透性脱水与低渗透性脱水，常是一些有特殊原因者，因此 B、C 错误，D 正确。故选 D。

【避错】本题易选 B，因为大部分考生认为外科患者失水较多，主要为溶剂，而溶质相对失去较少，故认为最常见的为高渗性脱水，本题属于“最”字型题，故需要增加记忆，以免出错。

4. 等渗性脱水的临床表现正确的是
   A. 短期内体液的丧失达体重3%时有休克
   B. 休克常伴有代谢性酸中毒
   C. 明显口渴
   D. 化验检查见血清钠减低
   E. 化验检查见尿比重在1.01以下

【答案】B

【考点】等渗性脱水的临床表现

【解析】等渗性脱水患者不口渴，有尿少、食欲缺乏、恶心、乏力、舌干、眼球下陷、皮肤干燥、皮肤松弛等表现。如短期内丧失过多，体液丧失达体重的5%时，也就是丧失细胞外液的20%时，患者出现脉搏细速、肢端湿冷、血压不稳定或下降等血容量不足的表现。体液继续丧失达体重的6%～7%，休克已表现非常严重。常伴有代谢性酸中毒。水和钠成比例地丧失，因而血清钠在正常范围，细胞外液渗透压也维持正常。尿比重增高。红细胞计数、血红蛋白量和血细胞比容有明显增高，表示血液浓缩。故选 B。

【避错】本题部分考生易选 A，因为大部分考生都可以明确排除 C、D 和 E 选项，因为 C 为高渗性脱水，D 和 E 为低渗性脱水，由于对等渗性脱水的发病机制不了解，故易错选，增加等渗性脱水的发病机制的理解，通过发病机制来推临床表现有助于答对题目。

【A_2 型题】

5. 女，50岁。因反复呕吐5天入院。血清钠118mmol/L，脉搏120次/分，血压70/50mmHg。应诊断为
   A. 轻度缺钠
   B. 中度缺钠
   C. 重度缺钠
   D. 中度脱水
   E. 重度脱水

【答案】C

【考点】水和钠的代谢紊乱的诊断

【解析】患者为反复的呕吐，并且血清钠为118mmol/L，患者为低渗性脱水。低渗性脱水根据缺钠程度可以分为三度：轻度缺钠者血清钠浓度在130～135mmol/L，患者感疲倦、头晕、手足麻木。中度缺钠者为血钠浓度在120～130mmol/L，患者出现恶心、呕吐、脉搏细速，血压不稳或下降，脉压变小，站立性晕厥。重度缺钠为血钠浓度120mmol/L以下，患者神志不清，肌痉挛性抽搐，腱反射减弱或消失，常发生休克。因为血清钠为118mmol/L，故选 C。

【避错】部分考生误选为 E，将高渗性脱水的分级和低渗性脱水的分级混淆。高渗性脱水分为轻度脱水、中度脱水、重度脱水。低渗性脱水分为轻度缺钠、中度缺钠、重度缺钠。

考点：低钾血症

【A_1 型题】

1. 低钾血症最早的临床表现是
   A. 食欲缺乏
   B. 肌无力
   C. 腹胀
   D. 心动过缓
   E. 反常性酸性尿

【答案】B

【考点】低钾血症的临床表现

【解析】低钾血症的临床表现：①肌无力最早出现，先从四肢肌，逐渐延及躯干和呼吸肌。有时有吞咽困难、进食及饮水呛咳，可有软瘫、腱反射减弱或消失。②有口苦、恶心、呕吐和肠麻痹等。③心脏传导和节律异常。④典型的心电图改变为早期出现T波降低、变宽、双相或倒置；随后出现ST段降低、QT间期延长和U波。⑤可出现低钾性碱中毒症状，但尿呈酸性。故选 B。

【避错】此题易错选 C。缺钾可使肠蠕动减慢，轻度缺钾者只有食欲缺乏、腹胀、恶心和便秘；严重缺钾者可引起麻痹性肠梗阻。

2. 补钾速度一般每小时不宜超过
   A. 10mmol
   B. 20mmol
   C. 30mmol
   D. 40mmol
   E. 50mmol

【答案】B

【考点】静脉补钾一般要求

【解析】静脉补钾有浓度和速度的限制，每升输液中含钾量不宜超过40mmol，溶液应缓慢输入，输入钾速度应在20mmol/h以下，如果含钾溶液输入过多，可能造成血钾浓度短暂性的增高许多，有心搏骤停致命性的危险。如果患者休克应先输给晶体液和胶

体液。待尿量超过40ml/h时再静脉补钾。故选B。

【避错】本题易误选D，每升输液中含钾量不宜超过40mmol，输入钾速度应在20mmol/h以下。

【A_2型题】

3. 女，20岁。因十二指肠溃疡所致幽门梗阻引起反复呕吐15天入院，测得血钾值为3mmol/L，动脉血pH 7.5。首选补液种类应为

A. 乳酸、氯化钾溶液

B. 乳酸溶液

C. 等渗盐水

D. 葡萄糖盐水

E. 葡萄糖盐水、氯化钾溶液

【答案】E

【考点】低钾血症的治疗

【解析】患者为幽门梗阻导致的低钾低氯性碱中毒。反复的呕吐导致了钾离子、氯离子的丢失，因此患者需要补氯化钾溶液。患者因为反复的呕吐，必然导致缺水，所以需要补充葡萄糖盐水。患者的碱中毒不严重，予补充葡萄糖盐水，补充细胞外液和氯离子后即可纠正。故选E。

【避错】部分考生误选为B，是因为没有把患者处于缺水状态考虑进去，只考虑了低血钾，考虑问题需要全面。

【B_1型题】

（4～5题共用备选答案）

A. 低钾血症

B. 等渗性脱水

C. 高渗性脱水

D. 低渗性脱水

E. 低钙血症

4. 胰、十二指肠切除术后，持续胃肠减压2周，未排气，腹部无压痛，肠鸣音减弱，T波低平，考虑存在

【答案】A

5. 急性低位小肠梗阻，BP 90/60mmHg，HR 120次/分，尿少，无口渴，考虑存在

【答案】B

【考点】水电解质紊乱的判断

【解析】胃肠减压导致K^+的丢失，并且患者出现消化系统的变化，出现T波低平，为低钾血症心电图的典型的表现，故4题选A。急性低位小肠梗阻会导致大量的液体渗出，导致急性脱水，出现等渗性脱水，故5题选B。

【避错】4题较简单，5题部分考生易误选D，急性的肠梗阻易出现等渗性脱水，而慢性肠梗阻易出现低渗性缺水。

考点：代谢性酸中毒

【A_1型题】

1. 对于急腹症合并腹膜炎患者，如出现呼吸深而快，神志恍惚，血压下降，测定血浆HCO_3^-为7mmol/L，应首先考虑的诊断是

A. 呼吸性碱中毒

B. 呼吸性酸中毒

C. 中度代谢性酸中毒

D. 重度代谢性碱中毒

E. 重度代谢性酸中毒

【答案】E

【考点】代谢性酸中毒的诊断

【解析】本题患者严重感染，血浆HCO_3^-减少，重症酸中毒表现。首先排除呼吸性酸中毒、呼吸性碱中毒和代谢性碱中毒。患者为腹膜炎患者，而非呼吸系统疾病。在代谢性酸中毒时，由于血浆HCO_3^-减少，患者同时出现精神症状和血压低，说明酸中毒程度比较重，所以E正确。故选E。

【避错】部分考生易错选C，部分考生由于对代谢性酸中毒的程度区分不甚了解，故易选错，增加代谢性酸中毒的诊断要点的记忆可有助于答题。

2. 小肠切除术后5天，血压90/60mmHg，血pH 7.2，HCO_3^- 15mmol/L，应诊断为

A. 呼吸性酸中毒

B. 代谢性酸中毒

C. 呼吸性碱中毒

D. 代谢性碱中毒

E. 呼吸性酸中毒合并代谢性碱中毒

【答案】B

【考点】酸碱平衡的诊断

【解析】代谢性酸中毒是最常见的一种酸碱平衡紊乱，以原发性为特征。根据患者小肠切除术后病史，HCO_3^-降低（<21mmol/L）和pH降低（<7.35），血压偏低，应诊断为代谢性酸中毒。故选B。

【避错】本题考生易选A，因为大部分看到HCO_3^-为15mmol/L时都知道是酸中毒，但由于对HCO_3^-浓度低可判断为肠液的丢失所致这一知识点不了解，故易错选A，掌握酸碱平衡的诊断的要点有助于答题。

考点：休克

【A_1型题】

1. 下列关于休克的临床表现中，错误的是
   A. 神志淡漠或烦躁
   B. 四肢苍白湿冷
   C. 收缩压低于90mmHg
   D. 尿量少于30ml/h
   E. 呼吸急促、发绀，呈三凹征

【答案】E

【考点】外科休克的临床表现

【解析】神志反映脑组织的灌注情况，四肢反映体表的灌注情况，尿量反映肾灌注情况。收缩压<90mmHg和脉压<20mmHg是休克存在的表现。E项是呼吸困难的表现，故选E。

【避错】本题是基础题，误选的可能性较小。只要了解休克为有效血容量减少，组织灌注不足，就能选出答案。

2. 治疗外科低血容量休克的基本措施是补充血容量，一般宜首选
   A. 平衡盐溶液
   B. 10%葡萄糖溶液
   C. 右旋糖酐
   D. 5%碳酸氢钠
   E. 全血

【答案】A

【考点】外科低血容量休克的治疗

【解析】治疗休克时强调两点：①补足血容量。②扩张和改善周围血管血液循环。补充血容量，常需用大量液体，平衡盐溶液所含的阴离子、阳离子数与体液相近，与渗透压也相近，大量应用不致产生电解质紊乱。对改善毛细血管血液黏度有利，改善周围循环。而选项中B、C均为高渗液，D为纠正酸中毒而用，E在大出血时，用在晶体液补足之后，因此以A为最适宜。故选A。

【避错】部分考生易错选E，由于部分考生看到题目中出现低血容量，且要求补充血容量时，易认为补血，故易选择E。出错的原因主要是对外科低血容量休克的病理生理发生过程不了解，增加对相关知识点的理解可减少犯错。

3. 革兰阴性杆菌败血症继发休克的临床特点是
   A. 发生早，持续时间长
   B. 发生晚，持续时间短
   C. 发生早，持续时间短
   D. 发生晚，持续时间长
   E. 治疗的效果好

【答案】A

【考点】革兰阴性杆菌败血症继发休克的临床特点

【解析】常见引起败血症的致病菌：革兰阳性细菌、革兰阴性细菌、真菌。革兰阴性细菌所致休克的特点是寒战、间歇热，严重时体温不升，休克发生早、持续时间长，纠正较困难。故选A。

【避错】本题属于记忆题，若考生对革兰阴性细菌导致的败血症继发休克这个知识点记忆不清楚或者不牢固的话，本题较难选择，错选任何一项皆有可能，避免出错需要增加对基本知识点的背诵。

4. 成年患者意识模糊，血压测不到，估计失血量至少为
   A. 800ml
   B. 1000ml
   C. 1200ml
   D. 1400ml
   E. 1600ml

【答案】E

【考点】休克的估计失血量

【解析】意识模糊甚至昏迷，收缩压在70mmHg以下或测不到，提示患者为重度休克。重度休克时，估计失血量在40%以上，成人的血容量一般在5L左右，因此，此患者的估计失血量至少在1600ml以上。故选E。

【避错】本题属于典型理解记忆题，如能对休克的估计失血量考点加以记忆的话本题不难选择，否则较难，避免出错的唯一途径为增加知识点的覆盖面并加以记忆。

【A_2型题】

5. 男，45岁。休克患者，中心静脉压4cmH_2O，血压60/40mmHg，该患者可能
   A. 血容量严重不足
   B. 肾功能不全
   C. 心功能不全
   D. 肺功能不全
   E. 容量血管过度舒张

【答案】A

【考点】休克的监测

【解析】中心静脉压（CVP）的正常参考值为5～12cmH_2O。在低血压情况下，CVP低于5cmH_2O

时，表示血容量不足；高于 15cmH$_2$O 时，提示心功能不全、静脉血管床过度收缩或肺循环阻力增加；高于 20cmH$_2$O 时，表示有充血性心力衰竭。故选 A。

【避错】此题易错选 C，CVP 高于 15cmH$_2$O 时，提示心功能不全。

6. 某患者出现休克，血压低，脉搏 130 次/分，尿量 20ml/h，选用哪种血管活性药物最适宜

A. 多巴胺
B. 去甲肾上腺素
C. 异丙肾上腺素
D. 肾上腺素
E. 去氧肾上腺素

【答案】A

【考点】血管活性药物的选择

【解析】多巴胺是最常用的血管收缩药，小剂量多巴胺主要作用是增加心肌收缩力、增加心排出量，并扩张肾及胃肠道血管，大剂量可增加外周血管阻力。故选 A。

【避错】部分考生误选为 D，肾上腺素可以增加组织的耗氧量，休克低血容量时，组织缺氧，所以不适合用肾上腺素。

7. 男，45 岁。感染性休克急诊入院，BP 75/40mmHg，R 140 次/分，此时治疗的关键是

A. 应用多巴胺
B. 补充血容量
C. 应用抗生素
D. 应用强心药物
E. 应用减慢心率的药物

【答案】B

【考点】感染性休克的治疗

【解析】休克治疗的关键在于尽快补充血容量。在有效循环血量得以维持以后，再根据情况决定使用血管活性药物、强心药物及抗生素。故选 B。

【避错】本题考生易选 C，因为看到题干中给出的患者为感染性休克就认为关键治疗在于控制感染，故选择 C，了解感染性休克的治疗要点有助于减少出错。

8. 男，25 岁。因交通事故引起四肢多发性骨折，右大腿挤压伤。到急诊室时面色苍白，口渴，脉搏 120 次/分，血压 80/60mmHg，给予紧急扩容，首选液体是

A. 全血
B. 血浆
C. 10% 葡萄糖液
D. 右旋糖酐液
E. 5% 葡萄糖等渗氯化钠溶液

【答案】E

【考点】休克的治疗

【解析】失血性休克随输液通道的建立，立即给予大量快速补液。对严重休克，应该迅速输入 1～2L 等渗平衡盐溶液，随后最好补充经交叉配合的血液。故选 E。

【避错】此题易错选其他选项。虽然失血性休克时丧失的主要是血液，但补充血容量时，并不需要全部补充血液，而应抓紧时机及时增加静脉回流。首先，可经静脉快速滴注平衡盐溶液和人工胶体液（如第三代的羟乙基淀粉）。

9. 男，60 岁。车祸后 6 小时入院，神志淡漠，四肢冰冷，血压 70/50mmHg。诊断为

A. 轻度低血容量性休克
B. 中度低容量性休克
C. 重度低血容量性休克
D. 中度感染性休克
E. 重度感染性休克

【答案】C

【考点】休克的类型和休克程度

【解析】低血容量性休克常因大量出血或体液丧失，或者体液积聚于第三间隙，导致有效循环血容量的降低引起。意识模糊，甚至昏迷，皮肤显著苍白，肢端青紫，四肢厥冷，收缩压在 70mmHg 以下甚至测不到者为重度休克。此患者应诊断为重度低血容量性休克，故选 C。

【避错】部分考生易错选 A，因为这部分考生认为面色苍白及血压下降即为低血容量性休克，治疗时首先考虑的是补充血容量，故易选 A，避免此型题目犯错需要增加对休克治疗要点的理解与记忆。

10. 男，38 岁。腹部外伤急症入院，检查：脉搏 120 次/分，血压 60/40mmHg，中心静脉压 0.3kPa，此时正确的处理是

A. 充分补液
B. 适当补液
C. 给强心药
D. 舒张血管
E. 纠正酸碱失调

【答案】A

【考点】休克的治疗

【解析】从患者的血压可判断出其已处于休克状态。患者血压、中心静脉压均低，说明血容量不足。休克的治疗包括一般的紧急治疗，补充血容量，积极

处理原发病，纠正酸碱紊乱，血管活性药的应用，治疗弥散性血管内凝血，改善微循环，皮质激素的使用和其他药物的应用等，其中补充血容量是纠正休克引起的组织低灌注和缺氧的关键。故选 A。

【避错】本题部分考生易选 B，由于大部分考生都知道对于休克患者，首先考虑到的是补液，但由于适当补液用于血压正常、中心静脉压低的患者，未审清题目，从而选 B，认真分析，冷静答题有助于避错。

【A_3/A_4 型题】

（11～12 题共用题干）

男，22 岁。左肋部撞击伤后 2 小时，神志清楚、淡漠，面色苍白，皮肤湿冷，心率 110 次/分，血压 90/70mmHg，尿少，浅表静脉塌陷。

11. 此患者目前处于

A. 未发生休克

B. 轻度休克

C. 中度休克

D. 重度休克

E. 休克代偿期

【答案】C

【考点】各型休克的表现

【解析】轻度休克：临床表现为神志清楚，心烦躁动，面色苍白，口干，出汗，心率加快，可以超过 100 次/分钟，脉搏有力，四肢温暖或稍微发凉，肢端红润或稍有发绀，收缩压在 80mmHg 左右，脉压小于 30mmHg，尿量略减。中度休克：表现为面色苍白，表情淡漠，四肢发凉，肢端发绀，收缩压为 60～80mmHg，尿量少于 17ml/h。重度休克：表现为神志不清，意识模糊，迟钝，四肢厥冷，皮肤发绀，可有斑片状花纹改变，心率超过 120 次/分，心音低钝，脉细弱无力，稍加压即不能触及，收缩压在 70mmHg 以下或测不到，尿量明显减少或无尿。故选 C。

【避错】本题属于理解记忆型题，若考生对休克程度的评估记忆不清的话，本题易错选 B 和 D，避免此型题目犯错，应该增加对相关知识点的记忆与理解。

12. 估计该患者失血量占全身血容量的

A. 20% 以下

B. 20% ～40%

C. 41% ～60%

D. 61% ～80%

E. 80% 以上

【答案】B

【考点】休克失血量的估计

【解析】轻度休克失血量为 20% 以下（800ml 以下），中度休克失血量为 20% ～40%（800～1600ml），重度休克失血量为 40% 以上（1600ml 以上）。故选 B。

【避错】由于上题答错，本题则易错，轻、中、重度相对应的失血量占全身血容量的比值亦不同，避免此题犯错需要增加对不同休克程度的估计失血量的掌握。

（13～14 题共用题干）

男，45 岁。双侧股骨干骨折 3 小时，体温 36.5℃，脉搏细弱，血压 60/40mmHg，四肢冰冷，无尿。

13. 首先考虑的诊断是

A. 轻度休克

B. 感染性休克

C. 中度休克

D. 重度休克

E. 高排低阻型休克

【答案】D

【考点】休克的诊断及分度

【解析】重度休克：表现为神志不清，意识模糊，迟钝，四肢厥冷，皮肤发绀，可有斑片状花纹改变，脉速细弱或难触到，收缩压在 70mmHg 以下或测不到，尿量明显减少或无尿。故选 D。

【避错】本题属于理解记忆型题，若考生对休克程度的评估记忆不清的话，本题易错选 C，避免此型题目犯错，应该增加对相关知识点的记忆与理解。

14. 首选的治疗措施是

A. 静脉用强心药物

B. 立即手术治疗

C. 迅速补充血容量

D. 利尿药改善肾功能

E. 应用抗生素

【答案】C

【考点】休克的治疗

【解析】休克患者应迅速补充血容量，及早、大量、快速补液。采用晶体液，根据病情给予全血、血浆、血浆增量剂等胶体渗透压。故选 C。

【避错】本题考生易选 D，因为部分考生认为患者处于无尿状态，故使用利尿药改善肾功能，其实本题主要还是考查休克的治疗基本要点，即快速补液，补充血容量，如果知道本题所考查考点的话可避免出错。

【B_1 型题】

（15～16 题共用备选答案）

A. 感染性休克

B. 神经源性休克
C. 心源性休克
D. 损伤性休克
E. 失血性休克
下列患者存在
15. 男，40 岁。患十二指肠溃疡，呕血 1200ml，血压 90/76mmHg，脉搏 126 次/分
【答案】E
16. 男，72 岁。患绞窄性肠梗阻，体温骤升至 40℃，寒战，血压 95/76mmHg
【答案】A
【考点】休克的分类
【解析】失血性休克是在迅速失血超过全身血量 20% 时，即出现休克，15 题中患者呕血 1200ml，超过全身血量的 20%，故选 E。感染性休克常见于胆道感染、绞窄性肠梗阻、大面积烧伤、急性弥漫性腹膜炎、脓毒症，是以释放内毒素的革兰阴性杆菌为主的感染。16 题中患者有感染的表现，出现血压下降，考虑为感染性休克，故选 A。
【避错】本题是基础题，误选的可能性较小，只要理解了各种休克的含义，就能很容易地选出答案。
（17～19 题共用备选答案）
A. 过敏性休克
B. 感染性休克
C. 失血性休克
D. 损伤性休克
E. 心源性休克
17. 急性化脓性梗阻性胆管炎可发生
【答案】B
18. 心包积血（外伤性）可发生
【答案】E
19. 脾破裂可发生
【答案】C
【考点】各种休克的原因
【解析】过敏性休克是外界某些抗原性物质进入已致敏的机体后，通过免疫机制在短时间内发生的一种强烈的多脏器累及症候群。感染性休克多继发于革兰阴性杆菌为主的感染，如急性腹膜炎、胆道感染等。失血性休克见于肝、脾破裂，胃十二指肠溃疡出血，食管、胃底静脉曲张静脉破裂，通常迅速失血超过全身 20%，>800ml 时即出现休克。损伤性休克多见于一些遭受严重损伤的患者，如骨折、挤压伤、大手术等。心源性休克是由于心泵衰竭，心排血量急剧减少，血压降低，微循环变化的发展过程。所以 17 题应选 B，18 题应选 E，19 题应选 C。
【避错】本题较易，但由于部分考生对各种休克的病因不了解的话可能出错，尤其 18 题易选择 C，故理解与记忆各种类型的休克，可避免出错。

考点：外科感染总论

【A_1 型题】

根据病程长短，感染可分为急性、亚急性和慢性感染。其中，急性感染的病程期限是
A. 6 周内
B. 2 周内
C. 4 周内
D. 3 周内
E. 1 周内
【答案】D
【考点】外科感染的分类
【解析】外科感染按病程长短分类：①急性感染，病变进展快，病程一般在 3 周内，非特异性感染分类多属此类。②慢性感染，病程超过 2 个月或更久的感染。③亚急性感染，介于急性与慢性之间，病程 3 周至 2 个月。故此题选 D。
【避错】此题易错选 B，定义时间混淆，慢性感染的病变持续 2 个月以上，急性感染为病变 3 周内。

考点：浅部组织细菌性感染

【A_1 型题】

1. 痈的急性化脓性感染分布在
A. 单个毛囊及其所属皮脂腺
B. 邻近多个毛囊及其附属皮脂腺
C. 全身广泛的皮肤毛囊及其所属皮脂腺
D. 皮肤网状淋巴管
E. 肌间隙蜂窝组织
【答案】B
【考点】浅部组织感染
【解析】痈是指多个相邻毛囊及其周围组织的急性化脓性感染，也可由多个疖融合而成。发生于单个毛囊及其所属皮脂腺的急性化脓性感染称为疖；发生于皮肤网状淋巴管的急性炎症叫丹毒；发生于肌间隙蜂窝组织的急性感染称为急性蜂窝织炎。故选 B。
【避错】本题易错选 A。考生应注意疖和痈的区别。

【B_1 型题】

（2～4 题共用备选答案）

A. β溶血性链球菌

B. 梭状芽孢杆菌

C. 铜绿假单胞菌

D. 大肠埃希菌

E. 金黄色葡萄球菌

2. 丹毒的致病菌是

【答案】A

3. 痈的致病菌是

【答案】E

4. 气性坏疽的致病菌是

【答案】B

【考点】外科感染的致病菌

【解析】丹毒好发于下肢，片状皮肤红疹、色泽红、中间稍淡、边界较清楚，致病菌是β溶血性链球菌，故2题选A。痈是多个毛囊和皮脂腺的感染，致病菌是金黄色葡萄球菌，故3题选E。气性坏疽是梭状芽孢杆菌引起的特异性感染，此类细菌主要产生外毒素和酶，故4题选B。

【避错】本题是基础题，部分考生可能会因为对丹毒了解不够，导致误选。

考点：脓毒症

【A_3/A_4 型题】

（1～3 题共用题干）

男孩，8岁。额部多发性疖肿，未治疗。现红肿扩大，弛张性高热，4天后臀部皮下又发现一肿块，疼痛，压痛明显，且有波动感。

1. 进一步确诊的方法是

A. 头部X线检查

B. 臀部肿块B超检查

C. 臀部X线检查

D. 血常规

E. 臀部肿块穿刺抽脓

【答案】E

【考点】全身化脓性感染的检查

【解析】患儿额部有多发性疖肿病史，现病情进一步加重，为明确诊断，应于肿块处抽脓化验，做细菌培养，以确定致病菌。故选E。

【避错】此题易误选D，血常规可以反映白细胞等情况，但不能明确具体的致病菌。

2. 诊断应考虑

A. 菌血症

B. 败血症

C. 毒血症

D. 寒性脓肿

E. 脓毒症

【答案】E

【考点】脓毒症的诊断

【解析】根据患儿有多发性疖肿病史，为弛张热型，病情重，发展迅速，体内出现转移性脓肿，考虑为脓毒症。故选E。

【避错】此题不易选错，脓毒症患者常有明显的全身症状。

3. 最佳治疗方案为

A. 乙醇擦拭退热

B. 额部疖肿换药

C. 臀部脓肿切开引流及抗生素治疗

D. 加强营养，增加抵抗力

E. 综合应用多种抗生素

【答案】C

【考点】脓毒症的治疗

【解析】脓毒症患者对明确的感染灶，应做及时、彻底的处理，包括清除坏死组织和异物、消灭无效腔、脓肿切开引流等；根据原发感染灶的性质及早联合应用估计有效的2种抗生素，并足量应用。故选C。

【避错】此题易错选其他选项，重点是掌握全身性感染应选用综合性治疗，关键是处理原发感染灶。

考点：骨与关节化脓性感染

【A_1 型题】

早期诊断急性化脓性关节炎最有价值的方法是

A. 血常规

B. 血培养

C. X线检查

D. 临床症状和体征

E. 关节穿刺液检查

【答案】E

【考点】急性化脓性关节炎的诊断

【解析】关节穿刺和关节液检查为急性化脓性关节炎关键的检查，具有早期诊断价值。故选E。

【避错】此题易错选C，X线检查表现出现较晚，不能作为早期诊断依据。

考点：特殊性感染

【A_1 型题】

1. 皮下注射破伤风抗毒素（TAT）被动免疫有效期是
   A. 14 日
   B. 5 日
   C. 7 日
   D. 终生
   E. 10 日

【答案】E

【考点】破伤风抗毒素的免疫期限

【解析】对伤前未接受自动免疫的伤员，尽早皮下注射 TAT 1500~3000U，可对抗破伤风毒素，不产生抗体，故也不维持，但有效期为 10 日左右，1 周后可以加 1 次。亦可适用于受伤可能性很大人群的预防治疗。故选 E。

【避错】此题易错选 C。破伤风的发病有一个潜伏期，尽早注射有预防作用，但其作用短暂，有效期为 10 日左右，因此对深部创伤、污染严重的伤员，可在 1 周后再注射 1 次。

2. 破伤风最初的症状是
   A. 角弓反张
   B. 四肢抽搐
   C. 张口困难
   D. 呼吸急促
   E. 神志不清

【答案】C

【考点】破伤风的临床特点

【解析】破伤风典型的临床表现是在肌紧张性收缩的基础上，阵发性强烈痉挛。任何轻微刺激均可诱发发作，每次持续数秒至数分钟。出现抽搐的顺序依次为张口困难—苦笑面容—颈项强直—角弓反张—屈膝半握拳—呼吸停止。故选 C。

【避错】部分考生误选为 E，但是破伤风患者即使在抽搐时仍然神志清楚，不会出现神志不清。

3. 不能引起特异性感染的是
   A. 破伤风梭菌
   B. 结核分枝杆菌
   C. β 溶血性链球菌
   D. 真菌
   E. 梭状芽孢杆菌

【答案】C

【考点】特异性感染的致病菌

【解析】特异性感染指由结核分枝杆菌、破伤风梭菌、产气荚膜梭菌、炭疽杆菌、白念珠菌等病原体所引起的感染，不同于一般性感染的病菌，可以引起较为独特的病变，其在病程演变及治疗处置等方面与一般感染不同。故选 C。

【避错】本题易选 D，因为大部分考生认为 D 为真菌，其他为细菌，故直接选择了 D，掌握特异性感染的致病菌的特点，以免出错。

【A_2 型题】

4. 男，18 岁。右手背部深Ⅱ度烧伤 10 天，近 1 天出现乏力、头痛及张口困难，不恰当的诊治措施是
   A. 手背部烧伤部位清创
   B. TAT 20 000U 静脉注射
   C. 腰穿脑脊液检查
   D. 清蛋白 20g 静脉注射
   E. 10% 水合氯醛 30ml 保留灌肠

【答案】C

【考点】破伤风的诊断和治疗

【解析】患者于烧伤 10 天后出现张口困难，考虑诊断为破伤风，A、B、D、E 均为其处理措施。C 项脑脊液的检查对诊治无帮助，甚至可能诱发痉挛。故选 C。

【避错】部分考生误选为 E，不知道 10% 水合氯醛 30ml 保留灌肠的作用。10% 水合氯醛 30ml 保留灌肠可以镇静和解痉，减少患者的痉挛和痛苦。

考点：创伤和战伤

【A_1 型题】

创伤性休克的急救，主要措施是
   A. 制止出血，补充血容量
   B. 及时手术
   C. 营养支持
   D. 应用抗休克药物
   E. 尽快包扎伤口

【答案】A

【考点】创伤的急救

【解析】出血可使伤员迅速陷入休克，甚至致死，须及时止血。对于休克伤员，应尽快恢复有效循环血容量，维持循环稳定。在扩充血容量的基础上，可酌情使用血管活性药物。故选 A。

【避错】此题易错选 E，E 项说法不全面，注意审题和选择最佳答案。

考点：火器伤

【A_1 型题】

1. 小腿中段火器伤初期处理时不正确的措施是
   A. 要做全身检查
   B. 输血补液
   C. 清创后缝合伤口
   D. 使用破伤风抗毒素血清
   E. 给予有效的抗生素

【答案】C

【考点】战伤救治原则

【解析】火器伤的全身治疗与一般创伤相同，主要是全面了解病情，积极防治休克，维持呼吸、循环的稳定。局部治疗主要是尽早清创，充分暴露伤道，清除坏死或失活的组织，清创后不宜一期缝合，因为初期清创时，挫伤区和震荡区参差交错，不易判断。故选 C。

【避错】部分考生误选为 A，认为仅仅是小腿伤，不用全身检查，这种想法是错误的，创伤都要注意患者的全身情况。

【A_2 型题】

2. 男，20 岁。右前臂被炸伤 4 小时，最大伤口长 5cm，出血多，伤及肌肉，X 线检查无骨折，未见金属异物。其伤口最佳处理是
   A. 清创后二期缝合
   B. 加压包扎止血，观察
   C. 清洗伤口后包扎
   D. 包扎，石膏固定患肢
   E. 清创后一期缝合

【答案】A

【考点】火器伤的处理

【解析】火器伤应进行早期清创，清创后伤口一般不做一期缝合，而是在开放伤口引流 3 ~ 5 天后，再根据情况进行延期缝合。故选 A。

【避错】此题易错选 E，火器伤严禁初期缝合。

考点：热力烧伤

1. 对深Ⅱ度烧伤的描述正确的是
   A. 一般不留瘢痕
   B. 创面红润、潮湿
   C. 如无感染，愈合需要 2 周
   D. 深度为表皮的生发层
   E. 痛觉较迟钝

【答案】E

【考点】深Ⅱ度烧伤的特点

【解析】深Ⅱ度烧伤属于深度烧伤，常伴有瘢痕增生，排除 A。Ⅱ度烧伤伤及皮肤的真皮层，深浅不尽一致，也可有水疱，但去疱皮后，创面微湿，红白相间，痛觉较迟钝，排除 B、D，E 正确。若无感染，创面可在 3 ~ 4 周愈合，排除 C。故选 E。

【避错】此题易错选 D，浅Ⅱ度烧伤伤及表皮的生发层、真皮乳头层，深Ⅱ度烧伤伤及皮肤的真皮层。

2. 在烧伤急救原则中，错误的是
   A. 立即消除烧伤的原因
   B. 热液烫伤者宜迅速冷水浸浴
   C. 就地简单保护创面
   D. 凡有呼吸道烧伤时，一律做气管切开
   E. 给伤员适当的镇静、镇痛药物

【答案】D

【考点】烧伤急救原则

【解析】虽然在呼吸道烧伤的治疗原则中保持呼吸道通畅十分关键，要及时切开气管，而不需等待有呼吸困难表现明显时，但呼吸道烧伤有轻、有重，呼吸困难可有可无，如烧伤不重、无呼吸道通气障碍，患者无呼吸困难表现，就不一定气管切开，故选 D。

【避错】本题考生可以看出在被选项中，除了 D 以外，其他都是烧伤的急救原则。其实气管切开在烧伤急救过程中也经常用到，但是一律切开这种做法不符合实际情况。

3. 成人右手占体表面积的
   A. 1%
   B. 2.5%
   C. 3%
   D. 3.5%
   E. 5%

【答案】B

【考点】烧伤面积的计算

【解析】烧伤面积的计算常采用九分法：按体表面积划分为 11 个 9% 的等份，另加 1%，构成 100% 的体表面积，即头颈部 = 1×9%；双上肢 = 2×9%；躯干 = 3×9%；双下肢 = 5×9% + 1%。此外，不论性别、年龄，患者并指的掌面约占体表面积的 1%。其中，双手共 5%，故一只手的面积为 2.5%。故选 B。

【避错】本题部分考生易选 E，大部分考生对烧伤面积的九分法都记忆过，但由于此处问的右手面

积，而大部分考生记得九分法中手为5%，故易选择E，背诵时记忆清楚可防止此种类型的错误。

【A_2型题】

4. 成年男性，Ⅱ度烧伤面积60%，体重50kg，第一个24小时补液量6500ml。第二个24小时调整输液量的简便临床指标是

A. 血压和脉搏

B. 尿量和比重

C. 中心静脉压

D. 肺动脉压

E. 口渴

【答案】B

【考点】烧伤的补液指标

【解析】烧伤补液的监测：①成人尿量以维持30～50ml/h为宜。②心率<120次/分，收缩压为90mmHg，脉压20mmHg以上。③呼吸平衡。④安静，无烦躁及口渴。故选B。

【避错】本题部分考生易选A，因为大部分考生由于粗心直接选择血压和脉搏，故避免此种类型错误不难，冷静答题，认真分析则可避免出错。

5. 男孩，6岁。右手烧伤，有水疱，剧痛，在现场急救中，为减轻疼痛，最适当的方法是

A. 安慰和鼓励受伤者

B. 肌内注射地西泮

C. 肌内注射哌替啶

D. 局部制动

E. 将手放入冷水中

【答案】E

【考点】烧伤镇痛

【解析】冷疗，用冷水冲洗、浸泡或湿敷是烧伤早期最为有效而经济的手段，其优点：①可迅速降温，减轻烧伤深度。②减轻疼痛。③经济方便。④可清洁创面。故选E。

【避错】本题易选C，因为患者有剧痛，故部分考生考虑镇痛，则错选C，此选项属于过度医疗，增加对烧伤镇痛的了解与记忆可避免出错。

【A_3/A_4型题】

（6～10题共用题干）

女，60岁。体重50kg，既往无心血管病史，走路不慎，滑入刚溶的石灰水中，双下肢烫伤。

6. 估计烫伤总面积是

A. 20%

B. 30%

C. 40%

D. 50%

E. 55%

【答案】C

【考点】烫伤面积的估计

【解析】双下肢（含臀部）占46%（双臀5%，双大腿21%，双小腿13%，双足7%）。故选C。

【避错】本题属于理解记忆题，由于大部分考生记忆过烧伤的九分法，但是由于记忆不牢固而易出错，加上本题属于临床表现推断，故需要对烧伤的九分法活学活用，以免出错。

7. 按照国内常用补液公式计算，该患者第一个24小时输液总量（包括2000ml水分在内）应是

A. 3500ml

B. 4000ml

C. 5000ml

D. 5750ml

E. 6125ml

【答案】C

【考点】成人烧伤补液计算公式

【解析】第一个24小时补液总量=烧伤面积（%）×体重（kg）×1.5+2000，其中胶体液=烧伤面积（%）×体重（kg）×0.5，电解质液=烧伤面积（%）×体重（kg）×1，水分为2000ml。该患者第一个24小时补液总量=40×50×1.5+2000=5000ml。故选C。

【避错】本题较难，若考生对成人烧伤补液计算公式记忆不清楚，本题答错可能性较大，错选任何一项皆有可能，避免此题型犯错需要牢记成人烧伤补液计算公式。

8. 如果在第一天休克复苏过程中，患者烦躁、口渴、尿量20ml/h，脉搏增加至150次/分，临床进一步处理是

A. 口服饮料解渴

B. 肌内注射镇静药或采取冬眠疗法

C. 加快输液速度

D. 吸氧

E. 加用广谱抗生素

【答案】C

【考点】休克复苏过程中的处理

【解析】此种情况表明在此期间患者的抗休克治疗没有得到纠正，应调整补液速度及晶胶体的比例。故选C。

【避错】本题考生易误选B，因为部分考生看到患者烦躁时直接选择肌内注射镇静药或者采取冬眠疗

法，主要原因是对休克复苏过程中的处理未掌握，增加对基本知识的了解与记忆可避免出错。

9. 该患者在休克复苏中，发现尿少时，首先应做以下检查
   A. 尿常规，有无血红蛋白和肌红蛋白
   B. 测血常规和血细胞比容
   C. 测血/尿肌酐
   D. 测血/尿钠
   E. 检查导尿管位置是否适当及有无扭曲

【答案】E

【考点】休克复苏过程中的检查

【解析】休克时应留置导尿管，动态观察每小时尿量，抗休克时尿量应大于20ml/h。尿量稳定在30ml/h以上时，表示休克已纠正。如发现尿少，应首先检查导尿管位置是否适当及有无扭曲。故选E。

【避错】部分考生易错选其他选项，A、B、C、D均为检查方法，但并不是首先检查措施，了解休克复苏过程中的检查可减少出错。

10. 该患者出现呕吐，吐出大量宿食，此时最佳处理是
   A. 注射甲氧氯普胺
   B. 注射盐酸氯丙嗪
   C. 留置胃管，胃肠减压
   D. 注射昂丹司琼
   E. 针灸内关穴

【答案】C

【考点】烧伤患者出现呕吐的治疗

【解析】此时不能只考虑解除患者的临床症状，应考虑是否有急性消化道受损及其产生的不良后果，所以应留置胃管，胃肠减压，必要时予胃管给药。故选C。

【避错】部分考生易错选A，由于对于呕吐的患者常使用甲氧氯普胺以止吐，因此，部分考生误选A，主要是对烧伤患者出现呕吐的治疗要点未记忆牢固，增加相应知识点的记忆可避免出错。

考点：气胸

【A_1型题】

1. 下列病变中，可表现为一侧胸廓膨隆且呼吸音消失的是
   A. 胸廓畸形
   B. 肺炎
   C. 气胸
   D. 肺气肿
   E. 胸膜肥厚

【答案】C

【考点】气胸的临床表现

【解析】少量气胸时体征不明显。大量气胸时，气管、纵隔向健侧移位，患侧胸部隆起，呼吸运动与语音震颤减弱，叩诊过清音或鼓音，心或肝浊音界缩小或消失，听诊呼吸音减弱或消失。故选C。

【避错】本题易错选D，肺气肿多为双侧肺病变，听诊呼吸音减弱，呼气期延长。

【A_2型题】

2. 男，25岁。活动时突感右胸部撕裂样痛。查体：惊恐状，大汗淋漓，气促，气管左偏，叩诊右胸空瓮音，右侧呼吸音消失。该患者最可能的诊断为
   A. 胸腔积液
   B. 大叶性肺炎
   C. 干性胸膜炎
   D. 右侧张力性气胸
   E. 肺气肿

【答案】D

【考点】气胸的诊断

【解析】患者为青年男性，表现为突发右侧胸痛，呈撕裂样，气促，大汗淋漓，活动可能为诱因，首先考虑为气胸；结合其查体见气管向健侧移位，患侧叩诊空瓮音、呼吸音消失，符合气胸的诊断。故选D。

【避错】此题易错选C，干性胸膜炎时胸痛常呈隐痛、钝痛和刺痛，可闻及胸膜摩擦音等。

【A_3/A_4型题】

（3～6题共用题干）

男，20岁。在一次劳动用力时，突然出现左侧胸痛伴呼吸困难。查体发现气管向右移位。

3. 该患者胸痛、呼吸困难的原因可能是
   A. 急性心肌梗死
   B. 急性渗出性胸膜炎
   C. 急性左心功能不全
   D. 左侧大叶性肺炎
   E. 左侧自发性气胸

【答案】E

【考点】自发性气胸的诊断

【解析】患者有劳动用力的病史，起病急，左侧

胸痛伴呼吸困难并有气管向右移位，具有自发性气胸的体征，故选E。

【避错】本题较易，通过年龄、诱因、临床表现及典型的体征易于诊断，但由于部分考生未仔细看清题干信息，未注意查体时气管向右移位，导致误选A。

4. 视诊时，可见阳性体征是

A. 左侧胸廓饱满

B. 左侧胸廓塌陷

C. 双侧胸廓对称

D. 桶状胸

E. 扁平胸

【答案】A

【考点】自发性气胸的视诊

【解析】气胸时，患侧可见胸廓饱满，故选A。胸廓塌陷可见于脓胸或胸膜炎，广泛胸膜增厚粘连及收缩，也可见于肺不张、肺纤维化、慢性纤维性肺结核、慢性肺脓肿等，故B错。胸廓对称见于正常人或双侧均有病变，故C错。桶状胸见于肺气肿或哮喘发作期，故D错。扁平胸见于慢性消耗性疾病如肺结核，故E错。

【避错】最常见错选C，部分考生认为气管向右移位并不能改变胸廓的对称性，这部分考生认为胸廓的对称主要与肋骨的支撑作用有关，故易错选。答题时应注意自发性气胸的视诊特点，才能避免犯错。

5. 查体时，左肺叩诊音可出现

A. 清音

B. 浊音

C. 实音

D. 鼓音

E. 浊音或实音

【答案】D

【考点】自发性气胸的叩诊

【解析】气胸时肺部叩诊音为鼓音，故选D，清音为肺部正常叩诊音，浊音或实音常见于肺炎、肺水肿、肺部肿瘤、肺部广泛纤维化等，故A、B、C、E错误。

【避错】本题易错选A，因为部分考生并未真正区分开清音与鼓音之间的异同，从而犯错，避免此种类型的错误，除了增加相关知识点的了解外，还需要增强对单一知识点的记忆。

6. 肺部听诊时可发现

A. 左肺呼吸音消失

B. 左肺呼吸音增强

C. 左肺可闻及胸膜摩擦音

D. 左肺可闻及支气管呼吸音

E. 左肺语音震颤增强

【答案】A

【考点】自发性气胸的听诊

【解析】气胸时影响肺泡呼吸音的传导，可见患侧肺泡呼吸音减弱或消失，故选A。呼吸音增强可见于肺结核、肺炎、肺肿瘤等，故B错误。胸膜摩擦音多见于胸膜炎症或肺部病变累及胸膜等，故C错误。支气管呼吸音正常人可闻及，异常支气管呼吸音多见肺组织实变、空洞性肺结核等，故D错误。语音震颤增强见于大叶性肺炎实变期、肺栓塞、空洞性肺结核、压迫性肺不张等，故E错误。

【避错】由于部分考生认为气胸发生的时候胸膜破裂了，故可以出现胸膜摩擦音，导致易错选，主要原因为未真正理解自发性气胸的产生及其特点。

考点：急性胆囊炎

【A_1型题】

1. 急性胆囊炎的临床表现不包括

A. 右上腹持续性痛并阵发性加重

B. 大多伴有黄疸

C. 右上腹局限性肌紧张

D. 可伴有右肩部不适症状

E. 右上腹压痛

【答案】B

【考点】急性胆囊炎的临床表现

【解析】急性胆囊炎典型发病过程表现为突发右上腹阵发性绞痛，疼痛可放射至右肩部、肩胛部和背部，伴恶心、呕吐、食欲缺乏等消化道症状。常有轻度发热，通常无畏寒。10% ~25%的患者可出现轻度黄疸，若黄疸较重且持续，表示有胆总管结石并梗阻的可能。查体右上腹可有压痛、反跳痛及肌紧张，Murphy征阳性。故选B。

【避错】此题易错选A。急性胆囊炎如病变发展，疼痛可转为持续性并阵发性加剧。

2. 急性胆囊炎的典型体征是

A. 上腹部有压痛和反跳痛

B. 格雷・特纳（Grey-Turner）征阳性

C. 麦氏（McBurney）点有压痛和反跳痛

D. 肝浊音界缩小

E. 墨菲（Murphy）征阳性

【答案】E

【考点】急性胆囊炎的临床表现

【解析】急性胆囊炎时右上腹有压痛，可触及肿大而有压痛的胆囊，Murphy 征阳性，故选 E。

【避错】此题不易选错，Grey-Turner 征阳性见于急性胰腺炎，McBurney 点有压痛和反跳痛见于急性阑尾炎。

考点：急性阑尾炎

【A_1 型题】

1. 转移性腹痛最常见的疾病是
   A. 急性肠穿孔
   B. 急性阑尾炎
   C. 急性胃炎
   D. 急性胰腺炎
   E. 急性胆囊炎

【答案】B

【考点】急性阑尾炎的临床表现

【解析】急性阑尾炎的患者中约 70% ~80% 有典型的转移性腹痛的特点，典型的腹痛发作始于上腹，逐渐移向脐部，数小时（6 ~8 小时）后转移并局限在右下腹。故选 B。

【避错】此题易错选 E。急性胆囊炎典型发病过程表现为突发右上腹阵发性绞痛，疼痛可放射至右肩部、肩胛部和背部，伴恶心、呕吐、厌食等消化道症状。常有轻度发热，通常无畏寒。

【A_2 型题】

2. 女，28 岁。腹痛，发热，呕吐 1 天。查体：T 38.9℃，P 120/分，双肺呼吸音清，未闻及干湿啰音，HR 120 次/分，律齐。右下腹麦氏点压痛（+），反跳痛（+）。血常规：Hb 120g/L，WBC 10.2×10^9/L，N 0.85，PLT 202×10^9/L。行阑尾切除术，手术标本病理可见阑尾壁各层大量弥漫性浸润的细胞是
   A. 淋巴细胞
   B. 巨噬细胞
   C. 嗜碱性粒细胞
   D. 嗜酸性粒细胞
   E. 中性粒细胞

【答案】E

【考点】急性阑尾炎

【解析】急性单纯性阑尾炎病变早期，多限于黏膜和黏膜下层。阑尾外观轻度肿胀，镜下各层均有水肿和中性粒细胞浸润，黏膜表面有小溃疡和出血点。故选 E。

【避错】本题不易选错，一般急性化脓性炎症中心浸润的多为中性粒细胞。

3. 男，30 岁。转移性右下腹痛 1 天，伴恶心，体温 37.3℃，右下腹压痛，轻度肌紧张，反跳痛（+）。可能的诊断是
   A. 急性阑尾炎
   B. 急性胃肠炎
   C. 输尿管结石
   D. 急性肠系膜淋巴结炎
   E. 消化性溃疡穿孔

【答案】A

【考点】急性阑尾炎的诊断

【解析】根据患者发热，典型的转移性右下腹痛，查体见右下腹压痛、反跳痛，首先考虑为急性阑尾炎，故选 A。

【避错】本题易错选 E，消化性溃疡穿孔常有较长的腹部不适病史，穿孔后表现为突发剧烈腹痛，先出现于上腹，再逐渐延及全腹，叩诊肝浊音缩小，X 线腹部平片有助于鉴别。

考点：腹外伤

【A_1 型题】

对疑有腹腔内空腔脏器破裂的腹部闭合性损伤患者，在观察期内处理错误的是
   A. 使用广谱抗生素
   B. 注射镇痛药
   C. 禁饮食
   D. 胃肠减压
   E. 补充血容量

【答案】B

【考点】腹外伤的治疗原则

【解析】对于暂时不能明确有无腹腔内脏损伤而生命体征稳定的患者，应严密观察。观察期间不能随便搬动伤者，禁用或慎用镇痛药（B 错误），暂禁饮食；积极补充血容量，并防治休克；注射广谱抗生素；疑有空腔脏器破裂或有明显腹胀时，行胃肠减压。故选 B。

【避错】本题易错选 A，对疑有腹腔内空腔脏器破裂的腹部闭合性损伤患者，注射广谱抗生素可预防和治疗可能存在的腹腔内感染。

考点：颅内肿瘤

【A_1 型题】

诊断颅内占位病变无痛、安全、准确的方法是

A. 头颅 CT

B. 头颅 X 线检查

C. 脑电图

D. 脑血管造影

E. 气脑造影

【答案】A

【考点】颅内肿瘤的诊断

【解析】头颅 CT 和 MRI 扫描对诊断颅内病变较为常用，根据颅脑肿瘤在 CT 异常密度和 MRI 信号变化、脑室受压和脑组织移位、瘤周脑水肿范围，瘤组织及其继发改变，如坏死、出血、囊变和钙化等，可以确定肿瘤部位、大小、数目、血供、与周围结构解剖关系，对绝大部分肿瘤可作出定性诊断。故选 A。

【避错】此题不易选错，余选项不符合无痛、安全、准确的要求，注意审题。

考点：颅底骨折

【A_1 型题】

1. 颅前窝骨折造成的熊猫眼征是

A. 双侧视盘水肿

B. 眶周广泛性淤血斑

C. 乳突部皮下淤血斑

D. 双眼视网膜出血

E. 双额部皮肤表面淤血

【答案】B

【考点】颅前窝骨折的临床表现

【解析】颅前窝骨折累及眶顶和筛骨，可有鼻出血、眶周广泛淤血斑（熊猫眼征）及广泛球结膜下淤血斑等表现。故选 B。

【避错】本题易错选 C。颅后窝骨折累及颞骨岩部后外侧时，可出现耳后乳突部皮下淤血斑（Battle 征）。

【A_2 型题】

2. 女，20 岁。颅底骨折后有血性脑脊液自鼻腔溢出，应采取的处置是

A. 鼻腔填塞压迫止血

B. 鼻腔冲洗

C. 给予抗生素治疗

D. 腰椎穿刺放血性脑脊液

E. 头低位以利引流

【答案】C

【考点】颅底骨折的处理

【解析】颅底骨折合并脑脊液漏时，患者须取头高位并绝对卧床休息，避免用力咳嗽、打喷嚏和擤鼻涕，同时给予抗生素预防颅内感染治疗，一般不堵塞或冲洗破口处，不做腰穿。故选 C。

【避错】本题易错选 D。颅底骨折合并脑脊液漏时，不做腰穿。

第十二章　妇产科学

考点：女性生殖系统生理

【A_1型题】

1. 属于雌激素作用的是
   A. 宫颈黏液减少
   B. 阴道上皮细胞脱落加快
   C. 促进乳腺腺泡发育成熟
   D. 促进水钠潴留
   E. 抑制输卵管肌收缩的振幅

【答案】 D

【考点】 雌激素的生理作用

【解析】 雌激素的生理作用：①促进子宫肌细胞增生和肥大，使肌层增厚；增进血运，促使和维持子宫发育；增加子宫平滑肌对缩宫素的敏感性。②使子宫内膜腺体和间质增殖、修复。③使宫颈口松弛、扩张；宫颈黏液分泌增加，性状变稀薄，易拉成丝状。④促进输卵管肌层发育，加强输卵管平滑肌节律性收缩振幅。⑤使阴道上皮细胞增殖和角化，黏膜变厚；增加细胞内糖原含量，使阴道维持酸性环境。⑥使阴唇发育丰满，色素加深。⑦协同卵泡刺激素（FSH）促进卵泡发育。⑧控制促性腺激素的分泌。⑨促使乳腺管增生，乳头、乳晕着色。⑩促进水钠潴留。故选D。

【避错】 此题易错选其他选项，主要是将雌激素与孕激素的作用相混淆，孕激素可使阴道上皮细胞脱落加快。

2. 子宫内膜腺上皮细胞的核下开始出现含糖原小泡，相当于月经周期的
   A. 增殖期早期
   B. 分泌期早期
   C. 增殖期中期
   D. 分泌期中期
   E. 增殖期晚期

【答案】 B

【考点】 子宫内膜的周期性变化

【解析】 增殖期早期：腺上皮细胞呈立方体或低柱体。增殖期中期：腺上皮细胞增生活跃，腺体数目增多并稍呈弯曲形。增殖期晚期：上皮细胞呈高柱状，腺上皮仍继续生长，核分裂象增多，腺体更长，形成弯曲状。分泌期中期：腺体内的分泌上皮细胞顶端胞膜破裂，细胞内的糖原排入腺腔，称为顶浆分泌。分泌期早期：腺上皮细胞的核下开始出现含糖原的小泡，称核下空泡，为分泌早期的组织学特征，故选B。

【避错】 此题易错选D。分泌期中期为月经周期第20～23日，腺体内的上皮细胞顶端胞膜破裂，此期细胞内的糖原排入腺腔。

3. 关于卵巢分泌的激素，错误的是
   A. 雌激素
   B. 糖蛋白激素
   C. 孕激素
   D. 类固醇激素
   E. 雄激素

【答案】 B

【考点】 卵巢的功能

【解析】 卵巢合成及分泌的性激素主要为雌激素、孕激素和雄激素等甾体激素。甾体激素属类固醇激素。故选B。

【避错】 本题为记忆型题，糖蛋白激素为大脑垂体分泌释放。黄体生成素及卵泡刺激素均为糖蛋白激素。

4. 青春期开始的重要标志为
   A. 卵泡开始发育
   B. 出现周期性排卵
   C. 第一次月经来潮
   D. 开始出现第二性征
   E. 出现体格发育第二高峰

【答案】 C

【考点】 青春期

【解析】 从月经初潮至生殖器官逐渐发育成熟的时期称青春期。月经初潮是青春期开始的重要标志。故选C。

【避错】 此题易错选D。第二性征是女性青春期的其中一种生理特点，并不是青春期开始的标志。

5. 关于排卵，正确的是
   A. 排卵多发生在下次月经来潮前14天左右

B. 妇女自青春期开始周期性规律排卵

C. 在 FSH 作用下黄体形成

D. 每一月经周期，每个卵巢排出一个卵子

E. 卵巢排出卵子直接进入输卵管

【答案】A

【考点】卵巢的周期性变化

【解析】青春期开始雌激素水平虽达到一定高度，但尚不足以引起黄体生成素的高峰，故月经周期多不规律且多为无排卵性，B 错；排卵后，FSH 水平下降，黄体在黄体生成素（LH）作用下形成，C 错；每个月经周期，两侧卵巢轮流或由单侧卵巢连续排出 1~2 个卵子，D 错；卵巢将卵子释放至腹腔，由输卵管伞段“拾取”，E 错。故排除 B、C、D、E。故选 A。

【避错】此题易错选 D。每个月经周期，两侧卵巢轮流或由单侧卵巢连续排出 1~2 个卵子。注意不要记忆混淆即可避免出错。

【A_2 型题】

6. 女，26 岁。结婚 3 年未孕，月经周期素来正常，做宫颈黏液涂片检查，见大量椭圆体结晶，判断此时应为月经周期的第几天

A. 第 3~5 天

B. 第 10~12 天

C. 第 14~15 天

D. 第 18~20 天

E. 第 22~27 天

【答案】E

【考点】月经周期及宫颈黏液周期性变化

【解析】宫颈黏液涂片检查发现结晶逐渐模糊，至月经周期第 22 日左右结晶完全消失，代之以排列成行的椭圆体。故选 E。

【避错】本题易错选 D，随着雌激素浓度不断增高，宫颈黏液分泌量不断增加，至排卵期变得稀薄、透明，拉丝度可达 10cm 以上。将黏液行涂片检查，干燥后镜下可见羊齿植物叶状结晶，这种结晶在月经周期第 6~7 日开始出现，到排卵期最典型。

7. 女，50 岁。月经周期紊乱 2 年，现停经 40 天，基础体温单相，宫颈黏液羊齿状结晶明显，此时下列何项为相应的子宫内膜表现

A. 增殖期图像

B. 分泌期图像

C. 萎缩图像

D. 分泌早期图像

E. 增生过长图像

【答案】E

【考点】子宫内膜的变化

【解析】本例诊断为围绝经期功血。基础体温单相表明无排卵，故子宫内膜无分泌期变化，宫颈黏液羊齿状结晶表明受雌激素高度影响，故子宫内膜会出现增生过长的表现。故选 E。

【避错】此题不易选错，经前检查出现羊齿状结晶提示无排卵。

8. 女，25 岁。月经周期为 30 天，其末次月经是 2012 年 4 月 18 日，其排卵日期大约在 5 月

A. 2 日

B. 4 日

C. 6 日

D. 8 日

E. 10 日

【答案】B

【考点】月经周期

【解析】排卵发生在下次月经来潮前 14 天左右。该患者末次月经是 2012 年 4 月 18 日，月经周期为 30 天，故下一次月经为 5 月 18 日，减 14 天即为排卵日期 5 月 4 日。故选 B。

【避错】此题较简单，考生知道排卵日多在下次月经来潮前 14 天左右，则不难推算出时间。

【B_1 型题】

（9~11 题共用备选答案）

A. 使阴道上皮细胞增生角化

B. 使阴道上皮细胞脱落加快

C. 促进阴毛与腋毛的生长

D. 直接控制卵巢的周期性变化

E. 刺激泌乳

9. 雄激素的作用是

【答案】C

10. 孕激素的作用是

【答案】B

11. 雌激素的作用是

【答案】A

【考点】卵巢性激素（雌激素、孕激素、雄激素）的生理作用

【解析】雌激素的生理作用：促进子宫肌细胞增生和肥大，使肌层增厚；促进子宫内膜腺体和间质增殖、修复；使宫颈口松弛、扩张，宫颈黏液分泌增加，性状变稀薄，富有弹性，易拉丝；使阴道上皮细

胞增生和角化，黏膜变厚；使阴唇发育丰满，色素加深；促使乳腺管增生；促进水钠潴留。故11题选A。孕激素：降低子宫平滑肌兴奋性及其对缩宫素的敏感性；使子宫内膜从增殖期转化为分泌期；使宫颈口闭合，黏液分泌减少，性状变黏稠；加快阴道上皮脱落；促进乳腺腺泡发育；促进水钠排泄。故10题选B。雄激素促进阴蒂、阴唇和阴阜的发育，促进阴毛、腋毛的生长，促进蛋白质合成。故9题选C。

【避错】9题易错选A，使阴道上皮细胞增生角化的为雌激素。10题易错选E，刺激泌乳的是催乳素，不是孕激素。11题易错选B，使阴道上皮细胞脱落加快的为孕激素。直接控制卵巢的周期性的变化是三种激素都参与。

考点：妊娠生理与妊娠诊断

【A_1型题】

1. 妊娠后半期羊水的重要来源是

A. 羊膜的透析

B. 胎儿皮肤的透析

C. 胎儿呼吸道黏膜的透析

D. 胎儿尿液

E. 脐带表面的透析

【答案】D

【考点】羊水的来源

【解析】羊水的来源：①妊娠早期主要来自母体血清经胎膜进入羊膜腔的透析液。②妊娠中期以后，胎儿尿液成为羊水的主要来源，使羊水的渗透压逐渐降低。③妊娠晚期胎儿肺参与羊水的生成，每日600～800ml从肺泡分泌至羊膜腔，通过胎儿吞咽羊水使羊水量趋于平衡。④羊膜、脐带华通胶及胎儿皮肤渗出液，但量少。故选D。

【避错】此题易误选B，主要是混淆妊娠各期羊水的主要来源，胎儿皮肤渗出液量很少，不是重要来源。

2. 妊娠晚期心血管系统生理功能变化，错误的是

A. 心率增快而有心悸

B. 心脏容量增加10%左右

C. 叩诊心浊音界稍扩大

D. 心尖部可闻及柔和吹风样收缩期杂音

E. 增大的子宫压迫下腔静脉使血液回流受阻，每搏输出量减少

【答案】E

【考点】妊娠期生理改变

【解析】心脏容量至妊娠晚期约增加10%，心率于妊娠晚期休息时增加10～15次/分，故不选A、B。妊娠后期心尖区可闻及Ⅰ～Ⅱ级柔和吹风样收缩期杂音，产后逐渐消失，故不选D。心排血量自妊娠10周逐渐增加，至妊娠32～34周达到高峰，左侧卧位测量心排血量较未孕时约增加30%，持续此水平直至分娩，故选E。

【避错】最常见错误是选D，大部分考生都由于对杂音类型不甚了解而选错。其实妊娠晚期心脏移位使大血管轻度扭曲，加之血流量增加及血流增快，心尖部可闻及柔和吹风样收缩期杂音，故避免此种类型错误需要增加心血管系统生理功能变化的了解。

3. 孕妇尿中与胎儿胎盘功能关系密切的激素为

A. 雌酮

B. 孕酮

C. 睾酮

D. 雌二醇

E. 雌三醇

【答案】E

【考点】胎盘功能

【解析】雌激素在妊娠早期主要由黄体产生，于妊娠后10周主要由胎儿-胎盘功能单位合成。至妊娠晚期，雌三醇值为非妊娠妇女的1000倍，雌二醇及雌酮值为非妊娠妇女的100倍。而在雌激素的合成过程中，雌三醇的前身物质主要来自胎儿，故测定雌三醇值，可反映胎儿发育情况。所以与胎儿胎盘功能关系密切的激素是雌三醇，同时在孕妇尿中能测到雌三醇。故选E。

【避错】此题易错选D。雌二醇为妊娠早期的产物，雌二醇值没有雌三醇值高。

4. 晚期囊胚在宫腔内着床时间是在受精后

A. 第2～3天

B. 第4～5天

C. 第6～7天

D. 第8～9天

E. 第10～11天

【答案】C

【考点】受精卵的形成

【解析】受精后第6～7天，晚期胚泡透明带消失后逐渐埋入子宫内膜并被其覆盖的过程，称为受精卵着床（植入）。故选C。

【避错】此题易错选D。考生由于时间记忆不准确而选错。此题属于记忆性题目，需要牢记着床时间

为受精后6～7天。

【A_2型题】

5. 女，26岁。月经规律，周期为28天，末次月经为4月1日，下列哪项是错误的
   A. 排卵期约在4月15日
   B. 若受孕，受精卵着床时间约在4月18日
   C. B超下可能发现妊娠环的最早日期约在5月5日后
   D. B超开始能观察到原始胎心搏动的时间在5月20日后
   E. 预产期应在1月8日

【答案】B

【考点】妊娠生理

【解析】排卵期为末次月经加14天，故A正确。预产期是月份加9或减3，日期是加7，故E正确。受精卵着床是受精后第6～7日，晚期胚泡透明带消失后逐渐埋入并被子宫内膜覆盖的过程，故B错误。妊娠8周末，胎儿心脏已形成，B型超声可见胎儿心脏搏动，故D正确。

【避错】本题易错选C。最早在妊娠第5周，也就是月经过期1周，在B超上就可显示出子宫内有圆形的光环（即妊娠环），环内的暗区为羊水，其中还可见有节律的胎心搏动。

【B_1型题】

（6～7题共用备选答案）
   A. 黑加征
   B. 蜕膜斑
   C. Montgomery结节
   D. 无痛性宫缩
   E. 仰卧位低血压综合征

6. 乳头乳晕着色，乳晕上皮脂腺肥大形成一个个小隆起

【答案】C

7. 妊娠12～14周起，子宫出现不规则的无痛性收缩

【答案】D

【考点】妊娠期母体变化

【解析】Montgomery结节又称蒙氏结节：指乳晕颜色加深，其外围的皮脂腺肥大形成散在的结节状隆起。故6题C正确。自妊娠12～14周起，子宫出现不规律无痛性收缩，腹部检查时可以触知，孕妇有时也能感觉到，特点为宫缩稀发、不规律和不对称，尽管其幅度及频率随妊娠进展而逐渐增加，直至妊娠晚期，但宫缩时宫腔内压力通常为5～25mmHg，持续时间不足5秒。故7题D正确。

【避错】6题易错选A，黑加征（Hegar sign）：指子宫在妊娠最早期表现为胚胎着床处局部较软，于妊娠6～8周行阴道窥器检查，可见阴道壁及宫颈充血，呈紫蓝色，双合诊检查发现宫颈变软，子宫峡部极软，感觉宫颈与宫体之间似不相连，是妊娠早期特有的变化，至妊娠8周后表现为全子宫变软。7题易错选B，妊娠后卵巢略大，可见妊娠黄体，在妊娠10周后黄体功能由胎盘取代，停止排卵，表面散在小的不规则红色突起，这个突起就是蜕膜斑。

考点：自然流产

【A_1型题】

1. 以下关于难免流产的叙述，错误的是
   A. 阴道流血增加
   B. 下腹痛加剧
   C. 有部分胎盘嵌顿于宫颈口，部分胎盘排出
   D. 宫口扩张
   E. 子宫体与孕周相符或略小于孕周

【答案】C

【考点】难免流产的临床表现

【解析】难免流产时，孕妇在先兆流产基础上阴道流血增多，阵发性下腹痛加剧或出现阴道流液（胎膜破裂）。妇科检查见宫口扩张，有时可见胚胎组织或胎囊堵塞于宫口内；子宫大小与停经周数基本相符或略小。故选C。

【避错】本题易错选E。先兆流产时，子宫大小与停经周数相符；难免流产时，子宫大小与停经周数基本相符或略小；不全流产时，子宫小于停经周数。

【A_2型题】

2. 女，32岁。停经50天，有早孕反应，尿妊娠试验（-），3天前开始少量阴道出血，今早流血增多，并腹痛加剧，随之排除一块组织后流血减少。妇查：阴道内少量血液，宫口未开，子宫前位，稍大，双附件（-）。其处理方案首选
   A. 立即清宫
   B. 缩宫素注射
   C. 观察，无特殊处理
   D. 人绒毛膜促性腺激素（hCG）测定
   E. 大量抗生素抗感染

【答案】C

【考点】完全流产的处理

【解析】根据患者有停经史、腹痛、阴道流血由多到少、阴道有组织排出，查体见宫口未开、子宫稍大，首先考虑为完全流产。此类患者一般经B超证实宫腔内无残留物且无感染征象，观察即可，无须特殊处理。故选C。

【避错】此题易错选A，清宫术常用于难免流产及不全流产的患者。

考点：异位妊娠

【A_1型题】

1. 输卵管妊娠发病部位多见于

A. 输卵管峡部

B. 输卵管壶腹部

C. 输卵管伞端

D. 输卵管间质部

E. 输卵管峡部和壶腹部交界处

【答案】B

【考点】输卵管妊娠的好发部位

【解析】异位妊娠以输卵管妊娠最多见，其中最好发于壶腹部，其次为峡部、伞部，间质部妊娠少见。故选B。

【避错】此题易错选其他选项，主要是未掌握输卵管妊娠的好发部位，输卵管妊娠以壶腹部妊娠最多见。

2. 诊断异位妊娠破裂，简单、可靠的方法是

A. 病史、腹部检查及阴道检查

B. 后穹隆穿刺

C. 尿妊娠试验

D. B超检查

E. 诊断性刮宫

【答案】B

【考点】异位妊娠的诊断

【解析】阴道后穹隆穿刺是一种简单可靠的诊断方法，适用于疑有腹腔内出血的患者。腹腔内出血最易积聚于直肠子宫陷凹，即使血量不多，也能经阴道后穹隆穿刺抽出血液。抽出暗红色不凝血液，说明有血腹症存在。故选B。

【避错】此题易错选D，主要是未审清题目，B超检查也有助于诊断异位妊娠。

考点：前置胎盘

【A_1型题】

诊断前置胎盘较安全可靠的方法是

A. 阴道检查

B. 肛门检查

C. B超检查

D. 放射线检查

E. 血生化检查

【答案】C

【考点】前置胎盘的诊断

【解析】B超检查可清楚显示子宫壁、胎盘、胎先露部及宫颈的位置，并根据胎盘下缘与宫颈内口的关系，确定前置胎盘类型。故选C。

【避错】此题不易选错，其他选项对于诊断前置胎盘，既不安全也不可靠。

考点：子痫前期-子痫

【A_1型题】

妊娠期高血压疾病的基本病变是

A. 肾素-血管紧张素-前列腺素系统平衡失调

B. 慢性弥散性血管内凝血

C. 血液高度浓缩

D. 水钠严重潴留

E. 全身小动脉痉挛

【答案】E

【考点】妊娠期高血压疾病的病理生理

【解析】妊娠期高血压疾病的基本病理生理变化是全身小血管痉挛和血管损伤，全身各系统各脏器灌流减少，对母儿造成危害，甚至导致母儿死亡。故选E。

【避错】此题不易选错，妊娠期高血压疾病是妊娠期特有的疾病，基本病变是全身小血管痉挛，全身各系统各脏器灌流减少。

考点：子宫肌瘤

【A_1型题】

子宫肌瘤合并妊娠易发生下述哪种变性

A. 玻璃样变

B. 囊性变

C. 坏死感染
D. 红色样变
E. 肉瘤样变

【答案】D

【考点】子宫肌瘤的变性

【解析】子宫肌瘤的变性包括：①玻璃样变，又称透明变性，最常见。②囊性变，常继发于玻璃样变，组织坏死液化所形成。③红色样变，多见于妊娠期或产褥期，为肌瘤的特殊类型坏死。④肉瘤样变，多见于年龄较大患者。⑤钙化，多见于蒂部细小、血供不足的浆膜下肌瘤及绝经后妇女的肌瘤。故选D。

【避错】此题易错选A，玻璃样变性是子宫肌瘤最常见的变性，注意区分各个变性的特点。

考点：排卵障碍性子宫出血

【A_2型题】

女，46岁。月经周期延长，经量增多及经期延长，此次月经量多且持续12天，妇科检查子宫稍大稍软。本例有效的止血措施选择

A. 静脉注射6-氨基己酸
B. 口服大剂量雌激素
C. 口服大量醋酸甲羟孕酮（安宫黄体酮）
D. 口服甲睾酮
E. 行刮宫术

【答案】B

【考点】异常子宫出血的治疗

【解析】应用大剂量雌激素可迅速提高血内雌激素浓度，促进子宫内膜生长，可短期内修复创面而止血，适用于内源性雌激素不足者，此患者月经量多且持续12天，应考虑口服大剂量雌激素，而不应静脉注射6-氨基己酸、口服大量醋酸甲羟孕酮、口服甲睾酮或行刮宫术。故选B。

【避错】本题易错选A，考生看到出血增加直接选择静脉注射6-氨基己酸止血，对功血的治疗不了解。答题时应注意止血的各种不同措施，减少出错的可能性。

考点：激素避孕

【A_1型题】

口服避孕药的副作用不包括

A. 短期闭经
B. 体重增加
C. 类早孕反应
D. 卵巢肿瘤
E. 色素沉着

【答案】D

【考点】避孕药的副作用

【解析】口服避孕药的副作用包括：①类早孕反应（C对），服药初期约10%的妇女出现食欲缺乏、恶心、呕吐、乏力、头晕等类早孕反应。②不规则阴道出血，多数发生在漏服避孕药后。③闭经（A对），常发生于月经不规则者。④体重及皮肤变化（B、E对），部分药物可引起体重增加，极少数妇女面部出现淡褐色色素沉着。⑤其他，个别妇女服药后出现头痛、复视、乳房胀痛等。长期服用复方口服避孕药可降低卵巢癌的发病风险。故选D。

【避错】此题易错选E，极少数妇女口服避孕药后面部出现淡褐色色素沉着。

考点：子宫颈癌

【A_1型题】

1. 子宫颈癌的好发部位是

A. 子宫颈管内
B. 子宫颈阴道部
C. 子宫颈阴道上部
D. 鳞柱状交接部
E. 柱状上皮处

【答案】D

【考点】子宫颈癌的组织发生

【解析】子宫颈原始鳞柱交界和生理性鳞柱交界之间所形成的区域称为移行带区，为子宫颈癌好发部位。故选D。

【避错】此题不易选错，子宫颈移行带形成过程中，其表面被覆的柱状上皮逐渐转化为鳞状上皮。这些未成熟的化生鳞状上皮代谢活跃，在一些致病因素刺激下，可形成宫颈上皮内瘤变，进一步发展为癌。

2. 普查子宫颈癌时最有实用价值的检查方法是

A. 阴道镜检查
B. 妇科三合诊检查
C. 子宫颈碘试验
D. 子宫颈刮片细胞学检查
E. 子宫颈活组织检查

【答案】D

【考点】子宫颈癌的普查方法

【解析】阴道镜检查适用于子宫颈刮片细胞学检查Ⅲ级或Ⅳ级以上的患者，故A不正确。妇科三合诊检查只能起到辅助诊断的作用，故B不正确。碘试验主要用于提高诊断率，故C不正确。子宫颈活组织检

查不适用于普查，故E不正确。子宫颈刮片细胞学检查普遍用于筛检子宫颈癌，故选D。子宫颈刮片细胞学检查是筛检子宫颈癌的辅助方法之一，结果分为5级：Ⅰ级正常，Ⅱ级炎症引起，Ⅲ级可疑，Ⅳ级可疑阳性，Ⅴ级阳性。

【避错】此题易错选E，部分考生只看到题干中“最有价值的检查”，而忽略“普查”二字。子宫颈活组织检查常用来确诊子宫颈癌。

3. 子宫颈癌的临床表现不包括

A. 绝经后阴道出血

B. 阴道分泌物增多

C. 接触性阴道出血

D. 不孕

E. 血性白带

【答案】D

【考点】子宫颈癌的临床表现

【解析】子宫颈癌的临床表现包括：①阴道出血，年轻患者为接触性出血，老年患者为绝经后阴道出血。②阴道分泌物增多，多为白色或血性。③晚期癌症的症状。不孕不是子宫颈癌的症状，故选D。

【避错】本题易误选E，子宫颈癌的多数患者有阴道分泌物增多，为白色或血性，可稀薄如水样或米泔状，或有腥臭。晚期患者因癌组织坏死伴感染，可有大量米汤样或脓性恶臭白带。

【A_2型题】

4. 女，55岁。因接触性出血，经巴氏涂片示巴氏Ⅲ级，活检诊断为浸润性子宫颈癌，临床分期ⅡA1，治疗方案是

A. 全子宫加双侧附件切除术

B. 全子宫加双侧附件切除术+盆腔淋巴结切除术

C. 次广泛性子宫加双侧附件切除术+盆腔淋巴结切除术

D. 广泛性子宫颈切除术+盆腔淋巴结切除术

E. 广泛性子宫切除术+盆腔淋巴结切除术

【答案】E

【考点】子宫颈癌的治疗

【解析】ⅡA1期子宫颈癌手术治疗可选用广泛性子宫切除术+盆腔淋巴结切除术。故选E。

【避错】此题易误选D。一般推荐肿瘤直径<2cm的ⅠB1期行广泛性子宫颈切除术及盆腔淋巴结切除术。

5. 女，45岁。不规则阴道流血2个月。性交后出血，宫颈锥切标本显微镜下可见低分化鳞状细胞癌，间质浸润深度2mm，宽度6mm。正确的分期为

A. ⅠA1期

B. ⅠA2期

C. ⅠB1期

D. ⅠB2期

E. ⅡB期

【答案】A

【考点】子宫颈癌的临床分期

【解析】子宫颈癌的临床分期：肿瘤局限于子宫颈（扩展至子宫体应被忽略）为Ⅰ期，镜下浸润癌，间质浸润深度<3mm为ⅠA1期，间质浸润深度≥3mm，<5mm为ⅠA2期；肿瘤局限于子宫颈，癌灶浸润深度≥5mm，最大径线<2cm为ⅠB1期，癌灶最大径线≥2cm，<4cm为ⅠB2期。肿瘤超越子宫，但未达阴道下1/3或未达骨盆壁，有宫旁浸润为ⅡB期。故选A。

【避错】本题易错选B。此题根据浸润深度就可以轻松选对，属记忆性题，考生记不清数字则导致错选，应准确记忆子宫颈癌的分期。

第十三章　儿　科　学

考点：小儿年龄分期

【A₁型题】

1. 新生儿期指的是
   A. 从孕期 28 周至生后 28 天内
   B. 从孕期 28 周至生后 1 个月内
   C. 从出生后脐带结扎时起至生后 28 足天
   D. 从出生后脐带结扎时起至生后 30 足天
   E. 从出生后脐带结扎时起至生后 1 个月内

【答案】C

【考点】新生儿期的概念

【解析】新生儿期指自胎儿娩出脐带结扎开始至生后 28 天内，按年龄划分，此期实际包含在婴儿期内。故选 C。

【避错】此题易错选其他选项，主要是时间混淆，应注意和其他年龄分期进行区别记忆。

2. 婴儿期指的是
   A. 从出生到 1 周岁之前
   B. 从出生后 28 天到满 1 周岁之前
   C. 从出生 1 个月到 1 周岁之前
   D. 从 1 岁到 2 周岁之前
   E. 从 1 岁到 3 周岁之前

【答案】A

【考点】婴儿期的概念

【解析】婴儿期又称为乳儿期，指出生后至满 1 周岁之前，新生儿期包括在内。故选 A。

【避错】此题易错选 B。新生儿期指自胎儿娩出脐带结扎开始至生后 28 天内，部分考生认为新生儿期之后才开始婴儿期，但其实新生儿期包括婴儿期内。

考点：小儿生长发育规律

【A₁型题】

1. 小儿生长发育的规律，正确的是
   A. 生长发育没有一定的规律
   B. 各系统发育的速度不一致
   C. 生长发育是先增加量，后有质的变化
   D. 小儿体格的发育青春期最快
   E. 体格发育有绝对的正常值

【答案】B

【考点】小儿生长发育的规律

【解析】小儿生长发育的规律：①生长发育是一个连续的、又有阶段性的过程。②各系统、器官的生长发育不平衡。③生长发育遵循由上到下，由近到远，由粗到细，由低级到高级，由简单到复杂的规律。④生长发育的个体差异。故选 B。

【避错】此题易错选 D。婴儿期和青春期是小儿体格发育的高峰期，但婴儿期时体格的发育比青春期更快。

2. 小儿体格发育的两个高峰期是
   A. 婴儿期、学龄期
   B. 学龄前期、青春期
   C. 幼儿期、学龄期
   D. 婴儿期、青春期
   E. 新生儿期、学龄期

【答案】D

【考点】小儿体格发育的高峰期

【解析】生长发育是一个连续的过程，又有阶段性。小儿生长发育有两个高峰期，第一年为生后的第一个生长高峰，第二年以后生长速度逐渐减慢，至青春期生长速度又加快，出现第二个生长高峰，故选 D。

【避错】本题属于记忆题，为单一知识点的考查，若记忆不清楚，答题时无从下手，错选其他项均有可能，故需要加强对单一知识点的记忆，以免犯错。

【B₁型题】

（3～4 题共用备选答案）
   A. 淋巴系统
   B. 血液系统
   C. 生殖系统
   D. 神经系统
   E. 内分泌系统

3. 小儿出生以后，发育先快后慢的系统是

【答案】A

4. 小儿出生以后，发育先慢后快的系统是

【答案】C

【考点】生长发育规律

【解析】小儿各系统发育不平衡：神经系统发育最早，脑在生后 2 年内发育较快；淋巴系统在儿童期

迅速生长，青春期前达高峰，以后逐渐下降；生殖系统发育晚，至青春期才迅速发育成熟；其他组织器官，如心、肝、肾、肌肉的发育基本与体格生长平衡。故3题选A，4题选C。

【避错】部分考生对小儿各系统的发育容易混淆，认为神经系统发育先快后慢，4题易错选D。牢记小儿各系统的发育特点，可避免出错。

考点：体格生长常用指标

【A_1型题】

1. 判断小儿体格发育最常用指标是
   A. 动作发育能力
   B. 语言发育程度
   C. 智能发育水平
   D. 神经反射发育
   E. 体重、身长、头围

【答案】E

【考点】小儿生长发育

【解析】小儿体格发育的指标包括体重、身长、坐高、头围、胸围、腹围、皮下脂肪厚度。而动作发育、语言发育、智能发育、神经反射发育属于神经精神发育范畴。体格发育的指标中最常用的为体重、身长、坐高、头围，故选E。

【避错】本题易错选A，动作发育属于神经精神发育范畴。考生易混淆体格发育与神经系统发育，应深刻记忆。

2. 正常足月儿的皮肤外观特点是
   A. 肤色苍白，皮下脂肪丰满
   B. 肤色稍黄，皮下脂肪少
   C. 肤色红润，皮下脂肪少
   D. 肤色红润，皮下脂肪丰满
   E. 肤色稍黄，毳毛少

【答案】D

【考点】正常足月儿的特点

【解析】根据表3-13-1，本题选D。

表3-13-1 早产儿与足月儿的区别

项 目	早产儿	正常足月儿
定义	28周<胎龄<37周	37周≤胎龄<42周，2500kg≤出生体重≤4000g
皮肤	绛红，水肿，毳毛多	红润，皮下脂肪丰满，毳毛少
头	头更大，占全身比例1/3	头大，占全身比例1/4
头发	细而乱	分条清楚
耳壳	软，缺乏软骨，耳舟不清楚	软骨发育好，耳舟成形、直挺
乳腺	无结节或结节<4mm	结节>4mm，平均7mm
外生殖器	睾丸未降或未全降，大阴唇不能遮盖小阴唇	睾丸已降至阴囊，大阴唇遮盖小阴唇
指（趾）甲	未达指（趾）端	达到或超过指（趾）端
跖纹	足底纹理少	足纹理遍及整个足底

【避错】本题考查新生儿及早产儿的外观特点，属记忆题，考生应熟练掌握。否则极易随机误选其他选项。

【A_2型题】

3. 女孩，5岁。营养发育正常，其标准体重、身长最可能为
   A. 16kg，100cm
   B. 16kg，105cm
   C. 18kg，105cm
   D. 18kg，110cm
   E. 20kg，110cm

【答案】D

【考点】儿童身高体重的计算

【解析】根据表3-13-2，本题选D。

表3-13-2 儿童身高体重的计算

项 目	体重计算公式	身高计算公式
正常新生儿出生时	男婴（3.33±0.39）kg，女婴（3.24±0.39）kg	50cm

续 表

项 目	体重计算公式	身高计算公式
出生后1周内	可出现生理性体重下降，第3～4日达最低点	无
<6个月	体重（kg）=出生时体重+月龄×0.7	身高（cm）=50+月龄×2.5
7～12个月	体重（kg）=6+月龄×0.25	身高（cm）=65+（月龄-6）×1.5
1岁	10kg	75cm
2～12岁	体重（kg）=年龄（岁）×2+8	身高（cm）=（年龄）×7+75
>12岁	青春期发育阶段，个体差异较大	青春期发育阶段，个体差异较大

【避错】本题为简单计算题，要求牢固掌握各年龄阶段身高体重的计算公式，易因公式掌握不牢或计算错误而误选其他选项。

考点：骨骼发育

【A_1型题】

1. 正常儿童后囟闭合的时间一般在出生后
   A. 3～5周
   B. 6～8周
   C. 9～11周
   D. 3～4个月
   E. 1～2岁

【答案】B

【考点】颅骨的发育

【解析】婴儿出生时后囟很小或已闭合，一般于出生后6～8周时闭合。婴儿出生时前囟1～2cm，1～2岁时闭合。故选B。

【避错】本题易错选D。婴儿出生时骨缝稍分离或重叠，一般于出生后3～4个月时闭合。

【B_1型题】

（2～3题共用备选答案）

A. 36cm
B. 40cm
C. 46cm
D. 50cm
E. 56cm

2. 5岁儿童的头围约是

【答案】D

3. 3月龄婴儿的头围约是

【答案】B

【考点】婴儿及儿童头围的正常参考值

【解析】头围的增长与脑和颅骨的生长有关。胎儿期脑生长居全身各系统的领先地位，故出生时头相对大，约34cm；与体重、身长增长相似，第一年前3个月头围的增长（6cm）约等于后9个月头围的增长值（6cm），即3个月龄婴儿的头围约为40cm，故3题选B；生后第二年头围增长减慢，约为2cm；2岁时头围约48cm；2～15岁头围仅增加6～7cm。5岁儿童的头围约为50cm，故2题选D。

【避错】2题不易选错。3题易错选C，1岁小儿的头围为46cm。应注意牢记小儿各年龄段头围的计算方法。

考点：运动和语言发育

【A_2型题】

小儿有牙齿18颗，会用汤匙吃饭，能说2～3字拼成的短语，其年龄为
   A. 1岁
   B. 1岁6个月
   C. 2岁
   D. 2岁6个月
   E. 3岁

【答案】C

【考点】小儿各年龄段生长发育特征

【解析】全副乳牙20颗，大多于3岁前出齐。运动的发育，其中手指精细运动的发育中，小儿12～15个月学用匙。2岁孩子能够说出自己熟悉的物品名称，会说自己的名字，会说简单的句子，能够使用动词和代词，且说话时具有音调变化。故选C。

【避错】部分考生易误选B，1岁6个月能爬台阶，有目标地扔皮球，能认识和指出身体各部分。故本题选C，不选B。

考点：儿童保健原则

【A_1型题】

1. 不属于1岁以内婴儿计划免疫的是
   A. 脊髓灰质炎疫苗
   B. 肺炎链球菌疫苗
   C. 麻疹-流行性腮腺炎-风疹活疫苗
   D. 百白破混合疫苗
   E. 乙肝疫苗

【答案】B

【考点】婴儿计划免疫内容

【解析】脊髓灰质炎疫苗接种年龄为2个月、3个月、4个月。麻疹-流行性腮腺炎-风疹活疫苗接种年龄为8个月。百白破混合疫苗接种年龄为3个月、4个月、5个月。乙肝疫苗接种年龄为出生时，1个月，6个月。肺炎链球菌疫苗不属于计划免疫。故选B。

【避错】本题易误选C，麻腮风疫苗初种年龄为8个月。

【B_1型题】

（2～3题共用备选答案）
   A. 出生时、1个月、3个月
   B. 出生时、1个月、6个月
   C. 2个月、3个月、4个月
   D. 3个月、4个月、5个月
   E. 4个月、5个月、6个月

2. 1岁内婴儿乙肝疫苗的接种时间为

【答案】B

3. 1岁内婴儿百白破混合疫苗的接种时间为

【答案】D

【考点】计划免疫与预防接种

【解析】乙肝疫苗的免疫程序是出生时、1个月、6个月分别接种第1、2、3针，故3题选B；百白破混合疫苗的接种时间为3个月、4个月、5个月，故4题选D。

考点：儿童营养基础

【A_1型题】

小儿重度脱水，扩容液输注时间为
   A. 10～20分钟
   B. 30～60分钟
   C. 70～90分钟
   D. 100～120分钟
   E. 130～150分钟

【答案】B

【考点】重度脱水的治疗

【解析】重度脱水应先快速扩容，给予等张含钠液，按20ml/kg，于30～60分钟内快速输入。故选B。

【避错】此题易错选其他选项，主要是对补液速度记忆错误，重度脱水患者应快速扩容。

考点：婴儿喂养

【A_1型题】

1. 母乳喂养儿粪便中主要的细菌是
   A. 大肠埃希菌
   B. 肠链球菌
   C. 副大肠埃希菌
   D. 变形杆菌
   E. 乳杆菌

【答案】E

【考点】婴儿肠道菌群

【解析】母乳喂养儿粪便中的双歧杆菌、乳杆菌在肠道细菌总数中占绝对的优势。人工喂养儿中两者虽也是肠道中的优势菌群。但就数量方面，母乳喂养儿粪便中双歧杆菌、乳杆菌的数量比人工喂养儿高10倍。母乳喂养的婴儿，粪便呈酸性，平均pH 5.5，并且含水量高，氨臭味低，腐败菌、致病菌很少检出。母乳喂养的婴儿痢疾的感染率在整个人群中是最低的。而其他喂养方式的婴儿，粪便多呈中性，平均pH 6.0，粪便干燥，梭菌、肠杆菌的检出率偏高。故选E。

【避错】由于平时大肠埃希菌出现的频率较高，部分考生会直接选择，故本题易错选A。为避免此种错误的发生考生应认真审题。

2. 与牛奶相比较，母乳的优点是
   A. 蛋白质总量高
   B. 饱和脂肪酸较多
   C. 乳糖量多
   D. 缓冲力大，对胃酸中和作用强
   E. 含钙、磷高

【答案】C

【考点】母乳喂养

【解析】母乳的乳糖含量高，但蛋白质、饱和脂肪酸、钙磷含量较牛奶低，对酸碱缓冲力小，不影响胃酸酸度，利于酶发挥作用。故选C。

【避错】本题易错选 E。部分考生认为母乳当中钙、磷的含量较牛奶高，是因为对母乳的优缺点了解不全面。为避免错误的发生应加强记忆。

【A_3/A_4 型题】

（3～4 题共用题干）

2 个月婴儿，体重 4kg，母亲因患黄疸型肝炎，不能哺乳，需要改用人工喂养。

3. 最适合的乳制品是
   A. 全脂奶粉
   B. 酸奶
   C. 蒸发乳
   D. 婴儿配方奶粉
   E. 甜炼乳

【答案】D

【考点】人工喂养

【解析】婴儿配方奶粉是以牛乳为基础的改造奶制品，使宏量营养素成分尽量“接近”母乳，适合于年幼婴儿喂养，为 0～6 个月婴儿人工喂养的首选。故选 D。

【避错】本题易错选 A 选项，认为全脂奶粉营养更充分，但配方奶粉较鲜乳或全脂奶粉更易消化吸收，营养更平衡、全面。

4. 为保证能量需要，该婴儿每日需奶量（含 8% 的糖）应是
   A. 200～240ml
   B. 300～360ml
   C. 400～480ml
   D. 500～600ml
   E. 700～720ml

【答案】C

【考点】人工喂养

【解析】婴儿一般每天能量需要量约为 100kcal/kg，每天水需要量约为 150ml/kg。100ml 含 8% 糖的全牛奶供能约 100kcal。该患儿体重为 4kg，故需奶量约为 400ml，故选 C。

【避错】本题易错选 D。将水需要量的数值与营养需要量的数值混淆，从而算得需要量为 600ml。一定要区分每天能量需要量约为 100kcal/kg，每天水需要量约为 150ml/kg。

考点：维生素 D 缺乏性佝偻病

【A_1 型题】

1. 治疗佝偻病活动早期，维生素 D 口服法的给药时间为
   A. 半个月后改预防量
   B. 1 个月后改预防量
   C. 2 个月后改预防量
   D. 3 个月后改预防量
   E. 4 个月后改预防量

【答案】B

【考点】佝偻病维生素 D 的治疗

【解析】佝偻病活动期补充维生素 D 应以口服为主，维生素 D 2000～4000U/d，1 个月后改预防量 400U/d。或给予 1,25-$(OH)_2D_3$ 0.5～2.0μg/d，连服 2～4 周。肌内注射维生素 D_3 适用于有并发症，或无法口服者，或重症佝偻病者，可给予维生素 D_3 20 万～30 万 U，肌内注射，1 次即可，1 个月后随访若明显好转，改预防量口服维持，若好转不明显，可再肌内注射 1 次。故本题 B 正确，1 个月后改预防量。

【避错】本题易误选其他选项。加强记忆佝偻病维生素 D 相关治疗，可避免出错。

2. 维生素 D 缺乏性佝偻病不正确的预防措施是
   A. 适当多晒太阳
   B. 提倡母乳喂养
   C. 孕母补充维生素 D 及钙剂
   D. 及时添加辅食
   E. 早产儿 2 个月开始补充维生素 D

【答案】E

【考点】维生素 D 缺乏性佝偻病的预防措施

【解析】维生素 D 缺乏性佝偻病的预防：①孕妇保证充足的日光照射，饮食应含丰富的维生素 D、钙、磷、蛋白质等营养物质，可于妊娠后 3 个月补充维生素 D 800～1000U/d，同时服用钙剂。②新生儿生后 2 周给予预防剂量的维生素 D 400U/d。早产儿、低出生体重儿或双胎生后就应给予维生素 D。故本题选 E。母乳中钙磷比例适宜，利于钙的吸收，但维生素 D 含量少，且受母亲饮食影响。

【避错】本题较为简单，A、B、C、D 均为正确预防维生素 D 缺乏性佝偻病的措施。

3. 3～6 个月婴儿维生素 D 缺乏性佝偻病激期骨骼改变最常见的表现为
   A. 颅骨软化
   B. 方颅
   C. 前囟增大
   D. 腕踝部膨大
   E. 肋骨串珠和肋膈沟

【答案】A

【考点】维生素 D 缺乏性佝偻病激期骨骼改变与

年龄关系

【解析】颅骨软化是佝偻病最早出现的体征，主要见于3~6个月婴儿，故选A。方颅多见于7个月以上的婴儿。前囟闭合延迟主要见于1.5岁以上的婴儿，严重者可迟至2~3岁，选C不正确。腕踝部膨大，即佝偻病手、足镯多见于6个月以上婴儿。肋骨串珠和肋膈沟等胸部改变多见于1岁左右小儿。故选项B、C、D、E不正确。

【避错】此题易错选E。肋骨串珠和肋膈沟也为维生素D缺乏性佝偻病激期骨骼改变，但常为1岁左右小儿的骨骼改变。

4. 维生素D缺乏性佝偻病可靠的早期诊断指标是

A. 血清钙浓度降低

B. 血清磷浓度降低

C. 血清碱性磷酸酶增高

D. 血1,25-$(OH)_2D_3$降低

E. 血PTH降低

【答案】D

【考点】维生素D缺乏性佝偻病的诊断和鉴别诊断

【解析】血清25-$(OH)D_3$（正常值10~60μg/L）和1,25-$(OH)_2D_3$（正常值0.03~0.06μg/L）水平在佝偻病初期就已明显降低，为早期可靠的诊断指标。故选D。

【避错】本题易错选A，维生素D缺乏性佝偻病早期血钙正常或稍低，对诊断的意义不大。

【A_2型题】

5. 男婴，10个月。方颅、多汗、胸骨肋膈沟，血钙正常，血磷低，X线片可见骨骺软骨增宽，干骺端临时钙化带模糊，并呈毛刷状改变，诊断为

A. 维生素D缺乏性佝偻病初期

B. 维生素D缺乏性佝偻病激期

C. 维生素D缺乏性佝偻病恢复期

D. 维生素D缺乏性佝偻病后遗症期

E. 先天性佝偻病

【答案】B

【考点】维生素D缺乏性佝偻病激期的临床表现

【解析】维生素D缺乏性佝偻病激期的临床表现除早期症状（激惹、烦躁、睡眠不安、夜惊、多汗等）外，主要表现为骨骼变化和肌肉松弛，常见的有：颅骨软化，多见于3~6个月婴儿，出现乒乓头；7~8个月以上出现方颅，出牙可延迟到1岁，前囟增大或闭合延迟；1岁左右出现肋串珠、鸡胸、漏斗胸；四肢在6个月以上出现腕踝畸形，出现佝偻病手镯脚镯；1岁后站立、行走后小儿下肢畸形出现“X”形或“O”形腿，骨骼X线示：干骺端临时钙化带模糊或消失，呈毛刷样改变，骺软骨盘增宽，骨质稀疏，皮质变薄，畸形或骨折。血生化改变为血钙稍低，血磷显著降低。血生化及X线改变为其诊断的金标准。此患儿有方颅、多汗等临床表现，并有X线改变，可诊断为佝偻病激期。故选B。

【避错】本题易误选A，原因为记忆不清，应注意本例患儿已出现骨骼X线的典型表现，故B为最佳选项。

6. 女婴，4个月，生后牛乳喂养。突发四肢抽搐，面肌颤动，两眼上翻，持续数秒至数分钟后自然缓解。一天可发作4~5次，每次缓解后一切活动正常，急诊处理应给予

A. 止惊剂+钙剂

B. 止惊剂+脱水剂

C. 止惊剂+抗生素

D. 止惊剂+维生素D

E. 脱水剂+钙剂

【答案】A

【考点】维生素D缺乏性手足搐搦症的治疗

【解析】4个月，生后牛乳喂养，故考虑存在维生素D不足，导致低钙惊厥，急诊应控制惊厥和补充钙剂。故选A。

【避错】本题易错选D。认为该病由于维生素D缺乏出现惊厥，而应首先止惊，然后补充维生素D，对维生素D缺乏性手足搐搦症的发病机制不了解，应增加相关知识点的理解与记忆。

考点：川崎病

【A_1型题】

下列哪项不是川崎病的常见症状

A. 眼结合膜充血，无脓性分泌物

B. 化脓性淋巴结炎

C. 口腔黏膜弥漫充血和草莓舌

D. 持续高热

E. 手足肿胀和蜕皮

【答案】B

【考点】川崎病的临床表现

【解析】小儿皮肤黏膜淋巴结综合征，又称川崎病，临床表现包括发热、皮疹、球结合膜充血、口腔黏膜弥漫充血、手足红斑、硬性水肿和颈部淋巴结肿大。颈部淋巴结肿大表现为单侧或双侧肿大，坚硬有触痛，表面不红，无化脓，病初出现，热退消散。故选B。

【避错】此题易错选A，球结合膜充血于起病

3～4天出现，无脓性分泌物，热退后消散。

考点：急性上呼吸道感染

【A_1型题】

1. 小儿上呼吸道感染的主要病原是
   A. 呼吸道合胞病毒
   B. 肺炎链球菌
   C. 肺炎支原体
   D. 衣原体
   E. 轮状病毒

【答案】A

【考点】急性上呼吸道感染的病因

【解析】各种细菌和病毒均可引起小儿上呼吸道感染，但90%以上为病毒，主要有鼻病毒、呼吸道合胞病毒、流感病毒、副流感病毒、柯萨奇病毒等。故选A。

【避错】本题易错选B。细菌感染最常见为溶血性链球菌，其次为肺炎链球菌、流感嗜血杆菌。但细菌感染只占极少比例，大部分上呼吸道感染为病毒感染。

【A_2型题】

2. 女婴，6个月。流涕、咳嗽3天，近半天高热，体温39.4℃，抽搐1次，约3分钟自行缓解。查体：精神萎靡，前囟平，咽充血，双肺未闻及中小水泡音，脑膜刺激征阴性。血常规：白细胞计数5×10^9/L。该患儿诊断最可能是
   A. 肺炎，高热惊厥
   B. 上呼吸道感染，高热惊厥
   C. 中毒性脑病
   D. 手足搐搦症
   E. 脑炎

【答案】B

【考点】婴幼儿惊厥原因

【解析】脑炎临床上以突起高热、头痛、意识障碍、脑膜刺激征，瘫痪为主要特征，常有后遗症，病死率较高。此患儿前囟平，脑膜刺激征阴性，可排除E。中毒性脑病常是一些重症感染性疾病的危重并发症，多见于败血症、大叶性肺炎、中毒型细菌性痢疾等，其临床表现与脑炎相似，病势凶猛，如不及时抢救常可危及患儿生命，此病例亦不支持，可排除C。手足搐搦症是一种代谢失调所致的综合征，以腕、踝关节剧烈屈曲、肌肉痉挛为特征，可伴喉痉挛、惊厥，与题干不相符，可排除D。患儿抽搐伴体温升高，可初步诊断为高热惊厥，流涕咳嗽，可见于上感或肺炎，但患儿双肺未闻及中小水泡音，血常规亦无异常，故可排除A。因此本题最佳选项为B。

【避错】本题易误选A，两者临床表现相似，临床上难以区分，但此患儿肺部未闻及杂音，故不能诊断为肺炎。

3. 男孩，4岁。发热2天伴咽痛。查体：咽部充血，咽腭弓、腭垂、软腭处可见2～4mm大小疱疹。最可能的病原体是
   A. 柯萨奇A组病毒
   B. 呼吸道合胞病毒
   C. 腺病毒
   D. 鼻病毒
   E. 冠状病毒

【答案】A

【考点】急性上呼吸道感染的临床表现

【解析】疱疹性咽峡炎属于急性上呼吸道感染的两种特殊类型之一，病原体为柯萨奇A组病毒。好发于夏秋季。起病急骤，临床表现为高热、咽痛、流涎、食欲缺乏、呕吐等。体检可发现咽部充血，在咽腭弓、软腭、腭垂的黏膜上可见数个至十数个2～4mm大小灰白色的疱疹，周围有红晕，1～2日后破溃形成小溃疡，疱疹也可发生于口腔的其他部位。病程为1周左右。故选A。

【避错】本题易错选B。呼吸道合胞病毒也是上呼吸道感染的病原体，主要表现为咽痛、头痛、乏力等，但不会出现疱疹。由于记忆不清可能出现错选，因此考生要注意对急性上呼吸道感染各类型的临床表现要加以区分，以减少犯错。

考点：肺炎

【A_1型题】

1. 支气管肺炎合并心力衰竭的诊断依据不包括
   A. 呼吸、心率突然加快
   B. 极度烦躁不安
   C. 心音分裂
   D. 颈静脉回流征阳性
   E. 肝脏迅速增大

【答案】C

【考点】支气管肺炎的临床表现

【解析】支气管肺炎合并心力衰竭的表现：①安静状态下呼吸突然加快，>60次/分。②安静状态下心率突然加快，>180次/分。③极度烦躁不安，明显发绀，面色苍白或发灰，指（趾）甲微血管再充盈时间延长。以上3项不能用发热、肺炎本身和其他并

发症解释者。④心音低钝、奔马律，颈静脉怒张。⑤肝脏迅速增大。⑥少尿或无尿，眼睑或双下肢水肿。具备前5项即可诊断为肺炎合并心力衰竭。故选C。

【避错】本题易错选E。考生易忽视肝脏迅速增大也是支气管肺炎合并心力衰竭的诊断依据。

【A_2型题】

2. 男孩，5个月。体温38℃，咳嗽、喘憋明显。查体：呼吸急促，鼻翼扇动，三凹征明显，双肺听诊满布哮鸣音，偶可闻及中、小水泡音。胸部X线片：双侧肺纹理增强，可见小片状阴影，肺气肿改变明显。最可能的诊断是

A. 呼吸道合胞病毒肺炎
B. 肺炎支原体肺炎
C. 腺病毒肺炎
D. 金黄色葡萄球菌肺炎
E. 衣原体肺炎

【答案】A

【考点】呼吸道合胞病毒肺炎的特点

【解析】呼吸道合胞病毒肺炎多见于婴幼儿，尤以1岁以内婴儿多见。轻症患者发热、呼吸困难等症状不重；中、重度患者发热可为低至中度，亦可高热，有较明显的呼吸困难、喘憋、口唇发绀、鼻翼扇动、三凹征等。喘憋严重时可合并心力衰竭、呼吸衰竭。肺部听诊多可闻及中、细湿啰音，亦可闻及哮鸣音、呼气性喘鸣。胸部X线检查两肺可见小点片状、斑片状阴影，部分患儿有不同程度的肺气肿。根据该患儿的表现，最可能为呼吸道合胞病毒肺炎。故选A。

【避错】本题易错选B。肺炎支原体肺炎以肺部固定中、细湿啰音为主要表现。

考点：幼儿急疹

【A_1型题】

1. 下列不符合幼儿急疹特点的是

A. 高热时可有惊厥
B. 红色斑丘疹在颈部及躯干多见
C. 可有耳后淋巴结肿大
D. 出疹期热度更高
E. 高热3～5天

【答案】D

【考点】幼儿急疹的临床表现

【解析】幼儿急疹发热期突起高热，体温39～40℃，可伴有惊厥，耳后枕部淋巴结可肿大，常伴有轻度腹泻。发热3～5天体温骤退，同时出现皮疹。皮疹呈红色斑疹或斑丘疹，很少融合。主要见于躯干、颈部、上肢。皮疹于1～3天消退，无色素沉着，也无脱皮。故选D。

【避错】本题易错选A。幼儿急疹持续高热3～5天，热退疹出。

【A_3/A_4型题】

（2～3题共用题干）

男孩，7个月。发热3天，体温39～40℃，流涕，轻咳。查体：一般情况好，除咽部充血外，未见其他异常，家长一直给其服用中药治疗。今日热退，因皮肤出现红色斑丘疹而就诊。

2. 首先考虑的诊断是

A. 猩红热
B. 水痘
C. 麻疹
D. 风疹
E. 幼儿急疹

【答案】E

【考点】幼儿急疹的临床表现

【解析】幼儿急疹多见于6～18个月儿童，突起高热，体温39～40℃，持续3～5天，可伴有惊厥。咽峡部充血、头颈部浅表淋巴结轻度肿大、轻微腹泻。热退疹出。皮疹呈红色斑疹或斑丘疹，很少融合。主要见于躯干、颈部、上肢。根据患儿表现，最可能是幼儿急疹。故选E。

【避错】本题易错选C。麻疹患儿发热3～4天后出疹，出疹期为发热高峰期。

3. 本病可能的病原菌是

A. 腺病毒
B. 水痘病毒
C. 麻疹病毒
D. 柯萨奇病毒
E. 人类疱疹病毒6型

【答案】E

【考点】幼儿急疹的病原菌

【解析】幼儿急疹又称婴儿玫瑰疹，是一种婴幼儿时期的急性出疹性传染病。病原菌为人类疱疹病毒6型。故选E。

【避错】本题易错选C。麻疹是由麻疹病毒引起的急性发疹性传染病。

第四部分

预防医学综合

第十四章　预防医学

考点：绪论

【A_1 型题】

1. 世界卫生组织给健康下的定义是
   A. 无病就是健康
   B. 身体各器官结构完好，功能正常
   C. 没有疾病，身体又不虚弱
   D. 身体、心理和社会适应的完好状态，而不仅仅是没有疾病和虚弱
   E. 身体强壮，精神饱满

【答案】 D

【考点】 当代健康观

【解析】 当代的健康观是世界卫生组织对健康的诠释，D 项即为世界卫生组织提出的健康的定义，是从三个维度定义了健康的组成。故选 D。

【避错】 此题易错选其他选项，长期以来传统的健康观把健康单纯地理解为“无病、无残、无伤”，世界卫生组织提出的健康观更加全面。

2. 影响健康的主要因素不包括
   A. 环境因素
   B. 生活行为方式
   C. 医疗卫生服务
   D. 生物学因素
   E. 精神心理因素

【答案】 E

【考点】 影响健康的主要因素

【解析】 影响健康的因素可归纳为四大类：社会经济环境、物质环境、个人因素，以及卫生服务的可及性。社会经济环境包括个人收入和社会地位、文化背景和社会支持网络、受教育程度、就业等。物质环境按有害物的性质可分为生物因素、化学因素和物理因素。个人因素包括健康的婴幼儿发育状态、个人的生活行为方式和习惯、个人的能力和技能，以及人类生物学特征和遗传因素。卫生服务包括拥有促进健康、预防疾病、治疗和康复等服务健全的卫生机构，完备和质量保证的服务网，一定的经济投入和公平合理的卫生资源配置，以及保证服务的可及性。故选 E。

【避错】 此题易错选 D。个人因素包括人类生物学特征。

3. 公共卫生措施在全体居民中实施的第一级预防是指
   A. 病因学预防
   B. “三早”预防
   C. 临床前期预防
   D. 临床预防
   E. 病残预防

【答案】 A

【考点】 疾病的三级预防

【解析】 一级预防，也称病因学预防，主要针对无病期。二级预防，也称临床前期预防，即做好“三早”预防措施。三级预防，也称临床预防，主要是对已患病者进行及时治疗，防止恶化，预防并发症和伤残。故选 A。

【避错】 本题较难，若考生对疾病的三级预防不了解的话，则本题易错选 C。部分考生误认为三级预防是指临床前期、临床期和临床后期，从而选错，加大对疾病的三级预防的了解可减少此类错误。

考点：医学统计学方法

【A_1 型题】

1. 某幼儿园大班 11 名 6 岁儿童接受百白破疫苗注射后，其抗体滴度分别是 1：20、1：20、1：20、1：40、1：40、1：80、1：80、1：160、1：160、1：320、1：640。描述其抗体滴度集中趋势的指

标是

A. 标准差

B. 极差

C. 算术平均数

D. 几何平均数

E. 四分位数间距

【答案】D

【考点】描述变量集中趋势的统计指标

【解析】常用描述变量集中趋势的统计指标包括算术平均数、几何平均数、中位数。几何平均数适用于某些呈非正态分布，但数据经过对数变换后呈正态分布的资料，也可用于观察值之间呈倍数或近似倍数变化（等比关系）的资料，如抗体的平均滴度、药物的平均效价等。本题的抗体滴度可经对数转换。故选D。

【避错】本题易错选C。算术平均数适用于呈正态或近似正态分布的数值变量资料。

2. 为了解某地区铅污染的情况，抽样收集了130人的尿铅值，经分析发现数据为偏态分布。分别描述该数据集中趋势和离散程度的指标为

A. 中位数和标准差

B. 中位数和极差

C. 中位数和四分位数间距

D. 算术平均数和标准差

E. 算术平均数和四分位数间距

【答案】C

【考点】数值变量资料的统计描述

【解析】在描述数据集中趋势时，中位数适用范围广泛，可用于描述任何分布，特别是偏态分布资料以及频数分布的一端或两端无确切数据资料的中心位置。四分位数间距通常用于描述偏态分布资料的离散程度。故选C。

【避错】本题不易选错。极差通常仅用于粗略地说明变量的波动范围。标准差是描述正态分布的数值变量资料离散程度的常用指标。

3. 研究某事物与另外一种事物的关系及其密切程度，用

A. 回归系数

B. 相关系数

C. 相对比

D. 截距

E. 率

【答案】B

【考点】直线相关系数的概念

【解析】直线相关又称简单相关，用于研究两个连续性随机变量X和Y之间的线性关系。直线相关系数是反映两个变量线性关系的方向和密切程度的指标，没有单位，其值为$-1 \leq r \leq 1$。故选B。

【避错】此题易错选C，相对比是指两个有关指标之比，两个指标可能性质相同或性质不同。

4. 反映一组正态分布计量资料离散程度的指标是

A. 变异系数

B. 标准误

C. 标准差

D. 均数

E. 全距

【答案】C

【考点】离散程度指标

【解析】标准差用来说明一组观察值之间的变异程度，即离散度，可反映一组正态分布计量资料离散程度。故选C。

【避错】此题主要是概念的混淆。标准误是用来表示抽样误差的大小，均数是反映一组性质相同的观察值的平均水平或集中趋势的统计指标。标准差与平均数的比值称为变异系数。全距是一组数据变动范围大小的度量。

5. 从一个呈正态分布的总体中随机抽样，$\chi \neq \mu$，该差别被称为

A. 系统误差

B. 个体差异

C. 过失误差

D. 抽样误差

E. 测量误差

【答案】D

【考点】抽样误差的概念

【解析】医学科学研究中通常采用抽样研究的方法，即从总体中随机抽取一个样本，用样本的信息去推断总体特征，这种方法称为统计推断。在统计推断中，样本均数不太可能与总体均数正好相等，这种由个体变异产生的、随机抽样引起的统计量与总体参数间的差异称为抽样误差，故选D。

【避错】本题较简单，根据题干中提到的抽样可以轻易选择D，即抽样误差，但由于部分考生粗心可能误选A，冷静答题可避免出错。

6. 为比较工人、干部中高血压患者所占比例是否不同，进行了χ^2检验，算得χ^2值为9.56，查表得$\chi^2_{(0.05,1)} = 3.84$，应得出的结论是

A. 接受$\pi_1 = \pi_2$

B. 拒绝$\pi_1 = \pi_2$

C. 接受$\pi_1 > \pi_2$

D. 拒绝$\pi_1 > \pi_2$

E. 拒绝$\mu_1 = \mu_2$

【答案】B

【考点】χ^2 检验

【解析】χ^2 值反映实际频数与理论频数的吻合程度，值越大则假设 $\pi_1=\pi_2$ 的可能性越小，χ^2 值为 9.56，大于 3.84，则应该得出的结论为拒绝 $\pi_1=\pi_2$。故选 B。

【避错】部分考生误选为 C，错误地认为拒绝 $\pi_1=\pi_2$ 就是 $\pi_1>\pi_2$，实际上应该为 $\pi_1\neq\pi_2$。

7. 某市流行性乙型脑炎逐年病死率（从 1949 年到 1995 年）为：48.9‰、43.1‰、27.30‰、21.5‰、20.0‰、18.2‰、12.7‰，据此资料画图，应选用

A. 直条图

B. 构成图

C. 直方图

D. 半对数线图

E. 普通线图

【答案】E

【考点】统计图的选择

【解析】线图是用线段的升降来表示数值的变化，适合于描述某一统计量随另一连续变化性数值变化而变化的趋势。半对数线图用于比较不同指标变化速度。故选用普通线图，故本题选 E。

【避错】部分考生误选为 D，不能分清普通线图和半对数线图用途。半对数线图用于比较不同指标的变化速度。

8. 对 10 名 25 岁以上的山区健康男子测量脉搏次数（次/分），用 t 检验与全国正常男子资料进行比较，按 $\alpha=0.05$ 的检验水准，自由度为

A. $v=9$

B. $v=19$

C. $v=8$

D. $v=20$

E. $v=18$

【答案】A

【考点】自由度的计算

【解析】在估计总体的方差时，使用的是离差平方和。只要 $n-1$ 个数的离差平方和确定了，方差也就确定了；因为在均值确定后，如果知道了其中 $n-1$ 个数的值，第 n 个数的值也就确定了。这里，均值就相当于一个限制条件，由于加了这个限制条件，估计总体方差的自由度为 $n-1$。故本题自由度 $=10-1=9$。故选 A。

【避错】本题较难，若考生不记得自由度的算法，则本题相对较难选择，易错选 C。因为只有 A 和 C 中的自由度比 10 小，牢记自由度的计算公式可避免出错。

9. 样本含量足够大，总体阳性率与阴性率均不接近于 0 和 1，总体率 95% 可信区间的估计公式为

A. $P\pm2.58S_p$

B. $P\pm1.96S_p$

C. $P\pm1.96S_{\bar{X}}$

D. $P\pm2.58S_{\bar{X}}$

E. $\bar{X}\pm1.96S_{\bar{X}}$

【答案】B

【考点】总体率的可信区间估计

【解析】样本含量足够大，总体阳性率与阴性率均不接近于 0 和 1，所以本题属于正态分布，所以计算公式为 $P\pm1.96S_p$。故选 B。

【避错】本题较易选 E，因为部分考生对 S_P 和 $S_{\bar{X}}$ 易混淆，E 表示的是总体均数的可信区间。总体均数可信区间：当 σ 未知，但样本例数 n 足够大，总体均数 95% 可信区间：$\bar{X}\pm1.96S_{\bar{X}}$；99% 可信区间为：$\bar{X}\pm2.58S_{\bar{X}}$，本题 C、D 的表述是错误的，而 A 表示的是总体率 99% 可信区间。

【A_3/A_4 型题】

（10～12 题共用题干）

为研究 45 岁以上男性体重指数（BMI）≥25 者糖尿病患病率是否高于 BMI<25 者，某医师将相关资料汇总如下（表 3-10-1）。

表 3-10-1　不同 BMI 人群患糖尿病情况

BMI	检测人数	糖尿病患者数	患病率/%
≥25	2110	226	10.71
<25	7440	310	4.17

10. BMI≥25 者，为第 1 个样本；BMI<25 者，为第 2 个样本，则其检验假设为

A. H_0：$P_1=P_2$，H_1：P_1 不等于 P_2

B. H_0：$P_1=P_2$，H_1：$P_1<P_2$

C. H_0：$\pi_1=\pi_2$，H_1：$\pi_1>\pi_2$

D. H_0：$\pi_1=\pi_2$，H_1：$\pi_1<\pi_2$

E. H_0：$\pi_1=\pi_2$，H_1：$\pi_1=\pi_2$

【答案】C

【考点】假设检验

【解析】由于 $n>50$，且样本率 P 和（$1-P$）均不接近 0，故采用两个大样本率的 Z 检验。由根据题干信息，研究的问题是“BMI≥25 者的糖尿病患病率是否高于 BMI<25 者的糖尿病患病率”，据此建立假设，

确定检验水准，即 H_0：$\pi_1=\pi_2$，BMI≥25 者的糖尿病患病率与 BMI<25 者的糖尿病患病率两者相同；H_1：$\pi_1>\pi_2$，BMI≥25 者的糖尿病患病率高于 BMI<25 者的糖尿病患病率；$\alpha=0.05$。故选 C。

【避错】本题较简单，大部分考生都知道无效假设应该用等号，而有效假设要用不等号，本题是研究前者是否大于后者，故应该是大于号，分析选项可知只有 C 符合，当然记住率的比较用 π，则一般不易出错。

11. 若选用 Z 检验，公式为

A. $|P-\pi|/\sigma_p$

B. $|P-\pi|/S_p$

C. $|P_1=P_2|/\sigma_p$

D. $|P_1-P_2|/S_p$

E. $|P_1-P_2|/S_{p1-p2}$

【答案】E

【考点】计算公式

【解析】两总体率的假设检验主要是通过在两个总体中分别进行抽样所得的样本率 P_1 和 P_2，来推断总体率 π_1 和 π_2 是否相等。根据二项分布的正态近似原理，两个大样本率的 z 检验的公式为 $|P_1-P_2|/S_{p1-p2}$。故选 E。

【避错】本题属于纯公式记忆题，若考生对 z 检验的公式记忆不牢固，则本题无从下手，牢记统计学中的常用公式有助于答题。

12. 若 z 值等于 2.95，则最接近的概率 P 应

A. >0.05

B. =0.05

C. <0.01

D. =0.01

E. >0.01

【答案】C

【考点】正态分布曲线下面积的计算

【解析】已知 $z_{0.05}=1.96$ 时，对应 $P=0.05$；$z_{0.01}=2.58$ 时，对应 $P=0.01$。本例计算出的 z 值 = 2.95，即计算所得 z 值 $>Z_{0.01}$，故 $P<0.01$，故选 E。

【避错】本题属于数字推断题，仔细分析可知数值越大则概率越小，从而可以轻易作答，熟悉正态分布曲线下的面积可减少出错。

（13～14 题共用题干）

有五个不同职业人群的冠状动脉硬化性心脏病（冠心病）患病率资料，若比较不同职业人群的冠心病患病率是否相同。

13. 统计学检验的无效假设应是

A. H_0：$p_1=p_2=p_3=p_4=p_5$

B. H_0：$p_1=p_2=p_3=p_4>p_5$

C. H_0：$\pi_1=\pi_2=\pi_3=\pi_4=\pi_5$

D. H_0：$\pi_1\neq\pi_2\neq\pi_3\neq\pi_4\neq\pi_5$

E. H_0：$\pi_1=\pi_2\neq\pi_3=\pi_4=\pi_5$

【答案】C

【考点】统计学检验的方法

【解析】无效假设：是对研究总体提出一个假想目标，所谓“无效”是指处理效应与假设值之间没有真实差异，试验结果所得的差异由误差所致。故选 C。

【避错】本题易选择 A，由于部分考生未能区分 P 代表均数与 π 代表率，故易混淆从而选 A，数值变量数据的假设检验用 μ，分类变量资料的假设检验用 π，而 P 表示的是率。

14. 若对比不同职业人群的冠心病患病率的高低，应绘制

A. 普通线图

B. 直条图

C. 直方图

D. 饼图

E. 散点图

【答案】B

【考点】统计图的分类

【解析】直条图又称条图，用等宽直条的长短来表示相互独立的统计指标数值大小和它们之间的对比关系。直条图适用于各自独立的统计指标，本题表示不同职业人群冠心病患病率各统计指标之间是独立的，选用直条图，故选 B。

【避错】本题易选 C，由于部分考生未能区分开直方图与直条图，主要是对统计图的分类及其意义未能掌握，增加基本知识点的了解可避免犯错。

【B_1 型题】

（15～16 题共用备选答案）

A. X 的平均数 $\pm S_P$

B. X 的平均数 $\pm S$

C. $U\pm S$

D. $M\pm(P_{75}-P_{25})$

E. $\bar{X}\pm1.96S$

15. 表示一组服从正态分布计量数据双侧 95% 参考值范围，应选用

【答案】E

16. 表示一组服从正态分布计量数据的集中趋势和离散程度大小，最好选用

【答案】B

【考点】正态分布的特征

【解析】正态分布的特征：集中性、对称性、均匀变动性。表示一组服从正态分布计量数据双侧95%参考值范围，选用 $\bar{X}\pm1.96S$；表示一组服从正态分布计量数据的集中趋势和离散程度大小，最好选用 X 的平均数 $\pm S$。故第15题选E，16题选B。

【避错】本题不难，记得95%的参考值范围公式中应该有1.96的话，可以直接选出正确答案，而描述集中趋势和离散程度的时候应该用均数和标准差，故稍加记忆加上认真分析一般不难作答。

考点：流行病学原理和方法

【A_1 型题】

1. 流行病学研究中的相对危险度主要应用于
   A. 现场试验
   B. 病例对照研究
   C. 现况研究
   D. 生态学研究
   E. 队列研究

【答案】E

【考点】相对危险度（RR）的概念和应用

【解析】RR 为暴露组发病率和非暴露组发病率的比值，其含义为暴露于某因素的发病率是不暴露的多少倍，适用于队列研究的资料分析。故选E。

【避错】本题易错选B。RR 计算简单，但是病例对照研究不能计算发病率，也就无法得到 RR，只能得到比值比（OR），并以此估计暴露与疾病之间的关联程度。

2. 下列叙述中不属于信息偏倚的是因
   A. 检查器械造成的测量偏倚
   B. 调查对象引起的回忆偏倚
   C. 检查者本身偏性引起的偏倚
   D. 检查者之间偏性引起的偏倚
   E. 调查对象的代表性差引起的偏倚

【答案】E

【考点】信息偏倚的来源

【解析】信息偏倚的产生主要有三方面原因：①因检查器械造成的测量偏倚。②因调查对象引起的偏倚。③因检查者引起的偏倚，包括检查者之间偏性和检查者本身偏性。故选E。

【避错】此题易错选其他选项，调查对象的代表性差引起的偏倚为选择偏倚。

3. 评价社区冠心病干预措施效果最有意义的指标是
   A. 患病率
   B. 罹患率
   C. 发病率
   D. 死亡率
   E. 病死率

【答案】C

【考点】对干预研究和各种指标的理解

【解析】在5个答案中，发病率是评价预防措施效果的指标，因此C正确。罹患率是范围小、时间短的发病频率指标，患病率受发病率和病程的影响，死亡率和病死率是描述死亡频率的指标，故A、B、D、E均不是评价社区冠心病干预措施效果最有意义的指标。故选C。

【避错】本题易选A，部分考生未能真正区分患病率与发病率，故容易混淆从而选错，加强对干预研究和各种指标的理解可以避免犯错。

4. 现拟探索糖尿病早期筛选指标，评价时首要考虑的是该指标的
   A. 灵敏度
   B. 特异度
   C. 正确指数
   D. 符合率
   E. 假阳性率

【答案】A

【考点】诊断试验和筛检试验的评价指标

【解析】筛检试验的目的是尽可能不遗漏地把可疑患者寻找出来，这就应该选择高灵敏度的指标，故A正确。特异度是评价诊断方法的指标，因此B错误；正确指数也包括特异度，因此C错误；假阳性率主要用于评价以诊断为目的的诊断试验，因此E错误。故选A。

【避错】本题较难，若考生对诊断试验和筛检试验的评价指标不熟悉的话，选错的可能非常大，易错选B或者C，加大对常用指标的了解有助于答题。

5. 按一定比例或一定间隔抽取调查单位的抽样方法为
   A. 单纯随机抽样
   B. 系统抽样
   C. 整群抽样
   D. 多级抽样
   E. 分层抽样

【答案】B

【考点】几种抽样方法的概念

【解析】单纯随机抽样是按照一定的技术程序的同等概率抽样的方法，因此A错误。系统随机抽样是按一定比例或一定间隔抽取调查单位，因此B正确。整群抽样是在总体中随机抽取若干群体之后调查群体

内全部对象，因此C错误。多级抽样是将几种方法综合运用，因此D错误。分层抽样是将总体分成若干层，在层内随机抽样的方法，因此E错误。故选B。

【避错】本题易选E，部分考生看到按一定间隔抽查调查单位就误认为是分层抽样，主要是对系统抽样未真正了解，加大对几种常用抽样方法的概念的理解可减少犯错。

6. 在流行病学研究方法中，实验性研究与观察性研究的根本区别是
A. 随机抽样
B. 设立对照组
C. 均衡性检验
D. 控制样本含量
E. 人为控制研究条件

【答案】E

【考点】流行病学的研究方法与基本特征

【解析】流行病学研究以观察法为主，与观察法相对应的是实验法。实验法与观察法的不同之处在于实验者可人为掌握事物变化的条件，在控制了多种外部因子的条件下进行，因而提高了研究结果的真实性和可靠性。故选E。

【避错】本题易选C，部分考生认为均衡性实验可通过控制实验条件改变某些影响因素，从而易选C，增大对流行病学的研究方法与基本特征的了解可避免出错。

7. 不属于病例对照研究特点的是
A. 省时、省力、省钱
B. 设立对照
C. 观察方向由果至因
D. 难以证实因果关系
E. 属于观察性研究

【答案】C

【考点】病例对照研究

【解析】病例对照研究是主要用于探索病因的一种流行病学方法。它是以某人群内一组患有某种病的人（称为病例），和同一人群内未患这种病，但在与患病有关的某些已知因素方面和病例组相似的人（称为对照）作为研究对象。调查他们过去对某个或某些可疑病因（即研究因子）的暴露有无和/或暴露程度（剂量）。通过对两组暴露史的比较，推断研究因子作为病因的可能性，但并不是由果到因的关系，C项显然错误，故选C。

【避错】本题易错选D，部分考生粗心地认为答案应在C和D中选择，因为两者存在对立的一面，从而易选D，加大对病例对照研究的特点的了解有助于答题。

8. 我们日常所说的“疾病监测”指的是流行病学研究中
A. 横断面研究
B. 常规资料分析
C. 纵向研究
D. 群组研究
E. 病例对照研究

【答案】C

【考点】描述性流行病学的方法

【解析】横断面研究（现况调查）：调查目标人群中某种疾病或现象在某一特定时点上的情况。常规资料分析（历史资料分析）：对已有的资料或疾病监测记录做分析或总结。病例对照研究是选择一定数量的某病病例作为病例组，另选一定数量的未患该病的人为对照组，用同样的方法调查过去或最近有无暴露于某因素的历史，比较两组暴露或具有某因素的情况是否有差异，验证某因素与疾病是否确定存在联系、联系的性质和强度。纵向研究（疾病监测）：研究疾病或某种情况在一个人群中随着时间推移的自然动态变化。故选C。

【避错】本题较简单，因为大部分考生都知道A和C属于对立面，故正确答案应该在二者之间，而通过分析题意可知疾病监测是一个纵向的过程，故选C，冷静作答一般不易出错。

9. 不是推论病因与疾病因果关联的标准的是
A. 关联的强度
B. 关联的时间性
C. 关联的特异性
D. 关联的可重复性
E. 关联的地区性

【答案】D

【考点】病因推断的标准

【解析】病因推断的标准包括关联的强度、关联的时间性、关联的特异性、关联的地区性。故选D。

【避错】本题较简单，通过分析选项可以发现可重复性并不能反映病因与疾病之间的因果关系，当然了解病因推断的标准更有助于答题。

10. 某地区某种疾病的发病率明显超过历年的散发发病率水平，则认为该病
A. 大流行
B. 散发
C. 有季节性
D. 暴发
E. 流行

【答案】E

【考点】疾病的时间分布

【解析】大流行主要是针对疾病所波及的空间范围而言的，当疾病流行迅速蔓延，在短时间内越过省界、国界甚至洲界，发病率超过一般的流行水平时，即称为大流行。暴发，是指在局限的区域范围和短时间内突然发生许多同类病例的现象。流行，是指某地区某病的发病率显著超过历年散发发病率水平。故选 E。

【避错】本题较简单，通过认真分析题意考生一般不难作出选择，但由于部分考生粗心，误认为是大流行，故易选 A，了解疾病的时间分布特点有助于答题。

【A_2 型题】

11. 为了解某地区 50 岁中年人患牙周炎的情况，要求抽样误差为 10%，从该地区中心医院病历中随机抽取 1000 份病历进行调查，得患病率达 80%，最后发现检查结果与实际情况不符，这种误差属于
A. 随机误差
B. 信息偏倚
C. 选择偏倚
D. 检查者偏倚
E. 无应答偏倚

【答案】C
【考点】选择偏性的概念
【解析】选择偏倚是指在调查过程中对样本人群进行随意选择，而不是按照抽样设计的方案进行，导致调查对象的代表性很差，破坏了同质性，使调查结果与总体人群患病情况之间产生的误差。故选 C。

【避错】此题易错选 A 项，随机误差是指在抽样调查过程中产生的变异，不能完全避免；偏倚则是由于某些原因造成检查结果与实际情况不符，属于系统误差。

12. 为研究职业接触放射性物质与骨瘤发生的关系，某人选取 1000 名接触放射性物质的女职工和 1000 名电话员作为研究对象，观察 1950～1980 年间的骨瘤发生率，结果接触放射性物质的女工中有 20 例骨瘤患者，而电话员中仅有 4 例，这种研究属于
A. 横断面研究
B. 实验研究
C. 队列研究
D. 临床研究
E. 病例对照研究

【答案】C
【考点】各种不同的研究的判断
【解析】队列研究是将一个范围明确的人群按是否暴露于某可疑因素及其暴露程度分为不同的亚组，追踪其各自的结局。例中即为队列研究，故选 C。

【避错】部分考生误选为 E，混淆了病例对照研究和队列研究。病例对照研究是先确诊患病的患者去找可能的原因，队列研究是研究可能患某病的人追踪结局。

13. 某医师观察某新药对预防流感的效果如下（表 3-10-2）。

表 3-10-2　某新药对预防流感的效果

组别	观察人数	未发病人数	发病率/%
未服药组	180	130	27.78
服药组	230	190	17.39

下列说法最合适的是
A. 服药组的发病率低于未发病率，可以认为该药有效
B. 由于两组发病率相差不大，不能认为该药预防流感有效
C. 由于未设对照组，不能认为该药预防流感有效
D. 本资料应作假设检验后再作结论
E. 因为有抽样误差存在，不能作出结论

【答案】D
【考点】流行病学实验性研究和假设检验的概念理解和应用
【解析】流行病学研究中的实验法也称实验流行病学或流行病学实验。该方法将来自同一总体的研究对象随机分为实验组和对照组，实验组给予实验因素，对照组不给予该因素，然后前瞻性地随访各组的结局并比较其差别的程度，从而判断实验因素的效果。假设检验亦称显著性检验，是用来判断样本与样本、样本与总体的差异是由抽样误差引起还是本质差别造成的统计推断方法。故本题应作假设检验后，再作结论，故选 D。

【避错】本题易错选 A，部分考生看到题目中未服药组发病率为 27.78%，服药组的发病率为 17.39%，就认为此药有显著效果，从而选 A，加大对流行病学实验性研究和假设检验的概念理解和应用的了解可避免犯错。

14. 对脑梗死的危险因素进行了病例对照研究，脑梗死患者 100 人，其中 A 型性格 45 人，非脑梗死患者 100 人，A 型性格 25 人，A 型性格的 *OR* 值为
A. 0.25

B. 0.45

C. 2.45

D. 1.8

E. 0.2

【答案】D

【考点】*OR*值的计算

【解析】*OR*值等于病例组的暴露比值除以对照组的暴露比值。本题病例组暴露比值为45，对照组暴露比值为25，所以$OR=45/25=1.8$。故选D。

【避错】本题属于纯公式考查型题，若考生对*OR*值公式不熟悉或者记忆不牢固，则本题选错的可能性非常大，错选任何一项皆有可能，牢记常用公式有助于答题。

【A_3/A_4型题】

（15～17题共用题干）

拟了解居民经常吃排骨汤与血压间的关系，故对某城市社区35岁以上的居民按是否经常进食排骨汤分组，连续观察了10年，随访两组高血压的发病率。

15. 该类研究为

A. 病例对照研究

B. 病例随访研究

C. 临床观察研究

D. 队列研究

E. 现况研究

【答案】D

【考点】队列研究的概念

【解析】队列研究是将一个范围明确的人群按是否暴露于某可疑因素或暴露程度分为不同的亚组，追踪各组的结局并比较其差异，从而判定暴露因素与结局之间有无关联及关联程度大小的一种观察性研究方法。故选D。

【避错】本题易选B，部分考生看到题干中所述“连续观察了10年，随访两组高血压的发病率”，故认为是病例随访研究，从而易选B，增加对队列研究的概念的掌握可减少犯错。

16. 这项研究设计中不可能存在的偏倚是

A. 信息偏倚

B. 混杂偏倚

C. 失访偏倚

D. 选择偏倚

E. 解释偏倚

【答案】B

【考点】混杂偏倚的概念

【解析】混杂偏倚及混杂因子：流行病学研究中，由于一个或多个既与疾病有关联又与研究因素有联系的其他因素的存在，掩盖或夸大了研究因素与疾病的联系，从而部分或全部地歪曲了两者间的真实联系，称之为混杂偏倚或混杂。引起混杂的因素称为混杂因子。在这项研究中不会出现，故选B。

【避错】本题较难，由于大部分考生对偏倚概念不太熟悉，平时复习时未加以重视，未能真正理解混杂偏倚，不能轻易把几种偏倚区分开来，故本题答错的可能性非常大，加大对几种偏倚的概念的理解可避免出错。

17. 最能反映暴露因素与高血压之间关系的指标为

A. 发病率

B. 患病率

C. 罹患率

D. 比值比

E. 相对危险度

【答案】E

【考点】相对危险度的概念

【解析】相对危险度也叫危险比，是暴露组发病率（或死亡率）与非暴露组发病率（或死亡率）的比值，最能反映暴露因素与高血压之间关系。故选E。

【避错】本题属于单一知识点的考查，若考生对相对危险度的概念不了解的话，答错的可能性比较大，错选任何一项皆有可能，故需要增加知识点的覆盖面并加以背诵，以免出错。

【B_1型题】

（18～20题共用备选答案）

A. 提出病因假设

B. 由果到因的回顾性研究

C. 获得较明确的危险因素后进一步验证病因假设

D. 指在研究者的控制下分组后对研究对象采取干预措施

E. 描述性流行病学的一种方法

18. 病例对照研究是

【答案】B

19. 群组研究常用于

【答案】C

20. 实验流行病学研究是

【答案】D

【考点】流行病学研究方法

【解析】观察法：是不对研究对象施加任何实验措施，观察人群在自然状态下疾病、健康状况及有关因素的分布特征。观察性研究不能人为地控制实验条件，只能在自然条件下模拟实验性研究，尽量控制非研究因素，以获得真实的结果。实验法：是指对研究对象有所“介入”并前瞻性地观察介入手段的效应。实验法可以人为地控制实验条件，直接验证可疑病因与疾病之间是否有关联及是否为因果关联。数理法：是用数学公式定量地表达病因和宿主之间构成的数学关系，以预测疾病流行规律，从理论上探讨疾病防治措施的效果。病例对照研究是由果到因的回顾性研究，群组研究常用于获得较明确的危险因素后进一步验证病因假设，实验流行病学研究是指在研究者的控制下分组后对研究对象采取干预措施。故 18 题选 B，19 题选 C，20 题选 D。

【避错】本题较难，考生对病例对照研究、群组研究以及实验流行病学研究不了解的话，这三道题都易答错，错选任何一项皆有可能，掌握流行病学的几种常用研究方法可避免出错。

（21～23 题共用备选答案）

A. 选择偏倚
B. 无应答偏倚
C. 测量偏倚
D. 回忆偏倚
E. 检查者偏倚

21. 调查时由于调查对象的代表性很差，使结果出现误差的偏倚是

【答案】A

22. 受检者由于主观或客观原因未能接受检查的偏倚是

【答案】B

23. 可以通过调查前做标准一致性试验防止的是

【答案】E

【考点】偏倚的分类与含义

【解析】选择偏倚指由于研究对象的确定、诊断、选择等方法不正确，使被选人的研究对象与目标人群的重要特征具有系统的差异，使得从样本得到的结果推及总体时出现了系统的偏离。无应答偏倚指在流行病学调查研究中，那些因各种原因不回答或不能回答所提出问题的人称为无应答者，若无应答者超过一定的比例，将会影响研究结果的真实性，由此产生的偏倚称为无应答偏倚。检查者偏倚指一名检查者对同一名患者（或健康者）做口腔检查时，前后两次检查结果不一致。防止检查者偏倚的办法是：①疾病的诊断标准要明确。②调查前要认真培训，对于诊断标准要统一认识。③调查前要做标准一致性试验。故 21 题选 A，22 题选 B，23 题选 E。

【避错】本题较简单，通过认真分析选项可知 21 题中提到了代表性差，故可选出正确答案 A，22 题提到了未能接受检查，故可知为无应答偏倚。

（24～25 题共用备选答案）

A. 患病率
B. 发病率
C. 续发率
D. 救治率
E. 致死率

24. 在新型冠状病毒感染的临床抢救中，最能体现抢救效果的是

【答案】E

25. 最能体现传染病传染力度的是

【答案】C

【考点】疾病分布的常用测量指标

【解析】续发率指在某些传染病最短潜伏期到最长潜伏期之间，易感接触者中发病的人数占所有易感接触者总数的百分率。致死率表示一定时期内，患某病的全部患者中因该病死亡者所占的比例。故 24 题选 E，25 题选 C。

【避错】24 题易错选 D，救治成功率可以体现抢救效果，不是救治率。25 题易错选 A，患病率是指测量人群新病例发生频率。

（26～27 题共用备选答案）

A. 普查
B. 捷径调查
C. 分层抽样
D. 系统抽样
E. 试点调查

26. 将抽查对象按次序编号，先随机抽取第一个调查对象然后再按一定间隔随机抽样，这是

【答案】D

27. 一个居民小区的每个人都做检查，以准确获得该小区疾病的基线资料，这是

【答案】A

【考点】抽样的分类

【解析】系统抽样：又称机械抽样，是按照一定顺序，机械地每隔若干单位抽取一个单位的抽样方法。普查是为了某种特定的目的而专门组织的一次性的全面调查。普查一般是调查属于一定时点上的社会经济现象的总量，但也可以调查某些时期现象的总量，乃至调查一些并非总量的指标。普查涉及面广，指标多，工作量大，时间性强。故 26 题选 D，27 题选 A。

【避错】本题较难，若考生对系统抽样和普查不了解的话，本题相对较难，26 题易选 C，27 题则因为以一个居民小区为单位，故考生易选 E，掌握抽样

的分类可以减少此类犯错。

考点：临床预防服务

【A_1型题】

1. 健康咨询“5A模式”的第一步是
   A. 咨询者对咨询对象的诊断
   B. 咨询对象倾诉自己的感受
   C. 咨询者评估咨询对象的问题
   D. 咨询者明确咨询目标
   E. 咨询者制定咨询方案

【答案】C

【考点】临床行为干预的基本模式

【解析】健康咨询的基本模式是由医务人员在临床场所为患者提供健康咨询的5个步骤：评估、劝告、达成共识、协助、安排随访。故选C。

【避错】本题易错选A。考生误认为应该首先诊断再进行其他步骤，但是在健康咨询中首先进行的是评估而不是诊断。

2. 可以发现营养缺乏病早期征象的营养评价的方法是通过
   A. 对每人每日营养素摄入量的调查
   B. 评价个人和群体膳食的质和量
   C. 病史采集
   D. 常规的体格检查
   E. 有关的实验室检查

【答案】B

【考点】营养评价的方法

【解析】膳食调查了解进食食物的种类和数量，计算出每人每日营养素的摄入量，并与推荐的每人每日营养素摄入标准（RDA）相比较，来评价个人或群体的膳食质和量，可以全面了解个体或群体膳食和营养状况，调查膳食中营养素的供给量与需要量是否平衡，从而可以发现营养缺乏病早期征象等营养问题。故本题选B。

【避错】本题易选C，部分考生认为发现营养缺乏病的早期征象属于疾病诊断，故主要是通过病史采集来实现，从而易选择C，掌握营养评价的方法可以避免犯错。

【A_2型题】

3. 男，43岁。因胸闷不适就诊，诊断为冠心病。经询问，患者吸烟。医师告知患者吸烟对循环系统的危害后，问患者“你想戒烟吗？”这属于5A戒烟法中的哪一步骤
   A. 评估吸烟患者的戒烟意愿
   B. 提供行为咨询治疗
   C. 安排随访
   D. 建议吸烟者戒烟
   E. 询问吸烟情况

【答案】A

【考点】临床戒烟指导

【解析】临床干预可以使用“5A方案”进行简短干预。5A戒烟法是由5种活动所组成，每一个都由字母A开始，即，Ask询问所有患者关于吸烟的问题，Advise建议吸烟者戒烟，Assess评估吸烟者的戒烟意愿，Assist提供戒烟药物或者行为咨询治疗等，Arrange安排随访。故选A。

【避错】本题易错选B，提供行为咨询治疗是评估吸烟患者的戒烟意愿的下一步骤。

4. 男孩，8岁。长期挑食，不吃动物性食物，生长迟缓，味觉异常，分析其缺乏的营养素为
   A. 钙
   B. 铁
   C. 锌
   D. 铜
   E. 硒

【答案】C

【考点】人体需要的营养素中微量元素锌缺乏症状

【解析】儿童缺锌表现为食欲缺乏、偏食或异食；易患口腔溃疡，受损伤口不易愈合，青春期痤疮等；身材矮小、瘦弱；免疫力下降，经常感冒、发热；智力发育落后等。故选C。

【避错】本题属于单一知识点的考查，若考生对锌缺乏的症状不了解的话，答错的可能性比较大，故需要增加知识点的覆盖面并加以背诵，以免出错。

【B_1型题】

（5~7题共用备选答案）
   A. 减少被动吸烟的策略与措施
   B. 减少新吸烟者的策略与措施
   C. 适合社区吸烟的策略与措施
   D. 适合于卫生保健系统水平上开展戒烟的系统策略及措施
   E. 临床场所医师日常诊疗时的戒烟策略及措施

5. 提高烟草制品的价格属于

【答案】B

6. 制定公共场所禁烟的规定属于

【答案】A

7. 医院应把识别烟草使用情况纳入常规诊疗属于

【答案】E

【考点】人群烟草控制策略

【解析】提高烟草的价格是减少烟草使用，鼓励烟草使用者戒烟的最有效方法，会使新吸烟者的数量减少，故5题选B。在公共场合禁烟是为了让吸二手烟的人数减少，减少被动吸烟，故6题选A。医院将识别烟草使用情况纳入常规诊疗属于医师日常诊疗时的戒烟策略，可以通过排除法得到答案，故7题选E。

【避错】5、6题较为简单，7题易误选D，卫生保健系统水平上的开展戒烟主要为吸烟者提供戒烟的帮助。

考点：社区公共卫生

【A_1型题】

1. 引起副溶血性弧菌食物中毒的主要食物是

A. 罐头食品

B. 剩米饭、凉糕

C. 乳及乳制品

D. 家庭自制豆制品

E. 海产品及盐渍食品

【答案】E

【考点】副溶血性弧菌食物中毒

【解析】沿海地区为副溶血性弧菌食物中毒的高发地区，主要是海产品，其中以墨鱼、带鱼、虾、蟹最为多见。临床表现特点为粪便为水样、血水样、脓血样，里急后重不明显。故选E。

【避错】此意易错选B项，乳及乳制品、肉类、剩饭是引起金黄色葡萄球感染中毒的主要食物。

2. 对职业人群进行医学监护的内容不包括

A. 定期体检

B. 就业前体检

C. 职业有害因素监测

D. 离岗或转岗时体检

E. 职业病的健康筛检

【答案】C

【考点】职业人群健康监护

【解析】对职业人群进行医学检查和医学实验以确定其处在职业危害中是否出现职业性疾患，称为医学监护。医学监护包括：①就业前健康检查。②定期健康检查。③离岗或转岗时健康检查。④职业病的健康筛查。故选C。

【避错】本题易错选其他选项。注意职业有害因素监测属于职业环境监测，不属于医学监护。

3. 不是硅沉着病诊断主要依据的是

A. 接触粉尘的职业史

B. 临床症状及肺功能检查

C. CT检查

D. 胸部X线检查

E. 该单位历年硅沉着病发病资料

【答案】B

【考点】硅沉着病的诊断依据

【解析】硅沉着病的诊断依据：①矽尘作业的职业史。②临床表现为咳嗽、咳痰，多由呼吸道炎症引起，一般不多，少数可出现血痰。前胸常有针刺样痛或闷痛，劳动后加剧。呼吸困难的程度与病变范围和进展速度有关。全身症状可有失眠、心悸及食欲缺乏。出现大面积纤维化时，可有叩诊浊音相，气管移位。还可有肺气肿的表现。③辅助检查，胸部X线检查对硅沉着病的诊断是不可缺少的。还有肺功能检查，早期患者肺功能损害不明显，晚期可出现限制性通气功能障碍和弥散障碍。主要作为劳动能力鉴定的依据，诊断必须有矽尘作业的职业史为前提，主要以投照合乎要求的胸部X线片检查为依据。故选B。

【避错】本题易错选E，部分考生认为A属于病因，B属于临床症状与体征，C和D属于辅助检查，从而易选E，其实五个选项都对，但因题目要求为主要依据，故选B。

4. 在一种分析性研究中，计算了*RR*值，可说明暴露因素与发病的关联程度，该指标为

A. 发病率

B. 发病密度

C. 病因危险度

D. 患病率

E. 相对危险度

【答案】E

【考点】相对危险度的概念

【解析】相对危险度（*RR*）也叫危险比，是反映暴露与发病（死亡）关联强度的最有用的指标。*RR*表明暴露组发病或死亡的危险是非暴露组的多少倍。*RR*值越大，表明暴露的效应越大，暴露与结局关联的强度越大。故选E。

【避错】本题较难，考生需要对题干中*RR*的中文意思有所了解，不然本题易选择C，加大对常见英文单词及其相对中文意思的了解可避免犯错。

5. 造成或者可能造成社会公众健康损害的突发公共卫生事件是指

A. 甲类或乙类传染病流行

B. 重大传染病疫情、群体性不明原因疾病、重大和职业中毒以及其他严重影响公众健康的事件
C. 环境污染
D. 寄生虫病疫情
E. 水灾、地震等严重危害公众生命财产安全的自然灾害

【答案】B

【考点】突发公共卫生事件

【解析】突发公共卫生事件指突然发生、造成或者可能造成社会公众健康严重损害的重大传染病疫情、群体不明原因疾病、重大食物和职业中毒，以及其他严重影响公众健康的事件。故选B。

【避错】本题较简单，认真分析题意可知题干主要提到的是突发公共卫生事件，仔细查看选项不难发现A、B、D属于卫生事件，而B表述更加符合题意。

【A_2 型题】

6. 男，55岁。自述头痛、乏力，声音嘶哑，吞咽困难。查体：视力下降，上睑下垂，瞳孔散大，对光反射迟钝。据悉近2周进食过自制的臭豆腐及鱼制品，该患者最可能的诊断是
A. 致病性大肠埃希菌中毒
B. 沙门菌属食物中毒
C. 毒蕈中毒
D. 肉毒毒素中毒
E. 副溶血性弧菌食物中毒

【答案】D

【考点】肉毒毒素中毒的表现

【解析】肉毒毒素是肉毒梭菌产生，引起中毒的食物以家庭自制发酵品多见，如臭豆腐、豆酱、面酱等，肉毒毒素经肠道吸收，进入血流，作用于颅脑神经核、外周神经-肌肉接头处，阻碍乙酰胆碱的释放，导致肌肉弛缓性瘫痪。临床表现早期为头痛、头晕、乏力、步态不稳、视物模糊、上睑下垂、瞳孔散大、对光反射迟钝，逐渐发展为语言不清、吞咽困难、声音嘶哑等，严重时可出现呼吸困难、呼吸衰竭而死亡。故选D。

【避错】此题不易选错，主要是根据食物来源及临床表现作出判断，沙门菌属食物中毒常见为畜肉类及其制品，副溶血性弧菌食物中毒主要是海产品。

7. 某生产氯气的工厂，由于管道溢漏，致使当地主导风向下风侧居民出现头痛、头晕、恶心、呕吐等症状，此种现象应判断为
A. 排放事故
B. 大气污染事件
C. 急性中毒
D. 职业病
E. 中毒危害

【答案】C

【考点】急性中毒

【解析】急性中毒是指毒物短时间内经皮肤、黏膜、呼吸道、消化道等途径进入人体，使机体受损并发生器官功能障碍。故例中为急性中毒，故选本题答案为C。

【避错】部分考生误选为B，大气污染事件是瞬间或短时间内大量排放污染物质，对环境造成严重污染和破坏，给人民的生命和国家财产造成重大损失的恶性事故。由于例中还没有造成重大的损失，尚不足构成为大气污染事件。

8. 某一家四口，晨起先后出现恶心、呕吐、腹痛、腹泻，粪便呈黄绿色水样便，有恶臭，4人伴有体温升高，其中3人为38℃左右，1人为40℃。据了解发病的前晚，晚餐进食米饭、肉炖蛋、炒青菜、肉丝榨菜蛋汤，可能引起食物中毒的细菌是
A. 沙门菌属
B. 变形杆菌
C. 肉毒梭菌
D. 副溶血性弧菌
E. 葡萄球菌

【答案】A

【考点】细菌性食物中毒的致病菌和临床表现

【解析】临床表现依症状不同可分为五型：胃肠炎型、类霍乱型、类伤寒型、类感冒型和类败血症型。其中以胃肠炎型最为多见，表现为体温升高（38～40℃）、恶心、呕吐、痉挛性腹痛、腹泻，粪便多为黄绿色水样便，每日7～8次，粪便有恶臭，内有未消化的食物残渣，偶带脓血。病程3～5天，一般2天后停止腹泻，食欲恢复正常，预后良好。故选A。

【避错】本题较难，若考生对常见几种细菌性食物中毒的致病菌和临床表现不熟悉，不能区分和鉴别几种常见致病菌的话，则本题答错的可能性非常大，加大知识点的覆盖面可减少此类犯错。

【A_3/A_4 型题】

（9～10题共用题干）

某医院门诊在较短时间内相继接诊了50余名患者，其主要临床表现是上腹部阵发性绞痛，继之腹泻，呈血水样，每日10余次，少数人有脓血便，里急后重不明显。除恶心、呕吐外，少数人有畏寒、发热（37.5～40.0℃）、乏力、脱水等现象，所有患者

均在同一宾馆就餐，初步诊断为食物中毒。

9. 患者共同的食物最有可能的是

A. 肉类食品

B. 海产品

C. 凉拌菜

D. 罐头食品

E. 米饭

【答案】B

【考点】细菌性食物中毒临床表现的诊断和鉴别诊断

【解析】引起副溶血性弧菌食物中毒的食品主要是海产品，发病初期有上腹部疼痛或胃痉挛，继之出现恶心、呕吐、腹泻和发热等症状。发病5～6小时后腹痛加剧，以脐部阵发性绞痛为特点。粪便为水样、血水样、黏液或脓血便，里急后重不明显。故本题选B。

【避错】本题较难，若考生对常见几种细菌性食物中毒的致病菌和临床表现不熟悉，不能区分和鉴别几种常见致病菌的话，则本题答错的可能性非常大，加大知识点的覆盖面可减少此类犯错。

10. 调查处理过程中，首先应

A. 将患者的排泄物送检

B. 迅速向防疫站报告，并查封可疑食物

C. 了解中毒的原因和污染源

D. 对剩余的可疑食品进行消毒或销毁

E. 检查该宾馆食堂的卫生状况、操作规程等

【答案】B

【考点】食物中毒的调查和处理方法

【解析】①立即向当地卫生监督及有关部门报告。②立即封存可疑食物。③卫生部门在追究引起中毒的当事人的法律责任之外，应重视卫生宣传与指导工作，并提出具体改进意见和措施。故选B。

【避错】本题较简单，大部分考生都知道及时报告，但有部分考生看到选项A后因为粗心而错选，了解食物中毒的调查和处理方法有助于答题。

【B_1型题】

（11～12题共用备选答案）

A. 肉制品、剩米饭

B. 鱼、虾、蟹、贝类等

C. 禽蛋类

D. 面包、面条等食品

E. 臭豆腐、豆酱等

11. 沙门菌属食物中毒的好发食品是

【答案】C

12. 葡萄球菌食物中毒的好发食品是

【答案】A

【考点】常见细菌性食物中毒

【解析】引起沙门菌属食物中毒的食品主要为动物性食品，特别是畜肉类及其制品，其次为禽肉、蛋类、乳类，故11题选C。引起葡萄球菌食物中毒的食品主要是乳及乳制品、肉类、剩饭等，故12题选A。

【避错】11题易错选B，海产品是副溶血性弧菌食物中毒的好发食品。

（13～14题共用备选答案）

A. 鼠疫

B. 风疹

C. 流行性感冒

D. 流行性腮腺炎

E. 肺结核

13. 上列疾病中，属于甲类传染病的是

【答案】A

14. 上列疾病中，属于乙类传染病的是

【答案】E

【考点】传染病分类

【解析】甲类传染病也称强制管理传染病，包括鼠疫、霍乱。乙类传染病也称严格管理传染病，包括传染性非典型肺炎、艾滋病、病毒性肝炎、脊髓灰质炎、人感染高致病性禽流感、麻疹、肾综合征出血热、狂犬病、流行性乙型脑炎、登革热、炭疽、细菌性和阿米巴痢疾、肺结核、伤寒和副伤寒、流行性脑脊髓膜炎、百日咳、白喉、新生儿破伤风、猩红热、布鲁菌病、淋病、梅毒、钩端螺旋体病、血吸虫病、疟疾、人感染H7N9禽流感。故13题选A，14题选E。

【避错】本题属于单一知识点的考查，若考生对传染病分类不了解的话，答错的可能性比较大，错选任何一项皆有可能，故需要牢记甲类传染病，熟悉乙类传染病，以免出错。

考点：卫生服务体系与卫生管理

【A_1型题】

1. 各级各类医疗保健机构应当设立预防保健组织或者人员承担

A. 本单位的传染病预防、控制和疫情管理工作

B. 责任地段的传染病监测管理工作

C. 本单位和责任地段的传染病监测管理工作

D. 本单位和责任地段的传染病预防、控制和疫情管理工作

E. 本单位和责任地段的传染病监督、监测管理

工作

【答案】D

【考点】医疗保健机构的职责

【解析】根据《中华人民共和国传染病防治法》，各级各类医疗保健机构应当设立预防保健组织或者人员承担本单位和责任地段的传染病预防、控制和疫情管理工作。市、市辖区、县设立传染病医院或者指定医院设立传染病门诊和传染病病房。

【避错】此题容易错选其他选项，主要是未明确医疗保健机构的职责，不仅要承担传染病的预防、控制工作，还要对疫情管理负责。

2. 卫生服务的需要主要取决于消费者的

A. 实际支付能力

B. 购买愿望

C. 购买愿望和支付能力

D. 自身健康状况

E. 健康状况和购买愿望

【答案】D

【考点】卫生服务的需要定义

【解析】卫生服务的需要是从消费者健康状况出发，不考虑消费者的实际支付能力的情况下，而分析判断消费者应该获得的卫生服务和卫生服务的质量。主要取决于患者的身体健康状况。故选D。

【避错】部分考生误选为C，将卫生服务的需求和需要混淆。卫生服务需求是消费者在一定时期内、一定的价格条件下，愿意并且购买的卫生服务及其数量。主要考虑购买愿望和支付能力两个方面。

【B_1型题】

（3～5题共用备选答案）

A. 国家医疗保险

B. 社会医疗保险

C. 商业医疗保险

D. 储蓄医疗保险

E. 企业医疗保险

3. 医疗保险基金由国家财政支出，纳入国家预算的保险模式是

【答案】A

4. 通过立法强制劳方或劳资双方缴费，以雇员的名义建立保健储蓄账户的保险模式是

【答案】D

5. 通过国家立法形式强制实施，主要由雇主和雇员缴纳保费的保险模式是

【答案】B

【考点】医疗保险模式

【解析】①国家医疗保险模式，也称全民医疗保险，其医疗保险资金主要来自税收，政府通过预算分配方式，将税收形成的医疗保险基金有计划地拨给有关部门或直接拨给公立医院，医疗保险享受对象看病时，基本上不需支付费用，故3题选A。②社会医疗保险模式，社会医疗保险是通过国家立法形式强制实施的一种社会保险制度。其医疗保险基金的筹集方式主要是由雇主和雇员缴纳，政府酌情补贴，故5题选B。③社区合作医疗保险模式，又可称为基层医疗保险和集资医疗保障制度。④储蓄医疗保险模式，储蓄医疗保险制是强制储蓄保险的一种形式。它通过立法强制劳方或劳资双方缴费，以雇员的名义建立保健储蓄账户（即个人账户），用于支付个人及家庭成员的医疗费用的医疗保险制度，故4题选D。

【避错】部分考生误选，是因为对各个保险不能很好地理解。由国家立法强制实施的医疗保险为社会医疗保险和储蓄医疗保险，而纳入国家预算的是国家医疗保险。

第五部分

口腔医学综合

第十五章　口腔组织病理学

考点：牙体组织

【A_1 型题】

1. 构成牙釉质表面的主要无机物是
    A. 钙和磷
    B. 镁和钠
    C. 铁和锌
    D. 碳酸盐
    E. 氟和氯

【答案】 A

【考点】 牙釉质的理化特性

【解析】 牙釉质的无机物成分主要包括含钙、磷离子的磷灰石晶体和少量的其他磷酸盐晶体等。故选 A。

【避错】 本题易错选 D。牙釉质内含有碳酸盐、铁、锌等，但主要无机物成分是磷灰石晶体。

2. 与牙釉质耐龋潜能有关的元素是
    A. 钠
    B. 镉
    C. 铁
    D. 铅
    E. 氟

【答案】 E

【考点】 牙釉质的理化特性

【解析】 牙釉质的晶体内常含有一些微量元素，这些微量元素中有的可使晶体具有耐龋潜能，如氟，其他具有耐龋潜能的元素还有硼、钡、锂、镁、钼、锶和钒。故选 E。

【避错】 本题易错选其他选项。碳酸盐、氯化镉、铁、铅、锰等元素或分子可使牙釉质对龋更敏感，应注意区别。

3. 关于牙骨质生物学特性的叙述，不正确的是
    A. 生理情况下牙骨质既可以吸收又可以新生
    B. 牙骨质具有修复补偿功能
    C. 牙骨质可分为无细胞牙骨质和细胞牙骨质
    D. 病变时牙骨质可吸收
    E. 新生牙周膜纤维能附着于牙齿，是由于牙骨质增生

【答案】 A

【考点】 牙骨质的结构特点

【解析】 生理情况下，除乳牙牙根生理性吸收外，牙骨质一般无吸收而只有新生。牙骨质因不断新生而具有修复和补偿功能。新形成的牙周膜纤维由于新的牙骨质增生而得以附着至牙，代替老化的纤维。故选 A。

【避错】 本题易错选 D。根尖有炎症和创伤等情况时，可导致牙骨质的吸收。

4. 牙本质钙化过程中，钙化团之间遗留的钙化区是
    A. 原发性牙本质
    B. 罩牙本质
    C. 前期牙本质
    D. 硬化牙本质
    E. 球间牙本质

【答案】 E

【考点】 牙本质的钙化

【解析】 牙本质的钙化主要是球形钙化，以钙质小球为中心，最后再融合而成，在牙本质钙化不良时，钙化团之间遗留一些未被钙化的间质，称为球间牙本质。原发性牙本质是指牙根发育完成以前形成的牙本质，排除 A；罩牙本质是指紧邻釉质牙本质界的最先形成的原发性牙本质，排除 B；前期牙本质是指刚刚形成尚未矿化的牙本质，排除 C；硬化牙本质是指病理刺激下，牙本质小管封闭的牙本质，排除 D。故选 E。

【避错】此题主要考查牙本质在不同区域引起矿化差异的特定名称，只要仔细读题，明白题干要求，并且熟练掌握各个概念，不易选错。

5. 磨片中可见到新生线的牙是
   A. 上颌中切牙
   B. 下颌中切牙
   C. 上颌第一磨牙
   D. 下颌第二磨牙
   E. 第三磨牙

【答案】C

【考点】新生线

【解析】乳牙和第一磨牙的牙本质，部分形成于出生前，部分形成于出生后，由于生长环境和营养环境发生变化，两者之间有一条明显的分界线，即新生线。故本题选C。

【避错】此题易错选A，上颌中切牙较其他牙萌出时间早，但也是出生后才开始形成，因此无新生线。

6. 关于牙釉质结构的临床意义，描述错误的是
   A. 氟使牙釉质晶体结构变得更稳定
   B. 乳牙酸蚀处理时应延长时间
   C. 殆面点隙裂沟为龋的始发位置
   D. 绞釉的排列方式可增加牙釉质的抗剪切强度
   E. 牙釉质中无细胞和血液循环，牙髓坏死对牙釉质代谢无影响

【答案】E

【考点】牙釉质结构

【解析】釉柱的排列方向在临床上有一定的意义。在手术需要劈裂牙釉质时，施力方向必须与釉柱排列方向一致；在治疗龋齿制备窝洞时，不宜保留失去牙本质支持的悬空釉柱，否则充填后，当牙齿承受压力时，此种薄而悬空的牙釉质常易碎裂，使窝洞边缘产生裂缝，而易引起继发性龋。临床上常用氟化物来预防牙釉质龋的发生。这是因为氟离子进入磷灰石晶体中，将与其 HCO_3^- 和 OH^- 等发生置换，使牙釉质的晶体结构变得更为稳定，从而可增强牙釉质的抗龋能力。在牙釉质的殆面，有小的点隙和狭长的裂隙。由于点隙裂沟内较易滞留细菌和食物残渣而不易清洁，故常成为龋的始发部位，且一旦发生龋，则很快向深部扩展。因而如能采取措施早期封闭这些点隙裂沟，对龋的预防有一定帮助。随着年龄的增长，点隙裂沟可逐渐磨平，该部位龋的发生率也趋于下降。牙釉质表面酸蚀是临床进行树脂修复、点隙裂沟封闭或矫正治疗时带环黏固前的重要步骤。通过酸蚀使牙釉质无机磷灰石部分溶解而形成蜂窝状的粗糙表面，以增加固位力。在对无釉柱牙釉质，尤其是乳牙进行酸蚀处理时应适当延长酸蚀时间以清除无釉柱牙釉质，因为无釉柱牙釉质的晶体排列方向一致，酸蚀后牙釉质表面积变化不理想。故选E。

【避错】此题不易选错。牙髓坏死后，坏死的牙髓组织被腐败坏死菌分解产生的物质，可进入牙体组织，造成牙体色泽的改变。

7. 釉质牙本质界的形态特点是
   A. 直线相连接
   B. 小弧形线相连
   C. 指状镶嵌
   D. 桥粒连接
   E. 曲线相连

【答案】B

【考点】釉质牙本质界

【解析】釉质牙本质界的形态不是一条直线，而是由许多小弧形线连接而成。弧形线的凸面朝向牙本质，凹面朝向牙釉质。此组织结构可使牙釉质和牙本质的接触面积增大，并且有增强牙釉质与牙本质附着的作用。选项A、C、D、E均不符合此特点，选项B正确。故本题选B。

【避错】此题易错选D，桥粒连接为结缔组织的特点，不是釉质牙本质界的特点。

【B_1 型题】

（8～9题共用备选答案）
   A. 绞釉
   B. 釉丛
   C. 釉梭
   D. 釉柱横纹
   E. 牙釉质生长线

8. 牙釉质基质节律沉积形成

【答案】D

9. 釉柱内2/3弯曲形成

【答案】A

【考点】与牙釉质排列相关的结构

【解析】光镜下釉柱纵断面可见有规律的横纹，这可能与牙釉质发育期间基质节律性地沉积有关，故8题选D。釉柱从釉质牙本质界至牙表面的行程近表面1/3较直，称为直釉；内2/3弯曲，称为绞釉，其增强了牙釉质对殆力的抵抗，故9题选A。

【避错】8题易错选E，牙釉质生长线又名芮氏线，在低倍镜下观察牙釉质磨片时，此线呈深褐色。9题易错选B，釉丛起自釉质牙本质界，向牙表面方向散开，

其高度约等于牙釉质厚度的1/3，呈草丛状。

（10～11题共用备选答案）

A. 管周牙本质

B. 管间牙本质

C. 球间牙本质

D. 前期牙本质

E. 骨样牙本质

10. 小管数量少而弯曲、内含细胞的牙本质是

【答案】E

11. 刚形成尚未钙化的牙本质是

【答案】D

【考点】牙本质

【解析】牙髓损伤后，也能分化成牙本质细胞样细胞，但常常是先形成骨样牙本质，然后在骨样牙本质下方形成管样牙本质，所以小管数量少而弯曲，内含细胞，故10题选E。在成牙本质细胞和矿化牙本质之间有一层未钙化的牙本质，称为前期牙本质。故11题选D。

【避错】10题不易选错，11题易错选A选项，管周牙本质钙化程度高，含胶原纤维少。

（12～14题共用备选答案）

A. 牙釉质生长线

B. 釉板

C. 釉丛

D. 釉梭

E. 绞釉

12. 减少牙釉质折裂机会的结构是

【答案】E

13. 成牙本质细胞突起形成的结构是

【答案】D

14. 到达牙冠表面形成釉面横纹的是

【答案】A

【考点】牙体解剖生理

【解析】釉柱自釉质牙本质界至牙表面的行程并不完全呈直线，近表面1/3较直，称为直釉；内2/3弯曲，在切缘及牙尖处绞绕弯曲更为明显，称为绞釉，可以增强牙釉质对殆力的抵抗，故12题选E。釉梭是位于釉质牙本质交界处的纺锤状结构，在牙尖部位较多见。目前认为它与成牙本质细胞胞突的末端膨大并穿过釉质牙本质界包埋在牙釉质中有关，故13题选D。釉面横纹是指牙釉质表面呈平行排列并与牙长轴垂直的浅凹线纹，间隔为30～100μm，在牙颈部尤为明显，呈叠瓦状。这是牙呈节律性发育的现象，也是牙釉质生长线到达牙表面的部位。故14题选A。

【避错】备选答案是牙体组织这个知识点的最基本概念，考生复习时应该注意不同牙釉质的结构特点及临床意义，本题难度不大，答题时应避免粗心。

考点：牙周组织

【A_1型题】

1. 牙周膜纤维中主要分布于牙的唇颊侧，在邻面不存在的是

A. 龈牙组

B. 牙槽嵴组

C. 根尖组

D. 斜行组

E. 越隔组

【答案】B

【考点】牙周膜纤维

【解析】牙槽嵴组纤维起于釉质牙骨质界下方的牙骨质，向外下方走行，止于牙槽嵴顶。此纤维存在于唇（颊）舌（腭）侧，邻面无此纤维。其功能是将牙向牙槽窝内牵引，抵抗侧方力，保持牙的直立。故选B。

【避错】本题易错选E。越隔组是横跨牙槽中隔、连接相邻两牙的纤维，只存在于牙邻面。

2. 牙龈的组织学特征是

A. 没有角化层

B. 血管丰富

C. 无黏膜下层

D. 缺乏颗粒层

E. 固有层为疏松结缔组织

【答案】C

【考点】牙龈的组织学特点

【解析】牙龈是口腔黏膜的一部分，由上皮层和固有层组成，无黏膜下层。其中，牙龈上皮暴露于口腔的部分，为复层鳞状上皮，表面有角化或不全角化。牙龈固有层由致密的结缔组织构成，含有丰富的胶原纤维。故选C。

【避错】考生易错选B选项，牙龈有很多的血管和神经，但这并不属于组织学特征。

3. 下列有关结合上皮的描述，错误的是

A. 是无角化的鳞状上皮

B. 无上皮钉突

C. 向根尖方向逐渐变薄

D. 通过桥粒附着在牙齿表面

E. 在牙面上的位置因年龄而异

【答案】D

【考点】牙龈上皮的结构

【解析】结合上皮是牙龈上皮附着在牙齿表面的一条带状上皮，从龈沟底开始，向根尖方向附着在釉质或牙骨质的表面。结合上皮是无角化的鳞状上皮，在龈沟底部含15～30层细胞，向根尖方向逐渐变薄，无上皮钉突，但如果受到刺激，可见上皮钉突增生伸入结缔组织中。在牙面上的位置因年龄而异。通过半桥粒附着在牙齿表面。故选D。

【避错】此题易错选E。在正常情况下，牙骨质牙釉质结合处是结合上皮附着的正常解剖位置。随着年龄增长和炎症的刺激，结合上皮附着水平缓慢向根尖方向移动（又称为被动萌出），达到牙骨质表面。

4. 牙周膜的主要成分是

A. 胶原纤维

B. 上皮剩余

C. 成骨细胞

D. 破骨细胞

E. 成牙骨质细胞

【答案】A

【考点】牙周膜组织结构

【解析】牙周膜由纤维、基质、细胞、血管、淋巴管、神经等组成。其中，大量的胶原纤维将牙固定在牙槽窝内，并能抵抗和调节牙所承受的咀嚼压力，具有悬韧带的作用。牙周膜的纤维主要由胶原纤维和不成熟的弹力纤维组成，其中胶原纤维数量最多，构成牙周膜的主要成分。故本题选A。

【避错】本题易错选E，牙周膜中最多的细胞是成纤维细胞，主要成分是胶原纤维。

5. 牙槽骨中有许多骨小梁者为

A. 固有牙槽骨

B. 束骨

C. 骨松质

D. 牙槽骨外骨板

E. 类骨质

【答案】C

【考点】牙槽骨组织结构

【解析】固有牙槽骨、束骨和牙槽骨外骨板均无骨小梁结构；类骨质是由成骨细胞分泌的骨基质，无骨小梁结构。骨松质的主要结构为骨小梁和骨髓。故选C。

【避错】此题易错选A。骨松质由骨小梁和骨髓组成，位于骨密质和固有牙槽骨之间。

6. 牙髓和牙周膜中均含有

A. 成牙本质细胞

B. 成骨细胞

C. 成釉细胞

D. 成牙骨质细胞

E. 未分化间充质细胞

【答案】E

【考点】牙周组织细胞

【解析】仅牙髓对牙本质起到形成和营养的功能。成牙本质细胞仅见于牙髓，形成牙本质，排除A；成骨细胞和成牙骨质细胞见于牙周膜，形成牙骨质和牙槽骨，排除B、D；成釉细胞只有在牙胚发育的成釉器中可见，排除C；只有未分化间充质细胞在两者皆可见，可以进一步分化补充其他功能细胞，故选E。

【避错】此题只要明确各种细胞的功能就不易选错。部分考生易错选A，只有E选项未分化间充质细胞是新生细胞的来源，在特定的刺激下，能形成结缔组织中任何一种类型的细胞。

7. 龈谷的组织学特点是

A. 覆盖无角化上皮

B. 上皮钉突数量少

C. 无炎症细胞浸润

D. 含有黏膜下层

E. 含有颗粒层

【答案】A

【考点】龈谷上皮特征

【解析】每个牙的颊、舌侧乳头在邻面的接触区下方汇合处略凹下的部位称为龈谷。该处上皮无角化、无钉突，对局部刺激物的抵抗力较低，结缔组织内有炎症细胞浸润，所以A正确，B、C错误；龈谷上皮不含黏膜下层，所以D错误；龈谷上皮为非角化上皮，不含颗粒层，所以E错误。故选A。

【避错】此题易错选B，龈谷组织学上有上皮钉突深入到结缔组织中，不能说上皮钉突数量少。

8. 关于牙槽骨生物学特性的叙述，不正确的是

A. 可由于不断新生而影响牙齿发育

B. 受到外界的压力，可表现为吸收

C. 具有高度的可塑性

D. 随牙齿的萌出而不断改建

E. 较牙骨质更容易吸收

【答案】A

【考点】牙槽骨生物学特性

【解析】牙槽骨为适应内、外环境的变化，在一生中不断发生改建。实际上牙槽骨的改建在牙冠发育完成、牙开始萌出时就开始了，D正确。牙槽骨在受压的情况下发生吸收，在受到牵拉时新生，B正确。

牙槽骨是高度可塑性组织，也是人体骨最活跃的部分，C 正确。牙骨质在使骨吸收的压力下不易吸收，因此可允许牙在正畸治疗中进行移动，E 正确。一般情况下牙槽骨的吸收与新生保持动态平衡，故 A 错误。

【避错】此题易错选 E，牙骨质较牙槽骨更加致密，因此抗吸收能力更强。

【B_1 型题】

（9~11 题共用备选答案）

A. 起于牙槽嵴顶，呈放射状向牙冠方向走行，止于牙颈部的牙骨质
B. 自牙颈部牙骨质，向牙冠方向散开，广泛地位于牙龈固有层中
C. 自牙槽嵴向冠方牙龈固有层展开，止于游离龈中
D. 起自根分叉处的牙根间骨隔顶，至根分叉区牙骨质
E. 自牙颈部的牙骨质，越过牙槽嵴，止于牙槽突骨密质的表面

9. 牙骨膜组纤维

【答案】E

10. 根间组纤维

【答案】D

11. 龈牙组纤维

【答案】B

【考点】牙龈固有层及牙周膜组织结构

【解析】牙骨膜组纤维：自牙颈部的牙骨质，越过牙槽嵴，止于牙槽突骨密质的表面。根间组纤维：只存在于多根牙，起自根分叉处的牙根间骨隔顶，至根分叉区牙骨质，有防止牙根向冠方移动的作用。龈牙组纤维：自牙颈部牙骨质，向牙冠方向散开，广泛位于牙龈固有层中，主要是牵引牙根使其与牙紧密结合。牙槽龈组纤维：自牙槽嵴向冠方牙固有层展开，止于游离龈中。故 9 题选 E，10 题选 D，11 题选 B。

【避错】9 题 11 题易相互错选。两者需仔细鉴别。

考点：口腔黏膜

【A_1 型题】

1. 关于口腔黏膜组织学结构的叙述，正确的是
A. 由表皮、固有层和黏膜下层构成
B. 黏膜下层相当于皮肤的真皮
C. 角化层相当于皮肤的透明层
D. 黏膜下层中含汗腺、毛囊等附属器
E. 上皮钉突和固有层乳头紧密镶嵌

【答案】E

【考点】口腔黏膜的基本结构

【解析】口腔黏膜由上皮和固有层构成。部分黏膜有黏膜下层。口腔黏膜上皮与其深面的固有层结缔组织紧密结合。此处固有层结缔组织形成许多乳头状突起，上皮深面形成许多上皮钉突，两者紧密镶嵌在一起。故选 E。

【避错】本题易错选 D。黏膜下层为疏松结缔组织，内含小唾液腺、较大的血管、淋巴管、神经及脂肪组织，主要为固有层提供营养及支持。

2. 上皮中胞质内含嗜碱性透明角质颗粒的细胞是
A. 角化层细胞
B. 颗粒层细胞
C. 棘层细胞
D. 基底层细胞
E. 黑色素细胞

【答案】B

【考点】上皮的组织学特点

【解析】颗粒层一般由 2~3 层扁平细胞组成，胞质内含嗜碱性透明角质颗粒，染色深，胞核浓缩。上皮表面为正角化时，此层明显；上皮表面为不全角化时，此层可不明显。故选 B。

【避错】本题易错选 A。颗粒层位于角化层深面。

3. 口腔特殊黏膜是
A. 舌腹黏膜
B. 舌背黏膜
C. 口底黏膜
D. 牙槽黏膜
E. 唇黏膜

【答案】B

【考点】口腔黏膜的分类

【解析】口腔黏膜根据所在部位和功能可以分为 3 类：咀嚼黏膜、被覆黏膜和特殊黏膜。其中，咀嚼黏膜包括牙龈和硬腭黏膜；被覆黏膜包括唇、颊黏膜、口底和舌腹黏膜；特殊黏膜即舌背黏膜。选项 A、C、D、E 均是被覆黏膜。本题选 B。

【避错】本题易错选 A 选项，考生易将舌腹黏膜和舌背黏膜的分类混淆。

4. 属于角质形成细胞的是
A. 黑色素细胞
B. 朗格汉斯细胞
C. 梅克尔细胞
D. 淋巴细胞
E. 基底细胞

【答案】E

【考点】角质形成细胞的组成

【解析】角质形成细胞是指能够分化角质层的细胞，基底层、棘层、颗粒层和角化层中的大部分细胞都属于角质形成细胞，这其中包括基底层中的基底细胞。黑色素细胞分泌黑色素，位于基底层；朗格汉斯细胞为抗原提呈细胞，主要位于棘层；梅克尔细胞为压力感受细胞，位于基底层；三者都属于非角质形成细胞，排除A、B、C。淋巴细胞为免疫细胞，非上皮特有细胞，排除D。故此题应选E。

【避错】本题易错选A、C选项，黑色素细胞和梅克尔细胞位于基底层，但并不属于角质形成的细胞，属于非角质形成的细胞。

5. 下列口腔黏膜中不属于被覆黏膜的是

A. 唇黏膜和颊黏膜

B. 硬腭黏膜和舌背黏膜

C. 口底黏膜和舌腹黏膜

D. 软腭黏膜和唇红黏膜

E. 牙槽黏膜和口底黏膜

【答案】B

【考点】口腔黏膜的分类及结构特点

【解析】口腔黏膜根据所在的部位和功能可分为3类，即咀嚼黏膜、被覆黏膜和特殊黏膜。咀嚼黏膜（上皮有角化）包括牙龈和硬腭黏膜；口腔黏膜中除咀嚼黏膜和舌背黏膜以外者均为被覆黏膜，包括唇、颊黏膜、口底和舌腹黏膜、软腭黏膜。舌背黏膜是特殊黏膜，尽管在功能上属于咀嚼黏膜，但又有一定的延伸度，属于被覆黏膜的特点。故本题选B。

【避错】本题易错选A，唇、颊黏膜属于被覆黏膜。固有层结缔组织较致密，黏膜下层较厚。被覆黏膜富有弹性，有一定的活动度。

6. 关于口腔黏膜上皮基底层的叙述，正确的是

A. 是2~3层立方形或矮柱状细胞

B. 与基底膜借桥粒相连

C. 含具有增殖能力的细胞

D. 有时可见较多含黑色素颗粒的细胞，此为增生的黑色素细胞

E. 少数细胞将向表面移动，分化为棘层细胞

【答案】C

【考点】口腔黏膜上皮结构

【解析】基底层位于上皮的最深面，是一层立方形或矮柱状细胞，借基底膜与固有层结缔组织相连。电镜下基底细胞与结缔组织相连接处形成半桥粒，附着在基板上。光镜下见胞核呈圆形，染色深。基底细胞和邻近的棘层细胞有增殖能力，称为生发层。故选C。

【避错】此题易错选A。颗粒层：位于角化层的深面、棘细胞层的浅面，一般由2~3层扁平细胞组成。

7. 以下组织中含味蕾的是

A. 硬腭黏膜

B. 舌背黏膜

C. 舌腹黏膜

D. 颊黏膜

E. 唇黏膜

【答案】B

【考点】味蕾分布

【解析】口腔的特殊黏膜，即舌背黏膜表面有许多的小突起，称舌乳头，根据形态与功能的不同分为4种：丝状乳头、菌状乳头、轮廓乳头、叶状乳头。后3种乳头中含有味觉感受器。故选B。

【避错】此题属于记忆性知识点，选项之间无迷惑性。部分考生可能会因为不看清楚选项，错选C。

8. 下列部位的口腔黏膜上皮有角化，除了

A. 唇红

B. 硬腭

C. 牙龈

D. 舌腹

E. 舌背

【答案】D

【考点】口腔黏膜无角化结构部位

【解析】口腔黏膜根据所在的部位和功能可分为3类：咀嚼黏膜、被覆黏膜、特殊黏膜。唇红部向外与唇部皮肤相延续，表皮有角化；硬腭、牙龈黏膜属于咀嚼黏膜，在咀嚼时承受压力和摩擦，上皮有角化；舌腹属于被覆黏膜，无角化；舌背属于特殊黏膜，上皮有角化。故选D。

【避错】此题易错选E，舌背黏膜有角化。而舌腹黏膜无角化。

【A_2型题】

9. 某牙龈有白色病变的患者行活检，镜下见牙龈上皮中有带突起的细胞，表现为抗原提呈细胞的免疫细胞化学特点。此细胞最可能为

A. 基底细胞

B. 黑色素细胞

C. 朗格汉斯细胞

D. 颗粒细胞

E. 梅克尔细胞

【答案】C

【考点】口腔黏膜的非角质细胞

【解析】朗格汉斯细胞是一种树突状细胞，位于口腔黏膜上皮的深部。在透射电镜下观察时显示胞质内有特殊的朗格汉斯颗粒，它们的功能和细胞的表面

特征与巨噬细胞类似，是一种抗原提呈细胞，与黏膜的免疫功能有关。故选 C。

【避错】本题不易选错，口腔黏膜上皮层内的朗格汉斯细胞是一种抗原提呈细胞，梅克尔细胞可能起感觉受体的作用，黑色素细胞的胞质内含黑色素颗粒。

【B_1 型题】

（10～11 题共用备选答案）

A. 游离神经末梢
B. 梅克尔环形小体
C. 鲁菲尼小体
D. 克劳泽终球
E. 本体感受器

10. 口腔黏膜的冷觉感受器为

【答案】D

11. 口腔黏膜的热觉感受器为

【答案】C

【考点】口腔黏膜

【解析】口腔温度感受器主要分布于口腔黏膜，口腔黏膜的温度觉有热觉与冷觉。通常认为热觉感受器为鲁菲尼（Ruffini）小体，故 11 题选 C；冷觉感受器为克劳泽（Krause）终球，故 10 题选 D。

【避错】10、11 题易相互错选，主要是混淆冷、热觉感受器。游离神经末梢、梅克尔（Meckel）环形小体、本体感受器和迈斯纳（Meissner）小体都是压觉感受器。

（12～14 题共用备选答案）

A. 朗格汉斯细胞
B. 梅克尔细胞
C. 角质形成细胞
D. 组织细胞
E. 成纤维细胞

12. 与感觉功能有关的细胞是

【答案】B

13. 与免疫功能有关的细胞是

【答案】A

14. 构成黏膜上皮的主要细胞是

【答案】C

【考点】不同口腔黏膜细胞的作用

【解析】梅克尔细胞是一种压力或触觉感受细胞，故 12 题选 B。朗格汉斯细胞作为一种抗原提呈细胞，可以激活 T 淋巴细胞，与黏膜的免疫功能密切相关，故 13 题选 A。黏膜上皮属复层鳞状上皮，主要由角质形成细胞和少数非角质形成细胞组成，故 14 题选 C。

【避错】12 题易错选 E，成纤维细胞参与纤维组织形成，与感觉功能无关。13 题易错选 B，梅克尔细胞与神经系统连接，与感觉功能有关。14 题易错选 A 选项，朗格汉斯细胞属非角质形成细胞。

考点：唾液腺

【A_1 型题】

1. 能形成半月板的结构是

A. 浆液性腺泡
B. 黏液性腺泡
C. 混合性腺泡
D. 闰管
E. 分泌管

【答案】C

【考点】唾液腺的组织结构

【解析】混合性腺泡由黏液细胞和浆液细胞组成。前者组成腺泡的大部分，紧接闰管；后者呈新月状覆盖于腺泡的盲端表面，又称半月板。浆液细胞的分泌物由细胞间小管进入腺泡腔内。故选 C。

【避错】本题易错选 A。半月板由混合性腺泡中的浆液细胞形成，不是由浆液性腺泡形成。

2. 以黏液性腺泡为主的混合性腺是

A. 腮腺
B. 下颌下腺
C. 舌下腺
D. 舌腭腺
E. 腭腺

【答案】C

【考点】唾液腺的组织学特点

【解析】舌下腺由一对较大和若干个较小的腺体组成，是一种混合腺，黏液性腺泡占主要部分，纯浆液细胞很稀少，闰管和分泌管发育不良，腺泡可直接连于排泄管远端小管，故选 C。

【避错】本题易错选 B。下颌下腺也是混合性腺，但以浆液性腺泡为主，并有少数黏液性腺泡和混合性腺泡。

3. 下列有关肌上皮细胞的描述，错误的是

A. 肌上皮细胞位于腺泡和小导管的腺上皮与基膜之间
B. 肌上皮细胞形态扁平，发出 4～8 支分支状突起
C. 肌上皮细胞内含肌动蛋白和肌球蛋白
D. 肌上皮细胞具有收缩功能
E. 肌上皮细胞的细胞核小

【答案】E

【考点】唾液腺的组织结构

【解析】肌上皮细胞位于腺泡和小导管的腺上皮与基膜之间，光镜下细胞体小，形态扁平，发出4~8支分支状突起，呈放射状包绕腺泡表面，其胞核较大，呈扁圆形，几乎占据整个细胞。免疫荧光、免疫组化证实肌上皮细胞内含肌动蛋白和肌球蛋白，提示肌上皮细胞有收缩功能，可协助腺泡或导管排除分泌物。故选E。

【避错】此题不易选错。肌上皮细胞的胞核大而扁，几乎占据整个细胞。

4. 能调节唾液的量及渗透压的结构是

A. 浆液性腺泡

B. 黏液性腺泡

C. 闰管

D. 分泌管

E. 排泄管

【答案】D

【考点】唾液腺的组织学结构

【解析】电镜下见近基板处的细胞膜反复向细胞内折返，形成平行排列的与基板垂直的皱褶，皱褶内胞质中含大量垂直排列的线粒体。此结构特点构成了光学显微镜下的纵纹。近腔面胞质中含滑面内质网、游离核糖体、溶酶体等；胞核周围见高尔基体和粗面内质网。腔面处胞质形成微绒毛。细胞间有桥粒连接。分泌管的结构特点说明其具有转运电解质和水的功能。故此题选D。

【避错】本题容易出错的是C、D、E 3个选项，导管系统中闰管相当于源头收集，通过分泌管的泵调节，再通过排泄管排出去，这样就容易区分清楚了。

【B_1型题】

（5~6题共用备选答案）

A. 纯黏液腺

B. 纯浆液腺

C. 以黏液性腺泡为主的混合腺

D. 以浆液性腺泡为主的混合腺

E. 含皮脂类的腺

5. 腮腺为

【答案】B

6. 腭腺为

【答案】A

【考点】唾液腺的种类

【解析】口腔内唾液腺分为4类：纯浆液腺、纯黏液腺、以浆液性腺泡为主的混合腺、以黏液性腺泡为主的混合腺。其中，纯浆液腺包括腮腺和味腺；纯黏液腺包括舌后腺、舌腭腺、腭腺；以浆液性腺泡为主的混合腺有下颌下腺；以黏液性腺泡为主的混合腺有舌下腺、唇腺、颊腺、磨牙后腺、舌前腺。故5题选B，6题选A。

【避错】本题较简单，为记忆型题。腮腺是纯浆液腺，腭腺是纯黏液腺。

考点：口腔颌面部发育

【A_1型题】

1. 舌弓指

A. 第1鳃弓

B. 第2鳃弓

C. 第3鳃弓

D. 第4鳃弓

E. 第5鳃弓

【答案】B

【考点】鳃弓

【解析】胚胎发育到第4周时，在胚体头部两侧出现6对柱状弓形隆起，称为鳃弓。鳃弓之间有鳃沟。6对鳃弓中，第1对鳃弓最大，称为下颌弓。第2对鳃弓称为舌弓。故选B。

【避错】本题易错选C。第3对鳃弓称为舌咽弓，注意区别。

2. 上颌尖牙来源于

A. 上颌突

B. 下颌突

C. 中鼻突

D. 球状突

E. 侧鼻突

【答案】A

【考点】尖牙的发育特点

【解析】额鼻突形成额部软组织及额骨；侧鼻突形成鼻侧面、鼻翼、部分面颊、上颌骨额突和泪骨；上颌突形成大部分上颌软组织、上颌骨、上颌尖牙和磨牙。故选A。

【避错】本题易错选C。中鼻突形成鼻梁、鼻尖、鼻中隔、附有上颌切牙的上颌骨（前颌骨）及邻近的软组织。

3. 因致畸因子影响，面部突起联合失败而导致面部畸形的时间是在胚胎

A. 第6周和第7周

B. 第8周和第9周

C. 第10周和第11周

D. 第12周和第13周

E. 第14周和第15周

【答案】A

【考点】面部发育异常

【解析】在胚胎第6周，面部的突起一面继续生长，一面与相邻或对侧的突起联合，在胚胎第6～7周时，面部各突起如未能正常联合，则形成面部发育异常。故选A。

【避错】本题不易选错，面部各突起如未能正常联合，则在胚胎第6～7周形成面部发育异常。

4. 参与形成小口畸形的突起的是

A. 球状突与上颌突

B. 球状突与球状突

C. 球状突与侧鼻突

D. 上颌突与下颌突

E. 上颌突与侧鼻突

【答案】D

【考点】颌面部常见畸形

【解析】胚胎发育过程中，球状突与上颌突未联合或不全联合导致唇裂，所以不选A。两侧球状突中央部分未联合或部分联合形成上唇正中裂，所以不选B。上颌突和下颌突未联合或部分联合形成横面裂，裂隙可自口角至耳屏前；如部分联合，可形成大口畸形；联合过多，可形成小口畸形，所以选D。上颌突和侧鼻突未联合形成斜面裂，所以不选E。故此题选D。

【避错】此题易错选E，因两个选项有一定相似度，需仔细分辨。

【A_2型题】

5. 女孩，3岁。自出生时右上唇唇裂，检查见患儿右侧上唇Ⅲ度唇裂，至鼻底，右侧鼻翼塌陷。该患儿唇裂的原因是

A. 上颌突和下颌突联合不全

B. 两侧下颌突联合不全

C. 一侧球状突和上颌突联合不全

D. 球状突和侧鼻突联合不全

E. 中鼻突与侧鼻突联合不全

【答案】C

【考点】面部的发育异常

【解析】上颌突和下颌突联合不全导致横面裂。两侧下颌突联合不全导致下唇唇裂。唇裂多见于上唇，是由一侧或两侧球状突与上颌突联合不全所致。故选C。

【避错】本题不易选错，唇裂与球状突、上颌突联合不全有关。

考点：牙的发育

【A_1型题】

1. 钟状期晚期成釉器外釉上皮的形态特点是

A. 直线排列的矮柱状细胞

B. 直线排列的假复层柱状上皮

C. 与牙囊组织无明显关系

D. 皱褶样排列的矮立方状细胞

E. 皱褶样排列的高柱状细胞

【答案】D

【考点】成釉器的发育

【解析】本题考点为牙胚化过程中，成釉器组织结构特点。在钟状期晚期，成釉器的体积增大，外釉上皮由先前的立方状转变为矮立方状，并呈皱褶样排列，以增大与牙囊的接触面积；同时，包绕在皱褶中的牙囊组织中有较多的血管。此种结构有利于成釉器从牙囊中吸取营养，为牙釉质的形成创造条件。故选D。

【避错】本题易错选E选项，考生可能是将外釉上皮的形态记错。

2. 形成牙骨质的结构是

A. 成釉器

B. 牙乳头

C. 牙囊

D. 牙板

E. 前庭板

【答案】C

【考点】牙胚的发生和分化

【解析】牙胚由成釉器、牙乳头和牙囊构成。牙胚将形成四种牙体组织和部分牙周组织，其中成釉器形成牙釉质，牙乳头形成牙本质和牙髓，牙囊形成牙骨质、牙周膜和部分牙槽骨。故选C。

【避错】本题易错选B选项。考生应熟记，牙乳头形成牙本质和牙髓，牙囊形成牙骨质、牙周膜和部分牙槽骨。

3. 下列结构中与牙齿周期性生长无关的是

A. 芮氏线

B. 埃布纳线

C. 欧文线

D. 牙面平行线

E. 施雷格线

【答案】E

【考点】与牙周期性生长相关的结构

【解析】牙釉质的生长线又称为芮氏线，牙釉质

生长线是由于牙釉质周期性的生长速率改变所形成的间歇线，其宽度和间距因发育状况变化而不等，可排除A。牙本质生长线又称埃布纳线，是一些与牙本质小管垂直的间歇线纹，表示牙本质的发育和形成速率是周期性变化的，因此可排除B。牙本质生长线有节律性的间隔即为每天牙本质沉积的厚度，如发育期间受到影响，则形成加重的生长线，称为欧文线，可排除C。牙面平行线又称釉面横纹，是指牙釉质表面呈平行排列并与牙长轴垂直的浅凹线纹，这是牙呈节律性发育的现象，也是牙釉质生长线到达牙表面的部位，可排除D。施雷格线是由于规则性的釉柱排列方向改变而产生的折光现象，因此本题选E。

【避错】本题易错选D，牙表面平行线即是釉面横纹，是牙釉质生长线到达牙表面形成的。

4. 牙髓中的细胞成分不含

A. 成纤维细胞

B. 成牙本质细胞

C. 成牙骨质细胞

D. 组织细胞

E. 淋巴细胞

【答案】C

【考点】牙髓的细胞成分

【解析】构成牙髓的细胞有成牙本质细胞（主要功能是形成牙本质）、成纤维细胞（在创伤修复机制中的作用非常重要，可增生、分化为新的成纤维细胞或成牙本质细胞）、组织细胞和未分化的间充质细胞、树突状细胞（抗原提呈）、淋巴细胞（牙髓中的主要免疫反应细胞），因此本题选C。

【避错】本题易错选E，淋巴细胞是牙髓中的主要免疫反应细胞。成牙骨质细胞存在于牙骨质和牙周膜中。

5. 由牙乳头形成的结构是

A. 牙釉质和牙本质

B. 牙本质和牙骨质

C. 牙釉质和牙骨质

D. 牙骨质和牙周膜

E. 牙本质和牙髓

【答案】E

【考点】牙胚的三个组成部分

【解析】牙板向深层的结缔组织内延伸，其最末端细胞增生，进一步发育成牙胚。牙胚由三部分组成：成釉器起源于口腔外胚层，形成牙釉质；牙乳头起源于外胚间充质，形成牙髓和牙本质；牙囊起源于外胚间充质，形成牙骨质、牙周膜和固有牙槽骨。因此本题选E。

【避错】本题易错选D，虽然牙乳头和牙囊都来源于外胚间充质，但牙乳头形成牙髓和牙本质，牙囊形成牙骨质、牙周膜和固有牙槽骨。

6. 侧支根管形成的原因是

A. 牙乳头部分坏死

B. 牙本质发育障碍

C. 颈环发育不良

D. 上皮根鞘断裂

E. 成牙本质细胞坏死

【答案】D

【考点】侧支根管的形成原因

【解析】上皮根鞘的形成是根部牙本质形成的必要条件。只有上皮根鞘能诱导牙乳头分化出成牙本质细胞，并形成根部牙本质。如果上皮根鞘断裂使上皮根鞘不完整，则断裂处不会分化出成牙本质细胞，也不会形成牙本质，留下自牙髓至牙周膜的通道，即侧支根管，因此D正确。故本题选D。

【避错】此题易错选E，牙根是由上皮根鞘形成，因此侧支根管也是由上皮根鞘断裂引起。

7. 牙发育时的上皮根鞘

A. 由内釉上皮和外釉上皮构成

B. 由内釉上皮和星网状层细胞构成

C. 由内釉上皮、中间层和外釉上皮构成

D. 由内釉上皮、星网状层和外釉上皮构成

E. 由内釉上皮，星网状层、中间层和外釉上皮构成

【答案】A

【考点】上皮根鞘的组织学来源

【解析】在牙胚发育过程中，牙根开始形成时，成釉器的内釉上皮和外釉上皮增生，形成上皮根鞘。牙胚冠向生长，上皮根鞘诱导其内侧的牙乳头细胞分化为成牙本质细胞，进而形成根部牙本质，使牙根发育。星网状层、中间层不参与形成上皮根鞘，所以B、C、D、E选项都不正确，故选A。

【避错】此题易错选C，上皮根鞘由内釉上皮和外釉上皮构成，中间层不参与其构成。

8. 决定牙齿形态的重要的结构是

A. 成釉器

B. 牙囊

C. 牙乳头

D. 缩余釉上皮

E. 上皮根鞘

【答案】C

【考点】牙乳头的作用

【解析】牙乳头在牙发育中有重要作用。现已证明，牙乳头是决定牙形状的重要因素。例如，将切牙的成釉器与磨牙的牙乳头重新组合，结果形成磨牙；

与此相反，切牙的牙乳头与磨牙成釉器重新组合，结果形成切牙。牙乳头还可以诱导非牙源性的口腔上皮形成成釉器。故本题选 C。

【避错】此题易错选 A，成釉器发育为牙釉质，而主要决定牙齿形态的是形成牙髓和牙本质的牙乳头。

9. 牙发育过程中最先形成的组织是

A. 牙髓
B. 牙本质
C. 牙骨质
D. 牙槽骨
E. 牙釉质

【答案】B

【考点】牙齿的发育

【解析】牙发育过程中，首先成釉器中成釉细胞形成，在成釉细胞的诱导下，牙乳头的间充质细胞分化为成牙本质细胞。成牙本质细胞分泌牙本质基质，形成牙本质，随后刺激成釉细胞形成牙釉质，当牙乳头周围有牙本质形成时，牙髓未分化的间充质细胞分化为牙髓细胞。随着根部牙本质的形成，牙囊细胞穿过上皮根鞘，进入根部牙本质表面，分化成为牙骨质细胞，形成牙骨质。当牙根形成时，牙囊细胞增生活跃，在邻近根部的牙骨质和固有牙槽骨内壁，分别分化为牙骨质细胞和成骨细胞。由此可见，牙发育过程中的先后顺序是：牙本质→牙釉质→牙髓→牙骨质→牙槽骨，所以排除 A、C、D、E，此题选 B。

【避错】此题易错选 E，牙发育中最先形成成釉器，但最先形成的组织是牙本质而非牙釉质。

10. 牙周膜内的上皮剩余来源于

A. 牙板上皮
B. 前庭板上皮
C. 缩余釉上皮
D. 上皮根鞘
E. 口腔黏膜上皮

【答案】D

【考点】上皮剩余来源

【解析】牙板上皮残留于颌骨或牙龈中，故不选 A。前庭板上皮一般位于黏膜上皮中，故不选 B。缩余釉上皮一般位于牙龈中，故不选 C。口腔黏膜上皮来源于外胚层和部分内胚层，有其独立的发育途径，和牙周膜无关，故不选 E。牙周膜上皮剩余来自牙根发育期上皮根鞘残留，故选 D。

【避错】本题易错选其他选项，牙根形成过程中，断裂的上皮根鞘大部分被吸收，部分遗留在牙周膜中，为上皮剩余。

11. 形成牙釉质的细胞为

A. 外釉上皮细胞
B. 内釉上皮细胞
C. 星网状层细胞
D. 中间层细胞
E. 成牙本质细胞

【答案】B

【考点】牙釉质的形成

【解析】牙釉质形成始于牙冠形成早期，包括两个阶段，即细胞分泌有机基质，并立即部分矿化，矿化达到约 30%；之后，牙釉质进一步矿化，晶体变宽变厚，与此同时大部分有机基质和水被吸收，当牙釉质完全形成时矿物质含量达到 96%。当牙本质形成后，内釉上皮细胞分化成有分泌功能的成釉细胞，并开始分泌牙釉质基质。早期形成的牙釉质基质可称为发育中的牙釉质。故选 B。

【避错】本题易错选 A，混淆内釉上皮细胞与外釉上皮细胞，牙釉质由内釉上皮细胞形成。

考点：牙的发育异常

【A₁ 型题】

1. 关于氟牙症的描述，错误的是

A. 饮用水中氟含量过高
B. 钙氟磷灰石取代羟基磷灰石
C. 成釉细胞受到损害
D. 牙釉质单纯过度矿化
E. 牙釉质过度矿化和矿化不良并存

【答案】D

【考点】氟牙症

【解析】氟牙症主要是由于牙发育期间长期摄入氟含量过高的饮用水或食物所引起的。镜下观察，牙釉质矿化不良和过度矿化并存，氟结合钙形成钙氟磷灰石取代羟基磷灰石，大量氟进入人体可对不同时期的成釉细胞造成影响。故选 D。

【避错】本题易错选 E。考生如对氟牙症牙釉质矿化不良和过度矿化并存这一知识点不熟悉，容易误选。

2. 氟牙症的病理学改变不包括

A. 釉柱矿化不良
B. 釉柱鞘区增宽
C. 牙釉质生长线明显
D. 釉柱横纹明显
E. 透明层出现

【答案】A

【考点】氟牙症

【解析】氟浓度增高，可抑制碱性磷酸酶的活力，而造成牙釉质发育不良、矿化不全和骨质变脆等骨骼疾患。结果是釉柱间质矿化不良和釉柱的过度矿化。故选A。

【避错】此题其余选项都易错选。但B、C、D、E表达的都是过度矿化的意思，不符合题意。

【B₁型题】

（3～6题共用备选答案）

A. 牙釉质发育不全

B. 氟牙症

C. 四环素牙

D. 牙本质发育不全症

E. 牙骨质发育不全症

3. 在牙齿发育阶段，如果饮用水中氟含量高于百万分之一（1mg/L），或经其他途径摄入过多的氟，可导致牙釉质形成不全和钙化不全的是

【答案】B

4. 在牙的发育阶段，由于局部和全身因素造成牙釉质结构异常的是

【答案】A

5. 在牙的发育阶段，服用过量的四环素族药物，使牙着色的是

【答案】C

6. 是一种常染色体遗传病，牙冠呈微黄半透明，光照下呈现乳光色的是

【答案】D

【考点】牙发育异常

【解析】氟牙症是指在牙发育阶段，如果饮用水中氟含量高于百万分之一（1mg/L），或经其他途径摄入过多的氟，氟离子可导致牙釉质发育不全和钙化不全，这种牙釉质的发育障碍即为氟牙症，3题选B。牙釉质发育不全是在牙的发育期间，由于全身疾病、营养不良或严重的乳牙根尖周感染，导致牙釉质结构异常。故4题选A。四环素牙是在牙的发育矿化期，服用四环素族药物，可被结合到牙组织内，使牙着色。由于牙本质磷灰石晶体小，总表面比牙釉质磷灰石晶体大，因而使牙本质吸收四环素的量较牙釉质多，因此5题选C。遗传性牙本质发育不全是一种常染色体显性遗传病，可在一家族中连续出现几代，或隔代遗传。6题选D。

【避错】6题易错选E，牙骨质发育不全为染色体隐性疾病，以血清碱性磷酸酯酶水平降低、与佝偻病相似的四肢畸形、颅盖骨未钙化为特征。其他题一般不易选错，氟牙症有地区生活史，牙釉质发育不全有牙釉质结构异常，四环素牙在牙发育期间有服用药物史。

考点：龋病

【A₁型题】

1. 牙本质龋时，因色素沉着而呈棕黄色改变的是

A. 脂肪变性层

B. 透明层

C. 脱矿层

D. 细菌侵入层

E. 坏死崩解层

【答案】C

【考点】牙本质龋的病理改变

【解析】牙本质龋的脱矿层位于透明层的表面，是在细菌进入前，酸的扩散所导致的脱矿改变，此层牙本质小管形态仍然比较完整，小管内基本上无细菌侵入。牙本质脱矿后，色素容易沉着，脱矿层可被染成棕黄色。故选C。

【避错】本题易错选其他选项。脱矿层被染成棕黄色是细菌产物与牙本质中蛋白质相互作用的结果。

2. 早期牙釉质龋病损区分层不包括

A. 表层

B. 透明层

C. 暗层

D. 脂肪变性层

E. 病损体部

【答案】D

【考点】早期牙釉质龋病损区分层

【解析】早期牙釉质龋病理学的光镜下分为4层，从里到外分别是透明层、暗层、病损体部和表层，没有脂肪变性层，所以D正确。表层是牙釉质龋最表面相对完整的一层，所以A错误。透明层是牙釉质龋最内层，均匀透明，所以B错误。暗层是牙釉质龋紧接与透明层的暗褐色混浊一层，所以C错误。病损体部是牙釉质龋范围最广的一层。所以此题选D。

【避错】本题不易选错，早期牙釉质龋是病理学分层，从里到外分别是透明层、暗层、病损体部和表层。

3. 牙骨质龋细菌入侵的主要通道是

A. 牙骨质层板

B. 穿通纤维

C. 生长线

D. 成牙骨质细胞突起

E. 牙骨质细胞陷窝

【答案】B

【考点】牙骨质龋的特点

【解析】牙骨质龋早期病变表现为表层下脱矿，随着病变进一步发展，细菌产生的酸及代谢产物沿穿通纤维向深层进展，继而细菌产生蛋白溶解酶破坏有机基质。病变沿生长线及层板状结构向牙骨质上、下扩展，牙骨质无机和有机成分进一步破坏，造成牙骨质剥脱。故本题选 B。

【避错】本题易错选 C，牙骨质剥脱多与牙根表面平行，与细菌沿着牙骨质生长线生长有关，而牙骨质龋细菌入侵的主要通道为穿通纤维。

【A_2 型题】

4. 某患儿脱落的乳牙上患有龋病。在患牙切片上，观察到部分牙本质中出现裂隙及串珠样结构。根据牙本质龋的病理分层，这些变化出现于
   A. 坏死崩解层
   B. 细菌侵入层
   C. 脱矿层
   D. 透明层
   E. 脂肪变性层

【答案】B

【考点】牙本质龋的病理变化

【解析】一般可将牙本质龋的病理改变由病损深部向表面分为 4 层结构：透明层、脱矿层、细菌侵入层和坏死崩解层。细菌侵入层位于脱矿层表面，细菌侵入小管并繁殖，有的小管被细菌所充满，小管扩张呈串珠状。随着小管壁脱矿，有机物基质被蛋白溶解酶分解，小管相互融合形成大小不等的坏死灶。部分坏死区与牙本质小管垂直形成横向裂隙。故选 B。

【避错】本题不易选错，透明层在透射光下呈均质透明状；脱矿层色素容易沉着，可被染成棕黄色；坏死崩解层几乎无正常牙本质结构保留，只是一些坏死崩解的残留组织和细菌。

【B_1 型题】

（5 ~7 题共用备选答案）
   A. 2% ~4%
   B. 0.1%
   C. 1%
   D. 25%
   E. 5%

5. 正常釉质中孔隙容积占

【答案】B

6. 早期釉质龋透明层孔隙所占容积为

【答案】C

7. 早期釉质龋表层孔隙所占容积为

【答案】E

【考点】牙釉质龋的病理变化

【解析】正常釉质中孔隙容积占 0.1%；早期釉质龋透明层孔隙所占容积为 1%，表层孔隙所占容积为 5%。故 5 题选 B，6 题选 C，7 题选 E。

【避错】7 题易错选 D，占容积 5% ~25% 的为病损体部孔隙。

考点：牙髓病

【A_1 型题】

1. 关于牙髓钙化的叙述，错误的是
   A. 髓石形成多见于髓室
   B. 髓石一般不引起临床症状
   C. 髓石中可含牙本质小管样结构
   D. 弥散性钙化常见于髓室底部
   E. 髓石可游离于髓室内或附着于髓室壁

【答案】D

【考点】牙髓钙化

【解析】牙髓钙化有髓石形成和弥散性钙化两种形式。髓石形成多见于髓室，为一些大小不等、呈圆形或卵圆形的钙化团块，常围绕一核心层层沉积，部分髓石内含有不规则的牙本质小管。髓石可游离于髓室内或附着于髓室壁，有时充满髓室堵塞根管。髓石一般不引起临床症状。弥散性钙化常见于根髓内，弥散地沉积在根髓组织上，小颗粒也可互相融合，形成较大团块。故选 D。

【避错】本题易错选 A。髓石形成多见于髓室，弥散性钙化常见于根髓内，注意区别。

2. 炎性肉芽组织形成主要见于
   A. 牙釉质龋
   B. 牙本质龋
   C. 牙髓变性
   D. 慢性牙髓炎
   E. 急性牙髓炎

【答案】D

【考点】慢性牙髓炎的病理变化

【解析】龋病病理变化为组织脱矿；牙髓变性病理变化主要为牙髓钙化和成牙本质细胞空泡性变；慢性牙髓炎病理特点是有炎症细胞浸润、纤维增生和肉芽组织形成；急性牙髓炎主要病理特征是中性粒细胞浸润。故选 D。

【避错】本题易错选 E 选项，急性牙髓炎主要病

理特征是中性粒细胞浸润，慢性牙髓炎主要病理特征是肉芽组织形成。

【A_2 型题】

3. 女孩，13 岁。左下牙进食轻微疼痛半年，最近 1 周发现有红色组织从牙洞中长出。检查见残冠，龋洞内可见一团红色肉芽组织，触之不敏感。应考虑为

A. 慢性闭锁性牙髓炎
B. 慢性溃疡性牙髓炎
C. 牙髓变性
D. 慢性增生性牙髓炎
E. 急性牙髓炎

【答案】D

【考点】慢性牙髓炎的临床表现

【解析】慢性增生性牙髓炎多见于儿童及青少年，常发生于乳磨牙和第一磨牙。患牙有较大的穿髓孔，患者多无明显疼痛，增生的牙龈呈暗红或粉红色，呈肉粒大小充满整个龋洞，进食易出血，对温度刺激表现为钝痛，由于增生的牙髓组织中神经纤维少，对刺激不敏感，探痛不明显。该患者符合慢性增生性牙髓炎的临床表现，因此本题选 D。

【避错】本题易错选 B，慢性溃疡性牙髓炎遇冷热刺激痛，有食物嵌塞痛，患牙有不适或咬合痛等症状。

考点：根尖周炎

【A_1 型题】

1. 根尖周肉芽肿中的泡沫细胞来自

A. 成纤维细胞
B. 中性粒细胞
C. 淋巴细胞
D. 浆细胞
E. 巨噬细胞

【答案】E

【考点】根尖周肉芽肿的病理变化

【解析】慢性根尖周炎以根尖周肉芽肿最多见。肉芽组织内除慢性炎症细胞浸润外，可见血管内皮细胞和成纤维细胞增生，新生的毛细血管常衬以肿胀的内皮细胞。巨噬细胞吞噬脂质后可形成片状聚集的泡沫细胞。另有胆固醇晶体和含铁血黄素沉积，胆固醇晶体在组织制片过程中被溶解而呈梭形、针形裂隙，周围见异物型多核巨细胞。故选 E。

【避错】本题易错选 C 或 D。慢性根尖周炎以淋巴细胞、浆细胞和巨噬细胞浸润根尖周组织并有肉芽组织形成为特征。

2. 下列哪项不是急性根尖周炎的病理变化

A. 根尖牙周膜血管扩张充血
B. 根尖牙周膜形成脓肿
C. 根尖牙槽骨死骨形成
D. 根尖牙槽脓肿
E. 根尖牙周膜坏死

【答案】C

【考点】急性根尖周炎的病理表现

【解析】炎症早期，根尖周组织血管扩张充血，浆液渗出，组织水肿，少量中性粒细胞游出血管，此阶段称为急性浆液性根尖周炎，持续时间较短暂。随着炎症进一步发展，根尖周血管持续扩张充血，大量炎症细胞游出，聚集在根尖周牙周膜中，形成脓肿。脓肿早期局限在根尖孔附近的牙周膜中，随着细菌等进一步损害牙周膜，释放溶酶体酶等，使根尖周牙周膜坏死，液化形成大脓肿，其周围的牙槽骨骨髓腔中有较多中性粒细胞浸润，进一步发展形成局限性的牙槽骨骨髓炎，称为急性牙槽脓肿。因此选 C。

【避错】本题易错选 E，细菌及其代谢产物进一步损害牙周膜，中性粒细胞大量聚集吞噬细菌及其产物的同时，释放溶酶体酶，使根尖周牙周膜坏死，液化形成大脓肿。

3. 镜下有成片聚集的泡沫细胞，并见针状透明裂隙的改变见于

A. 慢性溃疡性牙髓炎
B. 慢性闭锁性牙髓炎
C. 急性牙槽脓肿
D. 慢性牙槽脓肿
E. 根尖周肉芽肿

【答案】E

【考点】根尖周肉芽肿病理学表现

【解析】根尖周肉芽肿病理表现，镜下根尖区可见增生的肉芽组织团块，外有纤维组织包绕。有胆固醇结晶，呈针形裂隙，伴有异物巨细胞和聚集的泡沫细胞存在。根尖周肉芽肿中有上皮存在，符合题目描述，所以 E 正确。成片聚集的泡沫细胞、针状透明裂隙在慢性牙髓炎和急、慢性牙槽脓肿中不出现，所以 A、B、C、D 不选。此题选 E。

【避错】此题易错选 D，镜下有成片聚集的泡沫细胞，并见针状透明裂隙的改变，此为根尖周肉芽肿的特征表现。慢性闭锁性牙髓炎无此改变。

考点：牙周组织病

【A₁ 型题】

1. 剥脱性龈病损的病理变化不包括
   A. 上皮萎缩
   B. 上皮增生
   C. 上皮内疱
   D. 基底细胞液化
   E. 基底细胞水肿

【答案】B

【考点】剥脱性龈病损的病理变化

【解析】剥脱性龈病损是局限于牙龈的发红及脱屑样病变。镜下可分为疱型与苔藓型。疱型是上皮与结缔组织之间形成基层下疱，结缔组织内有大量炎症细胞浸润，病变同黏膜类天疱疮；如果在上皮内形成上皮内疱，则病变同天疱疮。苔藓型可见上皮萎缩、棘层变薄，基底细胞水肿、液化，基底层附近常可见胶样小体，病变符合萎缩型扁平苔藓表现。故选B。

【避错】本题易错选C。上皮内疱、上皮下疱均可见于剥脱性龈病损。

2. 牙龈瘤的病变性质多属于
   A. 良性肿瘤
   B. 恶性肿瘤
   C. 局限性慢性炎症增生
   D. 发育畸形
   E. 自身免疫病

【答案】C

【考点】牙龈瘤的性质

【解析】牙龈瘤是牙龈上（特别是龈乳头处）局限生长的慢性炎症反应性瘤样增生物。牙龈瘤来源于牙周膜及牙龈的结缔组织，但切除后易复发。故选C。

【避错】本题易错选A或B。牙龈瘤无肿瘤的生物学特征和结构，为非真性肿瘤。

3. 骨上袋的病理变化主要是
   A. 假性牙周袋
   B. 牙槽骨无吸收
   C. 牙槽骨高度降低
   D. 固有牙槽骨吸收
   E. 牙周膜破坏明显

【答案】C

【考点】骨上袋的病理变化

【解析】牙周炎的主要病理变化是牙周袋形成和牙槽骨吸收。骨上袋是牙周炎的一种表现，即牙周袋的底部位于牙槽嵴顶的上方，同时伴有牙槽骨的水平吸收，牙槽骨的高度降低，因此C正确。A、B、E未涉及牙槽骨吸收，非正确答案。D代表牙周炎时牙槽骨水平吸收导致的骨下袋，因此D也错误。故本题选C。

【避错】此题易错选D，固有牙槽骨吸收见于骨下袋，因此不选。

【A₂ 型题】

4. 女，45岁。2年来下前牙牙龈肿胀，时有脓血溢出，自觉牙齿活动。检查见牙龈红肿，下中切牙及侧切牙Ⅱ度松动，根面有较多牙石，探诊牙周袋深度为5mm，袋内有少量脓液。应首先考虑
   A. 慢性龈炎
   B. 牙周炎
   C. 牙龈增生
   D. 牙周萎缩
   E. 牙周创伤

【答案】B

【考点】牙周炎临床表现

【解析】慢性龈炎主要见于口腔卫生不良者，主要分为两种类型，炎症水肿型表现为龈缘红肿、光亮、松软、易出血；纤维增生型一般病程漫长，龈缘肿胀、坚实，呈炎症性增生。牙周炎在发展过程中可逐渐出现咀嚼无力、牙龈肿胀、出血、牙周袋溢脓、口臭、牙松动，以及牙伸长、倾斜、移位等，严重者可发生牙脱落。该患者有伴发症状，牙周溢脓，牙松动。因此选B。

【避错】本题易错选A，慢性牙龈炎牙龈红肿，没有牙周袋，不出现牙齿松动。

考点：口腔黏膜病

【A₁ 型题】

1. 红斑的病理变化不包括
   A. 原位癌
   B. 早期浸润癌
   C. 上皮萎缩
   D. 上皮不典型增生
   E. 上皮单纯性增生

【答案】E

【考点】红斑的病理变化

【解析】均质型红斑在镜下有的表现为上皮萎缩，

有的为上皮异常增生或原位癌。颗粒型红斑大多为原位癌或已经突破基底膜的早期浸润癌，只有少数为上皮异常增生。红斑的表面上皮由不全角化层覆盖，钉突之间的上皮萎缩变薄，结缔组织中血管增生且扩张充血。故选E。

【避错】本题易错选D。上皮异常增生指上皮结构整体紊乱，伴上皮细胞的非典型性，可见于口腔白斑、口腔红斑。

2. 关于口腔白斑的病理变化，不正确的是

A. 上皮细胞过度正角化和过度不全角化

B. 颗粒层增厚

C. 棘层增厚

D. 基底细胞层液化变性

E. 固有层炎症细胞浸润

【答案】D

【考点】口腔白斑的病理变化

【解析】口腔白斑病理变化：上皮增生，伴有过度正角化或过度角化不全；上皮粒层明显和棘层增生；上皮钉突可伸长且变粗，但仍整齐且基膜清晰；固有层和黏膜下层淋巴细胞、浆细胞浸润。故选D。

【避错】此题易错选E，考生易忽略此病理特点，但白斑固有层和黏膜下层有淋巴细胞、浆细胞浸润。

3. 下列属于角化不良的是

A. 角化层增厚

B. 角化层变薄

C. 上皮棘层细胞角化

D. 透明角质颗粒明显

E. 是所有细胞的成熟前角化

【答案】C

【考点】角化不良病理变化

【解析】角化不良也称错角化，为上皮的异常角化，是指在上皮棘层或基底层内个别或一群细胞发生角化。角化不良是个别细胞的成熟前角化，可在高度增生的上皮钉突中出现；也见于原位癌及鳞状细胞癌。故此题选C。

【避错】此题易错选B，角化层变薄不是角化不良的特征性改变。

【A_2 型题】

4. 女，56岁。左舌缘白色病变3年。活检见上皮棘层有多个细胞发生角化，这种病变属于

A. 过度角化

B. 过度不全角化

C. 角化不良

D. 过度正角化

E. 角化棘皮瘤

【答案】C

【考点】角化不良的病理变化

【解析】过度角化在组织学上可分为过度正角化和过度不全角化。过度正角化是角化层增厚，细胞界限不清；过度不全角化为增厚的角化层中胞核未分解消失。角化棘皮瘤为上皮增生形成角化栓塞。角化不良指在上皮的棘层或基底层出现单个或成群细胞的角化。故选C。

【避错】本题不易选错，属于记忆性题目。

5. 女，40岁。下唇反复糜烂、出血、结痂1年。活检标本见上皮表面过度正角化，粒层明显，可见角质栓塞，上皮钉突增生、伸长，基底细胞发生液化变性，上皮与固有层之间形成裂隙，基底膜不清晰，上皮下结缔组织内有淋巴细胞浸润，血管周围有淋巴细胞浸润。病理诊断为

A. 肉芽肿性唇炎

B. 糜烂型扁平苔藓

C. 慢性盘状红斑狼疮

D. 非特异性肉芽肿

E. 慢性唇炎

【答案】C

【考点】慢性盘状红斑狼疮的病理表现

【解析】慢性盘状红斑狼疮镜下所见：上皮表面有过度角化或者不全角化；粒层明显，角化层可有剥脱，有时可见角质栓塞；棘层变薄，有时可见上皮钉突增生、伸长；基底细胞发生液化变性，上皮与固有层之间可形成裂隙和小水疱，基底膜不清晰；上皮下结缔组织内有淋巴细胞浸润，毛细血管扩张，管壁不整，血管内可见玻璃样血栓，PAS阳性，管周有淋巴细胞浸润；胶原纤维发生类纤维蛋白变性，纤维水肿、断裂；基底膜可增厚。故选C。

【避错】本题易错选B，扁平苔藓上皮可有不全角化或无角化，黏膜固有层见密集的淋巴细胞浸润带，在上皮的棘层、基底层或固有层可见胶样小体，或称Civatte小体，为均质嗜酸性。

6. 男，23岁。颊部黏膜近口角处有白色斑块数月，质硬、不易擦去。镜下见上皮表层水肿，角化层内有中性粒细胞浸润，微小脓肿形成。上皮棘层增生，上皮钉突呈圆形，基底膜部分被炎症破坏。PAS染色见角化层有垂直于上皮表面的丝状阳性着色物，结缔组织中有充血的毛细血管及大量淋巴细胞、浆细胞和中性粒细胞浸润。病理诊断为

A. 口腔白斑

B. 口腔红斑

C. 肉芽肿性唇炎
D. 念珠菌病
E. 口腔结核

【答案】D

【考点】念珠菌病的病理表现

【解析】念珠菌病的黏膜病变一般为亚急性或慢性炎症。念珠菌侵入组织，引起上皮表层水肿，角化层内有中性粒细胞浸润，常形成微小脓肿。上皮棘层增生，上皮钉突呈圆形，基底膜部分被炎症破坏。在角化层或上皮的外1/3处可见菌丝，菌丝与上皮表面多呈垂直型或呈一定角度，HE染色不甚清晰，PAS染色为强阳性。结缔组织中有充血的毛细血管及大量淋巴细胞、浆细胞和中性粒细胞浸润。故选D。

【避错】本题易错选A，口腔白斑主要表现为上皮增生，有过度正角化或过度不全角化，两者同时出现为混合角化。

【B_1 型题】

（7～8题共用备选答案）
A. 丘疹
B. 上皮异常增生
C. 溃疡
D. 基底细胞空泡性变
E. 糜烂

7. 红斑狼疮的主要病理变化是

【答案】D

8. 棘细胞层出现成群角化常见于

【答案】B

【考点】口腔黏膜病的基本病理变化

【解析】基底细胞空泡性变及液化为基底细胞内水肿，水肿较轻时细胞稍增大，胞质呈空泡状，称空泡性变；水肿严重时，基底细胞即发生液化溶解破碎，基底细胞排列不齐，基底膜不清，甚至消失。此种病变常见于扁平苔藓和红斑狼疮。故7题选D。上皮异常增生可发生以下变化：①上皮基底细胞极性消失。②出现一层以上基底样细胞。③核质比例升高。④上皮钉突呈滴状。⑤上皮层次紊乱。⑥有丝分裂相增加，可见少数异常有丝分裂。⑦上皮浅表1/2出现有丝分裂。⑧细胞多形性。⑨细胞核浓染。⑩核仁增大。⑪细胞黏着力下降。⑫在棘细胞层中单个或成团细胞角化。故8题选B。

【避错】7题易错选E，慢性红斑狼疮的口腔临床表现可见红斑、糜烂、出血，但最主要的病理变化为基底细胞空泡液化、变性。8题不易选错。

（9～10题共用备选答案）
A. 口腔白斑
B. 口腔扁平苔藓
C. 天疱疮
D. 含牙囊肿
E. 牙源性角化囊性瘤

9. 上皮异常增生常见于

【答案】A

10. 基底细胞空泡性变和液化常见于

【答案】B

【考点】口腔黏膜病病理变化

【解析】口腔白斑主要表现为上皮异常增生，有过度正角化或过度不全角化，两者同时出现为混合角化，故第9题选A。口腔扁平苔藓在黏膜的白色条纹处，上皮有不全角化层，在黏膜发红区则上皮表层无角化。棘层增生者较多，上皮钉突不规则延长，基底细胞层液化、变性，故第10题选B。

【避错】A、B、C选项为常见的口腔黏膜病，病理变化容易混淆，天疱疮的病理特征为棘层松解和上皮内疱形成。

考点：颌骨疾病

【A_1 型题】

1. Garré骨髓炎的X线表现是
A. 骨髓腔间隙增宽
B. 颌骨内多房透射影
C. 虫蚀样骨质破坏
D. 颌骨蜂窝状改变
E. 骨膜新骨形成

【答案】E

【考点】颌骨骨髓炎的常见类型

【解析】慢性颌骨骨髓炎伴增生性骨膜炎，又称为Garré骨髓炎，X线可见特征性的骨密质肥厚，在骨密质外有不规则的骨质增生，形成双层或多层骨密质，骨髓腔内可有点状破坏。故选E。

【避错】本题易错选B、C，慢性化脓性骨髓炎的X线表现可见虫蚀状骨吸收，颌骨实性或多囊性成釉细胞瘤，X线可表现为单房或多房性透射影。

2. 纤维组织代替正常骨，内含化生性骨小梁的变化见于
A. 慢性骨髓炎伴增生性骨膜炎
B. 牙骨质骨化纤维瘤
C. 骨纤维异常增生症
D. 家族性巨颌症
E. 放射性骨坏死

【答案】C

【考点】骨纤维异常增生症病理表现

【解析】镜下见纤维组织代替了正常骨组织，成纤维细胞分化较好，细胞呈梭形，大小一致，胶原纤维排列疏松或呈旋涡状，骨小梁形态不一，粗细不等，大多数细长、弯曲，排列紊乱无定向，呈“C”形、“O”形或“V”形，骨小梁周围缺乏成骨细胞，可见纤维组织直接化骨。增生的纤维组织中富于血管，有时可见骨样组织、新生的骨小梁、软骨岛及破骨细胞。故此题选C。

【避错】此题易错选B，牙骨质骨化纤维瘤无化生性骨小梁。

【A_2型题】

3. 女，23岁。下颌骨区疼痛1年余。检查见右下颌骨膨隆。X线片可见境界明显的密度降低区。病理可见骨质膨隆，有点状出血。镜下可见病变区域大量的纤维结缔组织，含有多核巨细胞，且细胞较小。最可能的诊断是
   A. 朗格汉斯细胞组织细胞增生症
   B. 巨细胞肉芽肿
   C. 骨纤维结构不良
   D. 颌骨骨髓炎
   E. 颌骨创伤

【答案】B

【考点】巨细胞肉芽肿的病理变化

【解析】巨细胞肉芽肿好发于20~30岁女性。颌骨吸收破坏，并使颌骨膨隆，常引起牙的位置异常、松动或脱落。X线下呈现为境界明显的密度减低区，有时表现为多房性骨吸收。肉眼观可见骨质膨隆，剖面灰白或红褐色，病变较大时，可有出血、坏死和囊性变。镜下可见病变由纤维结缔组织构成，其中含有多核巨细胞，巨细胞分布不均匀，数量少，且多核巨细胞较小，所含细胞核的数量也少。根据患者表现，最可能为巨细胞肉芽肿。故本题选B。

【避错】本题易错选C。骨纤维结构不良一般表现为无痛性骨膨胀，典型X线表现为病变骨区阻射性降低，呈磨玻璃样改变，病变与周围正常骨的界线不明显。镜下可见疏松的细胞性纤维组织代替正常骨组织，纤维组织背景下可见呈均匀分布、形态不一的骨小梁。

考点：唾液腺疾病

【A_1型题】

1. 舍格伦综合征与其他腺体慢性炎症的区别是
   A. 腺泡破坏、消失
   B. 淋巴细胞浸润
   C. 腺小叶内缺乏纤维结缔组织修复
   D. 导管上皮增生
   E. 导管扩张

【答案】C

【考点】舍格伦综合征的病理变化

【解析】舍格伦综合征镜下可见病变从小叶中心开始。早期淋巴细胞浸润于腺泡之间，将腺泡分开，进而使腺泡破坏、消失，密集的淋巴细胞形成滤泡。病变严重时，小叶内腺泡全部消失，而为淋巴细胞、组织细胞所取代，但小叶外形轮廓仍保留。腺小叶内缺乏纤维结缔组织修复，此表现是舍格伦综合征与腺体其他慢性炎症的区别。故选C。

【避错】本题易错选其他选项。选项中其他变化均可见于舍格伦综合征，但不能借此与腺体其他慢性炎症相区别。

2. 多形性腺瘤中肌上皮细胞可能出现的细胞形态不包括
   A. 浆细胞样细胞
   B. 梭形细胞
   C. 嗜酸性粒细胞
   D. 透明肌上皮细胞
   E. 上皮样细胞

【答案】C

【考点】多形性腺瘤的基本结构

【解析】多形性腺瘤的基本结构为腺上皮、肌上皮、黏液、黏液样组织和软骨样组织。腺上皮形成腺管样结构，腺管的外围为梭形的肌上皮细胞或柱状的基底细胞。管腔内有粉染的均质性黏液。肌上皮细胞可分为浆细胞样细胞、梭形细胞、透明肌上皮细胞和上皮样细胞4种形态。肌上皮细胞常与黏液样组织和软骨样组织相互过渡，即逐渐移行为黏液样组织和软骨样组织。肿瘤的间质较少，纤维结缔组织常发生玻璃样变性。故选C。

【避错】此题不易选错。嗜酸性粒细胞见于腺淋巴瘤。

3. 基底细胞腺瘤形成的结构不包括
   A. 管状型
   B. 膜性型
   C. 腺样型
   D. 梁状型
   E. 实性型

【答案】C

【考点】基底细胞腺瘤的病理特点

【解析】基底细胞腺瘤肉眼观呈圆形或卵圆形，

直径为1～3cm，包膜完整。镜下见肿瘤细胞为基底样细胞，细胞呈立方状或柱状，边界不清楚，胞质较少，嗜伊红，细胞核较大，呈圆形或卵圆形。肿瘤细胞排列成实性、梁状、管状和膜性结构，在这些肿瘤上皮结构基底部还存在肌上皮细胞。同一肿瘤中可以有一种以上的排列方式，通常以某一种为主。基底细胞腺瘤为良性肿瘤，区域切除后很少复发。故选C。

【避错】本题易错选B，基底细胞腺瘤的形成结构应该与牙源性腺样瘤相鉴别。牙源性腺样瘤肉眼观肿瘤较小，包膜完整，切面呈囊性或实性。实性部分呈灰白色；囊性部分大小不等，腔内含淡黄色胶冻状物质或血性液体，腔内可含牙。

4. 肿瘤细胞团块周边细胞主要呈栅栏状排列的唾液腺肿瘤是
   A. 腺淋巴瘤
   B. 多形性腺瘤
   C. 嗜酸性腺瘤
   D. 腺泡细胞癌
   E. 基底细胞腺瘤

【答案】E

【考点】基底细胞腺瘤的细胞排列特点

【解析】基底细胞腺瘤由肿瘤性上皮细胞和少量结缔组织构成。肿瘤细胞密集成团或呈条索状，细胞为圆形、卵圆形或梭形，胞质少，呈嗜碱性，核圆形、染色深，核仁不明显。有时上皮团块的外周部位呈单层栅栏状排列，颇似皮肤的基底细胞癌，符合题目描述，故选E。

【避错】此题易错选B，多形性腺瘤含有腮腺组织、黏液和软骨样组织无栅栏状排列特点。

5. 腺泡细胞癌的病理学特征是
   A. 肿瘤细胞含特征性嗜碱性颗粒
   B. 由肿瘤上皮与黏液样、软骨样结构构成
   C. 细胞形态学上的一致性与组织结构的多样性
   D. 由含嗜酸性颗粒的柱状细胞和淋巴样组织构成
   E. 由黏液细胞、表皮样细胞和中间细胞构成

【答案】A

【考点】腺泡细胞癌的病理学特征

【解析】腺泡细胞癌病理可见肿瘤细胞呈圆形或多边形，大小一致，多具有特征性的嗜碱性颗粒状胞质，似正常腺泡细胞。颗粒PAS染色阴性。无颗粒的细胞也可存在，甚至可成为肿瘤的主要成分。瘤细胞核小而深染，偏心位，核仁偶见，核分裂象罕见。瘤细胞多排成片块、软骨样或腺泡状，并具有分泌功能。所以此题选A。

【避错】此题易错选B，肿瘤上皮、黏液样、软骨样结构见于多形性腺瘤。

6. 含中间细胞的腺肿瘤是
   A. 黏液表皮样癌
   B. 腺样囊性癌
   C. 多形性低度恶性腺癌
   D. 腺泡细胞癌
   E. 腺癌

【答案】A

【考点】黏液表皮样癌的病理学表现

【解析】黏液表皮样癌镜下观察：肿瘤由表皮样细胞、黏液细胞和中间细胞构成。根据三种细胞的比例和分化，可将其分为高、中、低分化三种。所以此题不选B、C、D、E，此题应选A。

【避错】此题易错选B，中间细胞为黏液表皮样癌的特点，腺样囊性癌无此特点。

【A_2型题】

7. 女，54岁。双侧腮腺肿大10余年。镜下见唾液腺内大量淋巴组织增生，破坏腺泡，腺导管增生，形成上皮肌上皮岛，病变中无纤维修复现象。最可能的病理诊断是
   A. 慢性唾液腺炎
   B. 坏死性唾液腺化生
   C. 唾液腺症
   D. 舍格伦综合征
   E. 唾液腺结核

【答案】D

【考点】舍格伦综合征的病理变化

【解析】舍格伦综合征多见于40岁以上女性，唾液腺肿大以腮腺多见。镜下见病变从小叶中心开始。早期淋巴细胞浸润，将腺泡分开，进而使腺泡破坏、消失，密集的淋巴细胞形成滤泡。病变严重时，小叶内腺泡全部消失，为淋巴细胞、组织细胞所取代，但小叶外形轮廓仍保留。腺小叶内缺乏纤维结缔组织修复。小叶内导管上皮增生，形成实质性上皮团片，即上皮肌上皮岛，细胞呈圆形或多边形，具有泡状细胞核。故选D。

【避错】本题易错选其他选项。慢性唾液腺炎的纤维性修复现象较明显，无上皮肌上皮岛改变。唾液腺结核有内含上皮样细胞和多核巨细胞的结节。唾液腺症和坏死性唾液腺化生，无大量淋巴细胞浸润。

8. 女，50岁。右耳下无痛性肿物3年，生长缓慢。检查见右耳下一结节状肿物，活动，肉眼观察肿物有薄层包膜，不完整，切面呈实性。镜下见圆形肿瘤细胞，核小、偏位，胞质内含嗜碱性颗粒。首先应考虑为

A. 腺淋巴瘤
B. 腺泡细胞癌
C. 腺样囊性癌
D. 多形性腺瘤
E. 嗜酸性腺瘤

【答案】B

【考点】腺泡细胞癌的病理特征

【解析】腺泡细胞癌多见于腮腺，多数肿瘤生长缓慢，实性，活动。肿瘤呈圆形或卵圆形，偶见结节状，可见薄层包膜，大多不完整。剖面多为实性，呈分叶状，褐色或红色，可见囊腔和坏死。镜下观察，肿瘤实质细胞有腺泡样细胞、闰管样细胞、空泡样细胞、透明细胞和非特异性腺样细胞。其中腺泡样细胞呈圆形或多边形，内含微嗜碱性酶原颗粒，细胞核较小。故选B。

【避错】本题易错选C，腺样囊性癌剖面为灰白色或浅褐色实性肿块，无包膜，呈浸润性生长。

9. 男，50岁。左腮腺区无痛性肿块数年。镜下见肿瘤由上皮和淋巴样组织组成，上皮成分形成不规则囊腔，细胞排列成假复层，间质中淋巴细胞密集，并形成淋巴滤泡。病理诊断为

A. 多形性腺瘤
B. 肌上皮瘤
C. 基底细胞腺瘤
D. 嗜酸性腺瘤
E. 腺淋巴瘤

【答案】E

【考点】腺淋巴瘤的病理诊断

【解析】腺淋巴瘤的临床表现：男女之比约为5：1，多数患者年龄为41～70岁，平均年龄56岁；肿瘤生长缓慢、无痛，多位于腮腺包膜下，触诊质硬或有波动感。肿块时大时小，有消长史是该肿瘤突出的临床特点之一。病理表现：肿瘤由上皮和淋巴样组织组成；上皮形成不规则的大腺管或囊腔并呈乳头状突入管腔内，其上皮细胞排列成假复层；间质中除有一些纤维结缔组织外，尚有许多细胞密集成大小不等的团块，其细胞成分包括淋巴细胞、浆细胞、肥大细胞及巨噬细胞，亦可见淋巴滤泡形成。故此题选E。

【避错】此题易错选A，多形性腺瘤内不含淋巴样组织。

【A_3/A_4型题】

（10～11题共用题干）

女，45岁。腮腺肿物5年，呈无痛性生长。检查见右耳下一结节状肿物，活动，肉眼观察肿物有厚薄不一的包膜，不完整，切面大部分实性、黄白色，局部可见针尖大小囊腔，偶见半透明状区域。镜下见肿瘤细胞呈导管状结构及上皮细胞块，并见黏液软骨样区。

10. 应考虑为

A. 腺淋巴瘤
B. 腺泡细胞癌
C. 肌上皮瘤
D. 多形性腺瘤
E. 嗜酸性腺瘤

【答案】D

【考点】多形性腺瘤病理变化

【解析】根据描述的临床表现及病理变化可知该患者患有多形性腺瘤，病理变化为肉眼观察，多呈不规则结节状，剖面多为实性，灰白色，可见囊腔形成，囊腔内含有透明黏液，有时可见浅蓝色透明的软骨样组织，肿瘤周围有厚薄不一的包膜，多数肿瘤包膜完整。光镜下观察肿瘤细胞的类型多样，组织结构复杂，其基本结构为腺上皮、肌上皮、黏液、黏液样组织和软骨样组织。因此本题选D。

【避错】本题易错选C，肉眼观察肿瘤为单个圆形或结节状，剖面实性，灰白色或黄褐色，有时含半透明胶冻状物，肌上皮瘤与多形性腺瘤同源，故可存在腺管样结构，但低于5%～10%，可诊断肌上皮瘤。

11. 其组织来源为

A. 闰管或闰管储备细胞
B. 腺泡
C. 排泄管
D. 纹管
E. 口腔黏膜基底细胞

【答案】A

【考点】多形性腺瘤的组织发生

【解析】多形性腺瘤来自闰管或闰管储备细胞，它既可向上皮分化，又可向肌上皮细胞分化，肿瘤性肌上皮细胞进一步形成黏液样组织，从而形成了肿瘤的多形性结构。故选A。

【避错】本题易错选C，腺淋巴瘤来源于排泄管。

【B_1型题】

（12～13题共用备选答案）

A. 肿瘤中有软骨样组织
B. 肿瘤中有牙乳头样组织
C. 肿瘤中有筛孔样结构
D. 肿瘤中有牙体组织
E. 肿瘤由黏液样细胞、表皮样细胞和中间细胞组成

12. 腺样囊性癌筛状型的病理特点是

【答案】C

13. 黏液表皮样癌的病理特点是

【答案】E

【考点】唾液腺肿瘤病理特点

【解析】腺样囊性癌筛状型主要特点是肿瘤细胞团块内含有筛孔状囊样腔隙，与藕的断面相似，故12题选C；黏液表皮样癌镜下见，肿瘤实质由黏液细胞、表皮样细胞和中间细胞构成。故13题选E。

【避错】第12题易错选A选项，多形性腺瘤镜下见有腺上皮、肌上皮、黏液样组织和软骨样组织。第13题不易选错，黏液表皮样癌肿瘤由黏液细胞、表皮样细胞和中间细胞组成。

考点：口腔颌面部囊肿

【A_1型题】

1. 外渗性黏液囊肿的特点为

A. 复层鳞状上皮衬里

B. 假复层纤毛柱状上皮衬里

C. 扁平上皮衬里

D. 矮柱状上皮衬里

E. 无上皮衬里

【答案】E

【考点】外渗性黏液囊肿的特点

【解析】黏液囊肿的形成机制有两种情况，一种是唾液腺导管破裂后，黏液直接进入组织间隙而形成，此种即外渗性黏液囊肿；另一种形成方式是唾液腺导管阻塞，在导管内有黏液的潴留，此为潴留囊肿。外渗性黏液囊肿在病理上没有上皮衬里，潴留囊肿可有上皮衬里。因此E正确，其他选项均错误。本题选E。

【避错】本题不易选错，外渗性黏液囊肿在病理上没有上皮衬里。

2. 下列囊壁内衬2～5层扁平上皮的是

A. 牙源性角化囊性瘤

B. 鼻唇囊肿

C. 根尖周囊肿

D. 含牙囊肿

E. 皮样囊肿

【答案】D

【考点】含牙囊肿

【解析】镜下见含牙囊肿上皮衬里是复层扁平上皮，较薄，由2～5层扁平或矮立方状细胞组成，无角化，无上皮钉突。纤维囊壁有牙源性上皮岛、皮脂腺细胞，符合题目描述，所以D正确，选项中的其他囊肿没有2～5层薄层扁平上皮衬里，所以A、B、C、E不选。此题应选D。

【避错】本题易错选A和E。但牙源性角化囊性瘤衬里上皮为较薄的，厚度一致的复层鳞状上皮；鼻唇囊肿衬里上皮为假复层柱状上皮；根尖周囊肿衬里也为复层鳞状上皮，厚薄不一；皮样囊肿为复层鳞状上皮衬里。都非扁平上皮衬里。

3. 纤维囊壁内含有大量淋巴样组织，并形成淋巴滤泡的囊肿是

A. 黏液囊肿

B. 萌出囊肿

C. 鳃裂囊肿

D. 含牙囊肿

E. 甲状舌管囊肿

【答案】C

【考点】鳃裂囊肿

【解析】鳃裂囊肿又称颈部淋巴上皮囊肿，常位于颈上部近下颌角附近，胸锁乳突肌上1/3前缘。上皮衬里：复层鳞状上皮（90%以上）、假复层柱状上皮。囊肿上皮可癌变。纤维囊壁：含有大量淋巴样组织并形成淋巴滤泡。符合题目描述，所以C正确。含有大量淋巴样组织并形成淋巴滤泡是鳃裂囊肿的特异性表现，其他囊肿没有这种表现，所以A、B、D、E不选。此题应选C。

【避错】熟练掌握鳃裂囊肿的特点，此题不易选错。

4. 根尖周囊肿表现为下列病理改变，除了

A. 囊壁内衬复层鳞状上皮

B. 基底细胞呈柱状，胞核呈栅栏状排列

C. 囊壁内常有慢性炎症细胞浸润

D. 常含胆固醇裂隙

E. 可见透明小体

【答案】B

【考点】根尖周囊肿的病理改变

【解析】根尖周囊肿是炎症性囊肿，其内衬上皮多为来自上皮剩余的复层鳞状上皮，囊壁中多有慢性炎症细胞浸润，上皮内可见发卡样透明小体，囊腔和囊壁内可有针状胆固醇裂隙。备选答案中A、C、D、E都符合此囊肿的改变，唯有B所叙述的特点符合牙源性角化囊肿，一般不出现在根尖周囊肿中，故选B。

【避错】本题易错选A，易混淆牙源性角化囊性瘤和根尖周囊肿，牙源性角化囊性瘤基底细胞层界线清楚，由柱状或立方状细胞组成，胞核着色深且远离基膜，呈栅栏状排列。

【A_2型题】

5. 男孩，10岁。右下颌肿胀1年余。检查见右下颌前磨牙区膨隆，手术见右下颌囊性肿物，内含一牙冠，囊壁附着于牙颈部。首先考虑为

A. 萌出囊肿
B. 牙龈囊肿
C. 发育性根侧囊肿
D. 含牙囊肿
E. 根尖周囊肿

【答案】D

【考点】牙源性囊肿

【解析】含牙囊肿生长缓慢，早期无自觉症状。含牙囊肿较大时可引起颌骨膨隆或面部不对称、牙移位及邻近牙的根吸收；X线表现为圆形透射区，边界清楚，囊腔内可含一个未萌的牙冠。肉眼可见囊壁较薄，囊腔内含有牙冠，囊壁附着于牙颈部，囊液多呈黄色。故选D。

【避错】本题易错选A。萌出囊肿指萌出牙的缩余釉上皮与牙釉质之间液体潴留而形成的囊肿，肉眼可见囊肿内含清亮液体或血性液体。

6. 男，40岁。前牙残根，拔除后创面不愈合。X线检查可见拔牙创下方有一卵圆形透光区，术后病理检查可见不完整囊腔。镜下可见感染性囊肿壁，囊壁内可见较多炎症细胞浸润，并见泡沫细胞及胆固醇结晶裂隙，内衬上皮不完整，上皮钉突增生、伸长，上皮内可见白细胞游出。最可能的诊断是

A. 萌出囊肿
B. 含牙囊肿
C. 根尖周脓肿
D. 根尖周囊肿
E. 根尖周肉芽肿

【答案】D

【考点】根尖周囊肿的组织学特点

【解析】根尖周囊肿镜下可见囊壁的囊腔面内衬无角化的复层扁平上皮，厚薄不一，上皮钉突因炎症刺激发生不规则增生、伸长，相互融合呈网状，上皮有细胞间水肿和以中性粒细胞为主的炎症细胞浸润。囊壁内可见含铁血黄素和胆固醇晶体沉积留下的裂隙，裂隙周围常伴有多核巨细胞反应。故选D。

【避错】本题易错选A。萌出囊肿镜下可见囊肿上方被牙龈黏膜覆盖，囊肿衬里上皮具有缩余釉上皮特征；继发炎症时，上皮增生，结缔组织囊壁内有慢性炎症细胞浸润。

考点：牙源性肿瘤

【A_1型题】

1. 肉眼见包膜完整，组织学观察见玫瑰花样结构的肿瘤是

A. 牙瘤
B. 成釉细胞瘤
C. 牙源性钙化上皮瘤
D. 牙源性腺样瘤
E. 良性成牙骨质细胞瘤

【答案】D

【考点】牙源性腺样瘤组织学特点

【解析】牙源性腺样瘤上下颌骨均可发生，但以上颌骨前部多见。肿物有完整包膜。组织学牙源性腺样瘤的典型特点，即嗜碱性梭形或立方状瘤细胞，组成大小不等的结节状实性细胞巢或玫瑰花样结构，瘤细胞之间可见嗜酸性物质沉积。所以此题选D。

【避错】本题易错选C选项，牙源性钙化上皮瘤镜下见肿瘤由多边形上皮细胞组成，并常见清晰的细胞间桥。纤维性间质常见退变。上皮细胞排列呈片状或岛状。

2. 具有局部浸润性生长的肿瘤为

A. 海绵状血管瘤
B. 囊性水瘤
C. 牙龈瘤
D. 成釉细胞瘤
E. 蔓状血管瘤

【答案】D

【考点】成釉细胞瘤

【解析】具有局部浸润性生长的肿瘤主要是指恶性肿瘤，但也有肿瘤生物学行为介于良性和恶性之间，具有恶性倾向，可转变为恶性肿瘤，此种肿瘤称为临界瘤，如成釉细胞瘤、多形性腺瘤，故选D。A、B、C、E均属于瘤样病变或良性肿瘤，无浸润性生长的行为。

【避错】此题注意分辨选项中的临界瘤，除成釉细胞瘤外，其他均为瘤样病变或良性肿瘤，无浸润性生长的行为，清楚这一点就不易选错。

3. 灶性影细胞主要见于

A. 成釉细胞瘤
B. 牙源性腺样瘤
C. 牙源性钙化囊性瘤
D. 牙源性钙化上皮瘤

E. 良性成牙骨质细胞瘤

【答案】C

【考点】影细胞表现的临床疾病

【解析】牙源性钙化囊性瘤病理特点：基底层上方是星网状细胞，其中可见影细胞，邻近基底层下方可见发育不良的牙本质，纤维囊壁可见子囊，亦可见影细胞，而影细胞是牙源性钙化囊性瘤特异性表现，所以此题选C。

【避错】此题易选错D，应区别牙源性钙化囊性瘤与牙源性钙化上皮瘤的特征性表现。灶性影细胞是牙源性钙化囊性瘤的病理特点。牙源性钙化上皮瘤由多边形上皮细胞组成，常见清晰的细胞间桥；纤维性间质常见退变；上皮细胞排列呈片状或岛状，偶呈筛孔状；边界较清晰，胞质微嗜酸性；胞质透明，呈灶性聚集；肿瘤组织内常见特征性圆形嗜酸性均质物质发生钙化，钙化物呈同心圆沉积。

4. 组织学上，成釉细胞瘤的基本类型为

A. 滤泡型和棘皮瘤型

B. 滤泡型和丛状型

C. 丛状型和棘皮瘤型

D. 滤泡型和颗粒细胞型

E. 丛状型和基底细胞型

【答案】B

【考点】成釉细胞瘤的病理类型

【解析】成釉细胞瘤主要根据肿瘤的细胞学特点和排列特点进行病理分型。它们的排列有2种基本方式：滤泡样（似成釉器的细胞排列）和互相交织成网的丛状，所以B正确。而棘皮瘤型、颗粒细胞型和基底细胞型的命名，主要是根据基本细胞的形态变异，不属于基本类型。故本题选B。

【避错】组织学上，典型成釉细胞瘤的上皮岛或上皮条索由两类细胞成分构成：一类为瘤巢周边的立方或柱状细胞，核呈栅栏状排列并远离基底膜，类似于成釉细胞或前成釉细胞的滤泡型；另一类位于瘤巢中央，排列疏松，呈多角形或星形，类似于星网状层细胞的丛状型。因成釉细胞瘤的组织结构和细胞形态变异较大，可有多种表现，故又分为棘皮瘤型、颗粒细胞性基底细胞型。

【A_2 型题】

5. 女，14岁。有上颌尖牙区肿物。标本肉眼观察可见包膜完整，切面囊、实性，内含牙齿1枚。最可能的诊断是

A. 成釉细胞瘤

B. 牙源性鳞状细胞瘤

C. 牙源性腺样瘤

D. 牙源性钙化上皮瘤

E. 牙源性钙化囊性瘤

【答案】C

【考点】牙源性腺样瘤的病理特点

【解析】牙源性腺样瘤生长缓慢，一般无明显症状。本病以10～19岁女性多见。上颌尖牙区为好发部位，常伴阻生牙。肉眼观察，肿瘤较小，包膜完整，切面呈囊性或实性。实性部分呈灰白色；囊性部分大小不等，腔内含淡黄色胶冻状物质或血性液体，腔内可含牙。故选C。

【避错】本题易错选D。牙源性钙化上皮瘤患者仅见颌骨逐渐膨胀。肉眼观察可见病变区颌骨膨大，切面呈灰白或灰黄色，实性，可见埋伏牙。

【B_1 型题】

（6～7题共用备选答案）

A. 成釉细胞瘤

B. 牙源性角化囊性瘤

C. 牙瘤

D. 腺样囊性癌

E. 黏液表皮样癌

6. 属于成牙组织的结构瘤或发育畸形的是

【答案】C

7. 肿瘤细胞团块内含有筛孔状囊样腔隙的是

【答案】D

【考点】常见牙源性、唾液腺肿瘤的组织学特点

【解析】牙瘤是成牙组织的错构瘤或发育畸形，不是真性肿瘤，故6题选C。唾液腺的腺样囊性癌的组织类型分为腺性（筛状）型、管状型和实性型。腺性型主要是肿瘤细胞团块内含有筛孔状囊样腔隙，与藕的断面相似，筛孔内充满嗜酸性或嗜碱性黏液样物质，腔隙周围有基底膜样结构，故7题选D。

【避错】6题易错选B，牙源性角化囊性瘤是一种良性、单囊或多囊的牙源性肿瘤。7题易错选E，黏液表皮样癌镜下见肿瘤实质由黏液细胞、表皮样细胞和中间细胞构成。

（8～9题共用备选答案）

A. 成釉细胞瘤

B. 牙源性钙化囊性瘤

C. 牙源性角化囊性瘤

D. 牙源性透明细胞癌

E. 良性成牙骨质细胞瘤

8. 含有透明细胞的疾病是

【答案】D

9. 与受累牙牙根融合的疾病是

【答案】E

【考点】牙源性肿瘤的病理特点

【解析】牙源性透明细胞癌主要组织学表现为片状、条索状和岛状排列的透明细胞。细胞形态一致、胞质内有空泡形成、胞质透明或含有细颗粒的细胞，没有显著的腺体分化，故第8题选D。良性成牙骨质细胞瘤通常相关牙的牙根吸收而变短，并与肿瘤性硬组织融合。故第9题选E。

【避错】8题易错选A，成釉细胞癌中心为类似星网状层结构不含细胞。9题易错选B选项，牙源性钙化囊性瘤无与牙根融合现象。

考点：口腔黏膜上皮肿瘤和瘤样病变

【A_1型题】

1. 关于寻常疣特点的叙述，错误的是
   A. 病变为外生性
   B. 中心为血管结缔组织
   C. 增生的复层鳞状上皮呈指状突起
   D. 上皮表层通常有不全角化或正角化
   E. 有溃疡

【答案】E

【考点】寻常疣的特点

【解析】寻常疣病变为外生性，增生的复层鳞状上皮呈指状突起，其中心为血管结缔组织支持。上皮表层通常有不全角化或正角化，也可能无角化。故选E。

【避错】本题易错选C。寻常疣表现为过度角化的复层鳞状上皮增生，可见指状突起。

2. 疣状癌最常发生于
   A. 下唇
   B. 颊
   C. 舌背
   D. 牙槽黏膜
   E. 牙龈

【答案】A

【考点】口腔癌

【解析】疣状癌是一种非转移性的高分化鳞状细胞癌的亚型，以外生性、疣状缓慢生长和边缘推压为特征，最常发生于老年男性下唇，颊、舌背、牙龈、牙槽黏膜均可发生。

【避错】本题易错选其他选项。颊、舌背、牙龈、牙槽黏膜均可发生疣状癌，但不是最常发生的部位。

考点：口腔软组织和淋巴造血系统肿瘤与瘤样病变

【A_1型题】

1. 嗜酸性淋巴肉芽肿的好发部位是
   A. 下颌角
   B. 颈部中线
   C. 腭中缝
   D. 上颌窦
   E. 腮腺区

【答案】E

【考点】嗜酸性淋巴肉芽肿

【解析】嗜酸性淋巴肉芽肿好发于青壮年男性的腮腺区、耳后等，为多发部位病损。本病表现为缓慢增大的无痛性包块，可呈对称性。患部皮肤常有瘙痒和色素沉着。外周血嗜酸性粒细胞增多。故选E。

【避错】本题易错选A。鳃裂囊肿常位于颈上部近下颌角处，注意区别。

2. 关于血管瘤的叙述，错误的是
   A. 可发生于身体任何部位
   B. 多见于头颈、四肢等处皮肤和肌肉
   C. 多为单发
   D. 分叶状毛细胞血管瘤生长迅速
   E. 婴儿血管瘤是婴儿最常见的良性肿瘤

【答案】C

【考点】血管瘤

【解析】血管瘤是一种由分化较成熟的血管构成的血管畸形或良性肿瘤，可发生于身体任何部位，但最多见于头颈、四肢等处皮肤和肌肉。其特点为多发性，且多无包膜，切除不干净可复发。婴儿血管瘤是婴儿最常见的良性肿瘤，特征为围生期或先天发病。分叶状毛细血管瘤亦称化脓性肉芽肿，为获得性血管瘤，是生长迅速的外生性病变。故选C。

【避错】本题易错选A。血管瘤可发生于身体任何部位，但最多见于头颈、四肢等处皮肤和肌肉。

第十六章　口腔解剖生理学

考点：牙体解剖生理

【A_1 型题】

1. 人类的牙属于
   A. 槽生牙
   B. 侧生牙
   C. 端生牙
   D. 多牙列
   E. 单牙列

【答案】A

【考点】牙的特点

【解析】槽生牙有发育较完善的位于牙槽窝内的牙根，并有血管和神经末梢从根尖孔进入髓腔。哺乳动物包括人类的牙均为槽生牙。故选 A。

【避错】本题易错选 D。人类的牙在一生中只替换一次，即乳牙列和恒牙列，称为双牙列。

2. 牙周组织和牙髓组织间最重要的解剖通道是
   A. 根管侧支
   B. 暴露的牙本质小管
   C. 根尖孔
   D. 髓室底副根管
   E. 畸形舌侧沟

【答案】C

【考点】根尖孔的作用

【解析】根管在根尖部的开口称为根尖孔，牙髓内的血管、淋巴管和神经均通过根尖孔与牙周组织相连。故选 C。

【避错】本题易错选 A。根管侧支是除根尖孔以外，与牙周组织相连的通道，连接牙髓和根尖周组织，也可成为互相感染的渠道，但不是主要的。

3. 牙萌出特点中错误的是
   A. 左右对称同期萌出
   B. 下颌牙比上颌同名牙萌出早
   C. 女性萌出早于男性
   D. 最早萌出的乳牙是上颌乳中切牙
   E. 最早萌出的恒牙是下颌第一磨牙

【答案】D

【考点】乳牙萌出特点和乳、恒牙的萌出顺序

【解析】牙萌出具有下列生理特点：①牙萌出有较明确的时间和顺序。②下颌牙萌出时间较上颌同名牙早。③牙萌出都是左右对称同时萌出。由此推出 A 和 B 都对。一般女性萌出较早于男性，故 C 对。乳牙的萌出顺序：乳中切牙、乳侧切牙、第一乳磨牙、乳尖牙、第二乳磨牙，通常下颌牙萌出早于上颌同名牙，故 D 错。恒牙的萌出顺序：上颌 6→1→2→4→3→5→7 或 6→1→2→4→5→3→7；下颌多为 6→1→2→3→4→5→7 或 6→1→2→4→3→5→7。最早萌出的恒牙是第一磨牙，即六龄齿，故 E 正确。本题选 D。

【避错】此题易错选 E。认为乳牙最早萌出的为下颌乳中切牙，恒牙最早萌出的为下颌中切牙，最早萌出的恒牙是第一磨牙。

4. 下列乳、恒牙中形态相似的是
   A. 上颌第一乳磨牙与上颌第一磨牙
   B. 上颌第二乳磨牙与上颌第一磨牙
   C. 上颌第二乳磨牙与上颌第二磨牙
   D. 下颌第一乳磨牙与下颌第一磨牙
   E. 下颌第二乳磨牙与下颌第二磨牙

【答案】B

【考点】乳、恒牙的牙体解剖

【解析】上颌第二乳磨牙和下颌第二乳磨牙各与同颌的第一磨牙形态近似，位置又彼此相邻，很容易混淆。故选 B。

【避错】本题其余选项都容易错选，要牢记乳、恒牙的鉴别特点。

5. 乳牙萌出的顺序为
   A. ABCDE
   B. ABCED
   C. ABDCE
   D. ABEDC
   E. ABDEC

【答案】C

【考点】乳牙萌出顺序

【解析】乳牙的临床牙位表示：A 为乳中切牙，B 为乳侧切牙，C 为乳尖牙，D 为第一乳磨牙，E 为第二乳磨牙。乳牙的萌出顺序：乳中切牙（6 ~ 8 个月），乳侧切牙（8 ~ 10 个月），第一乳磨牙（12 ~ 16 个月），乳尖牙（16 ~ 20 个月），第二乳磨牙（20 ~ 24 个月），可表示为 ABDCE。故选 C。

【避错】此题易错选A，混淆乳尖牙和第一乳磨牙的萌出顺序，但第一乳磨牙先于乳尖牙萌出。

6. 上颌第一磨牙有三个牙根，即

A. 近中根、远中根、舌根

B. 颊根、近中舌根、远中舌根

C. 近中根、远中颊根、远中舌根

D. 近中颊根、近中舌根、远中根

E. 近中颊根、远中颊根、舌根

【答案】E

【考点】上颌第一磨牙的特点

【解析】上颌第一磨牙的特点：①四个尖，近中舌尖最大，近中颊尖稍大于远中颊尖，远中舌尖最小；在近中舌尖的舌侧有时有第五尖。②每一牙尖顶有三角嵴，远中颊尖三角嵴与近中舌尖三角嵴形成斜嵴。③面上的发育沟有颊沟、近中沟及远中舌沟。④根在根柱以上分叉为三根，即近中颊根、远中颊根、舌根，均呈扁形，舌根最大。故选E。

【避错】此题属于记忆性知识点，熟练掌握上颌第一磨牙的解剖特点，不易选错。

7. 上颌第一磨牙𬌗面发育沟包括

A. 近中舌沟、远中舌沟、近中邻沟、中央沟

B. 颊沟、舌沟、近中沟、远中沟

C. 颊沟、远中舌沟、近中沟

D. 远中舌沟、近中舌沟、中央沟、远中沟

E. 颊沟、舌沟、远中舌沟、中央沟

【答案】C

【考点】上颌第一磨牙发育沟

【解析】上颌第一磨牙𬌗面有中央窝和远中窝。𬌗面共3条发育沟：颊沟、近中沟和远中舌沟。故选C。

【避错】此题易错选B，下颌第一磨牙的五条发育沟为颊沟、舌沟、近中沟、远中沟和远颊沟，B选项为下颌第一磨牙的发育沟。

8. 下颌第一前磨牙的特征是

A. 颊尖略大于舌尖

B. 颊尖约等于舌尖

C. 舌侧可出现两个牙尖

D. 颊尖偏向牙长轴的舌侧

E. 颊尖偏向牙长轴的颊侧

【答案】D

【考点】下颌第一前磨牙解剖特点

【解析】下颌第一前磨牙冠部，颊尖长大、尖而突，舌尖短小、低而圆，即颊尖偏向牙长轴的舌侧，所以D正确。下颌第一前磨牙面观，颊尖占4/5，舌尖不发达，整个面自然接触区向舌侧收缩明显，尤其近中侧，颊尖远大于舌尖，A、B说法均不准确，E颊尖偏向颊侧弄颠倒了，故选D。

【避错】此题易错选A，下颌第一前磨牙颊尖远大于舌尖，而不是“略大于”。

9. 𬌗面点隙是指

A. 2条或2条以上发育沟相交所形成的点状凹陷

B. 2条或2条以上牙尖嵴相交所形成的点状凹陷

C. 3条或3条以上发育沟相交所形成的点状凹陷

D. 3条或3条以上牙尖嵴相交所形成的点状凹陷

E. 3条或3条以上牙裂隙相交所形成的点状凹陷

【答案】C

【考点】点隙

【解析】上下颌后牙相对而发生咀嚼作用的一面称为𬌗面。发育沟是指牙生长发育时，两生长叶相连所形成的明显而有规则的浅沟。点隙为3条或3条以上发育沟的汇合处或某些发育沟的末端所成的点状凹陷，所以选项C正确。

【避错】此题易错选D，牙尖嵴为牙齿上的突起，因此相交无法形成凹陷，𬌗面点隙是发育沟相交所成的点形凹陷。

10. 下颌第一磨牙髓室顶最凹处约平齐于

A. 𬌗、中1/3交界处

B. 颈缘上2mm

C. 颈缘

D. 颈缘下2mm

E. 根分叉处

【答案】C

【考点】下颌第一磨牙髓腔解剖特点

【解析】下颌第一磨牙髓室呈矮立方形，髓室顶形凹，最凹处约与颈缘平齐，此题选C。近舌髓角与远舌髓角高度相近，两者均接近牙冠中1/3，近颊髓角、远颊髓角和远中髓角较低，位于牙冠颈1/3或颈缘附近。

【避错】此题易错选B，下颌第一磨牙牙髓室顶的最凹平齐颈缘，而不是在颈缘上2mm。

11. 下颌磨牙髓室底距根分叉的距离约为

A. 1. 0mm

B. 2. 0mm

C. 3. 0mm

D. 4. 0mm

E. 5. 0mm

【答案】B

【考点】下颌磨牙髓室底的特点

【解析】下颌磨牙髓室底距根分叉的距离约为2mm，B选项正确。因为下颌磨牙髓腔近远中切面观，髓室的近远中径>颊舌径，近中髓角高于远中髓角，近舌髓角最高。髓室顶嵴髓室底均凸向髓室，髓

室顶最凸处约与颈缘平齐，髓室底在颈缘下 2mm，髓室顶、底之间的距离一般在 2mm 以下，髓室底距根分叉处 2mm。A、C、D、E 答案均不对，故选 B。

【避错】此题易错选 C，考生应牢记下颌磨牙髓室底距根分叉的距离，髓室顶、底之间的距离一般均为 2mm。

12. 下列哪项不属于牙的功能
A. 发音时限定了舌的活动范围
B. 通过咀嚼可刺激颌骨正常发育
C. 通过咀嚼增进牙周组织健康
D. 保持面部形态正常
E. 保持口腔的自洁作用

【答案】E

【考点】牙齿的生理功能特点

【解析】牙具有发音和言语功能，发音和言语需要牙、唇和舌的共同参与，牙齿的位置限定了发音时舌的范围，因此 A 正确。牙具有咀嚼功能，除捣碎食物外，还可刺激颌骨、面部的正常发育，增进牙周组织健康，因此 B、C 正确。完整的牙弓维持着面部外形的自然和美观，牙齿能保持面部的正常形态，D 正确。口腔的自洁作用需要舌和唾液腺的参与，牙不具有保持口腔清洁的作用，故此题选 E。

【避错】此题易错选 C，牙齿通过咀嚼可以对牙周黏膜起到按摩作用，增进牙周组织的健康。

13. 从牙颈部横切面观根管口大而圆的是
A. 下颌第一磨牙近中根
B. 下颌第一磨牙远中根
C. 上颌第一磨牙腭侧根
D. 上颌第一磨牙近中颊侧根
E. 上颌第一磨牙远中颊侧根

【答案】C

【考点】牙髓腔形态特点

【解析】从牙颈部横切面观根管口大而圆的是上颌第一磨牙腭侧根，C 正确。因为下颌第一磨牙髓腔颈部横剖面观，髓室底轮廓为近远中径长、颊舌径短的四边形或五边形，髓室底有 2～4 个根管口，近中根一般为颊、舌两个小而圆根管，远中根一般为椭圆形，所以 A、B 不对；同样上颌第一磨牙髓腔颈部横剖面观，近颊根管较扁，远颊根管虽较远但较小，D、E 不对，故选 C。

【避错】此题易错选 B，下颌第一磨牙远中根一般较近中根粗大，但不为圆形，上颌第一磨牙腭根根管口大而圆是其特征性表现。

14. 下颌第一磨牙的特点是
A. 𬌗面长方形，有 5 条发育沟
B. 舌面外形高点在𬌗 1/3 处
C. 邻面外形高点在颈 1/3 处
D. 颊面似长方形，有 2 个牙尖
E. 有两颊一舌 3 个牙根

【答案】A

【考点】下颌第一磨牙的解剖形态特点

【解析】下颌第一磨牙𬌗面观近远中径大于颊舌径，近似长方形，并向远中和舌侧聚拢，𬌗面有 5 个牙尖和 5 条发育沟，所以 A 正确。舌面外形高点在中 1/3 处，颊侧外形高点在颈 1/3 处，B 错误；邻面外形高点在近𬌗 1/3 的偏颊侧，C 错误；颊面似梯形，有 3 个牙尖，D 错误；牙根一般为近、远中两扁根，E 错误。应选 A。

【避错】此题易错选 D，下颌第一磨牙颊面有 3 个牙尖，近中颊尖、远中颊尖和远中尖。

15. 髓腔的增龄性变化中，在磨牙髓腔中的继发性牙本质主要沉积于
A. 髓室顶
B. 髓室底
C. 颊侧髓壁
D. 舌侧髓壁
E. 根尖孔

【答案】B

【考点】髓腔的增龄性变化

【解析】随着年龄的增长，在髓腔内壁有继发性牙本质向心性沉积，使髓腔的体积逐渐缩小，髓角变低平，根管变细，根尖孔窄小，有的髓腔部分或全部钙化阻塞，给临床治疗带来困难。髓腔的增龄性变化中，继发性牙本质的沉积方式因牙位不同而不同，磨牙主要沉积在髓室底，其次为髓室顶和侧壁。故选 B。

【避错】此题易错选 D。上颌前牙继发性牙本质主要沉积在髓室舌侧壁，其次为髓室顶。

16. 相对恒牙而言，乳牙髓腔的特点是
A. 根管细
B. 髓壁厚
C. 髓角低
D. 髓室大
E. 根尖孔小

【答案】D

【考点】乳牙髓腔的特点

【解析】乳牙髓腔的形态与乳牙外形相似，表现为髓室大、髓壁薄、髓角高、根管粗、根管方向斜度较大，根尖孔亦大。所以本题选 D。

【避错】此题易错选 C，乳牙髓腔髓角高，因此去腐时比恒牙更易露髓，须牢记。

17. 上颌尖牙的特点是
A. 唇面似圆五边形，唇轴嵴明显

B. 唇面近中缘和远中缘基本对称

C. 牙根近颈部横截面呈葫芦形

D. 舌轴嵴和边缘嵴均不明显

E. 牙尖偏向牙体长轴的舌侧

【答案】 A

【考点】 上颌尖牙的解剖形态

【解析】 唇面牙冠近似圆五边形，唇面唇轴嵴突出，所以A正确。近中边缘嵴较直，远中边缘嵴较圆突，不对称，所以B错误；牙根颈部横截面为椭圆三角形，不呈葫芦形，所以C错误；舌隆突非常显著，所以D错误；远中牙尖嵴大于近中牙尖嵴，牙尖偏近中，牙尖位于牙体长轴的唇侧，所以E错误。所以此题选A。

【避错】 此题易错选E，上颌尖牙的牙尖偏向近中，上颌牙齿牙尖一般位于牙体长轴的颊侧，下颌牙齿牙尖一般位于牙体长轴的舌侧。

18. 属于上颌中切牙特点的是

A. 近中切角为直角，远中切角为锐角

B. 舌窝浅，不明显

C. 牙冠由3个生长叶组成

D. 切嵴位于牙体长轴的唇侧

E. 近中面稍短，较圆突

【答案】 D

【考点】 上颌中切牙的解剖形态

【解析】 上颌中切牙唇面略呈梯形，切1/3处可见两条发育沟，切缘与近中缘相交而成的近中切角近似直角，与远中缘相交而成的远中切角略为圆钝，A不正确。舌面较唇面小，中央凹陷成窝称舌窝，周边为突起的嵴，B不正确。多数牙由4个生长叶发育而成，少数由5个生长叶发育而成，上颌中切牙由4个生长叶发育而成，C是错误的。近中面似三角形，远中面稍短而圆突，E不正确。侧面观察，切嵴在牙体长轴的唇侧，故选D。

【避错】 此题易错选A，远中切角一般为钝角。

19. 符合下颌第一乳磨牙特点的是

A. 𬌗面似以近中缘为底的三角形

B. 颊面远中缘长于近中缘

C. 近中颊颈嵴特别突出

D. 颊面似以远中缘为底的三角形

E. 牙根细长，分叉度小

【答案】 C

【考点】 下颌第一乳磨牙解剖特点

【解析】 下颌第一乳磨牙特点是𬌗面为不规则的四边形，所以A不正确；颊面四边形，近中边缘嵴平直，远中边缘嵴却极短且突，远中边缘嵴大于近中边缘嵴，所以B、D错误；近中颊颈嵴突出，所以C正确；牙根有近中、远中两个根，扁宽，分叉大，所以E不正确。所以此题选C。

【避错】 此题易错选E，下颌乳磨牙较恒牙牙根粗壮，分叉度较大。

20. 形态不同于任何恒牙的是

A. 上颌乳尖牙

B. 下颌第一乳磨牙

C. 下颌第二乳磨牙

D. 上颌第一乳磨牙

E. 上颌第二乳磨牙

【答案】 B

【考点】 下颌第一乳磨牙的形态特征

【解析】 下颌第一乳磨牙的形态不似任何恒牙，其𬌗面为不规则的四边形，其近中边缘嵴特短，近中颊尖大于远中颊尖，近中颈嵴最突；颊面为四边形，近中缘长且直，远中缘特短且突；舌面可见长而尖的近中舌尖和短小而圆的远中舌尖；牙根分为近中及远中两根，根分叉大，故B正确。上、下颌第二乳磨牙各与同颌的第一磨牙形态近似；上颌第一乳磨牙𬌗面形态似上颌前磨牙，上颌乳尖牙牙冠外形与上颌恒尖牙相似，但体积明显缩小，故A、C、D、E均不正确。

【避错】 此题易错选C，下颌第二乳磨牙类似于下颌磨牙，因此可排除。

21. 以斜嵴为主要解剖标志的是

A. 上颌第一前磨牙

B. 上颌第二前磨牙

C. 上颌第一磨牙

D. 下颌第一前磨牙

E. 下颌第二前磨牙

【答案】 C

【考点】 上颌第一磨牙的解剖特点

【解析】 上颌第一磨牙𬌗面由远中颊尖三角嵴与近中舌尖三角嵴相连成嵴，称为斜嵴，为上颌第一磨牙的解剖特征，故C正确。上下颌前磨牙𬌗面中央通常可见一小牙尖，称畸形中央尖，易磨损使髓腔暴露，引起牙髓炎或根尖周炎，尤以下颌第二前磨牙多见，故A、B、D、E均不正确。

【避错】 此题易错选B，斜嵴为上颌第一磨牙的重要解剖特点，须牢记，横嵴常见于下颌第一前磨牙。

22. 根管口是指

A. 髓室和根管的交界处

B. 根管末端的开口处

C. 髓腔的开口处

D. 髓室的开口处

E. 根管的开口处

【答案】 A

【考点】根管口的位置

【解析】根管口位于髓室底上，为髓室与根管的移行处，故 A 正确。B、C、D、E 的表述均不准确。

【避错】此题易错选 E，没有根管的开口处这种说法。

23. 左侧上颌第一前磨牙应记录为

A. 4┘

B. └5C

C. └4

D. 35

E. └Ⅳ

【答案】C

【考点】临床牙位的记录方法

【解析】A 为右侧上颌第一乳磨牙；B 无此表达方法；C 为左侧上颌第一前磨牙；D 为国际联合系统会记录法，表示为左侧下颌第二前磨牙；E 为左侧上颌第一乳磨牙。故本题选 C。

【避错】本题易错选 A，主要是各牙位左右的区分和乳、恒牙记录法的区别。

24. 以下对牙颈曲线的描述哪个是错误的

A. 牙颈缘在牙冠各轴面均呈弧形曲线

B. 颈曲线在唇颊面呈凸向殆缘方的弧线

C. 颈曲线在近中面呈凸向殆缘方的弧线

D. 颈曲线在远中面呈凸向殆缘方的弧线

E. 颈曲线在舌面呈凸向根方的弧线

【答案】B

【考点】牙颈曲线的特点

【解析】正常情况下，牙根整个包埋于牙槽骨中。牙冠与牙根交界处呈一弧形曲线，称为牙颈，又名牙颈曲线，在唇颊面呈凸向牙根方的弧线，故 B 错。其余选项都是对的，故选 B。

【避错】本题需要区分颈曲线各个面的方向，故不掌握清楚即容易出错，复习时可以结合雕牙时冠根部的形态就可以很容易记住各个面的曲线形态。

25. 畸形中央尖最多发生于

A. 下颌第一前磨牙

B. 下颌第二前磨牙

C. 上颌第二前磨牙

D. 上颌第一磨牙

E. 下颌第一磨牙

【答案】B

【考点】牙体发育畸形

【解析】畸形中央尖可见于前磨牙，但以下颌第二前磨牙多见，故选 B。

【避错】本题容易出错是在下颌第一前磨牙还是第二前磨牙，按比例来说下颌第二前磨牙最多见。

26. 上颌第一磨牙髓室底位于颈缘

A. 冠方 0.5mm 处

B. 冠方 1.0mm 处

C. 龈方 1.0mm 处

D. 龈方 2.0mm 处

E. 冠方 2.0mm 处

【答案】D

【考点】上颌第一磨牙的髓腔形态

【解析】上颌第一磨牙髓室似矮立方形，髓室顶形凹，最凹处约与颈缘平齐，髓室底位于颈缘约 2mm，因此正确答案为 D。

【避错】本题考查上颌第一磨牙髓室底的位置，容易出错的是 E，我们要注意髓室顶最低点与颈缘平齐，自然髓室底位于龈方而不是冠方了。

27. 根管口最大，且呈圆形的是

A. 上颌第一磨牙近中颊根

B. 上颌第一磨牙远中颊根

C. 下颌第一磨牙远中根

D. 下颌第一磨牙近中根

E. 上颌第一磨牙腭根

【答案】E

【考点】上颌第一磨牙的解剖特点

【解析】上颌第一磨牙颈部横切面可见 3 个或 4 个根管口，其中腭侧根管口大而圆，远中颊侧根管口较小并位于近中颊侧根管的远舌侧，近中颊侧根管口窄而扁，有时可见颊舌两根管口。故答案为 E。

【避错】本题易错选 D，本题考查根管最大且呈圆形的，其实可以结合临床就很容易得出答案。一般来说单根管的肯定要大于多根管的，所以上颌第一磨牙的腭根是最大的，且呈圆形。

【A_2 型题】

28. 男孩，10 岁。下颌一牙体的特点是颊面近似为一以近中缘为底的三角形，两颊尖之间有颊沟，颊颈嵴近中部分最突，呈明显的结节状。近中面近似一以颈缘为底的三角形。殆面近似为一以远中缘为底的三角形。该牙是

A. 下颌第一磨牙

B. 下颌第二磨牙

C. 下颌第三磨牙

D. 下颌第一乳磨牙

E. 下颌第二乳磨牙

【答案】D

【考点】下颌第一乳磨牙的特点

【解析】下颌第一乳磨牙的牙冠形态不似任何牙。①颊面虽为四边形，但近中缘长且直，远中缘特短且

突，近中颊尖大于远中颊尖，近中颈嵴最突，两颊尖之间有沟。②𬌗面为不规则四边形，近中边缘嵴特短，近似为以远中缘为底的三角形。故选D。该儿童年龄10岁，下颌第二、三磨牙尚未萌出，可排除B、C。下颌第二乳磨牙与下颌第一磨牙形态近似，形态较规则，可排除A、E。

【避错】此题易错选E。下颌第二乳磨牙形态近似下颌第一磨牙，形态较规则，颊面、邻面均呈四边形，𬌗面略呈长方形。

29. 男，17岁。近来饮冷水时有左上后牙一过性疼痛。检查发现左上第一磨牙近中邻面有深龋洞。治疗过程中，最易出现意外穿髓的部位是

A. 近中颊侧髓角和远中颊侧髓角
B. 近中舌侧髓角和远中舌侧髓角
C. 近中颊侧髓角和近中舌侧髓角
D. 远中颊侧髓角和远中舌侧髓角
E. 近中颊侧髓角和远中舌侧髓角

【答案】C

【考点】上颌第一磨牙髓腔形态

【解析】上颌第一磨牙的髓室似矮长方体形，髓室高度很小，颊舌径>近远中径>髓室高度。髓室顶形凹，最凹处约与颈缘平齐。髓室顶上近中颊侧髓角和近中舌侧髓角较高，二者均接近牙冠中1/3处；远中颊侧髓角和远中舌侧髓角较低，均接近牙冠颈1/3处。故选C。

【避错】此题易错选B。下颌磨牙近远中剖面内髓室宽于颊舌剖面，近中舌侧髓角与远中舌侧髓角高度相近，均接近牙冠中1/3处。近中颊侧髓角和远中颊侧髓角较低，位于牙冠颈1/3处或颈缘附近。

【A_3/A_4型题】

（30～31题共用题干）

切牙唇面近远中切角存在差异或相似。

30. 上颌中切牙近远中切角为

A. 近远中切角相似，均为锐角
B. 近切角为近似直角，远中切角为一圆钝角
C. 近远中切角相似，均为钝角
D. 近切角为锐角，远中切角为一圆弧角
E. 近远中切角相似，均为直角

【答案】B

【考点】上颌中切牙的形态特点

【解析】上颌中切牙近中缘和切缘较直，远中缘较突。切缘与近中缘相交而成的近中切角近似直角，与远中缘相交而成的远中切角略为圆钝。由此可排除A、C、D、E，故选B。

【避错】此题易错选D。因近中缘和切缘都较直，因此切缘与近中缘相交而成的近中切角近似直角，而不是锐角。

31. 上颌侧切牙近中切角

A. 与远中切角相似
B. 近似直角
C. 为一圆钝角
D. 为一圆弧角
E. 为一锐角

【答案】E

【考点】上颌侧切牙的形态特点

【解析】上颌侧切牙为切牙中唇面最突、舌窝最深、远中切角最为圆钝者。唇面近中缘稍长，远中缘较短，与切缘弧形相连，因而切缘明显斜向远中，近中切角似锐角，远中切角呈圆弧形。故选E，A、B、C、D均不正确。

【避错】此题易错选B。近中切角近似直角是上颌中切牙的形态特点，注意区分。

【B_1型题】

（32～33题共用备选答案）

A. 上颌乳尖牙
B. 下颌乳尖牙
C. 上颌第一前磨牙
D. 上颌第一乳磨牙
E. 下颌第一乳磨牙

32. 哪个牙的颊尖偏远中

【答案】C

33. 哪个牙的牙尖偏远中

【答案】A

【考点】牙体的解剖生理

【解析】上颌第一前磨牙是前磨牙中唯一颊尖偏远中者，32题选C。上颌乳尖牙牙尖偏远中，是区别左右上颌乳尖牙和上颌恒尖牙最主要的标志，33题选A。

【避错】本题容易出错在将两题答案混淆，需要我们复习时注意区分：颊尖偏远中的为上颌第一前磨牙，而牙尖偏远中的为上颌乳尖牙。

（34～36题共用备选答案）

A. 上颌尖牙
B. 上颌第一磨牙
C. 下颌每一磨牙
D. 上颌第一乳磨牙
E. 下颌第二乳磨牙

34. 有三个等大颊尖的是

【答案】E

35. 𬌗面有明显斜嵴的是

【答案】B

36. 唇面似圆五边形的是

【答案】A

【考点】牙体外形

【解析】下颌第二乳磨牙的近中颊尖、远中颊尖及远中尖的大小约相等，故34题选E；由远中颊尖三角嵴与近中舌尖三角嵴相连成嵴，称为斜嵴，为上颌第一磨牙的解剖特征，故35题选B；上颌尖牙唇面似圆五边形，上、下颌第一磨牙颊面略呈梯形，故36题选A。

【避错】本题考查的是牙体形态的特殊点，34题是下颌第二乳磨牙的特征，正是这个特征可以把它与第一磨牙区分开来；35题看到斜嵴马上联想上颌第一磨牙；36题是上颌尖牙的特征。这些需要我们在复习中认真总结整理。

考点：𬌗与颌位

【A_1 型题】

1. 下列不属于替牙𬌗特点的是
   A. 上颌侧切牙牙根向远中倾斜
   B. 前牙轻度深覆𬌗关系
   C. 可能显示前牙拥挤
   D. 磨牙轻度远中关系
   E. 中切牙间有间隙

【答案】A

【考点】替牙𬌗特点

【解析】人在约6岁时，第一磨牙萌出，替牙期开始。替牙𬌗期间常表现为暂时性错𬌗。左、右上颌侧切牙与尖牙在颌骨内发育时，每因颌弓增长不足，致使未萌出侧切牙胚、尖牙胚分别挤压中切牙和侧切牙牙根，使中切牙、侧切牙牙根向近中倾斜，致牙冠向远中倾斜。故选A。

【避错】本题易错选其他选项。替牙𬌗期间常出现上唇系带位置过低、上颌中切牙间隙、暂时性拥挤、暂时性远中𬌗、暂时性深覆𬌗。

2. “长正中”所指的滑动距离为
   A. 由下颌后退接触位自如地滑到牙尖交错位
   B. 由牙尖交错位向前滑到下颌后退接触位
   C. 由下颌后退接触位向前滑到牙尖交错位
   D. 由牙尖交错位自如地直向前滑到下颌后退接触位
   E. 由下颌后退接触位自如地直向前滑到牙尖交错位

【答案】E

【考点】长正中的概念

【解析】下颌向前上移动约1mm，从后退接触位到达牙尖交错位，这两个颌位的关系主要为水平方向的关系。在此移动过程中下颌无偏斜或偏斜<0.5mm，双侧后牙均匀对称接触，无单侧的咬合性接触，通常将这两个颌位之间的这种无偏斜的以前后向为主的位置关系，称为“长正中”。故选E。

【避错】本题易错选A。长正中是由下颌后退接触位自如地直向前滑到牙尖交错位。

【A_2 型题】

3. 男，60岁。因“口内多数牙缺失，要求修复”就诊。患者平躺在治疗椅上，在检查中发现患者口腔在不说话、不咀嚼、不吞咽时，上下颌牙列脱离接触，此时患者下颌所处的位置是
   A. 下颌姿势位
   B. 肌位
   C. 牙尖交错位
   D. 下颌后退接触位
   E. 下颌前伸位

【答案】A

【考点】下颌姿势位的定义

【解析】人直立或端坐，两眼平视前方，不咀嚼、不吞咽、不说话，下颌处于休息状态，上下牙不接触时，下颌所处的位置称为下颌姿势位。故本题选A。

【避错】本题不易选错，但应注意其他两种基本颌位的定义。牙尖交错𬌗时下颌骨的位置称牙尖交错位，也称牙位；从牙尖交错位下颌可以向后移动约1mm，此时，前牙不接触，只有后牙牙尖斜面部分接触，髁突位于下颌窝中，下颌的这个位置称为后退接触位。

【B_1 型题】

（4～5题共用备选答案）
   A. 切导斜度
   B. 髁道斜度
   C. 横𬌗曲线曲度
   D. 纵𬌗曲线曲度
   E. 补偿曲线

4. 上颌颊舌尖倾斜影响

【答案】C

5. 磨牙近远中向倾斜影响

【答案】D

【考点】𬌗曲线

【解析】上颌两侧磨牙在牙槽中的位置均略向颊侧倾斜，使舌尖的位置低于颊尖。因此，连接两侧同名磨牙的颊尖、舌尖可形成一条凸向下的曲线，称横

𬌗曲线。故4题选C。纵𬌗曲线是连接下颌切牙的切嵴，尖牙的牙尖，以及前磨牙、磨牙的颊尖所形成的一条凹向上的曲线。该曲线在切牙段较平，自尖牙起向后则逐渐降低，于第一磨牙远颊尖处为最低点，而后第二、第三磨牙的颊尖又逐渐升高。故5题选D。

【避错】4、5题都易错选E，上颌牙列的纵𬌗曲线后段从第一磨牙的远中颊尖起逐渐向上弯曲，称补偿曲线。

考点：口腔颌面颈部解剖

【A_1型题】

1. 下列不属于软腭肌的是
   A. 降肌
   B. 腭帆张肌
   C. 腭咽肌
   D. 腭帆提肌
   E. 腭舌肌

【答案】A

【考点】口颌面颈部肌群

【解析】腭肌形成软腭的主体，主要有腭帆张肌、腭咽肌、腭帆提肌、腭垂肌、腭舌肌5对肌肉。故选A。

【避错】本题属于记忆性题，注意牢记各肌肉的名称和功能作用。

2. 在腮腺浅叶前缘由上到下依次为
   A. 面神经颧支、面神经上颊支、腮腺导管、面神经下颊支
   B. 面神经颧支、面神经上颊支、腮腺导管、面神经下颊支、面神经下颌缘支
   C. 面动脉、面横动脉、面神经颧支、腮腺导管
   D. 面横动脉、面神经颧支、面神经上颊支、腮腺导管、面神经下颊支、面神经下颌缘支
   E. 面神经颧支、面横动脉、面神经上颊支、腮腺导管、面神经下颊支

【答案】D

【考点】腮腺咬肌区的解剖特点

【解析】腮腺浅叶前缘神经血管的排列，从上向下依次为：面横动脉、面神经颧支、面神经上颊支、腮腺导管、面神经下颊支及下颌缘支。故选D。

【避错】本题易错选B，面横动脉也位于腮腺浅叶前缘。

3. 舌动脉在颈部哪里分支
   A. 甲状软骨上缘
   B. 甲状软骨下缘
   C. 平舌骨大角
   D. 平舌骨大角上缘
   E. 平舌骨大角下缘

【答案】C

【考点】颈外动脉的主要分支

【解析】舌动脉于甲状腺上动脉起点的稍上方，平舌骨大角尖处，自颈外动脉前壁发出，主要分支分布于舌、舌骨上肌群、下颌下腺、舌下腺及口底黏膜等。故选C。

【避错】本题易错选D、E，对颈外动脉的主要分支混淆，甲状腺上动脉在平舌骨大角稍下方，发自颈外动脉起始部的前内侧壁；面动脉通常在舌骨大角的稍上方，二腹肌后腹下缘处，起于颈外动脉的前壁。

4. 狭义的颈部和后部肌（项部）的肌肉均不包括
   A. 胸骨舌骨肌
   B. 斜方肌
   C. 胸锁乳突肌
   D. 颈阔肌
   E. 二腹肌

【答案】B

【考点】颈部肌的组成

【解析】颈部以斜方肌前缘为界，将颈部分为前部（狭义的颈部）、后部（项部）。颈部肌分为：①颈浅肌群，包括颈阔肌和胸锁乳突肌，C、D项对。②颈中肌群，分为舌骨上、下肌群，舌骨上肌群包括二腹肌、茎突舌骨肌、下颌舌骨肌和颏舌骨肌，舌骨下肌群包括肩胛舌骨肌、胸骨舌骨肌、胸骨甲状肌、甲状舌骨肌，A、E项对。③颈深肌群。故选B。

【避错】本题为记忆性题，不易选错，关键是看清题目所问。

5. 颞下间隙与翼下颌间隙的分界为
   A. 翼内肌上缘
   B. 翼外肌下缘
   C. 翼外板的外侧面
   D. 翼内肌下缘
   E. 翼外肌上缘

【答案】B

【考点】主要蜂窝组织间隙的境界及联通

【解析】颞下间隙位于翼下颌间隙的上方，翼外肌的下缘既是颞下间隙的下界，又是翼下颌间隙的上界。故选B。

【避错】本题易错选D、E选项，考生容易将B、D、E 3个选项混淆。

6. 不属于上颌骨的是
   A. 颧突

B. 翼突
C. 额突
D. 腭突
E. 牙槽突
【答案】 B
【考点】 上颌骨组成
【解析】 上颌骨是位于人体面颅中央的上颌部的骨骼，成对，左、右两块上颌骨在正中线相连接。上颌骨由1个骨体和4个突起组成。骨体的上面构成眼窝的下壁，里侧面通连鼻道。在4个突起中，额突、颧突和腭突各自和同名的骨块相连接，牙槽突有牙槽，其中有上颌齿。所以不选A、C、D、E。翼突属于蝶骨，所以此题选B。
【避错】 此题易错选E。因为相对其他选项牙槽突位置较靠下，有一定的迷惑性。

7. 在大开口运动时，运动下颌的主要肌肉是
A. 颞肌
B. 翼外肌
C. 翼内肌
D. 颌舌骨肌
E. 咬肌
【答案】 B
【考点】 翼外肌特点
【解析】 大张口时，翼外肌下头收缩牵引髁突和关节盘向前，使下颌前伸并开口，因此B正确。下颌舌骨肌虽属降颌肌群，但不是大张口时运动下颌的主要肌肉，因此D错误。颞肌、翼内肌、咬肌为提颌肌群，主要作用为闭口，因此答案A、C、E错误。本题选B。
【避错】 此题易错选C。考生平时复习时易将翼内肌和翼外肌的走向与功能相混淆。翼内肌有深、浅两头，深头起自翼外板的内侧面和腭骨锥突；浅头起自腭骨锥突和上颌结节，与咬肌纤维方向相似，止于下颌角内侧面的翼肌粗隆。其有上提下颌骨及参与下颌骨的前伸和侧方运动的功能。

8. 汇合形成下颌后静脉的是
A. 面静脉，颞浅静脉
B. 颞浅静脉，上颌静脉
C. 翼静脉丛，上颌静脉
D. 面静脉，耳后静脉
E. 翼静脉丛，耳后静脉
【答案】 B
【考点】 下颌后静脉的组成
【解析】 下颌后静脉又称面后静脉，由颞浅静脉和上颌静脉在下颌颈后方汇合而成，至下颌角处分前后两支。前支与面静脉合成面总静脉，注入颈内静脉；后支与耳后静脉汇合成颈外静脉，故选B。
【避错】 此题易错选C。翼静脉丛与颞浅静脉位置相对靠近，易混淆。

9. 位于上颌骨的是
A. 眶下窝
B. 关节窝
C. 翼腭窝
D. 翼肌窝
E. 尖牙窝
【答案】 E
【考点】 上颌骨的解剖结构
【解析】 上颌骨的前面在尖牙窝上方有一椭圆形的眶下孔，而无眶下窝的解剖结构，因此A错误。上颌骨没有关节，自然也没有关节窝，因此B错误。翼腭窝是由上颌骨、腭骨和蝶骨翼突围成的，不是上颌骨上的结构，因此C错误。翼肌窝位于下颌骨，因此D错误。尖牙窝位于上颌骨前面切牙窝的外侧，尖牙肌起于此，因此E正确。此题选E。
【避错】 此题易错选C，翼腭窝由上颌骨、腭骨和蝶骨翼突共同构成。

10. 在下颌骨外侧面可见
A. 下颌切迹
B. 下颌小舌
C. 下颌孔
D. 下颌隆突
E. 下颌舌骨线
【答案】 A
【考点】 下颌骨的解剖结构
【解析】 下颌骨是颌面部骨中唯一能活动的骨，分为水平部和垂直部，下颌切迹为喙突和髁突之间凹陷部分，位于下颌骨外侧，故A正确。下颌孔位于下颌支内面中央略偏后上方，呈漏斗状，开口朝向后上方；孔的前方有下颌小舌，为蝶下颌韧带附着处；下颌孔的前上方有由喙突和髁突分别往后下方和前下方汇合而成的骨嵴，称为下颌隆突。故B、C、D、E错误。
【避错】 此题易错选C，下颌孔位于下颌骨内侧面，内行下牙槽神经。

11. 颞下颌关节的功能面是
A. 关节结节前斜面和髁突前斜面
B. 关节结节后斜面和髁突后斜面
C. 关节结节后斜面和髁突前斜面
D. 关节结节前斜面和髁突后斜面
E. 关节结节顶面和髁突前后斜面
【答案】 C

【考点】颞下颌关节的解剖

【解析】颞下颌关节为人体最复杂的关节之一，髁突略呈椭圆形。侧面观，一横嵴将髁突顶分为前后两个斜面，前斜面较小，为功能面，是关节的负重区，许多关节病最早破坏此区，后斜面较大。关节结节位于颧弓根部，分 2 个斜面，前斜面斜度较小，后斜面是关节的负重区。所以，颞下颌关节的功能面是关节结节后斜面和髁突前斜面。因此 C 正确，A、B、D、E 均错误。

【避错】此题易错选 A，关节结节后斜面和髁突前斜面为功能面，须牢记。

12. 关于关节盘结构的描述，正确的是

A. 后带无滑膜层覆盖

B. 前带是穿孔好发部位

C. 中间带是关节负重区

D. 双板区上层止于髁突后斜面

E. 双板区下层止于髁突前斜面

【答案】C

【考点】关节盘结构

【解析】前带较厚，有小动脉、毛细血管和神经。表面有滑膜覆盖。中间带最薄，介于关节结节后斜面和髁突前斜面之间，是负重区，穿孔、破裂好发部位。所以 B 错误，C 正确。后带最厚，介于髁突横嵴和关节窝顶之间，后带的后缘位于髁突横嵴的上方，有滑膜囊附着，所以 A 错误。双板区分上下层，上层止于鼓鳞裂和岩鳞裂，下层止于髁突后斜面的后端，中间充满神经、血管的疏松结缔组织，是关节盘穿孔、破裂的好发部位，所以 D、E 错误。此题应选 C。

【避错】此题易错选 B，前带较中间带厚度更厚，因此中间带更易发生穿孔破裂。

13. 关于翼外肌起点的描述正确的是

A. 上头起自蝶骨大翼的颌下面和颞下嵴

B. 下头起自翼外板的内侧面和腭骨锥突

C. 上头起自翼外板的内侧和腭骨锥突

D. 上头起自蝶骨大翼的颞下面和颞下嵴

E. 上头起自腭骨锥突和上颌结节

【答案】D

【考点】翼外肌的解剖特点

【解析】翼外肌位于颞下窝，有上、下两头。上头较小，起自蝶骨大翼的颞下面和颞下嵴，下头较大，起自翼外板的外侧面，所以 D 正确，A、B、C、E 均错误。

【避错】此题易错选 B，翼外板的内侧面和腭骨锥突为翼内肌深头的起点。

14. 上颌神经属于

A. 运动神经

B. 交感神经

C. 感觉神经

D. 副交感神经

E. 混合性神经

【答案】C

【考点】上颌神经的成分

【解析】上颌神经属于三叉神经的一支，三叉神经大部分为感觉纤维，小部分为运动纤维，不含交感与副交感神经纤维，因此 B、D 错误。三叉神经分出 3 支，分别是眼神经、上颌神经和下颌神经，其中眼神经和上颌神经都是感觉神经，只有下颌神经为混合性神经，因此 C 正确，A、E 错误。此题选 C。

【避错】此题易错选 E，下颌神经为混合性神经，上颌神经为感觉神经。

15. 汇合形成面后静脉的是

A. 面前静脉，颞浅静脉

B. 颞浅静脉，颌内静脉

C. 翼静脉丛，颌内静脉

D. 面前静脉，耳后静脉

E. 翼静脉丛，耳后静脉

【答案】B

【考点】面后静脉的组成

【解析】面后静脉又称下颌后静脉，由颞浅静脉和上颌静脉（又称颌内静脉）在腮腺内于下颌骨髁突颈部后方合成，在腮腺下端穿出，继续下行经二腹肌和茎突舌骨肌浅或深面至下颌角，所以 B 正确。

【避错】此题易错选 D，面后静脉是由颞浅静脉和颌内静脉汇合而成。

16. 属于舌下区重要结构的是

A. 舌下襞

B. 舌下肉阜

C. 舌下神经

D. 舌下肌群

E. 二腹肌

【答案】C

【考点】舌下区的解剖

【解析】舌下区位于舌及口底黏膜之下，其底由下颌舌骨肌和舌骨舌肌构成，前界和侧界为下颌骨体内面，后部止于舌根。舌下神经位于这个区域内，因此 C 正确。舌下襞、舌下肉阜、舌下肌群均属于舌和口底的结构，因此 A、B、D 错误。二腹肌为下颌下区的结构，因此 E 错误。本题选 C。

【避错】此题易错选 E，二腹肌应位于下颌下区，而非舌下区。

17. 下颌骨髁突的结构特点是
A. 内外径长，前后径短；前斜面大，后斜面小
B. 内外径长，前后径短；前、后斜面大小相同
C. 内外径长，前后径短；前斜面小，后斜面大
D. 内外径短，前后径长；前斜面小，后斜面大
E. 内外径短，前后径长；前、后斜面大小相同
【答案】C
【考点】下颌骨的结构特点
【解析】髁突略呈椭圆形，其前后径较短，内外径较长。髁突头上面有一横嵴将其分为前、后两斜面，前斜面较小，后斜面较大。综上本题选C。
【避错】本题易错选A，下颌骨髁突内外径长，前后径短这点比较好区分，但是前后面的大小容易混淆，复习粗心的考生容易记反，复习时如果在脑海中记忆髁突的空间结构，可以规避这种错误。
18. 翼突支柱将咀嚼压力传导至颅底是通过
A. 蝶骨翼突，上颌牙槽突的后端
B. 上颌骨腭突，腭骨垂直部
C. 颧牙槽嵴，上颌牙槽突的后端
D. 腭骨垂直部，颧牙槽嵴
E. 蝶骨翼突，上颌骨腭突
【答案】A
【考点】咀嚼压力传导
【解析】上颌骨与咀嚼功能关系密切，形成的三对支柱均下起于上颌骨牙槽突，上达颅底。尖牙支柱：主要传导尖牙区的咀嚼压力，该支柱起于上颌尖牙区的牙槽突，上行经眶内缘至额骨。颧突支柱：主要传导第一磨牙区的咀嚼压力，该支柱起于上颌第一磨牙区的牙槽突，沿颧牙槽嵴上行达颧骨分两支，一支经眶外缘至额骨，另一支向外后经颧弓而达颅底。翼突支柱：主要传导磨牙区的咀嚼压力，该支柱由蝶骨翼突与上颌骨牙槽突的后端相互连接而构成，将咀嚼压力传至颅底。故本题选A。
【避错】关于上颌骨三个支柱的记忆。尖牙支柱：位置靠前，尖（尖牙）—内（眶内缘）—额（额骨）。颧突支柱：磨（磨牙区）—外（眶外缘）—额（额骨）—颧（颧弓）。翼突支柱：牙槽突—翼突。
19. 舌骨舌肌浅面自上而下依次排列的是
A. 舌神经，舌下神经，下颌下腺导管
B. 舌下神经，舌神经，下颌下腺导管
C. 舌下神经，下颌下腺导管，舌神经
D. 舌神经，下颌下腺导管，舌下神经
E. 下颌下腺导管，舌神经，舌下神经
【答案】D
【考点】下颌下三角的解剖
【解析】在下颌下三角，舌神经、下颌下腺管、舌下神经均位于舌骨舌肌的浅面，自上而下依次排列为：舌神经、下颌下腺管及舌下神经。故本题选D。
【避错】本题容易出错的是C，顺序混淆，需要熟记从上到下是舌、下颌下腺、舌下，反过来考亦有可能，考生在审题时应注意。
20. 对口腔的描述中，正确的是
A. 以下颌舌骨肌为底
B. 经口裂通向外界
C. 向后借软腭与咽分界
D. 固有口腔前界为唇和颊
E. 口腔前庭的顶为腭
【答案】B
【考点】口腔的解剖结构
【解析】口腔是消化管的起始部分，前借口裂与外界相通，故B正确；后经咽峡与咽相续，故C选项错误；口腔借上、下牙弓分为前外侧部的口腔前庭和后内侧部的固有口腔；口腔前庭的前壁为唇、侧壁为颊，不选D；固有口腔的顶为腭，底为舌下区，故不选E、也不选A。故选B。
【避错】本题容易出错的是口腔前庭和固有口腔的内容，其实很简单，即闭口时牙列将二者分隔，具体内容结合解剖特点就可以一目了然。
21. 翼下颌间隙向后可通向
A. 颊间隙
B. 颞深间隙
C. 腮腺间隙
D. 翼腭间隙
E. 咽旁间隙
【答案】E
【考点】翼下颌间隙的解剖与毗邻
【解析】翼下颌间隙又称翼颌间隙，位于下颌支与翼内肌之间。前为颞肌及颊肌，后为腮腺，上界翼外肌下缘，下界翼内肌附着于下颌支处。向上通颞下间隙及颞间隙，向前通颊间隙，向下与舌下、下颌下间隙相通，向后与咽旁间隙连通，向外通咬肌间隙，故本题选E。
【避错】本题易错选A，翼下颌间隙向前和向后的比邻关系要分辨清楚，本题考查翼下颌间隙的交通，各个方向的间隙都要掌握清楚，这样才不会出错。
22. 下颌下区的内容不包括
A. 下颌下腺
B. 下颌下淋巴结
C. 面前静脉
D. 面动脉

E. 舌下区

【答案】E

【考点】颌下区的内容

【解析】下颌下三角又称下颌下区，内容物有下颌下腺、下颌下淋巴结、面静脉、面动脉、舌神经，不包括舌下区，故选E。

【避错】本题易错选C，一般考生认为面前静脉不属于下颌下区的内容物，对下颌下区内容物的记忆不清楚，本题考查下颌下区的内容，复习时必须清楚记忆，这样才能避免出错。

【A_2型题】

23. 男，25岁。与人斗殴时面部被刀砍伤。患者临床检查发现同侧额纹消失。考虑可能受损的面神经分支为

A. 颞支

B. 颧支

C. 颊支

D. 下颌缘支

E. 颈支

【答案】A

【考点】面神经颅外段分支受损表现

【解析】面神经颅外段5组分支：①颞支，受损后同侧额纹消失。②颧支，损伤后眼睑不能闭合。③颊支，损伤可见鼻唇沟变浅或消失、鼓腮无力、上唇运动力减弱或偏斜以及食物积存于颊龈沟等。④下颌缘支，损伤可致患侧口角下垂及流涎。⑤颈支。故选A。

【避错】易错选其他选项，记忆错误，主要是混淆面神经各分支受损后表现，可结合其神经分布来记忆受损表现。

24. 某患者因右侧下颌第三磨牙水平阻生，进行了翻瓣凿骨拔除，术后右侧下唇麻木，下颌尖牙处口内黏膜创伤性溃疡。损伤的神经是

A. 下牙槽神经

B. 舌神经

C. 下牙槽神经的下颌舌骨肌支

D. 颏神经

E. 颊神经

【答案】A

【考点】下颌神经在口内的分布及支配范围

【解析】下牙槽神经分布于双侧下颌$\overline{1-8|}$及其牙周膜、牙槽骨；舌神经分布于双侧下颌$\overline{1-8|}$的舌侧牙龈、口底及舌前2/3的黏膜、舌下腺和下颌下腺；下牙槽神经的下颌舌骨肌支分布于下颌舌骨肌及二腹肌前腹；颏神经分布于双侧下颌$\overline{1-4|}$的唇颊侧牙龈及下唇黏膜、皮肤及颏部皮肤；颊神经分布于双侧下颌$\overline{5-8|}$的颊侧牙龈、颊部的皮肤和黏膜。由此可排除B、C、D、E。下颌管在下第三磨牙下方距根尖很近，拔阻生智齿时要注意避免损伤下牙槽神经，故选A。

【避错】此题易错选D。颏神经是下牙槽神经的分支，在前磨牙下方分支，拔下颌阻生齿时一般不会损伤到颏神经。

25. 某例面部吸脂术，在抽吸颧弓下方脂肪时发生出血，其原因为

A. 颊动脉损伤

B. 面动脉损伤

C. 颞浅动脉损伤

D. 颞深动脉损伤

E. 面横动脉损伤

【答案】E

【考点】面横动脉的走行

【解析】面动脉在咬肌附着处前缘，绕过下颌骨体的下缘，上升至面部，主要分支有上、下唇动脉，内眦动脉，颏下动脉，腭升动脉。面横动脉在咬肌浅面，经颧弓与腮腺导管之间水平前行，面横动脉位置较为恒定，横行越过颊部与邻近动脉有丰富的吻合，是面部皮瓣的营养血管。因患者是在抽吸颧弓下方脂肪时发生出血，所以不难判断损伤的是面横动脉。因此本题选E。

【避错】此题易错选C。颞浅动脉穿出腮腺以前发出面横动脉。于腮腺上缘浅出，越过颞骨颧突根部表面，至其上方约3cm处分为额、顶两终支，供应颅顶部软组织。

【A_3/A_4型题】

（26～27题共用题干）

患者1个月前接受腮腺摘除术，术后左眼不能完全闭合。

26. 手术损伤了面神经的哪个分支

A. 颞支

B. 颧支

C. 上颊支

D. 下颊支

E. 下颌缘支

【答案】B

【考点】面神经的分支

【解析】面神经分为颞支、颧支、上颊支、下颊支、下颌缘支及颈支。其中颞支损伤时可出现同侧额

纹消失；颧支损伤后眼睑不能闭合；颊支损伤后出现鼻唇沟变浅或消失、鼓腮无力；下颌缘支损伤时患侧口角下垂和流口水。由此可不难判断B对，A、C、D、E均不正确。

【避错】此题易错选C。上颊支分布于上唇部各肌，颊支受损出现鼻唇沟变浅或消失、鼓腮无力、上唇运动力减弱或偏斜，以及食物积存于颊部等症状。

27. 显露面神经该分支的标志是
A. 颞浅动脉前约1cm处
B. 耳垂下缘与眼外眦连线上
C. 腮腺导管上1cm处
D. 腮腺导管下1cm处
E. 耳屏基部前1cm处

【答案】B

【考点】显露面神经分支的标志

【解析】颞支显露标志：耳屏前1cm处或颞浅动脉前约1cm处，A、E错。颧支显露标志：耳垂下缘与眼外眦连线上，B对。颊支显露标志：腮腺导管上下1cm处，C、D错。

【避错】此题易错选E。耳屏前1cm处是面神经颞支显露的标志。

【B_1型题】

（28～30题共用备选答案）
A. 颧骨上颌突、颧弓下缘前2/3及颧弓深面
B. 颞窝及颞深筋膜深面
C. 翼外板内侧面、腭骨锥突及上颌结节
D. 蝶骨大翼的颞下面、颞下嵴及翼外板的外侧面
E. 上颌骨的眶下缘及额突

28. 咬肌的起始部位为

【答案】A

29. 翼内肌的起始部位为

【答案】C

30. 颞肌的起始部位为

【答案】B

【考点】咀嚼肌

【解析】咬肌浅层起于颧骨的上颌突、颧弓下缘前2/3，中层起于颧弓前2/3的内侧面及后1/3的下缘，深层起于颧弓深面。故28题选A。翼内肌深头起于翼外板的内侧面和腭骨锥突，浅头起于腭骨锥突和上颌结节。故29题选C。颞肌起于颞窝及颞深筋膜的深面，止于喙突及下颌支前缘直至第三磨牙远中。故30题选B。

【避错】29题易错选D。翼外肌上头起于蝶骨大翼的颞下面和颞下嵴，下头起于翼外板的外侧面，向后外方走行，止于髁突颈部的关节翼肌窝、关节囊和关节盘。

（31～32题共用备选答案）
A. 分布于舌前2/3的味蕾
B. 分布于舌后1/3的味蕾
C. 管理腮腺分泌的
D. 构成咽丛的
E. 舌的运动神经

31. 舌咽神经的舌支

【答案】B

32. 舌下神经

【答案】E

【考点】支配舌的运动及感觉的各个神经分支的支配范围

【解析】面神经分支中，面神经管段分支中的鼓索的味觉纤维分布于舌前2/3的味蕾；舌咽神经的舌支分布于舌后1/3的味蕾，故31题选B；舌咽神经分支中的鼓室神经所含副交感节前纤维，经鼓室丛、岩小神经出鼓室，经卵圆孔出颅，入耳神经交换神经元，其节后纤维经耳颞神经至腮腺，管理腮腺分泌；构成咽丛的有迷走神经的咽支、舌咽神经和交感神经的咽支；舌下神经属于运动神经，支配除腭舌肌以外的全部舌内外肌（腭舌肌由迷走神经的咽支支配），故32题选E。

【避错】31题易错选A，舌咽神经舌支与面神经的支配易混淆。32题易错选D，舌下神经是除腭舌肌以外支配舌内外肌的运动神经，勿与迷走神经混淆。

（33～34题共用备选答案）
A. 中性殆
B. 远中殆
C. 近中殆
D. 正中殆
E. 前伸殆

33. 正中殆位时上颌第一磨牙近中颊尖咬在下颌第一磨牙颊沟的近中为

【答案】B

34. 正中殆时上颌第一磨牙近中颊尖咬在下颌第一磨牙颊沟的远中为

【答案】C

【考点】上下颌位关系

【解析】中性殆是指正中殆位时，上颌第一磨牙近中颊尖咬在下颌第一磨牙近中颊沟内；远中殆是指正中殆位时，上颌第一磨牙近中颊尖咬在下颌第一磨

牙颊沟的近中，故33题选B；近中𬌗是指正中𬌗时，上颌第一磨牙近中颊尖咬在下颌第一磨牙颊沟的远中，故34题选C；正中𬌗是指上、下颌牙牙尖交错，达到最广泛、最紧密接触时的一种咬合关系，现多称为牙尖交错𬌗；前伸𬌗是指下颌由正中位依切导向前、下运动至前牙切缘相对时，后牙保持接触关系。

【避错】33题易错选C，34题易错选B，近远中𬌗关系是下颌第一磨牙颊沟相对于上颌第一磨牙近中颊尖的位置，下颌第一磨牙颊沟在上颌第一磨牙近中颊尖远中的为远中𬌗，反之为近中𬌗。

考点：口腔功能

【A_1型题】

1. 唾液中的固体物质约占
   A. 0.2%
   B. 0.4%
   C. 0.6%
   D. 0.8%
   E. 1%

【答案】C

【考点】唾液的成分

【解析】唾液中的水分约占99.4%、固体物质约占0.6%。唾液中的有机物主要为黏蛋白，无机物主要有钾、钠、钙、氯化物、碳酸氢盐和无机磷酸盐等。故选C。

【避错】本题易错选A或B。唾液的固体物质中，有机物约占0.4%，无机物约占0.2%。

2. 唾液的功能不包括
   A. 消化作用
   B. 吸收作用
   C. 溶酶作用
   D. 清洁作用
   E. 排泄作用

【答案】B

【考点】唾液的功能

【解析】唾液的功能包括消化作用、保护和润滑作用、杀菌和抗菌作用、溶酶作用、清洁作用、稀释和缓冲作用、黏附与固位作用、缩短凝血时间、排泄作用等。故选B。

【避错】本题易错选A。唾液中的酶类具有消化作用。

3. 牙槽骨的生物学特点是
   A. 形态结构稳定
   B. 对压力有强的耐受性
   C. 受牵拉时增生
   D. 一般不吸收
   E. 不受牙的影响

【答案】C

【考点】牙槽骨的生物学特点

【解析】牙槽骨为全身骨骼系统中变化最为显著的，其变化与牙齿的发育、萌出，恒牙的脱落，咀嚼功能和牙的移动均有关系。有咬合创伤时，受压迫侧的牙槽骨发生吸收，在受牵引侧则发生骨质增生。故选C。

【避错】本题易错选D选项，牙槽骨具有受压吸收的特点。

4. 咀嚼运动中的3种生物应力分别是
   A. 咀嚼力、咀嚼压力、最大𬌗力
   B. 牙力、咀嚼压力、𬌗力
   C. 𬌗力，最大咀嚼力、最大𬌗力
   D. 最大咀嚼力、肌力、𬌗力
   E. 肌力、牙力、咀嚼力

【答案】A

【考点】咀嚼运动的生物力

【解析】咀嚼运动的3种生物应力为咀嚼力、𬌗力、最大𬌗力。咀嚼肌力是指参与咀嚼的肌肉所能发挥的最大力量，也称咀嚼力；咀嚼压力是指牙齿所承受的实际咀嚼力量，临床上称为咀嚼压力，又称为𬌗力；最大𬌗力是牙周膜的最大耐受力，所以A正确。没有最大咀嚼力和牙力的概念，所以B、C、D、E不正确，此题选A。

【避错】本题为记忆性题，一般不易选错。

5. 正常人腮腺及下颌下腺分泌量占总唾液分泌量的
   A. 75%
   B. 80%
   C. 85%
   D. 90%
   E. 95%

【答案】D

【考点】唾液分泌量

【解析】唾液是口腔环境的重要组成部分，是口腔三对大唾液腺（腮腺、下颌下腺、舌下腺）和众多的小唾液腺（唇腺、颊腺、腭腺和舌腺）所分泌的混合液的总称。正常人腮腺和下颌下腺分泌唾液的量占全唾液分泌量的90%，故选D。

【避错】此题易错选C，腮腺及下颌下腺分泌量占总唾液分泌量的90%。

6. 提高咀嚼效率的主要因素是

A. 牙的数目多
B. 牙的体积大
C. 牙排列整齐
D. 牙形态正常
E. 牙接触面积大

【答案】 E

【考点】 影响咀嚼效率的因素

【解析】 咀嚼效率是指机体在一定时间内，对定量食物咀细的程度。影响咀嚼效率的因素有牙齿的功能性接触面积、牙周组织疾患、颞下颌关节疾患、全身性疾患，或口腔内软组织炎症、外伤后遗症等，其他如疲劳、精神紧张等，所以 E 正确。

【避错】 此题易错选其他选项，在咀嚼功能正常的情况下，上下颌牙齿的功能性接触面积越大，咀嚼效率越高。殆关系异常时，牙齿的大小、形状等不正常，牙体、牙列的缺损均可减少接触面积而导致咀嚼效率降低。

第十七章 牙体牙髓病学

考点：龋病

【A_1型题】

1. 龋洞内软化牙本质较少，质地较干硬且不易用手动器械去除的龋是
   A. 中龋
   B. 浅龋
   C. 深龋
   D. 慢性龋
   E. 原发龋

【答案】D

【考点】龋病的分类

【解析】根据病变深度可分为浅龋、中龋和深龋，这一分类方法在临床上最为常用。根据病变的进展速度分类分为以下几种。①慢性龋：龋洞内的软化牙本质较少，较干燥，着色深，呈棕色或黑褐色，用挖器不易挖去，挖出的软化牙本质呈粉末状，去除软化牙本质后洞底硬而光滑。②急性龋：龋洞内软化牙本质多，且湿润，着色浅，用挖器易挖除，挖出的软化牙本质呈片状或块状，去除软化牙本质后洞底不如慢性龋。故选D。

【避错】此题易错选A。中龋指龋损发展到牙本质的浅层，临床检查时已有明显的龋洞，龋洞内有龋腐，患牙开始出现症状。

2. 合金嵌体与窝洞不密合，主要会引起
   A. 边缘继发龋
   B. 修复体破坏
   C. 牙釉质折断
   D. 修复体变色
   E. 黏固力下降

【答案】A

【考点】继发龋

【解析】充填体或修复体边缘与牙体组织不密合，造成口腔细菌的渗漏和定植，在洞边缘或洞内壁再次出现龋损，即继发龋。故选A。

【避错】本题易误选其他选项。合金嵌体与窝洞不密合容易出现缝隙，成为龋病易感区。

3. 根面龋中最常分离到的细菌是
   A. 乳杆菌
   B. 血链球菌
   C. 变形链球菌
   D. 放线菌
   E. 牙龈卟啉单胞菌

【答案】D

【考点】牙菌斑中的常见致龋菌

【解析】龈上菌斑、龈下菌斑和根面龋菌斑中常分离到放线菌。故选D。

【避错】此题易错选A。乳杆菌对人类的致龋作用较弱，且更多涉及牙本质龋，在牙本质龋损、根面龋损中有较多的乳杆菌存在。

4. 龋病的发病特点是牙体硬组织呈
   A. 急性间歇性破坏
   B. 急性进行性破坏
   C. 慢性间歇性破坏
   D. 慢性进行性破坏
   E. 持续性脱钙

【答案】D

【考点】龋病的定义

【解析】龋病在以细菌为主的多因素作用下，牙无机物脱矿、有机物分解，导致牙体硬组织发生慢性、进行性、破坏性的一种疾病，故选D。

【避错】本题易错选其他选项，未掌握龋病的本质特征。

5. 静止龋出现的条件是
   A. 机体抵抗力增加
   B. 龋损处致龋的环境消失
   C. 口腔内致龋菌数量减少
   D. 口腔唾液流量增加
   E. 摄糖总量减少

【答案】B

【考点】静止龋的概念

【解析】静止龋指在龋进展过程中，由于局部环境发生变化，隐蔽部位变为开放状态，致龋因素消失，病变停止进展并再矿化，但已造成的牙体实质性缺损仍保持原状，B选项正确。与机体抵抗力无关，故A错误。口内的致龋菌数量并未减少，而是龋患部位的致龋菌不能聚集，故C错误。唾液流量的增加有很好的冲刷作用，但是对于没有暴露的环境没有用，

故D错误。摄糖总量减少没有使龋患环境暴露到自洁区或菌斑无法聚集等致龋环境，故E错误。答案选B。

【避错】此题易错选C，静止龋主要是局部环境发生变化，龋患部位的致龋菌不能聚集，并不是致龋菌数量减少。

6. 龋病的药物治疗中常用药物不包括

A. 75%氟化钠甘油糊剂

B. 8%氟化亚锡溶液

C. 含氟凝胶

D. 碘酚

E. 硝酸银

【答案】D

【考点】龋病治疗

【解析】龋病药物治疗：常用的氟化物有75%氟化钠甘油糊剂、8%氟化亚锡溶液、酸性磷酸氟化钠（APF）溶液、含氟凝胶及含氟涂料等。硝酸银：主要制剂有10%硝酸银和氨硝酸银。硝酸银与人体组织和细菌的蛋白结合形成蛋白银沉淀，低浓度时有收敛、抑菌作用；高浓度时能杀灭细菌，有强腐蚀性。故本题答案为D。

【避错】此题易错选E，硝酸银应用于龋损区，除生成蛋白银沉淀外，在使用还原剂（如丁香油酚）后生成黑色的还原银或灰白色的碘化银可渗入牙釉质和牙本质中，有凝固有机质、杀灭细菌、堵塞牙釉质孔隙和牙本质小管的作用，从而封闭病变区，终止龋病过程。

7. 急性龋的临床表现为

A. 多见于中老年人

B. 病变进展较平稳

C. 龋洞内腐质湿软

D. 龋损牙本质着色深

E. 进展与全身情况无关

【答案】C

【考点】急性龋的临床表现

【解析】急性龋病变进展快，多见于儿童或青年人，病变的牙组织颜色浅，质地软而湿润，容易受到感染而发生牙髓病变。在面部及颈部接受放射治疗的患者和患舍格伦综合征的患者及由于其他原因引起唾液分泌减少的患者，其龋病发展迅猛，且常累及多数牙齿，称为猖獗龋。故选C。

【避错】此题易错选D。病变牙体组织颜色浅这个知识点记忆容易模糊，可能会有考生想当然地认为急性龋的龋损牙本质着色深。

8. 浅龋与轻度牙釉质发育不全的鉴别要点，除外

A. 好发牙位不同

B. 好发部位不同

C. 患区质地不同

D. 患区光滑度不同

E. 患牙牙体形态不同

【答案】E

【考点】浅龋与轻度牙釉质发育不全的鉴别

【解析】平滑面浅龋和轻度牙釉质发育不全均可有色、形改变（均可呈白垩色、黄褐色或褐色斑点）；但平滑面浅龋同时有质的改变，即牙釉质疏松粗糙或变软，而轻度牙釉质发育不全探诊患处时表现为质硬而光滑。此外，牙釉质发育不全好发于前牙及前磨牙的唇、颊面牙颈部，且多见几个牙同时发生；而浅龋下颌多于上颌，后牙多于前牙，好发于窝沟、邻接面和牙颈部。故选E。

【避错】此题易错选C。浅龋发生时牙釉质会变疏松粗糙或变软，而轻度牙釉质发育不全患处质硬而光滑，注意鉴别。

9. 获得性膜是指

A. 牙萌出时牙面上胚胎来源的有机物

B. 牙面上积累的食物残渣沉积物

C. 吸附至牙面的唾液蛋白或糖蛋白

D. 均匀分布于牙面上的微生物层

E. 在菌斑-牙界面由菌斑微生物所分泌的蛋白膜

【答案】C

【考点】牙菌斑的形成过程

【解析】一般情况下，清洁的牙面一经接触唾液，唾液糖蛋白很快选择性地吸附在牙面，形成均质性薄膜，称为获得性膜。唾液黏蛋白在细菌附着于牙面的过程中也发挥了重要作用，唾液中有两种不同类型的黏蛋白，分别为MG1和MG2。MG1构成获得性膜的主要成分。故选C。

【避错】此题易错选D。口腔微生物在牙面黏附形成牙菌斑生物膜，细菌在生物膜微生态环境中代谢糖产酸，造成牙脱矿致龋。

10. 龋病牙体缺损的治疗方法为

A. 自行修复

B. 脱敏治疗

C. 药物治疗

D. 充填治疗

E. 再矿化法

【答案】D

【考点】龋病牙体缺损的治疗

【解析】对已形成实质性缺损的牙齿，充填术是目前应用最广泛且成效较好的方法，其基本过程可分

为两步：先去除龋损组织和失去支持的薄弱牙体组织，并按一定要求将窝洞制成合理的形态；然后以充填材料填充恢复其固有形态和功能。故选D。

【避错】此题不易选错。已经造成实质性牙体缺损的患牙，充填术应是最佳治疗方案。其他的选项都没有办法恢复患牙原来的牙体外形。

11. 关于龋病Ⅰ类洞的原发部位描述正确的是

A. 牙的𬌗面

B. 所有牙齿的发育窝沟

C. 后牙窝沟

D. 上前牙腭侧点隙

E. 上前牙腭侧窝

【答案】B

【考点】龋病Ⅰ类洞的特点

【解析】根据G. V. Black窝洞分类，Ⅰ类洞包括所有牙齿点隙窝沟部位发生龋所制备的窝洞，B正确。而C、D、E虽然也都属于牙齿的点隙窝沟，但是都不是全面描述。牙的𬌗面有牙尖、边缘嵴、点隙窝沟等，A也不是正确的描述。因此本题应选B。

【避错】此题掌握G. V. Black的窝洞分类就不易选错，但要注意选项的全面性，应是所有牙齿的发育窝沟，只有选项B是包含A、C、D、E的意思。

12. 龋损形成的过程如下，除外

A. 硬组织脱矿、崩解

B. 色素沉着

C. 牙釉质的再矿化

D. 修复性牙本质形成

E. 腐坏牙本质再矿化

【答案】E

【考点】龋损形成过程

【解析】龋损是一种牙齿在牙菌斑和代谢产物作用下发生的慢性、进行性破坏的疾病。龋损形成的过程，有牙齿硬组织，包括牙釉质、牙本质和牙骨质的脱矿和再矿化、色素沉着、硬组织崩解，以及在龋损相应部位的牙髓组织有修复性牙本质的形成，故可排除A、B、C、D。而腐坏的牙本质是不可能再矿化的，故本题应选E。

【避错】此题易错选D，修复性牙本质形成也是龋损形成中发生的病理变化之一。

13. 牙体黏结修复术洞形制备的特点是

A. 前牙切角缺损不必磨除正常牙釉质

B. 洞缘的牙釉质壁不必做短斜面

C. 可不做预防性扩展

D. 不承受𬌗力处，可形成盒状洞形

E. 垫底时可过多覆盖牙本质

【答案】C

【考点】牙体黏结修复术的牙体预备特点

【解析】由于黏结修复术要求洞缘的牙釉质部分作斜面，以便酸蚀后扩大嵌合固位的面积，增加固位力，故A、B错误；修复前牙切角缺损时，在进行酸蚀前要求磨除少量正常牙釉质；由于黏结修复，备洞时，不必形成盒状洞形，也可以不做预防性扩展，故C正确，D错误。复合树脂作黏结修复时，中龋就需要作垫底，要求同其他材料充填时，不能过多地覆盖洞壁牙本质，以免影响固位效果，故E错误。本题应选C。

【避错】此题易错选D，银汞充填必须制备成盒状洞形，但树脂充填有化学结合的发生，因此不要求制备标准的盒状洞形。

14. 以下哪一种菌属在加速龋病的发展中可能起主要作用

A. 变异链球菌

B. 放线菌

C. 韦荣菌

D. 乳杆菌

E. 类杆菌

【答案】D

【考点】致龋菌作用

【解析】乳杆菌在深龋中大量存在，具有较强的发酵力，在加速龋病的发展中可能起主要作用，因此D正确。

【避错】此题易错选A，变异链球菌是主要致龋细菌，但不起加速龋病发展的作用。

15. 最少切割牙体组织的龋修复方法是

A. 银汞充填术

B. 嵌体修复

C. 复合树脂修复

D. 玻璃离子水门汀修复

E. 全冠修复

【答案】D

【考点】口腔修复方法的优缺点

【解析】在所提供的各项答案中，切割牙体组织最少的龋病修复方法是玻璃离子水门汀修复，D正确。

【避错】此题易错选C，复合树脂相比银汞充填以及嵌体修复磨除牙体组织较少，但也需要在牙釉质区制备一定固位形，对牙体切割多于玻璃离子水门汀修复。

16. 人类口腔正常菌群中的主要致龋菌不包括

A. 变异链球菌

B. 黏性放线菌
C. 内氏放线菌
D. 乳杆菌
E. 梭形菌

【答案】E

【考点】致龋菌的种类

【解析】变异链球菌、放线菌和乳杆菌是致龋的三大菌种，因此选项中 A、B、C、D 均是人类口腔正常菌群中的主要致龋菌。备选答案中只有梭形菌不是口腔内主要致龋菌，故本题应选 E。

【避错】此题易错选 D，乳杆菌是主要致龋菌，也是口腔正常菌群之一。

17. 意外穿髓，穿髓孔直径<0.5mm 的恒牙可选用
A. 间接盖髓术
B. 直接盖髓术
C. 安抚治疗后永久填充
D. 双层垫底后永久填充
E. 局部麻醉下开髓引流

【答案】B

【考点】意外露髓的治疗

【解析】由于恒牙已经露髓，因此可首先排除 A、E。题干中没有提到此恒牙是否发生牙髓炎或根尖周炎，因此排除 E。由于此恒牙属于意外露髓，且露髓孔小，<0.5mm，因此可采取直接盖髓术治疗，观察疗效，如果牙髓反应良好，再进行永久充填，因此 B 正确。如果直接进行永久填充的话，应先行根管治疗，因此 D 错误。所以本题应选 B。

【避错】此题易错选 A，因为此牙已露髓，因此不宜使用间接盖髓。

18. 牙菌斑成熟，细菌数量、种类稳定需要的时间范围是
A. 0.5～1 天
B. 1～2 天
C. 2～3 天
D. 3～4 天
E. 5～7 天

【答案】E

【考点】牙菌斑发生和发展

【解析】早期牙菌斑质地疏松，随着时间的延长，菌斑内部细菌数量增多，密度增加，渗透性降低，有毒产物增加，一般认为 5～7 天菌斑内细菌种类、细菌成分和密度基本稳定，是为成熟菌斑。成熟菌斑深处接近牙面的部分常呈厌氧状态或兼性厌氧状态，故此题选 E。

【避错】此题易错选 D，一般需要 5～7 天牙菌斑才能成熟。

19. 菌斑细菌致龋的基础是
A. 糖代谢
B. 蛋白质代谢
C. 脂肪代谢
D. 无机盐代谢
E. 维生素代谢

【答案】A

【考点】菌斑物质代谢基础

【解析】致龋菌的致龋机制，首先，致龋细菌对牙面有较强的黏附力；其次，具有产酸性和耐酸性，能酵解碳水化合物产酸使牙齿脱矿；最后，具有合成细胞内多糖与细胞外多糖的能力。菌斑的致龋作用和菌斑内致龋细菌的代谢活动紧密相关，细菌对糖类酵解产酸，使牙釉质脱矿形成龋损是龋病发病的最重要的因素，因此 A 正确，其他选项均错误。故本题应选 A。

【避错】此题易错选 B，致龋菌不会产生蛋白质代谢而产酸，细菌分解糖类产酸从而腐蚀牙质是发生龋病的主要原因。

20. 活髓切断术，临床用氧化锌丁香油糊剂暂封窝洞，观察时间为
A. 3～5 天
B. 1 周
C. 2 周
D. 3 周
E. 1～2 个月

【答案】C

【考点】活髓切断术氧化锌暂封时间

【解析】活髓切断术后用氧化锌丁香油糊剂暂封窝洞；观察 2 周后，若无症状，除去大部分暂封剂，保留深层的部分，用磷酸锌水门汀垫底，银汞或复合树脂永久性充填。若治疗后仍有自发痛、夜间痛等症状，为根髓有炎症的表现，此时不能保存活髓，应改牙髓摘除术。所以 C 正确，如果时间过短牙髓炎症没有出现，时间过长会导致暂封物脱落，所以其他时间都不合适，故此题选 C。

【避错】此题易错选 B，1 周封药时间过短，不足以判断是否并发牙髓炎。

21. 调制银汞合金时，若汞量过少，可造成
A. 增加蠕变
B. 可塑性增加
C. 产生过度膨胀
D. 修复体易变形
E. 硬而脆

【答案】E

【考点】银汞合金调和比例对金属强度的影响

【解析】银合金与汞在汞齐化中反应生成银-汞相和锡-汞相比例的多少由汞量决定，汞量过少导致此两者生成的量减少，黏结在一起的未反应的颗粒量变少，银汞合金固化后的强度就越大，变得硬而脆，故选E。

【避错】本题易错选D，认为汞量减少会造成修复体变形，但汞量减少后强度增大会变得硬而脆，没有了解清楚汞的作用。

22. 窝沟龋的早期表现为

A. 明显龋洞

B. 探诊有酸感

C. 损害部位呈白垩色

D. 损害部位透出墨浸状

E. 损害于位牙釉质牙本质交界处

【答案】C

【考点】窝沟龋早期病变特点

【解析】早期窝沟点隙龋清洗吹干后可见沟口呈白垩色，进一步发展才出现墨浸样改变，这时龋已经位于牙本质深层，故选C。

【避错】此题易错选A，窝沟龋的早期并无明显龋洞的表现。

23. 症状比较明显的中龋部位是

A. 殆面

B. 舌面

C. 颈部

D. 颊面

E. 接触点

【答案】C

【考点】中龋临床表现

【解析】中龋病变前沿位于牙本质浅层，牙颈部牙本质厚度最小，因此龋损最接近髓腔，故症状最明显，C正确；殆面窝沟、颊面、舌面、接触点牙本质较颈部厚，中龋表现为洞口和窝沟边缘牙釉质墨浸样改变，对刺激症状较颈部轻。故此题选C。

【避错】此题易错选A，殆面龋病较多见，但是殆面牙本质较厚，病变距髓腔较远，因此症状较轻。

24. 不符合中龋临床表现的是

A. 可引起牙髓-牙本质复合体反应

B. 探诊时，损害局部硬而光滑

C. 龋损进展得较快

D. 有软化牙本质形成

E. 有色素沉着

【答案】B

【考点】中龋临床表现

【解析】中龋病变前沿位于牙本质浅层，临床检查可看到或探到有明显的龋洞，而非硬而光滑的损害，同时龋洞内有着色的软化牙本质，洞底至髓腔有一段距离，故选B。

【避错】此题易错选A，牙本质可通过牙本质小管将刺激传入牙髓，因此中龋可能引起牙髓-牙本质复合体的反应。

25. 盖髓术的原理如下，除外

A. 牙髓牙本质复合体的功能

B. 盖髓剂的护髓作用

C. 牙髓的钙化和吸收

D. 牙髓炎症的控制

E. 诱导牙本质桥形成

【答案】C

【考点】盖髓术原理

【解析】牙髓的钙化和吸收表示牙髓变性、坏死，而盖髓术的目的是活髓保存，即维持牙髓组织的功能与活性，所以C并非盖髓术的原理，故选C。

【避错】此题易错选D，氢氧化钙是主要的盖髓剂，其具有抑菌作用，可以控制牙髓的炎症，因此D不正确。

26. 突然发生、范围广、进行速度快的龋蚀称为

A. 猖獗龋

B. 湿性龋

C. 奶瓶龋

D. 环状龋

E. 急性龋

【答案】A

【考点】龋病分类

【解析】短期内全口牙齿或多个牙齿、多个牙面同时患龋，病变过程异常迅猛，此种为猖獗龋，即突然发生、范围广、进行速度快，故选A。

【避错】此题易错选E，急性龋多发生于老年人，虽然发展较快但不会像猖獗龋这样突然发作，多个牙受累。

27. 龋病充填治疗时，外形设计正确的是

A. 外形线的总体观应为正方形或长方形

B. 外形的范围根据龋损的范围而定

C. 切削时，应尽量避让沟窝

D. 外形不宜作预防性扩展

E. 窝洞的外形线不要求长度和宽度

【答案】B

【考点】窝洞制备设计原则

【解析】窝洞制备的原则：去净龋损组织；保护

牙髓组织；尽量保留健康的牙体组织；注意患者的全身情况。在设计并制备洞形时，根据龋损的范围和所累及的牙面来设计龋洞的外形，使其具备固位和抗力的要求。故选 B。

【避错】此题易错选 D，龋病预备时为防止龋病复发应适当做预防性扩展。

28. 玻璃离子水门汀的特点中，不正确的是

A. 有一定的防龋作用

B. 与牙体黏结力差

C. 颜色与牙体颜色相近

D. 刺激性小

E. 临床应用较广泛

【答案】B

【考点】玻璃离子水门汀特点

【解析】玻璃离子可释放氟离子，有一定防龋作用，所以 A 正确。玻璃离子水门汀对牙髓刺激性小，与牙体颜色相近，故临床应用比较广泛，排除 C、D、E。玻璃离子与牙体组织黏结性较强，B 错误，但玻璃离子耐磨性差。故本题选 B。

【避错】此题易错选 E，玻璃离子除了可以用于非𬌗面的直接充填还可用于垫底使用。

29. 牙体缺损的首要病因是

A. 磨损

B. 酸蚀

C. 龋病

D. 外伤

E. 发育异常

【答案】C

【考点】牙体缺损病原因

【解析】牙体缺损的病因可以是龋病、外伤、磨损、楔状缺损、酸蚀、发育畸形等，但是最常见的病因还是龋病，牙硬组织由于细菌作用脱矿，导致变色、脱钙软化和龋洞形成，龋损严重者可造成牙冠部分或全部破坏，形成残根、残冠，故 C 正确。此题选 C。

【避错】此题易错选 A，牙体长期磨耗也是发生牙体缺损的重要原因，但是龋病是最主要的原因。

30. 盖髓剂的作用为诱导

A. 成纤维细胞形成修复性牙本质

B. 牙骨质细胞形成修复性牙骨质

C. 未分化的间充质细胞形成牙本质

D. 成牙本质细胞形成继发性牙本质

E. 成牙本质细胞形成修复性牙本质

【答案】E

【考点】盖髓剂的作用

【解析】继发性牙本质是指牙根发育完成，与对𬌗建立咬合关系后形成的牙本质，所以排除 D。盖髓剂主要是诱导修复性牙本质的形成。修复性牙本质是由先前较静止的成牙本质细胞样细胞产生的矿化组织，是由新分化出的成牙本质细胞样细胞形成。所以排除 A、B、C。故此题选 E。

【避错】此题易错选 D，继发性牙本质是生理原因所形成的，而修复性牙本质是牙本质破坏所形成的牙本质。形成牙本质是成牙本质细胞完成的任务，不是成纤维细胞完成的任务。

31. 邻𬌗双面的洞底形成阶梯，使𬌗力主要由

A. 𬌗面髓壁和邻面龈壁分担

B. 𬌗面髓壁和邻面轴壁分担

C. 𬌗面侧壁和邻面龈壁分担

D. 𬌗面侧壁和邻面侧壁分担

E. 𬌗面髓壁和邻面侧壁分担

【答案】A

【考点】邻𬌗双面𬌗力的承担

【解析】邻𬌗双面的洞底形成阶梯，使力主要由垂直方向承担，这样有利于牙周组织健康，也使得充填体或者修复体不容易受到破坏，所以主要由𬌗面髓壁和邻面龈壁分担，所以 A 正确。邻面轴壁、𬌗面侧壁、邻面侧壁都不在力的垂直方向，所以 B、C、D、E 错误。此题选 A。

【避错】此题易错选 E，𬌗力主要垂直方向传导，因此主要由水平方向牙壁承担，邻面侧壁为竖直方向，因此无法承担𬌗力。

32. 银汞合金充填操作应完成的时间范围是

A. 1 分钟以内

B. 2 ~ 3 分钟

C. 4 ~ 5 分钟

D. 6 ~ 7 分钟

E. 8 ~ 9 分钟

【答案】B

【考点】银汞合金充填操作时间

【解析】汞和银合金从混合到变硬是有一定的时间限制的，混匀占据了 1 ~ 2 分钟，充填应在 2 ~ 3 分钟完成，如超过此时间则不可再用，因为变硬的银汞不能到达填充的部位，也不利于雕刻成形，所以 B 正确，C、D、E 错误。1 分钟又太短了，没有充分的时间操作，所以 A 选项错误。故此题选 B。

【避错】此题易错选 C，4 ~ 5 分钟银汞合金一开始发生凝固变硬，因此不宜再使用。

33. 适合用间接盖髓术的是患牙

A. 冠折露髓

B. 深龋备洞后

C. 备洞意外穿髓

D. 活髓牙全冠预备后

E. 深龋去腐未净露髓

【答案】B

【考点】间接盖髓术的适应证

【解析】间接盖髓术用于近髓但未露髓的患牙，主要用于治疗深龋或深龋所致的可复性牙髓炎。深龋备洞后如果洞底近髓，可以进行间接盖髓术，所以B正确。冠折露髓、备洞意外穿髓、深龋去腐未净露髓都为已露髓，不适合用间接盖髓术，所以A、C、E都错误。活髓牙全冠预备后并不近髓，没有必要做间接盖髓术，因此D错误。所以此题选B。

【避错】此题易错选C，备洞意外穿髓可使用直接盖髓术而不适用间接盖髓术。

34. 影响间接盖髓术预后的因素如下，除外

A. 适应证的选择

B. 盖髓剂的用量

C. 牙髓的修复能力

D. 术中的牙髓损伤

E. 全身的健康状况

【答案】D

【考点】间接盖髓术疗效的影响因素

【解析】术中的牙髓损伤，是不适合用间接盖髓术的，所以适应证的选择很重要，所以不选A。间接盖髓术预后成功是洞底近髓处成牙本质细胞分化并开始形成修复性牙本质，盖髓剂的用量合适、牙髓的修复能力会影响牙本质细胞的活性，所以不选B、C。全身的健康状况影响牙髓的营养从而影响牙髓的修复能力，因此不选E。所以此题选D。

【避错】此题易错选C，牙髓的修复能力好坏与盖髓剂预后关系很大，修复能力强的往往预后较好。

35. 口腔内主要致龋链球菌是

A. 轻链球菌

B. 血链球菌

C. 变异链球菌

D. 唾液链球菌

E. 米勒链球菌

【答案】C

【考点】致龋菌

【解析】变异链球菌与人类龋病的发生关系最为密切，龋损表面牙菌斑中变异链球菌数量明显多于邻近的健康牙面的牙菌斑。变异链球菌的致龋特性表现是：能在牙面定植；有产酸和耐酸性；能合成细胞外多糖和细胞内多糖，所以C正确。其他非变异链球菌可能在龋病的起始阶段起作用，但未能肯定其对龋病的致病性，并且血链球菌的含量和龋病呈负相关，所以A、B、D、E选项都错误。故此题选C。

【避错】此题易错选B，血链球菌增多则患龋率下降，因此血链球菌不是主要致龋菌。

36. 浅龋最常用的常规诊断方法是

A. 温度刺激试验

B. 视诊法

C. 透照法

D. X线检查

E. 叩诊法

【答案】D

【考点】浅龋的诊断

【解析】浅龋早期多无主观症状，也无冷、热、甜、酸等刺激反应，故不易觉察，应用探针或牙线仔细检查，配合X线检查作出早期诊断。故选D。

【避错】此题易错选A，温度测定在中龋或者深龋检查时有一定作用，但对浅龋无效。

37. 下列不属于龋病病因范畴的是

A. 细菌和牙菌斑

B. 食物

C. 宿主

D. 时间

E. 创伤

【答案】E

【考点】龋病的四联因素论

【解析】龋病是由多种因素复合作用所致，目前公认的龋病病因学说是四联因素学说，主要包括细菌、口腔环境、宿主和时间。不包括创伤，故选E。

【避错】此题易错选D，时间对龋病发生也起到关键作用。

38. 深龋时患牙对牙髓活力温度测验的反应是

A. 同对照牙，冷刺激入洞时可有一过性敏感

B. 一过性敏感

C. 敏感

D. 激发痛

E. 无反应

【答案】A

【考点】深龋的牙髓活力温度测验反应

【解析】龋病进展至牙本质深层时为深龋。若深龋洞口开放，则常有食物嵌入洞时的短暂性疼痛症状，但没有自发性疼痛。遇冷热甜酸刺激时，产生的疼痛比中龋更剧烈。龋洞探诊时敏感，常规温度测验反应正常，若冷刺激入洞时可有一过性敏感。故本题准确的说法是A。

【避错】此题易错选 C，深龋受到冷刺激可有一过性敏感，但无明显激发痛。

39. 临床上去除龋损组织的标准主要根据

A. 洞壁牙体组织的颜色深浅

B. 洞壁牙体组织的硬度

C. 洞底的位置

D. 预计剩余牙体组织的多少

E. 患者的敏感程度

【答案】B

【考点】去腐标准

【解析】临床上主要根据洞壁牙体组织的硬度判断龋损组织是否去除。如洞壁牙体组织较软，仍可用挖匙去除，则说明尚未去净；若洞壁牙体组织坚硬，则说明已经去除。故选 B。

【避错】此题易错选 A，洞壁牙体组织的颜色深浅不是去除龋损组织的唯一标准，部分龋损颜色较浅，但也需要去除，还有部分牙体组织颜色较深但是硬度较硬也不需要去除。

40. Ⅱ类洞制备时鸠尾峡应位于

A. 窝洞轴髓线角处

B. 窝洞轴髓线角边缘右侧

C. 窝洞轴髓线角中线侧

D. 殆面的中央

E. 窝洞的中央

【答案】C

【考点】Ⅱ类洞制备的原则

【解析】鸠尾是一种机械固位结构，鸠尾的制备要与邻面缺损大小相匹配，同时要有一定深度，特别是在峡部，以获得足够抗力。制备Ⅱ类洞时，要注意鸠尾峡的位置，鸠尾峡应设计位于窝洞轴髓线角中线侧。故选 C。

【避错】此题易错选 D，鸠尾峡应位于窝洞的中线部位，而非殆面的中央。

41. 在深龋中，细菌可以通过暴露的牙本质小管感染牙髓，下列说法正确的是

A. 牙本质厚度≤2.0mm，牙髓内可找到细菌

B. 牙本质厚度≤1.1mm，牙髓内可找到细菌

C. 牙本质厚度≤0.5mm，牙髓内可找到细菌

D. 牙本质厚度≤0.2mm，牙髓内可找到细菌

E. 牙本质厚度≤1.5mm，牙髓内可找到细菌

【答案】D

【考点】细菌感染

【解析】细菌未感染牙髓之前，其毒性产物就会通过牙本质小管引发牙髓炎症反应；当细菌侵入牙本质距牙髓≤1.0mm 时，牙髓可出现轻度炎症反应；当细菌距牙髓≤0.5mm 时，牙髓可出现明显的炎症反应；牙本质厚度≤0.2mm，牙髓内可找到细菌。故选 D。

【避错】本题易错选 A，误将 0.2mm 记作 2.0mm 导致错选，当牙本质厚度≤0.2mm，牙髓内可找到细菌。

42. 下列临床表现可诊断为殆面龋的是

A. 探针可伸入但底部坚硬的窝沟

B. 着色的不平坦区

C. 中度氟牙症的牙釉质凹陷

D. 底部发软的窝沟

E. 牙釉质上的白斑

【答案】D

【考点】殆面龋的诊断

【解析】殆面龋诊断时应注意和氟牙症、色素、生理性窝沟区分，故单纯的着色、牙釉质缺损及不平坦尚不能诊断为龋损，当探针发现窝沟底部存发软的组织时，方能确定。故选 D。

【避错】此题易错选 A，探针可伸入但底部坚硬的窝沟，龋病底部往往较软，因此底部坚硬说明不是龋病而是正常的窝沟结构。

43. 口腔检查时，不正确的医患体位为

A. 医师位于手术椅的右后方或右前方

B. 医师检查患者时可取坐位或站位

C. 医师检查口腔时可以弯腰或仰视

D. 患者位置应稳定舒适而便于检查

E. 患者头部不应过度后仰而易疲劳

【答案】C

【考点】口腔检查时的医、患体位

【解析】口腔检查一般来说，患者的头、颈和背部应在一条直线上，体位半卧位或平卧位，头部与术者的肘部在同一水平。患者应稳定舒适而便于检查，头部不应过分后仰而易疲劳。治疗上颌牙时，使上颌平面与地面成45°角。治疗下颌牙时，使下颌平面与地面尽可能平行。医师可取坐位或站位。头、颈、胸、背和腰部呈自然直立位。自患者头顶后方到前方60°左右的范围为医师活动区域。因此 C 错误。

【避错】本题一般出错概率比较小，医师检查口腔弯腰或者仰视属于不正确的体位，并不利于医师检查患者病情。

44. 中等深度以上的窝洞用银汞合金充填时需要垫底的原因是充填材料

A. 有牙髓刺激性

B. 为温度良导体

C. 具有收缩性

D. 具有微渗漏

E. 其中的汞有一定毒性

【答案】B

【考点】银汞合金修复术

【解析】银汞合金是电和热的良导体，热导系数大于牙体组织。为了保护牙髓，中等深度以上的窝洞在银汞合金充填前，需要封闭、衬洞和垫底。正确答案为B。

【避错】本题容易出错的是D，其实银汞是有稍微膨胀特性的，银汞主要是金属具有导热性，才需要对中等深度窝洞进行垫底。

45. 牙骨质龋属于

A. 慢性龋

B. 浅龋

C. 中龋

D. 深龋

E. 继发龋

【答案】B

【考点】龋病的分类

【解析】浅龋位于牙冠部时，一般均为牙釉质龋或早期牙釉质龋，但发生于牙颈部时则为牙骨质龋和/或牙本质龋。故本题选B。

【避错】牙骨质龋是依据龋病的程度分类的，应该考虑的B、C、D中的一个，同时龋病没有波及牙本质，属于浅龋，选B。对于龋病的分类一定要十分清晰，并能灵活判断。

46. V类洞制备的要点包括

A. 倒凹固位应做于龈轴和殆（切）轴线角处

B. 倒凹固位应做于近中轴和远中轴线角处

C. 近远中壁和釉柱垂直

D. 对抗力形要求高

E. 洞壁与轴壁平行

【答案】A

【考点】窝洞制备的要求

【解析】V类洞制备要求：龈壁与龈缘平，呈与颈曲线相应的圆弧形龈壁与殆壁与洞底（轴壁）垂直，近、远中壁的牙釉质略向外敞开。V类洞一般不直接承受殆力。为了与颈部所受的弯曲力抗衡，在殆轴线角和龈轴线角做倒凹或固位沟。因此正确答案为A。

【避错】V类洞就应想到是在颈部的洞形，应在窝洞的上下两端（龈端和殆端）做倒凹。

47. 深龋的临床表现，描述有误的是

A. 龋损已至牙本质深层

B. 大多数有冷热激发痛

C. 对甜酸食物较为敏感

D. 偶尔也会出现自发痛

E. 龋洞嵌入食物有疼痛

【答案】D

【考点】深龋的临床表现

【解析】病变进展到牙本质深层时为深龋，临床上可见很深的龋洞，易于探查到。若食物嵌塞，则产生疼痛。遇冷、热和化学刺激时，产生的疼痛较中龋时更加剧烈。无自发痛，这是与牙髓炎的区别。D不正确。

【避错】D选项之所以错误是因为“偶尔”字眼比较迷惑人，其实深龋是肯定不会有自发痛的，出现自发痛一定是牙髓炎表现。

48. 银汞合金充填发生迟缓性膨胀的原因是

A. 研磨时间过长

B. 汞含量过少

C. 银含量过多

D. 充填压力过大

E. 水分渗透入银汞合金

【答案】E

【考点】银汞合金充填的并发症

【解析】含锌银汞合金在潮湿口腔环境中，其中的锌与口腔中的酸发生置换反应，产生氢气，使修复体膨胀，所以是水分渗入银汞合金所致。而银汞合金中汞和银的含量会影响合金的抗压抗张物理性能，研磨时间过长引起固化反应，导致充填困难，充填压力大会引起牙体组织的损伤，所以此题选E。

【避错】本题是常识题，水与银汞合金接触造成延缓性膨胀，记住这点。

【A_2型题】

49. 男，50岁。半年前右上后牙龋病做了充填治疗后一直食物嵌塞，近1周来出现持续性自发性钝痛并有牙龈出血，最可能的原因是

A. 充填时未垫底

B. 备洞时产热过多

C. 深龋使用刺激性较强的消毒药物

D. 充填时接触点恢复不良

E. 备洞时意外穿髓

【答案】D

【考点】龋病治疗后的问题

【解析】该患者充填治疗后出现食物嵌塞，并出现疼痛和牙龈出血，首先考虑充填体与邻牙接触点恢复不良，在牙齿之间形成缝隙，或接触点位置不对，这样造成的垂直嵌塞，食物嵌塞压迫刺激牙龈。故

选 D。

【避错】此题不易选错，因接触点过松出现食物嵌塞，只能重新充填，或者酌情做固定修复，以恢复接触点。

50. 女，40 岁。因右下第一中切牙缺失要求修复。临床检查时发现右下侧切牙近中面釉质呈白垩色及黄褐色斑点，探釉质有缺损，诊断为光滑面浅龋。应做的治疗是

A. 药物治疗

B. 再矿化治疗

C. 玻璃离子水门汀充填

D. 复合树脂充填

E. 银汞合金充填

【答案】A

【考点】龋病的药物治疗适应证

【解析】龋病药物治疗适应证为：①恒牙早期牙釉质龋，尚未形成龋洞者，特别是位于易清洁的平滑面病损。②乳前牙邻面浅龋及乳磨牙殆面广泛性浅龋，1 年内将被恒牙替换者。③静止龋，如殆面点隙龋损，由于殆面磨耗，将点隙磨掉，呈一浅碟状，使致龋环境消失。常用药物包括氟化物、硝酸银和氨硝酸银等。故选 A。

【避错】此题易错选 B，再矿化治疗适用于光滑面早期牙釉质龋，白垩斑或褐斑；龋易感者的龋病预防。

51. 女，20 岁。因左下后牙冷热痛而就诊，无自发痛。检查发现深龋，探痛，但未穿髓，无叩痛。在治疗该深龋时，错误的操作是

A. 由于窝洞较深，洞壁不必修直

B. 为避免穿髓，可保留少量软化牙本质

C. 用大球钻以先中央后四周的方式逐步去除腐质

D. 可疑有牙髓暴露而又不能肯定时应做安抚治疗观察

E. 接近髓角时，如患者特别敏感，应注意检查有无牙髓暴露

【答案】C

【考点】龋病治疗

【解析】治疗深龋时，如用大球钻以先中央后四周的方式逐步去除腐质易导致穿髓，故答案为 C，其他选项为正确的治疗深龋的方法。

【避错】此题易错选 A，窝洞较深，洞壁不必修直防止造成意外穿髓。

52. 男，82 岁。口腔内多数牙冷、热刺激，酸痛 1 个多月。4 个月前曾因鼻咽癌接受颌面和颈部放射治疗。口腔检查：口腔内多数牙牙颈部环状龋损，探诊酸痛，冷测验（+），无迟缓性痛。最可能的诊断为

A. 静止龋

B. 继发龋

C. 猖獗龋

D. 线性牙釉质龋

E. 慢性龋

【答案】C

【考点】龋病的分类

【解析】急性龋中有一种类型，其病程进展很快，多数牙齿在短期内同时患龋，包括不易患龋的下前牙，这种类型的龋病称猖獗龋。常见于颌面及颈部接受放射治疗的患者，也称放射性龋。此外，一些有严重全身性疾病的患者，由于唾液缺乏或不注意口腔卫生，亦可能发生猖獗龋。根据题干叙述可知最可能的诊断是 C。

【避错】此题易错选 A，龋病发展到某一阶段时，由于病变环境发生变化，隐蔽部位变得开放，原有致病条件发生变化，龋病不再继续进行，但损害仍保持原状，这种特殊的龋损害称作静止龋。

53. 男孩，7 岁。左下第一磨牙近中邻面深龋，探诊敏感，冷测验（+），无迟缓性痛。X 线片示：患牙根尖未发育完全，根尖无明显暗影。腐质去净后探及针尖大小穿髓孔，此时最恰当的治疗方法是

A. 根管治疗

B. 牙髓切断术

C. 直接盖髓术

D. 间接盖髓术

E. 牙髓摘除术

【答案】B

【考点】年轻恒牙牙髓病的治疗特点

【解析】根尖未发育完成的年轻恒牙，无论是龋源性、外伤性或机械性露髓，均可行牙髓切断术以保存活髓，直到牙根发育完成。在牙根发育完成后，进行牙髓摘除术及根管治疗。如果牙髓切断术失败，可进行根尖诱导成形术或根尖外科手术。故本题答案为 B。

【避错】此题易错选 C，直接盖髓术适用于：根尖孔尚未发育完全，因机械性或外伤性露髓的年轻恒牙；根尖已发育完全，机械性或外伤性露髓，穿髓孔直径不超过 0.5mm 的恒牙。

54. 男孩，10 岁。左上后牙冷刺激疼痛，无自发痛。口腔检查：左上第一、第二乳磨牙殆面浅龋，叩

诊（-），探诊（-）。较合适的处理方法是

A. 化学疗法

B. 再矿化法

C. 窝沟封闭

D. 充填治疗

E. 拔除

【答案】A

【考点】龋病的治疗

【解析】药物治疗是采用化学药物治疗龋损，终止或消除病变。其适应证为：①恒牙早期牙釉质龋，尚未形成龋洞者，特别是位于易清洁的平滑面（如颊、舌面）龋损。②乳前牙邻面浅龋及乳磨牙殆面广泛性浅龋，1年内将被恒牙替换。③静止龋，如殆面点隙龋损，由于殆面磨耗，将点隙磨掉，呈一浅碟状，将使龋损环境消失。该患儿为左上第一、第二乳磨牙殆面浅龋符合药物治疗适应证，故本题选A。乳牙龋药物治疗：主要适用于龋损面广泛的不易制备洞形的浅龋或剥脱状的环状龋。修复治疗：目的是去除病变组织、恢复牙体外形，提高咀嚼功能。再矿化疗法用人工的方法使已经脱矿、软化的釉质发生再矿化，恢复硬度，使早期牙釉质龋终止或消除。适应证为光滑面早期釉质龋，即龋斑（白垩斑或褐斑）。龋易感者可作预防用。

【避错】此题易错选C，窝沟封闭的最佳时机为牙齿完全萌出，且尚未发生龋损的时候。

55. 女，47岁。左下后牙进食不适2个月，无自发痛。口腔检查：左下第二磨牙近中邻殆面龋洞，冷刺激一过性疼痛，叩诊（-），探诊（±）。按G. V. Black分类法所备洞形应属于

A. Ⅰ类洞

B. Ⅱ类洞

C. Ⅲ类洞

D. Ⅳ类洞

E. Ⅵ类洞

【答案】B

【考点】G. V. Black分类法

【解析】根据G. V. Black分类法，Ⅱ类洞是指为发生于后牙邻面的龋损所制备的窝洞。包括磨牙和前磨牙的邻面洞、邻殆面洞、邻颊（舌）面洞和邻殆邻洞，以磨牙邻殆面洞为典型代表。该患者口腔检查为左下第二磨牙近中邻殆面龋洞，因此应制备Ⅱ类洞，本题答案为B。

【避错】此题易错选A，Ⅰ类洞是指为发生在所有牙面发育点隙裂沟的龋损所备成的窝洞。

56. 男，35岁。右上后牙进食时酸痛。2年前患牙曾行充填治疗。口腔检查：右上第一磨牙殆面银汞合金充填物，充填物周边有缝隙，卡探针，叩诊（-），冷测验（-）。可诊断为

A. 静止龋

B. 继发龋

C. 猖獗龋

D. 潜行性龋

E. 根面龋

【答案】B

【考点】龋病分类

【解析】龋病治疗后，由于充填物边缘或窝洞周围牙体组织破裂，形成菌斑滞留区，或修复材料与牙体组织不密合，留有小的缝隙或存在微渗漏，或原有的病变组织未除净就进行充填，这些都可能形成致病条件，再发生龋病，称继发龋。根据该患者的治疗史、临床表现及口腔检查结果可知应诊断为继发龋，故选B。

【避错】此题易错选A，龋病发展到某一阶段时，由于病变环境发生变化，隐蔽部位变得开放，原有致病条件发生变化，龋病不再继续进行，但损害仍保持原状，这种特殊的龋病称作静止龋。

57. 女，20岁。左下第一磨牙殆面龋洞，达牙本质浅层，探稍敏感，冷刺激进洞后稍敏感。该患牙的诊断可能为

A. 浅龋

B. 中龋

C. 深龋

D. 可复性牙髓炎

E. 慢性牙髓炎

【答案】B

【考点】龋病的诊断

【解析】浅龋位于牙冠部时，一般均为牙釉质龋，但若发生于牙颈部时，则是牙骨质龋。中龋时，病变的前沿位于牙本质浅层。牙本质因脱矿和有机质溶解而软化，随色素侵入而变色，同时出现主观症状。中龋时患者对冷热酸甜食物敏感，冷刺激尤为明显，但刺激去除后症状立即消失。龋病进展至牙本质深层时为深龋，故B正确。

【避错】此题易错选C，深龋时一般均能引起牙髓组织的修复性反应，形成修复性牙本质，同时也可能引起轻度的慢性炎症反应。

58. 患者因左下后牙龋洞就诊，银汞充填治疗，治疗后出现咬合痛。临床检查发现左下第一磨牙远中邻殆面充填体完好，边缘密合，表面有亮点，牙龈（-），温度测验无异常。最佳处理方案为

A. 磨除高点，调𬌗观察

B. 去除原充填体，重新充填

C. 去除原充填体，安抚

D. 脱敏治疗

E. 根管治疗

【答案】A

【考点】龋病治疗中的问题及处理

【解析】若在充填体上有亮点，则为咬合早接触点，应当将亮点处多余合金除去，再试咬合，直到无亮点，患者咬合时无异常感为止。故 A 正确。

【避错】此题易错选 B，该患者的患牙充填体完好，边缘密合，没必要去除原充填体，重新充填。

59. 女，35 岁。左下第一前磨牙远中邻𬌗面深龋，充填治疗 2 个月脱落，推测可能有以下几方面原因，除了

A. 窝洞深度不够

B. 固位形不良

C. 继发龋发生

D. 充填物未垫底

E. 充填材料比例不当

【答案】D

【考点】龋病治疗中的问题及处理

【解析】充填治疗脱落原因很多。窝洞深度不够，固位形不良，继发龋发生，充填材料比例不当都会出现充填物脱落。充填物未垫底不会造成充填物脱落，会造成牙髓反应。故本题答案为 D。

【避错】此题易错选 E，充填材料比例不当也会造成充填物脱落。

60. 男，23 岁。因左上第二磨牙龋洞，一次性充填后出现冷热痛，无迟缓性痛，无自发痛。以下哪项不是造成患牙冷热痛的原因

A. 充填未垫底

B. 牙髓状态判断不正确

C. 操作不当

D. 充填材料选择不当

E. 充填体悬突

【答案】E

【考点】龋病治疗中的问题及处理

【解析】充填后出现冷热痛常见原因包括：牙髓状态判断不正确及操作不当致牙髓充血；中、深龋未垫底直接银汞合金充填，可传导冷热刺激；复合树脂直接充填，可造成牙髓的化学刺激而激惹牙髓；充填体悬突，易沉积菌斑，压迫牙龈，造成牙龈发炎。故选择 E。

【避错】此题易错选 D，充填材料选择不当如复合树脂直接充填或深龋直接用磷酸锌水门汀垫底可造成牙髓的化学刺激而激惹牙髓。

61. 患者左下第一磨牙近中邻𬌗面深龋洞，探敏，叩诊（-），冷测验一过性敏感，该牙诊断为深龋。正确处理方案为

A. 复合树脂充填

B. 磷酸锌水门汀充填

C. 双层垫底后银汞合金充填

D. 氢氧化钙、玻璃离子水门汀充填

E. 根管治疗

【答案】C

【考点】龋病治疗

【解析】洞深接近牙髓，需要作双层垫底。氧化锌丁香油水门汀是理想的第一层垫底材料。因其抗压强度低，不能承受咀嚼压力，需在其上用磷酸锌水门汀作第二层垫底。双层垫底后用银汞合金充填，故正确答案选 C。

【避错】此题易错选 A，复合树脂为非良导体，护髓与垫底的主要目的是隔绝树脂材料本身的化学刺激。

62. 患者上颌前磨牙近中面深龋，探敏，冷测验一过性疼痛，去除刺激可缓解，诊断为深龋，备洞时患者极其敏感，该牙当日的最佳处理方案为

A. 氧化锌丁香油水门汀安抚

B. 双层垫底后充填

C. 银汞充填

D. 玻璃离子水门汀充填

E. 根管治疗

【答案】A

【考点】龋病治疗

【解析】一些深龋患者，无自发痛，但有明显的激发痛，备洞过程中极其敏感。这类患者应先作安抚治疗，待症状消除后再进一步处理。具体方法为窝洞清洁后，放置大小合适的丁香油酚棉球或抗生素小棉球，用氧化锌丁香油水门汀封洞，观察 1～2 周。复诊时，如无症状，牙髓活力正常，无叩痛，则取出棉球，因酌情做双层垫底永久充填，或作间接盖髓术。如有症状，则应进一步做牙髓治疗。故本题选 A。

【避错】此题易错选 C。备洞时患者极其敏感应垫底不应直接充填。

63. 女，30 岁。因右上后牙食物嵌入痛，遇冷敏感，无自发痛，检查发现 $\overline{6^{DO}|}$ 中龋。需要制备的窝洞类型是

A. Ⅰ类

B. Ⅱ类

C. Ⅲ类
D. Ⅳ类
E. Ⅴ类
【答案】B
【考点】窝洞设计
【解析】Ⅱ类洞为发生于后牙邻面的龋损所制备的窝洞，称为Ⅱ类洞。包括磨牙和前磨牙的邻面洞、邻殆面洞和邻颊（腭）面洞，以磨牙邻殆面洞为典型代表。故本题选B。
【避错】此题易错选A，Ⅰ类洞可累及殆面但不会累及远中面。

64. 女，44岁。因右上后牙遇冷热敏感1周就诊。检查发现 7DO| 龋，洞底较深、近髓。去腐质过程中患者疼痛明显，首选的治疗方法应是
A. 局部麻醉下开髓作牙髓治疗
B. 可行安抚治疗或间接盖髓
C. 行氢氧化钙制剂直接盖髓
D. 聚羧酸锌水门汀垫底永久充填
E. 氧化锌丁香油水门汀垫底永久充填
【答案】B
【考点】深龋的治疗方案
【解析】患者的主观临床症状不明显，属深龋范围内应有的临床表现。但洞底软龋不能除净。在急性龋患者，可以用间接盖髓法治疗，待3个月后，经检查牙髓活力正常，并经X线检查，可用永久充填。若系慢性龋，应继续去除软龋，去净后，如果牙髓暴露，则需进一步作牙髓治疗，如果未穿髓，也可作间接盖髓术。3个月后再经检查，作永久充填。
【避错】此题易错选D，患者较敏感不宜直接充填加重刺激，而应氧化锌安抚治疗后择期充填。

65. 女，21岁。主诉左上后牙进食痛1周，平时仅有冷食痛。查|6^{D} 龋洞深，叩痛（-）。下面最重要的检查应是
A. 咬诊
B. 松动度
C. 温度测验
D. 电活力测验
E. X线检查
【答案】C
【考点】深龋检查方法
【解析】深龋与牙髓炎的鉴别依据主要是温度测验，牙髓炎会出现继发性疼痛；而深龋患牙，只要刺激不进入龋洞就不会出现激发痛。本题从表现上很难区分深龋和牙髓炎时，需要进行温度测验。选C。
【避错】此题易错选E，X线检查对诊断龋齿以及慢性根尖周炎等都有较好的效果，但对于是否发生牙髓炎无诊断价值，因牙髓炎大多没有X线改变。

66. 女，27岁。左上第一磨牙深龋，去腐质后未穿髓，垫底作银汞合金充填，最适合的垫底材料是
A. 聚羧酸锌水门汀
B. 磷酸锌水门汀
C. 氧化锌丁香油水门汀
D. EDTA
E. 氢氧化钙
【答案】A
【考点】垫底材料
【解析】选择垫底材料时主要从材料的抗压力和对牙髓的刺激性加以综合考虑。聚羧酸锌水门汀垫底对牙髓的刺激性最小。故本题应该选择A。
【避错】此题易错选E，氢氧化钙较少作为垫底材料，更多作为盖髓剂。

67. 女，30岁。半年前在某医院做过右下后牙龋洞银汞合金充填，现牙体折裂一小块，要求重新充填。检查银汞合金充填，舌侧壁牙体折裂一小块。引起折裂的最可能原因是
A. 充填材料过度收缩
B. 洞形的点、线角太钝
C. 鸠尾峡过窄
D. 食物嵌塞
E. 制备洞时未去除无基釉
【答案】E
【考点】银汞充填后引起牙体折裂的原因
【解析】充填材料过度收缩往往引起继发龋，洞形的点、线角过于锐利、备洞时未去除无基釉均会导致在受力时牙体出现崩裂。故选E。
【避错】此题易错选B，银汞合金洞形点、线角过锐可能引起牙体折断，而点、线角圆钝无此风险。

68. 男，30岁。左下第一前牙3天来遇冷疼痛，刺激去除后疼痛持续10数秒后消失。查见该牙近中边缘嵴略透暗色，探诊龋深，未发现穿髓孔。为诊断应选用的检查方法是
A. 咬诊
B. 叩诊
C. 光纤透照
D. 温度测验
E. X线检查
【答案】E
【考点】深龋的诊断
【解析】龋病的诊断方法主要有视诊，探诊，温度刺激试验，X线检查和透照法。考虑到患牙变色部

位，故选用X线检查，有利于清楚发现龋损。故选E。

【避错】此题易错选D，因为深龋温度刺激痛往往同对照牙，因此不宜进行温度测验。

69. 男，55岁。主诉左下后牙嵌塞食物，有时遇冷热刺激敏感。查：见⌈6深龋，去腐后未见穿髓。拟制备成远中殆洞充填，修复时邻面部分应设计的主要固位形是

A. 侧壁固位

B. 牙本质钉固位

C. 倒凹固位

D. 梯形固位

E. 鸠尾固位

【答案】D

【考点】梯形固位

【解析】邻殆面洞形设计中，要注意抗力形和固位形的设计。其中，殆面采用的主要固位形为鸠尾固位，邻面采用的主要为梯形固位。故选D。

【避错】此题易错选A，侧壁固位不仅用于邻面也用于其他牙面。

70. 女，30岁。右下后牙进食嵌塞痛2周，偶有喝冷水疼痛。无自发痛。检查发现右下第一磨牙殆面深龋洞，冷测验反应正常，冷刺激入洞出现一过性敏感，叩痛（-），去净腐质后洞底无穿髓孔，该患牙应做的治疗是

A. 双层垫底后充填

B. 安抚治疗以消除症状

C. 活髓切断术

D. 直接盖髓术

E. 根管治疗

【答案】A

【考点】深龋的治疗

【解析】患牙无自发痛，冷热诊无反应，刺激入洞一过性敏感，故为深龋。对深龋治疗方法的选择，主要考虑患者有无明显的主观症状和洞底软龋是否能够去净。患者的症状具有激发痛性质，但程度不严重，刺激去除后，疼痛立即消除，洞底软龋能够彻底去净。对于这类患者，可以给予双层垫底，一次完成充填治疗。故选A。

【避错】此题易错选B，安抚治疗用于备洞过程中十分敏感的情况，本题不符合。

71. 女，28岁。邻殆嵌体戴入3个月后出现冷、热刺激痛，最有可能的原因是

A. 嵌体咬合过高

B. 急性牙髓炎

C. 继发龋

D. 急性根尖周炎

E. 急性牙周炎

【答案】C

【考点】继发龋的诊断

【解析】患者并无自发痛和咬合痛，故可以排除A、B、D。牙周炎时患牙会有牙周袋，但该患者没有，排除E。龋病治疗后，由于充填物边缘或窝洞周围牙体组织破裂，形成菌斑滞留区，或修复材料与牙体组织不密合，留有小的缝隙或存在微渗漏，或原有的病变组织未除净就进行充填，这些都可能形成致病条件，再发生龋病，称继发龋。故选C。

【避错】此题易错选A，嵌体咬合过高可出现咬合痛，一般不出现冷热痛。

【A_3/A_4型题】

（72～73题共用题干）

男，18岁。右上后牙刷牙时冷水刺激疼痛，刺激去除后症状不持续，无自发痛。检查见6⌋殆面龋，探诊（±），冷（+），叩诊（-），牙周检查（-）。

72. 最可能的诊断为

A. 牙本质敏感症

B. 可复性牙髓炎

C. 深龋

D. 急性牙髓炎

E. 慢性溃疡性牙髓炎

【答案】C

【考点】深龋的诊断

【解析】本题患者没有自发痛，故排除D；牙周检查（-），排除E；检查见6⌋殆面龋，排除A；可复性牙髓炎临床表现为当患牙受到冷、热温度刺激或甜、酸化学刺激时，立即出现瞬间的疼痛反应，尤其对冷刺激更敏感，刺激一旦去除，症状持续数秒即缓解，没有自发痛，叩痛（-），排除B。深龋患者易于探查到很深的龋洞，患有深龋的牙当冷、热刺激进入深龋洞内时出现疼痛反应，而刺激去除后症状并不持续，叩诊无不适，故本题答案为C。

【避错】此题易错选B，可复性牙髓炎对冷刺激一过性敏感，刺激去除后，症状持续数秒即缓解，且患牙可能有深牙周袋。

73. 最佳的治疗方法是

A. 牙髓失活

B. 间接盖髓术

C. 牙脱敏治疗

D. 安抚治疗

E. 开髓引流

【答案】D

【考点】深龋的治疗

【解析】深龋的治疗包括：①垫底充填。适用于无自发痛、激发痛不严重、刺激去除后无延缓痛、能去净龋损牙本质这一类牙髓基本正常的患牙。②安抚治疗。一些深龋患者，无自发痛，但有明显的激发痛，备洞过程中极其敏感。这类患者应先作安抚治疗，待症状消除后再作进一步处理。③间接盖髓术。用于软化牙本质不能一次去净，牙髓-牙本质反应能力下降，无明显主观症状的深龋。本题中患者冷水刺激痛，无自发痛，故选 D。

【避错】此题易错选 A，患深龋的牙不需要牙髓失活。

(74 ~ 75 题共用题干)

男，20 岁。下颌第一磨牙颊沟浅龋，如对龋损组织进行细菌培养。

74. 其中主要的致龋菌可能为

A. 韦永菌

B. 轻链球菌

C. 奈瑟菌

D. 变异链球菌

E. 乳杆菌

【答案】D

【考点】致龋菌

【解析】细菌是龋病发生的必要条件，一般认为致龋菌有两种类型，一种是产酸菌属，其中主要为变异链球菌、放线菌属和乳杆菌，可使碳水化合物分解产酸，导致牙齿无机质脱矿；另一种是革兰阳性球菌，可破坏有机质，经过长期作用可使牙齿形成龋洞。目前公认的主要致龋菌是变异链球菌，其他还包括放线菌属、乳杆菌等。导致窝沟龋的主要是变异链球菌。故选 D。

【避错】此题易错选 E，浅龋中最主要的细菌为变异链球菌而非乳杆菌。

75. 如此人的龋病未治疗，发展为深龋，再次对龋损组织进行细菌培养，发现有一种致龋菌的数量大量增加，该细菌可能是

A. 韦永菌

B. 轻链球菌

C. 奈瑟菌

D. 变异链球菌

E. 乳杆菌

【答案】E

【考点】致龋菌的生存环境和特点

【解析】乳杆菌在龋活跃者口腔中数量很大，且能在血液中产生针对乳杆菌的抗体，同时，随着龋的严重程度加重，乳杆菌数量会随之增加，其也一直被认为是龋病的主要致病菌，因此窝沟龋继续进一步发展，乳杆菌的数量会大幅增加。故选 E。

【避错】此题易错选 D，变异链球菌在浅龋中大量存在，但乳杆菌是龋病发展的主要因素。

(76 ~ 78 题共用题干)

女，20 岁。2 周来右上后牙遇冷热过敏。检查发现 $\overline{6^{DO}|}$ 深龋，探之未穿髓，病变组织颜色较浅，易剔除。

76. 这种龋病称为

A. 急性龋

B. 慢性龋

C. 静止龋

D. 继发龋

E. 干性龋

【答案】A

【考点】急性龋诊断

【解析】急性龋多见于儿童或青年人。病变进行较快，数月内即可形成龋洞；洞内病变组织颜色较浅，呈浅棕色；质地较软而且湿润，很容易用挖器剔除，因此又称作湿性龋。由于病变进展快，髓腔内来不及形成修复性牙本质，或修复性牙本质很少，若治疗不及时，容易引起牙髓感染。本题患者的情况应该选 A。

【避错】此题易错选 E，病变颜色较浅应为湿性龋；干性龋又称为慢性龋，着色较深，从颜色上二者可以鉴别。

77. 作出诊断时应与之鉴别的主要疾病是

A. 慢性闭锁性牙髓炎

B. 慢性溃疡性牙髓炎

C. 牙本质敏感症

D. 急性牙髓炎

E. 牙隐裂

【答案】A

【考点】深龋鉴别诊断

【解析】深龋鉴别诊断时，确定牙髓状况最为重要。应注意将深龋与可复性牙髓炎、慢性闭锁性牙髓炎和牙髓坏死进行鉴别。故选 A。

【避错】此题易错选 D，牙髓炎有自发痛，通过这点很容易与深龋鉴别。

78. 在作鉴别诊断时，比较有价值的检查方法是

A. X 线检查

B. 冷热诊

C. 探诊
D. 咬诊
E. 叩诊

【答案】B

【考点】牙髓检查

【解析】临床用于深龋的鉴别诊断的方法主要有冷热诊，深龋冷热诊无刺激痛，仅刺激入洞时方有反应，而牙髓炎冷热诊会出现不同程度的疼痛反应。故选 B。

【避错】此题易错选 C，深龋与慢性闭锁性牙髓炎探诊都可表现为无露髓点。

【B_1 型题】

（79～80 题共用备选答案）
A. 下颌第一磨牙
B. 上颌第一磨牙
C. 对称性的牙
D. 上颌侧切牙
E. 全口牙

79. 在恒牙列中患龋率最高的牙是

【答案】A

80. 牙釉质发育不全常发生在

【答案】C

【考点】龋病好发部位、牙釉质发育不全

【解析】恒牙列的龋病好发部位：下颌第一磨牙>下颌第二磨牙>上颌第一磨牙>上颌第二磨牙>前磨牙>第三磨牙>上前牙>下前牙。牙釉质发育不全发生在同一时期发育的各个牙面上，恒牙受累表现在同一时期发育的牙，成组、对称地出现牙釉质发育不全的形态异常。故 79 题选 A，80 题选 C。

【避错】79 题易错选 B，混淆恒牙列的龋病好发部位的发生顺序。80 题易错选 E，牙釉质发育不全，恒牙受累时表现为成组、对称地出现形态异常。

（81～83 题共用备选答案）
A. 充填物过高，有早接触
B. 充填物悬突
C. 牙髓状态判断错误
D. 充填材料化学刺激
E. 对颌牙有不同金属修复体

81. 龋齿充填后远期出现自发痛，可能的原因是

【答案】D

82. 龋充填后出现持续性自发性钝痛，可以定位，与温度无关，可能的原因是

【答案】B

83. 龋齿充填后与对颌牙接触时疼痛，可能的原因是

【答案】E

【考点】龋病治疗过程中问题及处理

【解析】充填物过高，有早接触会出现咬合痛。充填物悬突使龋齿充填后出现持续性自发性钝痛，可以定位，与温度无关，故 82 题选 B。牙髓状态判断错误会使龋充填后近期出现自发痛。充填材料化学刺激会使龋充填后远期出现自发痛，故 81 题选 D。对颌牙有不同金属修复体会造成龋充填后与对颌牙接触时疼痛，故 83 题选 E。

【避错】81 题易错选 C，牙髓状态判断错误会龋充填后近期出现自发痛；82 题易误选 A，充填物过高，有早接触会出现咬合痛。83 题较为简单，不易出错。

（84～86 题共用备选答案）
A. 氧化锌丁香油水门汀
B. 聚羧酸锌水门汀
C. 玻璃离子水门汀
D. 磷酸锌水门汀
E. 复合树脂

84. 对牙髓有刺激的水门汀是

【答案】D

85. 粉剂由二氧化硅、三氧化二铝和氟化钙组成的水门汀是

【答案】C

86. 粉剂由煅烧过的氧化锌和氧化镁混合物组成的水门汀是

【答案】B

【考点】常见充填垫底材料的性能

【解析】临床上常用的充填垫底的材料分别有不同的性能，不同的组成，在临床应用时应根据不同材料的不同特性进行选择。其中，磷酸锌水门汀对牙髓有刺激，故深龋洞和活髓牙慎用，84 题选 D；玻璃离子水门汀粉剂由二氧化硅、三氧化二铝和氟化钙组成，85 题选 C；聚羧酸锌水门汀粉剂由煅烧过的氧化锌和氧化镁混合物组成，86 题选 B。

【避错】84 题此题易错选 B，聚羧酸锌水门汀不会释放游离酸，对牙髓无明显刺激。85 题易错选 D，磷酸锌水门汀也含有二氧化硅，但不含氟化钙以及三氧化二铝。86 题易错选 D，磷酸锌水门汀含有氧化锌，但不含有氧化镁。

考点：牙发育异常

【A_1 型题】

1. 牙本质细胞变性，不能形成正常牙本质是由于

缺乏

A. 维生素 D

B. 维生素 A

C. 维生素 C

D. 钙

E. 磷

【答案】C

【考点】牙发育异常

【解析】维生素 C 缺乏，首先是成牙本质细胞变性，不能形成正常的牙本质，而是形成不规则的、没有整齐牙本质小管的钙化组织；维生素 C 缺乏严重时牙本质发育停止。故选 C。

【避错】本题易错选 A。维生素 D 严重缺乏时，钙盐在骨和牙组织中的沉积迟缓，致使牙釉质发育停止。

2. 畸形中央尖最常发生的牙位是

A. 上颌第二侧切牙

B. 上颌第一前磨牙

C. 上颌第二前磨牙

D. 下颌第一前磨牙

E. 下颌第二前磨牙

【答案】E

【考点】畸形中央尖的临床表现

【解析】畸形中央尖多见于下颌前磨牙，尤以第二前磨牙最多见，偶见于上颌前磨牙，常为对称性发生。故此题选 E。

【避错】此题易错选其他选项，应注意牢记畸形中央尖的好发牙位。

3. 以下哪种情况不会影响面部外形的对称性

A. 偏侧咀嚼

B. 牙列缺损

C. 牙列缺失

D. 后牙早失

E. 单个牙牙体缺损

【答案】E

【考点】牙发育异常的表现

【解析】偏侧咀嚼者导致咀嚼侧的颌骨和肌肉发育较好显得丰满，而废用侧则相反，使面部外形不对称；完整的牙列和牙弓维持着面部外形的自然状态和容貌，因此牙列缺失、牙列缺损和后牙早失均对面部外形的对称性有影响，而单个牙牙体缺损不会影响面部外形。故选 E。

【避错】此题易错选 C。牙列缺失会对面部外形的对称性有影响。

4. 氟牙症的临床表现特点是

A. 在阳光照射下呈现明亮的黄色荧光

B. 多发生于乳牙且乳牙着色比恒牙明显

C. 对摩擦的耐受性强，对酸蚀的抵抗力弱

D. 可发生在单个牙或一组牙

E. 同一时期萌出的牙，牙釉质上有白垩色到褐色的斑块

【答案】E

【考点】氟牙症的临床表现

【解析】氟牙症临床表现的特点是在同一时期萌出的牙釉质上有白垩色到褐色的斑块，其对摩擦的耐受性差，但对酸蚀的抵抗力强，故 E 正确，C 错误。乳牙的发生分别在胚胎期和乳婴期，而胎盘对氟有一定的屏障作用，因此氟牙症一般均见于恒牙，故 B 错误。氟牙症发生在多数牙，而牙釉质发育不全可发生在单个牙或一组牙，这也是两者的鉴别点之一，故 D 错误。四环素牙的特点是早期在阳光照射下呈明亮的黄色荧光，以后逐渐由黄色变成棕褐色或深灰色，故 A 错误。本题应选 E。

【避错】此题易错选 D，氟牙症大多发生于全口多数牙。

5. 关于氟牙症发病情况的描述，不正确的是

A. 氟主要损害牙釉质发育期牙胚的造釉细胞

B. 4 岁后才迁入高氟区者不出现氟牙症

C. 饮水氟含量过高是主要病因

D. 胎盘对氟有一定的屏障作用

E. 多见于恒牙

【答案】B

【考点】氟牙症流行病学及临床特点

【解析】氟牙症侵犯的牙齿为患者生活在高氟区时，处于牙釉质发育矿化期的牙齿，儿童 7～10 岁第三磨牙矿化，即为最晚的矿化恒牙，所以在 6～7 岁以后迁入高氟区可能完全没有斑釉变化，而在此之前生活在高氟区，恒牙萌出后都会出现不同程度氟牙症，故选 B。

【避错】此题易错选 A，氟牙症是成釉细胞变性导致的结果。

6. 牙釉质发育不良，其表面上形成凹陷的原因如下，除外

A. 成釉细胞分泌牙釉质基质障碍

B. 牙乳头组织向成釉器突起

C. 牙釉质基质不能及时矿化而塌陷

D. 成牙本质细胞变性，不能形成正常牙本质

E. 成釉细胞不能分化成高柱状细胞

【答案】B

【考点】牙釉质发育不良病因

【解析】牙齿发育期，牙乳头组织向成釉器突起，在此基础上形成牙釉质和牙本质，从而导致了畸形中央尖的发生，而并非牙釉质发育不良的病因，故选 B。

【避错】此题易错选 C，牙釉质基质不能及时矿化是牙釉质发育不良，表面形成凹陷的原因之一。

7. 四环素牙的临床表现如下，除外

A. 前牙着色比后牙明显

B. 四环素的疗程数与着色程度成正比

C. 乳牙着色比恒牙明显

D. 牙釉质着色较牙本质明显

E. 在牙着色的同时，还有骨组织的着色

【答案】D

【考点】四环素牙的临床表现

【解析】在牙发育矿化期，服用四环素类药物，可被结合到牙组织内，使牙着色。初呈黄色，在阳光照射下则呈明亮的黄色荧光，以后渐变成棕褐色或深灰色。四环素可通过胎盘引起乳牙着色。一般前牙较后牙、乳牙较恒牙着色明显。着色物主要是存在于牙本质中，由于牙本质中的羟基磷灰石晶体较小，但比牙釉质羟基磷灰石晶体的总表面积大，使得牙本质吸收四环素的量远较釉质多，造成牙本质为主要着色硬组织。同时，四环素也影响釉质的正常发育，使骨组织着色，但可随代谢排出。牙着色程度与四环素的种类、剂量和给药次数有关。一般缩水四环素、地美环素、盐酸四环素引起的着色比土霉素、金霉素明显。在恒牙，四环素的疗程数与着色程度成正比关系，但是和短期内的大剂量服用比，长期给予相等的总剂量作用更大。故 D 错误。

【避错】此题易错选 A，四环素牙前牙着色比后牙明显，四环素对光敏感，可以在紫外线或日光下使颜色逐渐加深。故 A 说法正确。

8. 各型牙内陷中最严重的是

A. 畸形根面沟

B. 畸形舌侧窝

C. 畸形舌侧尖

D. 牙中牙

E. 釉珠

【答案】D

【考点】牙中牙

【解析】根据牙内陷的深浅程度及其形态变异，临床上可分为：畸形舌侧窝、畸形根面沟、畸形舌侧尖和牙中牙。其中，畸形舌侧窝是牙内陷最轻的一种，牙中牙是牙内陷最严重的一种。故选 D。

【避错】此题易错选 B，畸形舌侧窝是牙内陷较轻的一种。

9. 氟牙症和牙釉质发育不全的鉴别要点是

A. 牙齿发育时期患高热性疾病史

B. 牙齿发育时期的生活地区情况

C. 牙齿发育时期的服药史

D. 父母身体健康情况

E. 牙齿变色和发育不全的程度

【答案】B

【考点】氟牙症和牙釉质发育不全的鉴别要点

【解析】①牙釉质发育不全白垩色斑的周界比较明确，而且其纹线与牙釉质的生长发育线相平行吻合；氟牙症为长期性的损伤，故其斑块呈散在的云雾状，周界不明确，并与生长发育线不相吻合。②牙釉质发育不全可发生在单个牙或一组牙；而氟牙症发生在多数牙，尤以上颌前牙为多见。③氟牙症患者可有高氟区生活史。氟牙症又称氟斑牙或斑釉牙，此病具有地区性，是一种典型的地方病。故本题选 B。

【避错】本题容易出错的是 E，但是从临床表现上鉴别差距不大，最主要还是高氟区生活史。

【A_2 型题】

10. 男，29 岁。左下后牙，牙龈小泡 8 个多月，要求治疗。查：左下第一前磨牙无龋，殆面磨损可见牙本质暴露，牙髓无活力，叩诊（+），X 线片示根尖呈喇叭形。该牙的可能病因为

A. 磨损

B. 畸形中央尖

C. 殆创伤

D. 牙釉质发育不全

E. 深龋

【答案】B

【考点】畸形中央尖诊断

【解析】畸形中央尖多见于下颌前磨牙，常为对称性发生。一般均位于殆面中央窝处，呈圆锥形突起。此外，该尖也可出现于颊嵴、舌嵴、近中窝和远中窝。中央尖高度 1～3mm，形态可为圆锥形、圆柱形或半球形等。X 线检查可见髓室顶中心有向殆面中央部突起的畸形部分，并常见未发育完成呈喇叭形的根尖部。故选 B。

【避错】此题易错选 A，磨损的牙 X 线片不会显示根尖呈喇叭形。

11. 男，20 岁。自觉牙齿不好来诊，无自觉症状，幼儿时常患病。检查：$\begin{array}{c|c} 631 & 136 \\ \hline 6321 & 1236 \end{array}$ 切缘变薄，牙尖缺损，患牙对称，无探痛，冷（-）。医师诊断

为牙釉质发育不全，推测其导致病变的致病因素发生在

A. 1岁左右

B. 2岁左右

C. 3岁左右

D. 4岁左右

E. 5岁左右

【答案】A

【考点】牙釉质发育不全

【解析】根据牙釉质发育不全的部位，推断致病因素作用的时间。例如11、13、16、21、23、26、31、32、33、36、41、42、43、46（FDI记录法）的切缘或牙尖出现牙釉质发育不全，表示致病因素发生在1岁以内。因12、22牙釉质和牙本质在出生后1年左右才开始沉积，所以12、22的切缘被累及时，可推断致病因素已延续到出生后的第2年。如前牙未受累，主要表现在14、15、17、24、25、27、34、35、37、44、45、47，则致病因素的发生在2～3岁以后。该患者$\dfrac{631 \mid 136}{6321 \mid 1236}$切缘变薄，牙尖缺损，患牙对称，故致病因素应发生在1岁左右，答案为A。

【避错】此题易错选B，当12、22的切缘被累及时，可推断致病因素已延续到出生后的第2年。

12. 女，30岁。因幼儿时经常服用四环素而致全口四环素牙，影响美观要求脱色。行脱色治疗时，选用最适宜的药物是

A. 30%氢氧化钙

B. 30%次氯酸钠

C. 30%过氧化氢

D. 30%磷酸

E. 30% EDTA

【答案】C

【考点】牙漂白治疗药物

【解析】使用药物大多为强氧化剂，如30%过氧化氢、10%～15%过氧化脲等药物，置于牙冠表面进行漂白。故本题选C。

【避错】此题易错选D，30%磷酸是充填时所用酸试剂，不宜用于漂白。

13. 女，25岁。从小生活在晋西地区，牙齿发黄而求治。检查发现全口牙均有白垩色到褐色斑，个别牙有牙釉质实质性缺损，探缺损处质硬。最可能的诊断是

A. 四环素牙

B. 氟牙症

C. 牙釉质发育不全

D. 牙本质发育不全

E. 特纳牙

【答案】B

【考点】氟牙症的诊断

【解析】患者有高氟区生活史，故高度怀疑为氟牙症。氟牙症主要应与牙釉质发育不全相鉴别，牙釉质发育不全白垩色斑的周界比较明确，而且其纹线与牙釉质的生长发育线相平行吻合；氟牙症为长期性的损伤，故其斑块呈散在的云雾状，周界不明确，并与生长发育线不相吻合。牙釉质发育不全可发生在单个牙或一组牙；而氟牙症发生在多数牙，尤以上颌前牙为多见。故本题选B。

【避错】此题易错选A或C，此题白垩色斑块是氟牙症的典型特点，此题没有提到四环素服用史，因此应排除四环素牙。牙釉质发育不全白垩色斑周界明显，发生于单个牙或一组牙，应排除。

【B_1型题】

（14～16题共用备选答案）

A. 细菌

B. 四环素类抗生素

C. 高氟区居住史

D. 全身疾患或营养障碍

E. 遗传因素

14. 龋病病因是

【答案】A

15. 氟牙症的病因是

【答案】C

16. 牙釉质发育不全的主要病因是

【答案】D

【考点】龋病、氟牙症和牙釉质发育不全的病因

【解析】从病因学角度而言，龋病属于牙体硬组织的细菌感染性疾病，故14题选A。牙釉质发育期，氟摄入量过高是氟牙症的病因；若7岁之前，长期居住在饮水中氟含量高的流行区，即使日后迁往他处，也不能避免以后萌出的恒牙受累，故15题选C。在牙发育期间，由于全身疾病、营养障碍或严重的乳牙根尖周感染，导致的牙釉质结构异常称为牙釉质发育不全，故16题选D。

【避错】14题比较简单，15、16题易错选B项，四环素牙有四环素类药物用药史，注意区分，应加强对基本概念的记忆与理解。

（17～20题共用备选答案）

A. 四环素牙

B. 氟牙症
C. 釉质发育不全
D. 浅龋
E. 遗传性乳光牙本质

17. 牙冠呈微黄色半透明，光照下呈现乳光，提示
【答案】E

18. 全口牙釉质呈现灰黄色，表面光滑，前牙着色重于后牙，提示
【答案】A

19. 同一时期发育的牙面上，云雾状白垩色或黄褐色斑块，提示
【答案】B

20. 釉质表面呈白垩色，并出现带状凹陷，提示
【答案】C
【考点】牙发育异常的临床表现
【解析】遗传性乳光牙本质牙齿颜色从灰到棕紫色或黄棕色但均伴有罕见的，半透明或乳光色。由于患牙釉质牙本质结合缺乏扇贝形排列，导致牙釉质早期丧失，牙本质遭受快速磨耗，乳、恒磨牙的胎面常常变得极为扁平。但患牙似乎并不比正常牙更易患龋。故17题选E。四环素牙一般呈黄色，牙齿刚萌出时有荧光，以后因日光作用荧光消失，牙齿逐渐由黄色变为棕色或褐色、黄褐色，切牙唇面最先发生颜色转变，严重者呈灰棕色、蓝紫色，影响美观。故18题选A。氟牙症临床表现的特点是在同一时期萌出的牙釉质上有白垩色到褐色的斑块，严重者还并发牙釉质的实质缺损。故19题选B。釉质发育不全恒牙受累表现在同一时期发育的牙齿，成组、对称地出现牙釉质发育不全的形态异常。临床上常根据病损的程度分度：①轻度，牙釉质形态基本完整，主要出现色泽和透明度的改变，为白垩或黄褐色着色，表面上可有少量的浅沟，小凹点或细横纹，探诊有不平感。一般无自觉症状。②中度，牙釉面出现实质性陷窝状或带状缺损；色泽改变加重，为黄、棕或深褐色；有明显的带状沟或横沟，可能为单行或数行。③重度，牙釉质大面积缺失，呈蜂窝状或牙釉质消失，前牙切缘变薄。根据发育障碍的时间，受累牙往往呈对称性。如为乳牙尖周感染所致继承恒牙的发育不全，表现为牙冠小，形状不规则，常呈灰褐色着色。故20题选C。
【避错】18和19题易相互错选，应注意四环素牙与氟牙症的鉴别诊断。20题易错选D。牙釉质发育不全表面深的着色部分探诊质硬、光滑或略粗糙，浅龋的着色部位探诊质软。

考点：牙急性损伤

【A_1型题】

1. 冠折后，牙髓有活力，应在什么时间实施永久性修复
A. 12小时之内
B. 24小时之内
C. 1周之内
D. 6～8周
E. 3个月之后
【答案】D
【考点】冠折的治疗
【解析】牙冠的缺损，可用复合树脂修复或用人工冠修复。牙的永久性修复都应在受伤后6～8周进行。故选D。
【避错】本题易错选E，冠折后，凡牙髓活力正常的患牙，应在治疗后1、3、6个月以及之后的2年中，每年复查1次，以判断牙髓活力状况。

2. 嵌入性牙脱位多见于
A. 错位牙
B. 松动牙
C. 牙周病患牙
D. 乳牙和年轻恒牙
E. 牙冠较短的恒牙
【答案】D
【考点】嵌入性牙脱位的临床表现
【解析】嵌入性牙脱位表现为牙齿向深部嵌入，临床牙冠变短，殆面或切缘低于正常牙；多见于乳牙和年轻恒牙；在复位后2周内应行根管治疗术，但对年轻恒牙，不可强行拉出复位，以免造成更大的创伤，诱发牙根和边缘牙槽突的吸收。故选D。
【避错】此题不易选错，嵌入性牙脱位多见于乳牙和年轻恒牙。

3. 全脱位的外伤牙进行再植，效果好的是在脱臼后
A. 90分钟以内
B. 100分钟以内
C. 2小时以内
D. 3小时以内
E. 4小时以内
【答案】C
【考点】牙脱位的再植
【解析】完全脱位的外伤牙进行再植，效果好的

是在脱臼后2小时内；在口外停留2小时以上，95%的患牙发生根吸收，应在体外完成根管治疗术并经根面和牙槽窝搔刮后再行植入。故选C。

【避错】此题易错选A和B，因与正确答案2小时较接近，考生易认为时效越短越好。

4. 牙震荡是指

A. 牙周膜轻度损伤，不伴牙体缺损

B. 牙周膜轻度损伤，伴有牙体缺损

C. 牙周膜重度撕裂，不伴牙体缺损

D. 牙周膜重度撕裂，伴有牙体缺损

E. 仅有根尖周膜的损伤

【答案】A

【考点】牙震荡

【解析】牙受外伤后，主要影响牙周和牙髓组织，牙体组织完整或仅表现牙釉质裂纹，没有硬组织缺损及牙脱位时，称为牙震荡。牙周膜表现为充血水肿，没有达到重度撕裂的地步，所以A正确，而B、C、D都错误。牙震荡的范围不仅局限于根尖周膜，所以E错误。故此题选A。

【避错】此题易错选B。对牙震荡的定义记忆不清，牙震荡是牙外伤里面情况较轻的一种，不伴有牙体缺损及脱位。

5. 根折牙临床表现的描述，不正确的是

A. 外伤性纵折很多见

B. 最常见的根折为根尖1/3折断

C. 多见于牙根完全形成的成人牙

D. 根折恒牙的牙髓坏死率为20%～24%

E. 部分根折患牙的牙髓出现“休克”现象

【答案】A

【考点】根折临床表现

【解析】外伤性根折多见于牙根完全形成的成人牙，因为年轻恒牙的支持组织不如根形成后牢固，C对。引起根折的外力多为直接打击和面部着地时的撞击。最常见者为根尖1/3，其折裂线与牙长轴垂直或有一定斜度，外伤性纵折很少见，B对。部分根折患牙牙髓活力测验无反应，但6～8周后可出现反应。据推测，无活力反应是牙髓在外伤时血管和神经受损伤所引起的“休克”所致，E对。随其“休克”的逐渐恢复而再出现活力反应。根折恒牙的牙髓坏死率为20%～24%，D对。而无根折外伤恒牙的牙髓坏死率为38%～59%。根折的折裂线与牙长轴垂直或有一定斜度，外伤性纵折很少见，A是错误的。

【避错】此题易错选E，牙折后部分牙根可能出现暂时电活力测验无反应，但并不说明有牙髓坏死。

【A_2型题】

6. 男孩，12岁。2天前碰伤$\underline{|1}$，牙轻度松动，自觉有伸长感。检查牙髓活力测验同正常牙，轻叩痛，诊断为

A. 牙震荡

B. 牙周炎

C. 牙髓坏死

D. 牙轻度脱位

E. 根折

【答案】A

【考点】牙震荡的诊断

【解析】牙震荡是牙周膜的轻度损伤，通常不伴有牙体缺损。病因多为较轻外力，如在进食时骤然咀嚼硬物。伤后患牙有伸长不适感，轻微松动和叩痛。做牙髓活力测验时反应不一。本患者测试牙髓活力同正常牙，可以排除C、E。同时，结合其外伤史与松动度检查，可以排除B、D。本题选A。

【避错】此题易错选E，根折也可有牙齿松动，但此题未提示根折表现，因此诊断为牙震荡。

7. 男，21岁。$\underline{1|}$因外伤完全脱落而来诊。关于治疗方法的选择错误的是

A. 外伤半小时内后立即再植

B. 如果牙落地已污染，应就地用生理盐水冲洗牙后立即复位

C. 若牙脱位时间超过2小时，只能在体外作根管治疗后再植

D. 已污染的脱位牙经生理盐水冲洗后，若不立即复位，则需要干燥保存

E. 脱位牙已污染，经生理盐水冲洗后，可放在牛奶杯内保存待复位

【答案】D

【考点】牙齿完全脱出治疗原则

【解析】完全脱位牙的治疗应遵循的原则是：外伤半小时内立即再植，90%患牙可避免牙根吸收（A对）。因此，牙脱位后，应立即将牙放入原位，如牙齿落地已污染，应就地用生理盐水或无菌水冲洗牙后立即复位（B对）。如果不能即刻复位，可将患牙置于患者的舌下或口腔前庭处，也可以放在盛有牛奶、生理盐水或自来水的杯子里（E对），切忌干藏（D错），并尽快到医院就诊。若牙脱位时间超过2小时，只能在体外作根管治疗后再植（C对）。本题选D。

【避错】此题易错选E，脱位牙放在牛奶中可防止牙髓坏死。

8. 男，34 岁。上颌前牙因外伤折断就医。查：右上颌中切牙横向折断，断面位于龈下 3mm，根稳固，X 线片显示根面高于牙槽突 1mm，根管治疗完善。在修复前还需做何适当处理

A. 洁治

B. 刮治

C. 龈切除

D. 摄咬合片

E. 牙槽骨修整

【答案】C

【考点】龈切除术的适应证

【解析】龈切除术适应证为牙龈肥大、增生，牙冠显得矮短，有假性牙周袋存在，或龈边缘肥厚、不整齐，经基础治疗后，未能恢复正常形态者。根据题意本题选 C。

【避错】本题容易出错的是 E，因为冠延长就是需要修整牙槽骨，但是本题根面高于牙槽突，可以只进行龈切。

【A_3/A_4 型题】

（9～11 题共用题干）

男，20 岁。1 小时前进食时咀嚼硬物伤及上前牙。临床检查：左上中切牙牙冠完整，叩痛（+），松动Ⅰ°，龈缘少量出血，患牙无移位。

9. 该患者最可能的诊断是

A. 牙震荡

B. 牙髓炎

C. 牙脱位

D. 牙折

E. 根尖周炎

【答案】A

【考点】牙震荡

【解析】牙震荡是牙外伤所致牙周膜轻度损伤，多由外力如撞击、进食时咀嚼硬物所致。临床表现为患牙轻微酸痛感，对冷刺激可有一过性敏感症状。牙冠完整，常不伴牙体组织缺损。不松动或轻微松动，无移位。垂直向或水平向叩痛（±）～（+）。龈缘有少量出血，表明有牙周膜损伤。根据患者外伤史和临床表现，考虑牙震荡可能。故选 A。

【避错】本题易错选 C。牙脱位时，患牙常有疼痛、松动和移位表现，常伴牙龈撕裂和牙槽突骨折。

10. 若患牙牙髓电测试无反应，最可能的原因是

A. 牙髓坏死

B. 牙髓充血

C. 牙髓钙化

D. 牙髓休克

E. 牙髓感染

【答案】D

【考点】牙震荡

【解析】患者有牙震荡可能，牙髓组织可有不同程度的损伤。牙根发育完成的牙进行牙髓电活力测验时可无反应，可能是外伤后的牙髓休克现象，应定期观察，经过一段时间牙髓活力可恢复。故选 D。

【避错】本题易错选 A。伤后一开始牙髓活力测验有反应的患牙，若后来转变成无反应，表示牙髓已发生坏死，同时牙可变色。

11. 该牙应立即进行的处理是

A. 无须治疗

B. 调殆，观察

C. 松牙固定

D. 根管治疗

E. 根尖诱导成形术

【答案】B

【考点】牙震荡

【解析】患者可能为牙震荡。外伤后 1～2 周内应使患牙休息。必要时降低咬合以减轻患牙的殆力负担。记录并定期复查牙髓活力。故选 B。

【避错】本题易错选 D。牙髓活力测验正常，可不进行处理；若有牙髓坏死迹象，应进一步行根管治疗术。

考点：牙慢性损伤

【A_1 型题】

1. 咬诊主要用于检查

A. 牙髓炎

B. 根尖周炎

C. 牙隐裂

D. 牙本质敏感症

E. 牙周炎

【答案】C

【考点】牙隐裂的检查方法

【解析】咬诊主要用于检查牙隐裂，方法是将小棉签放在疑隐裂处，嘱患者咬紧或咬合，若牙有隐裂则发生疼痛，故 C 项正确。

【避错】此题易错选其他选项。根尖周炎、牙本质敏感症和牙周炎时，咬诊也可以引起疼痛，但不是这

些疾病的主要诊断方法；咬诊与牙髓炎的诊断无关。

2. 前磨牙楔状缺损应选用的最佳充填材料是

A. 树脂改性的玻璃离子水门汀

B. 化学固化复合树脂

C. 磷酸锌水门汀

D. 银汞合金

E. 聚羧酸锌水门汀

【答案】A

【考点】楔状缺损充填材料的选择

【解析】临床上充填楔状缺损时，选用何种材料应遵循以下原则：①重视美观。前牙颜色接近于正常牙色，修复后的牙能增加美的感觉。②注重职业、工种要求。最好选用较理想的复合树脂充填缺损。③注意耐磨性。抗压耐磨性好的材料是银汞合金，适用于磨牙颈部、殆面洞的充填。如果口内牙上有义齿支托或卡环通过缺损区，应该考虑选用耐磨损材料，如前牙使用光固化复合树脂，后牙应用银汞合金材料充填。故最佳的材料是树脂改性的玻璃离子水门汀。故选A。

【避错】此题易错选B，化学固化复合树脂较易变色，临床中已很少使用。

3. 牙隐裂好发于

A. 下颌第一磨牙

B. 上颌第一磨牙

C. 下颌第二磨牙

D. 上颌第二磨牙

E. 上颌前磨牙

【答案】B

【考点】牙隐裂好发牙位

【解析】牙隐裂好发于中老年患者的后牙殆面，以上颌第一磨牙最常见，因此B正确。下颌第一磨牙、下颌第二磨牙、上颌第二磨牙及上颌前磨牙也可发生隐裂，但不如上颌第一磨牙常见，因此本题应选B。

【避错】此题易错选A，下颌第一磨牙也可发生隐裂，但发生概率小于上颌第一磨牙。

4. 在临床上，发生楔状缺损的常见频率顺序是

A. 中切牙、侧切牙、尖牙、前磨牙、磨牙

B. 前磨牙、尖牙、磨牙、侧切牙、中切牙

C. 尖牙、中切牙、侧切牙、前磨牙、磨牙

D. 尖牙、前磨牙、磨牙、中切牙、侧切牙

E. 侧切牙、中切牙、尖牙、前磨牙、磨牙

【答案】B

【考点】楔状缺损发生牙位

【解析】楔状缺损多见于中年以上患者，由于其不恰当的刷牙方法、特殊牙弓形态、酸蚀等原因造成，所以最常发生于前磨牙，其次为尖牙、第一磨牙，有时范围涉及第二磨牙以前的全部牙齿，侧切牙、中切牙也可发生，故B正确。

【避错】此题易错选D，不良刷牙习惯时，力量主要集中在前磨牙，因此最易发生楔状缺损。

5. 属于牙体慢性损伤的组别是

A. 磨损、氟牙症、牙内陷

B. 楔状缺损、牙脱位、四环素牙

C. 牙隐裂、楔状缺损、磨损

D. 畸形中央尖、牙内陷、四环素牙

E. 氟牙症、磨损、牙脱位

【答案】C

【考点】牙体慢性损伤

【解析】牙体慢性损伤有磨损、牙酸蚀症、楔状缺损、牙隐裂、牙根纵裂、创伤性牙根横断。所以C正确。氟牙症属于牙釉质发育不全，而不是牙体慢性损伤，所以A、E都错误。牙脱位属于外伤，所以B错误。畸形中央尖是发育异常，因此D错误。故此题选C。

【避错】此题易错选B，四环素牙为发育异常而不是损伤，牙脱位属于急性损伤。

6. 最有助于检查牙隐裂的方法是

A. 视诊

B. 探诊

C. 叩诊

D. 碘酊染色

E. X线检查

【答案】D

【考点】牙隐裂的检查方法

【解析】碘酊染色可以使越过边缘嵴的牙面裂纹清晰可见，定位明显，是最有助于检查牙隐裂的方法，所以D正确。

【避错】此题易错选E，牙隐裂常常无X线表现，因此不宜选择X线检查。

【A_2型题】

7. 男，35岁。2个月前开始右上后牙遇冷热酸痛，咀嚼不适，咬到牙齿某一点时引起剧痛，近1周出现阵发自发痛。检查发现叩痛明显，牙齿不松动，遇冷热引起疼痛，未发现龋损，咬诊出现定点疼痛。根据患者的症状和临床检查，引起患牙疼痛的最可能原因是

A. 牙周炎

B. 牙隐裂
C. 牙震荡
D. 重度磨损
E. 咬合创伤

【答案】B

【考点】牙隐裂的诊断

【解析】患者有长期的、固定位置的咬合痛，冷热刺激敏感，叩痛明显，无龋损，牙齿不松动，可排除牙周炎，首先考虑牙隐裂。故选 B。

【避错】此题易错选 C，牙震荡患者常有外伤史，患牙轻微酸痛感，可有对冷刺激一过性敏感症状，垂直向或水平向叩痛（±）～（+）。

8. 女，50 岁。因左侧上后牙咬物痛 3 个月就诊。自述咬在某一特定位置时引起较强烈的痛。查：右上 6 𬌗面磨损，可见牙本质暴露，颊尖高陡，近中边缘嵴至舌尖方向似有隐裂。进一步确定隐裂的检查方法是

A. 叩诊
B. 温度检测
C. 碘酊染色
D. 电活力测验
E. X 线检查

【答案】C

【考点】牙隐裂

【解析】牙隐裂的诊断如下。①病史和症状：较长期的咬合不适及咬在某一特殊部位时的剧烈疼痛。②叩诊：各个牙尖和各个方向的叩诊可以帮助患牙定位，叩痛显著处则为隐裂所在位置。③温度测验：当患牙对冷敏感时，以隐裂纹处最明显。④裂纹的染色检查：2.5% 碘酊或其他染料类药物使牙面裂纹清晰可见。⑤咬楔法：将韧性物如棉签或小橡皮轮放在可疑隐裂处做咀嚼运动时，可以引起疼痛。当隐裂纹为近远中贯通走行时，避免用力咬楔致使患牙劈裂。进一步确定隐裂的检查方法是碘酊染色，故选 C。

【避错】此题易错选 B，温度测验隐裂不具有特殊性。

9. 男，20 岁。昨夜右侧后牙痛未眠。痛为阵发性，服镇痛药无效。查 $\underline{5|}$ 牙冠未见龋，叩痛（-），不松动，冷刺激引起剧痛。引起该患牙牙髓疾病的最可能原因是

A. 隐匿龋
B. 牙隐裂
C. 发育异常
D. 楔状缺损
E. 咬合创伤

【答案】B

【考点】牙隐裂临床表现

【解析】牙隐裂常见病因为创伤性𬌗力，隐裂纹逐渐加深，出现阵发性痛时可能已经出现牙髓病变，牙隐裂温度测验在裂纹处对冷敏感，因此本病例牙髓疾病最可能为牙隐裂，故 B 正确。

【避错】此题易错选 D，楔状缺损好发于中年以上患者，缺损较深时可发生牙髓症状，但此题患者仅 20 岁，因此考虑牙隐裂可能较大。

10. 男，45 岁，教师。因进食时牙酸痛。检查 $\begin{array}{c|c} 61 & 26 \\ \hline 63 & 46 \end{array}$ 牙龈萎缩，无龋，牙颈部楔状缺损，牙清洁，每日刷牙 2 次。造成楔状缺损的原因，不必考虑

A. 刷牙方法不正确
B. 牙刷毛太硬
C. 刷牙用力过大
D. 喜进甜食
E. 牙膏中摩擦剂粗糙

【答案】D

【考点】楔状缺损的原因

【解析】楔状缺损的病因如下。①刷牙：是最主要的原因，如刷牙方法不正确、刷牙用力过大。牙膏中摩擦剂粗糙，对牙齿的磨耗。②牙颈部的结构。③酸的作用。④牙体组织的疲劳。⑤𬌗力。故本题选 D。

【避错】本题作答时，首先考虑患者拟诊断为楔状缺损，喜甜食对龋的发生有相关性，与楔状缺损发生不相关，选 D 相对比较容易。

【A_3/A_4 型题】

（11～13 题共用题干）

男，45 岁。右上后牙咬合痛 2 个多月。临床检查：右上第一磨牙近中边缘嵴可疑裂纹，探痛（-），叩痛（±），冷热刺激可引起疼痛，去除刺激 1 分钟左右疼痛可缓解。

11. 该患者还应做下列哪项检查

A. 根尖片
B. 染色检查
C. 咬合片
D. 光导纤维棒
E. 试验性备洞

【答案】B

【考点】牙慢性损伤

【解析】根据患者的病史可以考虑牙隐裂。裂纹

的染色检查用2.5%碘酊或其他染料类药物使牙面裂纹清晰可见，故选B。

【避错】此题易错选C，咬合片对于牙隐裂的诊断无意义。

12. 引起该患者主诉牙最可能的原因为

A. 牙隐裂

B. 牙本质敏感症

C. 磨损

D. 慢性牙髓炎

E. 𬌗创伤

【答案】A

【考点】牙隐裂

【解析】牙齿结构的薄弱部位，如牙釉质结构中的釉板、咬合龋的深窝沟是隐裂牙发生的易感因素。右上第一磨牙近中边缘嵴可疑裂纹，探痛（-），叩痛（±），冷热刺激可引起疼痛，去除刺激1分钟左右疼痛可缓解。故应考虑牙隐裂。故本题答案为A。

【避错】此题易错选D，慢性牙髓炎去除刺激疼痛不缓解。

13. 该主诉牙的最佳处理为

A. 无须治疗，定期观察

B. 调𬌗后观察

C. 银汞合金充填

D. 根管治疗后全冠修复

E. 复合树脂充填

【答案】D

【考点】牙隐裂的治疗

【解析】为防止劈裂，在做牙髓治疗同时，应该大量调磨牙尖斜面，永久充填体选用复合树脂为宜。多数隐裂牙仅调整咬合不能消除致使劈裂的力量，故对症治疗之后，必须及时做全冠保护。如果隐裂为近远中贯通型，牙髓治疗的同时应做钢丝结扎或全冠保护，防止牙髓治疗过程中牙冠劈裂。故选D。

【避错】此题易错选B，隐裂牙仅调整咬合不能消除致使劈裂的力量，因此仅调𬌗后观察不足以保护患牙。

【B_1型题】

（14～15题共用备选答案）

A. 婴幼儿

B. 学龄儿童

C. 老年人

D. 醋厂职工

E. 农场工人

14. 最易发生牙酸蚀症的是

【答案】D

15. 最易发生牙外伤的是

【答案】B

【考点】牙急、慢性损伤

【解析】牙酸蚀症是一种多因素的疾病，来自体内、体外的酸作用于易感的牙是引起酸蚀症的最基本的原因。故14题选D。学龄儿童在参加体育活动和游戏时易发生牙外伤。故15题选B。

【避错】本题不易选错，运用排除法就可选出正确答案。

（16～17题共用备选答案）

A. 牙隐裂

B. 牙根折

C. 氟牙症

D. 龋病

E. 四环素牙

16. 探诊适用于

【答案】D

17. X线检查适用于

【答案】B

【考点】牙科检查

【解析】检查龋病时，常用的基本方法是探诊，16题选D。X线检查也是口腔检查中常用的检查手段，尤其是对于根折的判断过程中，X线检查起着不可替代的作用，17题选B。

【避错】16题易错选A，牙隐裂探诊诊断意义不大。17题易错选D，龋病X线片有一定诊断价值，但大多数龋齿探诊及视诊即可明确诊断。

考点：牙本质敏感症

【A_1型题】

1. 对牙本质敏感症者患牙最敏感的刺激是

A. 冷

B. 热

C. 酸

D. 机械

E. 甜

【答案】D

【考点】牙本质敏感症的表现

【解析】牙本质敏感症主要表现为激发痛，以机械刺激最为显著，其次为冷、酸、甜等，刺激除去后疼痛立即消失。所以D正确。

【避错】易错选其他选项，牙本质敏感症是牙齿在受到外界刺激，如温度（冷、热）、化学物质

（酸、甜）以及机械作用（摩擦或咬硬物）等时所出现的酸、软、痛症状，但对机械刺激最为敏感。

2. 龈上洁治术后牙本质敏感症的脱敏应选用的药物是

A. 碘化银

B. 75%氟化钠糊剂

C. 晶体麝香草酚

D. 氨硝酸银

E. 凝胶

【答案】 B

【考点】 龈上洁治术后的脱敏治疗

【解析】 龈上洁治术后遗留的牙根暴露及敏感区，可用氟化物或氢氧化钙等药物做脱敏治疗。故选B。

【避错】 此题易错选D，氨硝酸银也能用于牙本质脱敏的药物治疗，但注意勿灼伤口腔软组织，相较之下选项B为优选。

3. 牙本质敏感症最可靠的诊断方法是

A. 咬诊

B. 温度诊

C. 探诊

D. 叩诊

E. 化学诊

【答案】 C

【考点】 牙本质敏感症的诊断方法

【解析】 因为牙本质敏感症患牙的过敏点对机械刺激最敏感，所以牙本质敏感症最可靠的诊断方法是探诊，所以C正确。牙本质敏感症的患者可以主诉对冷和酸敏感，但用常规的温度试验和化学试验却不可能诊断牙本质敏感症，因此B、E错误。咬诊适用于牙隐裂，不用于牙本质敏感症的诊断，A错误。叩诊主要是检查根尖周组织，因此D错误。本题应选C。

【避错】 此题易错选B，部分牙本质敏感症患者对温度刺激敏感，但更多的患者对机械刺激敏感。

【A_2型题】

4. 男，70岁。左上后牙咀嚼时有敏感症状。检查见殆面磨耗明显，叩诊（-），探诊敏感，冷测验（-），无松动。诊断为

A. 浅龋

B. 中龋

C. 牙本质敏感症

D. 逆行性牙髓炎

E. 可复性牙髓炎

【答案】 C

【考点】 牙本质敏感症的诊断

【解析】 患者存在殆面磨耗、咀嚼时有敏感症状、探诊敏感，符合牙本质敏感症的临床特征。故选C。

【避错】 本题易错选E，可复性牙髓炎者检查可见近髓深龋或非龋牙体疾病的患牙、外伤冠折患牙等，温度测验，尤其是冷测验，患牙有一过性敏感，刺激去除后疼痛随即消失。

【A_3/A_4型题】

（5~6题共用题干）

女，76岁。左下后牙进食酸痛，无自发痛史。临床检查：左下第一磨牙殆面磨耗，探诊敏感。

5. 该患者可诊断为

A. 牙周炎

B. 磨牙症

C. 牙釉质发育不全

D. 牙本质敏感症

E. 氟牙症

【答案】 D

【考点】 牙本质敏感症

【解析】 牙本质敏感症的主要表现为刺激痛，当刷牙，吃硬物，酸、甜、冷、热等刺激时均可发生酸痛，尤其对机械刺激最敏感。其检测包括如下两种。①探诊：最可靠的诊断方法是用尖锐的探针在牙面上滑动，可找到1个或数个过敏区。②冷测验：简单的测定方法是使用气枪将室温空气吹向敏感的牙面，确定是否敏感。故选D。

【避错】 此题易错选A，本题未提牙周的变化。

6. 最佳解决的方案是

A. 脱敏

B. 根管治疗

C. 调殆

D. 牙周治疗

E. 垫殆

【答案】 A

【考点】 牙本质敏感症的治疗

【解析】 牙本质敏感症的主要治疗方法是药物脱敏治疗，根据敏感点的部位选用合适的脱敏药物或方法。故本题答案为A。

【避错】 此题易错选B，未伤及牙髓不需要根管治疗。

考点：牙髓病

【A_1型题】

1. 牙髓感染最常见的途径是

A. 暴露的牙本质小管

B. 暴露的牙髓
C. 侧副根管
D. 根尖孔
E. 血源感染
【答案】A
【考点】牙髓感染的途径
【解析】引发牙髓感染的途径主要包括暴露的牙本质小管、暴露的牙髓、经牙周袋和血源感染。深龋是引起牙髓感染最常见的原因，因牙本质小管暴露导致牙髓感染。故选A。
【避错】本题不易错选。由冠方经牙体感染是牙髓感染发生最常见、最主要的途径。

2. 牙髓活力温度测验的结果表示为
A. 0度、1度、2度、3度
B. 20、30、60、80
C. （-）、（+）、（++）、（+++）
D. 正常、敏感、迟钝、无反应
E. 无痛、一过性痛、持续痛、剧痛
【答案】D
【考点】牙髓活力温度测验的结果
【解析】牙髓活力温度测验的结果分以下几种。①出现短暂的轻、中度感觉或不适反应（与对照牙一样）：牙髓活力正常。②出现疼痛或酸痛反应，但刺激去除后疼痛立刻消失：牙髓敏感，多为可复性牙髓炎的反应。③引发疼痛或加剧原有疼痛，刺激去除后仍持续一段时间：为不可复性牙髓炎的反应。④无反应：牙髓坏死。故选D。
【避错】此题不易选错，牙髓活力温度测验的结果以正常、敏感、迟钝、无反应来描述。

3. 用温度测验牙髓活力时，应利用
A. 低于10℃或高于30℃的温度
B. 低于10℃或高于40℃的温度
C. 低于10℃或高于60℃的温度
D. 低于20℃或高于40℃的温度
E. 低于30℃或高于60℃的温度
【答案】C
【考点】牙髓活力温度测验
【解析】牙髓活力温度测验法：正常牙髓对20～50℃接近口温的水不感到疼痛，10～20℃的冷水和50～60℃的热水很少引起疼痛，故以低于10℃为冷刺激，高于60℃为热刺激。故本题答案为C。
【避错】此题易错选D，对记忆概念的混淆。

4. 用电测验器来检测牙髓状况，有时会出现假象，发生假阴性反应的主要原因如下，除外
A. 探头或电极接触了牙龈，使电流流向牙周组织
B. 患者事先用过镇静剂
C. 患牙根尖未发育完全
D. 根管过度钙化的老年患牙
E. 外伤的患牙
【答案】A
【考点】牙髓活力测验
【解析】牙髓活力测验假阴性反应的原因：①患者事先用过镇痛剂、麻醉剂或酒精饮料等，不能正常地感知电刺激。②根尖尚未发育完全的新萌出牙，其牙髓通常对电刺激无反应。③根管内过度钙化的牙，牙髓对电刺激通常无反应，常见于一些老年人患牙。④刚受过外伤的患牙可对电刺激无反应。若探头或电极接触了牙龈，使电流流向牙周组织会出现假阳性反应。故选A。
【避错】此题易错选D，根管内过度钙化的牙，牙髓对电刺激通常无反应，常见于一些老年人患牙。

5. 慢性增生性牙髓炎又称为牙髓
A. 坏死
B. 变性
C. 脓肿
D. 息肉
E. 钙化
【答案】D
【考点】慢性增生性牙髓炎的临床特点
【解析】慢性增生性牙髓炎有较大的穿髓孔，使炎性牙髓组织增生呈息肉状，经穿髓孔突出，又称为牙髓息肉。故此题选D。
【避错】此题易错选B。牙髓变性主要是牙髓组织代谢障碍而出现的不同程度和不同类型的退行性变，包括成牙本质细胞空泡性变、牙髓钙化、牙髓网状萎缩和牙髓纤维性变等。

6. 慢性增生性牙髓炎的特征不包括
A. 多为青少年发病
B. 临床症状不明显
C. 根尖孔粗大
D. 穿髓孔小
E. 牙髓组织增生呈息肉状
【答案】D
【考点】慢性增生性牙髓炎的临床表现
【解析】慢性增生性牙髓炎多见于青少年，因其根尖孔粗大、血运丰富，当穿髓孔较大时，炎症牙髓增生呈息肉状，并自髓腔突出，一般无自发痛，进食时可引起疼痛，偶有出血现象。故本题选D。
【避错】本题易错选B，进食时可引起疼痛，但无自发痛，牙髓息肉探之无痛但易出血，所以临床症状不明显。

7. 关于可复性牙髓炎的描述，下列哪项是不正确的

A. 是牙髓组织的初期炎症

B. 患牙冷刺激出现瞬间的疼痛反应，刺激去除疼痛消失

C. 叩诊无不适感或疼痛

D. 有自发性疼痛史

E. 活力电测验敏感

【答案】D

【考点】牙髓炎的分类

【解析】可复性牙髓炎患牙受到温度刺激尤其是冷刺激时，产生短暂、尖锐的疼痛，刺激除去后，疼痛很快消失或仅延续数秒，无自发痛。牙髓电测验检查时，牙髓反应与正常牙相同或稍高。可复性牙髓炎是一种病变较轻的牙髓炎，相当于“牙髓充血”。临床检查时，去尽龋损组织，无穿髓孔，叩诊无不适。故本题答案为D。

【避错】此题易错选E，牙髓电测验检查，反应与正常牙相同或稍高。

8. 急性牙髓炎的临床诊断要点不包括

A. 温度测验敏感

B. 有典型的疼痛症状

C. 可查到引起牙髓炎的病因

D. 牙髓活力测验值低

E. 明显叩痛

【答案】E

【考点】急性牙髓炎

【解析】急性牙髓炎的诊断要点包括以下几方面。①典型的疼痛症状：阵发性自发痛、温度刺激引起或加重疼痛、疼痛不能自行定位、疼痛夜间发作或加重，牙髓炎不涉及叩痛。②肯定可找到引起牙髓病变的牙体损害或其他病因。③牙髓活力温度测验结果可帮助定位患牙。对患牙的确定是诊断急性牙髓炎的关键。故本题答案为E。

【避错】此题易错选B，急性牙髓炎最典型的临床诊断是典型的疼痛症状。

9. 慢性闭锁性牙髓炎的临床表现如下，除外

A. 不定时的自发痛

B. 热测验引起迟缓痛

C. 洞内探及穿髓孔

D. 叩诊多有不适感

E. 有过自发痛病史

【答案】C

【考点】慢性闭锁性牙髓炎的临床表现

【解析】慢性闭锁性牙髓炎的表现：无明显的自发痛，有时可出现阵发性隐痛或钝痛，有长期的冷、热刺激痛史；查及深龋洞、冠部充填体或其他近髓的牙体硬组织疾病；探诊洞内患牙感觉较为迟钝，去净腐质后无肉眼可见的露髓孔；患牙对温度测验和电测验的反应多为迟缓性反应，或表现为迟钝；多有轻度叩痛（+）。可探及穿髓孔是慢性溃疡型牙髓炎的表现，故选C。

【避错】此题易错选A，考生看见牙髓炎容易联想起牙髓炎有自发性疼痛，但慢性闭锁性牙髓炎无明显自发痛。

10. 急性牙痛患者在未明确患牙时，切忌

A. 先问全身情况

B. 先做局部麻醉镇痛

C. 先行温度测验

D. 先做患牙探诊

E. 先让服镇痛药

【答案】B

【考点】急性牙痛的紧急处理要点

【解析】急性牙痛且患牙未明确多数系牙髓炎症，镇痛、无痛操作固然重要，但在未明确患牙时局部麻醉镇痛会导致牙髓活力测验等检查失去效果，更加无法确定患牙，所以禁忌局部麻醉镇痛，故选B。

【避错】此题易错选E，服用镇痛药可以减缓患者自发痛症状，但不会影响温度测验、牙髓活力测验等检查。

11. 引起牙髓暴露的原因主要是

A. 深龋

B. 外伤

C. 牙隐裂

D. 意外露髓

E. 楔状缺损

【答案】A

【考点】牙髓暴露的原因

【解析】深龋病变进展到牙本质深层，去净腐质后不露髓，但极近髓腔，继续发展即穿通露髓，也是牙髓暴露的主要原因，故选A。

【避错】此题易错选E，楔状缺损较深者可能引起露髓，但不是主要原因。

12. 牙髓活力电测验的结果描述为

A. 正常、无反应

B. 0度、1度、2度、3度、4度

C. （−）、（±）、（+）、（++）

D. 0度、Ⅰ度、Ⅱ度、Ⅲ度、Ⅳ度

E. 10、20、30、60、80

【答案】A

【考点】牙髓活力电测验结果表示

【解析】牙髓活力电测验用于反映患牙牙髓活力的有无，不能指示不同的病理状态。临床描述仅为正

常和无反应，没有敏感和迟钝。故此题选A。

【避错】此题易错选C，(-)、(±)、(+)、(++)一般用于表示疼痛的程度。

13. 可复性牙髓炎临床表现的特点是

A. 患牙有深龋洞

B. 冷水入洞后痛

C. 有阵发性自发痛

D. 热测验引起迟缓痛

E. 冷测验一过性敏感

【答案】E

【考点】可复性牙髓炎的临床表现

【解析】可复性牙髓炎即牙髓充血，主要表现为冷、热、酸、甜刺激痛，温度测验一过性敏感，尤其冷测验反应剧烈，故选E，同时排除D；患牙常见接近髓腔的硬组织疾病如深龋等，但也可无硬组织损伤而只是由于咬合创伤等，排除A；冰水入洞后痛是深龋的表现，排除B；阵发性自发痛说明可能存在急性牙髓炎，排除C。所以此题选E。

【避错】此题易错选C，自发痛是不可复性牙髓炎的表现。

14. 临床最多见的牙髓疾病是

A. 急性牙髓炎

B. 慢性牙髓炎

C. 牙髓充血

D. 牙髓钙变

E. 牙内吸收

【答案】B

【考点】慢性牙髓炎

【解析】慢性牙髓炎是临床最多见的一种牙髓炎，而且在深龋的进展过程中，牙髓早已经有了慢性炎症，急性牙髓炎多数是慢性牙髓炎急性发作，炎性渗出物增多，髓腔内压力升高的结果，所以B正确，A错误。临床上牙髓充血、牙髓钙变、牙内吸收不如慢性牙髓炎常见，因此C、D、E错误。所以此题选B。

【避错】此题易错选A，临床上急性牙髓炎不如慢性牙髓炎多见，有些急性表现也大多是慢性牙髓炎急性发作。

15. 急性化脓性牙髓炎有特点的症状是

A. 自发痛阵发性加重

B. 冷刺激可缓解疼痛

C. 热刺激可缓解疼痛

D. 疼痛向对侧面部放射

E. 除去刺激疼痛立即消失

【答案】B

【考点】急性化脓性牙髓炎的特点

【解析】急性牙髓炎到了化脓阶段，牙髓病变产物有气体产生，气体受热膨胀、受冷体积收缩，表现为热痛冷缓解，所以B正确、C错误。另外主要有自发的搏动性跳痛，A错误。疼痛在同侧放射，所以D错误。除去刺激疼痛持续，因此E错误。所以此题选B。

【避错】此题易错选C，急性化脓性牙髓炎热刺激可引起髓腔压力增大而加重疼痛。

16. 进入牙髓的有害物质不包括

A. 内毒素

B. 胶原酶

C. 淀粉酶

D. 透明质酸酶

E. 硫酸软骨素酶

【答案】C

【考点】进入牙髓的有害物质

【解析】进入牙髓的有害物质中，造成组织损害的主要有菌体表面物质、细菌酶、毒素和代谢产物，造成牙髓损害的细菌一般不分泌淀粉酶，而且淀粉酶的作用是水解淀粉，不会造成牙髓损害，所以C正确。内毒素是菌体表面物质，造成牙损害，所以A错误。胶原酶、透明质酸酶和硫酸软骨素酶是细菌酶，造成组织破坏，所以B、D、E错误。故此题选C。

【避错】此题易错选B，胶原酶是细菌分泌的有害物质，对牙髓有破坏作用。

17. 成人患牙三氧化二砷封药时间为

A. 30~40分钟

B. 24~48小时

C. 3天

D. 半个月

E. 1个月

【答案】B

【考点】三氧化二砷封药时间

【解析】由于三氧化二砷对组织作用无自限性，使用时取粟米大小，置于露髓处，严密封闭，封药时间24~48小时，必须及时取出。故选B。

【避错】此题易错选D，三氧化二砷为牙髓快失活剂，封药时间不能超过48小时，牙髓慢失活剂封药时间可达到半个月。

18. 牙髓组织切片中见血管扩张、充血，慢性炎症细胞浸润，其中见胶原纤维包绕一圆形组织坏死区，内充满死亡的中性粒细胞。此病变最可能是

A. 急性化脓性牙髓炎

B. 急性浆液性牙髓炎

C. 牙髓坏死

D. 慢性闭锁性牙髓炎

E. 慢性溃疡性牙髓炎

【答案】D

【考点】慢性闭锁性牙髓炎的病理特点

【解析】慢性闭锁性牙髓炎光镜下见牙髓未暴露，炎症表现在龋损对应的牙髓处，呈现灶性炎性肉芽组织改变，如血管扩张、充血，中性粒细胞等浸润，随着病程迁延，可见增生胶原纤维围绕炎症周围，题干中的表现符合此特点，因此D正确。

【避错】此题易错选E，溃疡性牙髓炎无血管扩张、充血表现。

19. 确定残髓炎最可靠的方法是

A. 活力电测验

B. 化学测验

C. 温度测验

D. 探查根管深部

E. 探查牙周袋

【答案】D

【考点】残髓炎的诊断方法

【解析】残髓炎的诊断要点：①有牙髓治疗史。②有牙髓炎症状表现。③强温度刺激患牙有迟缓性痛以及叩诊疼痛。④探查根管有疼痛感觉即可确诊。故选D。

【避错】本题容易错选C，因为残髓炎患者会有温度刺激痛，但是最可靠的方法还是根管深部探诊，残髓炎最特征性表现是根管探痛。

20. 急性牙髓炎患者的应急处理是

A. 消炎镇痛

B. 开髓引流

C. 针灸镇痛

D. 安抚治疗

E. 麻醉镇痛

【答案】B

【考点】急性牙髓炎的应急处理

【解析】急性牙髓炎产生剧烈疼痛的原因是牙髓炎所致渗出物增多，形成了髓腔内高压。急性牙髓炎急症处理的基本原则为开髓减压、摘除牙髓。操作方法：局部麻醉下开髓，摘除牙髓，进行根管的初步清理与成形，在髓腔内或根管内放置氢氧化钙封药，用暂封材料严密封闭开髓洞，后续完成根管治疗。对于确诊牙髓炎而无根尖周炎迹象的患牙，可直接完成根管治疗，即一疗次根管治疗。故本题选B。

【避错】本题容易出错的是A，因为急性牙髓炎患者主要表现为疼痛，容易误选。剧烈疼痛的原因是形成了髓腔内高压，所以应先开髓引流。

21. 急性牙髓炎患牙疼痛部位的特点是

A. 患者能指出患牙部位

B. 下颌疼痛患牙为下牙

C. 上颌疼痛患牙为上牙

D. 患牙疼痛多无放射性

E. 上颌疼痛患牙可为下牙

【答案】E

【考点】急性牙髓炎的特点

【解析】急性牙髓炎的临床表现：自发性阵发性痛、夜间痛、温度刺激加剧疼痛、疼痛不能自行定位，不能指明患牙所在，且疼痛呈放射性或牵涉性，常沿三叉神经第三支分布区域放射至患牙同侧上、下颌牙或头（颞）面部，但这种放射痛不会发生在患牙的对侧区域。故选E。

【避错】本题考查急性牙髓炎具有放射痛、疼痛不可定位的特点，掌握这个独特性就可避错。

22. 逆行性牙髓炎是指

A. 牙齿发育畸形导致的牙髓感染

B. 牙冠折断，牙髓暴露引起的牙髓感染

C. 牙周途径引起的牙髓感染

D. 较深楔状缺损引起的牙髓感染

E. 机体内部的引菌作用引起的牙髓感染

【答案】C

【考点】逆行性牙髓炎的病因

【解析】逆行性牙髓炎的感染来源于患牙牙周炎所致的深牙周袋。袋内的细菌及毒素通过根尖孔或侧、副根管逆行进入牙髓，引起根部牙髓的慢性炎症，也可由局限的慢性牙髓炎急性发作。因为此型牙髓炎的感染走向与通常由冠部牙髓开始，逐渐向根部牙髓进展的牙髓炎方向相反，故名为逆行性牙髓炎。感染通过近牙颈部和根分叉部侧支根管引起的牙髓炎症多为局限性牙髓炎，疼痛并不非常剧烈。而由根尖方向引起的逆行性牙髓炎对牙髓血运影响极大，临床上可以急性症状表现出来。逆行性牙髓炎是牙周-牙髓联合病变的一种。故选C。

【避错】此题易错选D。较深楔状缺损引起的牙髓感染属于牙慢性创伤引起的牙髓炎。

23. 在X线片上，髓室及根管影像完全消失，不能分辨髓腔界线，表示有

A. 牙髓充血

B. 牙髓炎

C. 弥散性牙髓钙化

D. 牙髓坏死

E. 牙内吸收

【答案】C

【考点】弥散性牙髓钙化的X线影像

【解析】牙髓充血、牙髓炎和牙髓坏死在X线上没有异常表现，因此A、B、D错误。弥散性牙髓钙化在X线片上表现为髓腔内散在的粟粒状密度增高

影，有时整个髓腔影像消失，代之以均匀致密影像，因此C正确。牙内吸收表现为髓腔有局部扩大呈圆形、卵圆形密度减低影像，因此E错误。所以本题应选C。

【避错】此题易错选D，牙髓坏死在X线片上可无异常表现。

24. 牙髓失活剂使用不当，可引起
A. 弥散性硬化性骨髓炎
B. 颌骨化学性坏死
C. 牙骨质增生
D. 牙髓钙化
E. 牙内吸收

【答案】B

【考点】牙髓失活剂使用不当后果

【解析】牙髓失活剂指的是使牙髓缓慢失活的砷制剂，如果封药时间过长会导致砷制剂烧穿髓腔底部，导致颌骨化学性骨髓炎直至颌骨化学性坏死，所以B正确。弥漫性硬化性骨髓炎、牙骨质增生、牙髓钙化、牙内吸收不会是由于失活剂使用不当引起，所以此题选B。

【避错】此题易错选A，失活剂使用不当不会引起硬化性骨髓炎。骨髓炎是由感染因素引起的。

25. 咬合创伤导致患牙牙髓坏死的因素是
A. 物理因素
B. 化学因素
C. 局部感染
D. 免疫作用
E. 病灶感染

【答案】A

【考点】牙髓坏死影响因素

【解析】牙髓坏死可由多种因素引起，物理因素包括外伤、正畸矫治施加的过度创伤𬌗力等，故选A。

【避错】此题易错选C，局部感染是导致牙髓坏死的主要原因，但是咬合创伤是物理因素导致的。

26. 髓石引起牙痛的特点是
A. 自发痛
B. 放散痛
C. 冷热刺激痛
D. 体位改变引起疼痛
E. 有疼痛扳机点

【答案】D

【考点】牙髓钙化的临床表现

【解析】牙髓钙化有两种形式，一种是结节性钙化，又称髓石，或游离于牙髓组织中，或附着在髓腔壁上；另一种是弥漫性钙化，甚至可造成整个髓腔闭锁。髓石一般并不引起临床症状。个别情况出现与体位有关的自发痛，也可沿三叉神经分布区域放散，一般与温度刺激无关。故选D。

【避错】此题易错选B。放散痛为急性牙髓炎的疼痛特点。

27. 牙髓坏死的临床表现是
A. 牙齿颜色正常
B. 患牙叩诊剧痛
C. 牙冠变粉红色，有光泽
D. 活力电测验无反应
E. 牙髓冷热测验正常

【答案】D

【考点】牙髓坏死的临床表现

【解析】牙髓坏死患牙一般无自觉症状，也可见牙冠变为粉红色或暗红色、灰黄色，失去光泽。牙髓活力测验无反应。冷热测验无反应。叩诊同正常对照牙或有不适感。牙龈无根尖来源的瘘管。正确答案为D。

【避错】本题容易出错的是B，叩痛是根尖周炎的典型表现。各种疾病的特征性表现应该加以掌握。

【A_2型题】

28. 一患者下颌磨牙干髓治疗已3年。近3周咬物不适，喝热水有时痛，睡前自发钝痛。最应考虑的诊断为
A. 继发龋
B. 残髓炎
C. 急性牙髓炎
D. 急性根尖周炎
E. 慢性根尖周炎

【答案】B

【考点】残髓炎的诊断

【解析】根据患者牙髓治疗史，有热刺激痛、自发钝痛，咬合不适，首先考虑为残髓炎，故B正确。继发龋无咬物不适，不选A。急性牙髓炎的疼痛剧烈，不选C。急性根尖周炎有自发性、持续性剧烈跳痛，不敢咬合，无刺激痛，不选D。慢性根尖周炎一般无自觉症状，依据X线片上的表现才可以诊断，不选E。故选B。

【避错】此题易错选E，慢性根尖周炎患牙牙髓无活力，关键诊断依据是X线片表现。

29. 男，20岁。右上后牙遇冷水痛2周。检查见右上第一磨牙𬌗面深龋洞达牙本质深层，叩诊（-），冷测验（++），冷水去除后疼痛可缓解，该患牙应诊断为
A. 深龋

B. 可复性牙髓炎
C. 慢性牙髓炎
D. 牙本质敏感症
E. 中龋

【答案】B

【考点】可复性牙髓炎

【解析】检查见右上第一磨牙𬌗面深龋洞达牙本质深层，可排除选项 D、E。慢性牙髓炎有自发性钝痛，故排除 C。冷水去除后疼痛可缓解，是可复性牙髓炎的症状。故选 B。

【避错】此题易错选 A，深龋冷水刺激去除后疼痛立即消失。

30. 一患者，上中切牙因冠折 1/4（未露髓），行金属烤瓷冠修复，但黏固已 1 个多月，自诉遇冷热刺激后疼痛明显，其原因最可能是
A. 创伤性咬合
B. 根尖周炎
C. 牙髓炎
D. 牙周炎
E. 牙本质敏感症

【答案】C

【考点】牙髓炎的诊断

【解析】若为 A、B、D，患者应表现有咬合不适或叩痛感，但患者没有上述表现，故可排除 A、B、D；疼痛明显，也可排除 E。最大的可能性为牙髓受到刺激后，引起牙髓炎，从而导致牙髓炎症状。本题选 C。

【避错】此题易错选 E，牙本质敏感症一般疼痛为一过性刺激痛，而且大多表现为机械刺激痛，患者冷热刺激痛明显提示牙髓炎症。

31. 女，20 岁。$\overline{6|}$深龋，曾有夜间疼痛，遇冷热痛。检查：龋未穿髓，电活力测验反应迟钝，叩诊（±）。应诊断为
A. 可复性牙髓炎
B. 慢性闭锁性牙髓炎
C. 慢性增生性牙髓炎
D. 慢性溃疡性牙髓炎
E. 牙髓坏死

【答案】B

【考点】慢性闭锁性牙髓炎的诊断指标

【解析】慢性闭锁性牙髓炎的诊断指标为无明显自发痛，但是曾有急性发作的病例或由急性牙髓炎转化而来的病例则可诉及有过剧烈自发痛的病史，也有从无自发痛症状者。几乎所有患者都有长期的冷热刺激痛病史。检查时，无穿髓孔，且患牙对温度测验和活力电测验的反应多为迟缓性反应，或表现迟钝。多有轻度叩痛或叩诊不适感。本题患者未穿髓，排除 C、D。牙髓尚存在活力，排除 E。可复性牙髓炎有一过性敏感，排除 A。本题选 B。

【避错】此题易错选 A，龋未穿髓、遇冷热痛都是可复性牙髓炎的表现，但曾有夜间痛说明为慢性牙髓炎。

32. 男，40 岁。夜间右侧牙痛不能眠来急诊。牙痛涉及右侧牙和面颞部。查见 $\underline{6^{o}|}$龋深。患者右侧面和颞部痛的性质属于
A. 钝痛
B. 激发痛
C. 自发痛
D. 阵发性痛
E. 放射性痛

【答案】E

【考点】放射性痛

【解析】依据该患者的疼痛表述，可以发现疼痛呈放射性，有时不能明确指出患牙的确切位置。此种疼痛属于急性牙髓炎的特征性临床表现，为放射性痛。故选 E。

【避错】此题易错选 C，自发痛指原发部位的疼痛，右侧面和颞部痛为沿神经分布区的放射性痛。

33. 女，33 岁。右下后牙进食痛已 3 个月，平时热饮痛。查 $\underline{7^{o}|}$ 龋深，探硬，不敏感，叩痛（+），冷测验迟钝。该患牙诊断最可能是
A. 深龋
B. 牙髓坏死
C. 急性牙髓炎
D. 慢性牙髓炎
E. 可复性牙髓炎

【答案】D

【考点】慢性牙髓炎的诊断

【解析】慢性闭锁性牙髓炎多可查及深龋洞，探诊较迟钝，无肉眼可见露髓孔，温度测验多为热测验迟缓性痛或表现为迟钝，叩痛（+），病例症状与此相符合，因此应诊断为慢性牙髓炎，故选 D。

【避错】此题易错选 C，平时热饮痛、冷测验迟钝可能为急性浆液性牙髓炎，但急性牙髓炎不会发生叩痛（+），因此应诊断为慢性牙髓炎。

34. 患者 1 天来右侧后牙自发痛，夜间加重。查见右上第二前磨牙近中深龋。确定患牙诊断的检查方法是
A. 叩诊
B. 探诊
C. 温度测验
D. 活力电测验

E. X线检查

【答案】C

【考点】牙髓炎患牙诊断

【解析】该患者的症状表现为急性牙髓炎的典型夜间痛和自发痛症状，且临床检查已发现明显的龋损。配合温度测验，如表现为冷热刺激痛，便可确诊该牙位。故选C。

【避错】此题易错选D，电活力测验不具有诊断价值。

35. 男，40岁。右上后牙咬物痛已半年，1天前夜间牙痛急诊。查见银汞充填体边缘有龋，叩痛（+），热测验引起剧痛，放射至右颞部。该患牙最可能的诊断是

A. 继发深龋

B. 牙本质敏感症

C. 可复性牙髓炎

D. 慢性闭锁性牙髓炎

E. 慢性牙髓炎急性发作

【答案】E

【考点】慢性牙髓炎的诊断

【解析】由题可知患者有自发痛、夜间痛、放射痛、热测验敏感，提示有急性牙髓炎，但是有继发龋，考虑存在慢性炎症，只不过最近转为急性，所以诊断为慢性牙髓炎急性发作，所以E正确。继发深龋、牙本质敏感症无自发痛，所以A、B错误。可复性牙髓炎的温度测验为一过性敏感，一般是冷测验，所以C错。

【避错】此题易错选D，慢性闭锁性牙髓炎无自发痛表现。

36. 女，35岁。2周前因⌊6^{DO}龋洞在外院做银汞合金充填。术后遇冷敏感症状加重，叩痛（-），近日有阵发性自发痛，昨晚因疼痛难以入眠。诊断最可能为

A. 继发龋

B. 牙髓坏死

C. 急性牙髓炎

D. 慢性牙髓炎

E. 可复性牙髓炎

【答案】C

【考点】急性牙髓炎的诊断

【解析】急性牙髓炎的典型症状如下：自发痛、阵发痛、冷热刺激疼痛加重，夜间疼痛加重，疼痛不能定位。故选C。

【避错】此题易错选D，此例急性起病且有自发痛特点，因此可排除慢性牙髓炎。

37. 男孩，7岁。右下后牙自发痛伴夜间痛1天，冷热刺激加重疼痛。查6⌉𬌗面深龋，探洞底感疼痛，未穿髓，叩痛（-），冷测验敏感。临床诊断为

A. 急性牙髓炎

B. 慢性牙髓炎

C. 急性根尖周炎

D. 慢性根尖周炎

E. 牙髓坏死

【答案】A

【考点】急性牙髓炎的诊断

【解析】检查有深龋，有自发痛、夜间痛、冷热刺激痛，冷测验敏感，诊断为急性牙髓炎，所以A正确。慢性牙髓炎、慢性根尖周炎无自发痛、夜间痛，所以B、D错误。急性根尖周炎表现为剧烈跳痛，冷测验无反应，所以C错误。牙髓坏死一般无自觉症状，冷测验无反应，所以E错误。故此题选A。

【避错】此题易错选B，此题夜间痛发作1天符合急性炎症特点，可排除慢性牙髓炎。

38. 女，28岁。左下后牙进食痛已半年，平时食物进洞后痛。查左下第一磨牙𬌗面龋深，洞内粉红色息肉状物，探略敏感，叩痛（+），冷测验迟钝，可探及牙周袋。该患牙诊断最可能是

A. 深龋

B. 牙周息肉

C. 慢性根尖周炎

D. 慢性增生性牙髓炎

E. 慢性溃疡性牙髓炎

【答案】D

【考点】慢性牙髓炎的诊断

【解析】根据主诉和检查可诊断为慢性增生性牙髓炎。深龋对探诊极敏感，且无叩痛，可排除A。牙周息肉的蒂在髓室底，可排除B。慢性根尖周炎深洞内探诊无反应，患牙对叩诊一般无明显不适，可排除C。慢性溃疡性牙髓炎探查洞底有穿髓孔，有探痛，可排除E。本题选D。

【避错】看到“龋洞”和“息肉”就要联想到牙髓息肉。本题容易出错的是B，同有息肉容易误判，但是题意没有提及息肉为牙周来源。

39. 某青年患者，主诉左下后牙钝痛半年。检查：⌈6𬌗面深龋，探诊不敏感，机械去腐反应迟钝，叩痛（+），冷热诊迟缓性反应痛。主诉牙的治疗方法应为

A. 直接盖髓术

B. 安抚治疗

C. 活髓切断术

D. 干髓术

E. 根管治疗

【答案】E

【考点】慢性闭锁性牙髓炎的诊断和治疗

【解析】经检查该患牙有深龋洞，洞内探诊患牙感觉为迟钝，去净腐质后无肉眼可见的露髓孔。患牙热测验迟缓性痛，有轻度叩痛，以上可诊断为慢性闭锁性牙髓炎。而闭锁性牙髓炎炎症侵及根髓，有叩痛，只有经过完整的根管治疗才能彻底治愈，故选E。

【避错】本题从题干描述可以首先诊断为慢性闭锁性牙髓炎，该病最好的治疗措施是根管治疗，由此可以排除其他选项。

40. 女，33岁。因左侧上、下后牙有自发性疼痛放射至头面部2天来诊。检查：左上第一磨牙牙体未见明显异常，疼痛与温度测验无关，牙髓活力测验表现为迟钝，X线片示髓腔内有阻射的钙化物，对该牙进行局部麻醉可缓解疼痛，该牙最可能的诊断为

A. 三叉神经痛

B. 牙髓钙化

C. 牙髓坏死

D. 残髓炎

E. 上颌窦炎

【答案】B

【考点】牙髓钙化

【解析】左上第一磨牙牙体未见明显异常，疼痛与温度测验无关，牙髓活力测验表现为迟钝，排除选项C、D。对该牙进行局部麻醉可缓解疼痛，排除选项A、E。X线片示髓腔内有阻射的钙化物说明是牙髓钙化，因髓石压迫牙髓神经可引起放射性痛。诊断由X线检查，并在排除其他可能引起放射性痛的原因后，经过牙髓治疗疼痛消失后方能确定。故本题选B。

【避错】此题易错选A，三叉神经痛是触及“扳机点”时会出现一过性触电式疼痛。

41. 男，46岁。左上后牙食物嵌塞，要求补牙。该牙半年前曾有冷热刺激痛、自发痛，现无明显不适。检查：左上第二前磨牙远中龋达牙本质深层，冷测验无反应，未探及穿髓孔，叩痛（-），应诊断为

A. 深龋

B. 可复性牙髓炎

C. 慢性牙髓炎

D. 牙髓坏死

E. 龈乳头炎

【答案】D

【考点】牙髓坏死

【解析】该牙半年前曾有冷热刺激痛、自发痛，现无明显不适，可排除选项A、B。左上第二前磨牙远中龋达牙本质深层，冷测验无反应，未探及穿髓孔，叩痛（-），排除选项C。患者无自发性胀痛，排除选项E。故选D。

【避错】此题易错选C，慢性牙髓炎会有自发性钝痛。

42. 女，38岁。主诉右侧牙自发性剧烈疼痛3天。疼痛呈放射性，夜间痛。检查右侧牙未见牙体病损，但右上第一磨牙颊侧近中探及深达根尖部的牙周袋，冷（++），松动Ⅰ度，叩诊（+）。可能的诊断为

A. 急性牙髓炎

B. 急性龈炎

C. 逆行性牙髓炎

D. 急性根尖周炎

E. 残髓炎

【答案】C

【考点】逆行性牙髓炎

【解析】患者主诉右侧牙自发性剧烈疼痛3天。疼痛呈放射性，夜间痛，说明是牙髓炎，排除B、D。右上第一磨牙颊侧近中探及深达根尖部的牙周袋，冷（++），松动Ⅰ度，叩诊（+），说明牙周有炎症，排除A、E。故选C。

【避错】此题易错选A，急性牙髓炎有典型的疼痛特征，但不会有牙周的炎症。

43. 男，18岁。上前牙受伤，但未折断。半年后，该牙逐渐变色，变色的原因是

A. 患牙失去血液供应

B. 细菌分解产物进入牙本质小管

C. 脓性分泌物进入牙本质小管

D. 胆固醇结晶进入牙本质小管

E. 血红蛋白的分解产物进入牙本质小管

【答案】E

【考点】牙髓坏死后牙齿变色原因

【解析】牙髓坏死后牙变色原因为组织坏死后红细胞破裂，使血红蛋白分解产物进入牙本质小管。故选E。

【避错】此题易错选A，前牙变色的主要原因是血红蛋白的分解产物进入牙本质小管而非失去血液供应引起。

【A_3/A_4 型题】

（44～46题共用题干）

男，60岁。左侧后牙自发痛2天。1年多来，该侧后牙遇冷或热痛。2天前开始，夜痛不能入睡。查

6|龋深，探敏感，叩痛（+），不松动。冷测验引起剧痛。

44. 该患牙的诊断最可能是

A. 深龋

B. 三叉神经痛

C. 急性牙髓炎

D. 可复性牙髓炎

E. 慢性牙髓炎急性发作

【答案】E

【考点】慢性牙髓炎急性发作的诊断

【解析】慢性牙髓炎急性发作的诊断要点：①剧烈的自发性疼痛，阵发性发作，遇冷热刺激及夜间疼痛加重，疼痛为放射性，不能明确指出患牙。②有患牙长期冷热刺激痛和/或自发性钝痛等慢性牙髓炎病史。③叩痛（±）。故选E。

【避错】此题易错选A，深龋表现为无自发痛，温度测验正常，不符合患者此次主诉。

45. “夜间痛”的性质是

A. 激发痛

B. 自发痛

C. 牵涉性痛

D. 放射性痛

E. 迟缓性疼痛

【答案】B

【考点】慢性牙髓炎急性发作的疼痛性质

【解析】剧烈疼痛是慢性牙髓炎急性发作的特点，其性质特点为自发性阵发性痛、夜间痛、温度刺激加剧疼痛、疼痛不能自行定位。由于夜间患部血液循环状态恶化，局部淤血加重，使牙根管的压力增加，牙髓组织受压而产生夜间痛，夜间痛的性质是自发痛。故选B。

【避错】此题不易选错，由于夜间患部血液循环状态恶化，导致夜间自发痛。

46. 该患牙的治疗是

A. 根管治疗

B. 盖髓治疗

C. 干髓治疗

D. 充填治疗

E. 射频治疗

【答案】A

【考点】慢性牙髓炎的治疗

【解析】慢性牙髓炎常用根管治疗术来保存患牙。此法用机械和化学处理的方法，消除髓腔内特别是根管内的感染源，经过根管冲洗，消毒和充填封闭根管，防止根尖再感染，促进已经发生的根尖周病变痊愈。故选A。

【避错】此题不易选错，慢性牙髓炎常采用根管治疗术。

（47～49题共用题干）

男，69岁。因左下后牙自发痛，夜间痛，喝冷水可缓解2天来诊。检查：左下第一磨牙Ⅱ度松动，远中牙周袋5mm，叩痛（+）。

47. 为了进一步确诊，还需进行哪项检查

A. X线摄片

B. 冷测验

C. 热测验

D. 咬诊

E. 叩诊

【答案】C

【考点】逆行性牙髓炎

【解析】患者自发痛，夜间痛，可以判定是牙髓炎，左下第一磨牙Ⅱ度松动，远中牙周袋5mm，说明有牙周病症，要证明是不是逆行性牙髓炎，需要热测验。故本题答案为C。

【避错】此题易错选B，患者喝冷水可缓解2天，说明冷测验无意义。

48. 左下第一磨牙应该诊断为

A. 慢性根尖周炎

B. 急性牙周脓肿

C. 逆行性牙髓炎

D. 急性浆液性牙髓炎

E. 急性根尖周炎

【答案】C

【考点】逆行性牙髓炎

【解析】逆行性牙髓炎患牙同时具有牙周炎、牙髓炎和根尖周炎多种特征。深及根尖或根分叉的牙周袋，或有创伤性咬合；不同程度的松动度及叩痛；X线检查可见根周牙槽骨吸收；不同牙面的冷、热诊和电诊表现敏感或迟钝。故应选择C。

【避错】此题易错选E，急性根尖周炎不会出现牙周袋及牙槽骨的吸收导致牙松动。

49. 该患牙宜采取的治疗方案为

A. 牙髓治疗

B. 牙周治疗

C. 牙髓治疗+牙周治疗

D. 根尖外科手术

E. 消炎后拔除

【答案】C

【考点】逆行性牙髓炎

【解析】逆行性牙髓炎患牙同时具有牙周炎、牙髓炎和根尖周炎多种特征，所以治疗宜采取牙髓治疗+牙周治疗。故本题答案为C。

【避错】此题易错选 B，逆行性牙髓炎不应单一地进行牙周治疗或牙髓治疗。

(50～52 题共用题干)

女，40 岁。右上后牙痛昨夜未眠，要求诊治。检查：6| 龋深，有嵌塞食物在内，龈乳头红肿，探出血，叩诊（+），无明显松动。

50. 为明确主诉牙诊断最应做的检查是

A. 松动度检查

B. 温度测验

C. 牙周袋探诊

D. 活力电测验

E. X 线检查

【答案】B

【考点】牙髓炎诊断

【解析】患者右上后牙自发牙痛，夜间痛，牙体龋深，有叩痛，可怀疑是深龋引起的牙髓急性炎症，需要进行温度测验确诊，如果冷热刺激痛与对照牙不同可以诊断为急性牙髓炎。所以 B 正确。松动度检查、牙周袋探诊对牙周病患有诊断意义，但不是最应做的，所以 A、C 不选；而活力电测验用来测验牙髓活力，急性牙髓炎可检测出牙髓活力，所以 D 不选；X 线检查对慢性根尖周炎有诊断意义，而对牙髓炎没有，所以 E 不选，故此题选 B。

【避错】此题易错选 D，电活力测验不能作为诊断标准。

51. 主诉牙最有可能的诊断是

A. 深龋

B. 急性牙髓炎

C. 龈乳头炎

D. 慢性龈炎

E. 急性根尖周炎

【答案】B

【考点】急性牙髓炎临床表现

【解析】急性牙髓炎可有阵发痛、自发痛、夜间痛、冷热刺激痛，而此患者右上后牙自发牙痛、夜间痛、牙体龋深，有叩痛，怀疑是深龋引起的牙髓急性炎症，所以 B 正确；深龋会有食物嵌入引起的疼痛，但不会自发痛，所以 A 不选，龈乳头炎会误认为牙痛，但不会有病原牙，所以 C 不选；慢性龈炎有牙龈的色形质改变，不会自觉疼痛，所以 D 不选；急性根尖周炎为持续性痛，咬合痛与此患者主诉不符，所以 E 错误。故此题选 B。

【避错】此题易错选 E，急性根尖周炎会出现咬合痛、叩痛等表现，此题不符合。

52. 主诉牙有效的处理方法是

A. 消炎镇痛

B. 局部给药

C. 龋洞充填

D. 牙髓治疗

E. 牙周治疗

【答案】D

【考点】急性牙髓炎处理

【解析】急性牙髓炎的处理原则是开放髓腔，去除牙髓，即牙髓治疗，D 正确。急性牙髓炎的疼痛是因为髓腔炎症引起髓腔压力升高，所以需要开放髓腔缓解疼痛，牙髓炎症需要拔除牙髓以根除病原，因此消炎镇痛和局部给药起不到根治的效果，所以 A、B 错误；因为感染波及牙髓，龋洞充填不能解决疼痛，所以 C 不选；牙周治疗与牙髓疼痛无关，所以 E 不选。故此题选 D。

【避错】此题易错选 C，对于已表现为牙髓炎症的患牙，仅进行龋洞充填无法解决根本问题。

(53～55 题共用题干)

女，35 岁。因左下后牙对冷热刺激敏感 1 周前来就诊。检查发现左下第一磨牙殆面深龋洞，探诊洞底感酸痛，冷测验反应一过性敏感，叩痛（-）。牙龈无异常。

53. 该患牙的诊断是

A. 深龋

B. 可复性牙髓炎

C. 急性牙髓炎

D. 慢性牙髓炎

E. 牙髓钙化

【答案】B

【考点】可复性牙髓炎的诊断

【解析】可复性牙髓炎是一种病变较轻的牙髓炎。主要特点：无自发痛史，刺激去除后，疼痛立即消失。根据本病例患牙的临床表现，发现牙髓受到温度刺激时，产生短暂、尖锐的疼痛，刺激去除后，疼痛立即消失，考虑为可复性牙髓炎。故选 B。

【避错】此题易错选 C，本例无自发痛病史，因此不能诊断为急性牙髓炎。

54. 做鉴别诊断时，最有价值的检查方法是

A. X 线检查

B. 温度测验

C. 探诊

D. 咬诊

E. 视诊

【答案】B

【考点】可复性牙髓炎的鉴别诊断

【解析】对可复性牙髓炎患牙行临床检查时，特殊表现是冷刺激测试产生疼痛，刺激一去除，疼痛立

即消失。故选 B。其余检查难以有特征性的表现。

【避错】此题易错选 A，各类牙髓炎 X 线片除可见到龋损外，均无其他特异性表现。

55. 该患者处理方法是

A. 安抚治疗

B. 磷酸锌水门汀垫底永久充填

C. 聚羧酸锌水门汀垫底永久充填

D. 氧化锌丁香油水门汀垫底永久充填

E. 直接永久充填

【答案】A

【考点】可复性牙髓炎的治疗

【解析】治疗可复性牙髓炎的原则：去除刺激，消除炎症。在去除龋损组织后，用氧化锌丁香油水门汀暂时封闭窝洞安抚治疗，待无症状后按深龋处理。故选 A。

【避错】此题易错选 C，因此题已表现为可复性牙髓炎，不宜直接充填，应先安抚减轻牙髓刺激。

（56～58 题共用题干）

男，50 岁。1 周来右侧后牙咬物不适，冷水引起疼痛。近 2 日来，夜间痛影响睡眠，并引起半侧头面部痛，疼痛不能定位。检查时见右侧上、下第一磨牙均有𬌗面龋洞。

56. 为确定牙位进行的一项检查是

A. 探诊

B. 叩诊

C. 松动度检查

D. 温度测验

E. X 线检查

【答案】D

【考点】急性牙髓炎的牙位确定

【解析】由题可知患者有自发痛、冷刺激痛、夜间痛、放射痛、疼痛无法定位，检查有𬌗面龋洞，所以最有可能是急性牙髓炎。急性牙髓炎的牙位确定用温度测验，所以 D 正确。探诊、叩诊、松动度检查、X 线检查一般不用，所以 A、B、C、E 错误。故此题选 D。

【避错】此题易错选 E，牙髓炎及深龋患者 X 线片可无明显差别，因此不能作为诊断依据。

57. 患牙的诊断最可能是

A. 深龋

B. 可复性牙髓炎

C. 急性牙髓炎

D. 慢性牙髓炎

E. 牙髓坏死

【答案】C

【考点】急性牙髓炎的诊断

【解析】由题可知患者最有可能是急性牙髓炎，所以 C 正确。深龋、可复性牙髓炎、慢性牙髓炎、牙髓坏死无自发痛、夜间痛、放射痛、疼痛无法定位等特点，所以 A、B、D、E 错误。故此题选 C。

【避错】此题易错选 D，患者病史比较短，并且有急性牙髓炎症状，因此可以排除慢性炎症。

58. 如经检查后不能确定患牙的位置，应做

A. 咬诊

B. 麻醉测试

C. 温度测验

D. 牙周袋探诊

E. X 线检查

【答案】B

【考点】急性牙髓炎的检查

【解析】检查后不能确定患牙的牙位，上、下第一磨牙均有𬌗面龋洞，需要上、下颌后牙的鉴别，因上、下颌的感觉神经不一样，可以用麻醉法鉴别，所以 B 正确。咬诊、牙周袋探诊、X 线检查没有意义，所以 A、D、E 错误。温度测验在前面的题目提到，并且本题的题目已经说明检查后不能确定，所以 C 错误。故此题选 B。

【避错】此题易错选 E，深龋与牙髓炎的鉴别诊断不用 X 线检查。

【B_1 型题】

（59～61 题共用备选答案）

A. 冷刺激一过性痛

B. 温度刺激迟缓性痛

C. 自发性阵发痛

D. 自发性持续胀痛

E. 疼痛有“扳机点”

下列疾病疼痛的特点为

59. 可复性牙髓炎

【答案】A

60. 龈乳头炎

【答案】D

61. 急性牙髓炎

【答案】C

【考点】牙髓炎疼痛特征

【解析】可复性牙髓炎受冷刺激后会一过性痛，故 59 题选 A。龈乳头炎有自发性持续胀痛，故 60 题选 D。急性牙髓炎有自发性阵发痛，不定位疼痛，故 61 题选 C。慢性牙髓炎有温度刺激迟缓性痛。疼痛有“扳机点”是三叉神经痛的疼痛特点。

【避错】59 题易错选 B，可复性牙髓炎受冷刺激过后会一过性痛而非迟缓性痛。60 题易误选 C，自发性阵发痛是急性牙髓炎的特点，注意区分。61 题易

误选 E，疼痛有“扳机点”是三叉神经痛的疼痛特点。

（62～65 题共用备选答案）

A. 咀嚼痛

B. 放射性锐痛

C. 自发性隐痛，冷热刺激痛

D. 阵发性电击样痛

E. 张口闭口痛

下述疾病最可能表现出上述哪一种性质的疼痛

62. 急性牙髓炎

【答案】B

63. 牙周炎

【答案】A

64. 急性根尖周炎

【答案】A

65. 慢性牙髓炎

【答案】C

【考点】各种牙髓炎、根尖周炎、牙周炎疼痛的性质

【解析】急性牙髓炎的疼痛为自发性阵发痛、夜间痛，温度刺激加剧疼痛，疼痛呈放射性，不能定位，因此62 题选 B。牙周炎可以引起咀嚼疼痛，因此63 题选 A。急性根尖周炎有自发性、持续性疼痛，轻轻咬合即引起剧烈疼痛，疼痛不发散，可定位，因此64 题选 A。慢性牙髓炎可有长期的冷热刺激痛病史，因此65 题选 C。

【避错】62 题易错选 C，急性牙髓炎有冷热痛和自发痛，并且自发痛症状较重。63 题易错选 C，牙周炎伴牙龈萎缩者可有冷热刺激痛，但这不是它的主要症状。64 题易错选 B，急性根尖周炎疼痛不放散。65 题易错选 A，慢性牙髓炎无明显咀嚼痛。

（66～68 题共用备选答案）

A. 机械性刺激敏感

B. 突发性电击样痛

C. 定点性咀嚼剧痛

D. 疼痛不定位，夜间加重

E. 刺激入洞引起疼痛

对下述疾病可能出现的疼痛描述正确的是

66. 三叉神经痛

【答案】B

67. 急性牙髓炎

【答案】D

68. 深龋

【答案】E

【考点】几种疼痛的性质

【解析】临床上多依据疼痛的不同性质来帮助确诊疾病。三叉神经痛多表现为突发性电击样痛，66 题选 B；急性牙髓炎的典型症状是疼痛不定位，放射性疼痛，夜间加重以及冷热刺激痛，67 题选 D；深龋的典型症状是无自发痛，刺激入洞如食物嵌塞时引起疼痛，68 题选 E。

【避错】66 题易错选 D，三叉神经痛为触“发扳机点”发作，无夜间加剧疼痛的情况。67 题易错选 B，急性牙髓炎疼痛较重，但无电击样痛的特点。68 题易错选 C，深龋没有明显咀嚼痛，一般无疼痛或冷刺激引起一过性疼痛。

考点：根尖周病

【A_1 型题】

1. 下列不能引起急性根尖周炎的因素是

A. 牙髓病变

B. 根管器械超出根尖孔

C. 咬合创伤

D. 化学刺激

E. 牙髓活力电测验

【答案】E

【考点】急性根尖周炎的病因

【解析】根尖周炎的致病因素如下。①感染因素：大多数由牙髓途径造成根尖周组织的感染。②创伤因素：如牙的急性外伤和咬合创伤损伤根尖周组织；根管预备过程中器械超出根尖孔直接刺伤根尖周组织引起根尖周炎。③化学刺激：牙髓活力电测验是一种检查方法，不引起急性根尖周炎。故选 E。

【避错】此题易错选 D，化学刺激是引起急性根尖周病的重要因素之一。

2. 根尖肉芽肿的上皮主要来源于

A. 缩余釉上皮

B. 牙周上皮剩余

C. 牙龈上皮

D. 牙板上皮

E. 腺上皮

【答案】B

【考点】根尖周肉芽肿的病理变化

【解析】根尖周肉芽肿内的上皮有以下来源。①牙周膜的牙周上皮剩余：见于绝大多数病例。②口腔或皮肤上皮：见于有瘘管口的病例，上皮经瘘管长入。③牙周袋上皮：由牙周袋或受累的根分叉上皮增生而来。④呼吸道上皮：见于病变和上颌窦相通时。故选 B。

【避错】本题易错选 A、D，缩余釉上皮可见于含

牙囊肿、萌出囊肿及一些炎性牙旁囊肿。牙板上皮一般出现于发育性根侧囊肿或牙龈囊肿内。

3. 牙槽骨的组成包括

A. 筛状板和硬骨板

B. 硬骨板和支持骨

C. 固有牙槽骨和硬骨板

D. 固有牙槽骨和筛状板

E. 固有牙槽骨和骨密质、骨松质

【答案】E

【考点】牙槽骨的组织结构

【解析】牙槽骨按其解剖部位可分为固有牙槽骨、骨密质和骨松质。固有牙槽骨是一层多孔骨板，所以又称筛状板。固有牙槽骨在X线片上表现为围绕牙周膜外侧的一条白色阻射线，称硬骨板，是检查牙周组织的重要标志。故本题选E。

【避错】本题易错选B，硬骨板是固有牙槽骨在X线片上表现为围绕牙周膜外侧的一条白色阻射线，并不是固有牙槽骨。

4. 急性根尖周炎患牙扪诊出现深部波动感的阶段是

A. 浆液期

B. 根尖周脓肿期

C. 骨膜下脓肿期

D. 黏膜下脓肿期

E. 脓肿破溃期

【答案】C

【考点】急性根尖周炎各期的临床表现

【解析】急性根尖周炎根据病程的发展阶段可分为急性浆液性根尖周炎和急性化脓性根尖周炎。浆液期是急性根尖周炎的早期症状，此时有少量渗出物，不会出现扪诊深部有波动感，故排除A。急性化脓性根尖炎根据病程可分为根尖周脓肿期、骨膜下脓肿期和黏液下脓肿期。根尖周脓肿期根尖部牙龈潮红，无明显肿胀，故不会出现波动感，排除B。黏膜下脓肿期由于黏膜下组织疏松，此时黏膜肿胀呈半球形隆起，扪诊波动感明显，脓肿较表浅而易破溃，故排除D。脓肿破溃期此时脓液流出，无波动感，故排除E。故选C。

【避错】此题易错选D，黏膜下脓肿期扪诊会出现明显的波动感，而此题所问为扪诊出现深部波动感。

5. 慢性根尖周炎的临床表现是

A. 牙龈出血

B. 温度刺激痛

C. 自发痛

D. 咀嚼不适

E. 牙松动

【答案】D

【考点】慢性根尖周炎的临床表现

【解析】慢性根尖周炎的病变类型有以下4种。①根尖周肉芽肿：一般无疼痛症状，有时有咀嚼乏力或不适；患牙多有深龋，且牙髓多已坏死，牙冠变色，对温度测试及电活力测试均无反应；叩诊不痛，有时有异样感；牙齿一般无松动，排除B、C、E。②慢性根尖周脓肿：症状与慢性根尖周肉芽肿大致相同，有瘘型者有牙龈肿包反复发作的主诉；有瘘型者患牙相应部位有龈瘘，少见有皮瘘；由瘘道口插入诊断丝可直达根尖病变处（有瘘，无出血），排除A。③根尖周囊肿：无自觉症状，叩诊可有异样感；囊肿发展较大时，根尖部相应的组织膨隆，扪有乒乓球感；根管治疗时根管内流出淡黄色清亮囊液，其涂片镜下见胆固醇结晶。④慢性根尖周致密性骨炎：无自觉症状，也无根尖部反复疼痛和肿胀的历史。故此题选D。

【避错】此题易错选C。急性根尖周炎具有自发性、持续性剧烈疼痛，而慢性根尖周炎没有。

6. 急性根尖周炎最重要的应急处理措施为

A. 调整咬合

B. 开髓引流

C. 牙髓失活

D. 根管冲洗

E. 根管封药

【答案】B

【考点】急性根尖周炎的应急处理

【解析】急性根尖周炎时，感染局限在局部，开通髓腔，彻底去除、清理根管系统内坏死的牙髓，穿通根尖孔，使炎症的渗出物或脓液通过根管系得以引流，从而减轻根尖部的压力，使疼痛得到缓解，B正确。调整咬合不能从根本上解决疼痛问题，故排除A。急性根尖周炎牙髓一般已经坏死，不需要进行失活处理，故排除C。根管冲洗、封药都是开髓引流之后进行的治疗工作，并非应急措施，故此题选B。

【避错】本题易错选E。急性根尖周炎主要是由于根尖部压力引起的疼痛，若应急封药压力短时间不会消失，故无法解决疼痛问题。

7. 急性根尖周炎脓肿切开的主要临床依据是

A. 扪诊有波动感

B. 剧烈疼痛

C. 根尖区牙龈肿大压痛

D. 体温38℃以上

E. 患牙叩痛明显

【答案】A

【考点】根尖周疾病

【解析】扣诊有波动感是急性根尖周炎脓肿切开的指征。故本题答案为 A。

【避错】此题易错选 C，根尖区牙龈肿大压痛不用切开引流。

8. 慢性根尖周炎最重要的临床表现是

A. 深龋洞已穿髓

B. X 线片根尖周透射区

C. 叩痛（+）、Ⅰ度松动

D. 热测验出现迟缓反应

E. 患牙咬物不适

【答案】B

【考点】慢性根尖周炎的临床表现

【解析】慢性根尖周炎多为牙髓病的继发病，是根管内长期病原刺激物的存在，导致根尖周组织出现的慢性炎症反应，表现为炎性肉芽组织的形成和牙槽骨的破坏。从 X 线片上，可以看出根尖的骨质破坏，并可由破坏的影像学表现判断病变的性质。故选 B。

【避错】此题不易选错。X 线片是诊断慢性根尖周炎不可或缺的检查手段之一。

9. 根尖周炎的主要病因是

A. 免疫因素

B. 物理因素

C. 化学因素

D. 感染因素

E. 特发因素

【答案】D

【考点】根尖周炎的病因

【解析】引起根尖周炎的因素如下。①感染：是最主要因素，龋齿感染牙髓，通过根尖孔向根尖周组织扩散。②外伤：牙齿受外力撞击，使根尖周组织受伤，引起根尖周炎。③化学药物刺激：牙髓治疗时作用强烈而渗透性高的化学药物使用不当，如亚砷酸、甲酚醛等激惹根尖周围组织。④咬合损伤：如误咬硬物所致的损伤。因此，根尖周炎的主要病因是感染，故选 D。

【避错】此题一般不易选错，引起牙髓病和根尖周病的原因很多，主要有细菌感染、物理和化学刺激以及免疫反应等，其中细菌感染是导致牙髓病和根尖周病的主要因素。

10. 根尖周囊肿的临床表现之一是

A. 牙髓活力正常

B. 叩诊无异样反应

C. 根尖周扣诊疼痛

D. 根管内溢出黄色清亮液体

E. X 线片见牙根吸收

【答案】D

【考点】根尖周囊肿的临床表现

【解析】根尖周囊肿生长很慢，多无自觉症状，牙体变色，呈深灰色，牙体无光泽。囊肿大小可由豌豆大到鸡蛋大。根尖部的龈黏膜呈半球形隆起，手压时有乒乓球感，有弹性；根管内可溢出黄色清亮液体。囊肿压迫邻近牙时，有松动或移动。X 线片上可见到根尖有较大的圆形透明区，边界清楚，周围骨质致密呈清楚放射白线。故选 D。

【避错】此题易错选 C。根尖周囊肿属于根尖炎症，考生易误认为根尖周会出现扪诊疼痛。扪时有乒乓球感，有弹性。

11. 急性根尖周脓肿的临床症状，不确切的描述是

A. 呈自发性、持续性痛

B. 患牙浮起感明显

C. 咬合时疼痛加重

D. 叩痛（++）

E. 深牙周袋

【答案】E

【考点】急性根尖周脓肿的临床症状

【解析】急性根尖周脓肿的患牙出现自发性强烈、持续的跳痛，伸长感加重，浮起感明显；咬合时疼痛加重，患者因而不敢咬合；叩痛（++），松动Ⅱ～Ⅲ度；根尖部牙龈潮红，但无明显肿胀；扪诊感轻微疼痛，相应的下颌下淋巴结或颏下淋巴结可有肿大及压痛。A、B、C、D 均为急性根尖周脓肿的症状，深牙周袋多见于牙周炎。故选 E。

【避错】此题易错选 B。认为患牙浮起感明显为骨膜下脓肿阶段的表现。根尖周脓肿阶段患牙浮起感已明显出现，骨膜下脓肿阶段患牙更觉浮起、松动，较之根尖周脓肿阶段浮起感加重。

12. X 线片上 3 类慢性根尖周炎的区别主要是 X 线

A. 透射区的大小

B. 阻射区的大小

C. 透射区的形状

D. 透射区致密度

E. 透射区边界情况

【答案】E

【考点】3 类慢性根尖周炎 X 线片的区别

【解析】慢性根尖周炎临床上分为根尖周肉芽肿、慢性根尖周脓肿、根尖周囊肿 3 种，区别主要是 X 线透射区边界情况：根尖周肉芽肿的根尖部有圆形的透射影像，边界清晰；慢性根尖周脓肿的透影区边界不清楚，周围骨质较疏松而呈云雾状；根尖周囊肿可见较大的圆形透影区，边界清楚，并有一圈由致密骨组成的阻射白线围绕。故选 E。

【避错】此题易错选 A。因为慢性根尖周肉芽肿

透影区范围较小，直径一般不超过1cm；慢性根尖周脓肿透影区边界不清，形状不规则；慢性根尖周囊肿有较大的透影区。但慢性根尖周肉芽肿与慢性根尖周脓肿的大小不易区分。

13. 临床上急性化脓性根尖周炎的诊断可分为
A. 根尖周脓肿、骨髓炎、骨膜下脓肿
B. 根尖周肉芽肿、根尖周脓肿、根尖周囊肿
C. 急性根尖炎、牙槽脓肿、骨膜下脓肿
D. 根尖周脓肿、骨膜下脓肿、黏膜下脓肿
E. 急性根尖周炎、慢性根尖周炎、慢性牙槽脓肿

【答案】D

【考点】急性化脓性根尖周炎的诊断

【解析】急性化脓性根尖周炎又称急性牙槽脓肿，是由急性浆液性根尖周炎发展而来的，也可由慢性根尖周炎急性发作所致。急性化脓性根尖周炎因脓液所在部位不同而划分为根尖周脓肿、骨膜下脓肿和黏膜下脓肿3个阶段，主要症状为疼痛和肿胀，严重者伴有全身症状。故选D。

【避错】此题熟练掌握急性化脓性根尖周炎的3个阶段就不易选错。

14. 急性根尖周炎的应急处理应除外
A. 在局部麻醉下进行
B. 开通髓腔，引流根管
C. 穿通根尖孔
D. 有脓肿时切开排脓
E. 输液治疗，消除炎症

【答案】E

【考点】急性根尖周炎应急处理

【解析】急性根尖周炎的应急处理原则为建立引流，抗菌镇痛。建立引流的方法为开通髓腔，彻底去除、清理根管系统内坏死的牙髓，穿通根尖孔，使根尖周炎症的渗出物或脓液通过根管得以引流，从而缓解根尖部的压力，因此B、C正确；当急性根尖周炎已达骨膜或黏膜下脓肿阶段时，应切开脓肿，建立引流，因此D正确。在这些过程中，应遵循无痛原则，因此应在局部麻醉下进行，所以A正确。因此本题应选E。

【避错】此题易错选A。急性根尖周炎急性处理时无痛是很重要的原则，考生不管是在理论的复习还是实际操作中均易忽略。局部浸润麻醉要避开肿胀部位，否则将引起疼痛和感染扩散，麻醉效果较差。最好行阻滞麻醉。

15. 根尖周脓肿与骨膜下脓肿的鉴别点是
A. 疼痛程度不同
B. 脓肿部位不同
C. 牙髓有无活力
D. 有无松动度
E. 扪诊有无波动感

【答案】E

【考点】根尖周脓肿与骨膜下脓肿鉴别要点

【解析】根尖周脓肿的患牙根尖部充血发红，但是没有肿胀；骨膜下脓肿的患牙根尖部红且肿，扪诊有波动感，所以E正确。两者都是剧烈疼痛，所以不选A。虽脓肿部位不同，但是没有检测手段检出脓肿的部位，临床上也要根据临床表现鉴别，所以不选B。两者牙髓都无活力，所以不选C。松动程度无区别，所以不选D。故此题选E。

【避错】此题易错选D，根尖周脓肿与骨膜下脓肿牙体都出现较大松动，难以通过此点鉴别。

16. 牙髓塑化治疗不能用于
A. 成人后牙牙髓炎
B. 成人后牙根尖炎
C. 年轻恒牙根尖炎
D. 成人后牙弯曲根管
E. 年轻人后牙细窄根管

【答案】C

【考点】牙髓塑化治疗的适应证和非适应证

【解析】牙髓塑化治疗要求患牙的根尖孔完全形成，具有明确的狭窄区且完整未遭破坏，因为可使牙齿变色而不用于前牙。年轻恒牙因为根尖孔未完全形成，所以不适用塑化治疗，C正确。牙髓塑化治疗的适应证是成人后牙的牙髓和根尖周病，还用于弯曲细窄等难以根管预备的特殊牙，因此A、B、D、E错误。所以此题选C。

【避错】此题易错选E，年轻人只要根尖孔已完全封闭，如果根管细窄弯曲，均可进行塑化治疗。

17. 年轻恒牙的X线牙片显示，未发育完全的根尖开口区有界限清晰透射影，周围有完整骨硬板围绕，临床无异常症状。应提示为
A. 慢性根尖周肉芽肿
B. 慢性根尖周脓肿
C. 慢性根尖周囊肿
D. 慢性牙髓炎
E. 牙乳头

【答案】C

【考点】慢性根尖周囊肿的诊断

【解析】临床无异常症状，X线牙片显示根尖开口区有界限清晰透射影，周围有完整骨硬板包绕，提示慢性根尖周囊肿，所以C正确。慢性根尖周肉芽肿的X线牙片显示无完整骨硬板包绕，所以A错误。慢性根尖周脓肿X线牙片显示边界不清，所以B错

误。慢性牙髓炎无根尖周透影，所以 D 错误。牙乳头在成釉器凹陷处，所以 E 错误。故此题选 C。

【避错】此题易错选 B，慢性根尖周脓肿也可有透射影，但与周围界限不清，周围有完整骨硬板包绕。

18. 急性根尖周炎疼痛缓解时的病理特点是脓肿
 A. 位于牙槽窝内
 B. 达黏膜下
 C. 达骨膜下
 D. 位于牙槽窝和牙槽骨
 E. 位于牙周膜内

【答案】B

【考点】急性根尖周炎脓肿特点

【解析】急性根尖周炎分为 3 个阶段，即根尖周脓肿、骨膜下脓肿、黏膜下脓肿。形成黏膜下脓肿时，因黏膜下组织疏松、张力小，脓肿内压力比骨膜下脓肿大幅降低，故疼痛明显减轻，所以 B 正确。脓肿位于牙槽窝内，炎症局限，得不到引流，所以疼痛明显，因此 A、D 错误。脓肿达骨膜下，因骨膜致密、坚韧，脓液聚集不易引流，疼痛明显，所以 C 错误。位于牙周膜内，范围局限，疼痛也无法缓解，所以 E 错误。故此题选 B。

【避错】此题易错选 C，急性根尖周炎疼痛达骨膜下症状较重。

19. 急性化脓性根尖周炎最常见的排脓途径为
 A. 根尖孔-根管-冠部缺损
 B. 根尖周-骨膜下-黏膜下
 C. 根尖周-骨膜下-皮肤
 D. 根尖周-骨膜下-上颌窦
 E. 根尖部-牙周袋

【答案】B

【考点】急性化脓性根尖周炎排脓途径

【解析】A 选项的排脓途径需具备以下条件：根尖孔粗大，根管通畅，患牙缺损呈开放状态。E 途径也必须是在患有严重牙周病的情况下出现。C、D 只有少数病例出现。故排除 A、C、D、E，答案选择 B。

【避错】本题部分考生会误选为 A 或 E。熟悉急性化脓性根尖周炎排脓的几种途径：①脓液通过骨髓腔到达骨外板并穿破骨密质达到骨膜下脓肿，最后穿破骨膜突破黏膜或皮肤排脓，突破口常靠近唇颊侧牙龈。②根管粗大及根尖孔也较大的牙经龋洞排脓。③有严重牙周炎的患者也可经深的牙周袋排脓。

20. 急性根尖周脓肿时，医师建立最佳的引流通道是
 A. 根尖孔→根管→龋洞
 B. 根尖部→牙周袋
 C. 根尖部→牙槽骨→黏膜下
 D. 根尖部→牙槽骨→皮肤下
 E. 根尖部→牙周间隙→龈袋

【答案】A

【考点】急性根尖周脓肿的引流通道

【解析】急性根尖周脓肿的引流通道有 3 条：经龋洞、由牙周袋或龈袋、经黏膜或皮肤。其中经龋洞排脓，对根周膜破坏少，患者痛苦小，预后良好，为最佳排脓途径，所以 A 正确。其他 2 个途径会破坏根周膜、骨板、皮肤黏膜等，患者痛苦大，故此题选 A。

【避错】此题易错选 C，根尖部→牙槽骨→黏膜下引流通道对牙周组织破坏较大，不是最佳引流通道。

21. 慢性根尖周肉芽肿特征性的临床特点是
 A. 叩痛异样感
 B. 扪诊略不适
 C. 无明显松动
 D. 活力电测验无反应
 E. X 线透射区界限清楚

【答案】E

【考点】慢性根尖周肉芽肿临床特征

【解析】慢性根尖周炎一般没有自觉症状，必须要有 X 线片才能作出诊断，慢性根尖周肉芽肿 X 线片表现为透射区界限清楚，也是和慢性根尖周脓肿的鉴别点，是慢性根尖周肉芽肿的特征性临床特点，所以 E 正确。其余选项也是慢性根尖周肉芽肿的临床特点，但是并不具特征性，因此 A、B、C、D 错误。此题应选 E。

【避错】此题易错选 D，慢性根尖周肉芽肿可表现为电活力测验无反应，但并非其独有特点，其他疾病也可有此特点。

22. 根尖周病的治疗原则应是
 A. 无痛操作，控制感染
 B. 无痛操作，封闭根管
 C. 无菌操作，消灭无效腔
 D. 控制感染，杜绝再感染
 E. 彻底清除根管内感染源

【答案】E

【考点】根尖周病治疗原则

【解析】根尖周病治疗原则是清除感染、防止再感染，所以 E 正确。控制感染不够彻底，根尖周病的病因多数是来自根管的细菌感染，要求彻底清除感染源，所以 A、D 错误。无痛操作、封闭根管，以及无菌操作、消灭无效腔也很重要，主要也是为清除感染、防止再感染，因此 B、C 错误。所以此题选 E。

【避错】此题易错选 B，封闭根管为根尖周病治

疗的要求之一，但并非其治疗原则，根尖周病应做根管治疗，其最终目的是彻底清除感染，这也是根尖周病的治疗原则。

23. 急性根尖周炎浆液期初期特有的自觉症状是
A. 咬合轻钝痛
B. 牙根部发木感
C. 根尖部不适感
D. 紧咬时疼痛缓解
E. 患牙浮起感

【答案】D

【考点】急性根尖周炎浆液期临床表现

【解析】急性根尖周炎浆液期初期，根周膜的血管扩张充血，而咬合压力将血管中的血液暂时挤走，根尖周间隙压力减少，此时紧咬时疼痛缓解，是特有的自觉症状，所以D正确。咬合轻钝痛、牙根部发木感、根尖部不适感、患牙浮起感也是此期的症状，但并不是特有的，因此A、B、C、E错误。所以此题选D。

【避错】此题易错选E，急性根尖周炎可有患牙浮起感，但此点并非浆液期初期的特征性表现。

24. X线片根尖周透射区包括多个牙时确诊病原牙的主要依据是患牙
A. 有无龋洞
B. 是否有牙周疾病
C. 牙髓有无活力
D. 有无窦道
E. 有无叩痛

【答案】C

【考点】慢性根尖周炎患牙确定

【解析】当X线片根尖周透射区包括多个牙时，确诊病原牙的主要依据是患牙的牙髓有无活力。因为患牙X线片根尖周透射区和牙髓无活力是慢性根尖周炎的两个主要诊断标准，所以C正确。

【避错】此题易错选A，很多病原牙有龋洞，但有龋洞不是诊断有无根尖周炎的标准。

25. 慢性根尖周炎中的主要病变类型是
A. 根尖周肉芽肿
B. 致密性骨炎
C. 牙槽脓肿
D. 根尖周脓肿
E. 根尖周囊肿

【答案】A

【考点】慢性根尖周炎病变类型

【解析】慢性根尖周肉芽肿是根尖周组织受到轻微的感染刺激后产生的一团炎性肉芽组织。它是慢性根尖周炎的主要病变类型，故选A。

【避错】此题易错选D，根尖周脓肿是慢性根尖周炎的1个类型，但并非主要类型。

26. 根尖周炎的主要感染源来自
A. 牙周病变
B. 颌骨病变
C. 血源性感染
D. 牙体-牙髓病变
E. 邻牙根尖周病变

【答案】D

【考点】根尖周炎的主要感染来源

【解析】根尖周炎的感染源有牙体-牙髓病变而致感染根管、牙周组织或邻牙根尖周感染直接扩散，以及血源性感染。其中最常见的是感染根管，所以D正确。牙周组织或邻牙根尖周感染直接扩散不如感染根管常见，所以A、E错误。血源性感染和颌骨病变作为感染源者临床少见，因此B、C错误。所以此题选D。

【避错】此题易错选A，牙周炎症也可逆行性感染引起根尖周炎，但最多见的是牙体-牙髓病变导致。

27. 必须用X线检查诊断的疾病是
A. 𬌗面龋
B. 急性牙髓炎
C. 慢性牙髓炎
D. 急性根尖周炎
E. 慢性根尖周炎

【答案】E

【考点】慢性根尖周炎的诊断

【解析】X线检查对诊断及治疗牙体-牙髓病变和根尖病变有重要价值。𬌗面龋可通过探诊检出，牙髓炎不可用X线进行检查。急性根尖周炎X线片上看不出根尖部有明显改变，而慢性根尖周炎从X线片可见根尖部有不同程度的牙槽骨破坏所形成的透射区。故选E。

【避错】选项中A、D、E均可以用X线检查，但是𬌗面龋需要根据龋病程度来判断是否选择X线检查，急性根尖周炎也可以不使用X线即可诊断，唯有慢性根尖周炎必须用X线检查诊断。

【A_2型题】

28. 男，41岁。左上后牙自发性、持续性跳痛2天。检查：左上第二前磨牙𬌗面近远中向可见隐裂，冷测验无反应，叩痛（+++），松动Ⅱ度，可诊断为
A. 牙隐裂
B. 急性浆液性牙髓炎

C. 急性浆液性根尖周炎
D. 急性化脓性牙髓炎
E. 急性化脓性根尖周炎

【答案】E

【考点】根尖周疾病

【解析】急性化脓性根尖周炎患牙出现自发性、剧烈持续的跳痛，伸长感加重，以至咬合时首先接触患牙并引起剧痛，患者因而不敢对𬌗。检查：患牙叩痛（++）~（+++），松动Ⅱ~Ⅲ度；根尖部牙龈潮红，但尚无明显肿胀，叩诊感轻微疼痛；相应的下颌下淋巴结或颏下淋巴结可有肿大及压痛。根据题干描述可知诊断为E。

【避错】此题易错选B，急性浆液性根尖周炎症状主要为患牙咬合痛，叩痛（+）~（++），患牙可有Ⅰ度松动。

29. 男，28岁。右上后牙近几日咬合痛，并有患牙发麻、浮起感，咬紧患牙疼痛可缓解。检查发现近中邻𬌗面龋损，叩（++），冷热诊（-），探诊（-）。可能的诊断是
A. 急性浆液性根尖周炎
B. 慢性根尖周炎
C. 慢性闭锁性牙髓炎
D. 急性化脓性根尖周炎
E. 不可复性牙髓炎

【答案】A

【考点】急性浆液性根尖周炎的诊断

【解析】本患者患牙叩痛及咬合痛明显，且患牙有明显浮起感，是典型的根尖周炎症状表现。急性根尖周炎按其发展过程可分为浆液性和化脓性。急性浆液性根尖周炎可由牙髓炎或咬合创伤等引起，可发生于活髓牙或失活牙上，主要症状是咬合痛。患者多有牙髓病史、外伤史、不完善的牙髓治疗史；初期只有轻微疼痛或不适，咬紧牙反而感觉舒适；继而发生钝痛、咬合痛，患牙有浮起、伸长感，疼痛为持续性、自发性、局限性，牙位明确；口腔检查可见患牙叩痛剧烈，甚至松动，扪压根尖相应部位也会引起疼痛，牙髓活力测验多无反应，年轻恒牙或乳牙在牙髓坏死前可有反应；可查到患牙有龋损、充填体，其他牙体硬组织疾病，牙冠变色或深的牙周袋。故本题选A。

【避错】此题易错选D，咬紧患牙，疼痛可缓解为急性浆液性根尖周炎的特征表现，急性化脓性根尖周炎无此表现。

30. 女，23岁。上前牙2年前不慎折断，未及时处理，现上唇肿胀。检查发现$\underline{|1}$牙冠冠折3/4，叩痛（+++），根管口暴露，探诊（-），牙体变色，前庭沟变浅，并有波动。为缓解疼痛、消除急性炎症，对该病例应及时进行以下应急处理，除了
A. 根管开放引流
B. 消炎镇痛
C. 拔牙引流
D. 切开排脓
E. 根管冲洗给药

【答案】C

【考点】慢性根尖周炎急性发作的处理方法

【解析】患牙牙体变色，牙髓坏死，叩痛明显且前庭沟变浅有明显波动感，说明此为慢性根尖周炎急性发作。临床上，为缓解疼痛、消除急性炎症，最要紧的应急处理便是开放根管引流，出现脓肿的还应进行脓肿切开，消炎镇痛处理，与此同时，还应配合根管治疗，消炎给药。故本题选C。

【避错】此题易错选B，消炎镇痛属于急性根尖周炎的对症处理。

31. 男，30岁。半年前因左下第一磨牙咀嚼痛到某医院充填，但一直咀嚼不适，2周前又发生明显咀嚼痛，根尖处牙龈红肿压痛，叩诊（++）。X线片示充填体已进入髓室内，根尖周有豌豆大小透射区，该患牙最准确的诊断是
A. 急性牙髓炎
B. 急性根尖周炎
C. 慢性根尖周炎
D. 慢性牙髓炎急性发作
E. 慢性根尖周炎急性发作

【答案】C

【考点】慢性根尖周炎的诊断

【解析】患牙并无明显的夜间痛、放射痛及冷热刺激痛，故可以排除牙髓炎；同时，结合X线片中明显的透射区影像，说明此患牙为慢性根尖周炎，患者并未表现出任何急性炎症症状，故选C。

【避错】此题易错选E，慢性根尖周炎急性发作常可出现较剧烈的自发痛，所以E不正确。

32. 男，70岁。3周前左侧上颌前部肿痛，经消炎治疗后现已缓解。查见$\underline{|2}$残根，不松动，X线片见$\underline{|2}$根尖周透射区约3mm×5mm，根尖部少量外吸收。当日应做的治疗为
A. 塑化治疗
B. 覆盖义齿
C. 根尖手术
D. 根管治疗
E. 拔除

【答案】D

【考点】根尖周炎的治疗

【解析】虽然患牙为残根，且已有根尖炎症影像，但临床检查发现患牙松动不明显，故不应盲目拔除患牙，患牙尚有保留价值，应进行完善的根管治疗。对于根尖存外吸收影像的患牙，不宜采用塑化治疗。故选D。

【避错】此题易错选E，此题残根无须拔除，可以保留根管治疗后桩冠修复。

33. 男孩，5岁。$\underline{\mathrm{I}^{ML}|}$龋深及髓，探无反应，叩(+++)，唇侧牙龈充血，无明显肿胀，扪痛，松动Ⅱ度。当日临床处理宜采用

A. 封丁香油球安抚

B. 全身应用抗生素

C. 根管开放引流

D. 牙龈切开引流

E. 活髓切断术

【答案】C

【考点】儿童根尖周炎的应急处理

【解析】患儿患牙表现出根尖周炎症状，临床上应及时开放引流，患牙叩痛明显，牙髓已坏死，已无保留意义。同时，因未表现出明显肿胀，故不宜采用切开引流，不选D，而选用通过根管髓腔引流，故选C。

【避错】此题易错选A，此题叩痛（+++），唇侧牙龈充血，为减轻疼痛，不应马上封药，应开放引流，减轻疼痛。

34. 男，35岁。因下前牙急性根尖周炎行根管治疗，第一次的处理必须做

A. 开髓开放

B. 局部麻醉

C. 开髓拔髓开放

D. 开髓封失活剂

E. 麻醉下拔除

【答案】C

【考点】急性根尖周炎的应急处理

【解析】急性根尖周炎的应急处理主要是缓解疼痛及消除肿胀，待转为慢性炎症后再做常规治疗。应急治疗的关键是掌握病变发展阶段及病变程度，髓腔开放拔除牙髓并引流。急性根尖周炎死髓，无论是浆液期还是化脓期，主要矛盾集中在根尖渗出物或脓液的积聚与扩散，理想的引流方式是人工开通髓腔引流通道，打通根尖孔，使渗出液或脓液通过根管得以引流，以缓解根尖部压力，解除疼痛。为了不让食物杂质堵塞引流通道，洞内放一碘酊棉球开放，但不做一次性充填。故选C。

【避错】此题易错选A，仅开髓开放无法使根管内感染物排出，因此应拔髓开放。

【A_3/A_4型题】

（35～37题共用题干）

女，30岁。喜酸食，左下前牙胀痛，伸长感3天来诊。检查：前牙开𬌗，左下中切牙牙体未见明显龋损，牙体变色，切缘磨耗重，唇舌侧牙齿表面呈熔融状外观，叩痛（++），X线片示根尖区暗影，牙龈正常，未探及牙周袋。

35. 最有可能的诊断是

A. 𬌗创伤

B. 牙髓坏死

C. 急性根尖周炎

D. 牙周脓肿

E. 磨耗

【答案】C

【考点】根尖周病变

【解析】根据病史、疼痛性质、叩诊阳性、X线表现，不难判断为急性根尖周炎。叩痛（++），X线片示根尖区暗影说明根尖炎症，故排除B。牙龈正常，未探及牙周袋说明无牙周病变。故排除D，应选C。

【避错】此题易错选D，牙周脓肿有牙周袋的形成以及牙槽骨的丧失。

36. 可能的病因为

A. 𬌗创伤

B. 酸蚀症

C. 牙菌斑

D. 夜磨牙

E. 牙周逆行感染

【答案】B

【考点】酸蚀症

【解析】唇舌侧牙齿表面呈熔融状外观，且该患者喜酸食，说明病因为酸蚀症，故本题答案为B。

【避错】此题易错选D，夜磨牙会使切缘磨耗重，不会造成熔融状外观。

37. 除常规治疗外，应给予患者的口腔卫生指导是

A. 自我菌斑控制

B. 治疗磨牙症

C. 减少酸性食物摄入

D. 定期做牙周治疗

E. 配合药物治疗

【答案】C

【考点】酸蚀症

【解析】该患者喜酸食，故除常规治疗外，应指

导患者减少酸性食物摄入，本题答案为C。

【避错】此题易错选E，配合药物治疗不属于口腔卫生指导，与题意不符。

（38～41题共用题干）

女，30岁。右上第一磨牙根管治疗后1周，出现遇热刺激后迟缓性痛。检查：右上第一磨牙邻面树脂充填物完好，叩诊略感不适，X线片显示根管适充。

38. 患者右上第一磨牙最可能的诊断为

A. 残髓炎

B. 根尖炎

C. 龈乳头炎

D. 牙周炎

E. 三叉神经痛

【答案】A

【考点】牙髓炎的分类

【解析】残髓炎的诊断要点：①有牙髓治疗史。②有牙髓炎症状表现。③强温度刺激患牙有迟缓性痛以及叩诊疼痛。④探查根管有疼痛感觉即可确诊。根据题干描述可知最可能的诊断是A。

【避错】此题易错选E，三叉神经痛不会出现冷热刺激痛，而是触及"扳机点"后引发疼痛。

39. 为明确诊断，首选的检查为

A. 拍X线片

B. 热测验

C. 咬诊

D. 染色法

E. 牙周探诊

【答案】B

【考点】牙髓炎的检查

【解析】对患残髓炎的牙施以强冷或强热刺激进行温度测验，其反应可为迟缓性痛或仅诉有所感觉，叩诊轻度疼痛（+）或不适感（±）。故本题答案为B。

【避错】此题易错选A，拍X线片对于残髓炎的检查无意义。

40. 引起患牙病变最可能的原因是

A. 食物嵌塞

B. 继发龋

C. 根管治疗时遗漏MB2根管

D. 牙隐裂

E. 根尖微渗漏

【答案】C

【考点】残髓炎的病因

【解析】残髓炎也属于慢性牙髓炎，发生在经牙髓治疗后的患牙，由于根髓残留了少量炎症或多根牙遗漏了未做处理的根管，因而命名为残髓炎。故本题答案为C。

【避错】此题易错选E，根尖微渗漏不会有冷热刺激的表现，会有轻微的叩痛。

41. 应急处理为

A. 去除充填物，氧化锌安抚

B. 去除病髓，髓腔置CP球，氧化锌暂封

C. 去除充填物和根充物，开放引流

D. 服用消炎镇痛药

E. 不处理，观察

【答案】B

【考点】残髓炎的治疗

【解析】残髓炎的处理措施为打开髓腔，仔细查找出有探痛的根管，拔髓后重新进行牙髓治疗。故本题答案为B。

【避错】此题易错选D，对于残髓炎仅服用消炎镇痛药，不处理牙髓是无意义的。

【A_3/A_4型题】

（42～44题共用题干）

男，35岁。因5天来右下后牙肿痛，今日全身不适来就诊。检查：患者痛苦面容，右面颊部肿胀较明显。右下第一前磨牙远中颈部龋深穿髓，无探痛，Ⅲ度松动，叩痛（+++），龈红肿明显，移行沟变平。

42. 应为患者做如下检查，除外

A. 测量体温

B. 牙髓活力温度测验

C. 查白细胞计数

D. X线检查

E. 扪诊下颌下淋巴结

【答案】A

【考点】口腔临床检查

【解析】针对该患者的检查如下。①牙髓活力温度测验：主要判断牙髓的情况，是否尚存活力及活力程度判断。②白细胞和下颌下淋巴结检查：根据患者表现怀疑为急性根尖周炎，故应检查患者白细胞和下颌下淋巴结，判断患者全身感染情况和感染局部扩散情况。③X线检查：必不可少，可以帮助检查根尖周病变范围。此患者测量体温是没有必要的，故选A。

【避错】此题易错选E，急性根尖周脓肿可发生下颌下淋巴结肿大，可以此判定病变是否累及区域淋巴结。

43. 该患牙最可能的诊断为

A. 急性牙周脓肿

B. 急性牙槽脓肿

C. 急性间隙感染

D. 急性化脓性牙髓炎
E. 急性颌骨骨髓炎
【答案】B
【考点】急性牙槽脓肿的诊断
【解析】急性根尖周脓肿患牙出现自发性、持续剧烈的跳痛，伸长感加重，定位准确，以至咬合时首先接触患牙并引起剧痛，患者因而不敢对𬌗。患牙叩痛（++）~（+++），松动Ⅱ~Ⅲ度。根尖部牙龈潮红，但尚无明显肿胀，扪诊感轻微疼痛。相应的下颌下淋巴结或颏下淋巴结可有肿大及压痛。发展到黏膜下脓肿时上述症状明显减轻，相应根尖部的牙龈肿胀局限，呈半球形隆起，扪诊波动感明显，全身症状缓解。故选B。
【避错】此题易错选A，牙周脓肿可出现肿胀但往往限于牙周膜部位，患牙不会出现叩痛（+++），也不会出现持续性跳痛等症状，一般也不会出现深龋洞患牙。
44. 扪诊牙龈肿胀有波动感的方法是
A. 棉球口内扪诊
B. 单指口内扪诊
C. 二指口内扪诊
D. 二指口外扪诊
E. 双手口外扪诊
【答案】B
【考点】口腔扪诊的方法
【解析】扪诊牙龈肿胀有波动感的方法是单指口内扪诊，选B。双指双合诊适用于舌的检查。双手双合诊适用于下颌下淋巴结和颏下淋巴结的检查。
【避错】此题易错选D，二指口外扪诊适用于检查颊部和口底肿物。
(45~47题共用题干)
男，36岁。2周前发现右下后牙龈有小包，平时无明显不适。检查见右下第一磨牙𬌗面龋深，穿髓孔探无感觉，叩（±），右下第二磨牙根尖处牙龈有瘘管开口，挤压有少许脓液溢出。X线片见右下第一磨牙近中根尖X线透射区不规则，边界模糊。
45. 主诉牙应诊断为
A. 慢性牙髓炎
B. 慢性根尖周炎
C. 根尖周囊肿
D. 根尖周肉芽肿
E. 慢性牙周炎
【答案】B
【考点】慢性根尖周炎的诊断
【解析】患牙存龋损病变，牙髓已无活力，且可见瘘管开口伴溢脓，可判断为根尖周炎。同时，X线见右下第一磨牙近中根尖X线透射区不规则，边界模糊，是慢性根尖周炎的典型表现。故选B。
【避错】此题易错选D，根尖周肉芽肿病变范围较局限，边界清晰。
46. 为确诊牙龈瘘管的患牙，应做
A. 瘘管探诊
B. X线检查
C. 牙周袋探诊
D. 瘘管诊断丝X线检查
E. 牙周袋诊断丝X线检查
【答案】D
【考点】患牙牙位确定方法
【解析】临床上，当瘘管位置处于相邻患牙之间，难以定位时，可自瘘道口插入牙胶尖拍摄诊断丝X线片以确定瘘管来源，避免将瘘道口附近健康牙误诊。故选D。
【避错】此题易错选B，单纯X线片对瘘管的诊断不如诊断丝X线片明确。
47. 主诉牙的治疗是
A. 充填治疗
B. 塑化治疗
C. 根管治疗
D. 根尖手术
E. 拔除
【答案】C
【考点】慢性根尖周炎的治疗方法
【解析】对于慢性根尖周炎患牙应行根管治疗，患牙牙髓已无活力，已无保留价值。故选C。
【避错】此题易错选D，由患牙的病变范围判断，其无须行根尖手术，进行常规根管治疗即可。
(48~50题共用题干)
男孩，10岁。上前牙牙龈时常流脓1个多月。查$\underline{1|}$远中舌面深龋，探无反应，无穿髓孔，牙松动Ⅰ度，叩痛（+），冷热测验无反应，唇侧牙龈近根尖处有一窦道口。
48. 为确定诊断，临床需做的检查是
A. 活力电测验
B. 穿刺检查
C. 局部麻醉
D. X线片
E. 涂片
【答案】D
【考点】慢性根尖周炎的检查
【解析】由题干可知，患儿无明显自觉症状，查有深龋、牙龈有流脓、有窦道口，叩痛（+），冷热测验无反应，最有可能诊断为慢性根尖周炎，慢性根尖周炎要有X线片才能确诊，所以D正确。活力电测验表现为无反应，无特异性，所以A错误。穿刺、局部麻醉、涂片一般不用，而且意义不大，所以B、C、E错误。故此题选D。

【避错】此题易错选C，麻醉检查可用于牙髓炎患牙鉴别，慢性根尖周炎无自发疼痛，难以据此鉴别。

49. 临床拟诊断为

A. 急性牙髓炎

B. 慢性牙髓炎

C. 急性根尖周炎

D. 慢性根尖周炎

E. 牙周脓肿

【答案】D

【考点】慢性根尖周炎的诊断

【解析】由上可知，患儿最有可能诊断为慢性根尖周炎，所以D正确。急性牙髓炎有自发性剧烈痛，所以A错误。慢性牙髓炎不会流脓、有窦道口，所以B错误。急性根尖周炎有明显自发痛，疼痛剧烈，所以C错误。牙周脓肿冷热测验正常，所以E错误。故此题选D。

【避错】此题易错选C，此题牙龈有流脓、有窦道口，冷热测验无反应，这些都提示慢性根尖周炎，而非急性根尖周炎，急性根尖周炎无窦道。

50. 临床治疗应选择

A. 干髓术

B. 活髓切断术

C. 根管治疗术

D. 拔除

E. 塑化治疗

【答案】C

【考点】慢性根尖周炎的治疗

【解析】慢性根尖周炎的治疗一般用根管治疗，清除感染源，所以C正确。干髓术、活髓切断术用于炎症局限在冠髓的牙髓炎，所以A、B错误。拔除没有必要，所以D错误。塑化治疗不用于前牙，所以E错误。故此题选C。

【避错】此题易错选E，塑化治疗一般用于患牙髓炎、根尖周炎的后牙，以及老年人的前牙。

【B_1型题】

（51～52题共用备选答案）

A. 扪诊法

B. 牙髓活力电测验

C. 染色法

D. 温度测验

E. X线检查

51. 检查慢性根尖周炎必须应用的方法是

【答案】E

52. 检查牙髓坏死必须应用的方法是

【答案】B

【考点】慢性根尖周炎、牙髓坏死的常用检查方法

【解析】慢性根尖周炎多表现为没有自觉症状，但X线检查有典型的表现，临床上必须有X线检查才能作出诊断，所以51题选E。牙髓坏死的典型表现是牙髓活力丧失，而牙髓活力电测验正是用于测牙髓活力，用于判断牙髓状态的方法，用牙髓活力电测验可以诊断牙髓坏死，所以52题应选B。

【避错】此题不易选错，主要是区分掌握慢性根尖周炎、牙髓坏死的临床特点。

（53～55题共用备选答案）

A. 根尖部无明显变化

B. 根尖部有圆形的投射影像，边界清晰

C. 根尖周骨质较疏松，呈云雾状，透射区边界不清

D. 根尖周透射区边界清，有致密骨白线围绕

E. 根尖部局限性致密阻射影像，无透射区

53. 慢性根尖周脓肿X线片的影像特点是

【答案】C

54. 根尖周囊肿X线片的影像特点是

【答案】D

55. 根尖周致密性骨炎X线片的影像特点是

【答案】E

【考点】根尖周病变

【解析】慢性根尖周脓肿X线表现为根尖部不规则、边界比较模糊的透射区，周围的骨质也较疏松，故53题选C。根尖周囊肿为根尖周圆形透射区（豌豆大至鸡蛋大），有阻射的白线围绕，故54题选D。慢性根尖周致密性骨炎为根尖周局限性X线阻射影像，骨小梁的组织结构与正常骨很少有差别，故55题选E。

【避错】53题易错选B，慢性根尖周肉芽肿时表现为围绕患牙根尖部的圆形或椭圆形透射区，边界清楚。54题特征性较强，不易出错。55题易误选A，急性浆液性根尖周炎时根尖部牙骨质及其周围的牙槽骨尚无明显变化。

（56～58题共用备选答案）

A. 对含有脓液、坏死组织等有机物仍有消毒作用

B. 急性牙髓炎开髓后，常用的安抚小棉球中含有其成分
C. 用于深龋洞消毒
D. 是消毒作用最强的消毒剂
E. 是可使牙变色的消毒剂

56. 丁香油酚

【答案】B

57. 复方碘剂

【答案】E

58. 75%乙醇

【答案】C

【考点】口腔各种药物的作用

【解析】丁香油酚具安抚作用，多用于急性牙髓炎开髓后，56题选B；复方碘剂具消毒作用，但可使牙齿变色，57题选E；75%乙醇具消毒作用，可用于龋洞消毒，58题选C。

【避错】56题易错选C，丁香油酚无明显消毒作用。57题易错选D，复方碘剂具有一定消毒作用，但并非最强消毒剂。58题易错选B，75%乙醇具有一定刺激性，因此不用于牙髓炎。

考点：牙吸收

【A_1型题】

1. 牙内吸收患牙的牙髓为
A. 部分坏死
B. 炎症组织
C. 弥漫钙化
D. 肉芽组织
E. 网状萎缩

【答案】D

【考点】牙内吸收牙髓病变特点

【解析】牙内吸收是指正常的牙髓组织变为肉芽组织，其中的破牙本质细胞从髓腔内部开始吸收牙体硬组织，使髓腔壁变薄，严重者可造成病理性牙折。故选D。

【避错】本题易错选B。牙内吸收牙髓表现为肉芽组织增生。

2. 关于牙内吸收的描述，错误的是
A. 病因尚不明确
B. 一般无自觉症状
C. 牙髓测验反应可正常
D. 多发生于外伤牙和再植牙
E. 不会出现病理性牙折

【答案】E

【考点】牙内吸收的特点

【解析】牙内吸收是指正常的牙髓组织肉芽性变，分化出破牙本质细胞从髓腔内部吸收牙体硬组织，致髓腔壁变薄，严重者可造成病理性牙折。其原因和机制尚不明了，可能与局部的前期牙本质破坏或形成受阻有关。临床上牙内吸收多发生于乳牙，恒牙偶有发生，见于受过外伤的牙、再植牙及做过活髓切断术或盖髓术的牙。一般无自觉症状，多于X线检查时偶然发现。故选E。

【避错】本题易错选C。牙内吸收患牙对牙髓测验的反应可正常，也可表现为敏感或迟钝。

考点：牙髓根尖周病的治疗

【A_1型题】

1. 关于根管充填目的和作用的叙述，不正确的是
A. 消除根管内残余感染
B. 阻断根管与根尖组织的交通
C. 封闭根管系统，阻止再感染
D. 促进根尖周病变愈合
E. 去除牙髓组织

【答案】E

【考点】根管充填的目的

【解析】根管充填的目的是利用生物相容性材料将经过清理和成形的根管系统严密封闭，以防止细菌进入根管系统造成根管的再感染和组织液进入根管成为残余细菌的培养基。充填根管不仅有堵塞作用，还借助根充材料有缓慢而持续的消毒作用，消除根管内残余感染，并促进根尖周病变愈合。故选E。

【避错】本题较简单，不易选错。去除牙髓组织是根管预备阶段。

2. 根尖切除术的适应证是
A. 根管充填不完善，根尖周病变久治不愈
B. 器械折断于根管内，堵塞不通
C. 根尖周肉芽肿
D. 慢性根尖周脓肿
E. 牙周病变涉及根尖周组织

【答案】B

【考点】根尖周病治疗

【解析】根尖切除术适用于不能用常规方法进行根管治疗的病例，如根管治疗术失败而无法除去原有根管充填物或已做桩冠，或根管弯曲、狭窄，或根管器械折断在根管内堵塞不通，或根尖折断已形成慢性

根尖周炎，或慢性根尖周炎合并难于取出的超充根充材料等。一般只用于前牙、前磨牙，磨牙视解剖情况可酌情处理。故本题选 B。

【避错】此题易错选 D，慢性根尖周脓肿进行严格的根管治疗可以治愈，不必选择根尖切除术。

3. 根管治疗中可能引起最严重后果的意外是

A. 器械折断

B. 根管壁侧穿

C. 急性根尖周炎

D. 器械误吞、误吸

E. 皮下气肿

【答案】D

【考点】牙髓疾病治疗后的问题及处理

【解析】器械误入气管或胃内的情况极少见，但也极严重。原因是患牙位置在口腔后部，预备根管没有安全措施，如用橡皮障隔离和器械安全绳等。发生后立即行 X 线检查。处理：①若已误入消化道，一般经过 24～48 小时可随粪便排出。在排出前应监护观察，进食富含纤维和黏性的食物，如海带、菠菜和香蕉等。②若器械滑入呼吸道，应及时让患者平卧，送请五官科急诊，用气管镜取出。若器械已到气管深部，则须立即开胸取出。故选 D。

【避错】此题易错选 B，根管壁侧穿可以做 MTA 修补，不会发生生命危险。

4. 根尖发育已完成的恒牙牙髓炎症波及根髓时治疗方法是

A. 干髓术

B. 活髓切断术

C. 直接盖髓术

D. 牙髓摘除术

E. 间接盖髓术

【答案】D

【考点】牙髓摘除术的适应证

【解析】干髓术：适用于急、慢性早期牙髓炎，不易保存活髓的牙；活髓切断术：适用于不宜做盖髓治疗，或盖髓治疗失败的年轻恒牙、外伤露髓或局限于冠髓的牙髓炎；直接盖髓术：适用于根尖已发育完全，机械性或外伤性露髓，穿髓孔直径不超过 0.5mm 的恒牙等；牙髓摘除术：当牙髓炎症波及全部牙髓组织时，可将牙髓全部摘除，再用一定的材料充填根管，达到保存患牙的目的；间接盖髓术：适用于深龋或牙折近髓引起的早期可逆性牙髓炎。故选 D。

【避错】此题易错选 A。干髓术适用于成年人后牙（即根尖孔已发育完成，并已缩窄）、牙髓早期病变（即牙髓尚未化脓、坏死）不能保存活髓者。

5. 间接盖髓术的适应证是

A. 中龋

B. 浅龋

C. 意外穿髓

D. 去腐未净穿髓

E. 可复性牙髓炎

【答案】E

【考点】间接盖髓术的适应证

【解析】间接盖髓术的适应证：①深龋、外伤等造成近髓的患牙。②深龋引起的可复性牙髓炎，牙髓活力正常，X 线片显示根尖周组织健康的恒牙。③无明显自发痛，去净腐质未见穿髓却难以判断是慢性牙髓炎还是可复性牙髓炎时，可采用间接盖髓术作为诊断性治疗。本题选项中可用间接盖髓术治疗的是可复性牙髓炎。故选 E。

【避错】此题易错选 C。但选项 C 属于直接盖髓术的适应证，直接盖髓术适用于根尖孔尚未发育完全，因机械性或外伤性露髓的年轻恒牙；根尖已发育完全，机械性或外伤性露髓，穿髓孔直径不超过 0.5mm 的恒牙。

6. 根管机械预备的目的如下，除外

A. 清除主根管内感染

B. 清除根管壁的感染

C. 扩大根尖孔以利引流

D. 减少弯曲根管的弯曲度

E. 预备根管形态以利充填

【答案】C

【考点】根管机械预备的目的

【解析】根管机械预备的目的：完善清洁根管系统的所有部分（清除主根管内感染，清除根管壁的感染），形成根尖孔至根管口的连续锥形的管形结构（减少弯曲根管的弯曲度，预备根管形态以利充填），预备后保持根管的原始形态，形成根尖挡，适应根管自然弯曲，避免过度预备，由此可见 A、B、D、E 不选。为了防止细菌和根管内容物推出根尖孔外，要在根尖孔形成根尖挡，不可扩大根尖孔，所以此题选 C。

【避错】此题易错选 D，根管过度弯曲不利于根管充填的进行，因此应尽量减少根管弯曲。

7. 评定根管预备器械性能的指标如下，除外

A. 穿透力

B. 器械弹性

C. 侧壁切割力

D. 带碎屑能力

E. 工作端的长短

【答案】E

【考点】评定根管预备器械性能的指标

【解析】根管预备时，要形成根尖挡，有穿透力会侧穿或破坏根尖挡。根管有弯曲，需要根管预备器械有弹性，根管预备要切割取出根管的感染侧壁，根管预备还需要在预备后带出碎屑，以防碎屑堵塞，所以不选A、B、C、D。工作端的长短需要标准化，故此题选E。

【避错】此题易错选B，器械弹性好可以防止器械折断。

8. 根管治疗的非适应证是

A. 牙髓坏死

B. 急性根尖周炎

C. 慢性根尖周炎

D. 牙髓-牙周联合病变

E. 根管闭锁的根尖周炎

【答案】E

【考点】根管治疗非适应证

【解析】发生根管闭锁的根尖周炎时，因根管闭锁，无法畅通，没有办法进行根管治疗，所以是根管治疗的非适应证，所以E正确。根管治疗的适应证中有牙髓坏死、急性根尖周炎非急性期、慢性根尖周炎、牙髓-牙周联合病变。所以此题选E。

【避错】此题易错选D，牙髓-牙周联合病变有根管的感染，因此也应做根管治疗。

9. 根管预备常用的器械是

A. 裂钻、根管扩大器、拔髓针

B. 根管锉、球钻、根管扩大器

C. 扩孔钻、根管扩大器、根管侧压器

D. 机用扩孔钻、根管锉、根管侧压器

E. 机用扩孔钻、根管锉、根管扩大器

【答案】E

【考点】根管预备所用器械

【解析】根管预备的目的是形成自根管口至根尖孔连续锥形的管状结构，便于下一步充填，应相应地选择合适的器械，机用扩孔钻用于扩大根管口，根管锉切割根管侧壁使之成形，根管扩大器旋转时有穿透和切割效果，故选E。裂钻用于开髓的最初阶段和修整髓腔壁，拔髓针用于根管探查去除牙髓或取出棉捻，排除A；球钻用于髓腔预备，排除B；根管侧压器用于根管充填，排除C、D。所以此题选E。

【避错】此题易错选A，裂钻是开髓所需的器械，拔髓针用于拔除牙髓。

10. 根管预备时，前牙的工作长度具体指

A. 前牙的根管长度

B. X线片上牙齿长度

C. 前牙髓腔实际长度

D. 根管口到根尖狭窄部长度

E. 切缘到根尖狭窄部长度

【答案】E

【考点】工作长度的定义

【解析】选坚实的切端、牙尖或洞缘作为冠部参照点。从参照点到根管的根尖狭窄部，即预定的操作终点之间的距离为工作长度。具体而言，前牙的工作长度是指切缘到根尖狭窄部的长度。故选E。

【避错】此题易错选B，X线片上的牙形态可能被拉伸或缩窄，因此不能作为判断工作长度的指标。

11. 根管消毒药的性能要求是

A. 渗透性弱

B. 消毒作用短暂

C. 不使管壁染色

D. 弱的杀菌作用

E. 对根尖周组织无刺激

【答案】E

【考点】根管消毒药的性能要求

【解析】根管消毒药的作用包括杀菌、溶解残髓组织、缓解疼痛和使根管内成分固定变性的作用。常用于根管消毒的药物有抗生素、碘仿、木榴油、甲醛甲酚和樟脑酚。根管消毒药的性能要求是对根尖周组织无刺激。故选E。

【避错】此题易错选C，根管消毒药应不使牙体着色而非不使管壁着色。

12. 目前临床根管充填常用的硬性类材料是

A. 银尖

B. 牙胶尖

C. 塑料尖

D. 镍钛尖

E. 钴铬合金丝

【答案】B

【考点】根管充填硬性材料

【解析】目前常用的根管充填材料按其性状可分为硬性类和糊剂类，硬性类根管充填材料包括牙胶尖、银尖、钴铬合金丝、塑料尖等。临床上最常用的是牙胶尖，其具有压缩性，可填压较紧，具有一定组织亲和性、X线阻射、必要时可以取出的特点，是目前最符合根管充填材料性能要求的充填材料。故选B。

【避错】此题易错选A，临床曾经使用银尖作为根充材料，但现临床早已淘汰。

13. 根管工作长度确定的时间是

A. 打开髓腔之后
B. 拔除牙髓之前
C. 根管预备之前
D. 根管预备之后
E. 根管充填之前

【答案】C

【考点】根管工作长度测定的时间

【解析】根管工作长度确定需要在根管预备之前，才可以指导根管预备，所以 C 正确，D、E 错误。根管工作长度确定临床上多数用电测法，测量时要求根管锉逐渐深入根尖狭窄部，所以牙髓没有拔除，根管锉没办法深入根尖狭窄部，因此 A、B 错误。所以此题选 C。

【避错】此题易错选 B，如果在拔除牙髓之前确定工作长度可能会把牙髓推入根尖孔，造成根管堵塞，感染物难以清除。

14. 试测主牙胶尖合适的重要指标是
A. 与牙根管的长度一致
B. 达到患牙根管的工作长度
C. 在取出时根尖部有回拉阻力
D. 刚能进入根管的根尖狭窄部
E. 与根备后的根管锥度一致

【答案】C

【考点】根管充填时主尖要求

【解析】主尖进入根管达到标记长度后向外拉出有“回拉阻力”，可初步确定，说明主尖在根尖部与根管壁紧密贴合，此为重要指标，故选 C。

【避错】此题易错选 D，主牙胶尖应避免进入根尖狭窄部，进入则容易出现超充。

15. 髓腔预备的要求如下，除外
A. 除净髓室顶
B. 尽量扩大根管口
C. 磨除牙本质突起
D. 按牙位正确开髓
E. 洞壁与根管连成一线

【答案】B

【考点】髓腔预备要点

【解析】髓腔预备中，要求形成良好的入口洞形，使进入根管的直线通路通畅，同时还要做到尽量保留健康的牙体组织，因此不能过多扩大根管口，B 错误，E 正确；揭净髓室顶有助于术者看清髓室底、定位根管口，不选 A；磨除牙本质突起有助于形成良好的便利形，不选 C；不同牙位髓腔解剖特点不同，应按不同牙位正确开髓，不选 D。所以此题选 B。

【避错】此题易错选 E，髓腔预备应使洞壁与根管连成一线，E 是正确的。

16. 直接盖髓术最重要的注意事项是
A. 无痛术
B. 动作轻巧
C. 去净腐质
D. 无菌操作
E. 充分止血

【答案】D

【考点】直接盖髓术的操作要点

【解析】行盖髓术时，要严格遵守无菌、无痛操作。首先用锐利的挖匙或球钻轻轻除去腐质，用接近体温的生理盐水缓慢冲洗窝洞，隔湿，用消毒棉球拭干窝洞，在近髓处或已暴露的牙髓创面上敷盖髓剂，露髓孔上方不要加压，用氧化锌丁香油糊剂暂封窝洞。其中，无菌操作是直接盖髓术成功的基本要求。故本题选 D。

【避错】此题易错选 A，无痛术属于直接盖髓术的要求之一，但不是最重要的注意事项。

17. 根管充填时主尖应达距 X 线片所示根尖
A. 0.10～0.15mm
B. 0.20～0.25mm
C. 0.30～0.4mm
D. 0.50～2.0mm
E. 2.5～3.0mm

【答案】D

【考点】根管充填剂的基本要求

【解析】根管充填时主尖应达距 X 线片所示根尖 0.5～2.0mm，故选 D。

【避错】记住恰充的标准是 0.5～2.0mm。标准肯定是出题点所在，记住才能得分。

18. 根管预备前必须完成的重要步骤是
A. 测定工作长度
B. 根管内清洗
C. 根管口预备
D. X 线检查
E. 进入髓腔

【答案】A

【考点】根管预备的操作步骤

【解析】根管预备前的步骤：牙髓失活术或拔髓、测量根管长度。根管预备步骤：扩大根管与冲洗根管交替。其中测量根管长度是最基础的步骤，因此选 A。

【避错】本题易错选 D，X 线检查是根管治疗前医师诊断的辅助检查方法，而根管治疗第一步也是最重要的是确定工作长度。

19. 有关活髓切断术的叙述，哪一项是不必要的
A. 术前口服抗生素
B. 局部麻醉，橡皮障隔湿
C. 去净腐质，消毒窝洞
D. 去净髓室顶，切除冠髓
E. 止血、放盖髓剂、氧化锌丁香油暂封窝洞

【答案】A

【考点】活髓切断术的操作

【解析】操作步骤：①隔湿患牙，对患牙行局部麻醉，在整个过程中必须遵循无菌操作的原则，用橡皮障隔湿患牙，或直接用棉卷隔湿，并注意吸唾和及时更换棉卷，保持术区干燥，防止牙髓组织再污染。②去净龋损组织，以温水清洗窝洞，去除食物残渣和表面腐质，制备洞形并以3%过氧化氢清洗窝洞。③确定入口部位。④切除冠髓，若牙髓组织断面出血过多，可用小棉球蘸少许生理盐水或0.1%肾上腺素，置根管口压迫止血。操作中不可用气枪，以免造成组织脱水和损伤。⑤放置盖髓剂术后可进行永久充填或观察1~2周，若无症状，则去除部分暂封剂，聚羧酸锌水门汀或磷酸锌水门汀垫底，银汞合金或复合树脂充填。活髓切断术术前口服抗生素是没有必要的，因此选A。

【避错】本题考查活髓切断术的步骤，牙髓炎症无须口服抗生素。活髓切断术需要严格遵循无菌操作的原则，同时注意隔湿、消毒。

20. 能促进根尖周组织修复的充填材料是
A. 氢氧化钙
B. 氯仿牙胶
C. 氧化锌丁香油水门汀
D. 桉油牙胶
E. 碘仿糊剂

【答案】A

【考点】氢氧化钙的作用

【解析】氢氧化钙作为充填材料的优点是具有较好的抗菌效果，可使类牙本质和类牙槽骨沉积，促进牙槽骨的生长，因此可促进根尖周组织的修复，所以A正确。

【避错】此题易错选E，碘仿糊剂可用于感染渗出根管，减少渗出物十分有效，但无促进根尖周组织修复的作用。

【A_2型题】

21. 男，67岁。右下侧切牙根管治疗过程中，发现根管内有钙化物阻挡，根管预备时可选择的药物是
A. 2%氯胺-T溶液
B. 3%过氧化氢溶液
C. 15% HCl溶液
D. 17% EDTA溶液
E. 2%次氯酸钠溶液

【答案】D

【考点】牙髓疾病的治疗

【解析】根管的化学预备有助于消除根管内感染。对于根管狭窄、钙化或根管内异物常用EDTA来处理，它可与体内的钙结合，形成螯合钙。故本题答案为D。

【避错】此题易错选E，2%次氯酸钠溶液对于根管的化学预备有效果，针对有残髓的根管。

22. 男，35岁。因下前牙急性根尖周炎行根管治疗，第一次的处理应进行的操作是
A. 开髓开放
B. 局部麻醉
C. 开髓拔髓
D. 开髓封失活剂
E. 麻醉下拔除

【答案】C

【考点】根尖疾病的治疗

【解析】急性根尖周炎行根管治疗第一次的处理应进行的操作是开髓拔髓。故本题答案为C。

【避错】此题易错选D，对于急性根尖周炎的患者开髓封失活剂无意义。

23. 男，42岁。1年前右上前牙因牙龈小疱曾行根管治疗，现该牙又出现肿痛来诊。检查：右上中切牙原充填物在，根方黏膜充血，扪痛，叩痛(+)，松动Ⅰ度，X线片示根管内严密充填，根尖区骨质破坏范围较大。此时宜采取的治疗措施是
A. 抗炎、镇痛
B. 重新根管治疗
C. 抗炎后行根尖手术
D. 重新根管治疗+根尖手术
E. 拔除患牙

【答案】C

【考点】根尖周病治疗

【解析】患者X线片示根管内严密充填，故不需要重新根管治疗，排除B、D。松动Ⅰ度的患牙不需要拔除，故排除E。根尖区骨质破坏范围较大应在抗炎后进行根尖手术，故应选C而排除A。

【避错】此题易错选D，根管内严密充填不需要重新根管治疗。

24. 男，20岁。1天前左上中切牙外伤。检查：患牙

冠折露髓，叩痛（+），不松动，冷测验一过性敏感，X线检查未见根折。治疗应为

A. 间接盖髓术

B. 直接盖髓术

C. 活髓切断术

D. 根管治疗

E. 根尖诱导成形术

【答案】 D

【考点】 根管治疗

【解析】 根管治疗的适应证如下。①牙髓疾病：不能保存活髓的各型牙髓炎、牙髓坏死、牙内吸收、牙髓钙化（仅指可以除去髓腔内的钙化物）、根管通畅达根尖部者。②各型根尖周病。③牙髓-牙周联合病。④因特殊需要摘除牙髓的患牙。⑤需行根尖周外科手术。本病例患牙已无法保存活髓，应选用根管治疗，故选D。

【避错】 此题易错选E，对于年轻恒牙应使用根尖诱导成形术，此牙萌出已经超过5年，不属于年轻恒牙，因此应做根管治疗。

25. 男孩，10岁。右下后牙疼痛多日。检查：右下第一磨牙龋，已穿髓，探痛明显，叩痛（±），温度测验敏感，牙龈未见瘘管。临床治疗宜采用

A. 塑化术

B. 干髓术

C. 盖髓术

D. 活髓切断术

E. 牙髓摘除术

【答案】 E

【考点】 牙髓炎的治疗方法

【解析】 ①间接盖髓术适应证：深龋或牙折近髓引起的早期可逆性牙髓炎。②直接盖髓术适应证：根尖孔尚未发育完全，因机械性或外伤性露髓的年轻恒牙；根尖已发育完全，机械性或外伤性露髓，穿髓孔直径不超过0.5mm的恒牙。③活髓切断术适应证：不宜做盖髓治疗，或盖髓治疗失败的年轻恒牙、外伤露髓或局限于冠髓的牙髓。④干髓术适应证：成年人后牙的局部性牙髓炎，根髓完整者。⑤牙髓摘除术适应证：各型牙髓炎患牙、意外穿髓者、外伤牙冠折断在龈上者。该患牙为年轻恒牙，根尖孔尚未发育完全，因此不能采用塑化治疗。该患牙有叩诊不适，因此根髓也有炎症，不可采取A、B、C、D。故选E。

【避错】 本题容易出错的选项是D，因为年轻恒牙有要求根尖诱导不能轻易去髓，但是本题前提是10岁，此时第一磨牙根尖已经发育完成，故可以行牙髓摘除术。

26. 男，15岁。因‾6|急性根尖周炎进行根管治疗，在根管预备后，选择5%次氯酸钠、3% H_2O_2 交替冲洗根管，选择该组冲洗液的原因如下，除了

A. 能溶解根管壁牙本质

B. 能产生新生氧

C. 有充分发泡作用能使根管内碎屑朝着牙冠方向排出

D. 有很强的杀菌作用

E. 对坏死组织有溶解作用

【答案】 A

【考点】 根管冲洗

【解析】 根管冲洗的药物应有较强消毒杀菌功能且流动性较好。3%~5%的次氯酸钠有很强的溶解有机物的能力，是很好的选择。有实验证明，5.25%的次氯酸钠溶液，能在20~30分钟内完全溶解1个完整的新鲜牙髓，加温到60℃时，溶解力显著增强。但是次氯酸钠溶液因为缺少抑制根管内厌氧菌的作用，所以建议配合使用5%的盐酸氯己定溶液交替冲洗，作为弥补。此外，氯亚明和3%过氧化氢溶液都是不错的选择。配合使用，可以有效溶解坏死组织，能杀菌产氧，可充分发泡从而使根管内碎屑朝着牙冠方向排出。若选用生理盐水则无法达预期的目的。故选A。

【避错】 此题易错选D，5%次氯酸钠、3% H_2O_2 交替冲洗可以有效杀灭细菌。

【A_3/A_4 型题】

（27~28题共用题干）

女，43岁。左下后牙肿痛3天就诊。检查见左下第一磨牙远中颈部龋，龋深及牙髓，无探痛，Ⅲ度松动，叩痛（+++），颊侧根尖部龈红肿，扪痛，有波动感。左面下部轻度肿胀，体温38℃。

27. 诊断最可能是

A. 急性化脓性牙髓炎

B. 急性化脓性根尖周炎

C. 急性颌骨骨髓炎

D. 急性牙周脓肿

E. 急性蜂窝织炎

【答案】 B

【考点】 急性化脓性根尖周炎的诊断

【解析】 急性化脓性根尖周炎疼痛剧烈，呈持续性、搏动性痛；患牙明显伸长，不敢咬合；严重者还伴有乏力、发热、烦躁和便秘等全身症状；牙髓无活力，温度测验和电测验无反应；叩痛（++）~（+++）、松动Ⅱ~Ⅲ度、相应部位牙龈红肿、扪痛；根尖部牙

龈潮红，但尚无明显肿胀；相应的下颌下淋巴结或颏下淋巴结可有肿大及压痛。故选B。

【避错】此题易错选A，急性化脓性牙髓炎不会出现牙周的变化。

28. 当日就诊处理包括

A. 开髓开放、消炎镇痛

B. 开髓开放、切开引流

C. 切开引流、消炎镇痛

D. 开髓开放、切开引流、消炎镇痛

E. 拔牙、消炎镇痛

【答案】D

【考点】根尖周病的治疗

【解析】急性根尖周炎的应急处理是在局部麻醉下开通髓腔引流通道，穿通根尖孔，使根尖渗出物及脓液通过根管得到引流，以缓解根尖部的压力，解除疼痛。通常髓腔开放与切开排脓可同时进行，也可以先髓腔开放，待脓肿成熟后再切开。口服镇痛药对根尖周炎有一定镇痛效果。综上，当日就诊处理包括开髓开放、切开引流、消炎镇痛。故本题答案为D。

【避错】此题易错选E，虽然患牙Ⅲ度松动，叩痛（+++），但炎症控制后可以保留。

（29～32题共用题干）

男，40岁。半年来左上后牙遇冷热痛，但无自发痛，近1个月来，除冷热敏感外还隐隐作痛。近1周出现自发痛，阵发加剧，夜间痛。检查发现左上第二磨牙近中骀龋深穿髓，探痛明显，叩痛（±）。

29. 该牙的确切诊断是

A. 急性根尖周炎

B. 慢性根尖周炎急性发作

C. 急性牙髓炎

D. 慢性牙髓炎急性发作

E. 慢性牙髓炎

【答案】D

【考点】牙髓炎诊断

【解析】患者有半年的冷热痛史，但无自发痛，说明曾经有慢性牙髓炎，现在有刺激痛、自发痛、夜间痛，表现为牙髓炎急性症状，检查近中骀龋深穿髓，所以诊断为慢性牙髓炎急性发作，所以D正确。叩痛不明显，所以A错误。无X线片证据，所以B错误。因为长期冷热痛史，所以急性牙髓炎不全面，故C错误。已经出现急性症状，所以E错误。故此题选D。

【避错】此题易错选E，患牙有急性牙髓炎表现和慢性病史，因此应诊断为慢性牙髓炎急性发作，慢性牙髓炎说法不全面。

30. 最佳治疗方法是

A. 活髓切断术

B. 直接盖髓术

C. 干髓治疗

D. 牙髓摘除术

E. 拔除

【答案】D

【考点】慢性牙髓炎急性发作的治疗

【解析】慢性牙髓炎的牙髓炎症扩散，髓腔已有感染，应用牙髓摘除术，去除感染源，所以D正确。活髓切断用于局限于冠髓的感染，所以A错误。直接盖髓用于意外露髓口小且时间短，所以B错误。干髓治疗用于局限于冠髓的感染，所以C错误。拔除不符合保存患牙的原则，所以E错误。故此题选D。

【避错】此题易错选C，患牙疼痛时间较长，并且叩痛（±）提示有根髓感染，不宜使用干髓治疗。

31. 如果患者左侧上、下颌后牙均有龋齿，患者不能对患牙定位。最能确定患牙位置的方法是

A. 探诊

B. 麻醉法

C. 叩诊

D. 咬诊

E. 扪诊

【答案】B

【考点】对患牙定位的方法

【解析】牙髓急性炎症，疼痛无法定位，温度测验结果可帮助定位患牙，但是没有此选项，而且是上、下颌后牙的鉴别，因上下颌的感觉神经不一样，可以用麻醉法鉴别，所以B选项正确。探诊用于探龋洞，但是如果患者已经处于疼痛状态，效果不显，所以A错误。叩诊、咬诊、扪诊意义不大。所以C、D、E错误。故此题选B。

【避错】不同牙髓炎症探诊结果可相同，因此不能作为诊断标准。

32. 在该患牙出现阵发剧痛一段时间后，未经治疗疼痛反而减轻，但出现咀嚼痛，其最可能的原因是

A. 对疼痛逐渐适应

B. 炎症分泌物自行引流

C. 牙髓逐渐坏死

D. 机体免疫力增强

E. 已出现根尖周炎

【答案】E

【考点】根尖周炎

【解析】牙髓炎没有控制，进一步发展会导致根尖周炎，而且咀嚼痛是根尖周炎的表现，所以E正确。未经治疗疼痛反而减轻是因为牙髓坏死，活力丧

失，而不是对疼痛逐渐适应、机体免疫力增强或炎症分泌物自行引流。故此题选 E。

【避错】此题易错选 C，牙髓炎可进一步发展为牙髓坏死，但此题患牙有咀嚼痛，提示发生了根尖周炎。

【B_1 型题】

（33～35 题共用备选答案）

A. 直接盖髓术
B. 间接盖髓术
C. 牙髓切断术
D. 牙髓开放术
E. 安抚治疗

33. 有症状不可复性牙髓炎剧烈疼痛时应急处理行

【答案】D

34. 深龋引起的可复性牙髓炎，牙髓活力测验正常。X 线显示根尖周组织正常的恒牙行

【答案】B

35. 根尖孔未形成，因外伤露髓的年轻恒牙行

【答案】A

【考点】牙髓疾病的治疗

【解析】有症状不可复性牙髓炎剧烈疼痛时应急处理为牙髓开放术，故 33 题选 D。深龋引起的可复性牙髓炎，牙髓活力测验正常，X 线显示根尖周组织正常的恒牙，应行间接盖髓术，故 34 题选 B。根尖孔未形成，因外伤露髓的年轻恒牙应行直接盖髓术，故 35 题选 A。

【避错】33 题易误选 A，不可复性牙髓炎为直接盖髓术的禁忌证。34 题易错选 C，牙髓活力测验正常可以考虑不进行牙髓切除。35 题较为简单，不易出错。

（36～38 题共用备选答案）

A. 距根尖端 1.5mm，根尖部根管内无任何 X 线透射影像
B. 在距根尖端 5mm 处从近中侧穿，根尖部根管内无根充物
C. 齐根尖端，根尖部近根管壁处有线状 X 线透射影像
D. 出根尖孔约 1.5mm，根尖部根管内无任何 X 线透射影像
E. 仅在一个根管内，另一根根管内无任何根充物

36. 根管充填后，X 线片示根管充填为欠填的影像是

【答案】C

37. 根管充填后，X 线片示根管充填为恰填的影像是

【答案】A

38. 根管充填后，X 线片示根管充填为超填的影像是

【答案】D

【考点】根管充填效果评价

【解析】根管充填的标准是根管恰充，超充和欠充都难以获得理想的治疗效果。临床上，常以充填后 X 线片表现来判断根管充填的效果。一般距根尖端 0.5～2.0mm，根尖部根管内无任何 X 线透射影像为恰填的影像，37 题选 A。欠填是根管内充填物距根尖端 2mm，或根尖部根管内仍遗留 X 线透射影像，故 36 题选 C。超填有两种情况，一是根充物长度超出 3 根尖孔，但根管内填充致密；二是不但长度超出，而且根管内又有空隙。D 选项为第一种情况，故 38 题选 D。

【避错】36 题易错选 E，仅在一个根管内，另一根根管内无任何根充物为遗漏根管的情况。37 题易错选 D，出根尖孔约 1.5mm 为超充。38 题易错选 A，此为欠充表现。

（39～40 题共用备选答案）

A. 过氧化氢
B. 麝香草
C. 甲醛甲酚
D. 浓台氏液
E. 氢氧化钙制剂

下列疾病治疗时选用的药物为

39. 无髓牙变色

【答案】A

40. 可复性牙髓炎

【答案】E

【考点】治疗口腔疾病药物选择

【解析】牙髓坏死后患牙出现变色，可用过氧化氢进行漂白，39 题选 A；可复性牙髓炎临床进行安抚治疗时，应选用无刺激性且具安抚修复作用的氢氧化钙制剂，40 题选 E。

【避错】39 题易错选 E，氢氧化钙制剂可以起到消毒、促进根管形成、盖髓等作用，但不用于无髓牙变色。40 题易错选 C，甲醛甲酚刺激性较强，不用于可复性牙髓炎。

（41～42 题共用备选答案）

A. 木榴油
B. 樟脑酚合剂
C. 70%～75% 乙醇
D. 甲醛甲酚合剂
E. 麝香草酚乙醇溶液

41. 有较好的镇痛作用和较强的杀菌作用的药物是

【答案】B

42. 有较强的消毒作用并有明显刺激性的药物是

【答案】D

【考点】常用的根管消毒药物

【解析】樟脑酚合剂在酚类合剂中毒性较小，是一种作用温和、有较好镇痛作用和抗菌作用的药物。故41题选B。甲醛甲酚合剂消毒作用较强，甲醛可与腐败蛋白质的各种中间产物和最终产物结合成无毒的物质，甲酚则可与腐败脂肪的产物结合起皂化反应，它可以除臭，杀菌，但有明显的刺激性。故42题选D。

【避错】41题易错选A。木榴油具有较强的杀菌、消毒、除臭作用。局部镇痛效果好，腐蚀性小。但对根尖组织有一定刺激。临床上已很少使用。

第十八章　牙周病学

考点：概述

【A_1 型题】

1. 结合上皮的更新时间为
   A. 5 天
   B. 10 天
   C. 15 天
   D. 20 天
   E. 25 天

【答案】A

【考点】上皮屏障

【解析】龈牙结合部的牙龈组织借结合上皮与牙齿表面相连接，称为上皮附着，封闭软硬组织的交界处。结合上皮的更新时间约为 5 天，比牙龈表面上皮更新约快 1 倍。故选 A。

【避错】本题易错选其他选项。为记忆性题目，结合上皮的更新时间比较短，应加强记忆。

2. 牙周病的局部促进因素应除外
   A. 牙石
   B. 食物嵌塞
   C. 创伤性𬌗力
   D. 细菌
   E. 不良修复体

【答案】D

【考点】牙周病的局部促进因素

【解析】牙周病的局部促进因素包括牙石、解剖因素、牙位置异常（拥挤和错𬌗畸形）、其他诱因（治疗等）、𬌗创伤、食物嵌塞、不良习惯、牙面着色。细菌是牙周病的主要病因而不是促进因素。因此答案选 D。

【避错】易错选 C，创伤性𬌗力使牙周持续遭受不良刺激，长期刺激会引发牙周病。

3. 关于牙菌斑致病学说以下不正确的是
   A. 是菌斑内总体微生物联合效应的结果
   B. 口腔微生物中绝大多数为正常菌群，少数具有毒力、能损害防御功能的致病菌起关键作用
   C. 牙周炎是一种机会性感染
   D. 牙周炎的实质是菌群失调
   E. 牙周炎是某些致病菌引起的特异性感染

【答案】E

【考点】菌斑致病学说

【解析】菌斑致病学说包括非特异性菌斑学说、特异性菌斑学说、菌群失调学说。非特异性菌斑学说认为牙周病的发生发展是菌斑内总体微生物联合效应的结果；特异性菌斑学说认为菌斑不是均质的细菌团块，在牙周健康区与病损区、不同类型牙周病的病损区之间，菌斑微生物的构成不同，在为数众多的口腔微生物中，绝大多数细菌是正常菌丛，仅有少数具有毒力、能损害防御功能的致病菌起关键作用；菌群失调学说认为牙周炎是由于口腔中的正常菌群在龈下定居所致，其中毒力较大的细菌出现的频率高，所占的比例和绝对数也高，具有干扰宿主防御系统的能力，因此在发病中起的作用较另一些细菌大，实质上就是菌群失调的观点，也就是说，牙周炎是一种机会性感染。故选 E。

【避错】本题易误选 C，根据菌群失调学说可知牙周炎是一种机会性感染。

4. 关于伴放线聚集杆菌致病毒素的作用，叙述不正确的是
   A. 产生白细胞毒素
   B. 抑制中性粒细胞的趋化功能
   C. 产生无活性的胶原酶
   D. 产生成纤维细胞抑制因子
   E. 产生内毒素

【答案】C

【考点】侵袭性牙周炎的微生物

【解析】伴放线聚集杆菌（Aa）对牙周组织有毒性和破坏作用：①产生一种叫白细胞毒素的外毒素，可杀伤白细胞使其产生溶酶体酶，对牙周组织造成损伤。②抑制中性粒细胞的趋化。③产生内毒素。④产生胶原酶，破坏结缔组织和骨的胶原纤维。⑤产生成纤维细胞抑制因子、破骨细胞激活因子等。Aa 的表面可形成膜泡，内含毒素，膜泡的脱落可使毒素播散。故选 C。

【避错】本题较简单，不易选错。胶原酶、蛋白酶、透明质酸酶、硫酸软骨素酶等，是造成宿主牙周组织破坏的一类重要分子。

5. 对牙周组织损伤最大的是
A. 牵引力
B. 斜向力
C. 垂直压力
D. 水平压力
E. 扭力和旋转力

【答案】E

【考点】牙周膜内的纤维缓冲

【解析】牙周膜内的纤维有5组：牙槽嵴组、水平组、斜行组、根尖组及根间组。牵引力、斜向力、垂直压力、水平压力均能通过这5组纤维得到缓冲。但是这5组纤维中没有缓冲扭力和旋转力的纤维，因此扭力和旋转力对牙周组织损伤最大，故本题应选E。

【避错】此题易错选A。斜行组纤维能将牵引力均匀传递到牙槽骨上。

6. 下列引起牙松动的原因，除外
A. 𬌗创伤
B. 牙周袋深部刮治
C. 牙周膜急性炎症
D. 牙周翻瓣术后
E. 牙槽骨吸收达1/2以上

【答案】B

【考点】引起牙松动的原因分析

【解析】在生理状态下牙有一定的动度，主要是水平方向，但在病理情况下牙松动超过生理范围。引起牙松动的原因包括牙槽骨吸收、𬌗创伤、牙周膜急性炎症、牙周翻瓣术后及女性激素水平变化，因此A、C、D、E均正确。但牙周袋深部刮治不会引起牙松动，本题应选B。

【避错】此题易错选D，牙周翻瓣术过程中会破坏牙周组织，因此会引起牙松动。

7. 牙周病预防重点集中在
A. 牙石的控制
B. 消除菌斑
C. 控制致病菌
D. 控制唾液菌量
E. 控制菌斑

【答案】E

【考点】牙周病的预防

【解析】牙周病的始动因子是牙菌斑，因此牙周病的预防重点集中在控制菌斑，因此A、D错误。菌斑不能消除，因为菌斑在被完全消除后会很快再形成，只要控制菌斑即可预防牙周病，因此B错误。牙周病的致病菌在正常情况下也存在于口腔中，因此控制致病菌也是不可行的，所以C错误。本题应选E。

【避错】此题易错选B，口腔不是无菌环境，不断有食物进入口腔，因此不可能完全消除菌斑。

8. 用有刻度的牙周探针探测牙周袋时应注意下列几点，除了
A. 支点应稳
B. 探测力量应掌握恰当
C. 探测角度要垂直
D. 探测位置和角度要恰当
E. 按顺序探测

【答案】C

【考点】牙周探针探测牙周袋的注意要点

【解析】用有刻度的牙周探针探测牙周袋时应注意，支点要稳、探测力量恰当、探测位置和角度恰当、按顺序探测，因此A、B、D、E均正确。备选答案中，探测角度要垂直是错误的，因为探入时探针应与牙体长轴平行，探针要紧贴牙面。所以此题选C。

【避错】此题易错选A，牙科所有操作中都强调支点的重要，以免损伤邻近牙周组织或邻牙。

9. 牙周袋病理形成始于
A. 牙龈上皮角化
B. 牙周膜内纤维细胞变性
C. 牙槽骨破骨细胞活跃
D. 牙龈结缔组织炎症
E. 牙骨质变性

【答案】D

【考点】牙周袋病理形成

【解析】牙周袋的形成可能为牙龈结缔组织中的炎症、炎症引起的牙龈结缔组织中的胶原纤维破坏及胶原纤维破坏后导致的结合上皮的根方增殖。在5个备选答案中只有D正确。其他4个选项都与牙周袋的形成无关，因此本题应选D。

【避错】此题易错选B，牙周袋形成机制与牙周膜内纤维细胞变性无关。

10. 下列牙周疾病是由局部刺激因素引起的，除了
A. 单纯性龈炎
B. 慢性牙周炎
C. 多发性龈脓肿
D. 龈乳头炎
E. 增生性龈炎

【答案】C

【考点】牙周疾病的局部刺激因素

【解析】多发性龈脓肿的病因尚不清楚，未明确是否由局部刺激因素引起的。单纯性龈炎及慢性牙周炎是局部菌斑导致的，因此A、B不选。龈乳头炎是伴有局部促进因素的菌斑性龈炎，如食物嵌塞，充填

物悬突、不良修复体等，因此D不选。增生性龈炎是牙龈组织受局部刺激时发生的慢性炎症，因此E不选。本题应选C。

【避错】此题易错选E，此处要注意药物性牙龈增生和增生性龈炎的鉴别诊断：药物性牙龈增生有全身疾病史，配合有导致牙龈增生的药物服用史；而增生性龈炎是在原有成年人龈炎的基础上局部因素（牙石、口呼吸、错𬌗畸形）刺激引起。

11. 非附着性菌斑中占优势的是
    A. 革兰阳性球菌
    B. 革兰阳性丝状菌
    C. 革兰阴性能动菌
    D. 革兰阴性球菌
    E. 革兰阳性杆菌

【答案】C

【考点】非附着性菌斑中的优势菌

【解析】龈缘以下位于附着性龈下菌斑的表面或直接与龈沟上皮、袋内上皮接触的龈下菌斑，为结构较松散的菌群，主要为革兰阴性厌氧菌，如福赛坦菌和具核梭形杆菌等，还包括许多能动菌和螺旋体，A、B、E属于革兰阳性菌所以不正确，而C正确。革兰阴性球菌基本不存在于菌斑中，所以D不正确。因此本题选C。

【避错】此题易错选D，非附着性菌斑的优势菌为革兰阴性厌氧菌和能动菌，而非革兰阴性球菌。

12. 牙周炎的主要病理变化之一是
    A. 牙松动
    B. 菌斑形成
    C. 牙龈增生
    D. 牙龈出血
    E. 牙槽骨吸收

【答案】E

【考点】牙周炎主要病理变化

【解析】牙周袋和牙槽骨吸收是牙周炎的主要病理改变，故E正确；牙松动是牙槽骨吸收导致的临床表现，并非牙周炎的病理改变，不选A；菌斑的形成是牙周炎的始动因素，只引发牙龈的炎症，进而导致牙周病变，不选B；牙龈增生和出血是牙龈慢性炎症导致的改变，非牙周炎主要病理改变，不选C、D。所以此题选E。

【避错】此题易错选A，此题考查的是病理变化，牙松动属于临床表现。

13. 引起牙周疾病的始动因子是
    A. 牙石
    B. 咬合创伤
    C. 解剖因素
    D. 菌斑微生物
    E. 食物嵌塞

【答案】D

【考点】牙周疾病的始动因子

【解析】牙周病是菌斑微生物引起的感染性疾病，菌斑微生物是引发牙周病的始动因子，是造成牙周病破坏的必须因素，所以D正确。牙石、咬合创伤、解剖因素和食物嵌塞均是牙周病的局部促进因素，所以A、B、C、E均不正确。故选D。

【避错】此题易错选A，牙石属于牙周病的促进因素，牙周病的始动因素是附着于牙石的菌斑。

14. 与牙槽骨快速破坏有关的菌斑是
    A. 窝沟处的菌斑
    B. 以革兰阳性需氧菌为主的菌斑
    C. 龈上菌斑
    D. 非附着性龈下菌斑
    E. 附着性龈下菌斑

【答案】D

【考点】牙周破坏因素

【解析】在牙周炎快速进展时，非附着性龈下菌斑明显增多，毒力增强，与牙槽骨的快速破坏有关，所以D正确。位于龈缘以上的牙菌斑称为龈上菌斑，主要分布在近牙龈的1/3牙冠处和牙上其他不易清洁的窝沟、裂隙、邻接面、龋洞表面等部位，革兰阳性兼性菌占优势，与龋病发生、龈上牙石形成有关，所以A、B、C不正确。附着性菌斑是指龈缘以下附着于牙根面的龈下菌斑，由龈上菌斑延伸到牙周袋内，它与龈下牙石的形成、根面龋、根面吸收及牙周炎有关。所以E不正确。故应选D。

【避错】此题易错选C，龈上菌斑与龈炎有关，与牙周炎关系较小。

15. 牙周袋底位于釉质牙骨质根方，从袋底到釉质牙骨质界的距离称为
    A. 探诊深度
    B. 牙周袋深度
    C. 附着丧失
    D. 牙龈退缩程度
    E. 角化龈宽度

【答案】C

【考点】附着丧失

【解析】附着丧失是牙周支持组织破坏的结果，是区别龈炎和牙周炎的一个重要标志，其程度可通过结合上皮冠方至釉质牙骨质界的距离来描述，所以C正确。探诊深度指龈缘至袋底或龈沟底的距离，所以

A不正确。牙周袋又称“真性牙周袋”，是牙周炎的特殊表现，用带有刻度的探针，沿根面向龈沟内深入，探测患牙各面，如牙龈无增生肥厚而龈沟向根尖方向发展，其深度超过3mm，即为牙周袋，所以B不正确。健康的牙龈覆盖整个牙根的表面，当牙龈向根方退缩导致牙根暴露时称为牙龈退缩，所以D不正确。角化的牙龈的宽度称为角化龈宽度，所以E不正确。因此本题应选C。

【避错】此题易错选A，探诊深度指的是牙龈缘至袋底的距离，也称为牙周袋深度。

16. 造成牙龈炎症和牙周破坏的常见原因不包括

A. 银汞悬突

B. 深窝沟

C. 咬合创伤

D. 食物嵌塞

E. 边缘不密合的全冠

【答案】B

【考点】牙周疾病病因

【解析】牙周病的局部刺激因素包括牙石、解剖因素、牙齿位置异常、拥挤和错𬌗畸形、其他诱病因素（不良修复体、被不良正畸治疗），𬌗创伤、食物嵌塞、不良习惯（口呼吸、紧咬牙等）及牙面着色，而深窝沟属于牙的正常解剖形态，故选B。

【避错】此题易错选E，边缘不密合的冠可能发生食物嵌塞从而导致牙周病。

17. 牙周炎时造成牙松动的最主要原因是

A. 牙龈的急性炎症

B. 急性根尖周炎

C. 急性牙髓炎

D. 牙槽骨吸收

E. 牙周袋形成

【答案】D

【考点】牙松动原因

【解析】牙槽骨的吸收使牙周支持组织减少，是牙松动最主要的原因，所以D正确。牙龈的急性炎症、急性根尖周炎尚未导致牙周组织的破坏，因此不会引起牙松动，所以A、B不正确。急性牙髓炎是指牙髓组织的急性炎症，主要特征是剧烈疼痛，亦不会引起牙松动，所以C不正确。牙周袋形成是判断早期牙周炎的标准，所以E不正确。故选D。

【避错】此题易错选A，牙周膜的急性炎症可导致牙松动，但牙龈的急性炎症不会导致。

18. 应用光滑尖探针检查的项目如下，但除外

A. 有无牙石

B. 根面有无龋损

C. 有无釉珠

D. 牙周袋深度

E. 根分叉是否暴露

【答案】D

【考点】牙周病探诊检查项目

【解析】牙周探针是最重要的牙周检查器械，用于测量牙周袋深度和形状。普通牙周探针为带毫米刻度的钝头探针，所以D正确。光滑探针可用于检查龈下有无牙石、根面有无龋损、有无釉珠及根分叉是否暴露等，所以A、B、C、E不正确。故选D。

【避错】此题易错选B，探查龋损应使用尖探针。利于探查早期龋损。

19. 牙周炎时X线片上牙槽骨吸收的最主要表现是

A. 牙槽骨密度降低

B. 牙槽骨密度增强

C. 根尖区骨密度阴影减低

D. 牙周宽度均匀增加

E. 牙槽嵴顶位于釉质牙骨质界下1mm

【答案】A

【考点】牙槽骨吸收的X线表现

【解析】牙槽骨吸收时，X线片可表现为密度降低影，所以A正确。根尖区骨密度减低为根尖周炎的主要X线表现，所以C不正确。牙周宽度增加提示牙周组织增生，所以D不正确。正常情况下牙槽嵴顶位于釉质牙骨质界下1mm，所以E不正确。故选A。

【避错】此题易错选C，牙周炎所致牙槽骨吸收常发生在牙槽嵴顶，根尖区牙槽骨吸收常见于慢性根尖周炎。

【B_1 型题】

（20～22题共用备选答案）

A. 附着龈无点彩

B. 牙龈溢脓

C. 牙龈探诊后出血

D. 龈沟液量增加

E. 牙齿松动

20. 对龈炎的诊断和判断牙周炎的活动性有重要意义的指标是

【答案】C

21. 判断牙龈炎症程度的较客观指标是

【答案】D

22. 正常牙龈可有的牙龈表现是

【答案】A

【考点】不同情况下牙龈的表现

【解析】健康的牙龈在刷牙或轻探龈沟时均不引

起出血。患龈炎时，用钝头探针轻探龈沟即可引起出血，即探诊后出血（BOP）。在龈炎的早期或患牙的炎症主要局限于龈沟壁上皮一侧时，牙龈表面炎症不明显，但探诊后仍有出血，这对龈炎的早期诊断很有意义。故20选C。牙龈有炎症时，龈沟液量增多，其中的炎症细胞也明显增多，有些患者还可出现龈沟溢脓现象，这是由于龈袋内壁的化脓性炎症所致。龈沟液量的增加可作为评估牙龈炎症的一个客观指标。故21选D。40%的人附着龈表面有橘皮样的点状凹陷，称为点彩，在牙龈表面干燥时较明显易见。显微镜下，可见结缔组织乳头突向表面上皮，结缔组织乳突之间为上皮钉突，数个上皮钉突融合并在牙龈表面形成浅凹，使牙龈表面呈隆起和凹陷，于是形成了点彩。牙龈上皮角化的程度越高，点彩越明显。点彩的多少因人、因部位而异，唇面多于舌面，部分人可以没有点彩。点彩还因年龄而变化，婴儿时期缺乏，5岁左右开始在部分儿童中出现，至成人最多，但到了老年，点彩逐渐消失。点彩是功能强化或功能适应性改变的表现，它是健康牙龈的特征。牙龈有炎症时，点彩减少或消失；当牙龈恢复健康时，点彩又重新出现。故22题选A。

【避错】20题易错选E。牙齿松动是牙周炎的表现体征。

考点：牙龈疾病

【A₁型题】

1. 与妊娠期龈炎的发生关系最密切的因素是
   A. 年龄
   B. 遗传因素
   C. 吸烟史
   D. 体内性激素的变化
   E. 精神压力

【答案】D

【考点】妊娠期龈炎的发病原因

【解析】妊娠本身不会引起牙龈炎症，只是由于妊娠时性激素水平的改变，使原有的牙龈炎症加重。因此，妊娠期龈炎的直接病因仍然是牙菌斑，故选D。

【避错】此题易错选E。妊娠期龈炎和牙周炎都与牙菌斑有直接关系，而精神压力为牙周炎的全身促进因素。

2. 急性坏死溃疡性龈炎的特征性临床表现为
   A. 牙龈出血
   B. 虫蚀状龈缘
   C. 牙龈红肿
   D. 牙龈质地松软
   E. 牙龈肥大

【答案】B

【考点】急性坏死溃疡性龈炎的特征性临床表现

【解析】急性坏死溃疡性龈炎的牙龈有自发痛和自发出血，腐败性口臭，唾液分泌多而黏稠，前牙区龈乳头和边缘龈坏死，龈乳头中央坏死缺损，呈火山口状，龈缘区呈虫蚀状，表面有灰白色假膜覆盖。故选B。

【避错】本题易错选A或C。早期的急性坏死溃疡性龈炎有牙龈出血红肿、轻度口臭等与慢性龈炎相同的非特征性临床表现。

3. 急性龈乳头炎的一些临床表现易与牙髓炎混淆，除了
   A. 明显的自发痛
   B. 中度冷热刺激痛
   C. 龈乳头发红肿胀，探触痛明显，易出血
   D. 跳痛
   E. 可有轻度叩痛

【答案】C

【考点】急性龈乳头炎的临床表现

【解析】急性龈乳头炎的临床表现为龈乳头红肿发胀，探触和吸吮时易出血，有自发性的胀痛和明显的探触痛。女性患者常因在月经期而痛感倍加。有时疼痛可表现为明显的自发痛和中度冷热刺激痛，易与牙髓炎混淆。检查可见龈乳头鲜红肿胀，探触痛明显，易出血，有时局部可查到刺激物，牙可有轻度叩痛，这是因为龈乳头下方的牙周膜也有炎症和水肿。牙髓炎龈缘表现正常，因此答案选C。

【避错】本题易误选其他选项，但是A、B、D、E项表现均可出现在牙髓炎中，故不能选。

4. 慢性龈缘炎的治疗原则不包括
   A. 洁治术
   B. 局部药物治疗
   C. 刮治术
   D. 教会患者控制菌斑
   E. 定期进行复查

【答案】C

【考点】慢性龈缘炎的治疗原则

【解析】慢性龈缘炎的治疗原则：①去除病因，通过洁治术彻底清除菌斑、牙石，消除造成菌斑滞留和牙龈局部刺激的因素，可配合药物治疗。②手术治疗。③防止复发，积极开展椅旁口腔卫生宣教工作，

指导并教会患者控制菌斑的方法，持之以恒地保持良好的口腔卫生状况，并定期进行复查和维护。故选C。

【避错】本题易误选A，可能是未分清洁治术与刮治术的分别，刮治术用于牙周炎的龈下病变，慢性龈缘炎病变局限在龈上，无须刮治。

5. 急性坏死性龈炎应采用下列方法治疗，除了

A. 去除局部坏死组织并刮除大块牙石
B. 局部使用1%～3%过氧化氢溶液冲洗
C. 常规全身应用青霉素
D. 采用支持疗法，并对全身因素进行矫治
E. 给予口腔卫生指导，建立良好的口腔卫生习惯

【答案】C

【考点】急性坏死性龈炎的治疗方法

【解析】急性坏死性龈炎的治疗方法：①去除局部坏死组织，初步去除大块的龈上牙石。②局部使用氧化剂，1%～3%过氧化氢溶液局部擦拭、冲洗和反复含漱，有助于去除残余的坏死组织。③给予全身药物治疗，重症患者可口服甲硝唑或替硝唑等抗厌氧菌药物2～3天，有助于疾病的控制。④及时进行口腔卫生指导。⑤对全身性因素进行矫正和治疗。⑥急性期过后，通过洁治和刮治术去除菌斑、牙石等一切局部刺激因素，对外形异常的牙龈组织，可通过牙龈成形术等进行矫正，以利于局部菌斑控制和防止复发。因此A、B、D、E均正确做法，答案为C。

【避错】本题易误选B，局部使用1%～3%过氧化氢溶液冲洗有助于去除残余的坏死组织。

6. 龈炎患者菌斑内优势菌是

A. 普氏菌
B. 梭形杆菌
C. 弯曲菌
D. 放线菌
E. 链球菌

【答案】D

【考点】龈炎菌斑优势菌

【解析】龈炎菌斑中主要是革兰阳性杆菌，如放线菌。慢性龈炎时，革兰阴性菌比例增加，如普氏菌、梭形杆菌、螺旋体等。因此，龈炎患者菌斑内优势菌是放线菌。故选D。

【避错】此题易错选A、B，因为普氏菌、梭形杆菌、弯曲菌都是与牙周病相关的细菌，但普氏菌是妊娠期龈炎的优势菌，梭形杆菌是坏死溃疡性龈炎的优势菌。

7. 急性多发性龈脓肿的最佳治疗方案为

A. 局部治疗配合抗生素治疗
B. 氯己定溶液含漱1周后配合局部治疗
C. 2% H_2O_2 含漱1周，再做局部治疗
D. 局部治疗配合中西医结合疗法
E. 局部治疗配合支持疗法

【答案】D

【考点】急性多发性龈脓肿的治疗方案

【解析】该病用单纯抗生素治疗效果一般，多采用中西医结合治疗。对暴发型的患者，全身症状明显时，除给予有效足量的抗生素外，还应用清热、泻火、通便的汤剂；局部应及时做清洗、洁治、引流等治疗，急性症状控制后应马上做牙周局部治疗，彻底消除炎症，防止复发。故选D。

【避错】此题易错选E。但支持疗法也属于全身治疗的内容之一，选项D描述得更加全面。

8. 慢性龈炎时牙龈的炎症表现为

A. 牙龈粉红色
B. 牙龈质地坚韧
C. 探诊易出血
D. 附着丧失
E. 牙松动

【答案】C

【考点】慢性龈炎时牙龈的炎症表现

【解析】慢性龈炎时牙龈的炎症表现有牙龈颜色鲜红或暗红，质地松软、水肿，施压时易引起压痕，龈缘水肿圆钝，探诊后出血、刷牙时出血，所以C正确，而A、B错误。附着丧失、牙松动是牙周炎的表现，而不是慢性龈炎的表现，因此D、E错误。所以此题选C。

【避错】此题易错选A和B。慢性龈炎的炎症表现为牙龈颜色鲜红或暗红，质地松软，水肿，考生复习时易忽略。

9. 可引起牙龈增生的药物是

A. 硝苯地平
B. 甲硝唑
C. 螺旋霉素
D. 米诺素
E. 青霉素

【答案】A

【考点】引起牙龈增生的药物

【解析】引起牙龈增生的降压药有硝苯地平、苯磺酸氨氯地平等这钙通道阻滞药。临床上常表现为牙龈边缘和牙龈乳头增生，从最初的小球状逐渐融合、增大，覆盖部分牙面，质地坚韧、略有弹性，无痛，一般不出血。故选A。

【避错】此题不易选错。引起牙龈增生的药物有抗癫痫药如苯妥英钠；钙通道阻滞药硝苯地平、维拉帕米、地尔硫䓬；免疫抑制药环孢素。

10. 龈缘炎诊断要点如下，错误的是
    A. 龈出血
    B. 龈肿胀
    C. 形成真性牙周袋
    D. 牙不松动
    E. 无牙槽骨吸收

【答案】C

【考点】龈缘炎的诊断

【解析】龈缘炎表现为龈缘充血发红、肿胀、松软，龈缘变厚，龈乳头变为圆钝，与牙面不紧贴，且龈沟加深，炎症只侵犯牙龈组织，不侵犯其他牙周组织，无牙槽骨吸收，因而牙不发生松动，X线检查无异常。故选C。

【避错】此题易错选D。认为龈缘炎会造成牙松动，患牙周炎时，结合上皮向根方增殖，其冠方部分与牙面分离形成牙周袋，这是真性牙周袋。龈炎时可出现假性牙周袋。考生须注意区别龈炎和牙周炎。

11. 关于龈炎确立病损期的特点，错误的是
    A. 约为菌斑堆积的2周后
    B. 龈沟加深
    C. 细胞浸润以浆细胞为主
    D. 结合上皮显著增生，附着位置向根方迁移
    E. 胶原纤维消失

【答案】D

【考点】龈炎的分期

【解析】在典型的确立期病损中，大量的浆细胞主要位于近冠方的结缔组织，围绕着血管。当炎症不断向深部和根方延伸，组织深处也发生胶原丧失和白细胞浸润。此期沟内上皮和结合上皮继续增生，钉突向结缔组织深处延伸以维持上皮的完整性和形成防止细菌入侵的屏障，但上皮附着的位置不变。沟内上皮有大量白细胞浸润，中性粒细胞穿过上皮向龈沟移出。此时的沟内上皮比正常的结合上皮通透性更强，使物质进出下方的结缔组织，并可能出现暂时的溃疡。故选D。

【避错】此题易错选C。龈炎的早期病损。在菌斑堆积后4～7天，组织学见结合上皮下方的血管扩张、数目增多。淋巴细胞和中性粒细胞是此期的主要浸润细胞，浆细胞很少见。

12. 下列对尖端探针用处的描述，错误的是
    A. 一般有2个弯曲度不同的工作端
    B. 用于检查龋洞和牙齿的感觉
    C. 工作端的角度可以任意改变
    D. 探针两端的尖端应保持锐利
    E. 用探针检查时必须有支点

【答案】C

【考点】尖端探针的用途

【解析】探针的用途：①辅助发现牙体缺损。②用于检查邻面龋、䫖面浅龋。③探查龋洞、探测患区的感觉，发现敏感部位。注意，探测牙周袋时用钝头探针。使用要求：保持其特定的弯曲度及尖端的锐利，切忌加热烧灼以免探针尖变钝；探诊时，避免用力过度而损坏锐尖；禁止任意改变各工作端的角度；用探针检查时必须有支点。故选C。

【避错】此题易错选D。探针尖端需保持锐利，可能会有考生认为这与检查牙周袋时的要求是不相符的，但探测牙周袋有专用的钝头探针，所以一般的探针还是应保持锐利。而且选项C中包含“任意”一词，过于绝对。

13. 急性坏死溃疡性龈炎，龈沟内数量增加的厌氧菌是
    A. 梭状芽孢杆菌与螺旋体
    B. 梭形杆菌与螺杆菌
    C. 梭形杆菌与螺旋体
    D. 具核梭形杆菌与螺杆菌
    E. 梭状芽孢杆菌与螺杆菌

【答案】C

【考点】急性坏死溃疡性龈炎优势菌

【解析】急性坏死溃疡性龈炎是由于口腔内原已存在的梭形杆菌和螺旋体大量增加和侵入组织，直接或间接地造成牙龈上皮和结缔组织浅层的非特异性急性坏死性炎症，所以C正确。而其他梭状芽孢杆菌、螺杆菌、具核梭形杆菌均与急性坏死溃疡性龈炎无关。故选C。

【避错】此题易错选B，螺杆菌与坏死溃疡性龈炎无关。

14. 治疗急性坏死溃疡性龈炎最敏感的抑菌药是
    A. 四环素
    B. 金霉素
    C. 磺胺类
    D. 甲硝唑
    E. 青霉素

【答案】D

【考点】急性坏死溃疡性龈炎的药物治疗

【解析】急性坏死溃疡性龈炎的致病微生物是梭形杆菌和螺旋体，均是厌氧微生物，而甲硝唑是抗厌氧微生物的最佳药物，因此D正确。而四环素、金霉

素、磺胺类、青霉素都不是抗厌氧微生物的最佳药物。故选 D。

【避错】此题易错选 E，青霉素在牙龈牙周炎症中一般作用较差。

15. 边缘性龈炎的治疗为

A. 使用甲硝唑

B. 行牙龈切除术

C. 使根面平整

D. 行刮治术

E. 行洁治术

【答案】E

【考点】边缘性龈炎的治疗

【解析】菌斑性龈炎局限于边缘龈称为边缘性龈炎，牙菌斑是其最重要的始动因子，通过洁治术清除菌斑、牙石，去除造成菌斑滞留和刺激牙龈的因素，牙龈的炎症可在 1 周左右消退。故选 E。

【避错】此题易错选 A，边缘性龈炎一般不使用药物治疗，洁治术即可取得良好的效果。

16. 能引起药物性牙龈增生的药物是

A. 苯妥英钠

B. 苯妥英钠+硝苯地平

C. 苯妥英钠+环孢素

D. 硝苯地平+环孢素

E. 苯妥英钠+硝苯地平+环孢素

【答案】E

【考点】药物性牙龈增生的致病药物

【解析】引起药物性牙龈增生的药物主要有苯妥英钠、环孢素、硝苯地平。这 3 种药物治疗的疾病分别为癫痫、器官移植（主要为肾移植）后的免疫排斥反应及高血压。因此 E 正确。

【避错】此题易错选 A，苯妥英钠可引起牙龈增生，但硝苯地平与环孢素也有此作用。

17. 局部病变涂片革兰染色有大量螺旋体和梭形杆菌时，有助于诊断的疾病是

A. 急性龈乳头炎

B. 慢性龈缘炎

C. 疱疹性龈口炎

D. 慢性坏死性龈炎

E. 急性坏死性龈炎

【答案】E

【考点】急性坏死性龈炎的病因

【解析】急性坏死性龈炎的致病菌主要是螺旋体和梭形杆菌，可在本病患者的病变部位发现大量的螺旋体和梭形杆菌，所以 E 正确。

【避错】此题易错选 C，疱疹性龈口炎为病毒感染引起，因此不会检出螺旋体和梭形杆菌。

18. 妊娠期龈炎的最直接病因是

A. 妊娠

B. 创伤

C. 食物嵌塞

D. 菌斑微生物

E. 不良修复体

【答案】D

【考点】妊娠期龈炎的直接原因

【解析】妊娠本身不会引起龈炎，只是由于妊娠时性激素水平改变，使原有慢性炎症加重，因此妊娠期龈炎的直接病因仍然是牙菌斑，故 D 正确。创伤、食物嵌塞、不良修复体均与妊娠期龈炎无密切关系，故选 D。

【避错】此题易错选 A，妊娠为妊娠期龈炎的促进因素，始动因子仍然是菌斑微生物。

19. 边缘性龈炎的表现为

A. 龈色粉红

D. 龈缘菲薄

C. 牙龈质地坚韧

D. 刷牙时牙龈出血

E. 龈沟探诊深度 2mm

【答案】D

【考点】边缘性龈炎临床表现

【解析】边缘性龈炎为菌斑性龈炎局限于边缘龈，患者常自觉刷牙或咬硬物时牙龈出血，故选 D。

【避错】此题易错选 E，龈沟探诊深度 2mm 为正常牙龈的探诊深度，不是龈炎的临床表现。

20. 牙龈疾病中最常见的是

A. 妊娠期龈炎

B. 坏死性龈炎

C. 药物性牙龈增生

D. 牙龈纤维瘤病

E. 边缘性龈炎

【答案】E

【考点】牙龈疾病中最常见的疾病

【解析】边缘性龈炎即菌斑性龈炎局限于边缘龈，牙龈的炎症主要位于游离龈和龈乳头，是牙龈疾病中最常见的疾病，所以 E 正确。妊娠期龈炎多见于妊娠期妇女，坏死性龈炎也发生于特殊人群，药物性牙龈增生多见于服用某些药物的人群，牙龈纤维瘤病有明显遗传倾向，这些疾病不如边缘性龈炎常见，因此 A、B、C、D 错误。故选 E。

【避错】此题易错选 C，药物性牙龈增生临床中比较少见，仅见于长期服用使牙龈增生的药物的患

者，对于大多数患者而言，边缘性龈炎更常见。

21. 龈下刮治中，刮治器进入牙周袋时其工作面与根面的角度应为

A. 0

B. 30°

C. 45°

D. 80°

E. 90°

【答案】A

【考点】龈下刮治操作要点

【解析】龈下刮治术中，匙形刮治器工作端应0°角入袋，即刮治器的工作面与根面的角度为0，这样做是为了使刮治器的工作刃避开牙龈进入牙周袋，不损伤牙龈。故选A。

【避错】此题易错选D，80°为刮治器工作时的角度。

22. 龈上洁治的最主要目的是

A. 消除食物残渣

B. 漂白牙齿

C. 清除龈上牙石和菌斑

D. 牙齿美容

E. 使根面平整

【答案】C

【考点】龈上洁治目的

【解析】龈上洁治的目的：去除龈上牙石和菌斑、牙面上沉积的色素，并抛光牙面。最主要目的是去除龈上牙石和菌斑，所以C正确。消除食物残渣不需要龈上洁治，所以A错误。去除牙面上沉积的色素可以美白牙齿，但不是最主要目的，所以B、D错误。使根面平整是龈下刮治的内容，根面平整术可清除毒素污染的根面使牙骨质根面平整，所以E不正确。故选C。

【避错】此题易错选D，龈上洁治可以清除色素使牙齿美观，但这并非主要目的。

23. 反映牙龈炎症程度的敏感指标是

A. 牙龈发红

B. 牙龈松软、脆弱

C. 牙龈溢脓

D. 牙龈肿胀

E. 龈沟液量增加

【答案】E

【考点】反映牙龈炎症程度的敏感指标

【解析】牙龈有炎症时，龈沟液量增多，其中的炎症细胞也明显增多，有些患者还可出现龈沟溢脓现象，这是由龈袋内壁的化脓性炎症所致。龈沟液量增加可作为评估牙龈炎症的1个客观指标。故选E。

【避错】本题不易选错，龈沟液量增加可作为评估牙龈炎症程度的敏感指标。

24. 促进菌斑堆积的因素不包括

A. 银汞充填的悬突

B. 银汞充填高点

C. 全冠颈部不密贴

D. 外形凸度过大的冠修复体

E. 带矫正器

【答案】B

【考点】菌斑堆积的促进因素

【解析】牙石、食物嵌塞、不良修复体、牙错位拥挤等均可促进菌斑的积聚，引发或加重牙龈的炎症。其中，不良修复体主要包括邻面充填体的悬突，修复体边缘不密合，活动义齿卡环的位置不当，正畸治疗中矫治器戴用不当。这些不良修复体不但直接压迫和刺激牙龈组织，而且修复体不易清洁，造成食物碎屑和菌斑大量堆积，引起牙周组织的炎症。充填高点会引起牙体折裂和牙周性疼痛，与菌斑堆积无关。故选B。

【避错】此题易错选C，全冠颈部不密贴可导致食物嵌塞从而发生菌斑堆积。

25. 抗菌斑效果最佳的含漱剂是

A. 0.1%硼酸溶液

B. 0.05%氯己定溶液

C. 0.2%氯己定溶液

D. 0.1%依沙吖啶溶液

E. 0.2%依沙吖啶溶液

【答案】C

【考点】含漱剂的成分

【解析】0.12%～0.20%的氯己定溶液含漱，可明显抑制牙表面菌斑，所以C正确，B错误。硼酸用作含漱剂的浓度一般是1%～2%，所以A错误。依沙吖啶属于消毒防腐药，用于外科创伤、皮肤黏膜感染等的冲洗和湿敷，也可用于化脓性皮肤病，一般不用作含漱剂，所以D、E错误。故此题选C。

【避错】此题易错选B，0.05%氯己定溶液浓度过低，难以起到抗菌斑的作用。

26. 若不及时治疗，有可能发展成走马疳的龈炎是

A. 急性龈乳头炎

B. 疱疹性龈口炎

C. 急性坏死溃疡性龈口炎

D. 慢性边缘性龈炎

E. 白血病

【答案】C

【考点】急性坏死溃疡性龈口炎的并发症

【解析】急性坏死溃疡龈口炎是以梭形杆菌和螺旋体感染为主的一种急性坏死溃疡性口腔损害，若不及时治疗可能发展为走马疳，所以C正确。急性龈乳头炎是伴有局部促进因素的菌斑性龈炎，是只局限于个别龈乳头的急性非特异性炎症。疱疹性龈口炎是一种由单纯性疱疹病毒引起的感染，涉及口腔、咽喉及脸部。边缘性龈炎又称单纯性龈炎或龈缘炎，是牙龈疾病中最常见者。几乎每个成年人在其一生的某个时期均可发生。白血病龈炎是白血病患者最初的征象，白细胞在牙龈组织内大量浸润积聚引起龈炎，同时全身对抗感染能力降低，也加重了炎症。故选C。

【避错】此题易错选B，疱疹性龈口炎是病毒感染引起的，走马疳为细菌感染合并产气荚膜杆菌引起的。

27. 牙周基础治疗后，牙龈肥大增生仍未消退，适用的手术治疗方法为

A. 翻瓣术

B. 牙龈切除术

C. 袋壁刮治术

D. 植骨术

E. 引导性牙周组织再生术

【答案】B

【考点】牙龈切除术的指征

【解析】牙龈切除术是用于切除增生或肥大的牙龈组织，使之恢复正常牙龈的生理形态，或切除牙周炎时形成的浅或中等深度的骨上袋的手术方法，所以B正确。翻瓣术适用于深牙周袋，深度超过膜龈联合者，多面复杂牙周袋以及牙周瘘管距龈缘较远。4～5mm深的牙周袋、涉及牙面少、无须骨修整成形者可采用袋壁刮治术。牙槽骨萎缩，高度、宽度不足时可采用植骨术。引导性牙周组织再生术能使因牙周炎被破坏的牙周组织，包括牙骨质、牙周膜和牙槽骨再生，形成新附着。故选B。

【避错】此题易错选A，翻瓣术可用于彻底清除牙周感染组织，但对于牙龈增生，使用牙龈切除术切除增生牙龈即可。

28. 妊娠期龈炎的主要临床表现是

A. 疼痛

B. 牙龈质地韧

C. 牙龈单个瘤样突起

D. 牙龈基本为粉红色

E. 常在妊娠后1个月出现

【答案】C

【考点】妊娠期龈炎的临床表现

【解析】妊娠期龈炎可表现为龈缘和龈乳头的炎症，也可表现为一个或多个龈乳头呈瘤样肥大，C正确；患者一般在妊娠前即有不同程度的慢性龈炎，从妊娠2～3个月后开始出现明显症状，至8个月时达到高峰，临床表现与血中黄体酮水平的升高相关联。分娩后约2个月时，龈炎可减轻至妊娠前水平，E错误；龈缘和龈乳头呈鲜红或暗红色，松软而光亮，B、D错误；一般无疼痛，严重时龈缘可有溃疡和假膜形成，此时可有轻度疼痛，A错误。故选C。

【避错】此题易错选A，妊娠期龈炎以肿胀为主要表现，疼痛常不明显。

【A_2型题】

29. 男，38岁。因全口牙龈红肿，出血不止到口腔科就诊。检查血常规及血涂片后，医师初步考虑诊断为白血病龈病损。关于患者的目前处理，错误的是

A. 牙周的治疗以保守为主

B. 用0.12%～0.20%氯己定溶液含漱

C. 定期洁治

D. 进行口腔卫生指导

E. 遇出血不止时，可采用局部压迫方法或药物止血

【答案】C

【考点】白血病龈病损的处理

【解析】对急性白血病患者一般不做洁治，若全身情况允许，必要时可进行简单的洁治术，但应特别注意动作轻柔，避免引起出血和组织创伤。故选C。

【避错】此题不易选错，白血病患者牙周的治疗以保守为主，切忌进行手术或活组织检查，以免发生出血不止或感染、坏死。

30. 某成年男性，为了防龋每天使用漱口剂，一段时间后却发现舌背着色，这种漱口剂中可能有

A. 金银花

B. 大黄

C. 茶多酚

D. 氯己定

E. 甲壳胺

【答案】D

【考点】氯己定的特点

【解析】氯己定溶液含漱可明显抑制牙表面菌斑，可以作为防龋漱口剂，但是长期使用可出现牙冠、舌变黑，味觉失调，少数人口腔黏膜剥脱，一般停药后可以自愈。故选D。

【避错】易错选其他选项，金银花、大黄、茶多酚、甲壳胺有防龋的作用，但是不会使舌背着色。

31. 男，26岁。2年来牙床肿大。检查：全口牙龈肿大，以上下前牙明显，2|2 唇侧牙龈覆盖1/2牙冠，质硬，探不出血，龈袋深3～6mm。X线片示牙槽骨无吸收。患者有长期服用苯妥英钠史。该病应诊断为

A. 增生性龈炎
B. 药物性牙龈增生
C. 青春期龈炎
D. 边缘性龈炎
E. 遗传性牙龈纤维瘤病

【答案】B

【考点】药物性牙龈增生的病因和临床表现

【解析】苯妥英钠所致的牙龈增生一般开始于服药后的1～6个月内，增生起始于唇颊侧或舌腭侧龈乳头，呈小球状突起于牙龈表面，严重时波及附着龈，牙龈增生严重者，甚至可覆盖大部分或全部牙冠，严重阻碍进食，药物性牙龈增生的牙龈组织一般呈淡粉色，质地坚韧，略有弹性，一般不易出血。根据题中描述，结合患者的服药史诊断为药物性牙龈增生，故选B。

【避错】易错答案为A、E。增生性龈炎一般炎症较明显，增生程度较轻，覆盖牙冠不超过1/3，有明显的局部刺激因素，无长期服药史；遗传性牙龈纤维瘤病有家族史。

32. 男，33岁。有9年吸烟史。牙龈自动出血伴牙龈疼痛、口腔奇臭、不敢刷牙3天，无发热。检查：牙石（+++），龈缘呈虫蚀状，表面覆盖坏死假膜，易于擦去。最可能的诊断是

A. 急性龈乳头炎
B. 增生性龈炎
C. 急性坏死性龈炎
D. 疱疹性龈口炎
E. 急性龈脓肿

【答案】C

【考点】急性坏死性龈炎的病因和临床表现

【解析】急性坏死性龈炎常发生于青壮年，以男性吸烟者多见。起病急，病程较短，以龈乳头和龈缘的坏死为其特征性损害；初起时龈乳头充血水肿，在个别龈乳头的顶端发生坏死性溃疡；病变沿牙龈边缘向邻牙扩展，使龈缘呈虫蚀状，坏死区出现灰褐色假膜，易于擦去；患处极易出血，甚至自发出血，疼痛明显，有典型的腐败性口臭，轻症一般无全身症状，重症可有低热、疲乏等症状。根据题中描述，可诊断为急性坏死性龈炎。故选C。

【避错】易错答案为D，疱疹性龈口炎假膜不易擦去，无组织坏死，无腐败性口臭。

33. 男孩，13岁。身体健康，牙龈增生影响咀嚼多年。检查见全口牙龈增生，覆盖牙面2/3以上，质地坚实，其父亲有同样的病史。应诊断为

A. 药物性牙龈增生
B. 增生性龈炎
C. 牙龈纤维瘤病
D. 青春期龈炎
E. 白血病

【答案】C

【考点】牙龈纤维瘤病的诊断和临床表现

【解析】牙龈纤维瘤病又称家族性牙龈纤维瘤病，病因至今不明，一般有家族史。表现为牙龈广泛地逐渐增生，可累及全口牙龈缘、龈乳头和附着龈，甚至达膜龈联合，以上颌磨牙腭侧最为严重。增生的牙龈可覆盖部分或整个牙冠，以致妨碍咀嚼。根据题中描述，结合其家族史可诊断为牙龈纤维瘤病。故选C。

【避错】易错答案为A，药物性牙龈增生有服药史，且牙龈增生一般在牙面1/3左右，不超过牙面2/3。

34. 男，58岁。临床检查：牙龈边缘及龈乳头充血、水肿，牙龈增生覆盖牙冠的1/3～1/2，牙周袋探诊深度4～8mm，上前牙出现移位。最应询问的病史为

A. 糖尿病
B. 肝炎活动期
C. 胃溃疡
D. 高血压
E. 甲状腺功能亢进症

【答案】D

【考点】药物性牙龈增生的诊断

【解析】药物性牙龈增生有服药史，且牙龈增生一般在牙面1/3左右，不超过牙面2/3，常出现牙齿移位。题中描述符合药物性牙龈增生的特点，为明确诊断应询问服药史。药物性牙龈增生一般是长期服用抗癫痫药物苯妥英钠、钙通道阻滞药、免疫抑制药等所致。硝苯地平为钙通道阻滞药，对高血压、冠心病患者具有扩张周围血管和冠状动脉的作用。故选D。

【避错】本题较为简单，易引起药物性牙龈增生的苯妥英钠主要用于抗癫痫，钙通道阻滞药用于高血压、冠心病治疗，免疫抑制药常用于器官移植或某些自身免疫病患者。

35. 女，24岁。主诉：全口牙龈肿胀，影响进食半个多月，牙龈常有自发性渗血，伴发热、乏力、食欲缺乏、体重减轻。若怀疑白血病，诊断前应首

先做哪一项检查
A. 测量血压
B. 血常规检查
C. 量体温
D. X线检查
E. 心电图检查
【答案】B
【考点】白血病的牙龈病损
【解析】白血病的牙龈病损可波及龈乳头、龈缘和附着龈，全口牙龈肿胀且可覆盖部分牙面，龈缘处组织坏死、溃疡、假膜形成，有明显的出血倾向，龈缘常有渗血，且不易止住，严重者还可出现口腔黏膜坏死或剧烈牙痛。根据典型的临床表现及时做血常规及血涂片检查，发现血细胞数目及形态异常，便可作出初步诊断。因此答案选B。
【避错】此题不易选错，怀疑白血病时应首先做血常规及血涂片检查，以明确病情。

36. 女，40岁。主诉牙龈增生2年，有高血压病史。检查：全口牙龈增生，覆盖牙冠的1/3～1/2，龈乳头因增生而相连，牙龈表面有的呈桑葚状，牙龈质地坚实，呈暗红色。造成以上症状的原因是患者可能服用了
A. 苯巴比妥钠
B. 环孢素
C. 硝酸异山梨酯
D. 硝苯地平
E. 青霉素
【答案】D
【考点】药物性牙龈增生的病因
【解析】与牙龈增生有关的药物主要有3类：苯妥英钠——抗惊厥药，环孢素——免疫抑制药，钙通道阻滞药（如硝苯地平）——抗高血压药，结合患者高血压病史，所以D正确。
【避错】此题易错选B，环孢素可导致药物性牙龈增生，但是此题患者无器官移植病史，因此不考虑使用环孢素。

37. 男，25岁。口腔内上下前牙龈乳头消失并凹陷，呈反波浪形，龈乳头颊舌侧分离，可从牙面翻开，下方有牙石，血常规正常，无坏死。可能的原因是
A. 疱疹性龈炎
B. 中性粒细胞缺乏引起龈坏死
C. 慢性龈缘炎
D. 慢性坏死性龈炎
E. 龈乳头炎
【答案】D
【考点】慢性坏死性龈炎诊断
【解析】慢性坏死性龈炎主要表现为龈乳头消失，龈缘呈反波浪状，无坏死物，龈乳头颊舌侧分离。牙龈乳头处牙龈颊舌侧分离，下方可见牙石及软垢，所以D正确。
【避错】此题易错选C，慢性龈缘炎不会出现牙龈乳头消失、龈乳头颊舌侧分离、可从牙面翻开等表现。

38. 男，16岁。刷牙时牙龈出血6个月。检查：上前牙龈乳头球形肥大，牙龈暗红、水肿，松软光亮，探诊易出血，探诊深度4～5mm，未探到釉质牙骨质界。最可能的诊断为
A. 青春期龈炎
B. 慢性龈缘炎
C. 青少年牙周炎
D. 白血病龈病损
E. 药物性牙龈增生
【答案】A
【考点】青春期龈炎诊断
【解析】患者处于青春期，且牙龈的炎症反应超过局部刺激物所能引起的程度，即牙龈组织的炎症反应较强，可考虑为青春期龈炎。未探及釉质牙骨质界证实尚处于龈炎的范围，因此应选A。
【避错】此题易错选B，根据患者年龄以及牙龈乳头球形肥大等可以排除慢性龈炎。

39. 女，30岁。刷牙时牙龈出血2年。检查：牙石(+)，龈乳头及龈缘轻度水肿、色暗红，探诊出血，探诊深度2～3mm，未探及釉质牙骨质界，未发现牙松动。该病最可能的诊断为
A. 妊娠期龈炎
B. 增生性龈炎
C. 白血病龈病损
D. 边缘性龈炎
E. 慢性牙周炎
【答案】D
【考点】边缘性龈炎的诊断
【解析】色暗红，轻度水肿，探诊出血，探诊深度2～3mm，未探及釉质牙骨质界，符合边缘性龈炎的牙龈改变，并且没有附着丧失，所以诊断为边缘性龈炎，所以D正确。妊娠期龈炎处于妊娠期，所以A错误。增生性龈炎表现为牙龈增生，所以B错误。白血病龈病损表现为牙龈肿胀，自发出血，所以C错误。慢性牙周炎有附着丧失，所以E错误。故此题选D。

【避错】此题易错选 E。探诊深度 2 ~ 3mm，未探及釉质牙骨质界，未发现牙松动可排除牙周炎可能。

40. 女，20 岁。偶有咬苹果出血 1 年。检查牙石（+），大多数牙的龈缘及乳头轻度发红、水肿，探诊出血，邻面探诊深度 3 ~ 4mm，但未探及釉质牙骨质界，牙无松动。最可能的诊断是

A. 慢性牙周炎
B. 妊娠期龈炎
C. 慢性龈缘炎
D. 药物性牙龈增生
E. 白血病龈病损

【答案】C

【考点】慢性龈缘炎的诊断

【解析】慢性龈缘炎患者常在刷牙或咬硬物时牙龈出血，牙龈色泽深红或暗红；牙龈外形厚而不贴，乳头圆钝肥大，点彩消失；牙龈质地松软脆弱，缺乏弹性；龈沟深度>3mm，假性牙周袋；龈沟探诊出血；龈沟液增多。因此应选 C。患者 20 岁，未妊娠，不是妊娠期龈炎。没有附着丧失，不是慢性牙周炎。没有长期服药史，不是药物性牙龈增生。患者没有白血病病史，不选 E。

【避错】此题易错选 A。邻面探诊深度 3 ~ 4mm 符合牙周炎表现，但未探及釉质牙骨质界提示为假性牙周袋，可排除牙周炎。

41. 女，30 岁。牙龈易出血 2 个月。检查：全口牙龈色红、松软光亮，右下尖牙与侧切牙间的龈乳头肥大呈瘤样，鲜红色，有蒂。为了明确诊断，最应注意询问的是

A. 吸烟史
B. 家族史
C. 消瘦状况
D. 服药情况
E. 月经情况

【答案】E

【考点】妊娠性龈瘤问诊

【解析】妊娠期妇女，激素分泌失调，在局部刺激物存在的条件下，少数牙龈上可出现瘤样增生，蘑菇样外形，基底呈蒂状，与牙龈附着，颜色较深，表面平坦而发亮，增生物触之较易出血，因此应选 E。

【避错】此题易错选 D。根据患者年龄、临床表现应首先考虑妊娠期龈瘤而非药物性牙龈增生。

42. 男，19 岁。牙龈增生数年。有癫痫史，检查见全口牙牙龈增生，覆盖牙面 1/3 左右，牙龈质地坚韧，仅龈缘处略红。考虑该病最可能的诊断为

A. 牙龈纤维瘤病
B. 药物性牙龈增生
C. 边缘性龈炎
D. 坏死性龈炎
E. 青少年牙周炎

【答案】B

【考点】药物性牙龈增生的诊断

【解析】牙龈增生、覆盖牙面 1/3 左右，牙龈质地坚韧、有抗癫痫药服用史，诊断为药物性牙龈增生，所以 B 正确。牙龈纤维瘤病的牙龈增生更严重，覆盖超过 2/3，所以 A 错误。边缘性龈炎的牙龈质地松软，所以 C 错误。坏死性龈炎时牙龈坏死，所以 D 错误。青少年牙周炎牙龈表现松软、出血，而非增生，所以 E 错误。故此题选 B。

【避错】此题易错选 A，牙龈纤维瘤病也可发生牙龈增生，质地也较坚韧，但此题结合有癫痫史可诊断为药物性牙龈增生。

43. 男，30 岁。牙龈疼痛、出血、口臭 3 天。检查：上下前牙唇侧牙龈充血肿胀，$\underline{21|12}$ 龈乳头顶端附着白色污秽坏死物，口臭明显，轻触牙龈出血，涂片检查螺旋体及梭形杆菌满视野，该病诊断为

A. 急性龈乳头炎
B. 疱疹性龈口炎
C. 急性坏死性龈炎
D. 边缘性龈炎
E. 青春期龈炎

【答案】C

【考点】急性坏死性龈炎的诊断

【解析】急性坏死性龈炎由于某些原因降低了局部抵抗力，存在于龈炎和牙周炎菌斑中的梭形杆菌和螺旋体大量繁殖，直接或间接地造成牙龈坏死和炎症。特征为牙龈的龈乳头及龈缘坏死，牙龈边缘呈蚕蚀状缺失，表面覆以灰白色假膜。坏死组织成为腐肉，脱落后形成龈缘区缺损。有严重的腐败性口臭，患部极易出血。因此应选 C。

【避错】此题易错选 A，龈乳头顶端附着白色污秽坏死物为急性坏死性龈炎的表现，急性龈乳头炎仅表现为牙龈红肿、充血。

44. 患者上颌前牙因外伤折断就医。检查：右上颌中切牙横向折断，断面位于龈下 3mm，根稳固，X 线片显示根面高于牙槽突 1mm，根管治疗完善。在修复前还需做何适当处理

A. 洁治
B. 刮治
C. 龈切除

D. 摄咬合片

E. 牙槽骨修整

【答案】C

【考点】修复时对牙龈的处理

【解析】为了保证修复后冠边缘的位置及牙龈健康，当牙断面位于龈下3mm时，修复前需进行龈切除。因此应选C。

【避错】此题易错选E，断面位于龈下3mm，并非由于牙槽骨过高导致的，因此不宜做牙槽骨修整。

45. 女，30岁。因牙龈出血就诊。检查：口腔卫生较差，有少量龈上牙石，边缘龈红肿明显，触之易出血。对该患者正确的处理原则是口腔卫生指导和

A. 行龈上洁治术

B. 口服药物控制炎症

C. 局部用药控制炎症

D. 局部用药和控制炎症后行龈上洁治术

E. 口服用药和控制炎症后行龈上洁治术

【答案】D

【考点】慢性龈炎的治疗

【解析】慢性龈炎是最常见的牙龈病，其病因明确且无深层牙周组织的破坏，通过洁治术彻底清除菌斑、牙石，消除造成菌斑滞留和局部刺激牙龈的因素，1周左右牙龈的炎症即可消退，结缔组织中胶原纤维新生，牙龈的色、形、质可完全恢复正常。对牙龈炎症较重的患者，可配合局部药物治疗。故选D。

【避错】此题易错选A，患者边缘龈红肿明显，触之易出血，必须先控制炎症后再进行龈上洁治。

46. 男，31岁。左下后牙自发性肿痛，吸吮时易出血。自诉5天前曾用牙签剔牙。检查：龈乳头红肿，有明显探痛，易出血。牙体无龋损和非龋性疾病。叩诊（+），无松动，未探及牙周袋。可能的诊断是

A. 急性牙髓炎

B. 慢性牙髓炎急性发作

C. 急性根尖炎

D. 急性龈乳头炎

E. 三叉神经痛

【答案】D

【考点】急性龈乳头炎

【解析】急性龈乳头炎主要因为牙间隙处的机械、化学刺激所致，龈乳头充血、肿胀，探触和吸吮时易出血，可有自发胀痛或探痛。因此应选D。

【避错】此题易错选B，龈乳头肿胀，吸吮时易出血，这些都符合龈乳头炎的表现，牙体无龋损和非龋性疾病可排除牙髓炎发作。

47. 女，21岁。刷牙时牙龈出血1年余。检查：牙石（+），牙龈边缘红肿，探诊深度小于3mm，X线片上未见牙槽骨吸收。最可能的诊断是

A. 边缘性龈炎

B. 妊娠期龈炎

C. 坏死性龈炎

D. 青少年牙周炎

E. 慢性牙周炎

【答案】A

【考点】边缘性龈炎的诊断

【解析】慢性龈缘炎又称边缘性龈炎，病损一般局限于游离龈和龈乳头，色深红或暗红色，龈缘变厚，不再紧贴牙面，龈乳头变为圆钝肥大，附着龈水肿时，点彩也可消失，表面光滑发亮，质地松软脆弱，龈沟深度一般不超过2mm，当牙龈有炎性肿胀或增生时，龈沟可加深达2mm以上，探诊出血，龈沟液增多，患者常因刷牙或咬硬物时出血。因此应选A。

【避错】此题易错选E，牙周袋形成、牙槽骨吸收提示慢性牙周炎。

48. 男，30岁。牙床肿大，近半年加重。检查：全口牙龈肿大，上前牙明显，质硬，触出血，袋深3～5mm，增生龈覆盖1/2牙冠，龈缘有菌斑。X线片示牙槽骨无吸收。有服环孢素史。临床诊断为药物性牙龈增生，该病在基础治疗后应采取的手术方法是

A. 翻瓣术

B. 龈下刮治术

C. 牙龈切除术

D. 袋壁刮治术

E. 引导性牙周组织再生术

【答案】C

【考点】药物性牙龈增生的治疗

【解析】牙龈切除术是用于切除增生或肥大的牙龈组织，使之恢复正常牙龈的生理形态，或切除牙周炎时形成的浅或中等深度的骨上袋的手术方法，所以C正确。翻瓣术适用于深牙周袋，深度超过膜龈联合者，多面复杂牙周袋以及牙周瘘管距龈缘较远，所以A不正确。4～5mm深的牙周袋、涉及牙面少、无须骨修整成形者可采用袋壁刮治术，所以D不正确。牙周炎有较浅的骨上袋并存在龈下牙石者，均需做龈下刮治术以去除牙周袋内刺激因素，所以B不正确。引导性牙周组织再生术能使因牙周炎被破坏的牙周组织，包括牙骨质、牙周膜和牙槽骨再生，形成新附

着，所以E不正确。因此应选C。

【避错】此题易错选A，翻瓣术不能解决牙龈增生的问题，其用于清除牙周袋中不易清除的牙石。

49. 男，18岁。上前区牙龈肿大。病史有上颌窦炎，曾消炎治疗，无其他特殊用药史。分析病因为

A. 口呼吸

B. 口腔卫生不良

C. 药物性牙龈增生

D. 刷牙方式不正确

E. 𬌗创伤

【答案】A

【考点】牙龈肿大的病因

【解析】一般认为，口呼吸者的牙龈表面因外露而干燥以及牙面缺乏自洁作用，均可致菌斑堆积而产生龈炎，根据题意可知A正确。口腔卫生不良可造成全口牙龈红肿，易出血而不局限于上前牙，故B错误；患者未用过可造成牙龈肿大的药物，可排除C；刷牙方式不正确主要造成牙软硬组织的损伤，故D错误；𬌗创伤亦不会造成牙龈肿大，排除E。

【避错】此题不易选错，口呼吸患者常兼有上唇过短、上前牙牙龈外露，患龈炎和牙龈肥大的机会较大。

【A_3/A_4型题】

（50～51题共用题干）

男，38岁。近3日晨起，口角有血迹，牙龈疼痛，口气明显。检查：上前牙龈缘呈虫蚀样改变，坏死区出现灰褐色假膜。

50. 最有可能的诊断是

A. 急性龈乳头炎

B. 局限型侵袭性牙周炎

C. 广泛型侵袭性牙周炎

D. 慢性牙周炎

E. 急性坏死溃疡性龈炎

【答案】E

【考点】急性坏死溃疡性龈炎的临床诊断

【解析】急性坏死溃疡性龈炎好发于青壮年，以男性多见。主要表现为龈乳头和边缘龈坏死，前牙尤其是下前牙最多见。开始时龈乳头充血水肿，在个别龈乳头的顶端发生坏死性溃疡，上覆灰白色污秽的坏死物，去除坏死物后可见龈乳头的颊、舌侧尚存，而中央凹陷呈火山口状。病变迅速沿龈边缘向邻牙扩展，使龈边缘呈虫蚀状，唾液增多且黏稠，有特殊的腐败臭味，患处极易出血，甚至有自发出血。故选E。

【避错】此题易错选A。急性龈乳头炎龈乳头充血、肿胀，探触和吸吮时易出血，可有自发胀痛或探触痛，只有给予刺激时，患者牙齿才会出血，不属于自发性行为。

51. 对患者牙龈病变区进行细菌学涂片检查，可见大量的

A. 梭形杆菌和螺旋体

B. 福赛坦菌

C. 牙龈卟啉单胞菌

D. 产气荚膜杆菌

E. 中间普氏菌和丝状菌

【答案】A

【考点】坏死性龈炎的细菌学检查

【解析】坏死性龈炎是指发生于龈缘和龈乳头的急性炎症和坏死，此病由Vincent于1898年首次报道，故又称为Vincent龈炎。因在本病患者的患处发现大量的梭形杆菌和螺旋体，故本病又称为梭形杆菌螺旋体龈炎。故此题选A。

【避错】此题易错选E。中间普氏菌是坏死溃疡性龈炎的优势菌，但涂片检查并无大量丝状菌。

（52～54题共用题干）

男孩，10岁。患麻疹后3天，低热、乏力，下颌下淋巴结肿大，牙龈疼痛、出血、口腔奇臭，不敢刷牙。检查可见下前牙唇侧牙龈出血，龈缘溃疡。

52. 拟诊

A. 牙周炎

B. 疱疹性龈口炎

C. 鹅口疮

D. 急性坏死性龈炎

E. 带状疱疹

【答案】D

【考点】急性坏死性龈炎的病因和临床表现

【解析】急性坏死性龈炎起病急，病程较短，以龈乳头和龈缘的坏死为其特征性损害；初起时龈乳头充血水肿，在个别龈乳头的顶端发生坏死性溃疡；病变沿牙龈边缘向邻牙扩展，使龈缘呈虫蚀状，坏死区出现灰褐色假膜，易于擦去；患处极易出血，甚至自发出血，疼痛明显，有典型的腐败性口臭，轻症一般无全身症状，重症可有低热、疲乏等症状。根据题中描述，患者可诊断为急性坏死性龈炎。故选D。

【避错】易错答案为B，疱疹性龈口炎无恶臭，一般无全身性症状。

53. 通常该病的病因是

A. 真菌感染

B. 病毒感染

C. 抵抗力低下+细菌感染

D. HSV-Ⅱ感染

E. 确切病因不清，多种因素

【答案】C

【考点】急性坏死性龈炎的病因

【解析】急性坏死性龈炎病因包括微生物作用、已存在的慢性龈炎或牙周炎、吸烟、心身因素，以及使机体免疫功能降低的某些因素，如营养不良、全身消耗性疾病等。题中告知患者患麻疹后3天发病，因此可明确病因是抵抗力低下+细菌感染，故答案为C。

【避错】易错答案为E，本病病因较多且复杂，但题中明确给出患者患麻疹后3天后发病，即诱因明确。

54. 最佳治疗方案应选择

A. 全口洁治，口服或肌内注射青霉素

B. 局部用1%～2%过氧化氢溶液含漱，口服维生素C和甲硝唑

C. 2%～4%碳酸氢钠溶液含漱，补充铁剂、维生素A，并输血

D. 口服激素+阿司匹林镇痛

E. 该病有自限性，无须特殊处理，7～10天可自愈

【答案】B

【考点】急性坏死性龈炎的治疗方法

【解析】急性坏死性龈炎的治疗方法：①去除局部坏死组织，初步去除大块的龈上牙石。②局部使用氧化剂，1%～3%过氧化氢溶液局部擦拭、冲洗和反复含漱，有助于去除残余的坏死组织。③全身药物治疗，重症患者可口服甲硝唑或替硝唑等抗厌氧菌药物2～3天，有助于疾病的控制。④及时进行口腔卫生指导。⑤对全身性因素进行矫正和治疗。⑥急性期过后的治疗，通过洁治和刮治术去除菌斑、牙石等一切局部刺激因素，对外形异常的牙龈组织，可通过牙龈成形术等进行矫正，以利于局部菌斑控制和防止复发。因此答案选B。

【避错】易错选项为A，全口洁治是正确的，但青霉素主要对革兰阳性菌有效，而急性坏死性龈炎的致病菌为梭形杆菌和螺旋体。

（55～57题共用题干）

女，14岁。前牙唇侧龈乳头肿胀呈球状突起，颜色暗红，松软光亮，探诊出血明显，局部刺激物不明显，探诊未及附着丧失。

55. 此患者最可能的诊断为

A. 急性龈乳头炎

B. 青春期龈炎

C. 妊娠期龈炎

D. 药物性牙龈增生

E. 侵袭性牙周炎

【答案】B

【考点】青春期龈炎的临床表现

【解析】青春期龈炎好发于前牙唇侧龈乳头和龈缘，舌侧牙龈较少发生。唇侧牙龈肿胀较明显，龈乳头常呈球状突起，颜色暗红或者鲜红，光亮，质地软，探诊出血明显。龈沟可加深形成龈袋，附着水平无变化，亦无牙槽骨吸收。患者的主诉症状常为刷牙或咬硬物出血、口臭等。患者处于青春期，且牙龈的炎症反应超过了局部刺激物所能引起的程度，即牙龈组织的炎症反应较强，因此诊断为青春期龈炎。答案为B。

【避错】易错选项为A，急性龈乳头炎一般有明确的刺激因素。

56. 以下为造成该患者牙龈肿胀的原因，除外

A. 口呼吸

B. 激素水平的改变

C. 吐舌习惯

D. 前牙排列不齐

E. 刷牙不认真

【答案】C

【考点】青春期龈炎的病因

【解析】青春期龈炎的病因包括口呼吸、前牙排列不齐、未能保持良好的口腔卫生习惯造成菌斑滞留以及青春期激素水平的改变。因此答案选C。

【避错】本题易误选A，口呼吸是引起青春期龈炎的原因之一，故不能选A。

57. 针对此患者下列治疗措施中哪一项不正确

A. 牙周基础治疗

B. 教会患者正确控制菌斑的方法

C. 调节激素水平

D. 纠正不良习惯

E. 炎症消退后牙龈形态仍未恢复正常的患者可行牙龈切除术

【答案】C

【考点】青春期龈炎的治疗

【解析】青春期龈炎的治疗包括通过口腔卫生宣教教会患者正确控制菌斑的方法、牙周基础治疗、纠正不良习惯如口呼吸等，炎症消退后牙龈形态仍未恢复正常的患者可行牙龈切除术，治疗后应定期复查。故本题答案为C。

【避错】本题易误选E，青春期过后，牙龈炎症可有部分消退，但原有的龈炎不会自然消退。对于个别病程长且牙龈过度肥大的患者，必要时可采用牙龈切除术。

（58～61 题共用题干）

男，27 岁。牙龈疼痛，自发出血 3 天。检查：腐败性口臭，多个牙的龈乳头尖端消失变平，下切牙的龈缘虫蚀状坏死，有灰白色假膜覆盖。

58. 该病的最可能诊断是

A. 边缘性龈炎

B. 增生性龈炎

C. 急性坏死性龈炎

D. 慢性牙周炎

E. 快速进展性牙周炎

【答案】C

【考点】急性坏死性龈炎的诊断

【解析】急性坏死性龈炎的特征为龈乳头及龈缘坏死，牙龈边缘呈蚕蚀状缺失，表面覆以灰白色假膜。坏死组织成为腐肉，脱落后而形成龈缘区缺损。有严重的腐败性口臭，患部极易出血，因此应选 C。

【避错】此题易错选 E，快速进展性牙周炎表现为牙槽骨呈角形吸收等，无牙龈坏死表现。

59. 对诊断最有帮助的辅助检查是

A. 革兰染色涂片检查

B. 白细胞检查

C. 曲面体层摄影

D. 咬合检查

E. 肌电图检查

【答案】A

【考点】急性坏死性龈炎的辅助检查

【解析】急性坏死性龈炎是以梭形杆菌和螺旋体感染为主的一种急性坏死溃疡性口腔损害，因此应选 A。

【避错】此题易错选 B，急性坏死性龈炎查白细胞无特异性表现。

60. 分析导致该病的主要病原微生物为

A. 伴放线聚集杆菌

B. 牙龈卟啉单胞菌

C. 葡萄球菌

D. 梭形杆菌和螺旋体

E. 放线菌

【答案】D

【考点】急性坏死性龈炎的病原微生物

【解析】急性坏死性龈炎是梭形杆菌和螺旋体引起的特殊感染，因此本题应选 D。

【避错】此题易错选 A，伴放线聚集杆菌是牙周炎的主要致病菌，但不是急性坏死性龈炎的主要病因。

61. 如果明确了诊断，并认为治疗中应使用药物，最佳药物选择是

A. 青霉素

B. 阿莫西林

C. 硝苯地平

D. 甲硝唑

E. 联磺甲氧苄啶片（增效联磺片）

【答案】D

【考点】急性坏死性龈炎的全身用药

【解析】本病急性期治疗首先应轻除去坏死组织，初步刮除大块牙石。局部用氧化剂如 1%～3% 过氧化氢溶液冲洗和反复含漱，全身给予维生素 C 等支持治疗。重症者口服甲硝唑 0.2g，每日 3 次；及时进行口腔卫生宣教，更换牙刷。因此应选 D。

【避错】此题易错选 A，青霉素对厌氧菌效果较差，在牙周、牙龈疾病中较少使用。

（62～64 题共用题干）

男，35 岁。牙龈增生影响进食数年。有癫痫病史。检查：全口牙龈增生，前牙区为重，牙龈乳头球形增大并有分叶，质韧，覆盖牙面 2/3 以上。

62. 最可能的诊断是

A. 牙龈瘤

B. 增生性龈炎

C. 牙龈纤维瘤病

D. 药物性牙龈增生

E. 白血病的牙龈病损

【答案】D

【考点】药物性牙龈增生诊断

【解析】药物性牙龈增生一般开始于服药后 1～6 个月，增生起始于唇颊侧或舌腭侧龈乳头和边缘龈，呈小球状突起于牙龈表面。增生的乳头继续增大相连，覆盖部分牙面，严重时波及附着龈。丧生的牙龈组织质地坚韧，略有弹性，呈淡粉红色，一般不易出血。因此本题应选 D。

【避错】此题易错选 A，牙龈增生应怀疑牙龈瘤，但此题患者有癫痫病史，并且未提示牙龈瘤常见的出血等表现，因此应排除牙龈瘤。

63. 最可能的致病因素是

A. 牙菌斑

B. 遗传因素

C. 服用苯妥英钠

D. 大量白细胞浸润

E. 牙石的慢性刺激

【答案】C

【考点】药物性牙龈增生致病因素

【解析】药物性牙龈增生致病因素：长期服用抗癫痫药物苯妥英钠、钙通道阻滞药、免疫抑制药等是

本病发生的主要原因。因此本题应选 C。

【避错】此题易错选 A，药物性牙龈增生主要的原因是长期服用药物，而非菌斑、牙石刺激。

64. 对该患者应采用的处理是

A. 洁治+局部药物治疗

B. 单纯局部药物治疗

C. 活检+血液科治疗

D. 洁治+牙龈切除术

E. 转基因治疗

【答案】D

【考点】药物性牙龈增生的治疗

【解析】去除局部刺激因素作洁治术以消除菌斑、牙石。用3%过氧化氢液冲洗龈袋，在袋内放入药膜或碘制剂，并给以抗菌含漱剂。在全身病情稳定时，可进行手术切除并修整牙龈外形。因此本题应选 D。

【避错】此题易错选 A，洁治+局部药物治疗为龈炎常用的治疗方法，但此方法无法使增生牙龈恢复正常形态，还应进行手术切除牙龈。

(65～67 题共用题干)

女，50 岁。牙龈增生影响咀嚼 1 年。检查：见全口牙龈肥大增生，覆盖牙面约 1/2，结节状。探诊时有出血，个别牙龈增生严重处牙齿有移位。

65. 为了有助于诊断，最应注意询问的病史为

A. 月经状况

B. 子女情况

C. 饮食状况

D. 服药史

E. 流行病学史

【答案】D

【考点】药物性牙龈增生病史采集

【解析】全口牙龈增生、覆盖牙面约 1/2，为牙龈增生的表现。牙龈增生的疾病有药物性牙龈增生和牙龈纤维瘤病，但牙龈纤维瘤病时牙龈增生更加严重，常覆盖牙面 2/3 以上，所以最有可能是药物性牙龈增生，因此应该询问服药史，所以 D 选项正确。药物性牙龈增生不受月经状况、遗传、饮食状况、传染的影响，所以 A、B、C、E 错误。故此题选 D。

【避错】此题易错选 A，当怀疑有妊娠性龈瘤时应询问月经状况，但此题根据患者年龄可排除妊娠性龈瘤。

66. 如果该患者进行过肾移植手术，并在 1 年中一直接受治疗，则最可能的诊断是

A. 药物性牙龈增生

B. 牙龈纤维瘤病

C. 坏死性龈炎

D. 快速进展性牙周炎

E. 白血病龈病损

【答案】A

【考点】药物性牙龈增生的诊断

【解析】全口牙龈增生、覆盖牙面约 1/2，为牙龈增生的表现，可能是药物性牙龈增生，再加上肾移植手术需要服用免疫抑制药环孢素，这种药长期服用易发生药物性牙龈增生，所以 A 正确。牙龈纤维瘤病、坏死性龈炎、快速进展性牙周炎、白血病龈病损与移植手术、免疫抑制药服用无关，所以 B、C、D、E 错误。故此题选 A。

【避错】此题易错选 B，牙龈纤维瘤病也可能发生牙龈增生，但往往增生更加严重，并且此题提到肾移植，因此应高度怀疑服用环孢素导致的药物性牙龈增生。

67. 导致该病的主要原因是

A. 使用免疫抑制药环孢素

B. 遗传因素

C. 螺旋体

D. 白细胞大量浸润

E. 血压过高

【答案】A

【考点】引起药物性牙龈增生的药物

【解析】由上可知，患者长期服用环孢素，发生药物性牙龈增生，所以 A 正确。遗传因素、螺旋体、白细胞大量浸润、血压过高不是药物性牙龈增生的病因，所以 B、C、D、E 错误。故此题选 A。

【避错】此题易错选 D，白细胞大量浸润是白血病的口腔表现，此题根据临床表现及肾移植病史不难诊断为服用环孢素所致。

(68～69 题共用题干)

女，28 岁。近 4 个月来全口牙龈逐渐肿大，刷牙时牙龈易出血，偶有牙龈自发出血史。

68. 若患者怀疑为白血病在口腔的表现，确诊的方法为

A. 活检

B. 脱落细胞涂片检查

C. 白细胞吞噬功能检查

D. 白细胞趋化功能检查

E. 血常规检查

【答案】E

【考点】白血病的诊断

【解析】白血病口腔病损通过血常规及血涂片检查，发现血细胞数目及形态异常即可确诊。正确答案为 E。

【避错】此题易错选 A，活检不能作为确诊白血

病的方法。

69. 若诊断为白血病，在口腔还会表现为

A. 牙龈苍白、松软脆弱

B. 牙龈色鲜红、光亮，质软

C. 牙龈呈波动感

D. 牙龈表面有假膜

E. 牙龈表面有疱疹

【答案】A

【考点】白血病的口腔表现

【解析】白血病龈病损的主要表现：牙龈肿大，颜色暗红发绀或苍白；组织松软脆弱或中等硬度，表面光亮；牙龈肿胀常为全口性且可覆盖部分牙面；牙龈一般有明显的炎症；由于大量幼稚血细胞浸润积聚，末梢血管栓塞，龈缘处组织坏死，溃疡和假膜形成；牙龈有明显出血现象且不易止住；严重患者还可出现口腔黏膜坏死或剧烈的牙痛等症状。因此选 A。

【避错】此题易错选 B，牙龈色鲜红、光亮、质软为一般牙龈炎症表现，白血病表现为牙龈苍白等。

【B_1 型题】

（70～72 题共用备选答案）

A. 伴放线聚集杆菌

B. 中间普氏菌

C. 螺旋体

D. 丝状菌

E. 牙龈卟啉单胞菌

70. 妊娠期龈炎的优势菌是

【答案】B

71. 与慢性牙周炎关系最密切的是

【答案】E

72. 在坏死性龈炎病变区细菌学涂片检查中常发现的是

【答案】C

【考点】妊娠期龈炎、慢性牙周炎、坏死性龈炎的病因

【解析】妊娠期龈炎的发生只是由于妊娠时性激素水平的改变，牙龈对局部刺激的反应增强，使原有的牙龈慢性炎症加重或改变了特性。有人认为内分泌的改变会影响组织的新陈代谢，从而改变牙龈对菌斑的反应。妊娠期龈炎患者的龈下优势菌的组成也发生了变化，中间普氏菌明显增多而成为龈下优势菌，故 70 题选 B。牙龈卟啉单胞菌是牙周病尤其是慢性牙周炎病变区或活动部位最主要的优势菌，而健康龈沟内很少，牙龈卟啉单胞菌的存在与牙周炎治疗后复发或病情继续加重有关，故 71 题选 E。坏死性龈炎是指发生于龈缘和龈乳头的急性炎症和坏死，又称 Vincent 龈炎。因在本病患者的患处发现大量的梭形杆菌和螺旋体，故本病又称梭形杆菌螺旋体龈炎，故 72 题选 C。

【避错】70 题易错选 E，牙龈卟啉单胞菌是一种非酵解糖的革兰阴性厌氧球杆菌，是慢性牙周炎病变区或活动部位最主要的优势菌。71 题易错选 C，螺旋体是发生于龈缘和龈乳头的急性炎症和坏死，不符合本题的慢性牙周炎特点。72 题易错选 A，伴放线聚集杆菌与侵袭性牙周炎关系密切。

（73～74 题共用备选答案）

A. 硝苯地平

B. 替硝唑

C. 米诺环素

D. 青霉素

E. 罗红霉素

73. 能引起牙龈增生的药物是

【答案】A

74. 对螺旋体作用最强的药物是

【答案】C

【考点】药物应用

【解析】药物性牙龈增生是指长期服用某些药物而引起牙龈的纤维性增生和体积增大，这些药物包括抗癫痫药苯妥英钠、钙通道阻滞药、免疫抑制药等，故 73 题选 A。四环素类药为广谱抗生素，对革兰阳性菌、革兰阴性菌及螺旋体均有抑制其繁殖的作用，在体内分布广。牙周治疗中常用的四环素类药包括四环素、多西环素（又名强力霉素）、米诺环素（又名二甲胺四环素）。米诺环素是半合成的四环素类药，抑菌谱广且抑菌活性强，可抑制慢性牙周炎患者的螺旋体和能动菌。故 74 题选 C。

【避错】73 题易错选 C，四环素类药不会引起药物性牙龈增生。74 题易错选 D，青霉素为广谱抗菌药，但对于螺旋体作用不如四环素。

（75～76 题共用备选答案）

A. 牙龈增生覆盖牙冠一般不超过 1/3，很少波及附着龈

B. 牙龈增生覆盖牙冠的 1/3 左右，一般不超过 2/3，严重者可波及附着龈

C. 牙龈增生常覆盖牙冠的 2/3 以上，很少波及附着龈

D. 牙龈增生覆盖牙冠的 2/3 以上，常波及附着龈

E. 牙龈形态基本正常

下列疾病牙龈增生的情况为：

75. 牙龈纤维瘤病

【答案】D

76. 药物性牙龈肥大

【答案】B

【考点】牙龈疾病的临床表现

【解析】遗传性牙龈纤维瘤病可同时波及龈乳头、游离龈及附着龈，牙龈增生常覆盖牙冠的2/3以上，偶有轻度炎症。故75选D。药物性牙龈肥大有服药史而无家族史，牙龈增生主要累及龈缘和龈乳头，一般不波及附着龈，药物性牙龈增生程度相对较轻，增生牙龈一般覆盖牙冠1/3左右，药物性牙龈增生者伴发慢性龈炎者较多。故76选B。

【避错】75题易错选A。以增生为主要表现的慢性龈炎主要侵犯前牙的牙龈乳头和龈缘，增生程度相对比较轻，覆盖牙冠一般不超过1/3，多数伴有炎症，局部刺激因素明显，无长期服药史及家族史。

考点：牙周炎

【A_1型题】

1. 翻瓣术纵行切口的位置应选择
   A. 龈乳头中央
   B. 颊面中央
   C. 舌腭侧中央
   D. 颊面轴角处
   E. 舌腭侧转角处

【答案】D

【考点】牙周手术治疗

【解析】在水平切口的近中端或近、远中两端做的纵行切口，也称垂直切口。在双侧均作纵切口时，注意使龈瓣的基底部略大于龈缘处，略呈梯形，以保证龈瓣的血供。纵行切口的位置应选在牙的颊面轴角处，将龈乳头包括在龈瓣内，以利于术后缝合。故选D。

【避错】本题易错选其他选项。切忌在龈乳头中央或颊面中央处做纵切口，尽量避免在舌腭侧做纵切口，以免伤及血管、神经。

2. 对于真性牙周袋的理解，以下正确的是
   A. 牙周探诊深度（PD）≥3mm
   B. PD≥5mm
   C. 只与结合上皮的位置向根方增殖有关
   D. PD≥3mm，未见结合上皮的位置向根方增殖
   E. 虽有骨丧失，但上皮附着可正常

【答案】C

【考点】牙周袋的含义

【解析】患牙周炎时，结合上皮向根方增殖，其冠方部分（即原来的龈沟底处）与牙面分离，使龈沟加深而形成牙周袋，这是真性牙周袋。故选C。

【避错】此题易错选其他选项，主要是对真性牙周袋的形成不了解，它并无明确规定的探诊深度。

3. 牙周炎的全身促进因素包括
   A. 胃溃疡
   B. 牙殆畸形
   C. 精神压力
   D. 乙型肝炎
   E. 肾盂肾炎

【答案】C

【考点】牙周炎的全身和局部促进因素

【解析】牙周炎全身促进因素包括遗传因素、吞噬细胞数目减少或功能缺陷、性激素、吸烟、有关系统疾病如糖尿病、精神压力和心理障碍、营养不良等，故选C。

【避错】此题易错选B。牙殆畸形导致牙齿清洁不当、清洁不便，使牙石堆积，牙周炎和龈炎与牙石息息相关，但牙石只是局部促进因素，不能作为全身因素。

4. 龈下刮治时，刮治器工作刃与根面形成的最佳角度是
   A. 0
   B. 15°
   C. 45°
   D. 50°
   E. 80°

【答案】E

【考点】龈下刮治的操作要点

【解析】龈下刮治是在牙周袋内操作，肉眼不能直视，故术前应先探明牙周袋的形态和深度，龈下牙石的量和部位，查明情况后方能刮治。应选用锐利的龈下刮治器，以提高效率。以改良握笔式手持器械，有稳妥的支点，刮的幅度要小。刮治时要改变刮治器的工作面与牙面的角度至45°～90°，以70°～80°最佳，形成适当的切割位置，并以此角度进行刮治。故选E。

【避错】此题易错选C。刮治器与牙根面形成45°，探到牙石后，随即与牙面形成80°进行刮治。

5. 牙周刮治前应预防性使用抗生素的是
   A. HbA1c为6.5%的患者
   B. 有人工心脏瓣膜的患者
   C. 伴不稳定型心绞痛的患者

D. 安装心脏起搏器的患者

E. 血压在 145/90mmHg 的患者

【答案】B

【考点】牙周刮治前应预防性使用抗生素的患者

【解析】HbA1c 正常值为 4%~6%，<5% 控制偏低，易出现低血糖；5.0%~5.6% 控制理想；5.7%~6.5% 可以接受，A 选项错误。伴不稳定型心绞痛的患者与安装心脏起搏器的患者不能进行牙周刮治，C、D 选项错误。血压在 145/90mmHg 的患者为高血压患者，应提前服用抗高血压药，尽量安排下午时间就诊，E 选项错误。风湿性心脏病和先天性心脏病、装有人工心脏瓣膜、糖尿病、尿毒症、肾移植术等情况的患者牙周治疗前需要预防性应用抗生素抗感染，B 选项正确。

【避错】此题易错选 A。HbA1c 5.7%~6.5% 是可以接受的范围，若数值混淆、记错，容易导致此题错选。

6. 属于牙周炎局部促进因素的是

A. 牙根形态异常

B. 吸烟

C. 牙菌斑

D. 畸形中央尖

E. 颊面深窝沟

【答案】A

【考点】牙周病的局部促进因素

【解析】牙周病的局部促进因素：①牙石。②解剖因素，包括根分叉、根面凹陷、颈部釉突和釉珠、腭侧沟、牙根形态异常、冠根比例失调以及骨开裂或骨开窗。③牙齿位置异常。④其他因素，如𬌗创伤、食物嵌塞、不良习惯、牙面着色等。故选 A。

【避错】本题易错选 B。吸烟也是牙周病的促进因素，尤其是重度牙周炎的高危因素，但属于全身促进因素。

7. 慢性牙周炎的早期主要症状中没有

A. 牙龈炎症

B. 牙周袋形成

C. 牙槽骨吸收

D. 牙齿移位

E. 牙菌斑

【答案】D

【考点】牙周炎的早期症状

【解析】牙周炎具有四大特征，即牙龈炎症、牙周袋形成、牙槽骨吸收、牙逐渐松动。病变早期即可出现牙周袋和牙槽骨吸收，仅表现为牙龈红肿和牙菌斑，刷牙及进食时出血，常被患者忽视，延误治疗，使病情进一步加重；晚期可出现牙移位、食物嵌塞等。故选 D。

【避错】此题不易选错。选项 D 很明显地属于慢性牙周炎晚期的表现，看清题干问题不大。

8. 青少年牙周炎时松动、移位最为明显的牙是

A. 下颌前磨牙

B. 下颌磨牙

C. 下颌前牙

D. 上颌磨牙

E. 上颌前牙

【答案】E

【考点】青少年牙周炎的特点

【解析】青少年牙周炎是指发生在青少年时期的一种特殊类型的牙周炎，病情发展较快，病变早期就可出现牙松动、移位，特别是上颌切牙和第一磨牙更为明显，严重时上颌前牙呈扇形展开。青少年牙周炎患者牙松动、移位最为明显的是上颌前牙，故选 E。

【避错】此题易错选 C。青少年牙周炎主要发生病变早期出现牙松动、移位，但是多见于上颌切牙，可出现不同程度的食物嵌塞。

9. 青少年牙周炎与慢性牙周炎不同的是，前者早期可出现

A. 龈出血肿胀

B. 脓肿

C. 菌斑堆积

D. 牙松动移位

E. 龈增生

【答案】D

【考点】青少年牙周炎与慢性牙周炎的区别

【解析】青少年牙周炎发展速度很快，牙周破坏速度比慢性牙周炎快 3～4 倍，病变早期就可出现牙松动、移位，特别是上颌切牙和第一磨牙更为明显，严重时上颌前牙呈扇形展开；形成深而窄的牙周袋，但牙龈炎症往往不明显，口腔卫生情况一般较好。慢性牙周炎，曾称成人牙周炎进程缓慢，可长达 10 年或数 10 年，早期有牙周袋和牙槽骨吸收，但因程度较轻，牙尚不松动。故选 D。

【避错】此题易错选 C。青少年牙周炎有一个特点是虽然病程进展快且早期就出现牙松动和移位等比较严重的症状，但是口腔卫生情况一般较好，牙石量很少，牙龈表面的炎症轻微，即牙周组织的破坏程度与局部刺激物的量不成正比。

10. 患牙调𬌗的注意事项如下，除外

A. 正中𬌗和非正中𬌗均有创伤，应先调正中𬌗

B. 保持牙的生理外形和牙尖切割功能

C. 保持正中时正常的颌间垂直距离

D. 调磨时应注意不断滴水冷却

E. 一次应多调磨几颗牙

【答案】E

【考点】患牙调𬌗的注意事项

【解析】患牙调颌的注意事项：①调𬌗应在有水冷却的条件下进行，砂石轮的转速不宜过快，应间断磨改，避免产热刺激牙髓。②一般先磨改正中位的早接触点，且对功能性牙尖的磨改一定要慎重。③一次不应磨牙太多，应边磨改边检查，以防止出现新的早接触点或不平衡。④磨改后观察数天进行复查，检查上次磨改效果，在此基础上决定是否需要再磨。故选E。

【避错】此题不易选错。因为调𬌗对于患牙来说是一个不可逆的过程，所以应该选择谨慎保守的治疗方法，而不应该一次性调磨多颗牙。

11. 局限型青少年牙周炎诊断时，可查出

A. 产黑色素类杆菌

B. 螺旋体

C. 伴放线聚集杆菌

D. 牙龈类杆菌

E. 梭形杆菌

【答案】C

【考点】局限型青少年牙周炎的特异性细菌

【解析】在局限型青少年牙周炎患者的深牙周袋中能分离出特异性细菌，即伴放线聚集杆菌，因此C正确。产黑色素类杆菌和牙龈类杆菌均不是证据充分的牙周炎致病菌，因此A和D错误。螺旋体和梭形杆菌引起坏死溃疡性龈炎，因此B和E错误。所以应选C。

【避错】此题不易选错。伴放线聚集杆菌作为侵袭性牙周炎的主要致病菌是基本知识点。

12. 慢性牙周炎早期的特点为

A. 牙根暴露

B. 多数牙松动

C. 有根分叉病变

D. 牙槽骨嵴顶吸收

E. 经常发生牙周脓肿

【答案】D

【考点】慢性牙周炎早期的特点

【解析】牙周炎具有四大特征，即牙龈炎症、牙周袋形成、牙槽骨吸收、牙松动移位。病变早期即可出现牙周袋和牙槽骨吸收，表现为牙龈红肿和牙菌斑，刷牙及进食时出血，常被患者忽视，延误治疗，使病情进一步加重；晚期可出现牙齿移位、食物嵌塞等。故选D。

【避错】此题易错选B。慢性牙周炎因为牙槽骨的吸收、牙周袋的形成，会引起牙一定程度的松动，但对于早期的牙周炎来说，还达不到多数牙松动的程度。

13. GTR治疗效果最好的骨缺损是

A. 一壁骨缺损

B. 二壁骨缺损

C. 三壁骨缺损

D. 混合袋壁

E. 骨上袋

【答案】C

【考点】GTR治疗的适应证

【解析】GTR即引导性组织再生术，其适应证主要包括骨下袋、根分叉病变、局限性牙龈退缩。因此可排除E。在骨下袋中，窄而深的三壁骨袋，牙周膜细胞来源丰富，且易于提供牙周膜细胞生长的空间，因此效果最好，是较好的适应证，因此应选C。

【避错】此题易错选E，GTR主要用于骨下袋，骨上袋不需要使用GTR。

14. 牙周炎除四大症状外的晚期伴发症状是

A. 牙周袋形成

B. 牙龈炎症

C. 牙槽骨吸收

D. 牙移位

E. 牙松动

【答案】D

【考点】牙周炎的伴发症状

【解析】牙周炎的四大症状为牙周袋形成、牙龈炎症、牙槽骨吸收和牙松动，因此可以将答案A、B、C、E排除。牙移位是四大症状外的晚期伴发症状，前牙常呈扇形移位，应选D。

【避错】此题易错选E，牙松动属于牙周炎的主要症状之一，移位才是晚期伴发症状。

15. 晚期慢性牙周炎牙槽骨吸收主要是

A. 垂直吸收

B. 水平吸收

C. 凹坑状吸收

D. 斜行吸收

E. 不均匀吸收

【答案】B

【考点】慢性牙周炎牙槽骨吸收特点

【解析】牙周炎早期时牙槽骨吸收形式可有多种，包括水平吸收、垂直吸收、凹坑状吸收、不均匀吸收。但晚期牙槽骨吸收主要是水平吸收，即牙槽间

隔、唇颊侧或舌侧牙槽嵴顶呈水平吸收，使牙槽嵴顶的高度降低。因此应选 B。

【避错】此题易错选 A，晚期牙槽骨吸收多呈水平吸收。

16. 对深达膜龈联合的牙周袋应采用的最佳手术治疗方法为

A. 牙龈切除术

B. 翻瓣术

C. 袋壁刮治术

D. 游离龈瓣移植

E. 侧向转位瓣术

【答案】B

【考点】牙周手术

【解析】对深达膜龈联合的牙周袋进行手术治疗的最佳方案是翻瓣术，既可切除袋内壁病变组织，又可保留牙龈外形，因此 B 正确。不能采用牙龈切除术，因若用牙龈切除术来消除牙周袋，会将全部牙龈切除，因此 A 错误。袋壁刮治术目前已经淘汰，因此 C 错误。D、E 选项都不是治疗深牙周袋的最佳手术方法。所以应选 B。

【避错】此题易错选 A，牙龈切除术一般用于牙龈增生病例。

17. 松动牙固定术不能达到的目的是

A. 减轻松动牙的𬌗力负担

B. 分散𬌗力

C. 以相邻健康牙分担患牙所承受的来自各个方向的力

D. 永久保存病变的牙，以维持牙列的完整

E. 有利于牙周组织愈合

【答案】D

【考点】松动牙固定术

【解析】牙周炎松动牙的固定是通过牙周夹板将松动的患牙连接，并固定在健康稳固的邻牙上，形成一个咀嚼群体。当其中某一颗牙受力时，𬌗力就会同时传递到被固定的相邻牙的牙周组织，从而分散𬌗力，减轻了患牙的负担，调动了牙周组织的代偿能力，为牙周组织的修复和行使正常的功能创造了条件，有利于牙周组织的愈合，故答案为 D。

【避错】此题易错选 E，松动牙用夹板固定后，可减轻每个患牙的负担，有利于牙周组织恢复健康。

18. 判断有无牙周炎的重要指征是

A. 龈袋超过 3mm

B. 附着丧失

C. 龈红肿

D. 龈出血

E. 龈乳头增生

【答案】B

【考点】牙周炎的诊断

【解析】有无附着丧失是判断有无牙周炎的主要指征，因此 B 正确。龈袋超过 3mm，可形成假性牙周袋，不是诊断牙周炎的决定指标。龈红肿、龈出血和龈乳头增生均是牙龈炎症的表现，不是诊断牙周炎的重要指征。因此应选 B。

【避错】此题易错选 A，龈袋超过 3mm 不是牙周炎的主要诊断指标，因为牙龈增生时也可形成假性牙周袋，此时龈袋也可能超过 3mm。

19. 牙周基础治疗包括下列内容，除外

A. 洁治术

B. 口腔卫生指导

C. 龈下刮治术

D. 牙龈切除术

E. 菌斑控制

【答案】D

【考点】牙周基础治疗的内容

【解析】牙龈切除术属于牙周基础性手术，是在牙周基础治疗之后针对还存在深牙周袋合并炎症的牙龈进行的手术，不属于牙周基础治疗，而牙周基础治疗内容包括菌斑控制、洁治术、龈下刮治术和根面平整术、口腔卫生指导。故此题选 D。

【避错】此题易错选 C，龈下刮治术是基础治疗的一个重要部分。

20. 牙周翻瓣术中能彻底切除袋内壁上皮和感染组织的切口是

A. 牙间水平切口

B. 沟内切口

C. 外斜切口

D. 内斜切口

E. 纵切口

【答案】D

【考点】牙周翻瓣术切口设计

【解析】牙周翻瓣术内斜切口从近龈缘处切入，刀尖指向根尖方向，切至牙槽嵴顶或其附近，将牙周袋内壁切除，形成创面朝向根面的龈瓣，其要达到 3 个目的，即将袋内壁的上皮和炎症组织切除、保留相对完好的袋外侧面的角化牙龈、形成边缘较薄的龈瓣，故选 D；牙间水平切口为暴露内斜切口的最根方后所做，即将刀片与牙面垂直，在骨嵴顶冠方水平地切断袋壁组织与骨嵴顶的连接，作用为从颊舌方向将欲切除的组织从骨嵴顶和牙面彻底断离，排除 A；沟内切口作用为切断周围组织与根面的连接，以便清除

袋壁组织，排除B；外斜切口为牙龈切除术中所做，排除C；纵切口目的为减少组织张力，松弛龈瓣，以便更好地暴露术区，排除E。所以此题选D。

【避错】此题易错选C，牙周翻瓣术中不做外斜切口。

21. 牙周炎中最常见的类型是

A. 青春前期牙周炎

B. 青少年牙周炎

C. 快速进展性牙周炎

D. 慢性牙周炎

E. 难治性牙周炎

【答案】D

【考点】牙周炎中最常见的类型

【解析】慢性牙周炎是牙周炎中最常见的类型，约占牙周炎患者的95%，所以D正确。青春前期牙周炎、青少年牙周炎、快速进展性牙周炎都属于侵袭性牙周炎，所以A、B、C错误。难治性牙周炎是因各种原因难以治疗的牙周炎，并不常见，所以E错误。故此题选D。

【避错】此题易错选B，青少年牙周炎是特定人群才会出现的一类牙周炎症，因此不如慢性牙周炎普遍。

22. 局部缓释用药治疗牙周炎的优点如下，除外

A. 用药量小

B. 药物维持时间长

C. 牙周袋内的药物浓度高

D. 不易诱导耐药菌的产生

E. 可杀灭侵入袋壁内的微生物

【答案】E

【考点】局部缓释用药的优点

【解析】局部缓释用药可在一定程度上减少袋内致病菌，但最大限度地消除致病菌还要靠根面平整术，故选E；局部缓释用药可提高局部药物浓度，增加药物作用时间，减少用药剂量，排除A、B、C；由于是局部用药，药量减少，故不易诱导耐药菌的产生，排除D。所以此题选E。

【避错】此题易错选B，局部缓释用药有药物持续时间长的特点。

23. 早期牙周炎的表现不包括

A. 牙周袋形成

B. 牙槽骨吸收

C. 牙龈红肿

D. 牙移位

E. 探诊后牙龈出血

【答案】D

【考点】早期牙周炎的表现

【解析】牙周炎在炎症早期，轻探龈沟即可出血，探诊出血可作为诊断牙龈有无炎症的重要指标。早期的牙周炎牙不松动，只有在慢性破坏性炎症发展到一定的程度，牙槽骨大部分吸收，牙周组织支持力量大为减弱时，才可以导致牙松动甚至脱落。因此应选D。

【避错】此题易错选B，牙周炎早期便可出现牙槽骨吸收的表现。

24. 快速进展性牙周炎的临床特点为

A. 发病年龄都在35岁以上

B. 严重及快速的牙槽骨破坏

C. 通常牙龈炎症轻

D. 病损局限，只累及磨牙

E. 牙周袋浅，不超过4mm

【答案】B

【考点】快速进展性牙周炎的临床特点

【解析】快速进展性牙周炎一般见于35岁以下，有全口大多数牙的重度牙周破坏。牙周破坏程度与局部刺激因素不成正比，牙槽骨快速吸收，因此应选B。

【避错】此题易错选D，快速进展性牙周炎病变范围较广泛，可累及多个牙。

25. 对牙周兼性厌氧菌及微需氧菌感染无效的是

A. 四环素

B. 米诺环素

C. 螺旋霉素

D. 氯己定

E. 甲硝唑

【答案】E

【考点】甲硝唑的药物特点

【解析】甲硝唑对厌氧菌治疗效果很好，但对于牙周兼性厌氧菌及微需氧菌感染无效。因此应选E。

【避错】此题易错选A，四环素为广谱抗菌药，对于厌氧菌及微需氧菌感染都有效。

26. 导致牙周炎临床症状的主要病理变化是

A. 牙龈出血与牙移位

B. 牙周袋形成与牙周溢脓

C. 牙周袋形成与牙槽骨吸收

D. 牙周膜间隙增宽与牙槽骨吸收

E. 牙周膜间隙变窄与牙槽骨吸收

【答案】C

【考点】牙周炎的病理变化

【解析】牙周炎是由菌斑微生物引起的牙周组织炎症性破坏性疾病。主要病理变化为牙结合上皮破坏致使牙周袋形成，牙槽骨吸收。故选C。

【避错】此题易错选 B，牙周溢脓不是导致牙周炎临床症状的主要病理变化。而是临床症状之一。

27. 牙周炎的局部刺激因素如下，除外

A. 细菌和菌斑

B. 软垢和牙石

C. 食物嵌塞

D. 饮酒

E. 咬合创伤

【答案】D

【考点】牙周炎的局部刺激因素

【解析】牙周病的局部刺激因素：牙石和软垢；解剖因素（牙解剖因素、骨开裂和骨开窗）、牙位置异常、拥挤和错𬌗畸形；其他促进因素（充填体悬突、修复体的设计、修复体的材料、正畸治疗）、咬合创伤、食物嵌塞等，故选 D。

【避错】此题易错选 E，咬合创伤可引起牙龈萎缩、牙槽骨吸收等。

【A_2 型题】

28. 男，27 岁。右上后牙龈下刮治后仍有肿胀。检查：$\overline{7|}$冠远中边缘与龈缘平齐，探诊深度 8mm。X 线片示：$\overline{7|}$根充满，远中边缘根长 1/3。$\overline{7|}$远中处如果考虑行楔形瓣切除术，该处应采用的缝合方式为

A. 水平褥式缝合

B. 间断缝合

C. 锚式缝合

D. 悬吊缝合

E. 垂直褥式缝合

【答案】C

【考点】缝合

【解析】锚式缝合是将最后一个磨牙远中的龈瓣或缺牙隙处的龈瓣以锚样的方式固定在邻近的牙上，适用于最后一个磨牙远中楔形瓣的缝合，或与缺牙间隙相邻处的龈瓣闭合。故选 C。

【避错】此题易错选 A。水平褥式缝合适用于两牙之间有较大缝隙或龈乳头较宽时，为使龈瓣能更好地贴合骨面，可做水平褥式缝合。

29. 女，15 岁。双侧下颌第一磨牙松动 I 度。有浅牙周袋，袋内检出大量伴放线聚集杆菌。对该患者适宜的预防和药物治疗为

A. 青霉素

B. 多西环素

C. 螺旋霉素

D. 卡那霉素

E. 万古霉素

【答案】B

【考点】四环素类药的临床应用

【解析】四环素类药对多种牙周可疑致病菌都有抑制作用，如牙龈卟啉单胞菌、具核梭形杆菌、二氧化碳噬纤维菌及螺旋体等，特别是对伴放线聚集杆菌具有较强的抑制作用。常用药物有四环素、多西环素、米诺环素。故选 B。

【避错】此题易错选其他选项，应注意四环素类药对伴放线聚集杆菌具有较强的抑制作用。

30. 女，35 岁。患慢性牙周炎，经医师治疗后，左下第一磨牙根分叉处探诊仍出血。分析疗效差的可能原因如下，除外

A. 与邻牙接触不良

B. 𬌗关系异常

C. 口腔卫生不良

D. 有釉突

E. 治疗不彻底

【答案】A

【考点】根分叉病变的病因

【解析】根分叉病变的病因包括菌斑微生物、𬌗合创伤、牙根的解剖形态不良、牙颈部的牙釉质突起、磨牙牙髓的感染和炎症等。根分叉病变与邻牙接触情况关系并不密切，因此答案选 A。

【避错】此题易误选 B，根分叉区是对𬌗力敏感的部位，一旦牙龈的炎症进入该区，组织的破坏会加速进行，常造成凹坑状或垂直骨吸收。

31. 女，32 岁。1 年前开始刷牙时牙龈少量出血，近 1 周加重。检查：牙石（++）。牙龈呈暗红色，边缘肿胀，乳头圆钝，质地松软，探诊深度 3mm，松动（-），探诊易出血，下前牙舌侧牙根外露。其最有可能的诊断是

A. 慢性牙周炎

B. 侵袭性牙周炎

C. 根尖周炎

D. 坏死性牙周炎

E. 药物过敏性口炎

【答案】A

【考点】慢性牙周炎的临床表现

【解析】慢性牙周炎可发生在任何年龄，表现为牙龈色形质的变化，患者可有刷牙或进食时牙龈出血或口腔异味，牙周袋形成，探诊深度超过 3mm，结缔组织附着丧失、牙槽骨吸收。根据题中描述，可诊断为慢性牙周炎。故答案为 A。

【避错】易错答案为 B，侵袭性牙周炎一般发生

于30岁以下，病变严重且进展快速。

32. 女，33岁。经检查初步诊断为广泛型侵袭性牙周炎，其右下第一磨牙探针能贯通根分叉区颊舌侧，但根分叉表面仍有牙龈覆盖，角化龈过窄。以下手术方法中，宜采用的是

A. 袋壁切除术
B. 植骨术
C. 分根术
D. 翻瓣术
E. 半牙切除术

【答案】D

【考点】根分叉病变的分度和治疗

【解析】根据题中所述患牙为Ⅲ度根分叉病变，可通过袋壁切除术、分根术、翻瓣术、半牙切除术等方法治疗，当颊侧的附着龈较窄时，则应行翻瓣术，在刮净龈面及修整骨缺损后，将龈瓣根向复位并缝合于牙槽嵴水平，下颌牙的舌侧一般可切除袋壁。故选D。

【避错】此题易误选A，Ⅲ度根分叉病变颊侧的附着龈较窄时，则应行翻瓣术，下颌牙的舌侧一般可行袋壁切除术。植骨术适用于Ⅱ度根分叉病变。

33. 女，16岁。X线片上可见双侧下第一磨牙牙槽骨呈弧形吸收至根长的1/2，双侧上第一磨牙及下切牙的牙槽骨吸收达根长的1/3，余牙未见明显牙槽骨吸收。最可能的诊断是

A. 慢性牙周炎
B. 局限型侵袭性牙周炎
C. 广泛型侵袭性牙周炎
D. 青春期龈炎
E. 慢性牙周炎

【答案】B

【考点】局限型侵袭性牙周炎的诊断

【解析】局限型侵袭性牙周炎发病可始于青春期前后，女性多于男性。典型的患牙局限于第一恒磨牙和上、下颌切牙，多为左右对称。但早期患者不一定波及所有的切牙和第一磨牙。X线片可见第一磨牙的邻面有垂直型骨吸收，若近远中均有垂直型骨吸收则形成典型的弧形吸收，在切牙区多为水平型骨吸收。根据患者表现，其最可能为局限型侵袭性牙周炎。故选B。

【避错】本题易错选C。广泛型侵袭性牙周炎有广泛的邻面附着丧失，累及除切牙和第一磨牙以外的至少3颗恒牙。

34. 女，50岁。下前牙松动1年。检查：$\overline{1|1}$ 松动Ⅰ度，牙石（+++），牙龈退缩3mm，探诊深度4mm。全口其他牙结石（++），龈缘及乳头暗红，探诊出血（+），探诊深度普遍5～6mm，有附着丧失。最可能的诊断为

A. 龈乳头炎
B. 慢性牙周炎
C. 慢性龈缘炎
D. 牙髓-牙周联合病变
E. 快速进展性牙周炎

【答案】B

【考点】牙周炎的诊断

【解析】慢性牙周炎诊断特征包括菌斑、牙石刺激因素存在，牙周袋>3mm且有牙周附着丧失，牙周袋探诊后出血，牙松动或移位等，本病例以上表现均存在，故诊断为慢性牙周炎，选B；龈炎无牙槽骨吸收及附着丧失，排除A、C；牙髓-牙周联合病变应有牙髓炎症的表现，病例中未出现，同时其牙周袋深达根尖，牙龈退缩严重，松动度达Ⅱ度以上，排除D；快速进展性牙周炎表现为菌斑量与破坏程度不一致，排除E。所以此题选B。

【避错】此题易错选E，快速进展性牙周炎一般出现在35岁以下人群，且病程进展较快，此题患者年龄为50岁，且病史较长，可以排除。

35. 男，38岁。全口牙出血，咀嚼无力，且刚完成彻底的牙周系统治疗，无明显系统性疾病。口腔检查：牙周袋深度较之前增加。X线检查：牙槽骨吸收有明显发展。口腔卫生情况良好，初步诊断为

A. 青少年牙周炎
B. 与糖尿病有关的牙周炎
C. 慢性牙周炎
D. 快速进展性牙周炎
E. 顽固性牙周炎

【答案】E

【考点】顽固性牙周炎的诊断

【解析】患者38岁，因此排除A。无明显系统性疾病，因此排除B。顽固性牙周炎指的是尽管患者很好地遵从医嘱，并接受了对大部分患者来说有效的牙周治疗措施，但其牙周炎却仍持续进展的类型。由于临床病情及治疗方法的不同，导致这些患者的牙周炎未能控制，因此E正确，而C、D错误。所以应选E。

【避错】此题易错选D，快速进展性牙周炎一般出现于35岁以下的青年，并且此患者刚完成彻底的牙周系统治疗，因此应诊断为顽固性牙周炎。

36. 女，40岁。要求洁治。检查：牙石（++），龈缘及乳头中度红，探诊出血，探诊深度普遍4～5mm，可探及釉质牙骨质界，牙无松动。最可能

的诊断是

A. 边缘性龈炎

B. 妊娠期龈炎

C. 慢性牙周炎

D. 药物性牙龈增生

E. 快速进展性牙周炎

【答案】 C

【考点】 慢性牙周炎的诊断

【解析】 慢性牙周炎多见于成人，有明显的菌斑、牙石等刺激因素，且与牙周组织的炎症和破坏程度一致。牙周袋>3mm，炎症出血，附着丧失，牙槽骨吸收，该患者症状符合牙周炎的诊断；龈炎无牙槽骨吸收，排除A、B；药物性牙龈增生有特殊药物史，牙龈小球状、分叶状或桑葚状增生，颜色淡粉色，排除D；快速进展性牙周炎表现为菌斑量与破坏程度不一致，排除E。所以此题选C。

【避错】 此题易错选E，快速进展性牙周炎一般见于35岁以下的人群，并且进展较快。

37. 男，45岁。刷牙时牙龈出血10年。检查：牙石(++)，菌斑量多，牙龈红肿明显，探诊出血，袋深普遍4～6mm，附着丧失普遍2～4mm。X线片示牙槽骨有水平吸收。最可能的诊断是

A. 坏死性龈炎

B. 边缘性龈炎

C. 增生性龈炎

D. 慢性牙周炎

E. 快速进展性牙周炎

【答案】 D

【考点】 慢性牙周炎的诊断

【解析】 患者已经有明显的附着丧失，排除龈炎的可能，不选A、B、C。而快速进展性牙周炎主要见于35岁以下人群，病情发展迅速，与患者的病情不相符合，不选E。综上此题选D。

【避错】 此题易错选E，快速进展性牙周炎一般发生于35岁以下人群。

38. 女，18岁。自觉前牙咀嚼无力。检查：$\underline{2|12}$松动Ⅱ度，$\underline{1|1}$松动Ⅰ度，龈肿不明显，$\underline{62|26}$和$\underline{1|1}$袋深5～6mm，口腔卫生良好。X线片示$\underline{2|12}$、$\underline{1|1}$牙槽骨吸收1/2，$\underline{6|6}$牙槽骨垂直吸收，全身其他部位未见异常。最可能的诊断为

A. 快速进展性牙周炎

B. 慢性牙周炎

C. 青春前期牙周炎

D. 青春期龈炎

E. 掌跖角化-牙周破坏综合征

【答案】 A

【考点】 快速进展性牙周炎的诊断

【解析】 快速进展性牙周炎以好发于35岁以下和全口大多数牙的重度牙周破坏作为主要特点。一般患者口腔卫生良好，而牙周破坏严重，与该患者情况相符合，因此应选A。E属于遗传性疾病，患者没有遗传史，排除E。慢性牙周炎病程比较缓慢，故B错误。患者已经具有附着丧失，不是青春期龈炎表现，故D不选。而青春前期牙周炎常见年龄较小，一般4岁左右，与患者发病年龄不相符合，故不选C。

【避错】 此题易错选B，患者年龄、口腔卫生情况等不符合慢性牙周炎特点。

39. 女，19岁。感觉牙齿咀嚼无力2年。检查：$\frac{6|6}{6|6}$松动Ⅱ度，$\frac{21|12}{21|12}$松动Ⅰ度，牙龈轻度肿胀，菌斑少，袋深4～6mm。X线片示$\frac{6|6}{6|6}$牙槽骨明显吸收，而牙槽骨吸收为角状。该病最可能的诊断为

A. 慢性牙周炎

B. 牙周脓肿

C. 青少年牙周炎

D. 牙髓-牙周联合病变

E. 慢性根尖周炎

【答案】 C

【考点】 青少年牙周炎的诊断

【解析】 患者正值青春期，突出表现：菌斑牙石量少，牙龈表面的炎症轻微，但却已有深牙周袋，牙周组织破坏程度与局部刺激物的量不成正比；有好发牙位：第一磨牙和上下颌切牙；第一磨牙近远中均有垂直吸收即角形吸收（典型的弧形吸收），根据以上特征可诊断为青少年牙周炎，故选C。

【避错】 此题易错选A，慢性牙周炎也有牙周袋形成、牙松动等症状，但一般早期不出现牙松动，也没有牙槽骨角形吸收的特点。

【A_3/A_4型题】

（40～42题共用题干）

一名慢性牙周炎的中年患者，经有经验的医师治疗后，$\underline{6|}$的根分叉区探诊仍有出血。

40. 需要做以下检查，除外

A. 是否用牙线

B. 有无釉突

C. 咬合关系

D. 是否存在龈下牙石

E. 口腔卫生情况

【答案】A

【考点】根分叉病变的病因

【解析】根分叉病变的病因：①菌斑微生物。②殆创伤。③牙根的解剖形态。④牙颈部的牙釉质突起。⑤磨牙牙髓的感染和炎症。用牙线是针对牙齿邻面菌斑的清除，与根分叉关系不大。因此答案选A。

【避错】根分叉病变与邻牙接触情况关系并不密切。

41. 根分叉病变治疗难度大，从牙体解剖的特点分析有以下原因，除外

A. 根分叉入口过小

B. 釉突

C. 根面有凹槽

D. 深刮器械工作刃过短

E. 多数磨牙根分叉距釉质牙骨质界较近

【答案】D

【考点】根分叉病变的发病因素

【解析】根分叉区病变的治疗原则与单根牙病变基本一致，但由于分叉区的解剖特点，如分叉的形态，两根（或三根）之间如过于靠拢则妨碍刮治器械的进入，根面的凹沟、骨破坏形态的复杂性等因素，使分叉区的刮治难度极大提高，疗效也受到一定影响。综上可知答案为D。

【避错】此题易误选E，根分叉的角度由第一磨牙向第二磨牙和第三磨牙依次减小，有58%的第一磨牙根分叉开口处的宽度<0.75mm，尤以颊侧为著，一般龈下刮治器的宽度为0.75mm，难以进入分叉区内，故多数磨牙根分叉距釉质牙骨质界较近是根分叉病治疗难度大的原因之一。

42. 下颌磨牙Ⅱ度根分叉病变的治疗方法如下，除外

A. 保守治疗

B. 引导组织再生术

C. 植骨术

D. 冠向复位瓣术

E. 截根术

【答案】E

【考点】Ⅱ度根分叉病变的治疗方法

【解析】下颌磨牙Ⅱ度根分叉病变根据骨破坏的程度、牙周袋的深度以及有无牙龈退缩等情况，可选用保守治疗、引导组织再生术、植骨术、冠向复位瓣术等。截根术是Ⅲ度、Ⅳ度病变的治疗方法，对于上颌磨牙颊根的病变效果甚佳。故答案为E。

【避错】易错答案为A，根分叉病变可以采用保守治疗，如药物治疗。

（43～46题共用题干）

女，19岁。上前牙松动3年。检查见上切牙松动Ⅱ度，扇形移位，口腔卫生较好，初步印象为局限型青少年牙周炎。

43. 为确诊还应做的最重要的检查是

A. 血液检查

B. 活检

C. 脱落细胞诊断

D. 拍X线片

E. 殆力测定

【答案】D

【考点】局限型青少年牙周炎的检查

【解析】局限型青少年牙周炎X线片可见第一磨牙的近远中均有垂直吸收，形成典型的“弧形吸收”；切牙区多为水平吸收；还可见牙周膜间隙增宽、硬骨板模糊、骨小梁疏松等。因此应选D。

【避错】此题易错选E，患者的牙松动移位是牙周炎造成的，并非咬合创伤引起，因此无须进行殆力测定。

44. 若已确诊，其可能还具有的特征如下，但不包括

A. 上颌第一磨牙近中垂直吸收

B. 病变累及全口牙

C. 牙龈炎症表现轻微

D. 龈下菌斑中查出大量的伴放线聚集杆菌

E. 上前牙有深牙周袋

【答案】B

【考点】局限型青少年牙周炎的临床表现

【解析】局限型青少年牙周炎早期患者的菌斑、牙石量很少，牙龈炎症轻微，但却有深牙周袋，牙周组织破坏程度与局部刺激物的量不成比例。好发牙位为第一磨牙和上下切牙。X线片可见第一磨牙的近远中均有垂直吸收，形成典型的“弧形吸收”；切牙区多为水平吸收。伴放线聚集杆菌是青少年牙周炎的主要致病菌，患者龈下菌斑中可分离出该菌。B项不正确，局限型青春期牙周炎并不累及全口牙，故选B。

【避错】此题易错选A，上颌第一磨牙近中垂直骨吸收是局限型青少年牙周炎的特征性表现。

45. 对该患者的治疗措施中不适当的是

A. 牙周基础治疗

B. 反复进行口腔卫生指导

C. 首选口服甲硝唑

D. 基础治疗后进行翻瓣术治疗

E. 定期复查复治

【答案】C

【考点】局限型青少年牙周炎的治疗

【解析】局限型青少年牙周炎治疗以局部治疗为主，首先是除去牙龈上方的牙石，然后除去牙周袋内的牙石，并刮除牙周袋内含有大量细菌毒素的病变牙骨质。形成了牙周袋后，通常对牙周袋进行药物处理，可在牙周袋内置入各种药物，如碘甘油、复方碘液或抗菌药。比较严重的患部，尤其牙周袋较深之处，需做牙周翻瓣术。维持期间除要永久不间断地做口腔清洁外，应依医师指示，定期回诊检查。排除A、B、D、E。甲硝唑不是治疗该病的首选。C是错误的。

【避错】此题易错选D，局限型青少年牙周炎发展较快，症状较重，因此部分病例需进行翻瓣术。

46. 青少年牙周炎牙槽骨吸收的特点如下，除外

A. 初期牙槽骨仅表现为疏松

B. 可见到牙槽硬骨板模糊不清，但牙槽骨无明显吸收

C. 病变中晚期，骨吸收多呈杯状或角形吸收

D. 多发生牙槽骨水平吸收

E. 牙槽骨吸收范围和牙周袋深度常不一致

【答案】D

【考点】局限型青少年牙周炎的牙槽骨吸收特点

【解析】X线片可见第一磨牙的近远中均有垂直吸收，形成典型的“弧形吸收”；切牙区多为水平吸收；还可见牙周膜间隙增宽、硬骨板模糊、骨小梁疏松等。局限型青春期牙周炎的牙槽骨吸收不是水平吸收，D错误。因此应选择D。

【避错】此题易错选E，青少年牙周炎常表现为部分牙槽骨吸收较明显。

（47～52题共用题干）

男，45岁。主诉刷牙时牙龈出血，口腔有异味，双侧后牙及下前牙轻度松动，伴有咬合痛。

47. 主要应该进行的检查是

A. 邻面龋+叩诊

B. 食物嵌塞检查

C. 冷热刺激反应

D. 早接触+牙松动度

E. 牙周袋探诊+X线检查

【答案】E

【考点】牙周炎的辅助检查

【解析】探查时可见牙周附着丧失，形成牙周袋，牙有不同程度的松动，严重时形成牙周脓肿。X线片可见牙槽骨呈不同程度的吸收。严重时出现牙松动和咬合关系紊乱。因此应选E。

【避错】此题易错选B，如果个别牙有牙龈出血应考虑食物嵌塞，但此题多个牙有牙龈出血、牙松动应考虑牙周炎。

48. 如果拟诊为慢性牙周炎，主要致病菌是

A. 伴放线聚集杆菌

B. 牙龈类杆菌

C. 乳杆菌

D. 变异链球菌

E. 二氧化碳噬纤维菌

【答案】B

【考点】慢性牙周炎的致病菌

【解析】牙龈类杆菌是慢性牙周炎的主要致病菌，患者龈下菌斑中可分离牙龈类杆菌，因此应选B。乳杆菌和变异链球菌是龋病的致病优势菌，而伴放线聚集杆菌是侵袭性牙周炎的优势菌，二氧化碳噬纤维菌是青少年牙周炎的优势菌。故选B。

【避错】此题易错选D，变异链球菌是龋病的主要致病菌，而非牙周炎的主要致病菌。

49. 晚期可能出现的伴发症状是

A. 中等深度牙周袋

B. 重度牙龈炎症

C. 急性牙周脓肿

D. 牙槽骨水平吸收

E. 牙松动咬合痛

【答案】C

【考点】牙周炎晚期伴发症状

【解析】牙周炎晚期患者感局部剧烈跳痛，有时同时出现多个部位的脓肿，称多发性牙周脓肿。此时患者可有体温升高、全身不适，以及下颌下淋巴结肿大、压痛等症状。因此应选C。

【避错】牙松动不是牙周炎的晚期表现，牙移位才是晚期表现。

50. 治疗的基本原则是

A. 控制菌斑+彻底清除牙石

B. 控制菌斑+拔除松动牙

C. 松动牙固定术

D. 牙周袋及根面药物处理

E. 牙周外科手术+全身治疗

【答案】A

【考点】慢性牙周炎的治疗原则

【解析】针对局部刺激因素，可做龈上洁治术或龈下刮治术，必要时彻底清除牙石，调整咬合，消除食物嵌塞和纠正不良修复物。故选A。

【避错】此题易错选B，牙周病的治疗原则是彻底清除牙石，拔除松动牙是牙周病的治疗手段之一，但不是基本原则。

51. 下述牙周疗效维持及预防的叙述中，正确的是

A. 1～2年进行1次复查，复诊
B. 防治牙周炎1～2年做1次洁治
C. 局部牙龈无炎症可以不拍X线片
D. 牙周维护在治疗后的前3年最重要
E. 患者复查时重点要检查全身情况

【答案】D

【考点】慢性牙周炎的疗效维持及预防

【解析】慢性牙周炎患者经过治疗后，仍须终身自我维护牙周健康，养成良好的口腔卫生习惯；定期进行专业维护，以防止复发，牙周维护在治疗后前3年最重要，此为牙周治疗的维护期。因此应选D。

【避错】此题易错选C，牙周疗效维持阶段应拍X线片以评估牙周治疗的效果。

52. 如果行牙周手术，改良翻瓣术的正确切口是
A. 内斜切口+沟内切口+水平切口
B. 水平切口+沟内切口
C. 纵形切口+沟内切口
D. 内斜切口+纵形切口
E. 信封梯切口+纵形切口

【答案】A

【考点】牙周改良翻瓣术的切口

【解析】改良翻瓣术第一切口为内斜切口，第二切口为沟内切口，第三切口为水平切口，最后将软组织瓣复位、缝合、上塞治剂。因此应选A。

【避错】此题易错选D，除了水平切口+沟内切口外，改良翻瓣术还需做内斜切口。

【B_1型题】

（53～55题共用备选答案）
A. 牙周探针
B. 尖探针
C. 洁治器
D. 刮治器
E. 骨挫

53. 探测牙周袋深度时应使用

【答案】A

54. 探测牙石部位时应使用

【答案】B

55. 清除龈上牙石时应使用

【答案】C

【考点】常用口腔器械的使用方法

【解析】临床上牙周探针用于探测牙周袋，53题选A。尖探针辅助发现牙体缺损，探查龋洞、探测患区的感觉、发现敏感部位、探测牙石部位，54题选B。洁治器用于清除龈上牙石，55题选C。

【避错】以上题目均易出现混选D、E，主要是对各器械的用途记忆混淆，刮治器清除龈下牙石，骨挫用于修整骨面。

（56～58题共用备选答案）
A. 牙周袋底至釉质牙骨质界的距离
B. 牙周袋底位于釉质牙骨质界的根方
C. 从游离龈沟底至膜龈联合的角化牙龈
D. 龈缘至袋底或龈沟底的距离
E. 龈缘至膜龈联合的距离

56. 牙周袋探诊深度为

【答案】D

57. 附着龈的宽度为

【答案】C

58. 牙周附着丧失是指

【答案】A

【考点】牙周组织

【解析】牙周袋探诊深度是指龈缘至袋底或龈沟底的距离，故56题选D；附着龈宽度是指从游离龈沟底至膜龈联合的角化牙龈的宽度，故57题选C；牙周附着水平是指袋（沟）底至釉质牙骨质界的距离，又称临床附着水平，故58题选A。

【避错】属于记忆性题，不易出错。注意膜龈联合和龈沟底的位置区别。

（59～61题共用备选答案）
A. 龈增生，呈细小分叶状
B. 龈呈瘤样突起，有蒂、鲜红、质软
C. 龈乳头呈球样增生、质软，多见于前牙唇侧
D. 龈退缩、鲜红、质软
E. 龈肥大、苍白、质硬

59. 妊娠期龈瘤牙龈表现为

【答案】B

60. 药物性龈炎牙龈表现为

【答案】E

61. 青春期龈炎牙龈表现为

【答案】C

【考点】龈炎的临床表现

【解析】妊娠期龈瘤牙龈表现为龈缘和龈乳头的炎症，也可表现为一个或多个龈乳头呈瘤样肥大，有蒂，呈鲜红或暗红色，质软而发亮，故59题选B。药物性牙龈增生牙龈表现为龈乳头增生，可呈球状，一般呈粉红色，质地坚韧，略有弹性，一般不易出血，故60题选E。青春期龈炎好发于前牙唇侧的龈乳头和龈缘，唇侧牙龈肿胀较明显，龈乳头常呈球状突起，颜色暗红或鲜红，光亮，质地软，探诊出血明显，故61题选C。

【避错】59 题易错选 C，妊娠期龈炎可增生，质软，但探诊极易出血，并且增生不是球样增生，B 更符合妊娠期龈瘤的特点。60 题易错选 B，药物性牙龈增生牙龈颜色苍白，而非鲜红色。61 题易错选 E，青春期龈炎往往牙龈增生颜色鲜红，并且质地松软。

（62～64 题共用备选答案）

A. 病损确立期
B. 早期病变
C. 始发期
D. 进展期
E. 修复

62. 表现为活动期病理变化的是牙周炎发展过程的

【答案】D

63. 急性渗出性炎症反应出现在牙周炎发展过程的

【答案】C

64. 表现为宿主应答反应的综合活动期的是牙周炎发展过程的

【答案】A

【考点】牙周炎的病理变化

【解析】始发期：当菌斑沉积在牙面，牙龈炎症很快发生，24 小时内结合上皮下方的微血管丛即出现明显的变化，表现为急性渗出性炎症反应，故 63 题选 C；病损确立期：随着菌斑的不断沉积，牙龈炎症也进一步加重，组织和龈沟内的液体渗出及白细胞移出增加，此期有明显的炎症和水肿，牙龈暗红，龈沟加深，牙龈不再与牙面紧贴，但无附着丧失和牙槽骨的吸收，故 64 题选 A；进展期：随着炎症的扩展和加重，上皮向根方生长并从冠方与牙面剥离，形成牙周袋，炎症细胞浸润向深部和根方的结缔组织延伸，故 62 题选 D。

【避错】62 题易错选 E，修复期牙周炎炎症比较稳定，不会出现活动病理变化。63 题易错选 B，早期病变表现为白细胞计数增多，上皮下结缔组织出现大量淋巴细胞浸润。64 题易错选 D，进展期表现为深牙周袋形成，牙槽骨吸收破坏明显。

（65～66 题共用备选答案）

A. 健康牙周
B. 龈炎
C. 慢性牙周炎
D. 唐氏综合征
E. 局限型青少年牙周炎

65. 优势菌是牙龈卟啉单胞菌的牙周疾病是

【答案】C

66. 优势菌是伴放线聚集杆菌的牙周疾病是

【答案】E

【考点】不同牙周炎的致病菌

【解析】慢性牙周炎的致病菌是牙龈卟啉单胞菌，故 65 题选 C，侵袭性牙周炎的主要致病菌是伴放线聚集杆菌，故 66 题选 E。

【避错】65 题易错选 E，牙龈卟啉单胞菌是慢性牙周炎和快速进展性牙周炎的优势菌，而非局限型青少年牙周炎的优势菌。66 题易错选 B，龈炎中含有牙龈卟啉单胞菌、中间普氏菌、梭形杆菌和螺旋体，无伴放线聚集杆菌。

（67～68 题共用备选答案）

A. 牙龈切除术
B. 牙周翻瓣术
C. 引导性组织再生术
D. 截根术
E. 牙冠延长术

67. 基础治疗后增生的牙龈未消退，应采取的牙周手术为

【答案】A

68. 对三壁骨袋最佳的治疗选择是

【答案】B

【考点】牙周的手术治疗

【解析】牙龈切除术是指用手术方法切除增生肥大的牙龈组织或后牙某些部位的中等深度牙周袋，重建牙龈的生理外形及正常的龈沟，故 67 题选 A。翻瓣术是用手术方法将部分牙周袋及袋内翻，并翻起牙龈的黏骨膜瓣，在直观下刮净龈下牙石和肉芽组织，必要时可修整牙槽骨，然后将牙龈复位、缝合，达到消除牙周袋，或使牙周袋变浅的目的。其适应证是经基础治疗后牙周袋仍在 5mm 以上，且探诊后出血者；袋底超过膜龈联合界，不宜做牙周袋切除者；有骨下袋形成，对三壁骨袋效果最佳，以及需做骨修正或移骨者；根分叉病变伴深袋或牙髓-牙周联合病变需暴露根分叉者，故 68 题选 B。

【避错】67 题易错选 E，牙冠延长术用于残根破坏至龈下，需保留牙根以进行修复治疗等情况，不仅需要切除牙龈，还需要去除部分牙槽骨，因此不适于牙龈肿胀未消退的情况。68 题易错选 C，引导性组织再生术一般用于二壁骨袋。

考点：反映全身疾病的牙周炎

【A_1 型题】

1. 牙周组织重度破坏且智力低下的患者，应首先考虑的全身疾病是

A. 艾滋病

B. 掌跖角化牙周破坏综合征
C. 梅毒
D. 糖尿病
E. 唐氏综合征

【答案】E

【考点】唐氏综合征的病理原因

【解析】艾滋病是一种由人类免疫缺陷病毒（HIV）引起的传染病，HIV能攻击人体免疫系统，但不引起智力改变，排除A。掌跖角化-牙周破坏综合征的特点是手掌和足跖部的皮肤过度角化，乳牙和恒牙牙周组织快速严重破坏，但患者智力正常，排除B。梅毒是由梅毒螺旋体引起的慢性、系统性性传播疾病，不符合本题题干，排除C。糖尿病是一组以高血糖为特征的代谢性疾病，不符合本题，排除D。唐氏综合征存活者有明显的智力低下、特殊面容、生长发育障碍和多发畸形，近100%患者有严重的牙周炎，且其牙周破坏程度远超过菌斑、牙石等局部刺激物的量，符合本题，故选E。

【避错】此题易错选B，掌跖角化-牙周破坏综合征对乳牙和恒牙牙周组织破坏严重，但患者身体发育正常，智力正常。

2. 患者出现线性牙龈红斑时，应重点考虑的全身疾病是
A. 艾滋病
B. 掌跖角化-牙周破坏综合征
C. 梅毒
D. 糖尿病
E. 粒细胞缺乏症

【答案】A

【考点】线性牙龈红斑的临床表现

【解析】艾滋病的病原体为HIV，目前认为与HIV有关的牙周病损有3种：线性牙龈红斑、坏死溃疡性龈炎、坏死溃疡性牙周炎。线性牙龈红斑是指在牙龈缘处有明显的鲜红的宽2～3mm的红边，在附着龈上可呈瘀斑状，极易出血。对常规治疗反应不佳，此阶段一般无牙槽骨吸收。近年来已知其与口腔白念珠菌感染有关。故此题选A。

【避错】此题易错选E。粒细胞缺乏症的重要症状是口腔病损，病损部位并不局限于龈乳头或附着龈，可见于口腔其他的部位如扁桃体和腭，与题干不符。

【A_3/A_4 型题】

（3～5题共用题干）

男，40岁。多年来全口牙反复肿胀，曾做过多次治疗，近五六天再次加重。检查：全口牙龈肿，充血，触之出血，肿胀明显，$\overline{76|67}$ 牙周袋超过5mm，压溢脓。X线检查：全口多数牙槽骨有不同程度吸收，无龋。全身乏力，进食量比一般人多，尿量也多。

3. 病历采集，需要了解的是
A. 出血史
B. 家族史
C. 药物过敏史
D. 是否有糖尿病
E. 是否有其他全身痛

【答案】D

【考点】糖尿病伴发的牙周炎的病史采集

【解析】糖尿病临床上以高血糖为主要特点，典型病例可出现多尿、多饮、多食、消瘦等表现，即“三多一少”症状。本患者具有进食量多、尿量多、消瘦乏力的现象，故采集病史时需要特别注意是否有糖尿病，故选D。

【避错】此题易错选A，白血病可有牙周表现，需询问出血史，但此患者临床有感染表现，而糖尿病可加重牙周感染，再加上全身乏力、饮食量比一般人多、尿量也多的表现，符合糖尿病的特点。

4. 下列需要检查的是
A. 血常规
B. 胸部X线
C. 血糖
D. B超
E. 转氨酶等项肝功能

【答案】C

【考点】糖尿病伴发牙周炎的辅助检查

【解析】糖尿病诊断标准：①HbA1c≥6.5%。②空腹血糖≥7.0mmol/L。空腹定义为至少8小时无热量摄入。③口服葡萄糖耐量试验时2小时血糖≥11.1mmol/L。④伴有典型的高血糖或高血糖危象症状的患者，随机血糖≥11.1mmol/L。针对本题患者情况，需要选择血糖监测，诊断是否具有糖尿病，因此应选C。

【避错】此题易错选A，该患者可排除白血病，因此无须查血常规。

5. 需采取的治疗是
A. 牙周治疗
B. 牙周局部治疗，同时控制血糖
C. 牙周局部治疗加全身使用抗生素
D. 全身使用抗生素
E. 全身使用抗生素及控制血糖

【答案】B

【考点】糖尿病伴发牙周炎的治疗

【解析】糖尿病伴发牙周炎的治疗：控制饮食和配合医师治疗糖尿病控制血糖；定期找牙周病医师进行牙周洁治，消除牙菌斑和牙石；坚持适当的体育锻炼；选用小头牙刷和有消炎、止血作用的药物牙膏认真刷牙，保持口腔清洁；牙周炎疗效取决于糖尿病是否被控制，彻底有效的牙周治疗对糖尿病患者有重要意义。故选 B。

【避错】此题易错选 A，对于糖尿病患者，单纯进行牙周治疗无法使症状完全消除，还应注意控制血糖。

考点：牙周炎的伴发病变

【A_1 型题】

1. 牙周袋较深且牙槽骨隆突的Ⅰ度根分叉病变宜采用的治疗方法是
   A. 仅须龈下刮治及根面平整术
   B. 基础治疗后翻瓣及骨修整术
   C. 隧道成形术
   D. 引导性组织再生术（GTR 手术）
   E. 根向复位瓣及骨修整术

【答案】B

【考点】根分叉病变的治疗

【解析】Ⅰ度根分叉病变牙周袋较浅，且为骨上袋，相应牙槽骨的外形尚佳，仅作龈下刮治使牙周袋变浅即可；牙周袋较深且牙槽骨隆突不符合生理外形者，则在基础治疗后翻瓣及骨修整术。故选 B。

【避错】此题易错选 E。根分叉病变为Ⅱ度但附着龈宽度较窄，或根分叉病变为Ⅲ度时，再生性治疗难以成功，须采用根向复位瓣术。

2. 关于糖尿病伴发牙周炎的治疗，正确的是
   A. 请内科医师全面检查、治愈糖尿病，待血糖控制后再做牙周治疗
   B. 先做应急处理，再做必要的内科检查及治疗，待血糖控制后进一步行牙周治疗
   C. 立刻进行彻底的洁刮术治疗，以尽快消除局部刺激
   D. 牙周炎患者治疗前应常规查血糖
   E. 糖尿病患者应常规做牙周治疗

【答案】B

【考点】糖尿病伴发牙周炎的治疗

【解析】糖尿病患者比正常人患牙周病的风险高 3 倍，由于血糖升高，导致患者抵抗力及免疫力下降，再加上唾液分泌量减少，从而增加了细菌侵犯牙龈的风险，可诱发龈炎，给内部组织带来损害。治疗：①若血糖控制良好，可做根面平整治疗和清除牙周袋。②如果血糖控制欠佳或伴有严重的感染，就必须在牙龈下进行机械清创或者做压轴手术之前与内科医师做好会诊，在医师指导下合理使用抗生素治疗，以防止病灶感染。故排除 A、C、D、E，正确答案为 B。

【避错】此题易错选 A，糖尿病目前还无法治愈，以控制为主，故排除 A。

3. 牙周脓肿不同于牙槽脓肿的主要鉴别点在于前者感染来自
   A. 牙髓病变
   B. 根尖周病变
   C. 牙周袋
   D. 血源性感染
   E. 外伤性感染

【答案】C

【考点】牙周脓肿与牙槽脓肿的鉴别

【解析】牙周脓肿和牙槽脓肿的鉴别，牙周脓肿的感染来源是牙周袋，而牙槽脓肿的感染来源是牙髓病变或根尖周围病变，所以 C 正确，A、B 错误。血源性感染、外伤性感染与两者鉴别无关，所以 D、E 错误。故此题选 C。

【避错】此题易错选 B。根尖周病变是牙槽脓肿的来源之一，并非牙周脓肿。

4. Ⅱ度根分叉病变是指
   A. 根分叉区贯通性病变
   B. 根间骨隔完全破坏
   C. 可水平探入分叉区的 1/2 处
   D. 探诊时不能水平探入分叉区内
   E. X 线片上分叉区有明显的透射区

【答案】C

【考点】Ⅱ度根分叉

【解析】Glickman 分度：Ⅰ度，牙周袋深度已达根分叉区，分叉内的牙槽骨没有破坏，尚不能水平探入分叉内，X 线片看不到骨质吸收；Ⅱ度，根分叉区的骨吸收仅局限颊侧或舌侧，但未相通，牙周探针可从水平方向部分进入分叉区，X 线片显示该区仅有牙周膜增宽或骨质密度略减低；Ⅲ度，病变波及全部根分叉区，根间牙槽骨完全吸收，探针能通过分叉区，但牙龈仍覆盖分叉区，X 线片见该区骨质消失呈透射区；Ⅳ度，病变波及全部根分叉区，根间骨隔完全破坏，牙龈退缩使分叉区完全开放而能直视。所以此题选 C。

【避错】此题易错选 B，根间骨隔完全破坏属于Ⅳ度根分叉病变。

5. 关于根分叉病变的描述不正确的是
   A. 上颌磨牙邻面根分叉探查应从腭侧进入

B. 上颌磨牙邻面根分叉常因邻牙干扰难以区分Ⅱ度或Ⅲ度

C. 下颌磨牙的根分叉病变较易探查

D. X线片的表现常比实际病变轻

E. 发生根分叉病变的患牙一般是松动牙

【答案】E

【考点】根分叉病变的临床表现

【解析】由于根分叉区易积存菌斑，故该处的牙周袋常有明显的炎症或溢脓，但有时表面似乎正常，而袋内壁却有炎症，探诊后出血常能提示深部存在炎症。当病变使牙根暴露或发生根面龋，或牙髓受累时，患牙常可出现对温度敏感甚至自发痛等症状。早期牙尚不松动，晚期可出现牙松动，E错误，故答案选E。

【避错】此题易错选D，X线片可以清楚地显示根分叉病变的表现。

6. 根分叉病变的主要病因是

A. 咬合创伤

B. 根柱过长

C. 龋病

D. 磨牙症

E. 菌斑

【答案】E

【考点】根分叉病变的主要病因

【解析】根分叉病变的主要病因是菌斑微生物，所以E正确。咬合创伤是加重因素，所以A错误。根柱过短易患根分叉病变，所以B错误。磨牙症可造成硬组织损害，但是一般与根分叉病变无关，所以D错误。龋病一般与根分叉病变无关，所以C错误。故此题选E。

【避错】此题易错选A，咬合创伤可能加重根分叉病变，但并非主要病因。

7. 牙周脓肿形成后处理原则是

A. 龈袋给药

B. 切开引流

C. 龈下洁治

D. 龈瓣切除

E. 全身支持疗法

【答案】B

【考点】牙周脓肿紧急处理

【解析】急性牙周脓肿的治疗原则是镇痛、防止感染扩散以及使脓液引流。当脓液形成，出现波动时，可根据脓肿的部位及表面黏膜的厚薄，选择从牙周袋内或牙龈表面切开引流。慢性牙周脓肿可在洁治的基础上直接进行牙周手术，根据不同情况做脓肿切除术，或翻瓣术除净根面的菌斑牙石。因此应选B。

【避错】此题易错选A，牙周脓肿的首选处理是切开引流，龈袋给药是后续治疗。

8. 牙周脓肿的临床特点中不包括

A. 有牙周炎病史

B. 有深牙周袋

C. 牙龈呈椭圆形隆起，波动感

D. 伴明显的牙松动

E. 脓肿局限于龈乳头及龈缘

【答案】E

【考点】牙周脓肿的临床表现

【解析】牙周脓肿的基础病变是慢性牙周炎，一般具有深的牙周袋，其临床表现为在患牙的唇颊侧或舌腭侧牙龈形成椭圆形或半球状的肿胀突起；牙龈发红、水肿，表面光亮。脓肿早期，炎性浸润广泛（E错误），使组织张力较大，疼痛较剧烈，可有搏动性疼痛。患牙有浮起感，叩痛，松动明显。脓肿后期，脓液局限，脓肿表面较软，扪诊可有波动感（C正确），疼痛稍减轻，此时轻压牙龈可有脓液从袋内流出，或脓肿自行从表面破溃，脓肿消退。因此应选E。

【避错】此题易错选D，牙周脓肿为牙周炎已发展到晚期的情况，因此常伴有明显的牙松动。

【A_2 型题】

9. 男，60岁。右上牙床肿痛2天。检查：全口牙牙石（+）~（++），$\underline{6|}$颊侧牙龈局限性隆起，波动感，有深牙周袋，患牙未见龋损。其他牙牙周袋探诊深度普遍4~7mm。最可能的诊断是

A. 急性龈乳头炎

B. 急性牙龈脓肿

C. 急性牙槽脓肿

D. 急性牙周脓肿

E. 根分叉病变

【答案】D

【考点】牙周脓肿的诊断

【解析】牙周脓肿是牙周病发展到晚期，位于牙周袋壁或深部牙周组织中的局限性化脓性炎症。其感染来源于牙周袋，牙体一般无龋，牙髓有活力，脓肿局限于牙周袋壁较接近龈缘，疼痛程度相对较轻，牙松动明显，消肿后仍有松动，叩痛相对较轻。X线片示牙槽骨有破坏，可有骨下袋，病程较短，一般3~4天即可自行溃破。因此应选D。

【避错】此题易错选C，牙槽脓肿为牙体疾病引起，该患者患牙未见龋损，也未提及其他牙体疾病，并且全口牙牙石（+）~（++），符合牙周脓肿表现，因此可以排除C选项。

10. 男，40岁。$\overline{6|67}$颊侧龈肿，肿胀突出，呈半

球样，龈充血，表面光亮，自觉搏动痛，扪软而有波动，指压龈向口内溢脓，牙松动明显，龈袋超过5mm，无龋，最可能的原因是

A. 龈乳头炎
B. 急性多发性龈脓肿
C. 快速进展性牙周炎
D. 牙周脓肿
E. 复合性牙周炎

【答案】D

【考点】牙周脓肿的诊断

【解析】牙周脓肿的临床表现是在患牙的唇颊侧或舌腭侧牙龈形成椭圆形或半球状的肿胀突起，牙龈发红、水肿，表面光亮。脓肿早期，炎症浸润广泛，使组织张力较大，疼痛较剧烈，可有搏动性疼痛。患牙有浮起感，叩痛，松动明显。脓肿后期，脓液局限，脓肿表面较软，扪诊可有波动感，疼痛稍减轻，此时轻压牙龈可有脓液从袋内流出，或脓肿自行从表面破溃，脓肿消退。患者的情况符合牙周脓肿表现，因此应选D。

【避错】此题易错选C，牙周炎可并发牙周脓肿，但根据该患者临床表现应诊断为牙周脓肿更加确切。

11. 女，42岁。左下牙床肿，牙松动半年。检查：牙龈肿胀、溢脓，探近中牙周袋深，松动Ⅱ度，叩痛（+），龋深，牙髓无活力。X线片示根端骨吸收区与近中侧牙槽骨吸收相通，远中侧牙槽骨无吸收。该病应诊断为

A. 牙髓-牙周联合病变
B. 慢性牙周炎
C. 根分叉区病变
D. 牙周脓肿
E. 青少年牙周炎

【答案】A

【考点】牙髓-牙周联合病变的诊断

【解析】牙龈肿胀，探近中袋深，牙松动。X线片示根端骨吸收区与近中侧牙槽骨吸收相通，远中侧牙槽骨无吸收，提示牙周炎，龋深、牙髓无活力提示牙髓病变，所以诊断为牙髓-牙周联合病变，所以A正确。慢性牙周炎、根分叉区病变、牙周脓肿、青少年牙周炎只有牙周炎的表现，所以B、C、D、E错误。故此题选A。

【避错】此题易错选B，慢性牙周炎不会出现牙髓坏死的表现。

【A_3/A_4 型题】

（12～14题共用题干）

患者，25岁。口腔卫生情况不佳，左下第一磨牙有牙髓-牙周联合病变，疼痛剧烈，但患牙无松动。

12. 为了消除病痛，恢复健康，首先采取的措施是

A. 早期充填
B. 开髓引流，阻止炎症扩展
C. 消炎镇痛
D. 促进牙周软组织恢复健康
E. 使用氟化物

【答案】B

【考点】牙髓-牙周联合病变的急性期治疗

【解析】牙髓-牙周联合病变的急性期不仅表现为冷热刺激痛，还表现为咬合痛和叩痛，此时病灶主要在根髓，只有开髓后引流，防止炎症扩散后才能镇痛，同时辅以牙周系统治疗及全身用药，方可收到较好疗效。因此应选B。

【避错】此题易错选C，该患者表现为急性根尖炎症，因此消炎镇痛效果欠佳，应开髓引流。

13. 上述治疗措施属于

A. 口腔健康教育
B. 特殊防护措施
C. 一级预防
D. 二级预防
E. 三级预防

【答案】D

【考点】牙周病的预防等级

【解析】牙周病二级预防又称特异性预防，即早期发现，有针对性地预防与治疗。发现牙面及牙周有菌斑或牙周病苗头时，及时用药物含漱，可减少或避免牙周病的发生。用碘剂、氟化物涂擦牙面均可抑制细菌和蛋白质吸附牙面，从而减少或抑制牙周病的发生与发展。因此应选D。

【避错】此题易错选C，一级预防为针对病因的治疗如控制菌斑、牙周洁治等。开髓引流属于对疾病的应急处理，不属于一级预防。

14. 同时还应对患者采取

A. 左下第一磨牙脱敏
B. 左下第一磨牙充填
C. 左下第一磨牙牙周治疗
D. 左下第一磨牙调𬌗
E. 左下第一磨牙拔除

【答案】C

【考点】牙髓-牙周联合病变的治疗

【解析】急性炎症控制后，牙髓治疗应与牙周治疗同步进行。必要时进行牙周翻瓣术，彻底清创。因此应选C。

【避错】此题易错选E，根据该患者的临床表现，通过完善的牙周和牙体治疗可以使疾病得到控制，无

须拔牙。

（15～16题共用题干）

女，60岁。牙床肿痛2周，1年前曾有过肿痛，但未治疗。检查：6┘颊侧牙龈肿胀，有一瘘管，瘘管指向根尖方向，其颊侧中央及近中、远中、舌侧均有5～6mm的牙周袋。

15. 为明确诊断，应做的一项重要检查是

A. 探诊出血检查

B. 牙松动度

C. X线摄片

D. 根分叉探查

E. 龈下牙石探查

【答案】C

【考点】牙髓-牙周联合病变的辅助检查

【解析】牙髓-牙周联合病变探诊通常可达根尖区，牙松动，有不同程度的叩痛。X线片显示围绕牙周和根尖或根分叉区的广泛阴影。牙髓活力测验迟钝或无反应，但也可反应正常。因此应选C。

【避错】此题易错选D，根分叉的探查用于排除根分叉病变，此题临床表现不支持根分叉病变的诊断。

16. 患牙最可能的诊断是

A. 牙髓炎

B. 慢性牙周炎

C. 边缘性龈炎

D. 根分叉病变

E. 牙髓-牙周联合病变

【答案】E

【考点】牙髓-牙周联合病变的诊断

【解析】牙髓-牙周联合病变的诊断：牙龈多有明显的红肿、疼痛，可有溢脓或形成瘘管；牙周探诊通常可达根尖区，牙松动，有不同程度的叩痛；X线片显示围绕牙周和根尖或根分叉区的广泛阴影；牙髓活力测验迟钝或无反应，但也可反应正常；逆行性牙髓炎时可表现为典型的急性牙髓炎症状；多根牙的病变可涉及同一个牙的一个或多个根分叉区，可以互不相通。因此选E。

【避错】此题易错选B，5～6mm的牙周袋提示有牙周炎，但根尖瘘管提示合并牙髓病变，因此牙周病诊断不准确。

【B_1型题】

（17～18题共用备选答案）

A. 牙龈切除术

B. 翻瓣术

C. 分根术

D. 冠延长术

E. 断根术

17. Ⅲ度根分叉病变应选择的手术是

【答案】C

18. 根分叉区根面牙石应选择的手术是

【答案】B

【考点】根分叉病变的手术治疗

【解析】下颌磨牙当根分叉区病变较重而近、远中根分别还有一定的支持组织时，也可用分根术，将患牙分割为近中和远中两个“单根牙”。然后分别做冠或做联冠修复，可取得较好的治疗效果。故17题选C。翻瓣术是用手术方法切除部分牙周袋及袋内壁，并翻起牙龈的黏膜骨膜瓣，在直视下刮净龈下牙石和肉芽组织，必要时可修整牙槽骨，然后将牙龈瓣复位、缝合，达到消除牙周袋或使牙周袋变浅的目的。故18题选B。

【避错】17、18题易相互错选。其他选项均为牙龈疾病的治疗。

考点：种植体周围组织及其疾病

【A_1型题】

1. 关于种植体周围炎的治疗，以下描述不正确的是

A. 氯己定局部冲洗或含漱

B. 联合应用抗生素

C. 翻瓣手术

D. 手用传统金属洁治器彻底清洁

E. 引导性骨再生术

【答案】D

【考点】种植体周围炎的治疗

【解析】种植体周围炎在治疗上应重视病因治疗，机械清除天然牙及种植义齿各个部分，如种植颈、种植基台、上部结构软组织面等处的菌斑、牙石。必须使用专门的器械，如用与种植体同样硬度的钛刮治器、塑料器械，使用超声洁牙器械，须用碳纤维工作尖等专门的工作尖，使牙石碎裂，用橡皮杯和抛光膏抛光种植体表面以清除菌斑。由于钛种植体表面易磨损，传统的金属刮治器不能用于此种植体，会损伤钛表面，形成粗糙面，促使菌斑沉积。故选D。

【避错】本题易错选A。探诊出血阳性，探诊深度4～5mm，有或无溢脓的种植体部位，除机械治疗外，还应使用氯己定治疗。

2. 种植体周围炎的治疗不同于慢性牙周炎的是

A. 指导菌斑控制

B. 清除菌斑和牙石

C. 消除过重的咬合负荷

D. PD≥6mm 伴探诊出血应使用抗生素

E. PD≥5mm 者可手术治疗

【答案】C

【考点】种植体周围炎和慢性牙周炎的鉴别诊断

【解析】指导菌斑控制、消除菌斑和牙石均能降低种植体周围炎和慢性牙周炎的炎症，A、B 错误。慢性牙周炎治疗前后应使用抗生素，以预防和控制全身和局部感染，一般全身治疗，种植体周围炎治疗需配合抗生素，D 错误。慢性牙周炎与种植体周围炎 PD≥5mm 均需手术治疗，E 选项错误。种植体周围炎的病因主要是菌斑聚集或伴有咬合负载过重等，治疗上注意病因治疗，负载过重者则应除去过重的咬合负荷。故此题选 C。

【避错】此题易错选 D。混淆种植体周围炎和慢性牙周炎的处理措施，容易选错。

考点：牙周医学

【A_1 型题】

关于全身疾病患者的牙周治疗，不正确的是

A. 有严重并发症的糖尿病患者，只进行应急治疗

B. 患者自述无传染性疾病即按其无传染性疾病对待

C. 6 个月内发生过心肌梗死的患者不宜进行常规牙周治疗

D. 长期服用抗凝药的患者，牙周治疗前应先查血

E. 活动性乙肝患者不宜进行常规牙周治疗

【答案】B

【考点】伴全身疾病患者的牙周治疗

【解析】对于活动性传染病，不做常规的牙周治疗，只在严格防交叉感染的条件下，做应急处理。有些患者可能不知道自己患有传染性疾病，或不向医师报告，临床上应按“一致对待”的原则来处理每位患者，以防止医院内感染。故选 B。

【避错】本题易错选 C。对于曾在过去 6 个月内发生心肌梗死、脑血管意外或处于不稳定型心绞痛状态的患者，不做常规的牙周治疗，或只做应急处理。

考点：牙周健康与修复治疗关系

【A_1 型题】

1. 膜龈联合指的是

A. 边缘龈和龈乳头的交界处

B. 边缘龈和附着龈的交界处

C. 附着龈和龈乳头的交界处

D. 附着龈和牙槽黏膜的交界处

E. 边缘龈和牙槽黏膜的交界处

【答案】D

【考点】膜龈联合的定义

【解析】附着龈的根方为牙槽黏膜，两者之间有明显的界限，称膜龈联合。其位置在人的一生中基本是恒定的。故选 D。

【避错】此题属于概念记忆题，应与生物学宽度进行鉴别。从龈沟底到牙槽嵴顶的恒定距离称为生物学宽度，约为 2mm。

2. 牙冠延长术术后修复时机宜为

A. 术后即刻

B. 手术拆线后

C. 术后 5 天

D. 术后 2 周

E. 术后 6 周

【答案】E

【考点】牙冠延长术的术后修复时机

【解析】牙冠延长术术后修复体的制作：应待组织充分愈合，重建后再开始，不宜过早。一般在术后 4～6 周组织愈合，龈缘位置基本稳定，在术后 6 周至 6 个月时，仍可有<1mm 的变化，因此最好能够在手术后 1～2 周先戴临时冠，永久修复体在术后 6 周再开始，设计美容的修复应至少在术后 2 个月开始。故此题选 E。

【避错】此题易错选 D。术后 1～2 周应先戴临时冠，术后 6 周再做永久修复体，时间混淆，此题容易选择错误。

第十九章 儿童口腔医学

考点：龋病

【A_1 型题】

1. 乳牙患龋的好发牙位是
   A. 上颌乳磨牙
   B. 下颌乳磨牙
   C. 上颌乳切牙
   D. 上颌乳尖牙
   E. 下颌乳前牙

【答案】B

【考点】乳牙龋好发部位

【解析】乳牙以下颌乳磨牙患龋多见，上颌乳磨牙和上颌乳前牙为次，下颌乳前牙最少。故选 B。

【避错】此题易错选 A，主要是记忆混淆。

2. 乳牙龋药物治疗时，具有腐蚀性的药物是
   A. 2% 氟化钠
   B. 8% 氟化钠
   C. 10% 酸性氟磷酸
   D. 38% 氟化氨银
   E. 8% 氟化亚锡溶液

【答案】D

【考点】乳牙龋的药物治疗

【解析】以上药物均含氟，可用于乳牙浅龋的治疗。38% 氟化氨银具有腐蚀性和刺激性，涂布于牙齿上可使牙齿变黑，使用时一定要保护好口腔黏膜，并严禁用于恒牙，因此 D 正确。

【避错】此题易错选其他选项，乳牙龋药物治疗中 10% 氨硝酸银和 38% 氟化氨银具有腐蚀性。

3. 临床上对乳牙近髓深龋的治疗最好采用
   A. 直接盖髓术
   B. 间接盖髓术
   C. 冠髓切除术
   D. 干髓术
   E. 根管治疗

【答案】B

【考点】乳牙近髓深龋的治疗

【解析】间接盖髓术是在洞底近髓的牙本质表面上覆盖一层护髓材料，以隔绝外界刺激通过牙本质小管影响牙髓的方法，促进软化性牙本质再矿化和修复性牙本质形成。可用于乳牙深龋近髓病变。因此选 B。

【避错】此题易错选 A。对于乳牙的近髓深龋来说，首先要考虑的就是尽量保存活髓，而直接盖髓术针对的是意外穿髓且穿髓孔较小的年轻恒牙。

4. 奶瓶龋主要发生在
   A. 下颌乳磨牙舌面
   B. 上颌乳磨牙腭侧面
   C. 下颌乳切牙的唇面
   D. 上颌乳切牙的唇面
   E. 下颌乳切牙的舌面

【答案】D

【考点】乳牙龋的临床表现

【解析】由于长期用奶瓶人工喂养，瓶塞贴附于上颌乳前牙，而奶瓶内多为牛奶、砂糖、果汁等易产酸发酵的饮料，所以奶瓶龋易发生于上颌乳前牙的唇面。下颌乳磨牙舌面、上颌乳磨牙腭侧面、下颌乳切牙的唇面、下颌乳切牙的舌面不靠近瓶塞所附的位置，而且下颌切牙邻近下颌下腺和舌下腺导管的开口，这些部位少患奶瓶龋。故选 D。

【避错】此题易错选 E。下颌切牙邻近下颌下腺和舌下腺导管的开口，唾液有冲刷作用。故不易患龋。

5. 临床上，经过治疗也不能保存的年轻第一磨牙最佳拔除时间范围在
   A. 6 ~ 8 岁
   B. 8 ~ 10 岁
   C. 10 ~ 12 岁
   D. 12 ~ 14 岁
   E. 15 岁以上

【答案】B

【考点】第一磨牙拔除时期

【解析】第一磨牙如过早拔除使对颌牙伸长，可引起咬合关系错乱；过晚拔除，第二磨牙将难以整体向前移动，造成牙冠向近中倾斜，引起咬合关系不良，因此拔牙时期最好选择在 8 ~ 10 岁，故选 B。

【避错】此题易错选 A 和 D。因第一磨牙大约在 6 岁时萌出，但过早拔除使对颌牙伸长，可引起咬合关系错乱；第二磨牙一般在 12 岁以后萌出，但此时

第二磨牙牙根已完全形成，难以整体向前移动，造成牙冠向近中倾斜，引起咬合关系不良。

6. 年轻恒牙的龋蚀特点中，错误的是

A. 病变组织分界不清

B. 牙髓易受细菌影响

C. 病变组织较软

D. 龋蚀组织染色淡

E. 多为慢性龋

【答案】E

【考点】年轻恒牙患龋特点

【解析】由于乳牙牙体硬组织矿化度低，又易脱钙，常见龋蚀进展快，呈急性龋、湿性龋。牙体因龋蚀能很快崩坏，在短期内易转变为牙髓炎、根尖周炎和残根残冠等。所以A、B、C、D正确，E错误。

【避错】此题易错选D，年轻恒牙因其矿化程度较低，致龋进展快，因此染色较淡。

7. 嵌体修复乳牙窝洞龋的缺点是

A. 牙体制备时去除牙体组织多

B. 牙间接触点恢复差

C. 易形成修复体继发龋

D. 患牙解剖形态不易恢复

E. 修复体硬度低

【答案】A

【考点】嵌体修复乳牙龋的缺点

【解析】嵌体是一种嵌入牙体内部，用以恢复牙体缺损形态和功能的修复体。嵌体的𬌗面形态是在模型上精确雕刻形成，𬌗面任何形态均可作出并与对𬌗协调。嵌体高度抛光，不易附着菌斑，容易清洁，不易产生继发龋。所以排除B、C、D。嵌体的强度和材料有关，合金嵌体的强度优于银汞充填体及树脂、玻璃离子充填体，排除E。嵌体需要有洞形预备，所以比充填去掉更多的牙体组织，也增加了穿髓的风险。所以此题选A。

【避错】此题易错选B，嵌体属于冠内固位体，能够有效恢复牙体形态，因此对接触点恢复较好。

8. 年轻恒牙牙体硬组织特点与成熟恒牙相比，不正确的是

A. 硬度差

B. 弹性较高

C. 抗压力低

D. 抗龋能力低

E. 牙本质小管粗大

【答案】B

【考点】年轻恒牙与成熟恒牙牙体组织相比具有的特点

【解析】年轻恒牙牙体硬组织硬度比成熟恒牙差，弹性、抗压力等较低，所以可以排除A、C，B正确。牙本质小管粗大，牙本质小管内液体成分多，髓腔接近牙表面，牙髓易受侵，排除E。牙体硬组织矿化程度比成熟恒牙牙釉质差，萌出暴露于唾液2年后才能进一步矿化，所以牙齿萌出2年内易患龋，排除D。故此题选B。

【避错】此题易错选D，年轻恒牙矿化程度较差，因此相比成熟恒牙抗龋能力差，D的说法是正确的。

9. 混合牙列时期，年轻恒牙的龋齿治疗中正确的是

A. 去净腐质，露髓后做牙髓摘除术

B. 尽量用高速手机去腐质和修整洞形

C. 尽量恢复牙冠外形，不强调恢复接触点

D. 平滑面浅龋可用38%氟化氨银涂布

E. 如果龋齿被龈袋覆盖应观察，待完全萌出后再治疗

【答案】C

【考点】年轻恒牙龋齿治疗时注意事项

【解析】年轻恒牙龋齿治疗过程中，应尽力保存活髓组织，如不能保存全部活髓，也应保存根部活髓，A错误。制备洞形宜用金刚砂车针减速切削，以减少牙釉质发生裂纹，B错误。年轻恒牙在混合牙列期，有活跃的垂直和水平向移动度，所以在修复牙体时以恢复牙冠的解剖形态为目的，不强调恢复牙齿间接触点，C正确。氟化氨银可使牙面变黑，故禁用于恒牙，D错误。若龋洞部分被牙龈覆盖，亦应按洞形制备的原则扩展到龈下，必要时可推压或切除牙龈，E错误。

【避错】此题易错选A，年轻恒牙根尖孔尚未完全形成，如果有露髓情况，不宜使用牙髓摘除术，可用盖髓术和根尖诱导成形术等。

10. 乳牙龋齿治疗原则如下，除外

A. 降低咬合高度

B. 去除病变组织

C. 恢复牙体外形

D. 提高咀嚼功能

E. 利于恒牙列形成

【答案】A

【考点】乳牙龋齿治疗原则

【解析】乳牙龋损充填治疗时，应去除龋蚀的病变组织，制备洞形，用牙科材料充填、恢复牙体外形，在数个牙的牙冠崩坏时，应注意恢复咬合高度。A项是错误的，故选A。

【避错】此题易错选E，乳牙龋齿如果破坏较大可能引起恒牙胚损伤，对恒牙萌出造成不利影响。

【A_2 型题】

11. 男孩，2 岁。上前牙唇面广泛性龋损，牛奶喂养，未刷过牙。最可能的诊断是
    A. 静止龋
    B. 湿性龋
    C. 慢性龋
    D. 奶瓶龋
    E. 猖獗龋

【答案】 D

【考点】 乳牙龋的临床表现

【解析】 奶瓶龋又称喂养龋，主要是由于不良的喂养习惯所致，如含奶瓶入睡、牙齿萌出后喂夜奶、延长母乳或奶瓶喂养时间、过多饮用含糖饮料等。临床表现：好发于上颌乳切牙的唇面，而在下颌乳切牙却无龋齿。根据该患儿表现，考虑奶瓶龋可能。故选 D。

【避错】 本题易选错 E。猖獗龋发生突然、范围广、进展快速、侵及不易患龋的下颌乳前牙，且随乳牙龋蚀的进展，很快发生牙髓感染，也称猛性龋。

12. 女孩，5 岁。上颌前牙冷热痛 1 周，无自发痛及夜间痛史。查：$\underline{\text{I}|}$近中舌面中龋，探敏感，叩痛（-），无穿髓点。充填治疗宜选用的材料是
    A. 银汞合金
    B. 玻璃离子水门汀
    C. 复合树脂
    D. 磷酸锌水门汀
    E. 氧化锌丁香油糊剂

【答案】 B

【考点】 乳牙龋病充填治疗的材料选择

【解析】 龋损位于$\underline{\text{I}|}$近中舌面，银汞合金充填不利美观。中龋伴冷热刺激痛，若用复合树脂充填，会刺激牙髓。玻璃离子水门汀对牙髓刺激小，色泽和透明感近似牙质，符合美观要求。磷酸锌水门汀和氧化锌丁香油糊剂属于衬洞垫底材料。故此题选 B。

【避错】 此题易错选 C，患牙龋洞较深，并且探诊敏感，复合树脂对牙髓有一定刺激，因此不宜使用。

【A_3/A_4 型题】

（13 ~ 16 题共用题干）

男孩，7 岁。乳牙龋失补牙大于 10，两侧上颌第一磨牙萌出 1/3，左下第一磨牙窝沟龋。

13. 年轻恒牙龋病的治疗中，不正确的是
    A. 应以保存活髓为主
    B. 去腐时应避免不必要的露髓
    C. 第一磨牙深窝沟应早期防治
    D. 第一磨牙涂氨硝酸银可以防龋
    E. 恒牙深龋可用氢氧化钙再矿化治疗

【答案】 D

【考点】 年轻恒牙龋病的治疗原则

【解析】 年轻恒牙牙根未发育完全，应尽量保持牙髓活性以利于牙齿的进一步发育。年轻恒牙牙髓腔宽大，髓角高，制备洞形时应避免意外露髓。治疗过程中，估计去净腐质可能露髓时，可保留部分软化牙本质避免露髓，采用氢氧化钙间接盖髓。第一磨牙萌出后应做窝沟封闭以防止细菌、食物残渣及酸性物质进入，防止发生龋损。在不形成龋洞的牙面应采用无腐蚀性的药物治疗，硝酸银有腐蚀性。恒牙深龋可用氢氧化钙再矿化治疗。故选 D。

【避错】 本题易错选 E。乳牙和年轻恒牙的深龋治疗方法包括安抚治疗和间接盖髓术治疗，可选用氢氧化钙再矿化。

14. 左下第一磨牙近中窝沟牙本质深层龋洞，去腐净。治疗方法是
    A. 银汞充填
    B. 垫底后光敏树脂充填
    C. 光敏树脂充填
    D. 间接盖髓
    E. 窝沟封闭

【答案】 B

【考点】 年轻恒牙深龋的治疗原则

【解析】 乳牙龋宜用的垫底材料应杀菌力强，有扩散性和渗透性，不使牙变色，对牙髓无刺激性并有镇痛、安抚的作用。深龋须双层垫底，垫底材料一般为氧化锌丁香油酚水门汀或氢氧化钙或磷酸锌水门汀。银汞对牙髓有刺激性。光敏树脂对牙髓有刺激性，应先垫底再充填。间接盖髓用于年轻恒牙深龋软龋去净可能露髓时，不去净软龋采用氢氧化钙间接盖髓。窝沟封闭用于未形成龋损的深窝沟磨牙。故选 B。

【避错】 本题易错选 D。注意间接盖髓的适应证，是在软腐未去净的情况下。

15. 如左下第一磨牙隐匿性龋去腐露髓，治疗方法首选
    A. 二次去腐
    B. 间接盖髓
    C. 直接盖髓
    D. 活髓切断
    E. 根尖诱导成形术

【答案】 D

【考点】年轻恒牙牙髓病的治疗原则

【解析】在年轻恒牙的牙髓病治疗中，保存生活牙髓是最有益于年轻恒牙的首选治疗。治疗原则是尽力保存活的牙髓组织，如不能保存全部活髓，也应保存根部活髓。二次去腐用于软龋去不净行安抚治疗的龋齿。间接盖髓用于未露髓的深龋。直接盖髓用于意外穿髓，牙髓无感染的年轻恒牙。活髓切断适用于冠髓部分感染，而根髓无感染者。根尖诱导成形术适用于牙髓完全感染但保留牙乳头以利于根尖继续发育。故选 D。

【避错】本题易错选 C。隐匿性龋去腐露髓证明冠部牙髓已感染，如直接盖髓，牙髓炎症可继续向根部发展。

16. 如此牙去腐未净及近髓，采取二次去腐，选用的盖髓药物是

A. 聚羧酸水门汀

B. 氢氧化钙制剂

C. 磷酸锌水门汀

D. 氧化锌香油水门汀

E. 玻璃离子水门汀

【答案】B

【考点】深龋的安抚治疗

【解析】选用的盖髓药物应是具有安抚、镇痛、抗炎和促进牙髓牙本质修复的制剂，促进软化牙本质再矿化和修复性牙本质生成。聚羧酸水门汀只对牙髓无刺激性。氢氧化钙制剂可抗炎杀菌和促进牙髓牙本质修复。磷酸锌水门汀对牙髓有刺激性，不用于盖髓。氧化锌香油水门汀只具有安抚、镇痛、抗炎的作用。玻璃离子水门汀可释放氟但不能促进牙髓牙本质修复。故选 B。

【避错】本题易错选 D。氧化锌香油水门汀具有安抚、镇痛作用，一般用于深龋垫底，但不能促进修复性牙本质生成。

【B_1 型题】

（17～18 题共用备选答案）

A. 氢氧化钙制剂

B. 复合树脂

C. 磷酸锌水门汀

D. 玻璃离子水门汀

E. 氧化锌丁香油糊剂

17. 深龋备洞近髓时选用

【答案】A

18. 乳尖牙唇面龋洞可选用

【答案】D

【考点】乳牙龋的治疗

【解析】深龋应该选氢氧化钙护髓后进行充填。故 17 题选 A。复合树脂和玻璃离子水门汀都可以充填唇面窝洞，但是玻璃离子水门汀可以释放氟，有预防龋齿的作用，因此选玻璃离子水门汀充填唇面洞。故 18 题选 D。

【避错】18 题易错选 B。复合树脂的黏接力和边缘封闭性强，色泽稳定，与牙相似，临床已广泛应用，乳前牙和乳磨牙都可使用。乳前牙Ⅳ洞或广泛性龋可应用透明成形冠辅助修复外形。近牙髓的窝洞，为避免对牙髓造成刺激，可在近髓处用氢氧化钙护髓，必要时选择玻璃离子水门汀或聚羧酸锌水门汀垫底，降低微渗漏。

考点：牙髓病和根尖周病

【A_1 型题】

1. 乳牙牙髓病常见的临床表现不包括

A. 自发痛

B. 冷热痛

C. 夜间痛

D. 肿胀

E. 咬合痛

【答案】D

【考点】乳牙牙髓病的临床特点

【解析】乳牙牙髓病包括牙髓炎症、牙髓坏死和牙髓变性。乳牙牙髓病多由龋源性感染引起。除龋病感染外，牙齿外伤也可引起。牙髓炎症时可有自发痛、冷热痛、夜间痛、咬合痛。故选 D。

【避错】本题易错选 E。咬合痛也是乳牙根尖周病的特点。

2. 临床上乳牙根管治疗术常用药物是

A. 氧化锌丁香油糊剂

B. 聚羧酸水门汀

C. 磷酸水门汀

D. 樟脑酚

E. 甲醛甲酚

【答案】A

【考点】乳牙根管治疗术常用药物

【解析】乳牙根管治疗术常用药物是可吸收且不影响乳恒牙交替的糊剂填充，氧化锌丁香油糊剂符合要求，临床最常用，所以 A 正确。

【避错】此题易错选 B。聚羧酸水门汀有化学结合（游离的聚羧酸和钙），对牙髓刺激小，适用于敏

感牙的单冠的黏结，可以释放氟等优点；缺点是抗压强度低（1日后抗压强度80MPa，抗拉强度7MPa）、溶解性高。而氧化锌丁香油糊剂作为乳牙根管充填材料应用较广泛，其主要成分是氧化锌丁香油酚，其中丁香油酚有杀菌作用，氧化锌有收敛作用。

3. 青少年根尖周炎最好选用下列哪种治疗方法

A. 干髓术

B. 根管治疗

C. 塑化治疗

D. 根尖诱导成形术

E. 安抚治疗

【答案】D

【考点】青少年根尖周炎治疗方法

【解析】青少年根尖周炎多为年轻恒牙，恒牙萌出后3~5年牙根才能发育完成。年轻恒牙牙髓一旦坏死，牙根则停止发育，呈现短而开放的牙根。因此，对根尖敞开根未发育完全的死髓牙应采用促使根尖继续形成的方法，即根尖诱导成形术。所以D正确。

【避错】此题易错选B。根尖诱导成形术是指牙根发育完全之前发生牙髓严重病变或根尖周病变的年轻恒牙，在控制感染的基础上，用药物及手术方法保存根尖部的牙髓或使根尖周硬组织沉积，促使牙根继续发育和根尖形成的治疗方法。

4. 年轻恒牙牙髓治疗原则为

A. 保留牙齿，维持间隙

B. 去除牙髓感染，修复牙齿外形

C. 恢复咀嚼功能，促进颌骨发育

D. 尽可能保护活髓和牙乳头

E. 保留牙齿，恢复咀嚼功能

【答案】D

【考点】年轻恒牙牙髓治疗

【解析】年轻恒牙牙髓组织不仅具有对牙齿的营养和感觉功能，且与牙齿的发育有密切关系。牙齿萌出后，牙根的继续发育有赖于牙髓的作用。因此，在牙髓病的治疗中，保存生活牙髓应是最有益于年轻恒牙的首选治疗。治疗原则是尽力保存活髓组织，如不能保存全部活髓，也应保存根部活髓。如不能保存根部活髓，也应保存牙齿。故选D。

【避错】本题较简单，不易选错。年轻恒牙的牙髓治疗首选活髓保存治疗。

5. 乳牙牙髓感染临床上多为

A. 急性牙髓炎

B. 慢性牙髓炎

C. 逆行性牙髓炎

D. 可复性牙髓炎

E. 化脓性牙髓炎

【答案】B

【考点】乳牙牙髓感染的特点

【解析】乳牙的牙髓组织细胞和血管成分多、血运丰富、活力旺盛、抗感染能力及修复能力均强，从而牙髓感染易转为慢性，处于持续状态，易成为慢性牙髓炎；乳牙牙髓神经纤维少，对外来刺激上的反应不如恒牙敏感。故选B。

【避错】此题易错选D。因乳牙牙髓组织细胞和血管成分多、血运丰富、活力旺盛、抗感染能力及修复能力均强，所以考生易误认为牙髓炎为可复性，但其实转变为慢性牙髓炎。

6. 乳牙牙髓病及根尖周病治疗中，不宜使用的药物是

A. 5%次氯酸钠液

B. 三氧化二砷

C. 3%过氧化氢

D. 木榴油

E. 樟脑酚

【答案】B

【考点】乳牙牙髓病药物治疗的注意事项

【解析】乳牙根尖孔大，血运丰富，药物扩散快，若使用三氧化二砷，很快扩散到根尖组织，引起化学性根尖周炎，而其毒性作用又无自限性，破坏深部组织，故乳牙禁用三氧化二砷，选B。

【避错】此题易错选E，樟脑酚刺激性相对较弱，因此可以使用。

7. 临床上年轻恒牙异常松动的原因多为

A. 牙根未发育完全

B. 根尖周病

C. 牙髓炎

D. 龈炎

E. 外伤

【答案】B

【考点】年轻恒牙松动的原因

【解析】牙松动常说明牙根周围组织处于充血、炎症状态，在没有其他非龋因素存在时，说明牙髓存在感染，且通过根尖孔扩散到牙根周围组织。牙根未发育完全是一个生理现象，不会造成过大活动度，排除A。牙髓炎及龈炎都没有侵及根尖周组织，所以不会造成牙体松动，排除C、D。外伤不是最常见原因，排除E。所以此题选B。

【避错】此题易错选E，牙周炎可以造成牙体松动，龈炎不会造成松动。

8. 下列有关年轻恒牙牙髓修复特点叙述中，错误的是

A. 比成熟恒牙牙髓组织疏松

B. 血管丰富，抗病能力和修复功能强

C. 牙乳头对感染的抵抗力强

D. 髓室内有感染坏死时，部分牙髓或根髓仍有活性

E. 根尖孔大、血运丰富，牙髓感染不易向根尖周扩散

【答案】E

【考点】年轻恒牙牙髓修复特点

【解析】年轻恒牙牙髓组织疏松，可排除 A；细胞成分多，纤维成分少，血管丰富，抗病能力和修复能力强，有利于控制感染和消除炎症，可排除 B；牙髓抵抗力强，因此炎症也容易局限，呈慢性过程，故排除 D；但是其根尖孔大，血运丰富，组织疏松，感染也容易扩散，故应选 E；另外，牙乳头是原始器官，抵抗力强，炎症被及时控制后仍能行使功能，故排除 C。

【避错】此题易错选 D，年轻恒牙血运丰富，感染易扩散，因此往往牙髓全部坏死。

9. 恒牙牙根发育完成的时间是

A. 萌出时

B. 萌出后半年

C. 萌出后 1～2 年

D. 萌出后 3～5 年

E. 萌出后 6～8 个月

【答案】D

【考点】牙根发育完成的时间

【解析】年轻恒牙牙髓腔大，髓角高，根管壁薄，根尖孔未发育完全，有发育和萌出潜力。年轻恒牙牙根发育完成在萌出后 3～5 年，故选 D。

【避错】此题易错选 A，应注意萌出时牙根尚未完全发育完成。

10. 年轻恒牙活髓切除术的目的是

A. 保存患牙行使功能

B. 避免根尖周病的发生

C. 保存活髓使根尖发育

D. 减少就诊次数

E. 有利于牙冠修复

【答案】C

【考点】年轻恒牙活髓切除术的目的

【解析】年轻恒牙活髓切除术可保留健康牙髓，年轻恒牙的根尖孔没有完全完成，保留健康牙髓可使根尖继续发育，所以 C 正确。

【避错】此题易错选 B，活髓切除术可以防止发生根尖周病，但选择此方法而不选择如根管治疗等其他方法的目的是保存活髓使根尖发育。

11. 乳牙根尖周病的主要病因是

A. 乳牙外伤

B. 重度磨耗

C. 髓腔感染

D. 化学烧伤

E. 先天畸形

【答案】C

【考点】乳牙根尖周病病因

【解析】乳牙根尖周病的主要病因是髓腔感染，其次是乳牙外伤，以及牙髓治疗中的不当操作或牙髓内用药不当，所以 C 正确。

【避错】此题易错选 A，外伤可造成根尖周病但不是主要原因，最常见也是最主要的原因是牙髓感染引起根尖组织病变。

12. 恒牙牙根未发育完全的死髓牙应采用的促使根尖继续形成的治疗方法是

A. 活髓切断术

B. 根管治疗术

C. 牙髓摘除术

D. 根尖诱导成形术

E. 倒充填术

【答案】D

【考点】根尖诱导成形术的作用

【解析】根尖诱导成形术用于恒牙牙根未发育完全，而发生严重牙髓病变和根尖周病变时，促使牙根继续发育和根尖形成。由上可知，患牙为死髓牙，不能再用活髓保存治疗，所以 A 错误。根管治疗术和牙髓摘除术不用于牙根未发育完成的患牙，所以 B、C 错误。充填术不用于治疗牙髓病变，所以 E 错误。故此题选 D。

【避错】此题易错选 B，根管治疗术在恒牙牙髓病变中使用十分广泛，但不适用于牙根尚未发运完全的年轻恒牙。

13. 乳磨牙慢性根尖周炎瘘管最常出现于

A. 龈沟排脓

B. 根分歧部位

C. 根尖区黏膜

D. 舌侧黏膜

E. 颊侧皮肤

【答案】B

【考点】乳牙慢性根尖周炎的临床表现

【解析】乳磨牙髓室底薄，副根管多，炎症易从

此处感染根尖周组织，因此，根分歧处黏膜可以出现瘘管。故选 B。

【避错】此题易错选 C。恒牙慢性根尖周炎瘘管常在患牙的根尖区黏膜。

【A_2 型题】

14. 男孩，6 岁。左下后牙有洞疼痛 4 天，昨夜加重，不能入眠。最可能的诊断

A. 深龋嵌塞食物

B. 急性牙髓炎

C. 慢性牙髓炎急性发作

D. 急性根尖周炎

E. 慢性根尖周炎急性发作

【答案】C

【考点】乳牙牙髓病

【解析】患儿后牙有洞疼痛，不能入眠说明有牙髓炎的表现。故排除 A、D、E。疼痛 4 天，昨晚加重，说明是慢性牙髓炎急性发作。故排除 B，选择 C。

【避错】此题易错选 B，急性牙髓炎的临床特点是发病急、剧烈疼痛。患者疼痛数日，突然加重，说明是慢性牙髓炎急性发作。

15. 男孩，4 岁。诉自发性疼痛 1 日。查：左下颌第一乳磨牙远中邻面龋洞，探诊（+），叩诊（++），松动Ⅰ度，颊侧牙龈色红，未见瘘管。最可能的诊断是

A. 深龋

B. 急性牙髓炎

C. 慢性牙髓炎

D. 急性根尖周炎

E. 慢性根尖周炎

【答案】D

【考点】乳牙根尖周病变

【解析】患儿远中邻面龋洞，探诊（+），叩诊（++），说明根尖炎症。排除选项 A、B、C。颊侧牙龈色红，未见瘘管说明是急性炎症不是慢性炎症。故排除 E。急性根尖周炎可出现较为剧烈的自发性疼痛、咀嚼痛和咬合痛。患牙松动并有叩痛。故应选择 D。

【避错】此题易错选 E，慢性根尖周炎对叩诊的反应无明显异常或仅有不适，一般不松动。有瘘型可查及瘘管开口。

16. 男孩，7 岁。$\underline{V^{0}}|$ 龋，备洞时意外穿髓，针尖大小。治疗方法宜采用

A. 干髓术

B. 直接盖髓术

C. 间接盖髓术

D. 根管充填术

E. 活髓切断术

【答案】B

【考点】直接盖髓术的适用情况

【解析】备洞时意外露髓，露髓孔小于 1mm 的患牙，是直接盖髓术的适应证，本例患者患牙属于直接盖髓术的适用情况，故选 B。

【避错】此题易错选 C，此患牙已露髓，因此不宜使用间接盖髓术。

17. 女孩，5 岁。$|\underline{\text{I}}$ 残冠，探无反应，叩（±），唇侧牙龈瘘管，松动Ⅱ度，X 线片示 $|\underline{1}$ 发育正常。临床治疗宜选择

A. 开放引流

B. 根管治疗

C. 根尖诱导术

D. 盖髓术

E. 拔除

【答案】E

【考点】乳牙残冠的拔除适应证

【解析】$|\underline{\text{I}}$ 残冠，慢性根尖周炎，有瘘管，松动Ⅱ度，其继承恒牙发育正常，该乳牙已无保留价值，符合拔牙适应证，故此题选 E。本题患儿的患牙已经形成牙龈瘘管，无须开放引流，A 不正确；患牙已经临近替牙期，根管治疗无意义，B 错误；根尖诱导术一般用于年轻恒牙，而盖髓术用于可复性牙髓炎、深龋或意外穿髓的治疗，不选 C、D。

【避错】此题易错选 B，此题 $|\underline{\text{I}}$ 已到替牙期，因此无保留价值，没有进行根管治疗的必要。

18. 男孩，8 岁。$\underline{2}|$ 深龋，探痛，叩（±），不松动，牙龈未见异常，温度测敏感。临床治疗宜采用

A. 盖髓术

B. 干髓术

C. 活髓切断术

D. 根管治疗术

E. 根尖诱导成形术

【答案】E

【考点】根尖诱导成形术的适应证

【解析】根据患者 $\underline{2}|$ 深龋，探痛，叩（±），不松动，牙龈未见异常，温度测敏感，可诊断为慢性牙髓炎并波及根髓，属于根尖诱导成形术适应证。此患儿已经发展到慢性牙髓炎，不可行盖髓术，A 排除。干髓术适用于冠髓部分坏死的牙髓病变，或需利用髓室固位和其他需行牙髓失活的患者，主要用于后牙，本题患儿不适用干髓术，B 排除。活髓切断术适用于

病变局限于冠髓的年轻恒牙，本题患儿的病变已经累及根髓，所以选D是不合适的，此题选E。

【避错】此题易错选D，根管治疗广泛用于感染根管，但此患儿患牙为年轻恒牙，因此不宜使用根管治疗。

19. 女孩，14岁。偶然发现右下后牙颊侧牙龈有小脓包前来就诊。检查：右下第二前磨牙畸形中央尖折断，Ⅰ度松动，颊侧牙龈有瘘道口。X线片见根长为9mm，根尖呈燕尾状敞开，根尖周X线透射区4mm×5mm，边界模糊不清，该主诉牙的治疗应选用

A. 拔除
B. 干髓治疗
C. 塑化治疗
D. 根管治疗
E. 根尖诱导形成术

【答案】E

【考点】年轻恒牙牙髓病治疗方法的选择

【解析】患者为慢性根尖周炎，患牙根尖未发育完成，属于年轻恒牙，应行根尖诱导成形术消除感染和根尖周病变，诱导牙根继续发育。故此题选E。

【避错】此题易错选D，此牙牙根尚未发育完成，根尖孔敞开，因此不宜使用根管治疗。

【A_3/A_4型题】

（20～21题共用题干）

男孩，8岁。上前牙自发痛，冷热刺激加重。深龋，探痛，叩（-），未见穿髓孔，温度测敏感，不松动，牙龈未见异常。

20. 临床拟诊断为

A. 深龋
B. 牙髓炎
C. 牙髓坏死
D. 牙髓变性
E. 急性根尖周炎

【答案】B

【考点】牙髓炎诊断

【解析】患牙出现自发痛，深龋没有自发痛，排除A；温度测验敏感，说明牙髓尚有活力，牙髓坏死后温度测验无反应，排除C；牙髓变性X线片可见牙根吸收，题干未提及牙体吸收情况，排除D；急性根尖周炎叩诊（+），但此患牙叩诊（-），不松动，牙龈未见异常，排除E。故此题选B。

【避错】此题易错选A，深龋时可有冷热刺激痛，但无自发痛表现，这也是深龋和牙髓炎的鉴别点之一。

21. 治疗方法宜选择

A. 安抚
B. 根管充填
C. 开放引流
D. 活髓切断术
E. 根尖诱导成形术

【答案】E

【考点】年轻恒牙牙髓炎治疗方法

【解析】患儿8岁，患牙属于年轻恒牙，而年轻恒牙发生牙髓炎，因其根尖未发育完成，应行根尖诱导成形术消除感染，诱导牙根继续发育。故此题选E。本题患者的患牙已经是牙髓炎，安抚治疗不能治愈病情，A是错误的。年轻恒牙在牙根尖尚未发育完成情况下，不能进行根管充填，B是不合适的。患牙没有根尖周病，无须开放引流，C是错误的。活髓切断术适用于病变牙髓在冠部，D是错误的。

【避错】此题易错选B，此题为年轻恒牙，因此不宜使用根管治疗。

（22～24题共用题干）

男孩，7岁。右下后牙疼痛1周，面肿3天。检查：$\overline{Ⅳ|}$大面积龋损，Ⅱ度松动，叩诊（++），龈颊沟变浅，扪及波动感，扣痛（+），近中𬌗面深龋洞，叩诊（-），温度测验同对照牙。X线显示：Ⅳ根分歧大面积低密度影，远中根吸收2/3，恒牙胚牙囊不连续，上方骨板模糊不清。龋近髓，骨硬板连续。

22. 初诊治疗方法是

A. 拔除引液
B. 开髓开放，口服消炎药
C. 根管开放，口服消炎药
D. 根管开放，脓肿切开
E. 脓肿切开

【答案】A

【考点】乳牙深龋拔牙指征

【解析】根据题干可诊断为慢性根尖周炎。根尖周炎的乳牙，根尖及根分叉区骨质破坏范围广，尤其是骨质破坏、炎症已涉及继承恒牙牙胚，乳牙松动明显；远中根吸收2/3，不能做根管治疗，该乳牙应该拔除。故此题选A。

【避错】此题易错选D，部分恒牙急性根尖周炎急性期不宜拔牙，但此乳牙远中根已吸收2/3，并且已对恒牙胚造成影响，因此应该拔除。

23. 经过初诊治疗后，还应该选择

A. 制作间隙保持器
B. 完善根管治疗

C. 拔除，制作间隙保持器
D. 观察间隙
E. 氢氧化钙充填根管，暂时行使功能

【答案】A

【考点】乳牙早失的恒牙间隙保持

【解析】儿童乳牙早失后，为了防止邻牙向丧失部位倾斜和对颌牙伸长，应设计间隙保持器来保持早失牙齿的近远中和垂直的间隙，保证继承恒牙正常萌出。故选A。

【避错】此题易错选D，如果继承邻牙发育超过3/4可以不做间隙保持器，此牙不符合。

24. 诊断是
A. 中龋
B. 深龋
C. 可复性牙髓炎
D. 牙髓充血
E. 慢性根尖周炎

【答案】E

【考点】乳牙慢性根尖周炎诊断

【解析】X线显示：$\overline{\text{IV}}|$根分歧大面积低密度影，远中根吸收2/3，此作为诊断慢性根尖周炎的重要依据。故此题选E。

【避错】此牙有龋损，但叩痛（++）、扪及波动感，$\overline{\text{IV}}|$根分歧大面积低密度影都提示有根尖周炎表现，因此应诊断为慢性根尖周炎。

（25～26题共用题干）

男孩，13岁。右下后牙阵发性疼痛3天，咀嚼痛。检查发现$\overline{5}|$畸形中央尖折断露髓，探痛及叩痛均明显。

25. 对该患牙首选的治疗方法是
A. 直接盖髓术
B. 间接盖髓术
C. 根管治疗
D. 安抚治疗
E. 根尖诱导成形术

【答案】E

【考点】根尖诱导成形术适应证

【解析】患牙已经出现畸形中央尖折断露髓，探痛明显，叩痛明显，说明已经出现牙髓炎症，因此不能使用直接盖髓术或间接盖髓术，排除A、B。牙髓炎不能用安抚治疗，故D不选。年轻恒牙不适用根管治疗，故C不选。故选E。

【避错】此题易错选C，患儿为年轻恒牙，因此不宜做根管治疗。

26. 若该牙刚萌出即发现尖而长的畸形中央尖，应做的处理是
A. 不做处理
B. 采用牙髓摘除术
C. 将此尖一次磨除做盖髓治疗
D. 采用根尖诱导成形术
E. 将此尖一次磨除，备洞做永久充填

【答案】C

【考点】畸形中央尖处理原则

【解析】尖而长的中央尖容易折断或被磨损而露髓。牙刚萌出时若发现这种牙尖，可在麻醉和严格的消毒下，将此尖一次磨除，然后制备洞形，按常规进行盖髓治疗，故选C。

【避错】此题易错选E，畸形中央尖磨除后形成露髓孔，应做盖髓治疗，而不宜再备洞扩大露髓范围。

【B_1型题】

（27～28题共用备选答案）
A. 根管治疗术
B. 根尖诱导成形术
C. 活髓切断术
D. 牙髓摘除术
E. 直接盖髓术

27. 乳牙根尖周病常见的治疗方法是

【答案】A

28. 年轻恒牙牙髓病常见的治疗方法是

【答案】C

【考点】乳牙与年轻恒牙的治疗

【解析】根管治疗术的适应证：牙髓坏死及根尖周炎而具保留价值的乳牙。故27题选A。牙髓切断术适用于乳牙深龋、部分冠髓牙髓炎，是在局部麻醉下将冠部牙髓组织切断和去除，保留根部生活牙髓的治疗方法。故28题选C。

【避错】27题易错选B，根尖诱导成形术适用于牙髓病已经波及根髓，而不能保留或不能全部保留根髓的年轻恒牙，如牙髓全部坏死或并发根尖周炎症的年轻恒牙。28题易错选D，年轻恒牙牙髓病保存生活牙髓是最有益于年轻恒牙的首选治疗。治疗原则是尽力保存生活的牙髓组织，故不应将牙髓全部摘除，应保留根髓促进根尖发育。

考点：咬合发育问题

【A_1型题】

1. 乳牙早失的原因不包括
A. 因晚期龋病被拔除

B. 乳牙因外伤脱落
C. 恒牙替换乳牙
D. 先天牙缺失
E. 恒牙异位萌出，乳牙根过早吸收脱落

【答案】C

【考点】乳牙早失的原因

【解析】乳牙早失的原因：①因严重龋病、牙髓病及根尖周病而被拔除。②恒牙异位萌出，乳牙根过早吸收脱落。③牙齿因外伤脱落。④先天性牙缺失。故选C。

【避错】此题易错选D，认为先天性牙缺失不属于乳牙早失的原因，应熟记乳牙早失原因。

2. 乳牙牙根开始吸收在换牙前
A. 6~8个月
B. 9~10个月
C. 1~2年
D. 2~3年
E. 4~5年

【答案】D

【考点】乳牙牙根开始吸收的时间

【解析】乳牙一共20个，每个乳牙到一定时间就会因牙根吸收而自行脱落，恒牙就取而代之，这是一种生理现象，即乳牙退换。乳牙牙髓腔大，牙髓组织丰富，在换牙前2~3年，牙根就开始吸收而使根尖孔变大。故选D。

【避错】此题易错选C。此选项答案与正确答案最相近，有一定的迷惑性。

3. 为保证恒牙的正常萌出和排列，乳牙列中最重要的牙位是
A. 上颌乳尖牙和第二乳磨牙
B. 下颌乳尖牙和第一乳磨牙
C. 上颌乳中切牙和上颌第二乳磨牙
D. 下颌乳中切牙和下颌第二乳磨牙
E. 上颌乳尖牙和下颌乳磨牙

【答案】A

【考点】乳牙列的牙位

【解析】在乳牙列中乳尖牙位决定了牙弓的宽度和牙弓的长度，在乳恒牙替换过程中乳尖牙宽度增加，为恒切牙增加替换的距离，上颌恒尖牙最后萌出，乳尖牙占据了这个位置以免造成萌出移位。第二乳磨牙的萌出决定了上下颌远中面的关系，进而影响恒牙替换后的牙列排列。故选A。

【避错】此题易错选E。但是选项E中仅指出下颌乳磨牙，而选项A包括上下颌乳磨牙，更加全面。

4. 下列各项中哪项叙述是错误的
A. 固连牙可表现为低于𬌗面1~3mm
B. 恒牙未在正常位置萌出称为异位萌出
C. 乳牙比平均萌出时间晚1年以上萌出称为迟萌
D. 诞生牙是额外牙
E. 恒牙萌出时牙根未完全发育完成

【答案】D

【考点】诞生牙

【解析】婴儿一般到6个月前后开始出牙，有的婴儿出生时口腔内就有乳牙长出，称为诞生牙；发生诞生牙的部位大多数在下颌乳中切牙，有的是正常牙，有的是额外牙，所以诞生牙不全都是额外牙。这种牙多为牙根尚未形成，周围牙根常伴有炎症，易出血、松动，还易造成溃疡。故选D。

【避错】此题易错选E。恒牙萌出时牙根其实并未完全发育完成，但考生容易认为此时牙根发育已完成，故需牢记。

5. 乳尖牙过早拔除易造成
A. 恒尖牙异位萌出
B. 恒侧切牙异位萌出
C. 恒中切牙异位萌出
D. 第一前磨牙异位萌出
E. 第二前磨牙异位萌出

【答案】A

【考点】乳尖牙过早拔除的影响

【解析】儿童的乳尖牙和第二乳磨牙不应随便拔除，否则将影响恒牙的正常萌出。乳尖牙退换时间较晚，龋损应尽量治疗，过早拔除导致其他牙占据位置，会造成尖牙异位萌出。故选A。

【避错】此题不易选错。乳尖牙过早拔除，其他牙占据位置，会造成尖牙异位萌出。

6. 乳牙早失后是否需做功能性间隙保持器主要应考虑
A. 患儿年龄和牙列拥挤情况
B. 牙齿萌出的先后顺序
C. 继承恒牙的发育情况
D. 继承恒牙胚是否先天缺失
E. 乳磨牙缺失的数目和部位

【答案】E

【考点】间隙保持器适应证

【解析】此题所给出的5个答案都是是否制作间隙保持器需要考虑的因素。但是功能性间隙保持器的适应证如下：不论单侧、双侧，凡乳牙丧失2颗以上者；双侧多个乳牙丧失者；乳前牙丧失者。在5个备选答案中只有E选项符合功能性间隙保持器的适应证。因此应选E。

【避错】此题易错选A，功能性间隙保持器的作

用主要是恢复后牙功能，因此与乳磨牙缺失的数目和部位关系密切而与患儿年龄和牙列拥挤情况无关。

7. 下列哪种乳牙不应该拔除
   A. 牙冠破坏严重，已无法修复的乳牙
   B. 根尖周炎症已涉及继承恒牙牙胚
   C. 乳牙有牙髓炎症可治疗，但离替换时间很近
   D. 受继承恒牙萌出力的推压，根尖露出龈外常致局部黏膜创伤性溃疡
   E. 有病灶感染迹象但能彻底治愈

【答案】E

【考点】乳牙拔除的指征

【解析】乳牙拔除的适应证：①无法保留的乳牙。牙冠破坏严重，已无法修复的乳牙，因此A错误；根尖周病变较严重的乳牙，因此B错误；牙松动，因根管感染牙根吸收超过1/2的患牙；因根髓感染造成乳牙生理性吸收障碍；受继承恒牙萌出力的推压，根尖露出龈外常致局部黏膜创伤性溃疡，因此D错误；牙外伤疑影响恒牙胚；骨折线上不能治愈的患牙。②因咬合诱导需要拔除的乳牙。③额外牙等。而选项C已经无保留价值，因此C错误。选项E能保留，因此不应该拔除。所以应选E。

【避错】此题易错选C，乳牙有牙髓炎症可治疗，不需要拔除，但因其离替换时间很近没有保留必要。

8. 功能性活动保持器的适应证为
   A. 第二乳磨牙早失，第一磨牙萌出不足
   B. 第一乳磨牙早失
   C. 乳磨牙缺失2个以上或两侧乳磨牙缺失或伴有乳前牙缺失
   D. 两侧都存在第二乳磨牙或第一磨牙，近期继承恒牙即将萌出
   E. 因龋齿或乳牙早失使间隙变小或消失

【答案】C

【考点】功能性活动保持器的适应证

【解析】功能性活动保持器的适应证：缺牙多于2个乳磨牙，两侧缺失多于1个乳磨牙，或伴有前牙缺失。功能性活动保持器又称可摘式间隙保持器，相当于局部义齿，不仅保持缺牙的近远中长度，还能保持垂直高度和恢复咬合功能，还可以改变前牙缺失造成的上唇塌陷，有利于发音和美观，改进和克服不良习惯。故选C。

【避错】此题不易选错，需要牢记固定保持器和活动保持器的适应证。

【A_2型题】

9. 患儿，5岁半，左侧下颌第二乳磨牙早失，左侧下颌第一恒磨牙萌出1/3，左侧下颌第一乳磨牙已行根管治疗，并行大面积银汞充填。应做以下哪种处理
   A. 带环丝圈式保持器
   B. 腭弓式保持器
   C. 全冠远中导板保持器
   D. 活动功能保持器
   E. 全冠丝圈式保持器

【答案】C

【考点】不同保持器的适应证

【解析】远中导板保持器的适应证为第二乳磨牙早失，第一恒磨牙未萌出或萌出中。本题第一乳磨牙已行根管治疗，并行大面积银汞充填，本应行牙冠修复，故以第一乳磨牙为基牙，戴入预成冠，冠远中焊接弯曲的导板，插入牙槽窝，远中导板贴合于未萌出的第一恒磨牙的近中面。故选C。

【避错】此题易错选E。单侧或双侧单个乳磨牙早失，或第二乳磨牙早失，第一恒磨牙完全萌出，如果基牙牙冠破坏较大，可以制作全冠丝圈式保持器。

10. 女孩，7岁。上颌乳中切牙脱落2个月，恒中切牙一直未萌出。患儿发育正常，颌面部对称。此处牙床饱满，牙龈颜色正常。X线片见有恒牙胚。临床处理宜选择
   A. 切开导萌
   B. 增加营养
   C. 观察
   D. 局部用药
   E. 修复治疗

【答案】C

【考点】乳牙早失后的处理

【解析】乳牙早失后，如果继承恒牙于近期内不能萌出，间隙会减小，需要及时做间隙保持器，判断继承牙萌出的时间对是否制作间隙保持器非常重要。可通过年龄来判断牙齿萌出时间，上颌恒中切牙萌出时间为7～8岁，同时通过X线判断恒牙胚存在并发育正常，因此给予该患儿观察处理，故选C。

【避错】此题易错选A，对于恒牙长期不萌出者可以考虑使用切开助萌，因为超过6个月可能发生间隙缩窄，但此患儿乳牙仅脱离2个月，不需要采取助萌措施。

11. 女孩，10岁。在口腔检查时发现Ⅳ|缺失，缺失牙间隙已明显缩小，采用下列哪种间隙保持器最为合适
   A. 远中导板式间隙保持器
   B. 丝圈式间隙保持器

C. 功能性活动保持器
D. 舌弓式间隙保持器
E. 间隙扩展装置

【答案】E

【考点】间隙保持器选择

【解析】因龋齿或乳牙早失而间隙变小或消失的，为恢复间隙以利于继承恒牙正常萌出，常需要应用间隙扩展装置把变小或关闭的间隙扩开。其包括局部固定式间隙扩展装置、交互支抗和活动式间隙扩展装置。此题选择间隙扩展装置正合适，故选 E。

【避错】此题易错选 B，此患儿间隙已明显缩小，因此不宜使用丝圈式间隙保持器而应选择具有增大间隙作用的间隙扩展装置。

【B_1 型题】

（12～14 题共用备选答案）

A. 远中导板式间隙保持器
B. 功能性活动保持器
C. 丝圈式间隙保持器
D. 舌弓式间隙保持器
E. 间隙扩展装置

12. 乳磨牙缺失 2 个以上者，应选择

【答案】B

13. 第一乳磨牙早失，应选择

【答案】C

14. 第二乳磨牙早失，第一磨牙尚未萌出或萌出不足者，应选择

【答案】A

【考点】间隙保持器的应用

【解析】可摘式间隙保持器的适应证：乳磨牙缺失 2 个以上者，或两侧磨牙缺失，或伴有前牙缺失，故 12 题选 B。（带环）丝圈式间隙保持器的适应证：①单侧第一乳磨牙早失。②第一磨牙萌出后，第二乳磨牙单侧早失。③双侧乳磨牙早失，用其他间隙保持器困难者，故 13 题选 C。远中导板式间隙保持器的适应证：第二乳磨牙早失、第一磨牙尚未萌出或萌出中，故 14 题选 A。

【避错】12 题易错选 A，远中导板式间隙保持器适用于第二乳磨牙缺失的情况，此题第一、第二乳磨牙都缺失，因此不宜使用。13 题易错选 E，间隙扩展装置可用于长期第一乳磨牙缺失所致的间隙缩窄，可用此装置扩大间隙，此患儿无间隙缩窄所以不宜选用。14 题易错选 B，功能性活动保持器适用于缺失 2 个以上乳磨牙的情况，此患儿不宜选用。

考点：牙发育异常

【A_1 型题】

1. 以下哪项可能导致乳牙滞留

A. 第一恒磨牙异位萌出
B. 恒尖牙异位萌出
C. 儿童掌跖角化-牙周破坏综合征
D. 乳牙外伤
E. 额外牙

【答案】B

【考点】乳牙发育异常

【解析】继承恒牙萌出方向异常，使乳牙牙根未吸收或吸收不完全；继承恒牙先天缺失、埋伏阻生、异位萌出，不能促使乳牙脱落；继承恒牙萌出无力，乳牙根不被吸收；或全身因素，如佝偻病、侏儒症、外胚叶发育异常、锁骨颅骨发育不全，以及某些遗传因素等致多数乳牙滞留。部分乳牙滞留的原因目前尚不清楚。故选 B。

【避错】此题易错选 E。额外牙主要对恒牙的发育和萌出方向造成影响。

2. 牙齿固连是指

A. 过了替换年龄乳牙仍滞留于口腔
B. 两牙融合
C. 牙齿与骨组织融合
D. 牙根外露于龈黏膜外
E. 牙萌出困难

【答案】C

【考点】牙齿固连的概念

【解析】牙齿固连是牙骨质与牙槽骨的直接结合，固连部位牙周膜丧失，患牙的殆面低于正常殆平面，因此 C 正确。选项 A 是乳牙滞留，故 A 错误。选项 B 为融合牙，故 B 也错误。选项 D 是牙龈退缩的表现，故 D 也错误。牙齿固连是牙齿萌出之后发生的，而不是萌出困难，因此 E 也错误。故应选 C。

【避错】此题不易选错，主要是相关概念要区分记忆。

3. 特纳（Turner）牙是由于

A. 服用四环素所致
B. 饮水氟含量过多所致
C. 患儿严重的发热性疾病所致
D. 先天发育缺陷所致
E. 乳牙根尖周严重感染所致

【答案】E

【考点】 Turner 牙病因

【解析】 乳牙根尖周严重感染，可能使继承恒牙牙冠的成釉细胞层发生紊乱，结果导致牙釉质发育不全，即形成 Turner 牙，所以 E 正确。服用四环素所致为四环素牙，所以 A 错误。饮水氟含量过多所致为氟牙症，所以 B 错误。患儿严重的发热性疾病所致为全口牙釉质发育不全，所以 C 错误。Turner 牙不是先天发育缺陷，所以 D 错误。故此题选 E。

【避错】 此题易错选 A，服用过量四环素也可引起牙釉质发育不全，但称为四环素牙而不是 Turner 牙。

【A_2 型题】

4. 男孩，7 岁。诉上颌前牙松动。口腔检查：I|松动Ⅲ度，牙冠有深龋洞，1|已从舌侧萌出。诊断为
   A. 乳牙滞留
   B. 乳牙早失
   C. 乳牙根尖周炎
   D. 乳牙牙周炎
   E. 乳牙外伤

【答案】 A

【考点】 乳牙滞留的诊断

【解析】 乳牙滞留是指继承恒牙已经萌出，乳牙未能按时脱落，或恒牙未萌出，乳牙保留在恒牙列中。本题 1|已从舌侧萌出，而 I|仍未脱落，诊断为乳牙滞留。同时排除 B。I|虽然有深龋洞，但未出现根尖周炎或牙周炎表现，不选 C、D。乳牙也没有外伤史，故 E 是不正确的。

【避错】 此题容易误选 E，外伤可以导致乳牙松动，但是此题恒牙已萌出，因此松动为恒牙萌出造成的生理性松动。

【B_1 型题】

（5～6 题共用备选答案）
   A. 乳牙早失
   B. 乳牙滞留
   C. 乳牙迟萌
   D. 乳牙早萌
   E. 恒牙早萌

5. 下乳前牙无明显松动，但舌侧萌出新牙，这种现象为

【答案】 B

6. 女孩，6 岁。右下第一乳磨牙松动，牙龈肿胀，颊侧第一前磨牙部分萌出，这种现象为

【答案】 E

【考点】 牙发育异常的表现

【解析】 乳牙滞留是指继承恒牙已萌出，乳牙未能按时脱落；或恒牙未萌出，乳牙保留在恒牙列中常见下颌乳中切牙滞留，故 5 题选 B。乳磨牙根尖周病变将继承恒牙胚周围的牙槽骨破坏，使恒牙过早萌出，前磨牙多见。故 6 题选 E。

【避错】 5 题易错选 E，主要是概念没掌握；6 题不易选错，恒牙早萌与乳磨牙根尖周病变或乳牙过早脱落有关。

考点：牙外伤

【A_2 型题】

1. 男孩，8 岁。跌倒致|1 牙冠斜折，即刻来院就诊。口腔检查见穿髓孔大，叩痛（+），采用活髓切断术。这种治疗成功的关键是
   A. 选择甲醛甲酚、戊二醛等牙髓断面处理剂
   B. 无菌操作
   C. 正确开髓
   D. 健康冠髓去除稍多些
   E. 正确选择暂封剂

【答案】 B

【考点】 年轻恒牙外伤的治疗

【解析】 活髓保存治疗包括盖髓术和牙髓切断术。影响年轻恒牙活髓保存成功的因素包括诊断明确；治疗中无菌操作，尽量减少创伤；严密充填窝洞，预防微渗漏的发生；定期复查。故选 B。

【避错】 此题易错选 A。乳牙牙髓切断术中使用的牙髓断面处理剂如甲醛甲酚、戊二醛等具有组织固定作用，且有渗透性，禁止应用于年轻恒牙。

2. 男孩，4 岁。因外伤左上乳中切牙内陷移位，牙龈无明显撕裂伤，牙槽突无折断。X 线片显示恒牙胚未受波及。正确的处理是
   A. 立即复位固定
   B. 立即拔除
   C. 定期复诊观察
   D. 牵引复位
   E. 不做处理

【答案】 C

【考点】 牙外伤的处理

【解析】 患儿牙龈无明显撕裂伤，牙槽突无折断，恒牙胚未受波及，故无须特殊处理，但应定期复诊观察。立即复位固定可能造成牙周感染；该牙无须立即拔除，若随访时发现该乳牙不能自行萌出则应予以拔

除，以免影响恒牙的发育；上乳中切牙一般从5岁开始替换，此时无须牵引复位。故选C。

【避错】此题易错选D。但上乳中切牙一般从5岁开始替换，此时无须牵引复位。

3. 男孩，12岁。半年前上前牙外伤，冠折露髓未治疗，现因唇侧牙龈肿就诊。医师首先应做的检查是

A. 叩诊

B. 查松动度

C. 温度测验

D. X线检查

E. 牙周袋探诊

【答案】D

【考点】牙外伤的诊断

【解析】牙外伤治疗前的X线片对于诊断和治疗方案选择非常重要。对外伤牙摄X线牙片，可确认患牙有无根折及根折部位、移位和牙槽骨有无损伤。该患者应立即行X线检查，根据检查结果确立进一步处理方案。故选D。

【避错】此题易错选C。患牙冠折露髓半年，唇侧牙龈红肿，现在应先拍X线片，确认牙齿损伤情况，再进一步判定牙髓有无活力。

4. 男孩，9岁。⌊1冠折1/3，露出鲜红牙髓，叩(+)，不松动，牙龈无明显异常。X线片未见根折，根尖呈喇叭口状，治疗宜选择

A. 间接盖髓术

B. 直接盖髓术

C. 活髓切断术

D. 根管治疗

E. 干髓术

【答案】B

【考点】年轻恒牙外伤的治疗

【解析】此患儿的患牙根尖孔尚未发育完成，属于年轻恒牙，因机械性或外伤性露髓，露出鲜艳红色牙髓，说明尚未感染，可选择直接盖髓术治疗，故此题选B。间接盖髓术一般适用于未露髓的情况，不选A。根管治疗适用于牙髓炎或根尖周炎的成年恒牙，因此D亦不选。活髓切断术和干髓术适用于冠髓感染，此题情况不选择这两种治疗方法，排除C、E。

【避错】此题容易误选A，间接盖髓术用于近髓但未露髓的情况，此题已露髓应选直接盖髓术。

【B_1型题】

(5~6题共用备选答案)

A. 年轻恒牙冠折牙本质暴露

B. 年轻恒牙根折

C. 全脱位半小时的恒牙

D. 乳牙嵌入

E. 乳牙牙齿震荡

5. 需氢氧化钙护髓的牙外伤是

【答案】A

6. 需做再植术的是

【答案】C

【考点】牙外伤的治疗方法

【解析】年轻恒牙冠折牙本质暴露首选活髓保存治疗。盖髓术为主要活髓保存方法之一，而氢氧化钙是首选的盖髓剂。盖髓剂除隔绝外界刺激、控制牙髓炎症、恢复牙髓健康和功能外，还可促进牙髓自身修复。其中，具有良好的生物相容性，对机体和牙髓组织无刺激性，无毒性，以及具有促进和诱导修复牙本质形成的功能，是理想盖髓剂应具备的条件之一，而氢氧化钙作为盖髓剂则具备了这些基本条件，故年轻恒牙冠折，牙本质暴露需氢氧化钙护髓。故5题选A。牙完全脱位，最好在脱位后2小时内再植，可防止日后牙根吸收的发生。15~30分钟之内再植成功率较高。除特别污染时，一般不处理牙周组织和牙髓组织。再植术后1周，做根管治疗。根管内封氢氧化钙制剂可预防外吸收的发生，但使用时间应限定在几周之内，否则会使根管壁变得薄弱。之后行根管充填。患者应有这方面的常识，即脱位的牙齿应立即冲洗后放入原位，或保存在口腔内舌下、牛奶内或生理盐水中并尽快就医。6题选C。

【避错】6题易错选D。对挫入性脱位的年轻恒牙，不必强行拉出，以免造成更大的创伤，诱发牙根和边缘牙槽突的吸收，患牙可自行萌出。

第二十章 口腔黏膜病学

考点：口腔黏膜感染性疾病

【A₁型题】

1. 当临床怀疑口腔念珠菌感染时，应首选的辅助检查是
   A. 唾液细菌培养及鉴定
   B. 活体组织检查
   C. KOH直接镜检
   D. C反应蛋白检测
   E. 血清念珠菌抗体测定

【答案】C

【考点】念珠菌实验室检测方法

【解析】念珠菌实验室检测方法包括涂片法、分离培养、组织病理学检查、免疫学、基因诊断。直接涂片是取口腔黏膜区假膜、脱落上皮等标本，涂一薄层于载玻片上，滴入10%氢氧化钾溶液，微加热以溶解角质，在显微镜下直接观察，如查到大量的假菌丝，说明念珠菌处于致病状态。该方法对确定念珠菌致病性有意义，根据临床表现，涂片检查见菌丝、假菌丝和芽孢即可诊断。故此题选C。

【避错】此题易错选A。培养法将标本种接于沙氏培养基，经3～4日后，形成乳白色圆形突起的菌落，此方法用时长，不适用于此处。

2. 以口腔黏膜继发性溃疡为特征表现的疾病是
   A. 慢性非特异性唇炎
   B. 维生素A缺乏
   C. 口角炎
   D. 单纯疱疹
   E. 地图舌

【答案】D

【考点】口腔黏膜继发性溃疡引起的疾病

【解析】慢性非特异性唇炎又称为慢性唇炎，按临床表现特点可分为以脱屑为主的慢性脱屑性唇炎和以渗出糜烂为主的慢性糜烂性唇炎，排除A。维生素A缺乏病，表现为夜盲症、眼干燥症、皮肤干燥和毛囊丘疹等，排除B。口角炎是上下唇联合处发生的炎症总称，以皲裂、口角糜烂和结痂为主要症状，排除C。单纯疱疹系由人类单纯疱疹病毒（HSV）所致，多侵犯皮肤黏膜交界处，皮疹为局限性簇集性小水疱，水疱的疱壁薄、透明，不久溃破，形成浅表溃疡，D正确。地图舌是一种浅层的慢性剥脱性舌炎，主要出现在舌背，表现为舌背丝状乳头呈片状剥脱，微凹陷，形成光滑的红色剥脱区。排除E。故此题选D。

【避错】此题易错选A。慢性非特异性唇炎是唇部的一种慢性、非特异性、炎症性病变。病程迁延，反复发作。

3. 鹅口疮的病因是
   A. 细菌感染
   B. 病毒感染
   C. 真菌感染
   D. 衣原体感染
   E. 立克次体感染

【答案】C

【考点】鹅口疮的病因

【解析】口腔念珠菌病是念珠菌属感染所引起的口腔黏膜疾病，其中白念珠菌是最主要的病原菌，鹅口疮（雪口病）是最常见的口腔念珠菌病。故选C。

【避错】此题部分考点易错选A，不熟悉念珠菌的分类，念珠菌属于单细胞酵母样真菌，而非细菌。

4. 更易患口腔念珠菌病的人群为
   A. 嗜烟者
   B. 嗜酒者
   C. 更年期妇女
   D. 患有胆道疾病者
   E. 长期大量应用抗生素者

【答案】E

【考点】口腔念珠菌病的易感人群

【解析】口腔念珠菌病与宿主有关，易感人群为婴幼儿、衰弱者、长期使用激素者、HIV感染者、免疫缺陷者、戴义齿者等。长期大量应用抗生素出现菌群失调者更易患口腔念珠菌病，故本题选E。

【避错】部分考生易错选A或B，认为长期吸烟、饮酒者容易导致口腔疾病。宿主防御功能降低以后，非致病性念珠菌转化为致病性念珠菌，长期滥用广谱抗生素造成体内菌群失调以及内分泌紊乱等均可成为宿主发病的易感因素。

5. 口腔念珠菌病病损区涂片直接镜检可见
   A. 菌丝和孢子

B. 梭形杆菌和螺旋体

C. 病毒水疱和包涵体

D. 大量细菌及白细胞

E. 分枝杆菌

【答案】A

【考点】口腔念珠菌病的特点

【解析】口腔念珠菌是真菌，其中白念珠菌是最主要的病原菌。白念珠菌为卵圆形芽生酵母样菌，在培养基、组织和分泌物中均能产生假菌丝，假菌丝在结节处形成芽生孢子，有时在末端形成厚壁孢子。故选 A。

【避错】此题易错选 D。口腔念珠菌病是真菌感染，而不是细菌。

6. 口腔黏膜及皮肤表现为单侧沿神经分布的密集性疱疹的疾病是

A. 复发性疱疹性口炎

B. 急性疱疹性龈口炎

C. 疱疹性咽峡炎

D. 疱疹样口疮

E. 带状疱疹

【答案】E

【考点】带状疱疹的临床表现

【解析】带状疱疹产生潜伏感染，进入脊神经或脑神经感觉神经节的神经元中潜伏，受到某种诱发因素如感冒、外伤等激发后，病毒活跃增殖，引起神经节炎，并在相应神经分布的皮肤产生水疱，引起神经痛。故选 E。

【避错】此题易错选 A，复发性疱疹性口炎一般发生在口唇部位，而不是神经分布区。

7. 疱疹性龈口炎的病因是

A. 细菌感染

B. 病毒感染

C. 真菌感染

D. 衣原体感染

E. 立克次体感染

【答案】B

【考点】疱疹性龈口炎的病因

【解析】疱疹性龈口炎是由单纯疱疹病毒引起的口腔病损，单纯疱疹病毒通过飞沫、唾液及疱疹液直接接触传播进入人体引发临床症状，所以 B 正确；因为细菌、真菌、衣原体、立克次体这些微生物不属于病毒，故此题选 B。

【避错】此题易错选 A，细菌可导致多种口腔感染性疾病，但疱疹性龈口炎是病毒感染所致。

8. 服用氟康唑适宜治疗

A. 口腔结核

B. 带状疱疹

C. 球菌性口炎

D. 口腔念珠菌病

E. 急性疱疹性龈口炎

【答案】D

【考点】口腔念珠菌病的治疗

【解析】氟康唑具有广谱抗真菌作用，特别对念珠菌、隐球菌的抗菌活性高，临床用于慢性皮肤黏膜念珠菌感染、艾滋病患者口咽部念珠菌感染疗效好，故选 D。

【避错】此题易错选 B，氟康唑是抗真菌药，带状疱疹为病毒感染引起，因此不宜选用。

9. 急性疱疹性龈口炎的临床特征为

A. 口腔黏膜出现散在的溃疡

B. 口腔黏膜出现簇集的小水疱

C. 口腔黏膜上出现白色凝乳状的绒膜

D. 疱疹沿神经排列，不超过中线

E. 口腔黏膜、手掌、足底出现水疱、丘疹等病损

【答案】B

【考点】急性疱疹性龈口炎的临床特征

【解析】急性疱疹性龈口炎的临床特征是局限于口腔黏膜和附近皮肤出现簇集的小水疱，所以 B 正确。小水疱为上皮内疱，可以溃破形成大面积糜烂，不形成溃疡，所以 A 错误。口腔黏膜上白色凝乳状的绒膜常见于鹅口疮，所以 C 错误。疱疹沿神经排列，不超过中线见于带状疱疹，所以 D 错误。口腔黏膜、手掌、足底出现水疱、丘疹等病损见于手足口病，所以 E 错误。故此题选 B。

【避错】此题易错选 A，口腔黏膜散在的溃疡是疱疹样溃疡的表现。

10. 临床怀疑口腔念珠菌感染时，首先选用的辅助诊断技术为

A. 唾液培养

B. 唾液及血清念珠菌抗体测定

C. 血清铁及维生素 B_{12} 测定

D. 直接在病损区涂片镜检

E. 活体组织检查

【答案】D

【考点】口腔念珠菌感染的诊断

【解析】口腔念珠菌感染时，涂片法检查特异而且容易操作，为临床首选的检测方法，所以 D 正确。

【避错】此题易错选 B，病损区的口腔念珠菌最多，因此从病损区镜检最有效，念珠菌抗体测定不是

首选的辅助诊断方法，并且检出率不高。

【A_2型题】

11. 男，50岁。下唇灼痛，出现成簇小水疱3天。检查：下唇唇红部有多个呈簇状分布的小溃疡，部分形成痂壳。患者前1周曾有感冒、发热史。最可能的诊断是
 A. 复发性轻型口腔溃疡
 B. 复发性疱疹性口炎
 C. 原发性唇疱疹
 D. 念珠菌唇炎
 E. 复发性重型口腔溃疡
 【答案】B
 【考点】复发性疱疹性口炎的鉴别诊断
 【解析】患者下唇部有成簇小水疱，后破溃为溃疡，有感冒、发热史，存在明显的诱因，符合复发性疱疹性口炎的典型特征。复发性轻型、重型阿弗他溃疡常见于口腔内角化程度较差的黏膜处，无发疱期。唇疱疹分为原发性和复发性，患者有明显的诱因，应为复发性。念珠菌唇炎无发疱期。故选B。
 【避错】本题容易错选C。原发性唇疱疹多见于儿童，无诱因；复发性唇疱疹多见于成人，有明显诱因。

12. 女孩，3岁。体温38℃，哭闹、拒食、多涎，口腔黏膜广泛充血，其上有成簇的多数小溃疡。此时选择治疗措施，应避免
 A. 使用退热药降体温
 B. 使用地塞米松降体温
 C. 使用抗病毒药
 D. 给予足量的维生素C
 E. 局部涂1%甲紫溶液
 【答案】B
 【考点】疱疹性口炎的治疗
 【解析】本题考查的是治疗原则问题。考生需先作出正确诊断，然后选择治疗措施，根据患儿的年龄、全身状况和口腔病损成簇的表现，可诊断为疱疹性口炎。该病的治疗是不宜使用激素类药物的，故答案应为B。
 【避错】本题考察单纯疱疹口炎的治疗措施，部分考生容易误选E，认为甲紫不应该使用于该病局部治疗，但该病属于病毒感染，此时不能使用激素类药物，属于常识记忆，目的是避免引起病毒扩散。

13. 女，50岁。近口角处颊黏膜白色斑块近1年，不能擦去。组织学见上皮增生，内有中性粒细胞浸润和散在微脓肿，角化层有垂直于上皮的PAS阳性菌丝，结缔组织内慢性炎症细胞浸润。最可能的病理诊断是
 A. 口腔白斑
 B. 口腔红斑
 C. 口腔结核性炎
 D. 口腔念珠菌病
 E. 慢性盘状红斑狼疮
 【答案】D
 【考点】念珠菌病的诊断
 【解析】口腔念珠菌病的病理特征是增厚的不全角化上皮，其中有念珠菌菌丝侵入，用PAS染色可见菌丝垂直地侵入角化层，其基底处有大量炎症细胞聚集，并能形成微脓肿，固有层有慢性炎症细胞浸润，故选D。A的主要病理改变是上皮增生，伴有过度正角化或过度不全角化，粒层明显，棘层增厚，上皮钉突伸长变粗，固有层和黏膜下层有炎症细胞浸润，故A错误。红斑的病理为上皮不全角化或混合角化，上皮萎缩，上皮钉突增大伸长，结缔组织乳头内的毛细血管明显扩张，故B错误。口腔结核性炎的病理表现为结缔组织中形成多个结节，结节的中心为无结构的干酪样物质，环绕着许多上皮样细胞和朗格汉斯多核巨细胞，结节最外层为大量淋巴细胞，故C错误。盘状红斑狼疮的病理表现为固有层毛细血管扩张，血管内可见玻璃样血栓，血管周围有密集的淋巴细胞及少量浆细胞浸润，血管周围可见类纤维蛋白沉积，故E错误。
 【避错】此题易错选A，白色斑块易被诊断为口腔白斑，但此题组织学见上皮增生，内有中性粒细胞浸润和散在微脓肿，角化层有垂直于上皮的PAS阳性菌丝，结缔组织内慢性炎症细胞浸润。这些是念珠菌病的表现。

14. 女孩，1岁。3天前发热38.5℃，热退后出现口腔溃疡，哭闹、拒食、流涎。检查见口腔黏膜片状充血，有数十个溃疡，有的互相融合，疱破溃后形成痂壳。最可能的诊断是
 A. 球菌性口炎
 B. 疱疹性口炎
 C. 鹅口疮
 D. 疱疹样口炎
 E. 手足口病
 【答案】B
 【考点】急性疱疹性口炎的诊断
 【解析】根据临床表现可判断。球菌性口炎临床上以形成假膜损害为特征，故A错误。疱疹性口炎由单纯疱疹病毒引起，其临床分为前驱期、发疱期、水

疱期和糜烂期。前驱期为 3～4 天，常有发热、头痛、全身肌肉疼痛、流涎、拒食、烦躁不安等表现；水疱期特点为口腔黏膜任何部位皆可出现成簇小水疱，似针尖大小，水疱疱壁薄、透明，不久溃破，形成浅表溃疡；糜烂期水疱汇集成簇，溃破后形成大面积糜烂，可形成痂壳，故 B 正确。鹅口疮的临床表现为损害区黏膜充血，有散在的色白如雪的柔软小斑点，不久融合成白色或蓝白色丝绒状斑片，斑片附着不十分紧密，稍用力可擦掉，暴露红的黏膜糜烂面，故 C 错误。疱疹样口炎为散在分布的单个小溃疡，溃疡数量较多，不经过发疱期，主要分布于口腔内角化程度较差的黏膜处，反复发作，全身反应较轻，故 D 错误。手足口病以手、足和口腔黏膜疱疹或破溃后形成溃疡为主要临床特征，故 E 错误。故选 B。

【避错】此题易错选 C，鹅口疮可有发热、啼哭等表现，但不表现为口腔溃疡等症状。

15. 男，80 岁。全口无牙，戴全口义齿近 15 年，因黏膜不适就诊。查见黏膜呈红亮色，水肿，有黄白色假膜，直接镜检见菌丝和芽生孢子。该患者治疗中不妥的用药为

A. 制霉菌素

B. 酮康唑

C. 碳酸氢钠漱口液

D. 青霉素

E. 克霉唑

【答案】D

【考点】念珠菌感染的治疗

【解析】该病可诊断为义齿性口炎，属于真菌感染性疾病，可用 2%～4% 碳酸氢钠溶液漱口用于局部治疗。制菌霉素属四烯类抗生素，可通过破坏细胞膜释放钾，从而引起细胞内糖原分解中止而失去活力从而发挥抑菌作用，可用于白念珠菌感染的治疗。酮康唑和克霉唑是抗真菌药，酮康唑能抑制真菌细胞膜 DNA 和 RNA，故可用于白念珠菌的治疗。青霉素属于抗生素，长期服用抗生素可引起白念珠菌感染，故选 D。

【避错】此题易错选 C，碳酸氢钠漱口液漱口可以减少真菌。

16. 男婴，5 天。啼哭、哺乳困难，临床检查见患儿两颊黏膜、软腭充血，上有散在的色白如雪的柔软小斑点，针帽大小，斑点稍用力可擦掉。该患儿可能患有的疾病是

A. 口腔扁平苔藓

B. 疱疹样口疮

C. 鹅口疮

D. 天疱疮

E. 复发性口腔溃疡

【答案】C

【考点】新生儿鹅口疮的诊断

【解析】新生儿鹅口疮多在出生后 2～8 天内发生，好发部位为颊、舌、软腭及唇，损害区黏膜充血，有散在的色白如雪的柔软小斑点；不久即相互融合为白色或蓝白色丝绒状斑片，并可继续扩大蔓延，严重者波及扁桃体、咽部。斑片附着不十分紧密，稍用力可擦掉，暴露红的黏膜糜烂面及轻度出血。患儿烦躁不安、啼哭、哺乳困难，有时有轻度发热，全身反应一般较轻。故选 C。

【避错】此题不易选错，鹅口疮多见于长期使用激素、HIV 感染者、免疫缺陷者、婴幼儿及衰弱者，但以新生儿最多见。

17. 女，35 岁。4 天来口腔黏膜破溃肿胀，疼痛剧烈，检查：下唇近移行黏膜处有厚而扁平的黄褐色假膜，表面光滑，周围明显充血，擦去假膜出现糜烂面。有口臭，双侧下颌下淋巴结压痛。该病应诊断为

A. 口腔结核

B. 带状疱疹

C. 球菌性口炎

D. 口腔念珠菌病

E. 复发性口腔溃疡

【答案】C

【考点】球菌性口炎诊断

【解析】球菌性口炎属急性感染性口炎，局部形成糜烂，糜烂表面覆盖灰白色或黄褐色假膜，有炎性口臭，区域淋巴结肿大压痛，该患者符合此表现，故 C 正确。

【避错】此题易错选 B，带状疱疹可见明显水疱。

18. 男，40 岁。感冒后，下唇及唇周皮肤出现成簇的针头大小的小水疱，破溃后结痂，局部灼样疼痛。该患者可能患的疾病为

A. 口角炎

B. 固定性药疹

C. 复发性口疮

D. 天疱疮

E. 复发性疱疹性口炎

【答案】E

【考点】复发性疱疹性口炎的诊断

【解析】复发性疱疹性口炎多发生在口唇或接近口唇处，故又称为复发性唇疱疹，可以有诱因，如感冒后复发，表现为簇集性小水疱，病损区有刺激痛、

灼痛、痒等症状，所以E正确。

【避错】此题易错选A，口角炎一般发生在口角部位，并且不出现成簇的针头大小的小水疱。

【A_3/A_4型题】

（19～21题共用题干）

女孩，2岁6个月。高热3天，口腔溃疡2天。啼哭、流涎、拒食。检查：发现患儿全口牙龈红肿，上腭黏膜可见密集的针头大小透明水疱，部分已破溃为浅表溃疡，周围黏膜充血水肿广泛。

19. 本病例最可能的诊断为

A. 鹅口疮

B. 手足口病

C. 贝氏口疮

D. 口炎型口疮

E. 疱疹性龈口炎

【答案】E

【考点】疱疹性龈口炎的诊断

【解析】鹅口疮的临床表现为损害区黏膜充血，有散在的色白如雪的柔软小斑点，不久融合成白色或蓝白色丝绒状斑片，斑片附着不十分紧密，稍用力可擦掉，暴露红的黏膜糜烂面，故答案A错误。手足口病以手、足和口腔黏膜疱疹或破溃后形成溃疡为主要临床特征，故B错误。贝氏口疮由婴儿吮吸拇指或过硬的橡皮奶头引起，固定发生于硬腭、双侧翼钩处黏膜表面，双侧对称性分布，故C错误。口炎型口疮为散在分布的单个小溃疡，溃疡数量较多，不经过发疱期，主要分布于口腔内角化程度较差的黏膜处。故D错误。疱疹性龈口炎由单纯疱疹病毒引起，其临床特点有前驱期、发疱期、水疱期和糜烂期：前驱期为3～4天，常有发热、头痛、全身肌肉疼痛、流涎、拒食、烦躁不安等表现；水疱期特点为口腔黏膜任何部位皆可发生成簇小水疱，似针尖大小，水疱疱壁薄、透明，不久溃破，形成浅表溃疡；糜烂期水疱汇集成簇，溃破后形成大面积糜烂，可形成痂壳。故E正确。

【避错】此题易错选D，患儿年龄、临床表现如针尖大小透明水疱等都符合疱疹性龈口炎特点。口炎型口疮不出现水疱。

20. 根据本病例的临床表现，首选的辅助检查为

A. 尿常规检查

B. 血常规及分类检查

C. 活组织检查

D. T细胞亚群测定

E. 肝肾功能

【答案】B

【考点】疱疹性龈口炎首选辅助检查

【解析】疱疹性龈口炎由单纯疱疹病毒引起，大多数病例根据临床表现都可作出诊断。实验室检查只是用于最终确诊，常用方法有非特异的疱疹病毒检查和特异的疱疹病毒检查。本题患儿有发热，可以检查血常规，通过血常规反映全身感染的情况，故选B。

【避错】此题易错选C，疱疹性口炎不需要进行活组织检查。

21. 不适宜本病例治疗的措施是

A. 注意休息，加强营养

B. 全身应用抗病毒药

C. 局部用皮质激素雾化吸入

D. 补充大量维生素

E. 中医中药治疗

【答案】C

【考点】疱疹性龈口炎的治疗

【解析】疱疹性龈口炎的治疗包括全身抗病毒治疗、局部治疗、对症和支持疗法、中医中药治疗。局部治疗有口腔黏膜局部用药，可采用氯己定溶液、复方硼酸溶液漱口；支持疗法病情严重者应注意休息，保证饮入量，维持体液平衡，补充维生素。故答案为C。

【避错】此题易错选B，疱疹性龈口炎是单纯疱疹病毒感染所致，因此应使用抗病毒药。

（22～25题共用题干）

女，45岁。因左侧面颊部皮肤及左侧舌部黏膜发红、起疱3天，伴剧痛来诊。查体：体温38.5℃，左侧面部皮肤及左侧舌背、颊黏膜可见粟粒大小的密集成片的透明水疱，周围皮肤黏膜可见充血性红斑。实验室检查：WBC $7.8\times10^9/L$，中性粒细胞0.62，淋巴细胞0.34。拟诊断为带状疱疹。

22. 本病例主要病变部位在

A. 三叉神经第Ⅰ支

B. 三叉神经第Ⅱ支

C. 三叉神经第Ⅲ支

D. 面神经

E. 颈神经

【答案】C

【考点】带状疱疹的临床表现

【解析】带状疱疹是由水痘带状疱疹病毒引起的急性炎症性皮肤病，在口腔可以分别沿三叉神经的3个分支分布。透明水疱位于左侧舌背、颊黏膜，该区域主要由三叉神经第Ⅲ支神经支配。故选C。

【避错】此题易错选B。三叉神经第Ⅱ支累及唇、

腭及颞下部、颧部、眶下皮肤。

23. 本病例可发生的最严重并发症为
   A. 肺炎
   B. 脑炎
   C. 结膜炎
   D. 角膜炎
   E. 面瘫

【答案】E

【考点】带状疱疹的临床表现

【解析】带状疱疹不易引起肺炎或脑炎。当三叉神经眼支支配区域发生带状疱疹时，可在结膜或角膜上出现水疱，引起结膜或角膜炎。但最严重的还数面瘫，可以由带状疱疹引起病毒性面神经炎，进一步发展而来。当三叉神经累及第Ⅰ支时，可在结膜或角膜上出现水疱，引起结膜或角膜炎。故选E。

【避错】此题易错选B，因为三叉神经从脑中发出，故容易误认为会造成脑炎。

24. 此时采取的各项治疗措施，不妥当的是
   A. 口服抗病毒药物如阿昔洛韦等
   B. 注射聚肌胞
   C. 维生素 B_{12} 500μg 及维生素 B_1 100mg 肌内注射，隔日一次
   D. 皮肤病损区涂炉甘石洗液
   E. 口腔局部封闭用地塞米松+普鲁卡因

【答案】E

【考点】带状疱疹的治疗

【解析】带状疱疹的治疗方法：抗病毒治疗；使用维生素 B_1 可以防止或缓解神经痛；皮肤病损的部位若有渗出，可以用消毒防腐药水湿敷，待无渗出并结痂后可涂少量利福平涂剂。使用地塞米松+普鲁卡因局部封闭，虽然可以缓解炎症和疼痛，但是容易使病毒或细菌感染扩散。故选E。

【避错】本题不易选错。当口内黏膜病损疼痛剧烈者可局部用利多卡因、苯佐卡因等镇痛。

25. 患者曾在外院给予肌内注射青霉素3天，局部病损激光照射及口服多种维生素等措施，症状有所改善，但未完全消失，尤其是疼痛症状仍明显。疗效不佳的原因是
   A. 未给予支持治疗
   B. 未注射聚肌胞或转移因子
   C. 诊断不正确
   D. 局部未用消炎含漱液
   E. 未给予卡马西平或肌内注射维生素 B_1+维生素 B_{12}

【答案】E

【考点】带状疱疹的治疗

【解析】带状疱疹感染后可出现疹后神经痛。该患者采取的多种治疗方法中，未包含镇痛治疗，故疼痛症状仍然明显。正确的方法是肌内注射维生素 B_1+维生素 B_{12}；或口服卡马西平片，初次每次服半片，逐渐增至每日3次，每次1片。故选E。

【避错】此题易错选B。聚肌胞是一种人工合成的双链核糖核酸，可诱导低水平的干扰素，具有一定的抗病毒作用，转移因子的注射可以增强机体免疫力，聚肌胞和转移因子虽然是针对带状疱疹行之有效的治疗方法，但是不能消除患者的疼痛症状，容易错选。

【B_1 型题】

（26～27题共用备选答案）
   A. 口角区的皮肤与黏膜皲裂、湿白、糜烂
   B. 口腔黏膜有白色假膜，HIV抗体阳性
   C. 口角区充血伴颗粒状或结节状增生
   D. 舌缘白色皱纸样隆起，HIV抗体阳性
   E. 舌背黏膜呈鲜红色，并有舌萎缩

26. 艾滋病相关口腔念珠菌病典型的临床特征是

【答案】B

27. 念珠菌性口角炎最典型的临床特征是

【答案】A

【考点】口腔念珠菌病的临床表现

【解析】成人发生的鹅口疮多有易感因素存在，特别是艾滋病患者，病损可发生在口腔黏膜的任何部位，表现为乳白色绒状假膜，故26题选B。念珠性口角炎特征是常为两侧罹患，口角区的黏膜与皮肤发生皲裂，邻近的黏膜与皮肤充血，皲裂处常有糜烂和渗出物，故27题选A。

【避错】毛状黏膜白斑是HIV患者的主要表现之一，常见于舌缘，为白色斑块，表现为皱褶样突起。故26题易错选D。慢性增殖型念珠菌病的病损常对称地位于口角内侧三角区，充血伴颗粒状或结节状增生，27题易错选C。

（28～30题共用备选答案）
   A. 天疱疮
   B. 多形性渗出性红斑
   C. 带状疱疹
   D. 口腔白斑病
   E. 口腔红斑

28. 属于感染性疾病的是

【答案】C

29. 属于变态反应性疾病的是

【答案】B

30. 属于自身免疫病的是

【答案】A

【考点】口腔黏膜疾病的分类

【解析】带状疱疹是由水痘-带状疱疹病毒引起的，属于口腔黏膜感染性疾病，故28题选C。研究显示，多形性渗出性红斑为一种或多种因素引起的Ⅲ型变态反应所致，属于口腔黏膜变态反应性疾病，故29题选B。天疱疮是一组累及皮肤及黏膜的自身免疫性水疱性疾病，故30题选A。

【避错】28题易错选D，口腔白斑病属于斑纹类疾病，不属于感染引起。29题易错选C，带状疱疹是病毒感染引起，因此不是变态反应所引起。30题易错选B，多形性渗出性红斑不是机体对自身的反应，而是对外界抗原的反应，因此为变态反应性疾病。

考点：口腔黏膜变态反应性疾病

【A_1型题】

1. 以下属于变态反应性疾病的是

A. 沟纹舌

B. 血管神经性水肿

C. 地图舌

D. 口角炎

E. 腺性唇炎

【答案】B

【考点】常见的变态反应性疾病

【解析】常见的口腔黏膜变态反应性疾病包括血管神经性水肿、药物过敏性口炎和多形性渗出性红斑，故选B。

【避错】本题不易选错，沟纹舌、地图舌、口角炎、腺性唇炎均属于唇舌疾病。

2. 皮肤表现为虹膜状红斑的是

A. 盘状红斑狼疮

B. 口腔扁平苔藓

C. 多形性红斑

D. 天疱疮

E. 类天疱疮

【答案】C

【考点】多形性红斑的表现

【解析】虹膜状红斑，即直径为0.5cm左右的中心有粟粒大小水疱的圆形红斑，又称靶形红斑，为多形性红斑典型的皮肤病损，故选C。盘状红斑狼疮皮肤表现为“蝴蝶斑”，排除A。口腔扁平苔藓皮肤表现为紫红色或暗红色多角形扁平丘疹，可见Wickham纹，排除B。天疱疮皮肤表现为大小不等的水疱，疱破形成溃疡，排除D。类天疱疮皮肤表现为张力性大疱，不易破，排除E。故选C。

【避错】部分考生易错选A，不熟悉盘状红斑狼疮与多形性红斑的皮肤表现，多形性红斑以靶形或虹膜状红斑为典型皮损，盘状红斑狼疮典型病损常发生在鼻梁和鼻侧以及双侧颧部皮肤所构成的状似蝴蝶的区域，称“蝴蝶斑”。

3. 药物过敏性口炎时机体产生的抗体是

A. IgA

B. IgG

C. IgM

D. IgD

E. IgE

【答案】E

【考点】药物过敏性口炎的发病机制

【解析】药物过敏性口炎是指药物通过口服、注射、吸入、敷贴或局部涂擦、含漱等不同途径进入机体内，使过敏体质者发生变态反应而引起的黏膜及皮肤的变态反应性疾病。多为Ⅰ型变态反应，即速发型变态反应，其介导物质是肥大细胞和IgE，因此应选E。

【避错】此题易错选C，药物过敏性口炎多为抗体IgE引起。

4. 血管神经性水肿严重的并发症为

A. 眼球穿孔

B. 气胸

C. 食管狭窄

D. 肺炎

E. 喉头水肿、窒息

【答案】E

【考点】血管神经性水肿的并发症

【解析】患者急性发病，症状持续数小时或数天后消失。病变好发部位为头面部疏松结缔组织处，如唇、舌、颊、眼睑、耳垂、咽喉等。上唇较下唇好发，下眼睑较上眼睑好发，外阴部、胃肠道黏膜也能被累及，有时也发生于手、足部的背、侧面。唇部损害可单独累及上唇或下唇，也可同时累及双唇。开始患处皮肤或黏膜有瘙痒、灼热痛、随之发生肿胀。当肿胀迅速发展时，患者常自觉患处渐肿起，且有发紧膨胀感。肿胀区界线不明显，按之较韧而有弹性，无明显痛感。肿胀部位可呈淡红色或无色泽改变。唇部发病者可见唇肥厚、表面光亮如蜡。如肿胀发生在舌可致巨舌，波及软腭可引起口腔功能障碍。若肿胀发生在会厌处则影响呼吸，甚至导致窒息，如不立即施行气管切开，可致死亡。少数患者有头昏及轻度发热等前驱症状，肿胀可在数小时或1～2日内消退，不留痕迹，但能复发。故选 E。

【避错】此题易错选 B，血管神经性水肿发病时造成急性局限性水肿，多发生于组织疏松处，当喉头黏膜发生血管性水肿时，会出现气闷、喉部不适，声音嘶哑、呼吸困难等症状，容易误解为气胸所造成的呼吸困难等症状。

【A₂ 型题】

5. 女，18 岁。因头痛自行口服阿司匹林后，口腔黏膜疼痛明显，唇部出血结痂，不仅疼痛，而且张口受限。检查：口腔黏膜大面积充血、糜烂，唾液带血，唇部糜烂，有厚血痂，局部淋巴结肿大、压痛，手足皮肤可见数个红斑，斑上有水疱或丘疹，诊断为

A. 疱疹性口炎
B. 三叉神经带状疱疹
C. 天疱疮
D. 药物过敏性口炎
E. 手足口病

【答案】D

【考点】药物过敏性口炎的诊断

【解析】常引起药物过敏性口炎的药物有青霉素、阿司匹林、苯巴比妥等。初次用药导致的发病一般需经4～20日。药物过敏性口炎引起的口腔症状包括充血水肿、红斑水疱、糜烂或溃疡。皮肤病损好发于口唇周围、颜面部、四肢下部、手足的掌背两面以及躯干等部位，常单个发生，表现为红斑、丘疹、大疱等。最常见的病损为圆形红斑。故选 D。

【避错】部分考点易错选 A，疱疹性口炎多见于婴幼儿，潜伏期约 1 周，发热 38～39℃，全身反应较重，口腔黏膜任何部位和口周皮肤出现成簇小水疱。

6. 女，20 岁。昨天晚上进食一种新品种杧果后，口唇部尤其是上唇突然肿胀，有痒痛、发紧的感觉。检查可见肿胀区界限不清，按之柔软有弹性，无凹陷性水肿，经适当治疗后转天症状完全消失，病损区恢复如初。该患者应诊断为

A. 多形性红斑
B. 血管神经性水肿
C. 复发性疱疹性口炎
D. 盘状红斑狼疮
E. 慢性非特异性唇炎

【答案】B

【考点】血管神经性水肿的诊断

【解析】血管神经性水肿的诱因包括进食某些食物如鱼、虾、蟹、蛋类、奶类，或药物如磺胺类，或感染因素如细菌或病灶、精神因素、物理因素等。患者急性发病，症状持续数小时或数天后消失。病变好发部位为头面部疏松结缔组织处，如唇、颊、舌、眼睑、耳垂、咽喉等，上唇较下唇好发，下眼睑比上眼睑好发，肿胀区界限不明显，按之较韧而有弹性。诊断要点：发病突然而急速；病变为局限性水肿，界限不清，按之韧而有弹性；好发部位为皮下结缔组织疏松处；病变消失迅速，且不留痕迹；可反复发作。因此选 B。

【避错】此题易错选 C，复发性疱疹性口炎是由单纯疱疹病毒引起的皮肤黏膜病。临床以出现簇集性小水疱为特征。水疱易破溃形成浅表溃疡。血管神经性水肿病变局限且界限不清。

7. 女，38 岁。口腔内外红疹 2 天。检查：口腔前庭黏膜及口周皮肤充血、红斑、发痒，双手背皮肤出现疱性红疹。病史：手背皮肤相同部位曾出现过此类红疹，近几天因感冒服用过解热镇痛药后，红疹再次出现。该病应诊断为

A. 复发性疱疹性口炎
B. 药物过敏性口炎
C. 血管神经水肿
D. 口腔念珠菌病
E. 多形性红斑

【答案】B

【考点】药物过敏性口炎的诊断

【解析】药物过敏性口炎的诊断：①有明确的用药史或曾有药物过敏史。②突然发生的急性炎症，口腔黏膜起疱，疱破溃形成糜烂面，边缘多比较整齐。皮肤有红斑、疱疹及丘疹等病变。③停用可疑致敏药物后，病损很快愈合。故此题选 B。

【避错】此题易错选 E，多形性红斑也可发生水疱红斑，但是往往不是药物引起，此题接触药物发病，应诊断为药物过敏性口炎。

【A₃/A₄ 型题】

（8～9 题共用题干）

女，34 岁。因咽痛自行口服磺胺类药物后，口腔黏膜烧灼疼痛水肿，唇部不仅疼痛起疱、结痂而且出血。检查可见口腔黏膜大面积充血糜烂，可见残余疱壁，唇部有厚血痂，手、足、背及腕部附近皮肤可见数个大小不等的红斑，上有水疱或丘疹。

8. 拟诊断为

A. 原发性疱疹性口炎
B. 药物过敏性口炎
C. 三叉神经带状疱疹
D. 天疱疮
E. 血管神经性水肿

【答案】B

【考点】药物过敏性口炎的临床表现

【解析】药物过敏性口炎是药物进入体内后发生变态反应而引起的疾病，常见药物有解热镇痛药、镇静药、磺胺类药、抗生素类等。本病表现为口腔黏膜烧灼感、充血发红、水肿，有时出现红斑、水疱。疱很快破溃形成糜烂或溃疡，易出血，唇部常形成黑紫色血痂，使张口受限、疼痛剧烈。皮肤病损好发于口唇周围、颜面部、四肢下部、手足的掌背两面，以及躯干等部位，表现为红斑、丘疹、大疱等，最常见的病损为圆形红斑。根据题中描述，结合患者服药史，可诊断为药物过敏性口炎。故选B。

【避错】部分考生易错选E，虽然磺胺类药物也可诱发血管神经性水肿，但病变为局限性水肿，界限不清，按之韧而有弹性，而药物过敏性口炎水疱破溃后可见圆形或界限清楚的糜烂和溃疡。

9. 下面哪种药物的使用是错误的

A. 10%葡萄糖酸钙加维生素C静脉注射

B. 口服泼尼松

C. 口服氯雷他定

D. 口服氟康唑

E. 0.05%氯己定溶液唇部湿敷

【答案】D

【考点】药物过敏性口炎的治疗

【解析】药物过敏性口炎的治疗：①首先要找出可疑致敏药物并立刻停用。②给予抗组胺药以抑制炎症活性介质的释放，可口服氯雷他定、氯苯那敏等。③10%葡萄糖酸钙加维生素C静脉注射可减轻炎症反应。④给予糖皮质激素，轻症者可给泼尼松，重症者可给氢化可的松。⑤特别严重时给予肾上腺素或异丙肾上腺素。⑥全身支持疗法和局部对症处理。⑦中医辨证施治。⑧口腔局部以对症治疗及保持局部清洁、镇痛消炎、预防继发感染为主，可用依沙吖啶溶液、0.05%氯己定溶液等唇部湿敷及含漱。因此选D。

【避错】本题易错选A，10%葡萄糖酸钙加维生素C静脉注射可增加血管的致密性，以减少渗出，减轻炎症反应，为药物过敏性口炎的治疗措施。氟康唑属吡咯类抗真菌药，主要用于真菌感染。

考点：口腔黏膜溃疡类疾病

【A_1型题】

1. 由于婴儿吮吸拇指或过硬的橡皮奶头而引起的双侧翼沟处黏膜表面溃疡是

A. 自伤性溃疡

B. 压疮性溃疡

C. 创伤性（Bednar）溃疡

D. 李-弗（Riga-Fede）溃疡

E. 复发性口腔溃疡

【答案】C

【考点】创伤性溃疡

【解析】创伤性溃疡由婴儿吮吸拇指或过硬的橡皮奶头引起。固定发生于硬、双侧翼沟处黏膜表面，双侧对称性分布。溃疡表浅，婴儿哭闹不安，拒食。故选C。

【避错】本题易选错D。李-弗溃疡专指发生于儿童舌腹的溃疡。因过短的舌系带和过锐的新萌中切牙长期摩擦引起，舌系带处充血、肿胀、溃疡。久不治疗则转变为肉芽肿性溃疡，扪诊有坚韧感，影响舌活动。

2. 对重型口腔溃疡，可用下列哪种药物做局部封闭

A. 青霉素

B. 曲安奈德混悬液，加入1%普鲁卡因0.5～1.0ml

C. 庆大霉素注射液

D. 2%四环素

E. 0.25%金霉素液

【答案】B

【考点】重型口腔溃疡的局部治疗

【解析】对经久不愈或疼痛明显的重型复发性口腔溃疡，可做溃疡黏膜下封闭注射，每个封闭点局部浸润注射0.5ml，有镇痛和促进愈合作用。常用曲安奈德混悬液加等量的2%利多卡因液，每1～2周局部封闭1次；或醋酸泼尼松龙混悬液加等量的2%利多卡因液，每周局部封闭1～2次。故选B。

【避错】此题易错选A，青霉素是最常用的广谱抗生素，被广泛应用于各种疾病的治疗，若不清楚口腔溃疡的致病原因，很容易误选青霉素。

3. 复发性口腔溃疡治疗措施中，近期疗效最佳的是

A. 口腔局部消炎、镇痛，促愈合

B. 手术切除

C. 注射转移因子或口服左旋咪唑

D. 针对与发病有关的全身和局部因素治疗

E. 补充营养

【答案】C

【考点】复发性口腔溃疡治疗措施

【解析】注射转移因子或口服左旋咪唑用来治疗口腔溃疡可以加速口腔溃疡的愈合，所以近期疗效最佳，而针对与发病有关的全身和局部因素治疗是根治性治疗，防止口腔溃疡复发，所以D不选；手术切除对于复发性口腔溃疡没有必要，所以B不选；补充营养属于支持治疗，所以E不选；而口腔溃疡不伴发感

染则不需要消炎治疗，所以 A 错误，故此题选 C。

【避错】此题易错选 D，针对与发病有关的全身和局部因素治疗可以起到预防口腔溃疡复发的作用，但是近期疗效不理想。

4. 创伤性溃疡的临床特征为
   A. 溃疡形态与刺激物相吻合
   B. 溃疡呈菜花状，基底有浸润
   C. 患者多有低热、乏力、盗汗
   D. 溃疡可自愈
   E. 溃疡表浅，周围红晕，疼痛明显

【答案】A

【考点】创伤性溃疡的临床特征

【解析】残根及残冠的尖锐边缘、不良修复物、尖锐牙尖等可使相对应的黏膜形成溃疡或糜烂面，开始时可能仅有轻微疼痛或肿胀，时间久后，周围有炎症性增生反应，黏膜发白。溃疡的大小、部位、深浅不一，但与刺激物相适应，病情的严重程度与刺激物存在时间、患者的身体状况有关。故选 A。

【避错】此题相对较易，出错可能性较小。创伤性溃疡最特征的临床表现就是和刺激物相吻合的溃疡形态，这点是区别于其他溃疡的独特性。

【A_2 型题】

5. 女，65 岁。口腔溃疡疼痛 3 周年。检查：下颌义齿基托边缘锐利，右下后牙前庭沟处可见一大溃疡，形态与义齿边缘吻合，边缘隆起，质地韧。最可能的诊断是
   A. 压疮性溃疡
   B. 结核性溃疡
   C. 癌性溃疡
   D. Bednar 溃疡
   E. 腺周口疮

【答案】A

【考点】创伤性溃疡的病因和临床表现

【解析】压疮性溃疡由持久的非自伤性机械性刺激造成，多见于老年人，残根及残冠或不良修复体长期损伤黏膜引起，溃疡深及黏膜下层，边缘轻度隆起，色泽灰白。结核性溃疡时，溃疡深凹，边缘呈鼠噬状，基底高低不平。癌性溃疡常为鳞状细胞癌，溃疡深大，底部有菜花状细小颗粒。Bednar 溃疡由婴儿吮拇指或过硬的橡皮奶头引起。腺周口疮时，口内无机械性刺激因素存在，愈合后留有瘢痕。故此题选 A。

【避错】此题易错选 E。腺周口疮时，溃疡深大，常伴发小溃疡，有反复发作史，无创伤史和自伤性不良习惯。

6. 男，58 岁。右侧舌缘黏膜出现一个较深溃疡，进食及说话时疼痛明显。检查可见边缘轻度隆起，周围充血不明显，触诊无明显疼痛，右下第一磨牙为不良修复体（破裂的金属全冠），患者无烟酒嗜好。下列治疗措施不妥的是
   A. 口服 B 族维生素、维生素 C
   B. 去除不良修复体
   C. 维 A 酸软膏局部涂擦
   D. 口服阿奇霉素
   E. 氯己定溶液含漱，局部涂碘甘油

【答案】C

【考点】创伤性溃疡的治疗

【解析】首先应去除局部刺激因素，如拔除残根、残冠，修改不良修复体，磨改锐利的牙尖或切嵴；局部涂敷复方皮质散等消炎防腐药物，含漱氯己定溶液以防继发感染；口服抗生素。生活调养：要保证睡眠充足，避免劳累、紧张、用脑过度；保持口腔清洁，每日清洁口腔 2 ~ 3 次，所用牙刷的梳毛不能太硬，以免伤及口腔黏膜。精神调养：保持心情愉快，性情开朗，身心轻松，正确对待日常工作和疾病。饮食调养：有规律地进食，适量补充维生素和各种人体所需的微量元素，多食蔬菜、水果，多食含蛋白质丰富的食品，避免刺激性饮食，忌食煎炸烘烤及辛辣之食品。发病期间停止吸烟、饮酒。因此选 C。

【避错】此题易错选 D，创伤性溃疡有全身症状或继发感染者应服用抗生素。维 A 酸软膏用于治疗寻常痤疮、银屑病、鱼鳞病、扁平苔藓、毛发红糠疹、毛囊角化病、鳞状细胞癌及黑色素瘤等疾病。

7. 男，50 岁。反复发作口腔溃疡 30 余年，多见于唇、颊、舌等部位，每次 10 余个不等。近 3 年来发作频繁，几乎无间歇期。溃疡较大，愈合时间长，舌部有瘢痕形成。此次因悬雍垂出现一大面积的溃疡已 4 周，疼痛影响进食来诊，查外阴、生殖器无病损。该病所属类型是
   A. 轻型口疮
   B. 口炎型口疮
   C. 腺周口疮
   D. 白塞综合征（贝赫切特综合征）
   E. 复发性疱疹性口炎

【答案】C

【考点】腺周口疮的诊断

【解析】查外阴、生殖器无病损，排除 D。腺周口疮好发于口角区黏膜，并可发生在腭舌弓、软腭和悬雍垂等部位。溃疡深及黏膜下层直至肌层，中央凹陷，边缘隆起，呈紫红或暗红色，扪之较硬，病程可达数月，愈合后留有瘢痕，故此题选 C。

【避错】此题易错选 D，白塞综合征可出现口内溃疡，但生殖器往往同时出现病损。此题无生殖器病损。

【A_3/A_4 型题】

（8～9 题共用题干）

男，18 岁。口腔溃疡反复发作，溃疡发作间隔时间没有规律，每次溃疡虽然数目不多，但持续时间长，经常3 周不愈合，痛苦不堪。此次右颊黏膜溃疡已有10 余日，仍疼痛明显。口腔检查发现右颊黏膜相对第三磨牙附近有 1 个深在溃疡，可探至肌层，直径 1cm 左右，界限清楚，边缘红肿隆起。

8. 该患者可能的诊断是
   A. 结核性溃疡
   B. 颊部鳞癌
   C. 腺周口疮
   D. 轻型口疮
   E. 创伤性溃疡

【答案】C

【考点】腺周口疮的诊断

【解析】腺周口疮溃疡大而深，直径可大于 1cm，周围组织红肿微隆起，基底微硬，表面有灰黄色假膜或灰白色坏死组织，溃疡期持续时间较长，可达 1～2 个月或更长。通常是 1～2 个溃疡，但在愈合过程中又可出现 1 个或数个小溃疡，疼痛剧烈。根据该患者的表现，诊断为腺周口疮，故选 C。

【避错】部分考生易错选 A。结核性溃疡病程较长，但溃疡边缘边界清楚或呈线形，表现为浅表、微凹而平坦的溃疡。

9. 对该病描述正确的是
   A. 溃疡边缘不齐，周围有浸润
   B. 是细菌感染引起
   C. 溃疡好发于老年人
   D. 具有传染性
   E. 虽然愈合时间长，但有自限性

【答案】E

【考点】腺周口疮的表现

【解析】腺周口疮好发于青春期，具有周期性、复发性和自限性的特征，C、D 错误，E 正确。病因尚不清楚，感染是否作为发病因素或该病是否属于感染性疾病目前仍有争议，B 错误。周围组织红肿微隆起，基底微硬，表面有灰黄色假膜或灰白色坏死组织，A 错误。故选 E。

【避错】此题不易选错，由题干可知愈合时间较长，同时自限性为该病的特点。

（10～13 题共用题干）

女，45 岁。唇部黏膜肿胀破溃 3 月余。口腔检查：下唇左侧可见 1 个直径 1cm 的浅表、微凹溃疡，基底有少许渗出物，渗出物下可见桑葚样肉芽肿，溃疡边缘清楚，微隆，呈鼠噬状。

10. 为明确诊断，下列哪项检查是最需要的
    A. 结核菌素试验
    B. 取渗出物直接涂片查菌丝
    C. 浓缩集菌培养
    D. 检查有无局部刺激因素
    E. 活体组织检查

【答案】A

【考点】结核性溃疡的检查

【解析】根据临床特点，对于无复发史而又长期不愈的浅表溃疡，应怀疑为口腔结核性溃疡，为明确诊断，询问结核史、做结核菌素试验有助于诊断。活体组织检查应在感染控制后进行，否则会误诊，故答案为 A。

【避错】此题易错选 E，长久不愈的溃疡有恶变的可能，但一般癌性溃疡较深，此题更符合结核性溃疡的临床表现。

11. 病理学检查示：结节中央部分有大量肿胀的组织细胞和朗格汉斯细胞，有密集淋巴细胞浸润，结合临床表现诊断为
    A. 结核性溃疡
    B. 重型复发性口腔溃疡
    C. 癌性溃疡
    D. 创伤性溃疡
    E. 坏死性唾液腺化生

【答案】A

【考点】结核性溃疡的诊断

【解析】口腔结核性损害的病理表现为结缔组织中形成多个结节，结节的中心为无结构的干酪样物质，环绕着许多上皮样细胞和朗格汉斯细胞，结节最外层为大量淋巴细胞，故答案为 A。复发性口腔溃疡溃疡期的病理表现为溃疡表面有纤维素渗出物，形成假膜或坏死组织覆盖，固有层胶原纤维水肿变性，均质化或弯曲断裂，炎症细胞大量浸润，故 B 错误。癌性溃疡多为鳞状细胞癌，具有不同程度的鳞状分化，故 C 错误。创伤性溃疡表现为非特异性溃疡，上皮连续性破坏，表层脱落坏死形成凹陷，溃疡底部结缔组织中有炎症细胞浸润，故 D 错误。坏死性唾液腺化生的病理表现为溃疡周围的表面上皮呈假上皮瘤样增生，腺小叶坏死，腺泡壁溶解消失，黏液外溢形成黏液池，腺导管上皮呈明显的鳞状化生，形成大小不等

的上皮岛或上皮条索。故 E 错误。

【避错】此题易错选 C，癌性溃疡一般不表现为组织细胞和朗格汉斯细胞积聚。

12. 根据诊断，强化治疗阶段采用的标准化疗联合用药方案是

A. 异烟肼+利福平

B. 链霉素+异烟肼+利福平

C. 链霉素+异烟肼+利福平+吡嗪酰胺

D. 异烟肼+利福平+吡嗪酰胺

E. 链霉素+异烟肼+乙胺丁醇

【答案】C

【考点】结核性溃疡的治疗

【解析】结核性溃疡几乎均为继发性，大多为开放性肺结核直接蔓延的结果，抗结核治疗有效。强化期要采用多种强杀菌药联合连续使用，以尽快杀死大量代谢旺盛、不断生长繁殖的敏感菌，使结核分枝杆菌迅速停止繁殖。短程方案，至少应有 2 种全效杀菌药（异烟肼和利福平），加上 1 种或 2 种半效杀菌药（链霉素和吡嗪酰胺）或 1 种抑菌药（乙胺丁醇）。故应选 C。

【避错】此题易错选 A，异烟肼、利福平都是结核性溃疡的主要治疗药物，但是强化阶段需配合链霉素、吡嗪酰胺共同治疗。

13. 继续巩固阶段用药方法是

A. 异烟肼+利福平每天用，持续 6 个月

B. 异烟肼+乙胺丁醇每天用，持续 8 个月

C. 异烟肼+利福平+乙胺丁醇每天用，持续 18 个月

D. 异烟肼+利福平+对氨水杨酸每天用，持续 6 个月

E. 链霉素+异烟肼+利福平每天用，持续 18 个月

【答案】C

【考点】结核性溃疡的治疗

【解析】巩固阶段，至少有 1 种全杀菌药，加 1 种全杀菌药或半杀菌药或抑菌药。巩固期用异烟肼+利福平+乙胺丁醇，持续时间 1 年到 1 年半。故选 C。

【避错】此题易错选 A，继续巩固阶段用药可使用异烟肼+利福平治疗，但持续时间应至少为 1 年到 18 个月。因此 A 不正确。

【B_1 型题】

（14～16 题共用备选答案）

A. 疱疹性龈口炎

B. 唇疱疹

C. 急性坏死性龈口炎

D. 鹅口疮

E. 复发性口腔溃疡

14. 唇、颊、舌等口腔黏膜反复出现散在的圆形或椭圆形溃疡为

【答案】E

15. 幼儿有发热史，牙龈、上腭等处的口腔黏膜出现簇集的针头大小的透明水疱，诊断为

【答案】A

16. 中年女性，下唇及周围皮肤灼痛、瘙痒，局部出现丛集成簇的针头大小的透亮水疱，破溃后干瘪结痂，诊断为

【答案】B

【考点】口腔黏膜溃疡类疾病的诊断

【解析】复发性口腔溃疡好发于唇、舌、颊、软腭等无角化或角化较差的黏膜，附着龈及硬腭等角化黏膜很少发病。初起表现为局灶性黏膜充血水肿，继而形成浅表溃疡，呈圆形或椭圆形。故 14 题选 E。疱疹性龈口炎多见于幼儿，可出现发热、头痛、全身肌肉疼痛等急性症状。患儿流涎、拒食、烦躁不安。口腔黏膜任何部位尤其是角化良好的部位均可出现成簇小水疱，似针头大小，特别是邻近乳磨牙的上腭和龈缘处更明显。故 15 题选 A。唇疱疹前驱阶段，病损区有刺激痛、灼痛、痒、张力增加等症状，之后出现多个成簇的水疱，周围发红，随后破溃、糜烂、结痂。故 16 题选 B。

【避错】15 题、16 题易相互选错。疱疹性龈口炎病损以上腭和龈缘处明显，唇疱疹病损多出现在口唇或接近口唇处。

考点：口腔黏膜大疱类疾病

【A_1 型题】

1. 天疱疮常用的临床分型不包括

A. 寻常型

B. 增殖型

C. 落叶型

D. 红斑型

E. 结节型

【答案】E

【考点】天疱疮的临床分型

【解析】天疱疮临床上可分为 4 型：寻常型、增殖型、落叶型和红斑型天疱疮。口腔内常见的是寻常型天疱疮，增殖型也有发生。落叶型和红斑型口腔病损少见。故选 E。

【避错】此题易错选任意选项，对天疱疮的临床分型记忆不清，属于记忆性题目。

2. 良性黏膜类天疱疮的临床特点是
   A. 疱壁薄而松弛
   B. 牙龈易受累
   C. 愈后不发生组织瘢痕粘连
   D. 发病急
   E. 尼氏征阳性

【答案】B

【考点】良性黏膜类天疱疮的临床特点

【解析】良性黏膜类天疱疮为慢性发作过程，因此D错误；好发于牙龈，最典型的表现呈剥脱性龈炎样损害，则B正确；临床上表现为疱壁紧张，尼氏征阴性，所以A和E错误；本病又称瘢痕性类天疱疮，因为它愈后可遗留瘢痕，故C错误。因此选B。

【避错】此题易错选A，疱壁薄而松弛为天疱疮的特点。

3. 皮肤尼氏征阳性的是
   A. 血管神经性水肿
   B. 盘状红斑狼疮
   C. 疱疹样口炎
   D. 天疱疮
   E. 类天疱疮

【答案】D

【考点】天疱疮的皮肤病损特点

【解析】皮肤尼氏征指用手指侧向推压外表正常的皮肤或黏膜，即可迅速形成水疱，推挤水疱能使其在皮肤上移动，在口腔内，用舌舔及黏膜可使外观正常的黏膜表层脱落或撕去，尼氏征常出现于急性期的寻常型和落叶型天疱疮，故选D。类天疱疮多为尼氏征阴性，血管神经性水肿、盘状红斑狼疮、疱疹样口炎不存在皮肤水疱表现，故排除其余选项。

【避错】此题易错选E，皮肤尼氏征阳性是天疱疮的特点，类天疱疮没有此表现。

【A_2型题】

4. 男，68岁。口腔溃烂3个月来诊，查体发现双颊黏膜大面积糜烂，有边缘扩展现象，糜烂面表面被覆较厚的灰白色假膜，呈斑片状。经脱落细胞学检查拟诊为天疱疮。血常规示白细胞 $1.6\times10^9/L$，中性粒细胞0.82。本病例最切合实际的首选治疗为
   A. 1%～2%普鲁卡因液含漱镇痛
   B. 局部应用皮质类固醇激素类软膏
   C. 全身给予抗生素，口腔局部用0.25%金霉素含漱液
   D. 口含制霉菌素，口腔局部用碱性漱口水
   E. 保持口腔卫生，去除刺激因素

【答案】B

【考点】天疱疮的治疗

【解析】天疱疮的具体治疗措施包括以下方面。①支持治疗：大疱和大面积的糜烂可使血清蛋白及其他营养物质大量丢失，故应给予高营养易消化的饮食，进食困难者可由静脉补充，全身衰竭者须少量多次输血。注意水、电解质与酸碱平衡。患者应尽量保证睡眠充足，防止感冒和继发感染。②局部治疗：局部使用适用于口腔的糖皮质激素软膏、糊剂、凝胶，以减轻口腔糜烂面炎症，必要时可用糖皮质激素制剂如曲安奈德混悬液行口腔黏膜损害下浸润注射治疗；局部使用表皮生长因子以促进糜烂愈合；氯已定溶液含漱以防止继发性细菌感染，2%碳酸氢钠溶液含漱以防止继发性口腔念珠菌感染。口腔疼痛影响进食者，进食前可用2%利多卡因液涂搽或稀释后含漱。故选B。

【避错】此题易错选C，抗生素被广泛应用于口腔黏膜病的治疗，若不合理地使用抗生素会造成机体免疫力的抑制，因天疱疮属于自身免疫病，并非感染性疾病，不能用抗生素对症治疗，若全身给予抗生素治疗，甚至会导致病情的加重。

【B_1型题】

（5～6题共用备选答案）
   A. 边缘扩展阳性
   B. 尼氏征阳性
   C. 雷诺征阳性
   D. 针刺反应阳性
   E. Wickham纹

5. 天疱疮的皮肤损害特点为

【答案】B

6. 扁平苔藓的皮肤损害表面常有

【答案】E

【考点】各种体征在皮肤黏膜病的表现

【解析】尼氏征常出现于急性期的寻常型和落叶型天疱疮。故5题天疱疮的皮肤损害特点为B。扁平苔藓的皮肤病损以四肢伸侧多见，呈紫红色或暗红色的多角形扁平丘疹，表面具有蜡样光泽，微高出皮肤表面，边界清楚，四周皮肤可有色素减退、色素沉着或正常皮色。有的小丘疹可见到白色小斑点或浅的白色网状条纹，即Wickham纹，故6题答案为E。

【避错】5题易错选A，边缘扩展阳性是天疱疮的

黏膜表现，不是皮肤表现。6题易错选C，雷诺征阳性不是扁平苔藓的特点。

（7～9题共用备选答案）

A. 糜烂

B. 棘细胞层内疱

C. 基底层下疱

D. 基底细胞液化变性

E. 溃疡

7. 良性黏膜类天疱疮的主要病理变化之一是

【答案】C

8. 慢性盘状红斑狼疮的主要病理变化之一是

【答案】D

9. 天疱疮破溃后的病理变化之一是

【答案】A

【考点】口腔黏膜疾病的病理特点

【解析】良性黏膜类天疱疮的主要病理变化是上皮完整，上皮与结缔组织间有水疱或裂隙，故为上皮下疱，无棘层松解。故7题答案为C。慢性盘状红斑狼疮的病理特点为上皮过度角化或不全角化，角化层可有剥脱，粒层明显，基底细胞层显著液化变性，上皮与固有层之间可形成裂隙和小水疱，基膜不清晰。故8题答案为D。天疱疮疱壁薄而透明，水疱易破、出现不规则的糜烂面。故9题答案为A。

【避错】7题易错选B，类天疱疮的特点是上皮下疱不是棘细胞层内疱，因此B不正确。8题易错选A、E，糜烂、溃疡都是临床表现不是病理表现，因此A、E不正确。9题易错选C，天疱疮的特点是上皮内疱。

考点：口腔黏膜斑纹类疾病

【A_1型题】

1. 确诊口腔白斑病癌变的辅助检查是

A. 氢氧化钾涂片

B. PAS染色

C. 组织病理检查

D. 脱落细胞检查

E. 甲苯胺蓝染色

【答案】D

【考点】口腔白斑病的临床诊断

【解析】根据临床表现、病理检查，辅以脱落细胞检查及甲苯胺蓝染色等，口腔白斑不难作出诊断。脱落细胞检查是刮取病变区表面细胞，经巴氏染色，可见早期癌变的脱落细胞，其特点是核增大1～5倍。故此题选D。

【避错】此题易错选E。甲苯胺蓝染色法是将甲苯胺蓝涂于擦干的病损表面，30秒后再用1%醋酸洗去，深蓝色的着色部位为可疑的恶变部位，但不能断定是癌变的细胞。

2. 口腔扁平苔藓属于

A. 急性感染性疾病

B. 免疫缺陷性疾病

C. 变态反应性疾病

D. 自身免疫病

E. 慢性炎症性疾病

【答案】E

【考点】扁平苔藓

【解析】口腔扁平苔藓是一种皮肤黏膜慢性炎症性疾病，可以单独发生于口腔或皮肤，也可同时发生于皮肤与黏膜。故选E。

【避错】此题易错选D。考生可能认为口腔扁平苔藓发病与自身免疫有关，应当注意的是，免疫因素只是口腔扁平苔藓发病的相关因素。

3. 不引起剥脱性龈病损的疾病是

A. 白斑

B. 天疱疮

C. 扁平苔藓

D. 类天疱疮

E. 红斑狼疮

【答案】A

【考点】白斑的特点

【解析】剥脱性龈病损是局限于牙龈的发红及脱屑样病变，表现为牙龈鲜红、光亮及上皮表层剥脱，牙龈表面粗糙并红亮。白斑指口腔黏膜上的白色斑块或斑片，没有牙龈症状；疱型龈病损表现为上皮和结缔组织间形成基底下疱，或在上皮内形成上皮内疱，即天疱疮和类天疱疮中出现的龈病损，不选B、D。扁平苔藓牙龈表现为龈乳头及附着龈充血、表面糜烂，周边白色花纹，即剥脱性龈病损表现，不选C。红斑狼疮累及牙龈表现为龈黏膜凹陷，病损四周放射状细短白纹，即有龈病损表现，不选E。故选A。

【避错】部分考生易错选C，认为白斑的发病会引起龈病损。但通常情况下斑块型扁平苔藓多伴有口腔其他部位的病损，可见不规则白色线状花纹，病损变化较快，常有充血、糜烂；而白斑多为独立病损，变化慢，黏膜不充血。

4. 以下哪项措施不宜用于白斑的治疗

A. 口服维生素A

B. 硝酸银烧灼

C. 戒烟

D. 手术切除
E. 局部涂鱼肝油

【答案】B

【考点】白斑的治疗和预防

【解析】白斑的治疗：①口腔卫生宣教，是口腔白斑早期预防的重点。②去除刺激因素，如戒烟酒、停止咀嚼槟榔。③口服维生素A和维A酸软膏涂擦、口腔消斑膜局部贴敷、鱼肝油涂擦。④口服维生素E。⑤有癌变倾向的定期严密复查，如有增生、硬结、溃疡等改变时，及时手术切除并活检。⑥手术治疗。⑦中医中药治疗。因此选B。

【避错】部分考生易错选D，对有癌变倾向的病损类型、部位，应定期严密复查，在治疗、观察过程中如有改变应及时手术切除并活检。硝酸银烧灼一般用于复发性溃疡。

5. 非糜烂型扁平苔藓的主要自觉症状是
A. 轻度刺激痛
B. 剧烈自发痛
C. 咬合痛
D. 持续性钝痛
E. 放射痛

【答案】A

【考点】非糜烂型扁平苔藓的临床表现

【解析】非糜烂型扁平苔藓表现为黏膜上白色、灰白色线状花纹组成多种形状病损，线纹间及病损周围黏膜正常，无充血、糜烂。患者多无症状或偶有刺激痛。因此选A。

【避错】此题易错选B，由于混淆非糜烂型与糜烂型的症状而错选，非糜烂型扁平苔藓的主要自觉症状是轻度刺激痛，而糜烂型扁平苔藓的主要自觉症状是刺激痛、自发痛。

6. 口腔白斑分型如下，除外
A. 均质性
B. 溃疡状
C. 疣状
D. 颗粒状
E. 增殖型

【答案】E

【考点】口腔白斑分型

【解析】口腔白斑指口腔黏膜上的白色斑块或斑片，不能以临床和组织病理学的方法诊断为其他任何疾病者，可分为均质性和非均质性两大类，前者呈斑块状、皱纹纸状，后者呈颗粒状、疣状及溃疡状等，但是没有增殖型，所以此题选E。

【避错】此题易错选B，白斑分类中的溃疡状常被忽略，应牢记此型。

7. 口腔黏膜白斑临床上可有下述表现，除了
A. 白色或灰白色的均质斑块或呈皱纸状斑块
B. 白色不规则隆起伴有乳头状突起
C. 呈颗粒状红白间杂病损
D. 在白色斑块的基础上有溃疡形成
E. 有白色凝乳状假膜

【答案】E

【考点】口腔白斑临床表现

【解析】口腔白斑的临床表现可分为斑块状、皱纹纸状、颗粒状、疣状和溃疡状。斑块状表现为白色或灰白色均质斑块，皱纹纸状表现为皱纸状斑块，因此排除A。颗粒状表现为颗粒状红白间杂病损，因此排除C。疣状表现为白色不规则隆起伴有乳头状突起，因此排除B。溃疡状表现为在白色斑块的基础上有溃疡形成，因此排除D。白色凝乳状假膜是白念珠菌病的口腔表现，故选E。

【避错】此题易错选D，白斑有溃疡状，可以见到白斑基础上的溃疡表现。

8. 可促使口腔扁平苔藓病损加剧的药物是
A. 青霉素
B. 异烟肼
C. 雷公藤
D. 维生素
E. 泼尼松

【答案】B

【考点】口腔扁平苔藓药物影响

【解析】口腔扁平苔藓是一种慢性炎症性的皮肤病，临床可表现为紫红色的扁平丘疹（故又称扁平红苔藓）。目前该病的病因尚不明确，考虑与免疫异常、精神紧张、病毒感染、遗传等有一定关系，某些药物如异烟肼、奎尼丁等可引起扁平苔藓样药疹或加重此病，故选B；扁平苔藓与细菌感染关系不大，青霉素不是其主要治疗药物，排除A；雷公藤属于免疫抑制药，可用于扁平苔藓的全身治疗，排除C；维生素的中间代谢产物维A酸类药可用于局部治疗，排除D；泼尼松属于肾上腺皮质激素，用于全身治疗，排除E。所以此题选B。

【避错】此题易错选A，青霉素对治疗扁平苔藓无作用但也不会加重其病情。

9. 口腔白斑的发病特点如下，除外
A. 与吸烟有关
B. 女性多于男性
C. 与刺激食物有关
D. 发病以中老年较多

E. 与某些全身因素有关

【答案】B

【考点】口腔白斑发病特点

【解析】口腔白斑可发生于口腔各部位黏膜，发生于年龄较大者，如60岁以上者，男性多发，白斑的发病与局部的长期刺激以及某些全身因素有关，吸烟是白斑最为常见的原因，食过烫或酸辣食物、嚼槟榔等也与白斑的发生有关。故答案为B。

【避错】此题易错选E，白斑的发病与缺铁性贫血、维生素缺乏等全身因素有关。

10. 组织学表现为恶性者所占比例很高的疾病是

A. 口腔白斑

B. 口腔红斑

C. 口腔扁平苔藓

D. 慢性盘状红斑狼疮

E. 口腔黏膜下纤维化

【答案】B

【考点】口腔黏膜病的组织学表现

【解析】C、D、E均为癌前状态，口腔白斑患者有3% ~5%发生癌变，口腔黏膜红斑的癌变率要比白斑的癌变率高得多，国外报道高达85%，我国也达到52%。故选B。

【避错】本题容易出错的是A，一般了解白斑容易癌变，而不清楚红斑的癌变概率比白斑更大。

【A_2型题】

11. 女，45岁。双侧白色网纹，伴进食刺激性食物疼痛2个月。检查：双侧可见珠光色、白色条纹，轻度充血糜烂。最可能的诊断是

A. 球菌性口炎

B. 口腔扁平苔藓

C. 癌性溃疡

D. 单纯疱疹

E. 盘状红斑狼疮

【答案】B

【考点】口腔扁平苔藓的临床表现

【解析】口腔扁平苔藓病损大多左右对称，可发生在口腔黏膜任何部位，以颊部最多见。病损为小丘疹连成的线状白色、灰白色花纹，花纹可表现为多种形状，也可表现为白色斑块状。因此选B。

【避错】此题易错选E，盘状红斑狼疮黏膜损害特点为圆形或椭圆形红斑糜烂凹陷似盘状，边缘稍隆，周围有红晕，红晕的外围有呈放射状排列的细短白纹。扁平苔藓为小丘疹连成的线状白色、灰白色花纹。

12. 男，40岁。主诉颊黏膜白色斑块约1年。检查见左侧颊黏膜约1.0cm×1.5cm的白色斑块，界限清楚，微高出黏膜，表面有小结节状突起。此病的诊断可能是

A. 红白斑，上皮单纯增生

B. 白斑，上皮单纯增生

C. 白斑，伴上皮异常增生

D. 慢性盘状红斑狼疮，伴上皮异常增生

E. 扁平苔藓，伴上皮异常增生

【答案】C

【考点】口腔白斑的临床表现

【解析】口腔白斑的临床表现为灰白色或白色的斑块，边界清楚，与黏膜平齐或略为高起。口腔白斑可分为均质性与非均质性两大类。非均质性白斑表现为白色病损中夹杂有疣状结节、溃疡或红斑样成分，常与上皮异常增生相关。故答案为C。

【避错】此题易错选B，题干所述表面有小结节状突起提示有上皮异常增生。

13. 男，36岁。口腔内双颊处白斑。检查：口内双侧颊黏膜白色针状小丘疹，呈网状花纹样，有烧灼感，手背皮肤紫红色扁平丘疹。近期未服用过任何药物。该病应诊断为

A. 盘状红斑狼疮

B. 药物过敏性口炎

C. 口腔扁平苔藓

D. 多形性红斑

E. 口腔白斑

【答案】C

【考点】口腔扁平苔藓的诊断

【解析】口腔扁平苔藓口腔黏膜表现为灰白色针头大小的小丘疹，稍高于黏膜，散在或成簇发生，四周可见各种形状条纹，皮肤表现为紫红色或暗红色多角形扁平丘疹。根据病例表现，C选项正确。盘状红斑狼疮黏膜损害表现为圆形红斑或糜烂，较周围黏膜凹陷，四周白纹为放射状，皮肤损害多发生在头面部，典型蝴蝶斑，排除A；患者近期未服用过任何药物，排除B；多形性红斑多见唇部大面积糜烂，灰白色假膜，无白花纹，排除D；口腔白斑无丘疹出现，无网状花纹，无皮肤表现，排除E。所以此题选C。

【避错】此题易错选E，白斑只有黏膜病损无皮肤病损，并且没有白色条纹。

14. 男，38岁。吸烟10年，已戒烟1年。检查：双侧颊黏膜及舌背黏膜有片状白色均质的斑块，表面高低不平，质地稍硬，不能被擦掉。该患者白色病损最可能的临床印象是

A. 白色水肿
B. 鹅口疮
C. 皮脂腺异位
D. 口腔白斑
E. 口腔扁平苔藓

【答案】D

【考点】口腔白斑的临床表现及诊断

【解析】根据白斑的临床表现即可作出判断。白斑的临床表现为灰白色或白色的斑块，边界清楚，与黏膜平齐或略为高起，患者自觉较周围黏膜较硬，不能被擦掉。口腔白斑可分为均质性与非均质性两大类。患者的患病部位是白斑易发部位，而且斑块质地坚硬，不易被擦掉，故选D。

【避错】此题易错选E，白色均质的斑块为白斑的典型表现。扁平苔藓为网状条纹。

15. 女，35岁。发现舌背白色病损4个月。检查发现其舌背左侧约0.5cm×0.5cm白色角化病损，边界欠清楚，表面光滑略呈淡紫色。患者发病前有精神创伤史，下肢皮肤有多角形紫红色丘疹，表面有Wickham条纹。分析该患者诊断可能是

A. 口腔白斑
B. 口腔扁平苔藓
C. 口腔白角化症
D. 梅毒斑
E. 盘状红斑狼疮

【答案】B

【考点】口腔扁平苔藓的临床诊断

【解析】虽然此题的5个选项都可出现口腔黏膜白色病损，但从题干可得知本病同时有口腔黏膜和皮肤损害，是皮肤黏膜病，因而首先可排除选项A和C。根据皮损发生在下肢，不是盘状红斑狼疮好发的部位，可排除答案E。根据皮损特点Wickham纹可确定答案是B，而非D。因此应选B。

【避错】此题易错选A，白斑可有白色角化病损，但Wickham等为扁平苔藓典型表现。

【A_3/A_4型题】

（16～19题共用题干）

女，50岁。以颊黏膜粗糙感、反复刺激性疼痛就诊。检查：双侧颊黏膜及下唇唇红有网状白纹，右颊及唇红损害区有少量充血区。

16. 可作为本病诊断依据的是

A. 眼结膜充血
B. 鼻出血史
C. 皮损有Wickham纹
D. 皮肤靶形红斑
E. 头皮大疱及大疱形成

【答案】C

【考点】口腔扁平苔藓的皮损表现

【解析】口腔扁平苔藓的皮肤病损大多左右对称，以四肢伸侧多见，呈紫红色或暗红色的多角形扁平丘疹，表面具有蜡样光泽，微高出皮肤表面，边界清楚，四周皮肤可有色素减退、色素沉着或正常皮色。有的小丘疹可见到白色小斑点或浅的白色网状条纹，即为Wickham纹，故答案为C。

【避错】此题易错选D，Wickham纹是扁平苔藓的标志，因此D不正确。

17. 如需明确诊断，以下哪项最可靠

A. 活体组织检查
B. 病损组织细胞培养
C. 脱落细胞涂片检查
D. 药物诊断性治疗
E. 病损区甲苯胺蓝染色

【答案】A

【考点】口腔扁平苔藓的确诊方法

【解析】针对扁平苔藓使用活体组织检查是最可靠的检查方法，故答案为A。

【避错】此题易错选C，扁平苔藓不是感染性疾病，不需要行病损组织细胞培养。

18. 该病例最可能的诊断为

A. 盘状红斑狼疮
B. 多形性红斑
C. 口腔黏膜扁平苔藓
D. 口腔白角化症
E. 白色水肿

【答案】C

【考点】口腔扁平苔藓的诊断

【解析】口腔扁平苔藓以中年女性多见，病损大多左右对称，由粟粒大小的白色或灰白色丘疹组成的线条构成网状、环状、树枝状、斑块状病损，病变区域与正常黏膜之间无清晰的界限。白色线条间及四周可为正常黏膜或有充血、糜烂，甚至溃疡。该患者最可能诊断为口腔扁平苔藓。故答案为C。

【避错】此题易错选A，白色网纹是扁平苔藓的特点，不符合盘状红斑狼疮的特点。

19. 鉴别诊断时最需与本病鉴别的是

A. 盘状红斑狼疮
B. 多形性红斑
C. 口腔溃疡
D. 白色海绵状痣

E. 白色水肿

【答案】A

【考点】口腔扁平苔藓的鉴别诊断

【解析】发生于唇部的扁平苔藓以下唇唇红多见，多为网状或环状白色条纹，病损累及部分唇红或波及整个唇红黏膜。下唇唇红黏膜是盘状红斑狼疮的好发部位，初起为暗红色丘疹或斑块，随后为红斑样病损，可见中心呈盘状，周围有红晕或可见毛细血管扩张，在红晕周围是呈放射状排列的白色短条纹，与扁平苔藓易混淆，故答案为A。

【避错】此题易错选C，口腔溃疡不会出现白色条纹。

(20～22题共用题干)

女，48岁。有口腔黏膜粗涩感，进刺激性食物感疼痛半年。检查发现其舌背左右各一黄豆大小白色病损，浅淡，表面乳头消失，质软。双颊自口角至颊脂垫尖处广泛白色角化网纹，基底充血发红。双舌缘舌腹也可见类似病损。

20. 询问病史及临床检查时应注意以下几点，除了

A. 皮肤有无损害

B. 指（趾）甲有无病损

C. 外生殖器有无病损

D. 有无肺结核史

E. 发病前有无精神因素

【答案】D

【考点】口腔扁平苔藓的鉴别诊断

【解析】口腔扁平苔藓好发于中年女性，与心理因素、内分泌因素、免疫因素、感染因素、微循环障碍因素、遗传因素等有关。临床表现有口腔黏膜病损、皮肤病损、指（趾）甲病损。故答案为D。

【避错】此题易错选A，患者表现为扁平苔藓，扁平苔藓有皮肤病损的表现。

21. 对该患者的诊断最可能是

A. 增殖型念珠菌病

B. 鹅口疮

C. 皮脂腺异位

D. 口腔扁平苔藓

E. 口腔白斑

【答案】D

【考点】口腔扁平苔藓的诊断

【解析】口腔扁平苔藓以中年女性多见，病损大多左右对称，由粟粒大小的白色或灰白色丘疹组成的线条构成网状、环状、树枝状、斑块状病损，病变区域与正常黏膜之间无清晰的界限。白色线条间及四周可为正常黏膜或有充血、糜烂，甚至溃疡。故选D。增殖型念珠菌病的颊黏膜病损常对称地位于口角内侧三角区，呈结节状或颗粒状增生，或固着紧密的白色角质斑块，类似一般黏膜白斑。鹅口疮以新生儿多见，损害区黏膜充血，有散在、色白如雪的柔软小斑点，不久即融合为白色或蓝白色丝绒状斑片，斑片附着不十分紧密，稍用力可擦掉，暴露红的黏膜糜烂面及轻度出血。皮脂腺异位黏膜上有散在或成簇团块状、粟粒大小的淡黄色或黄白色斑疹或丘疹，表面光滑，触之柔软。白斑为白色或白垩状斑块，粗糙稍硬。故A、B、C、E错误。

【避错】此题易错选A，该患者表现念珠菌病的特点。

22. 最恰当的治疗方案为

A. 手术切除

B. 长期抗真菌治疗，定期复查

C. 无须治疗及随访

D. 全身长期大剂量激素治疗

E. 消除可能的诱因，局部激素治疗，定期复查

【答案】E

【考点】口腔扁平苔藓的治疗

【解析】口腔扁平苔藓的治疗有心理治疗、局部治疗（包括去除局部刺激因素、使用肾上腺皮质激素、角化程度高者用维A酸类药物）、全身治疗（可用免疫抑制药）以及中医中药治疗。故A、C、D错误，答案为E。对于迁延不愈的扁平苔藓应注意有白念珠菌感染的可能性，故可抗真菌治疗，故B错误。

【避错】此题易错选D，扁平苔藓不宜使用大剂量激素治疗。

【B_1型题】

(23～27题共用备选答案)

A. 易患水痘的人群

B. 易被白念珠菌感染的人群

C. 易患白斑的人群

D. 易患扁平苔藓的人群

E. 易患地图舌的人群

23. 病毒感染的儿童属

【答案】A

24. 患胃肠道疾病者属

【答案】E

25. 长期服用抗生素者属

【答案】B

26. 内分泌紊乱的中年妇女属

【答案】D

27. 有烟酒嗜好的中年男性属

【答案】C

【考点】各种疾病的易感人群

【解析】水痘由病毒感染引起，病毒感染的儿童为易患水痘的人群，因此23题选A。地图舌原因不明，可能与消化不良、微量元素缺乏、情绪变化、寄生虫、月经紊乱、失眠劳累等有关，因此24题选E。长期服用抗生素者破坏了口腔内的正常菌群，易继发二次感染，即白念珠菌感染，因此25题选B。中年女性内分泌紊乱者易发生扁平苔藓，因此26题选D。吸烟等理化刺激与白斑的发生有关，因此27题选C。

【避错】23题易错选C，白斑大多是局部刺激因素导致的。24题易错选B，念珠菌感染与胃肠道疾病无关，多是菌群紊乱导致的。25题易错选E，地图舌与消化道有关。26题易错选A，水痘是病毒引起的，婴幼儿发病较多。27题易错选B，白念珠菌感染多是菌群紊乱导致的。

（28～29题共用备选答案）

A. 成簇的小水疱，可发生于口腔黏膜的任何部位

B. 口腔寻常狼疮

C. 珠光色、白色条纹

D. 唇红黏膜出现放射状或平行排列的细白纹

E. 靶状红斑

28. 慢性盘状红斑狼疮的临床表现有

【答案】D

29. 口腔扁平苔藓的临床表现有

【答案】C

【考点】慢性盘状红斑狼疮和扁平苔藓的临床表现

【解析】慢性盘状红斑狼疮病损特点为圆形或椭圆形红斑糜烂凹陷似盘状，边缘稍隆，周边有呈放射状排列的细短白纹，因此28题选D。口腔扁平苔藓的主要特征是珠光色、白色条纹，条纹向各个方向延伸，稠密的地方可以交织成网状，稀少时呈树枝状，具体明显的左右对称性，黏膜柔软，非糜烂型轻度刺激有疼痛感，因此29题选C。

【避错】慢性盘状红斑狼疮与扁平苔藓互为鉴别诊断，易混淆。成簇的小水疱，可发生于口腔黏膜的任何部位，属于口腔疱疹类疾病；多形性红斑典型表现为靶状红斑。

考点：唇、舌疾病

【A_1型题】

1. 慢性非特异性唇炎出现脓血性痂皮时，首选的治疗措施是

A. 湿敷至痂皮脱落

B. 红霉素软膏涂布

C. 氟轻松软膏涂布

D. 金霉素软膏涂布

E. 曲安奈德混悬液局部注射

【答案】A

【考点】慢性非特异性唇炎的治疗方法

【解析】慢性非特异性唇炎的治疗：①慢性脱屑性唇炎，常累及上下唇红，以下唇为重，唇部干燥开裂有黄白色或褐色脱屑，可用抗生素软膏和激素类软膏，如金霉素、氟轻松软膏治疗。②慢性糜烂性唇炎，上下唇红反复糜烂，渗出明显，结痂剥脱，炎性渗出时形成黄色薄痂，出血时形成血痂，继发感染时形成脓痂，唇部湿敷是主要治疗手段，待痂皮脱落后局部用金霉素、醋酸氟轻松软膏治疗。故选A。

【避错】本题易错选C或D。慢性糜烂性唇炎时待痂皮脱落后局部才用金霉素、醋酸氟轻松软膏。

2. 沟纹舌的治疗应采用

A. 清除牙菌斑

B. 无症状者一般无须治疗

C. 去除残根残冠

D. 切除沟纹

E. 服用抗生素

【答案】B

【考点】沟纹舌的治疗

【解析】沟纹舌无症状者一般无须要治疗，可在饭后睡前用软毛刷刷舌部，局部治疗以抗感染为主，炎症时，用消炎防腐镇痛的含漱剂或软膏、散剂；有疼痛症状者，可在饭前用麻醉药漱口；正中纵深沟裂疼痛难忍者，可考虑手术切除沟裂部位后拉拢缝合，恢复外形；中医辨证施治，予白虎汤、知柏地黄汤。因此选B。

【避错】此题易错选D，正中纵深沟裂疼痛难忍者，可考虑手术切除沟裂部位后拉拢缝合，恢复外形，但不常规应用。

3. 地图舌患者可能有的症状是

A. 自发痛

B. 口干

C. 冷热痛

D. 烧灼刺激痛

E. 阵发性疼痛

【答案】D

【考点】地图舌的特点

【解析】地图舌表现为在舌背、舌尖、舌边缘等

处出现大小不等的红斑，形状不规则，外围有一圈白色或黄白色的边界，因形似地图而得名。一般无自觉症状，仅在进刺激性食物时有舌痒、烧灼痛或麻刺感。故选 D。

【避错】此题易错选 B。口干是少数发生于舌部的红斑萎缩型念珠菌病常有的症状。

4. 口角炎的治疗原则为

A. 局部激素治疗，全身抗生素治疗

B. 全身激素治疗，局部抗生素治疗

C. 局部激素治疗，口服维生素

D. 全身激素治疗，局部维生素外用

E. 根据不同的病因选择抗菌、抗真菌药物或补充营养的治疗

【答案】E

【考点】口角炎的治疗原则

【解析】口角炎可根据发病原因分为营养不良性口角炎、感染性口角炎、接触性口角炎和创伤性口角炎。可由多种病因单独或协同所致，应针对病因进行治疗。因题干中未给出明确的口角炎种类，所以 A、B、C 和 D 选项都不够全面准确。所以此题选 E。

【避错】此题易错选 A，A 选项的表述未包括感染性口角炎的治疗，因此不准确。

5. 下列各项为地图舌的临床表现，除了

A. 丝状乳头片状剥脱

B. 舌背形成红色光滑区

C. 红色区可糜烂

D. 剥脱区微凹陷

E. 菌状乳头清晰可见

【答案】C

【考点】地图舌的临床表现

【解析】地图舌好发于舌背、舌尖、舌缘部，病损多在舌前 2/3，一般不越过人字沟。病损由周边区和中央区组成。中央区表现为丝状乳头萎缩呈剥脱样，黏膜表面光滑、充血发红且微凹。周边区表现为丝状乳头增厚、呈黄白色条带状或弧线状分布，宽约数毫米，与周围正常黏膜形成清晰的分界。病损多突然出现，初起为小点状，逐渐扩大为地图样，持续 1 周或数周后消退，同时又有新病损出现。因病损的这种萎缩与修复同时发生的特点，使病变位置及形态不断变化，似在舌背"游走"，可昼夜间发生明显的位置移动。地图舌往往有自限性，发作一段时间后可有间歇缓解期，此时黏膜恢复如常，间歇期后会再次复发。地图舌常与沟纹舌伴发。地图舌患者口腔的其他部位黏膜也可发生类似地图舌样的病损。患者一般无疼痛等不适感觉，但若合并真菌或细菌感染，食用刺激性食物或饮料时则会有烧灼样疼痛或钝痛。故选 C。

【避错】此题易错选 E，因菌状乳头散在分布于舌背丝状乳头之间，当患者出现地图舌时，容易误认为丝状乳头萎缩后菌状乳头也会受到影响，变得不明显。实际上地图舌会造成丝状乳头萎缩呈剥脱样，反而会导致菌状乳头更加明显、清晰可见。

6. 慢性非特异性唇炎的临床表现如下，除外

A. 唇肿胀

B. 皲裂

C. 脱屑

D. 结痂

E. 放射状斑纹

【答案】E

【考点】慢性非特异性唇炎的临床表现

【解析】慢性非特异性唇炎的临床表现有唇肿胀、皲裂、脱屑、结痂、糜烂等，自觉灼热疼痛，或发胀发痒，但是没有放射状斑纹。放射状斑纹多见于盘状红斑狼疮，而 A、B、C、D 的内容都可以出现在慢性非特异性唇炎的临床表现中。故此题选 E。

【避错】此题易错选 D，慢性非特异性唇炎有一类型称为慢性脱屑性唇炎，以干燥、脱屑为主要表现。

7. 慢性非特异性唇炎的病因是

A. 舔唇的不良习惯

B. 病灶感染

C. 感冒

D. 消化不良

E. 寄生虫感染

【答案】A

【考点】慢性非特异性唇炎的病因

【解析】慢性非特异性唇炎病因不明，可能与温度、化学、机械因素的长期持续性刺激有关，如气候干燥、风吹，身处高原或寒冷地区、烟酒和烫食的刺激、舔唇咬唇的不良习惯等，也可能与精神因素有关，如郁闷、烦躁、愤怒、多虑等。患者一般无全身疾病。故选 A。

【避错】此题易错选 B，急性唇炎与感染有关，但慢性非特异性唇炎与感染因素无关。

【A_2 型题】

8. 女，61 岁。舌背后 1/3 处存在散在肿大突起，轮廓清晰，发红，疼痛不明显。患者无意间发现，引起恐慌来诊，应诊断为

A. 叶状乳头炎

B. 菌状乳头炎
C. 轮廓乳头炎
D. 舌癌
E. 丝状乳头炎
【答案】C
【考点】轮廓乳头炎的临床表现
【解析】轮廓乳头位于舌后1/3处，一般为7~9个，呈“人”字形排列，其中侧壁上皮内含味蕾。炎症时乳头肿大突起，轮廓清晰，发红。疼痛感不明显，少数患者有味觉迟钝。也有患者无意间发现而感到恐慌。故选C。
【避错】此题易错选A，叶状乳头位于舌缘后部，靠近咽部。炎症时乳头红肿，乳头间褶皱更显凹陷，患者常有明显的刺激痛或不适感，担心会发展为肿瘤，是引起患者恐慌的主要原因。

9. 女，78岁。口角糜烂2个月。检查：双侧口角区湿白糜烂有皲裂线，全口义齿重度磨耗。此患者属于哪一类口角炎
A. 营养不良性口角炎
B. 念珠菌口角炎
C. 接触性口角炎
D. 创伤性口角炎
E. 球菌性口炎
【答案】B
【考点】念珠菌口角炎的诊断
【解析】感染性口角炎由细菌、病毒、真菌等病原微生物引起。白念珠菌、金黄色葡萄球菌和链球菌是最常见的感染病原微生物。牙缺失过多或因全口牙重度磨耗造成颌间垂直距离缩短、口角区褶皱加深等情况，为链球菌、葡萄球菌或白念珠菌感染提供了有利条件。根据题中描述可确诊为念珠菌口角炎。故选B。
【避错】此题易错选C，接触性口角炎一般由接触变应原或毒性物质引起，口角区局部充血、水肿、糜烂、皲裂、渗出液明显增多，疼痛剧烈。创伤性口角炎常为单侧发病。

10. 女，30岁。口腔内黏膜破溃、疼痛2天。检查：下唇黏膜糜烂面周围充血，同时口角下部皮肤有一圆形红斑，中心有水疱，边缘充血。患者自述口角处曾经出现过同样的红斑，2天前因感冒服用退热药后，再次出现。该病应诊断为
A. 药物过敏性口炎
B. 接触性口炎
C. 球菌性口炎
D. 疱疹性口炎
E. 扁平苔藓
【答案】A
【考点】药物过敏性口炎的诊断
【解析】药物过敏性口炎的诊断：①有明确的用药史或曾有药物过敏史。②突然发生的急性炎症，口腔黏膜起疱，疱破溃形成糜烂面，边缘多比较整齐。皮肤有红斑、疱疹及丘疹等病变。③停用可疑致敏药后，病损很快愈合。故选A。
【避错】病例分析题一定要抓住病例中提供的有效条件，本题中的服药就可以很支持所选答案，所以认真审题能避免不必要的错误出现。

11. 女孩，6岁。舌背部出现不定的圆形线斑。检查：舌背中部偏左有一圆形丝状乳头剥脱区，色红、微凹陷，无疼痛，直径约10mm，边缘发白，微凸出，舌活动正常，全身未见异常。应诊断为
A. 药物过敏性口炎
B. 球菌性口炎
C. 接触性口炎
D. 扁平苔藓
E. 地图舌
【答案】E
【考点】地图舌的诊断
【解析】地图舌根据临床表现即可诊断：①儿童多见，成人中女性多于男性。②病损主要位于舌背、舌尖、舌缘。③基本病损为丝状乳头萎缩后形成的圆形或椭圆形红色剥脱区，钱币大小，边缘有1~2mm宽的丝状乳头增生形成的黄白色边缘。④损害可单独存在或多个存在，可相互融合成形状不一的地图状改变。⑤损害可突然出现，突然消失，一昼夜即改变位置和形状，也可持续数日或数周不变。⑥半数以上患者合并沟纹舌。故选E。
【避错】此题需要鉴别的是D选项，扁平苔藓的好发年龄和部位与本病均不相符，排除D。根据地图舌的临床特征作出诊断并加以鉴别即可避免错误。

【A_3/A_4型题】

（12~13题共用题干）
女，42岁。发现舌背红色斑块1年，病损时常改变位置，无自觉症状，偶有刺激痛。

12. 患者的诊断可能是
A. 口腔白斑
B. 扁平苔藓
C. 地图舌
D. 舌乳头炎
E. 肉芽肿性舌炎

【答案】C

【考点】地图舌的临床表现

【解析】地图舌好发于舌背、舌尖、舌缘部。中央区表现为丝状乳头萎缩微凹呈剥脱样，黏膜充血发红、表面光滑。起初为小点状，逐渐扩大为地图样，持续 1 周或数周内消退，同时又有新病损出现，似在舌背游走。病损多在舌前 2/3 游走，可昼夜间发生明显的位置移动。患者一般无疼痛等不良感觉。因此选 C。

【避错】病损时常改变位置，具有游走性的表现，首先考虑地图舌。

13. 此病的发生与以下哪项相关度最小

A. 胃肠功能紊乱

B. 贫血

C. 病灶感染

D. 情绪

E. 舌黏膜发育不良

【答案】E

【考点】地图舌的病因

【解析】地图舌的病因：①遗传因素。②免疫因素。③精神心理因素。④其他因素，包括人群起源差异因素、内分泌（月经紊乱、妊娠期）因素、营养因素（消化不良、B 族维生素缺乏、儿童缺锌）、口腔局部因素（乳牙萌出、龋齿），还有个体体质强弱、脂溢性皮炎、Reiter 综合征、贫血、胃肠紊乱、感染性病灶等。因此，A、B、C、D 均正确，E 错误。

【避错】此题易错选 B，认为贫血与地图舌没有关系。贫血是地图舌的病因，舌黏膜发育不良一般不会引起地图舌。

【B_1 型题】

（14～15 题共用备选答案）

A. 丝状乳头萎缩

B. 舌背表现为深浅不一的深沟

C. 舌背菌状乳头肿胀充血

D. 舌背后侧缘皱褶加深红肿

E. 舌背丝状乳头萎缩与增生并存

14. 沟纹舌的临床特点是

【答案】B

15. 地图舌的临床特点是

【答案】A

【考点】沟纹舌与地图舌的临床特点

【解析】沟纹舌又称裂纹舌，主要表现为舌背的纵、横沟纹，沟纹的深浅、长短不一，随着年龄的增长可逐渐加重，常与地图舌同时存在。地图舌是一种浅层的慢性剥脱性舌炎，临床表现为舌背丝状乳头呈片状剥脱，微凹陷，形成光滑的红色剥脱区。故 14 题选 B，15 题选 A。

【避错】14 题易错选 C、D，二者为菌状乳头炎的临床表现。

（16～17 题共用备选答案）

A. 内分泌失调

B. 舔唇的不良习惯

C. 机体抵抗力下降

D. 残根残冠刺激

E. 消化不良

16. 慢性非特异性唇炎病因是

【答案】B

17. 创伤性溃疡的病因是

【答案】D

【考点】口腔黏膜病的病因

【解析】慢性非特异性唇炎病因不明，可能与温度、化学、机械因素的长期持续性刺激有关，如气候干燥、风吹，身处高原或寒冷地区、烟酒和烫食的刺激、舔唇咬唇的不良习惯等，也可能与精神因素有关，如郁闷、烦躁、愤怒、多虑等，患者一般无全身疾病，故 16 题选 B。创伤性溃疡的病因有机械性刺激、化学性灼伤和热冷刺激伤。机械性刺激包括自伤性刺激和非自伤性刺激。非自伤性刺激指残冠残根、尖锐的边缘嵴和牙尖对黏膜的长期慢性刺激；由尖或较硬的食物、设计或制作不当的义齿，刷牙不慎引起的损伤；婴儿吮吸拇指、橡胶乳头、玩具等硬物刺激腭部翼钩处黏膜，中切牙边缘过锐与舌系带过短引起的摩擦等不良刺激。这些刺激常引起相应部位的溃疡。故 17 题选 D。

【避错】16 题易错选 C，慢性非特异性唇炎与抵抗力下降以及其他全身因素无关。17 题易错选 C，创伤性溃疡大多是由于机械性刺激导致的，与机体抵抗力下降无关。

考点：艾滋病、性传播疾病的口腔表征

【A_1 型题】

1. 艾滋病的预防不包括

A. 控制传染源

B. 切断传播途径

C. 保护易感人群

D. 加强入境检疫

E. 注射HIV疫苗

【答案】E

【考点】艾滋病的预防

【解析】目前临床尚无有效的HIV疫苗，预防HIV感染应采取综合措施，开展宣传教育，实施控制艾滋病的全球战略。①控制传染源：患者及无症状携带者应适当隔离，其血液、体液与分泌物应进行消毒；加强环境检疫和对高危人群的监测。②切断传播途径。③保护易感人群。④口腔医护人员的防护。故选E。

【避错】此题易错选D。艾滋病的传播途径包括血液传播、母婴传播和性传播，我们最常见的预防措施为切断传播途径及保护易感人群。而加强入境检疫属于控制传染源，该措施往往容易被我们忽略。

2. 三期梅毒的标志性表现是

A. 梅毒性舌炎

B. 梅毒性舌白斑

C. 结节性梅毒疹

D. 树胶样肿

E. 梅毒性口炎

【答案】D

【考点】三期梅毒的表现

【解析】获得性梅毒的表现分为3期：一期梅毒的主要表现为硬下疳；二期梅毒的主要表现为黏膜炎和黏膜斑；三期梅毒的主要表现为结节性梅毒疹和树胶样肿，其中树胶样肿是三期梅毒的标志，因此D正确，C错误。三期梅毒的口腔黏膜损害主要是三期梅毒舌炎、舌白斑，但不是标志性表现，因此A、B、E错误。所以应选D。

【避错】此题易错选B，梅毒性舌白斑是三期梅毒的表现之一，但不是标志性表现。

3. 引起艾滋病的病毒是

A. 带状疱疹病毒

B. Ⅰ型单纯疱疹病毒

C. Ⅱ型单纯疱疹病毒

D. 免疫缺陷病毒

E. 柯萨奇病毒

【答案】D

【考点】艾滋病病毒

【解析】艾滋病病毒即人类免疫缺陷病毒（HIV），感染HIV会引起一组以严重的细胞免疫功能缺陷为特征，并由此导致各种机会性感染或肿瘤的疾病，所以选D。带状疱疹病毒引起带状疱疹。Ⅰ型单纯疱疹病毒引起口腔黏膜、咽、口周皮肤、面、腰部皮肤及脑的疱疹性疾病。Ⅱ型单纯疱疹病毒引起腰以下及生殖器感染。柯萨奇病毒可引起疱疹性咽峡炎。所以此题选D。

【避错】此题易错选E，柯萨奇病毒可能引起疱疹性咽峡炎。

【A_2型题】

4. 男，42岁。出现口腔溃疡1周，经检查舌背有一钱币大小的孤立溃疡，表面有棕色薄痂，触之有软骨样感觉。患者承认与另一梅毒患者有性接触史。该患者的病损属于

A. 二期梅毒损害

B. 一期梅毒损害

C. 先天梅毒损害

D. 梅毒瘤

E. 三期梅毒损害

【答案】B

【考点】一期梅毒损害

【解析】一期梅毒主要表现为硬下疳和淋巴结肿大，硬下疳初起为小片红斑，以后发展为丘疹或结节，表面发生坏死，形成圆形或椭圆形的单个无痛性溃疡，边界清楚，周边微隆起，基底平坦，呈肉红色，触之有软骨样硬度，表面有浆液性分泌物。故答案为B。

【避错】此题易错选A，二期梅毒症状多数在感染后2年内相继或同时出现，最主要的症状是梅毒疹。皮疹主要为斑疹和丘疹，最常见、最早出现的是玫瑰疹。此患者表现为硬下疳，属一期梅毒。

【A_3/A_4型题】

（5～7题共用题干）

男，50岁。口腔内出现白斑。检查：口腔内左侧黏膜及上腭灰白色光滑而微隆起的斑块，双侧前臂散在玫瑰样红色斑疹，低热、头痛。患者自述阴茎部曾有过溃疡，已痊愈。

5. 该病初步印象是

A. 盘状红斑狼疮

B. 多形性红斑

C. 口腔扁平苔藓

D. 口腔白斑

E. 梅毒

【答案】E

【考点】梅毒拟诊断

【解析】灰白色光滑而隆起的斑块是梅毒黏膜斑的临床表现，故依据临床表现，该病的初步印象是梅毒，答案为E。

【避错】此题易错选 D，口腔左侧黏膜及上腭白色光滑而微隆起的斑块，白斑可有此表现，但白斑不会出现前臂散在玫瑰样红色斑疹等全身表现。

6. 进一步确诊需检测的项目是

A. 快速血浆反应素（RPR）试验

B. Tzanck 细胞检查

C. 类风湿因子检测

D. 结核菌素试验

E. HIV 抗体检测

【答案】A

【考点】梅毒的检查

【解析】梅毒的诊断需要根据详细而确切的病史、全身各系统的检查及实验室检查结果进行综合分析，慎重作出诊断。实验室检查梅毒螺旋体检查、梅毒血清试验、脑脊液检查、分子生物学技术检测。梅毒血清试验是诊断梅毒必需的检查方法，包含非梅毒螺旋体抗原血清试验和梅毒螺旋体抗原血清试验，前者又分为性病研究实验室试验、不加热血清反应素试验、RPR 试验。故选 A。

【避错】此题易错选 E，由前所述此题应诊断为梅毒，因此不需做 HIV 抗体检测。

7. 首选的治疗药物是

A. 制霉菌素

B. 卡那霉素

C. 链霉素

D. 青霉素

E. 红霉素

【答案】D

【考点】梅毒治疗药物

【解析】梅毒的治疗原则：诊断要明确，剂量要足够、疗程正规，治疗后要追踪观察。治疗首选青霉素 G，根据不同阶段即不同临床表现，选择不同的剂型、剂量和疗程。故选 D。

【避错】此题易错选 A，制霉菌素是抗真菌用药，此题不应选择。

第二十一章 口腔颌面外科学

考点：口腔颌面外科基本知识及基本技术

【A_1型题】

1. 舌部组织手术缝合要求边距和针距的正确范围是
   A. 1～2mm
   B. 2～3mm
   C. 3～5mm
   D. 5mm以上
   E. 10mm以上

【答案】D

【考点】缝合

【解析】皮肤缝合进针点离创缘的距离（边距）和缝合间隔密度（针距）应以保持创缘接触贴合而无裂隙为原则，具体要求因手术性质和部位的不同而有所不同。一般整复手术缝合边距2～3mm、针距3～5mm；颈部手术缝合边距3mm、针距5mm；组织极易撕裂的舌组织缝合时，边距和针距均应增至5mm以上。故选D。

【避错】本题易错选C。一般整复手术缝合边距2～3mm、针距3～5mm；舌组织缝合时边距和针距均为5mm以上。

2. 纵式或横式外翻缝合的选择依据是
   A. 术者的习惯
   B. 创缘血供方向
   C. 创口区域皮纹方向
   D. 创口内翻倾向的严重程度
   E. 创口周围是否存在重要的解剖结构

【答案】B

【考点】缝合的基本方法

【解析】外翻缝合方式有纵式和横式两种，外翻缝合的结果是将切口外翻，使内面光滑，常用于血管吻合、腹膜缝合、减张缝合等，有时也用于缝合松弛的皮肤，防止皮缘内卷影响愈合。因此在考虑愈合方面时，应该把血供放在首位。故选B。

【避错】此题易错选E。考生会误认为应重点考虑创口周围是否存在重要的解剖结构。但选择纵式或横式外翻缝合，应考虑创缘血供方向，最好使缝线方向与血供方向一致，以防创缘缺血坏死。

3. 上颌侧切牙牙冠缺损1/3的患者，在修复初诊时不需问诊的内容为
   A. 就诊的主要原因
   B. 下颌运动是否正常
   C. 缺损的原因
   D. 已接受过的检查和治疗
   E. 缺损时间的长短

【答案】B

【考点】牙冠缺损患者初诊时需要问诊的内容

【解析】问诊时需要问患者的主诉，包括就诊原因和迫切需要解决的问题，排除A。患者初诊时应询问患者牙冠的缺损原因、时间及修复治疗史，如是否曾做过牙体或牙列缺损、牙列缺失的修复，采用何种修复方式以及现有修复体使用的时间和状况，C、D、E排除。下颌运动是否正常不在问诊范围，故此题选B。

【避错】此题易错选D。忽视患者做过的检查和治疗，很容易导致患牙再次受到损害，不利于治疗进行。

4. 不能用干热灭菌法消毒的物品是
   A. 凡士林
   B. 液状石蜡
   C. 明胶海绵
   D. 棉织品
   E. 油脂

【答案】D

【考点】干热灭菌法的应用

【解析】干热灭菌法利用电热或红外线烤箱高温烘烤进行灭菌，适用于玻璃、陶瓷等，以及不宜用高压蒸汽灭菌的凡士林、明胶海绵、油脂、石蜡和各种粉剂等。对于不耐高温的物品，如棉织品、橡胶制品不宜用此法灭菌，故此题选D。

【避错】此题易错选C。误认为明胶海绵需用高压蒸汽法灭菌，明胶海绵溶于水故不可用高压蒸汽法灭菌。

5. 用于口内消毒的氯己定溶液浓度是
   A. 0.1%
   B. 0.2%
   C. 0.5%

D. 1.0%

E. 1.5%

【答案】A

【考点】氯己定溶液的使用

【解析】氯己定溶液为广谱消毒剂，刺激性小，皮肤消毒浓度为0.5%，口腔内及创口消毒浓度为0.1%，故此题选A。

【避错】此题易错选C。混淆了氯己定溶液皮肤消毒的浓度与口内消毒的浓度，此题需注意区分记忆。

6. 感染创口去除引流的时间一般是无脓液排出

A. 即可去除

B. 12小时后

C. 24小时后

D. 36小时后

E. 48小时后

【答案】E

【考点】感染创口的处理

【解析】感染创口不做初期缝合，而应在感染控制后或病灶清除后进行，且缝合不宜过紧并做可靠的引流，其引流物应在感染完全控制、已无脓液排出后48小时去除，脓肿切开引流后不做缝合，但必须置入引流物，故此题选E。

【避错】此题易错选A，认为无脓液排出即控制了感染，凡细菌已经侵入、繁殖并引起炎症、坏死、化脓或在此情况下进行的手术均为感染创口，无脓液排出并不能证明感染已控制。

7. 下列物品中禁用高压蒸汽灭菌的是

A. 金属器械

B. 棉球敷料

C. 明胶海绵

D. 玻璃制品

E. 插入针头排气的瓶装液体

【答案】C

【考点】高压蒸汽灭菌的特点

【解析】高压蒸汽灭菌法可杀灭细菌芽孢和各类微生物，是灭菌效果最好、应用最广的灭菌方法。适用于一般器械、生理盐水、玻璃容器及注射器、布类、纱布、棉花、橡胶及各类耐高温、耐湿物品的灭菌。但是明胶海绵、凡士林、油脂、液体石蜡和各种粉剂等不宜用高压蒸汽灭菌。故选C。

【避错】此题易错选E。考生容易认为插入针头排气的瓶装液体采用高压蒸汽灭菌具有一定的危险性，但禁用高压蒸汽灭菌的应是明胶海绵。

8. 口腔颌面部损伤清创时，对创伤组织应

A. 尽量保留，以减轻可能的畸形

B. 尽量去除创缘不齐的组织，使缝合美观

C. 只要有异物污染均切除，以减少感染机会

D. 离体的组织均应遗弃

E. 口腔黏膜弹性大，不必过于强调保留

【答案】A

【考点】口腔颌面部损伤清创

【解析】口腔颌面部损伤清创的原则是尽可能保留颌面部组织。除坏死组织外，一般仅将创缘略加修整即可，但是存在的异物要尽可能去除，B项不正确。有细菌但尚未发展成感染的伤口在清创后做初期缝合，故C项错误。颌面部血运丰富，组织再生能力强，对于唇、舌、鼻、耳及眼睑等重要部位，即使大部分游离或完全离体，只要没有感染坏死，也应尽量保留，D、E项不正确。故选A。

【避错】此题易错选B。但除坏死组织外，一般仅将创缘略加修整即可，而不是去除。

9. 换药的主要目的是

A. 清洗伤口

B. 常规要求

C. 检查和促进创口正常愈合

D. 使敷料保持整洁

E. 患者要求

【答案】C

【考点】换药的主要目的

【解析】换药的主要目的是检查和促进创口正常愈合，是一项基本的外科操作技术，通过对伤口进行换药处理，可以观察伤口变化，清洁伤口，更换并保持敷料整洁，并可敷上治疗药物，从而控制局部感染，一般根据常规要求进行换药操作，若患者有特殊要求也可更换，故A、B、D和E均正确，但只有C是换药的主要目的，选C。

【避错】此题易错选A、B或D，选项A、B和D都是换药的目的，但只有C是换药的主要目的。

10. 缝合面颈部皮肤，进针时针尖与皮肤的关系是

A. 针尖与皮肤成15°

B. 针尖与皮肤成30°

C. 切口两侧进针间距大于皮下间距

D. 切口两侧进针间距小于皮下间距

E. 针尖与皮肤表面垂直

【答案】E

【考点】缝合皮肤切口时针尖与皮肤的关系

【解析】缝合皮肤切口时为了保证缝合后切口不内卷，进针方向应该与皮肤表面垂直。题干中问的是针尖与皮肤的关系，而不是针距的关系，因此可排除

C、D。而A和B提供的缝合角度是不能让切口缝合后不内卷的，因此A、B错误。所以应选E。

【避错】此题不易选错，读懂题干针尖与皮肤的关系就容易选出答案。

11. 术后应加压包扎的手术是

A. 游离皮瓣移植术
B. 中厚断层皮片移植术
C. 皮管形成术后
D. 旋转推进皮瓣术后
E. 隧道式皮瓣转移术

【答案】B

【考点】加压包扎

【解析】皮片由于本身没有血供，移植成功的基本条件是受区毛细血管生长进入移植皮片，因此，需加压包扎，使皮片和受区紧密接触，防止两者之间出现积血或积液，故B正确。

【避错】此题较难，考生容易错选C，需要注意的是加压包扎主要用于自身没有血运的皮片移植。皮管形成术用于带有自身血运时，因此不适用于加压包扎。

12. 口腔门诊小手术常用

A. 仅消毒，不铺消毒巾
B. 孔巾铺置法
C. 包头法
D. 三角形手术野铺巾法
E. 四边形手术野铺巾法

【答案】B

【考点】口腔门诊小手术的铺巾方法

【解析】口腔颌面外科手术必须遵守外科手术无菌操作原则，因此A错误；包头法不属于手术野铺巾法，因此C错误；手术野铺巾法包括：孔巾铺置法，适用于门诊小手术，因此B正确；三角形手术野铺巾法，适用于口腔、鼻、唇及颏部手术，因此D错误；四边形手术野铺巾法，适用于腮腺区、下颌下区、颈部及涉及多部位的大型手术，因此E错误。所以应选B。

【避错】考生容易误选D，三角形手术野铺巾法和四边形手术野铺巾法都属于手术室内铺巾方法，而门诊手术一般用孔巾铺置法。

13. 最常使用的颌面部绷带是

A. 卷带
B. 四头带
C. 三角巾
D. 弹力绷带
E. 石膏绷带

【答案】A

【考点】绷带技术的应用

【解析】四头带用于某些颌骨中小手术之后的止血和减轻水肿，也适用于鼻、颏部包扎，所以B错误；三角巾有时用于代替卷带，所以C错误；弹力绷带用于上下颌骨骨折的固定，所以D错误；石膏绷带用于颌骨骨折的牵引复位和固定，因此E错误；口腔颌面部最常使用的是卷带，用于防止辅料的脱落和移位，并有保护创口防止污染、减轻疼痛、止血和减轻水肿的作用，所以A正确。

【避错】此题较易，属于考试必得分题，口腔颌面部最常使用的是卷带，常识内容。

14. 不宜行组织活检术的肿瘤为

A. 舌癌
B. 骨肉瘤
C. 黏液瘤
D. 颈动脉体瘤
E. 恶性淋巴瘤

【答案】D

【考点】活检适应范围

【解析】肿瘤活检指在病变部位取一小块组织制成切片，在显微镜下观察细胞组织的形态与结构，以确定病变的性质、类型和分化程度等。颈动脉体瘤不能行活检，以免活检造成的伤口导致大出血，所以应选D，其他肿瘤都可以活检。

【避错】此题容易误选E。选D的原因是颈动脉体瘤的病变部位在颈动脉，活检会造成大出血，而淋巴瘤的诊断可以做淋巴结穿刺物涂片、淋巴结印片及病理切片检查。

15. 关于聚维酮碘（碘伏）的作用和用法，说法不正确的是

A. 可杀灭各种细菌繁殖体
B. 是碘与表面活性剂的不定型络合物
C. 对细菌芽孢、真菌和病毒杀灭作用较差
D. 可配成水或乙醇溶液使用，乙醇溶液杀菌作用更强
E. 器械消毒应以1～2mg/ml有效碘浓度浸泡1～2小时

【答案】C

【考点】聚维酮碘的作用和用法

【解析】0.3%～0.5%的聚维酮碘用于手和外科皮肤消毒。具有广谱杀菌作用，可杀灭细菌繁殖体、芽孢、真菌和部分病毒，所以A正确，C错误。聚维酮碘是碘与表面活性剂形成的不定型结合物，表面活性剂为碘的载体和增溶剂，碘元素以结合或包结的形

式存在于载体中，所以B正确。可配成水或乙醇溶液使用，提高其杀菌效力，所以D正确。器械消毒应以1～2mg/ml浸泡1～2小时，所以E正确。故选C。

【避错】此题容易错选A，聚维酮碘的杀菌作用是很明显的，可杀灭细菌、芽孢、真菌和部分病毒等的微生物。A项显然是正确的。而题干要求选错误的一项，故选C。

16. 口腔颌面部创伤活动性出血时，最可靠的止血方法是

A. 指压止血

B. 包扎止血

C. 填塞止血

D. 结扎止血

E. 药物止血

【答案】D

【考点】颌面部止血方法

【解析】指压止血是用手指压迫血管阻断出血区供血动脉的近心端，起到暂时止血的应急手段，所以不选A。包扎止血主要用于面颈部大面积创面的出血和面侧深区静脉渗血，辅助结扎活动性出血血管后的渗血，所以不选B。填塞止血多用于颌面部窦腔的止血，所以不选C。药物止血用于减少出血不能完全解决的活动性出血，所以不选E。结扎止血主要用于面部深区和颈部出血，由于结扎的是出血的血管，所以止血效果确切可靠，所以D正确。

【避错】此题容易误选B，包扎止血容易与结扎止血混淆，对于活动性出血，找到出血的血管，结扎止血，效果直接且从根本上解决问题，包扎止血适用于辅助结扎止血。考生理解几种常用的止血方法即可避错。

17. 颌面、颈部手术后，负压引流拔除的时机一般为24小时引流量小于

A. 100ml

B. 90ml

C. 70ml

D. 50ml

E. 30ml

【答案】E

【考点】负压引流量

【解析】引流物放置时间应因手术不同而异。污染创口或为防止积血、积液而放置的引流物，多在24～48小时后去除；脓肿及无效腔的引流物应放置至脓液及渗出液完全消除为止；而负压引流的去除时间则视引流量的多少而定，一般24小时内引流量不超过30ml时，即可拔除引流管。引流物为异物，在达到引流目的后，应尽早拔除。因此E正确。

【避错】这是一组考查数字的题目，考生容易误选D，对于D、E数字接近，容易混淆，需要明确记忆负压引流拔管时机是24小时内引流量不超过30ml。

18. 开口度的正确测量方法是

A. 上下中切牙切缘之间的距离

B. 上下磨牙殆面之间的距离

C. 上下尖牙的牙尖之间的距离

D. 上下侧切牙切缘之间的距离

E. 上下前磨牙颊尖之间的距离

【答案】A

【考点】开口度测量

【解析】开口度是以上下中切牙的切缘之距离为标准，正常成人开口度大小约相当于自身的示指、中指、环指合拢时3指末节的宽度，约3.7cm，小于3.7cm为受限，大于5.0cm为开口过大。因此应选A。

【避错】此题较易，检查开口度应以上下中切牙切缘之间的距离为标准，应熟记。

19. 病历记录时，主诉应简明扼要，一般不超过

A. 10字

B. 20字

C. 30字

D. 40字

E. 50字

【答案】B

【考点】病历记录中主诉的要求

【解析】病历记录中主诉应包括患者的主要症状、体征、性质、持续时间及患者的要求，一般不超过20个字。故选B。

【避错】此题易错选C，主诉字数不宜过多，也不需要过多，应控制在20字以内。

【A_2型题】

20. 男，65岁。舌癌行右侧颈淋巴清扫术，正确的创口处理是

A. 片状引流

B. 纱条引流

C. 管状引流

D. 闭式引流

E. 正压引流

【答案】D

【考点】口腔颌面外科的常用引流物

【解析】负压引流又称闭式引流，主要用于颌面颈部较大手术的术后引流，如颈淋巴结清扫术、下颌

骨切除术、腮腺摘除术等。故选D。

【避错】本题易错选B。纱条引流主要用于脓腔引流。

21. 女，40岁。发现室间隔缺损20年，3个月前拔牙后持续发热至今。查体：体温37.6℃，睑结膜苍白，可见瘀点，胸骨左缘第3肋间可闻及全收缩期杂音，脾肋下可触及。最有助于确诊的检查是

A. 腹部B超检查
B. 血常规检查
C. 血培养检查
D. 血清铁检查
E. 尿蛋白检查

【答案】C

【考点】心血管疾病拔牙注意事项

【解析】该患者有先天性心血管疾病的病因，有拔牙后感染的诱因，同时有全身感染（发热、脾肿大）及栓塞的征象（睑结膜苍白、有瘀点）和心脏体征，高度怀疑感染性心内膜炎，血培养检查是确诊本病的重要依据。故选C。

【避错】此题易错选B，血常规不能检测血液中的病原菌，对诊断感染性心内膜炎意义不大。

22. 左侧颞下间隙感染患者，已经行颞部及下颌下区切口的上、下贯通式切开引流术，流出大量脓性分泌物，应选择的引流方式是

A. 片状引流
B. 负压引流
C. 管状引流
D. 细纱条引流
E. 碘仿纱条引流

【答案】C

【考点】常用引流物及其应用

【解析】口腔颌面外科常用的引流方法有片状引流、纱条引流、管状引流和负压引流。片状引流主要用于口外创口少量渗液的引流，偶尔用于口腔内创口引流。纱条引流多用特制的油纱条和碘仿纱条，防腐、杀菌、除臭作用强，常用于重度和混合感染的创口引流，也用于口腔内创口的引流。管状引流具有引流作用强和便于冲洗及可注药的特点，多用于颌面部较大创口和脓腔的引流。负压引流主要用于颌面颈部较大手术的术后引流，如颈部淋巴清扫术、下颌骨切除术、腮腺摘除术等。因此有大量脓性分泌物的患者应采取管状引流的方法，故选C。

【避错】此题易错选D，负压引流主要用于颌面颈部较大手术的术后引流。

23. 男，27岁。左下颌下区肿物2月余。触诊为极柔软的囊性肿物，大小5cm×3cm，透光试验阴性，无压痛。应进行的辅助检查是

A. 末梢血常规检查
B. 左下颌下区手术探查及活体组织检查
C. 肿物B超检查
D. 左下颌下腺造影，必要时行CT检查
E. 肿物穿刺，必要时行穿刺物涂片检查

【答案】E

【考点】口腔颌面部辅助检查适用范围

【解析】对触诊有波动感或非实质性含液体的肿块，可用注射针做穿刺检查。通过穿刺抽吸肿块内容物，了解内容物的颜色、透明度及黏稠度等性质，可以进一步协助诊断。穿刺检查的优点是简便、易行、直观，有时可以达到直接确诊的功效。如血管瘤或血管畸形可以抽出血液，舌下腺囊肿可以抽出蛋清样黏液，角化囊性瘤抽出液中可含皮脂样物质或镜下可见的胆固醇结晶，脓肿可以抽出脓液等。必要时应将抽出物送病理或涂片检查，以进一步明确其性质。故答案为E。

【避错】此题易错选B，活体组织检查适用于表浅或有溃疡的肿瘤，经各项检查不能明确疾病的性质，无法作出确切的诊断时，可行手术探查。

24. 一患者行右侧腮腺浅叶和肿物切除及面神经解剖术，术中结扎腮腺导管且术后未使用负压引流装置，应选择的绷带加压包扎方法是

A. 四头带
B. 三角巾
C. 交叉十字绷带
D. 单眼交叉绷带
E. 弹性绷带

【答案】C

【考点】加压包扎方法

【解析】交叉十字绷带包扎被广泛用于颌面部（如耳前区、耳后区、腮腺区、下颌下区和颏下区）和上颈部术后及损伤的包扎和固定。四头带包扎主要用于鼻部、下颌、颏部创口包扎，压迫术后创口，可减轻疼痛、止血、防止或减轻水肿。对较大创面、固定夹板、手臂悬吊等，需应用三角巾包扎法。单眼交叉绷带包扎主要用于上颌骨、面、颊部手术后的创口包扎。弹性绷带主要用于各类颌骨骨折以及手术后颌骨制动。故选C。

【避错】此题易错选A，四头带包扎主要用于防止出血和减轻水肿。

25. 患者右腮腺区恶性肿瘤，行局部扩大切除及胸大肌皮瓣修复，其术区未与口腔相通。此创口类型

属于

A. 污染创口

B. 延期愈合创口

C. 感染创口

D. 无菌创口

E. 一期愈合创口

【答案】A

【考点】创口分类

【解析】无菌创口指未经细菌侵入的创口，多见于外科无菌切口。早期灼伤和某些化学性损伤已经及时处理者，也可以是无菌创口。口腔颌面外科的无菌创口主要是面、颈部手术创口。污染创口指在非无菌条件下发生的创口，如在与口腔、鼻腔相通或口腔内手术的创口，如受伤时间短，细菌未侵入深层组织引起化脓性炎症，也多属污染创口。凡细菌已经侵入、繁殖并引起急性炎症、坏死、化脓的创口和在此情况下进行手术的创口，均为感染创口，如脓肿切开引流、颌骨骨髓炎病灶清除术等均为感染创口。因腮腺有导管与口腔相通，故属于污染创口。故选 A。

【避错】此题易错选 A。一期愈合指伤口经过缝合，或者本身裂隙很小，其边缘对合良好，上皮迅速再生连接，愈合时间一般 1 周左右，局部只有很少量的瘢痕组织，功能良好。该题未描述缝合情况、治疗时间及创口感染情况，故不能判定为一期愈合。

26. 青年男性，$\underline{76|}$颊侧牙龈溃疡 3 个月，经 2 周抗感染治疗不愈。为明确诊断，应选用的检查为

A. X 线牙片

B. CT

C. B 超

D. 切取活检

E. 细针吸活检

【答案】D

【考点】组织活检

【解析】切取活检适用于位置表浅或有溃疡的肿瘤，位于深部或体表较大的肿物难于整块切除者，也需切取部分肿物送病理检查。但对黑色素瘤和睾丸恶性肿物不应做切取活检，应做切除活检。因此应选 D。

【避错】此题容易误选 E，细针吸取活检属于肿瘤细胞学检查，一般用于位置相对于表层肿瘤更深一些的肿瘤，对于已经破溃的浅表肿瘤病变直接切取活检即可。

27. 男，60 岁。右舌缘溃疡 3 个月。病理证实为鳞癌，临床分期为 T_3，决定行舌颌颈联合根治术，前臂皮瓣修复舌缺损，前臂皮瓣供区植以全厚皮片。前臂皮瓣供区创口的引流处理一般是

A. 皮片引流

B. 无须引流

C. 管状引流

D. 负压引流

E. 纱条引流

【答案】B

【考点】无菌创口的处理原则

【解析】无菌创口均应严密缝合，有组织缺损者可采取皮瓣转移和植皮的方法解决。故选 B。

【避错】此题容易误选 A，注意题干说明的是“前臂皮瓣的创口引流”，此创口属于无菌创口，无特殊要求不需要引流。

28. 男，25 岁。面部跌伤 1 小时来院急诊。检查见唇部及舌部撕裂伤，唇部有明显活动性出血。应采取的止血方法是

A. 钳夹、结扎止血

B. 阻断止血

C. 压迫止血

D. 药物止血

E. 低温止血

【答案】A

【考点】唇舌部外伤的处理

【解析】压迫止血是一种不确切且临时的止血方法，对于大血管出血及活动性出血，需要进一步的处理。药物止血适用于创面渗血、小静脉和小动脉止血。结扎止血是常用而可靠的止血方法，唇舌部的大伤口及有明显活动性出血应采取钳夹、结扎止血。因此应选 A。

【避错】此题容易误选 C，压迫止血用于急救，此时患者已经来院就诊，医疗条件允许进行进一步治疗，钳夹和结扎止血是最有效的方法。

29. 女婴，6 个月。出生后 1 个月发现左腮腺区膨隆。渐长大，触诊较硬，体位移动试验（±），全身情况良好。该患儿目前最不恰当的处理是

A. B 超检查

B. 严密观察

C. 雌二醇检查

D. 手术切除

E. 穿刺检查

【答案】D

【考点】腮腺区肿物的处理

【解析】腮腺区肿物发生在幼儿有可能为自限性，所以盲目进行手术切除是不恰当的处理。因此应选 D。

【避错】考生容易误选 B，题干要求选择的是“不

恰当”的，而B说法是正确的，另外要注意此题患儿才6个月，对于幼儿的腮腺肿物应保守治疗。

30. 女，29岁。一侧颌下区膨隆2个月，以“囊肿”手术切除。术后半月，术区又复肿起。检查见下颌下区隆起，表面皮肤正常，膨隆区界限尚清，按压有囊性感。该患者必须做的检查是

A. 穿刺
B. 下颌下腺造影
C. 手术探查
D. CT
E. MRI

【答案】A

【考点】口腔颌面部囊肿的辅助检查

【解析】穿刺是确诊囊肿的方法。穿刺的目的在于判明囊肿的性质和排除其他病变的可能性。故选A。

【避错】此题容易误选B，下颌下腺造影主要用于检查下颌下腺结石等疾病。此患者有复发时，说明第一次手术未彻底治愈或第一次手术前诊断错误，此时要穿刺内容物明确诊断，再选择治疗方法。

【B_1型题】

（31～32题共用备选答案）

A. 钳夹、结扎止血法
B. 区域阻断止血法
C. 填塞止血法
D. 低温、降压止血法
E. 电灼止血法

下列出血情况应选用的正确止血方法是

31. 外伤致上颌骨骨折，鼻腔发生明显出血

【答案】C

32. 颌面部挫裂伤而出现活动性出血

【答案】A

【考点】颌面部外伤出血的处置

【解析】出血的急救，应根据损伤部位、出血性质（毛细血管、静脉、动脉）及现场条件，采取相应的措施。常用的止血方法有压迫止血法、结扎止血法和药物止血法等。①压迫止血法：可用于毛细血管、小静脉、小动脉的止血。如遇开放性、洞穿性伤口，可以用纱布块填塞在伤口内，外面再用绷带加压包扎。所以31题应选C。②结扎血管止血法：是比较常用而可靠的止血方法，需在无菌操作下进行。所以32题应选A。③药物止血法：适用于组织渗血、静脉和小动脉出血。分局部用药和全身用药两种。

【避错】本组题目极具有代表性，31题容易误选D，物理降温和降压止血一般用于手术室手术过程中的特殊方法止血，而口腔颌面部骨折鼻腔出血属于腔窦出血，首选填塞止血。32题容易误选B，活动性出血首选结扎止血，区域阻断止血效果不及结扎止血。

考点：麻醉与镇痛

【A_1型题】

1. 局部麻醉术后麻木症状仍未恢复的可能原因是

A. 注射区有血肿
B. 注射区有感染
C. 注射区有神经损伤
D. 注射针折断
E. 注射区有水肿

【答案】C

【考点】局部麻醉的并发症

【解析】注射针穿刺或撕拉，或者注入混有乙醇的溶液，都能损伤神经，出现长时间的感觉异常、神经痛或麻木。临床上，多数神经损伤是暂时性、可逆性的病变，严重的神经损伤则恢复较慢，甚至有的完全不能恢复。局部麻醉术后麻木症状仍未恢复，可能是注射区有神经损伤。故选C。

【避错】本题易错选A。注射区血肿的表现是黏膜下或皮下出现紫红色瘀斑或肿块。

2. 使用2%丁卡因做表面麻醉的剂量不能超过

A. 0.5ml
B. 1ml
C. 1.5ml
D. 2ml
E. 3ml

【答案】D

【考点】丁卡因的临床应用

【解析】丁卡因穿透力强，临床上主要用于黏膜表面麻醉，由于丁卡因毒性大，用于表面麻醉时应注意剂量，2%丁卡因不超过2ml。故选D。

【避错】本题易错选其他选项。主要是忽略了丁卡因的最大使用剂量为本题的考查重点。

3. 局部麻醉注射过程中，为避免产生血肿，下列不宜采用的措施是

A. 避免反复多方向穿刺
B. 针头不应有倒钩
C. 深部注射时，避免进针过深
D. 在局部麻醉药中加入适量肾上腺素
E. 注射麻醉药时缓慢推注

【答案】D

【考点】局部麻醉

【解析】口腔局部麻醉导致血肿的最常见原因是刺破翼静脉丛，故行上颌结节阻滞麻醉过程中注意针尖刺入不宜过深，以免刺破上颌结节后方的翼静脉丛，引起血肿；避免反复多方向穿刺；针头不应有倒钩，以免增大注射中刺伤血管的风险。注射麻醉药时缓慢推注，避免过急注射，导致局部压力过大，损伤周围血管。加入适量肾上腺素是为了促进麻醉药吸收、减少出血，并不是避免血肿的措施。故选D。

【避错】此题易错选E。在注射麻醉药时，若过急注射，会导致局部压力过大，损伤周围血管。

4. 眶下神经阻滞麻醉所麻醉的神经是

A. 鼻腭神经

B. 腭前神经

C. 腭后神经

D. 上牙槽前、中神经

E. 下牙槽后神经

【答案】D

【考点】眶下神经阻滞麻醉的麻醉范围

【解析】眶下神经阻滞麻醉是将麻醉药注入眶下孔或眶下管，以麻醉眶下神经及其分支，包括上牙槽前、中神经，故此题选D。

【避错】此题易错选A，注意区分不同麻醉方法的麻醉区域，眶下神经阻滞麻醉区域为同侧下眼睑、鼻、眶下区、上唇、上颌前牙、前磨牙，以及这些牙的唇侧或颊侧的牙槽骨、骨膜、牙龈和黏膜等组织。鼻腭神经阻滞麻醉的麻醉区域亦包括上颌前牙，故易将鼻腭神经错选入内。

5. 关于口腔局部麻醉药，描述不正确的是

A. 阿替卡因属于酯类局部麻醉药

B. 普鲁卡因和丁卡因属于酯类局部麻醉药

C. 布比卡因属于酰胺类局部麻醉药

D. 口腔局部麻醉药可分为酯类和酰胺类

E. 利多卡因属于酰胺类局部麻醉药

【答案】A

【考点】局部麻醉药的分子结构

【解析】局部麻醉药分子结构根据中间链不同可分酯类和酰胺类，D正确，具体又为酯类，包括普鲁卡因、丁卡因，B正确；酰胺类，包括利多卡因、布比卡因、阿替卡因，C、E正确，A错误。故此题选A。

【避错】此题易错选D。局部麻醉药的种类很多，按其化学结构可分为酯类和酰胺类。

6. 原发性三叉神经痛封闭治疗时选用的局部麻醉药是

A. 利多卡因

B. 罗哌卡因

C. 丁卡因

D. 布比卡因

E. 甲哌卡因

【答案】A

【考点】局部麻醉药适用范围

【解析】三叉神经痛在初步确定疼痛的分支后，用1% ~2%的利多卡因在神经孔处行阻滞麻醉，以阻断相应的神经干，这属于诊断性质的麻醉。因此选A。丁卡因主要用于表面麻醉，由于毒性大，一般不用作浸润麻醉。布比卡因主要用于表面麻醉，特别适合用时较长的手术，术后镇痛时间也较长。

【避错】此题易错选D，布比卡因只适用于表面麻醉。

7. 下牙槽神经阻滞麻醉时，针尖深入组织3.0cm未触及骨面，应

A. 拔出注射针，重新注射

B. 退出1.0cm，加大进针角度

C. 退出1.0cm，减小进针角度

D. 退至黏膜下，加大进针角度

E. 退至黏膜下，减小进针角度

【答案】D

【考点】下牙槽神经阻滞麻醉要点

【解析】下牙槽神经阻滞麻醉注射方法：患者大开口，下牙𬌗平面与地面平行。将注射针放在对侧口角，即第一、第二磨牙之间，与中线成45°。注射针应高于下颌𬌗面1cm并与之平行，按上述注射标志进针，推进2.5cm左右，可达下颌骨骨面的下颌神经沟。回抽无血，注入麻醉药1.0～1.5ml。未触及骨面常见原因：进针偏高，进针方向过于向上，使针尖超过乙状切迹无法触及骨面。进针角度过小，使针尖不能触及骨面，超出下颌支后缘，使麻醉药进入腮腺内，因此应退针至黏膜下，改变方向，加大注射针角度。故答案为D。

【避错】此题易错选E，针尖未触及骨面应增大注射针角度，进针偏高也不易触及骨面。

8. 当患者在局部麻醉出现晕厥时，错误的处置是

A. 立即停止注射麻醉药

B. 升高椅位使患者头抬高

C. 松解衣领

D. 予芳香胺乙醇或氨水刺激呼吸

E. 吸氧并静脉注射高渗葡萄糖

【答案】B

【考点】局部麻醉出现晕厥的处理

【解析】晕厥是局部麻醉注射后自主神经反射引起一过性脑缺血并由此而发生的一系列综合征，包括头晕、视物模糊、胸闷、短暂意识丧失、脉搏无力、血压下降。处理原则以缓解症状为主，B选项中升高椅位是错误的，更容易造成患者大脑缺氧，正确的做法是放平椅位，A、C、D、E选项的做法是正确的，所以此题选B。

【避错】此题不易选错。除B之外的其他选项都是缓解晕厥的症状，只有B选项可引起症状加重。

9. 普鲁卡因偶能引发变态反应的原因是

A. 通透性差

B. 属酰胺类药

C. 用量过大

D. 属酯类药

E. 与青霉素交叉过敏

【答案】D

【考点】普鲁卡因引发变态反应的原因

【解析】普鲁卡因用药后偶尔有变态反应，用药前须做皮试。局部麻醉药有酰胺类和酯类两种，发生变态反应的为酯类的普鲁卡因，所以D正确。普鲁卡因的皮肤黏膜渗透性差，但这不是造成变态反应的原因，所以不选A。酰胺类不发生变态反应，所以不选B。用量过大会造成中毒反应，而变态反应的发生与剂量无关，所以不选C。普鲁卡因与青霉素无交叉变态反应，所以不选E。故选D。

【避错】此题比较具有代表性，考生易错选B，局部麻醉药分酯类和酰胺类，其中酯类代表药是普鲁卡因，易发生变态反应，而酰胺类不易发生变态反应。此题不能选B。

10. 拔除下颌第一磨牙应采用的阻滞麻醉方法是

A. 下牙槽神经阻滞

B. 下牙槽神经、舌神经阻滞

C. 下牙槽神经、颊神经阻滞

D. 下牙槽神经、舌神经、颏神经阻滞

E. 下牙槽神经、舌神经、颊神经阻滞

【答案】E

【考点】下颌第一磨牙阻滞麻醉

【解析】拔除下颌第一磨牙应采用的阻滞麻醉方法是牙槽神经、舌神经、颊神经阻滞。因此选E。

【避错】此题较容易，拔除下颌第一磨牙行牙槽神经阻滞麻醉，一针麻醉3个神经，即下牙槽神经、舌神经、颊神经。

11. 布比卡因麻醉时间可达

A. 1小时

B. 2小时

C. 4小时

D. 5小时

E. 6小时

【答案】E

【考点】布比卡因作用时间

【解析】布比卡因为长效局部麻醉药，局部麻醉效果比利多卡因强4倍，维持时间比利多卡因长2倍，为长效、强效局部麻醉药，但显效时间略长。阻滞麻醉中常用浓度为0.25%～0.50%，显效时间6～10分钟，15～25分钟达到最大效果，持续5～6小时，所以E正确。

【避错】此题容易错选C，布比卡因作用时间较利多卡因长，且不可与利多卡因混淆，布比卡因麻醉时间可达6小时以上。

12. 常用麻醉药2%普鲁卡因溶液，一次注射量为2～4ml，不能超过

A. 10ml

B. 20ml

C. 30ml

D. 40ml

E. 50ml

【答案】E

【考点】局部麻醉药的最大使用量

【解析】2%普鲁卡因溶液一次最大使用剂量为50ml，故选E。

【避错】很多考生易错选B、D选项，20ml为2%利多卡因的最大剂量。应牢记2%普鲁卡因溶液用量不能超过50ml。

【A_2型题】

13. 男孩，2岁。因舌系带过短拟行舌系带矫正术，在选择麻醉药时，不宜使用

A. 利多卡因

B. 布比卡因

C. 阿替卡因

D. 普鲁卡因

E. 丁卡因

【答案】E

【考点】常见麻醉药的药理作用和临床应用

【解析】舌系带矫正术一般在局部麻醉下进行。利多卡因是目前应用最多的局部麻醉药，显效快、作用强而持久，对黏膜穿透力强及安全范围较大，适于传导麻醉和硬膜外麻醉，A正确。布比卡因是比较安全的长效局部麻醉药，主要用于浸润麻醉、传导麻醉和硬膜外麻醉，B正确。阿替卡因适用于局部浸润或

神经阻滞麻醉，C 正确。普鲁卡因适用于浸润麻醉、传导麻醉，D 正确。丁卡因主要用于表面麻醉，毒性大，一般不用于浸润麻醉，故此题选 E。

【避错】此题易错选 B，布比卡因对黏膜穿透力弱及扩散力弱，局部麻醉作用强于利多卡因，但作用时间持续长。

14. 男，28 岁。牙拔除前做普鲁卡因过敏试验，结果为阳性时局部红晕直径应超过

A. 0.2cm

B. 0.4cm

C. 0.6cm

D. 0.8cm

E. 1.0cm

【答案】E

【考点】普鲁卡因的变态反应

【解析】注射 20 分钟后观察受试者反应，出现局部红肿，红晕直径大于 1cm 者为阳性。极少数人用药后可发生哮喘、皮疹甚至休克等变态反应，故用药前应询问患者有无过敏史。首次应用前必须做皮试，阳性者禁用。但皮试阴性者，仍有可能会发生变态反应。故选 E。

【避错】普鲁卡因过敏试验时，局部红晕直径超过 1cm 者为阳性，应记住此数值，不要混淆。临床上对普鲁卡因过敏试验阳性或有过敏史者，可改用利多卡因，但也应做过敏试验。

15. 女，66 岁。欲拔除左下第二磨牙残根。既往高血压史 15 年，目前血压 140/90mmHg，最适宜的局麻药物

A. 利多卡因

B. 布比卡因

C. 阿替卡因

D. 丁卡因

E. 普鲁卡因

【答案】A

【考点】局部麻醉药的临床应用

【解析】利多卡因用于口腔手术的阻滞麻醉，目前是使用最多的局部麻醉药。布比卡因常以 0.5% 的溶液与 1∶200 000 肾上腺素共用，对神经阻滞作用较弱。阿替卡因的制剂为阿替卡因肾上腺素注射液。丁卡因由于毒性大，一般不用于浸润麻醉，仅用于表面麻醉。普鲁卡因麻醉效果好，毒副作用小，具有血管扩张作用，应用时应加入少量肾上腺素。由于患者有高血压，如大量使用肾上腺素或误入血管可因血压骤升而发生脑出血，安全起见，应使用利多卡因故选 A。

【避错】此题易错选 E。普鲁卡因虽然在临床应用较广，但其应用时会加入少量肾上腺素，会引起血压变化。

16. 一年轻患者在行右上颌第三磨牙麻醉后，颊部区域迅速膨大，患者自觉局部轻微胀感不适，触诊软，无压痛，边界不清。术后予以抗炎、冷敷，数日后肿胀逐渐消退，皮肤呈现黄绿色瘀斑。出现上述症状的可能原因是

A. 注射区水肿

B. 注射区血肿

C. 注射区组织的应激反应

D. 刺破眶下神经血管束所致

E. 刺破下牙槽神经血管束所致

【答案】B

【考点】局部麻醉并发症

【解析】局部麻醉注射针刺破血管所致的血肿，较常见于上牙槽后神经、眶下神经阻滞麻醉，特别是在刺破颈静脉丛后，可发生组织内出血，在黏膜下或皮下出现紫红色瘀斑或肿块。数日后，血肿处颜色逐渐变浅呈黄绿色，并缓慢吸收消失。因此该患者符合血肿的症状，该患者拔除上颌第三磨牙，应行上牙槽后神经阻滞麻醉，故选 B。

【避错】此题易错选 D，眶下神经阻滞麻醉适合上颌前牙至前磨牙的拔除。

17. 一男性患者欲拔除左上颌第一磨牙，病史叙述中知其患有甲状腺功能亢进症 4 年余。查体：其静息脉搏为 90 次/分，基础代谢率为+16%，未见其他并发症状发生。下列描述正确的是

A. 属于拔牙禁忌证

B. 属于拔牙适应证，但应注意减少对患者的精神刺激，术后预防感染

C. 麻醉药中可以加少量的肾上腺素

D. 麻醉药可选择含肾上腺素的阿替卡因或甲哌卡因

E. 术后不必监测脉搏和血压

【答案】B

【考点】系统性疾病对牙拔除术的影响及牙拔除术禁忌证

【解析】甲状腺功能亢进症为甲状腺呈高功能状态，其特征为甲状腺肿大、基础代谢率增加和自主神经系统失常。拔牙应在本病控制后，静息脉搏在 100 次/分以下，基础代谢率在+20% 以下方可进行。麻醉药勿加肾上腺素。术中、术后应监测脉搏和血压，注意术后感染。因此选 B。

【避错】此题易错选 A，甲状腺亢进症患者拔牙可在本病控制后，静息脉搏在 100 次/分以下，基础

代谢率在+20%以下进行。

18. 女，64岁。高血压病史10年。牙科建议拔除|6，拔除时麻醉药最适合选用

A. 2%含肾上腺素普鲁卡因

B. 2%利多卡因

C. 2%丁卡因

D. 2%布比卡因

E. 2%普鲁卡因

【答案】B

【考点】麻醉药的选择

【解析】患者有高血压病史，因此不考虑在麻醉药中加入肾上腺素，防止引起血压进一步上升。麻醉方式选择阻滞或者浸润麻醉，常用的浓度如下：利多卡因为2%、丁卡因0.1%～0.2%、布比卡因0.25%～0.75%、普鲁卡因0.5%～2.0%，排除A、C、D、E。普鲁卡因的麻醉效果不如利多卡因，因此选B。

【避错】此题易错选E。但是普鲁卡因的麻醉效果不如利多卡因，利多卡因的维持时间亦较长，并有较强的组织穿透性和扩散性。

19. 男，60岁。右下后牙残冠进行局部麻醉下拔除术，在局部麻醉药注射时突然出现头晕、胸闷、面色苍白、全身冷汗、恶心、呼吸困难，诊断为晕厥。应采取的措施不正确的是

A. 立即停止注射

B. 放平椅位，置患者于头低位

C. 松解衣领，保持呼吸通畅

D. 氧气吸入，静脉注射高渗葡萄糖

E. 抬高椅位，置患者于头高位

【答案】E

【考点】局部麻醉出现晕厥的处理

【解析】对于麻醉时出现晕厥的患者，应立即停止注射，放平椅位，松解衣领，保持呼吸通畅并给以安慰。对于较轻晕厥，无须特殊治疗，对于失去知觉的重症晕厥，可刺激患者呼吸，压迫或针刺人中穴，心率、血压降低者可静脉注射阿托品，必要时吸氧。因此A、B、C、D均是晕厥时应采取的措施。故选E。

【避错】此题易错选B，由于记忆不清而选错，置患者于头高位会加重大脑的缺血缺氧症状。

20. 给某患者拔除4|，用2%普鲁卡因2.5ml做阻滞麻醉，重复一次后才获麻醉效果。拔牙顺利。术后5小时患者仍感下唇麻木而复诊，其原因可能是

A. 注射药量过大

B. 麻醉药浓度偏高

C. 注射速度过快

D. 神经损伤

E. 麻醉药过敏

【答案】D

【考点】拔牙的并发症

【解析】注射针刺入神经，可造成神经损伤，出现感觉异常、神经痛或麻木。多是暂时性、可逆的病变。故选D。

【避错】此题易错选A，5ml的2%普鲁卡因属于正常用量，不存在药量过大问题。且已经过5小时，麻醉药应已充分代谢。因此5小时后下唇不会仍感麻木，不应该考虑麻醉药注射过多的因素，而应转为考虑神经损伤的可能。

21. 男，60岁。行上颌结节注射麻醉后，突然感到心悸、头晕、头痛、脉搏快而有力，血压升至150/100mmHg，口唇苍白，应考虑

A. 中毒

B. 晕厥

C. 分离（转换）性障碍

D. 变态反应

E. 肾上腺素反应

【答案】E

【考点】肾上腺素反应

【解析】肾上腺素不良反应的常见症状是头晕、头痛、口唇苍白、血压升高、脉搏快而有力。所以应选E。

【避错】此题容易误选A，中毒兴奋型虽和此患者表现类似，但此患者在短时间内血压升高到150/110mmHg，属于肾上腺素作用。肾上腺素误注入血管会使血压骤然升高，而中毒兴奋型表现血压升高不及肾上腺素作用明显。

22. 女，25岁。左侧完全性唇裂术后继发畸形，拟行二期手术矫正，应采取的麻醉方法是

A. 局部浸润麻醉

B. 双侧眶下神经阻滞麻醉

C. 基础麻醉加局部浸润麻醉

D. 全身麻醉

E. 鼻腭神经阻滞麻醉

【答案】B

【考点】唇腭裂二期手术麻醉

【解析】眶下神经阻滞麻醉又称眶下孔或眶下管注射法，将麻醉药注入眶下孔或眶下管，以麻醉眶下神经及其分支，可麻醉上牙槽前神经、中神经，甚至上牙槽后神经，即可麻醉整个上颌牙神经丛。本方法适用于同侧上颌切牙至前磨牙的拔除，牙槽突修整及

上颌囊肿刮治术和唇裂修复等手术。因此应选 B。

【避错】此题容易错选 D，一般唇腭裂修复术选择局部麻醉，而不是全身麻醉，麻醉方法的选择以区域正确应对手术正确为准。

23. 男，34 岁。$\underline{|6}$ 死髓、劈裂，要求拔除。拔除时应采用的麻醉包括

A. 上颌结节麻醉+腭大孔麻醉

B. 上颌结节麻醉+腭大孔麻醉+$\underline{|6}$ 腭侧近中局部浸润麻醉

C. 上颌结节麻醉+腭大孔麻醉+$\underline{|6}$ 颊侧近中局部浸润麻醉

D. 腭大孔麻醉+$\underline{|6}$ 颊侧局部浸润麻醉

E. $\underline{|6}$ 颊、腭侧局部浸润麻醉

【答案】C

【考点】第一磨牙麻醉方法选择

【解析】上牙槽后神经阻滞麻醉又称上颌结节注射法，上牙槽后神经支配上颌磨牙及相应的颊侧黏膜、牙龈，除第一磨牙颊侧近中根外的同侧磨牙的牙髓、牙周膜、牙槽突及其颊侧的骨膜、牙龈黏膜。腭大神经麻醉可麻醉同侧上颌前磨牙、磨牙腭侧黏骨膜及牙龈等组织。第一磨牙的颊侧近中根为上牙槽中神经支配，因此在拔除上颌第一磨牙时，尚需在第一磨牙近中根颊侧相应部位的移行沟黏膜转折处补行浸润麻醉。所以选 C。

【避错】此题容易误选 B，上颌第一磨牙拔出要注射 3 针，第一针上牙槽后神经（上颌结节注射法、阻滞麻醉），第二针腭大神经（腭大孔法、阻滞或浸润麻醉），第三针上颌 $\underline{|6}$ 颊侧近中根上牙槽中神经浸润麻醉。选项 B 注射位置错误。

24. 男，30 岁。双侧颞下颌关节外伤性强直致开口受限。全身麻醉时应采取的方法是

A. 麻醉深度达Ⅲ期Ⅱ级后，给予盲探插管

B. 乙醚开放滴入麻醉

C. 经气管切开施全身麻醉

D. 清醒状态下经鼻盲探插管

E. 选用硫苯妥钠静脉麻醉，不插管

【答案】D

【考点】全身麻醉选择

【解析】开口受限或无法开口的患者若需进行手术，则必须插管全身麻醉，因此这类患者最大的问题常发生在麻醉插管过程中。若选择气管切开患者难以接受。采取清醒状态下经鼻插管进行全身麻醉处理对于开口受限患者是较好的选择，因此应选 D。

【避错】此题较难，考生容易错选 A。深度麻醉后会导致呼吸困难，而且由于气道附近肌肉松弛也会导致插管困难，所以不选 A。

25. 某患者拔牙，注射局部麻醉药后立即出现头晕、胸闷、面色苍白、全身冷汗、四肢厥冷无力、脉快而弱，恶心。其发生的局部麻醉并发症应为

A. 晕厥

B. 变态反应

C. 中毒

D. 神经损伤

E. 颈交感神经综合征

【答案】A

【考点】局部麻醉并发症

【解析】晕厥是由于一过性中枢缺血所致短暂的意识丧失过程，一般由于恐惧、饥饿、疲劳和全身健康较差等内在因素，以及疼痛、体位不良等外在因素所引起。患者出现头晕、面色苍白、全身冷汗、四肢厥冷无力、脉快而弱、恶心，重症可出现短暂意识丧失，因此 A 正确。

【避错】此题易错选 C。要注意晕厥与中毒的鉴别。中毒反应的表现可归纳为兴奋型与抑制型两类：兴奋型表现为烦躁不安、多话、颤抖、恶心、呕吐、气急、多汗、血压上升，严重者出现全身抽搐、缺氧、发绀；抑制型则上述症状多不明显，迅速出现脉搏细弱、血压下降、神志不清，随即呼吸、心搏停止。

26. 女孩，6 岁。下乳切牙Ⅲ度松动。拔除乳切牙行表面麻醉的首选药物是

A. 4% 丁卡因

B. 2% 丁卡因

C. 2% 普鲁卡因

D. 2% 利多卡因

E. 0.5% 布比卡因

【答案】B

【考点】乳牙拔除麻醉药选择

【解析】丁卡因麻醉效果比普鲁卡因强 10 倍，毒性亦强，主要用于黏膜表面麻醉，一般不用作浸润麻醉。浓度选择 2%，因此应选 B。

【避错】此题容易误选 A，主要是对丁卡因的表面麻醉浓度记忆不牢，丁卡因用于表面麻醉浓度是 2%。

27. 女，61 岁。右上尖牙残根，拟拔除后修复。局部麻醉最好选择

A. 眶下孔阻滞麻醉

B. 切牙孔阻滞麻醉

C. 腭前神经阻滞麻醉

D. 翼腭管传导阻滞麻醉

E. 唇腭侧局部浸润麻醉

【答案】E

【考点】局部麻醉选择

【解析】切牙孔阻滞麻醉时，麻醉区域为两侧尖牙腭侧连线前方的牙龈、腭侧黏骨膜和牙槽骨。尖牙腭侧远中部分因有腭前神经交叉分布，所以不能获得完全的麻醉效果。所以如果行唇侧局部浸润麻醉和切牙孔阻滞麻醉，尖牙腭侧远中不能获得完全的麻醉效果。因此应选E。

【避错】此题容易错选C，拔出尖牙情况比较特殊，仅需要做唇腭侧局部浸润麻醉即可，不需要行阻滞麻醉。

【A_3/A_4型题】

(28～30题共用题干)

女，24岁。因左上第三磨牙颊侧错位，需在局部麻醉下拔除。

28. 拔除该牙需麻醉的神经是同侧的

A. 上牙槽后神经+腭后神经

B. 上牙槽后神经+腭前神经

C. 上牙槽后神经+鼻腭神经

D. 上牙槽中神经+腭前神经

E. 上牙槽中神经+上牙槽后神经+腭前神经

【答案】B

【考点】各神经阻滞麻醉区域及效果

【解析】上牙槽后神经阻滞麻醉区域：除上颌第一磨牙颊侧近中根外的同侧磨牙、牙槽突及相应的颊侧软组织可被麻醉。腭前神经阻滞麻醉区域：同侧磨牙、前磨牙腭侧的黏骨膜、牙龈及牙槽突等组织可被麻醉。因此选B。鼻腭神经阻滞麻醉区域：两侧尖牙腭侧连线前方的牙龈、腭侧黏骨膜和牙槽突。

【避错】此题易错选A，腭后神经支配软腭和腭扁桃体等部位，阻滞麻醉该处易引起恶心等不适症状。

29. 为避免在麻醉过程中出现血肿，其防治原则中不包括以下哪项

A. 选择正确进针点、进针角度和进针方向

B. 进针不能超过规定深度

C. 避免反复多方向穿刺

D. 注射针尖不能粗钝或有倒钩

E. 局部麻醉药中加入肾上腺素

【答案】E

【考点】局部麻醉并发症血肿

【解析】麻醉过程中出现血肿的防治原则：注射针尖不能有倒钩。注射时避免反复穿刺，以免增加刺破血管的机会。若局部已出现血肿，可立即压迫止血，并予冷敷，并可酌情给予抗生素及止血药。48小时后局部热敷或理疗，可促使血肿吸收消散。综上可知，最佳答案为E。

【避错】此题易错选D，注射针有倒钩容易损伤组织或神经，因此也可以引起血肿。

30. 为避免局部麻醉药中毒，其防治原则中不包括以下哪项

A. 注意局部麻醉药用药总量

B. 注意局部麻醉药浓度

C. 注意局部麻醉药推注速度

D. 注意避免将局部麻醉药直接注入血管

E. 用药前做过敏试验

【答案】E

【考点】局部麻醉并发症中毒反应

【解析】当单位时间内进入血液循环的局部麻醉药量超过分解速度时，血内浓度升高，达到一定的浓度时会出现中毒症状或过量反应。临床上发生局部麻醉药中毒常因单位时间内注射药量过大，或局部麻醉药被快速注入血管造成。故A、B、C、D均正确，用药前做过敏试验目的是防止发生变态反应，答案为E。

【避错】此题易错选E，中毒症状主要看药量的浓度和用药总量与时间的关系。

(31～34题共用题干)

女，27岁。左上第三磨牙颊向倾斜，食物嵌塞，拟拔除。

31. 最常用的麻醉方法是

A. 上颌结节和腭大孔麻醉

B. 局部浸润麻醉

C. 鼻腭神经阻滞麻醉

D. 眶下孔阻滞麻醉

E. 翼腭管麻醉

【答案】A

【考点】拔除上颌第三磨牙的麻醉方法

【解析】上牙槽后神经阻滞麻醉又称上颌结节麻醉，上牙槽后神经支配上颌磨牙及相应的颊侧黏膜、牙龈，除第一磨牙颊侧近中根外的同侧磨牙的牙髓、牙周膜、牙槽突及其颊侧的骨膜、牙龈黏膜。腭大神经麻醉可麻醉同侧上颌前磨牙、磨牙腭侧黏骨膜及牙龈等组织。因此拔除上颌第三磨牙需进行上颌结节和腭大孔麻醉。因此应选A。

【避错】此题容易误选B，上颌后牙麻醉需要阻滞麻醉，仅靠局部麻醉效果不佳，上颌后牙阻滞麻醉首选上牙槽后神经麻醉，其次选择腭大孔注射法麻醉

腭大神经。

32. 若选择使用的麻醉药是 2% 普鲁卡因，术后发生的延迟性变态反应中最常见的是
   A. 过敏性紫癜
   B. 哮喘
   C. 药疹
   D. 荨麻疹
   E. 血管神经性水肿

   【答案】E
   【考点】普鲁卡因变态反应
   【解析】变态反应可发生于注射酯类局部麻醉药后，分为延迟反应和即刻反应、延迟反应常是血管神经性水肿，偶见荨麻疹、药疹、哮喘和过敏性紫癜；即刻反应是用极少量药后，立即发生极严重的类似中毒的症状。因此应选 E。
   【避错】此题最容易错选 D，平常接触荨麻疹较多，而对血管神经性血肿了解甚少，考生要牢记，局部麻醉药变态反应最常见是血管神经性血肿。

33. 若麻醉中发生麻醉药中毒，其兴奋型表现中不包括
   A. 烦躁、多话
   B. 恶心、呕吐
   C. 颤抖、气短
   D. 血压下降
   E. 多汗

   【答案】D
   【考点】局部麻醉药中毒兴奋型表现
   【解析】中毒分为兴奋型与抑制型两类：兴奋型表现为烦躁不安、多话、颤抖、恶心、呕吐、气短、多汗及血压上升，严重可出现全身抽搐、缺氧、发绀。血压下降是中毒抑制型的表现，因此应选 D。
   【避错】此题容易误选 E，很多考生容易忽略多汗这个临床表现，中毒兴奋型和抑制型表现差异性最大的一点是血压下降。

34. 麻醉药中毒治疗原则中不包括
   A. 停止注射
   B. 保持呼吸道通畅
   C. 针刺人中穴
   D. 使用升压药
   E. 抗惊厥

   【答案】C
   【考点】麻醉药中毒治疗原则
   【解析】一旦发生中毒反应，应立即停止注射麻醉药。中毒轻微者，置于平卧位，松解颈部衣扣，使呼吸通畅。待麻醉药在体内分解后症状可自行缓解。重者采取给氧、补液、抗惊厥、应用激素及升压药等抢救措施。因此应选 C。
   【避错】考生容易误选 E，严重的中毒可表现为惊厥，抗惊厥是有必要的，但针刺人中穴属于晕厥的处理急救方法，不要混淆。

【B_1 型题】

（35～37 题共用备选答案）
   A. 上颌结节、腭大孔阻滞麻醉
   B. 下牙槽神经、舌神经和颊神经阻滞麻醉
   C. 唇腭侧局部浸润麻醉
   D. 下牙槽神经、舌神经阻滞麻醉
   E. 颊侧局部浸润麻醉，腭侧局部浸润麻醉或腭大孔阻滞麻醉

35. 上颌前牙拔除应选择
   【答案】C

36. 下颌前磨牙和磨牙拔除应选择
   【答案】B

37. 上颌前磨牙拔除应选择
   【答案】E
   【考点】局部麻醉的方法
   【解析】上颌切牙拔除时多选用唇腭侧局部浸润麻醉，也可选择眶下孔和切牙孔等阻滞麻醉；上颌尖牙拔除时，最好选择唇腭侧局部浸润麻醉，故 35 题选 C。下颌前磨牙、磨牙拔除术应同时使用下牙槽神经阻滞麻醉、舌神经阻滞麻醉和颊神经阻滞麻醉，故 36 题选 B。上颌前磨牙拔除时一般采用颊侧、腭侧局部浸润麻醉，故 37 题选 E。
   【避错】35 题不易选错，上颌尖牙拔除时，因上牙槽前神经及上牙槽中神经、鼻腭神经和腭前神经多在此交叉，故最好选择唇腭侧局部浸润麻醉。36 题易错选 D，下颌前牙拔除可选择下牙槽神经阻滞麻醉加舌神经阻滞麻醉，或唇舌侧浸润麻醉。37 题易错选 A，上颌磨牙拔除主要选择上颌结节及腭大孔麻醉。

（38～40 题共用备选答案）
   A. 普鲁卡因
   B. 布比卡因
   C. 利多卡因
   D. 阿替卡因
   E. 丁卡因

38. 作用强度最大的局部麻醉药是
   【答案】D

39. 毒性强度最小的局部麻醉药是
   【答案】A

40. 组织穿透力强的局部麻醉药是

【答案】E

【考点】常用局部麻醉药的药理作用

【解析】阿替卡因肾上腺素注射液显效快，对黏膜穿透力强，适应证为口腔局部麻醉，特别适用于涉及切骨术及黏膜切开的外科手术过程，故38题选D。普鲁卡因毒性小，黏膜穿透力弱，不适宜表面麻醉，适用于浸润麻醉、传导麻醉、蛛网膜下腔麻醉和硬膜外麻醉，也可用于局部封闭，使炎症或损伤组织部位疼痛症状缓解，故39题选A。丁卡因局部麻醉作用及对黏膜的穿透力均比普鲁卡因强，且作用持久。主要用于表面麻醉，也可用于传导麻醉、蛛网膜下腔麻醉及硬膜外麻醉。但其毒性大，为普鲁卡因的10倍，故一般不用于浸润麻醉，故40题选E。

【避错】38题易错选E，丁卡因局部麻醉作用及对黏膜的穿透力均比普鲁卡因强，且作用持久，但毒性大，故一般不用作浸润麻醉。39题易错选C，利多卡因是目前应用最多的局部麻醉药，其显效快、作用强、毒性小，但毒性比普鲁卡因大。40题易错选C，利多卡因显效快，作用强而持久，对黏膜穿透力强及安全范围较大，但对黏膜穿透力弱于丁卡因。

（41～43题共用备选答案）

A. 0.25%～0.50%普鲁卡因

B. 1%～2%利多卡因

C. 1%～2%丁卡因

D. 0.5%布比卡因和1∶200 000肾上腺素

E. 2%～4%利多卡因

41. 用时较长的手术选用

【答案】D

42. 口腔颌面部软组织范围较大的手术选用

【答案】A

43. 心律失常患者首选

【答案】B

【考点】麻醉药的选择

【解析】布比卡因麻醉持续时间是利多卡因的2倍，特别适合用时较长的手术，术后镇痛时间也较长，故41题选D。口腔颌面部软组织范围较大的手术，常用0.25%～0.50%普鲁卡因或0.25%～0.50%利多卡因行浸润麻醉，42题选A。利多卡因适用于因急性心肌梗死、外科手术、洋地黄中毒及心脏导管等所致的急性室性心律失常，包括室性期前收缩、室性心动过速及室颤，也用于癫痫持续状态和用其他抗惊厥药无效者及局部或椎管内麻醉，还可以缓解耳鸣。心律失常患者常选用1%～2%利多卡因进行麻醉。因此43题选B。

【避错】本组题考查不同局部麻醉药的应用特点，其中41题容易误选C，虽然丁卡因的麻醉作用是普鲁卡因的10倍，但其毒性也是普鲁卡因的10倍，因此不用于阻滞麻醉，而用时较长的手术一般选择阻滞或全身麻醉，不选丁卡因。42题容易误选B，利多卡因可用作表面麻醉和阻滞麻醉，不用作浸润麻醉。43题较容易，心律失常患者选择局部麻醉药时首选利多卡因，因其有良好的抗心律失常作用。2%～5%利多卡因多用于表面麻醉。

考点：牙及牙槽外科

【A_1型题】

1. 拔牙的绝对禁忌证是

A. 血友病

B. 高血压

C. 冠心病

D. 慢性肝炎

E. 急性白血病

【答案】E

【考点】拔牙的禁忌证

【解析】血友病患者凝血第Ⅷ因子水平在正常的30%以上时可拔牙，A错误。单纯高血压患者，血压药控制在180/100mmHg以下时可以拔牙，但需要监测，B错误。一般冠心病患者，半年内无发作，心电图无异常，血压低于180/100mmHg时可以拔牙，C错误。慢性肝炎患者，在注意凝血功能的情况下可以拔牙，D错误。急性白血病患者禁忌拔牙，E正确。故选E。

【避错】此题易错选A。有出血倾向和抗感染能力低，应视为拔牙禁忌证。但血友病患者只有当凝血第Ⅷ因子水平在正常的30%以下时，才有出血倾向，应该禁止拔牙。

2. 拔上颌前牙，脱位时用力的方向是

A. 近中

B. 唇侧

C. 腭侧

D. 远中

E. 前下

【答案】B

【考点】牙体拔除术的注意事项

【解析】上颌前牙唇侧牙槽骨弹性较腭侧大且壁薄，故唇侧阻力小。又因为牙最后脱位时用力是沿牙脱位阻力最小的方向进行，所以应该向唇侧脱位，故选B。

【避错】此题易错选C。上颌前牙拔除时先向颊侧后向腭侧摇动，逐渐加大向颊侧的摇动力量，并与牵引力结合，将其拔除。虽然也向腭侧用力，但最后脱位时用力的方向是唇侧。

3. 拔除牙根的正确做法是

A. 牙挺应从斜面较低的一侧插入

B. 翻瓣拔除时从骨膜下全层翻起

C. 拔除乳牙后应彻底搔刮拔牙窝

D. 拔除断根时，无须严格止血

E. 各种断根无论何种情况，冠下均应取出

【答案】B

【考点】牙根拔除术

【解析】如牙根断面是斜面，根挺应从斜面较高的一侧插入，不选A。翻瓣术的原理是将牙根表面的黏骨膜瓣切开并掀起，显露其下方的骨组织并将骨除去，以显露牙根及病变组织。设计黏骨瓣切口时，应注意血运供给，一般基底部较宽，瓣的厚度应包括覆盖于骨上的全部软组织，特别是包括骨膜，亦称黏骨膜瓣，故此题选B。拔除乳牙后，拔牙创禁忌搔刮以免损伤恒牙胚，不选C。拔除断根时，良好的止血也是必要的，不选D。有的断根很小，且本身并无炎症存在，也可不予拔除，不选E。

【避错】此题易错选E。在临床工作中原则上各种断根皆应在术中取出，但也必须全面考虑，注意牙根折断必须拔除的情况。若断根较短，仅为根尖部折断，且无炎症存在（一般为阻生牙、埋伏、错位牙）也可不予拔除，故E错误。

4. 拔牙时，邻牙损伤最常见的原因是

A. 用力过猛

B. 牵引方向错误

C. 去骨范围过大

D. 牙钳的钳喙过宽

E. 牙钳的钳喙过长

【答案】D

【考点】牙体拔除术的注意事项

【解析】邻牙损伤是由于牙钳的钳缘过宽或安放牙钳未与牙长轴一致造成，也可因牙挺使用不当，以邻牙作为支点造成，故此题选D。

【避错】此题易错选A。对颌牙常因牙钳撞击而损伤，易发生在拔下颌前牙时，使用过大的垂直向上牵引力而未加保护，牙钳在牙脱位的瞬间突然挑起击伤对颌牙。

5. 关于拔牙窝的处理，哪项是错误的

A. 撕裂的牙龈组织应予缝合

B. 扩大的牙槽窝需要复位

C. 与骨膜牙龈相连的骨折片应复位保留

D. 拔除乳牙残根后应彻底搔刮

E. 拔牙创内的肉芽应彻底刮净

【答案】D

【考点】拔牙后的检查及拔牙创的处理

【解析】牙拔除后，首先检查牙根是否完整、数目是否符合该牙的解剖规律，如发现有残缺，应视情况进一步处理。检查牙龈有无撕裂，明显撕裂者应予缝合，避免术后出血。用刮匙探查拔牙窝，异物、炎性肉芽组织、根端小囊肿等。过高的牙槽中隔、骨嵴或牙槽骨壁，可引起疼痛、妨碍创口愈合，并可能影响义齿修复，应加以修整。将扩大的牙槽窝用手指垫以纱卷复位。连续拔除多个牙时，牙龈可能游离外翻，应拉拢缝合。因此选D。

【避错】此题易错选A，撕裂的牙龈应予以缝合，以防止术后出血。

6. 拔除上颌第三磨牙时，牙挺的支点应置于

A. 远中牙槽嵴

B. 近中牙槽嵴

C. 第二、第三磨牙之间

D. 颊侧骨板

E. 腭侧骨板

【答案】B

【考点】牙挺拔牙的支点

【解析】用牙挺拔牙时，要合理选择牙挺的支点，既要便于牙挺用力以利牙的挺出，又不能损伤邻牙或骨板骨折。牙挺置于第二、第三磨牙之间，以邻牙为支点不可取，排除C。一般不用颊侧骨板和腭侧骨板作为支点，故排除D和E。上颌第三磨牙近中有第二磨牙，故不能从远中向近中挺出，故排除A。比较合理的方法是以近中牙槽嵴为支点，将牙向远中方向挺出。故选B。

【避错】此题易错选C。拔牙不可以邻牙为支点。

7. 需要劈冠以解除邻牙阻力的阻生牙类型为

A. 垂直阻生

B. 近中阻生

C. 远中阻生

D. 颊向阻生

E. 舌向阻生

【答案】B

【考点】邻牙阻力特点

【解析】邻牙阻力是指第二磨牙对于第三磨牙拔除所带来的阻力，这种阻力与阻生牙与第二磨牙的位置有关。选项中5个阻生类型中，只有近中阻生的阻

生牙肯定有邻牙阻力的存在，需通过劈冠或者去骨的方法去除，其余4个类型不一定有邻牙阻力的存在。故选B。

【避错】此题不易选错。因为只有近中阻生的阻生牙肯定有邻牙阻力的存在，需通过劈冠或去骨的方法去除。

8. 主要用扭转力拔除的牙是

A. 上颌第三磨牙

B. 下颌中切牙

C. 上颌中切牙

D. 上颌前磨牙

E. 下颌前磨牙

【答案】C

【考点】牙根的特点

【解析】上颌第三磨牙一般有3个牙根，2个颊根、1个腭根，且呈现分叉，拔除时不能用扭转力。下颌中切牙、上颌前磨牙以及下颌前磨牙均为变形根，只能通过唇（颊）舌向的摇动拔除。上颌中切牙的牙根呈圆锥形，可稍加扭转力拔出，故选C。

【避错】此题易错选B。扭转主要适用于圆锥形的单根牙，如上颌中切牙和尖牙。

9. 关于拔牙术中分离牙龈，正确的是

A. 分离牙龈的目的是避免牙钳夹伤牙龈

B. 应分离至釉质牙骨质交界

C. 乳牙拔除时可不用分离牙龈

D. 可减少拔牙时软组织的阻力

E. 正畸减数时可不用分离牙龈

【答案】A

【考点】拔牙术分离牙龈

【解析】分离牙龈的目的是避免牙钳夹伤牙龈，或者拔牙时将牙龈撕裂，导致术后出血，因此A正确。分离牙龈要将牙龈分离器插入龈沟内直抵牙槽嵴顶，离断附着在牙颈部的牙龈纤维，不能仅分离至釉质牙骨质界处，B不正确。无论是乳牙的拔除还是正畸减数拔牙，均应该进行牙龈分离，故C和E不正确。分离牙龈并不是为了减少软组织阻力，D不正确。故选A。

【避错】此题易错选B。为易于安置牙钳，应将分离牙龈要将牙龈分离器插入龈沟内直抵牙槽嵴顶，离断附着在牙颈部的牙龈纤维，不能仅分离至釉质牙骨质界处。

10. 关于拔除下颌第三磨牙的步骤或方法，正确的说法是

A. 远中切口应偏舌侧

B. 颊侧切口与远中切口的末端成90°向下

C. 只翻起黏膜瓣，将骨膜留在骨表面

D. 成功劈开牙冠的要求：牙冠应充分显露，且牙不松动

E. 涡轮钻拔牙术后反应较大

【答案】D

【考点】拔除下颌第三磨牙的步骤

【解析】成功劈开的关键在于牙冠充分显露，牙冠发育沟清晰明显，牙冠部无龋损，牙根分叉明显且分叉高，牙不松动。翻瓣的远中切口从远中龈缘正中斜向外后下，勿偏舌侧，所以A、B说法不正确。切开时应直达骨面，全层切开黏骨膜，否则将骨膜与黏膜强力分离会造成出血过多、术野不清，所以不选C。涡轮钻拔牙时由于分牙时没有劈开对骨壁及牙周组织的压力大，所以术后反应较小，所以不选E。故选D。

【避错】此题易错选B，近中颊侧切口自邻牙的远中或近中颊面轴角处，与龈缘约成45°，向前下勿超过移行沟底；远中切口从远中龈缘正中斜向外后方，勿偏舌侧。

11. 用牙挺时，挺刃一般插入牙槽嵴的

A. 颊侧

B. 舌侧

C. 邻牙间

D. 近中颊侧

E. 远中颊侧

【答案】D

【考点】牙挺使用注意事项

【解析】拔除完整牙使用牙挺时，一般从患牙的近、远中轴角切入，通常情况下以近中颊侧牙槽嵴顶为支点，所以D正确。A选项颊侧描述不正确；B选项舌侧一般不作为牙挺的支点，下颌后牙除外，所以B错误；邻牙间绝对不能作为牙挺支点，否则会挺松邻牙，所以C错误；远中颊侧的使用率低于近中颊侧，所以E错误。故选D。

【避错】此题容易混淆选项是E，主要是考生对牙挺的使用不熟悉，牙挺应放置在被拔除牙近中颊侧。

12. 关于牙根拔除术的说法，错误的是

A. 根钳拔除法为牙根拔除术时首选的方法

B. 根钳和牙挺均不能拔除的牙根，可考虑用翻瓣去骨拔除

C. 拔除牙根时要有良好的照明

D. 应用牙挺拔除牙根时，要注意选择挺刃大小，宽度应与牙根相适应

E. 利用牙挺的楔力挺牙根时，应从牙根断面的最低点楔入

【答案】E

【考点】牙根拔除术方法

【解析】使用根挺拔出断根的关键是将挺刃插入牙根和牙槽骨板之间，如果牙根断面是斜面，应该把牙挺从斜面较高的一侧插入，充分利用牙根剩余的长度和牙槽骨板的高度，将挺刃插入牙根和牙槽骨板之间。因此，E 不正确。其他选项均符合牙根拔除术的原则，所以此题选 E。

【避错】此题容易误选 A，有的考生认为拔除牙根首选用牙挺，但根钳是拔除牙根首选工具，如果用根钳拔除残根，不需要用牙挺。因此 A 正确。

13. 拔上颌磨牙时牙根完整拔除，拔牙后发现口腔上颌窦瘘但穿孔不大时

A. 必须做瘘口修补术

B. 使拔牙创充满血块

C. 冲洗拔牙创

D. 填塞明胶海绵

E. 行上颌窦根治

【答案】B

【考点】上颌窦瘘处理

【解析】拔牙后发现口腔上颌窦交通口时，处理取决于交通口大小。小的穿孔，可按拔牙后常规处理，使牙槽窝内形成高质量的血凝块，待其自然愈合。术后应特别注意血凝块，除常规注意事项外，嘱患者切忌鼻腔鼓气、吸食饮料、吸烟，避免强力喷嚏，并预防感染。因此，B 正确，拔牙窝与上颌窦小穿孔可不做特殊处理，使其自然愈合。

【避错】此题容易误选 D，填放明胶海绵比较适合于出血量较大、拔牙创较大的牙拔除术后。一般正常拔除患牙后，不需要特殊添加明胶海绵。此处选 D 没有 B 合适。

14. 牙拔除术后拔牙创内血块机化开始和最后完成的时间分别是

A. 15 分钟，1 天

B. 6 小时，5 天

C. 12 小时，10 天

D. 24 小时，20 天

E. 48 小时，28 天

【答案】D

【考点】拔牙创的愈合

【解析】拔牙后约 24 小时，来自牙槽骨壁的成纤维细胞向血块内生长，同时来自邻近血管的内皮细胞增殖，形成血管芽，并连成毛细血管网，肉芽组织形成、血块机化开始，拔牙后三四天更成熟的结缔组织开始替代肉芽组织，至 20 天左右基本完成，血块机化完成。所以应选 D。

【避错】此题容易误选 C，主要是对拔牙创的愈合时间和过程掌握不牢，此处需要记住，拔牙创血块机化形成是拔牙后 24 小时，完成是拔牙后 20 天。

15. 心脏病患者拔牙应视为禁忌证的是

A. 1 年前发生前壁心肌梗死

B. 血压 170/100mmHg

C. 未控制的心律不齐

D. 心功能Ⅱ级

E. 心功能正常的心脏病

【答案】C

【考点】拔牙的禁忌证

【解析】拔牙禁忌证：有近期（6 个月内）心肌梗死者，A 错误；近期心绞痛频繁发作，心功能Ⅲ～Ⅳ级，D 和 E 错误；心脏病合并高血压，血压超过 180/100mmHg，应先控制血压后拔牙，B 错误；严重的，未控制的心律失常，C 正确。所以应选 C。

【避错】此题较容易，未控制的心律不齐属于拔牙的绝对禁忌证。其他禁忌情况考生也应该了解和掌握。

16. 干槽症的特征性表现是

A. 开口受限

B. 冷热痛

C. 术后 1～3 天放射性疼痛

D. 术后 3～5 天肿痛未开始消退

E. 拔牙创内无血凝块

【答案】E

【考点】干槽症特征

【解析】干槽症的特点是拔牙后 3～4 天才出现持续性疼痛，拔牙窝内空虚、骨面暴露、牙槽壁触痛、对冷热敏感，拔牙创内无血凝块，虽有时拔牙窝内有腐败变性血块，但非正常血凝块，故 E 正确。开口受限、冷热痛、术后 1～3 天放射性疼痛、术后 3～5 天肿痛未开始消退都不是干槽症的特征性表现，故 A、B、C、D 错误。所以应选 E。

【避错】考生容易误选 D，干槽症在拔牙后 3～4 天仍然持续疼痛，但本题问的是“特征性表现”，应该选 E。

17. 下颌阻生牙拔除的适应证中不包括

A. 反复引起冠周炎

B. 无症状骨埋伏

C. 满足正畸需要

D. 可能成为颞下颌关节紊乱综合征的病因

E. 可疑为原因不明疼痛的原因

【答案】B

【考点】下颌阻生牙拔除的适应证

【解析】当阻生牙完全埋伏于骨内，与邻牙牙周无交通，无压迫神经引起疼痛症状时，可暂时保留，所以单纯的骨内埋伏不是阻生牙拔除的适应证，所以选B。

【避错】此题容易误选E，对有症状和病变或可能引起邻近组织产生症状和病变的阻生牙均应拔除。阻生牙有时也会引起某些不明原因的疼痛，所以应给予拔除。

18. 乳牙拔除时首要注意的是

A. 不要遗留残片

B. 牙龈有无撕裂

C. 牙槽骨有无骨折

D. 保护恒牙胚

E. 保护牙槽窝内血凝块

【答案】D

【考点】乳牙拔除的注意事项

【解析】乳牙列与恒牙列最大的区别在于乳牙的下方存在恒牙胚，对乳牙的任何操作如果不慎都可能造成恒牙胚的损伤，导致恒牙发育及萌出受影响，所以D正确。其余4个选项均是拔牙的一般注意事项，因此选D。

【避错】此题较易，凡是涉及乳牙的问题，无论是牙髓治疗还是拔除都需要建立在保护恒牙胚的基础上。

19. 拔牙创的处理，错误的是

A. 刮除拔牙创内的碎牙片、牙石和肉芽组织

B. 与骨膜、牙龈相连的骨折片应予复位

C. 拔牙创常规用生理盐水彻底冲洗

D. 扩大的牙槽窝要压迫复位

E. 复位、缝合撕裂的牙龈

【答案】C

【考点】拔牙创的处理

【解析】牙拔除后应该用刮匙去除异物、肉芽组织及根端小囊肿，所以A正确；检查牙槽骨有无折断，折断骨片有骨膜的要予以复位，所以B正确；扩大的牙槽窝用手指垫以纱卷，压迫复位，所以D正确；牙龈若游离外翻应拉拢缝合，所以E正确；拔牙创不应该用生理盐水冲洗以免冲出凝血块，造成拔牙窝出血，故选C。

【避错】部分考生会选A，注意题干提问的是“错误的是”，C项的操作明显是错误的，生理盐水将血凝块冲掉后拔牙创不可以愈合。同时拔牙后拔牙创也不可以反复吸吮，目的也是保护血凝块，促进拔牙创的愈合。

20. 下列哪种疾病的患者拔牙后易引起感染

A. 血友病

B. 高血压

C. 糖尿病

D. 心绞痛

E. 肝炎

【答案】C

【考点】拔牙术的禁忌证

【解析】拔牙术的禁忌证是相对的，对有系统性疾病的患者拔牙时，应结合病情、牙本身情况等综合考虑，慎重决定。必须拔牙时，应做好充分准备，便于意外发生后能及时正确处理。糖尿病患者抗感染能力差，易发生感染，术后创口愈合差，应注意预防术后感染。故选C。

【避错】此题易错选E。慢性肝炎肝功能有明显损害者，会导致术后出血。肝炎患者需要拔牙时应做凝血酶原和出、凝血时间检查，术中还应加用止血药物。对肝炎患者，特别是乙型病毒性肝炎患者，术中应注意防止医源性交叉感染。

21. 牙挺使用的原则中不包括

A. 不可以邻牙作为支点，除非邻牙一并拔除

B. 龈缘水平的颊舌侧均不能作为支点，除非拔除第三磨牙或颊舌侧需去骨

C. 必须以手指作为保护，以防牙挺滑脱

D. 用力必须有控制，用力方向必须正确

E. 可兼作骨凿，用于增隙和去骨

【答案】E

【考点】牙挺的使用原则

【解析】牙挺的使用原则：①绝不能以邻牙作为支点（A对）。②除拔除阻生牙或颊侧需去骨者外，龈缘水平处的颊侧骨板一般不应作为支点（B对）。③龈缘水平处的舌侧骨板，也不应作为支点。④必须以手指保护，以防牙挺滑脱（C对）。⑤用力必须有控制，挺刃的用力方向必须正确（D对）。因此应选E。

【避错】此题易错选D，使用牙挺拔牙时力量不宜过大，以免对邻近组织造成不必要的损伤。E项所述方法在实际操作中可行，但不是牙挺使用原则。

22. 应暂缓拔牙的情况是

A. 妊娠第4～6个月

B. 糖尿病患者血糖8.4mmol/L（150mg/dl），尿糖（+），无酸中毒

C. 急性智齿冠周炎伴咬肌间隙感染

D. 甲状腺功能亢进症治疗后心率低于100次/分

E. 高血压患者血压控制在160/100mmHg以内

【答案】C

【考点】拔牙的适应证和禁忌证

【解析】急性智齿冠周炎伴咬肌间隙感染应控制感染后再行拔牙，其余各项均属于拔牙的相对适应证，因此应选 C。

【避错】此题易错选 E，血压未超过 160/100mmHg 时可以拔牙，而拔牙的绝对禁忌证是血压超过 180/100mmHg。

23. 妊娠期妇女可拔牙的时间段为
 A. 整个妊娠期
 B. 妊娠第 1 ~ 3 个月期间
 C. 妊娠第 4 ~ 6 个月期间
 D. 妊娠第 7 ~ 9 个月期间
 E. 整个妊娠期均不能拔牙

【答案】C

【考点】妊娠期妇女拔牙的原则

【解析】妊娠期妇女第 1 ~ 3 个月期间拔牙易引起流产，第 7 ~ 9 个月拔牙易引起早产，第 4 ~ 6 个月是相对安全的。故选 C。

【避错】此题易错选 E，很多考生认为拔牙具有一定手术风险，整个妊娠期都不能拔牙，实际上妊娠第 4 ~ 6 个月孕妇状态较为稳定，可以耐受拔牙手术。

24. 对于第Ⅱ类近中位颊侧移位阻生第三磨牙，下列描述错误的是
 A. 阻生第三磨牙大部分位于下颌支内
 B. 阻生第三磨牙的长轴向近中倾斜
 C. 阻生第三磨牙的最高点低于殆平面
 D. 阻生第三磨牙的最高点高于第二磨牙颈部
 E. 阻生第三磨牙偏向正常牙列中线的颊侧

【答案】A

【考点】阻生牙的分类方法

【解析】根据牙与下颌支及第二磨牙关系，阻生牙分类如下：在下颌支前缘和第二磨牙远中面之间距离足够容纳第三磨牙为Ⅰ类；不能容纳为Ⅱ类；第三磨牙全部或大部位于下颌骨内为Ⅲ类。根据牙与第二磨牙长轴关系，阻生牙分类如下：垂直阻生、水平阻生、近中阻生、远中阻生、颊向阻生、舌向阻生、倒置阻生。根据在牙列中位置，阻生牙分类如下：颊侧移位、舌侧移位、正中位。根据患者的情况判断 B、C、D、E 均属于正确的，符合患者情况，只有 A 说明的是Ⅲ类阻生，与患者情况不符合，选 A。

【避错】此题易错选 D，阻生第三磨牙的最高点高于第二磨牙颈部为第Ⅱ类近中位颊侧移位阻生第三磨牙的主要表现之一，须牢记。

25. 干槽症发生在拔牙后
 A. 马上
 B. 1 天
 C. 2 天
 D. 3 天
 E. 10 天

【答案】D

【考点】干槽症的诊断标准

【解析】干槽症的诊断标准：拔牙后 3 ~ 4 天后有剧烈疼痛，并可向耳颞部、下颌区或头颈部放射，一般药物不能镇痛，拔牙窝内空虚，或有腐败变性的血凝块，腐臭味强烈。故此题选 D。

【避错】此题易错选 E，干槽症一般 10 天左右可恢复。

26. 血友病患者必须拔牙时，应将凝血第Ⅷ因子浓度提高到正常的
 A. 30%
 B. 10%
 C. 50%
 D. 20%
 E. 60%

【答案】A

【考点】系统疾病对拔牙的影响

【解析】血友病患者如必须拔牙时，应补充凝血Ⅷ因子。当血浆因子Ⅷ的浓度提高到正常的 30% 时，可进行拔牙或小手术。故选 A。

【避错】此题易错选 E，凝血第Ⅷ因子浓度提高到正常的 60% 时可行较大手术，注意审题。

【A_2 型题】

27. 女，35 岁。2 个月前被诊断为“风湿性心脏瓣膜病”，心功能评估Ⅰ级。现欲拔除左下颌阻生第三磨牙，下列论述中正确的是
 A. 近期活动性心脏病，属拔牙禁忌证
 B. 心功能障碍严重，属拔牙禁忌证
 C. 易感染葡萄球菌，应于术前 3 天开始青霉素预防
 D. 应在术前 1 小时口服青霉素预防感染
 E. 预防感染治疗应从术前 2 天开始至术后 3 天

【答案】E

【考点】系统疾病对拔牙的影响和拔牙禁忌证

【解析】心脏病患者如心功能尚好，为Ⅰ或Ⅱ级，可以耐受拔牙及其他口腔小手术，A 错误。风湿性心脏病和其他获得性瓣膜功能不全者，做好无菌环境预防感染，B 错误。风湿性心脏瓣膜病易感染甲型溶血性链球菌，C 错误。对青霉素过敏和 14 日内服用过青霉素患者禁止使用青霉素，为便于临床应用，可以

使用阿莫西林胶囊术于前 1 小时口服，其为标准预防用药，D 错误。应从术前 2 天至术后 3 天预防感染，故此题选 E。

【避错】此题易错选 A，心脏病患者心功能尚好，为Ⅰ或Ⅱ级者，可以耐受拔牙和其他小手术，概念混淆易导致错误。

28. 女，34 岁。8|拔除后 10 小时，伤口疼痛明显，伴开口受限。现体温 37℃，最可能的情况是

A. 拔牙创急性感染

B. 术后反应性疼痛

C. 拔牙术后干槽症

D. 咽峡前间隙感染

E. 拔牙后全身感染

【答案】B

【考点】拔牙后反应和并发症

【解析】干槽症为拔牙 3～4 日后有剧烈疼痛，并可向耳颞部、下颌区或头顶部放射，一般镇痛药物不能镇痛，排除 C。拔牙后急性感染会引起颌面部间隙感染，尤其应当注意的是咽峡前间隙感染，其主要症状是开口受限和严重吞咽痛，排除 A、D。拔牙后急性感染少见，全身感染更是少见，患者无明显全身反应，排除 E。牙拔除术骨组织和软组织受到不同程度的创伤，创伤造成的代谢分解产物和组织应激反应产生的活化物质刺激神经末梢，引起疼痛，反应性疼痛术后当日即出现，疼痛不严重，故此题选 B。

【避错】此题易错选 C。干槽症术后拔牙 3～4 日后有剧烈疼痛，并可向耳颞部、下颌区或头顶部放射。

29. 男孩，3 岁半。诉发音不清求治，口腔检查：舌不能自由前伸，伸舌时舌尖部呈“W”形，智力发育正常。进行正确治疗的最佳时间是

A. 1 岁以内

B. 1～2 岁

C. 3～4 岁

D. 5～6 岁

E. 7～8 岁

【答案】B

【考点】舌系带矫正术

【解析】患者舌不能自由前伸，伸舌时舌尖部呈“W”形，发音障碍，可诊断为先天性舌系带过短。在婴儿期乳牙未萌出时，系带前部附着接近于牙槽突顶，随着年龄增大和牙的萌出，系带会逐渐相对下降，移近口底，并逐渐松弛。因此，先天性舌系带过短的矫正术在 1～2 岁进行为宜，故此题选 B。

【避错】此题易错选 A，错误地认为手术进行得越早越好，忽略了婴幼儿本身的生长发育。

30. 男，50 岁。行|6 断根拔除术，术中断根突然消失，此时首先应做的是

A. 冲水吸根

B. 开窗取根

C. 拍 X 线片

D. 服抗生素

E. 扩大牙槽窝掏根

【答案】C

【考点】牙拔除术中并发症

【解析】上颌窦位于上颌后牙的上方，其大小变异很大。窦底与牙根之间的骨质可能极薄，甚至仅靠黏膜与口腔隔开，牙根进入上颌窦易发生在拔牙器械直接顶于牙根断面并向上施力时，多发生于上颌第一、第二磨牙，特别是第一磨牙的腭侧根和第二磨牙的近中颊根。对于牙拔除术中断根消失的情况首先应拍摄 X 线片确定断根的位置，再采取相应的措施。故答案为 C。

【避错】此题易错选 B，应先用 X 线片确定断根的部位，再设计翻瓣的位置，确定翻瓣去骨法取出断根，对于牙根未完全进入窦腔内时，通常可直视下发现取出。

31. 某成年患者，Ⅲ|滞留但不松动。X 线片显示 3|横位阻生于 42|根间之间。Ⅲ|牙根完好无吸收。最佳的处理方法为

A. 拔除Ⅲ|，活动义齿修复

B. 拔除Ⅲ|，种植义齿修复

C. 拔除Ⅲ|及 3|，将 3|移植于拔牙窝内

D. 拔除Ⅲ|，开窗牵引助萌

E. 保留Ⅲ|，观察

【答案】E

【考点】牙拔除术适应证

【解析】儿童拔牙最常见的是滞留乳牙，对于影响恒牙萌出的应该拔除。如成人牙列滞留的乳牙，但对应恒牙先天缺失或无法就位，可暂保留。该患者乳牙滞留不松动，恒尖牙阻生无症状，可以暂时保留乳牙定期观察。故本题选 E。

【避错】此题易错选 C，是可以采取的治疗方法，但是创伤大，恒牙的即刻移植不一定能够存活，因此不是最佳的处理方法。

32. 患者因下颌第一磨牙残冠要求拔除。术前检查见牙冠大面积缺损，探诊无疼痛，叩诊阴性。X 线检查见根分叉大、根管内有根充物，牙周膜影像不清。最佳的拔除方法是

A. 钳拔法

B. 分根法
C. 挺拔法
D. 钳拔法+挺拔法
E. 钳拔法+挺拔法+分根法

【答案】E

【考点】牙拔除术方法

【解析】题干显示患牙为一死髓牙，并可能出现牙与牙槽骨的固连，单纯钳拔法易致断根，单纯挺拔法可造成过多的牙槽骨的破坏。因其为根分叉较大的牙，将其分根后再用根钳或牙挺拔除相对容易，故E正确。

【避错】此题易错选B，该患者有一残冠，因此首先应用钳拔法去除残冠，分根，牙挺拔除残根。

33. 患者要求拔除左下颌第一磨牙残冠，术者采用钳拔法致其牙根折断，改用牙挺拔除，牙根再断。分析致其牙根折断最有可能的原因为
A. 钳喙安放不正确
B. 牙冠破坏较大
C. 牙根脆性增加或牙根周围骨质致密或与牙根固连
D. 牙挺使用不正确
E. 牙周病

【答案】C

【考点】牙拔除术中根折的原因

【解析】造成术中断根的原因：钳喙安放不正确，或未与牙长轴平行，或未夹住牙根而仅夹住了牙冠；拔牙钳选择不当，钳喙不能与牙面紧贴；牙冠有广泛的破坏，或有较大的充填物；牙的脆性增加如老年牙、死髓牙；牙根外形变异；牙根周围骨质因各种原因而过度致密，或牙根固连；拔牙时用力不当，或方向错误。该患者使用牙挺拔除时牙根折断，是因为牙根与牙槽骨固连，牙挺不能够在此产生楔状力而折断。因此选C。

【避错】此题易错选D，牙挺拔除只要力量适合，没有明确指出必须使用哪个牙挺。

34. 患者被诊断为Ⅱ类、低位、近中倾斜颊向位阻生下颌第三磨牙。术中予以切开、翻瓣、颊侧去骨、劈开、挺出等方法将其成功拔除。术后患者出现患侧舌体麻木感，最有可能的原因是
A. 局部麻醉时损伤了下牙槽神经
B. 切开翻瓣时损伤了舌神经
C. 劈开时损伤了舌神经
D. 劈开时损伤了下牙槽神经
E. 挺出时损伤了舌下神经

【答案】B

【考点】牙拔除术中神经损伤

【解析】下牙槽神经损伤多是由拔除下颌阻生牙引起的，根尖距下颌管太近，拔牙困难，创伤大，使用锤凿劈开，以及取深部断根时，下牙槽神经损伤率较高。下牙槽神经损伤后，出现下唇及颏部皮肤不完全性麻木或皆有烧灼、刺痛、蚁走等异样感。切开翻瓣时下颌磨牙后区的切口太偏舌侧，会损伤舌神经，引起舌体麻木，因此选B。

【避错】此题易错选A，下牙槽神经损伤后，出现下唇及颏部皮肤不完全性麻木或兼有烧灼、刺痛、蚁走等异常感。

35. 一老年患者因牙周病Ⅱ度松动拔除了左下颌第一前磨牙、第二前磨牙及第一磨牙，术后6小时仍出现牙窝渗血，给予局部缝合、咬棉纱等处理未见好转。可能的出血原因是
A. 患者全身状况不佳
B. 拔除牙齿过多、牙窝过大
C. 术者操作粗暴，钳夹牙龈致其损伤
D. 牙窝内残留炎性肉芽组织
E. 牙窝内残留牙根

【答案】D

【考点】拔牙术后并发症

【解析】患有牙周病的牙齿，牙槽窝内往往有大量的炎性肉芽组织，在拔除患牙后如不进行彻底搔刮，会影响血凝块的形成而致术后出血。故选D。

【避错】此题易错选A。拔牙术后偶有因全身因素引起的拔牙后出血，但题目中患者患牙已因牙周病Ⅱ度松动，故不可能为全身因素。

36. 女，23岁。⌊V滞留，不松动，近来自觉有冷热痛。X线片示⌊V根尖无吸收，⌊5横位埋伏阻生于⌊4与⌊V牙根之间。此患者的最佳处理方法为
A. 保留⌊V，建议口腔内科检查、治疗
B. 拔除⌊V，义齿修复
C. 拔除⌊V，⌊5开窗牵引助萌
D. 拔除⌊V，种植修复
E. 拔除⌊V，完整拔除⌊5，移植于拔牙窝内

【答案】C

【考点】埋伏阻生前磨牙的处理

【解析】乳牙滞留，继承恒牙阻生，如果没有任何临床症状且滞留乳牙根尖没有吸收，可考虑保留乳牙，但本题患者滞留乳牙已经出现牙髓炎症状，虽根尖没有吸收，但也没有保留价值，故应予拔除，同时开窗助萌继承第二前磨牙，选C。

【避错】此题易错选B，在⌊V存在的情况下，应尽量开窗牵引助其萌出，而非修复治疗。

37. 男，20岁。右下颌中位水平阻生第三磨牙拔除术后4小时，伤口仍出血，否认全身疾病史，分析出血原因，不包括

A. 未完全缝合软组织切口

B. 损伤下牙槽动脉

C. 牙槽骨内小血管破裂

D. 拔牙创感染后出血

E. 患者未遵医嘱

【答案】D

【考点】拔牙后并发症

【解析】拔牙创慢性感染检查可见创口愈合不良，充血，有暗红色、疏松、水肿的炎性肉芽组织增生，可有脓性分泌物，创口感染一般为拔牙后继发性出血，是拔牙出血当时停止，以后因感染引起出血，因此应选D。

【避错】此题易错选E，如果患者未遵医嘱，出现漱口或用拔牙创咬合，或者食用过热过硬食物等都可能出现出血情况。本题拔牙后4小时，感染发病要在拔牙后2～3日内发生，时间上不符合感染，D项明显是不可能的因素。

38. 女，70岁。诉患牙不适半年余，要求拔除，检查：血压160/95mmHg，患牙松动，叩诊（-），牙龈无炎症。何时拔牙最妥

A. 即刻拔牙

B. 服降压药后即刻拔牙

C. 服药1天后拔牙

D. 服药控制血压后拔牙

E. 服药控制血压后也不能拔牙

【答案】D

【考点】高血压患者的拔牙适应证

【解析】如果拔牙术前血压高，可能导致高血压脑病等危象，据最近期WHO的血压界定，<120/85mmHg为正常血压；>140/90mmHg为异常血压；介于二者之间为临界血压。如血压高于180/100mmHg，则应先控制后再行拔牙。如为血压异常，最好在监护下行牙拔除术。拔牙前应做好准备工作，术前可给予硝苯地平、苯二氮䓬类药控制较高血压，减小血压波动。因此应选D。

【避错】此题易错选B，该患者血压异常，应该在血压稳定之后再进行拔牙，而不是服药后即刻拔除。

39. 男，35岁。拔除6|时，6|于牙颈部折断，断面平齐牙槽嵴。此时，应采取的取根方法为

A. 翻瓣凿骨取根

B. 用丁字挺取根

C. 分根后取根

D. 用根钳取根

E. 用牙挺取根

【答案】C

【考点】牙根拔除术

【解析】对于高位的残根、断根可用根钳直接拔除。高位断根选择直根挺；低位断根使用根挺，根尖1/3折断选用根尖挺。若为多根牙牙根应分根后取根，因此应选C。

【避错】此题易错选D，因为6|为3根牙，直接拔除阻力较大，因此应先分根再用根钳拔除。

40. 男，25岁。下颌全景片示右下颌第三磨牙低位阻生。检查见牙冠大部分被骨及软组织覆盖，做口内切口时，附加

A. 颊侧切口

B. 远中切口

C. 舌侧切口

D. 近中颊侧切口

E. 颊侧及远中切口

【答案】E

【考点】下颌第三磨牙切口设计

【解析】低位阻生的第三磨牙牙冠部阻力过大，需要去除冠部骨阻力（包括颊侧及远中），故需要附加颊侧及远中切口，因此应选E。

【避错】此题易错选A，该患者为低位阻生，因此仅做颊侧切口难以拔除此牙，应追加远中切口。

41. 女，23岁。左下颌第三磨牙拔除后3小时，仍出血不止，否认既往全身疾病史。可能的出血原因不包括

A. 牙龈撕裂

B. 牙槽骨骨折

C. 拔牙创感染后出血

D. 损伤下牙槽血管

E. 患者自行漱口，血块脱落

【答案】C

【考点】拔牙后出血的原因

【解析】拔牙后出血常为局部因素或护理不当引起，常见的局部因素有牙槽窝内残留炎性肉芽组织、软组织撕裂、牙槽骨骨折、牙槽内小血管破裂、较大知名血管破裂。血块因保护不良而脱落，也会引起出血。所以A、B、D、E是可能的出血原因。拔牙创感染在3个小时内不会引起出血症状，故此题选C。

【避错】此题易错选E，如果拔牙后患者漱口，可能会导致凝固的血块脱落，从而发生继发性出血。

42. 女，30岁。右下第三磨牙舌向远中倾斜，牙冠完

全萌出。此牙的拔除方法宜采用

A. 冲击法拔除

B. 劈开，分根拔除

C. 用涡轮钻拔除

D. 用牙挺向远中挺出

E. 翻瓣、去骨拔除

【答案】B

【考点】阻生第三磨牙拔除方法

【解析】因为该右下第三磨牙的主要阻力为远中骨组织和邻牙，应解除邻牙阻力，减小骨阻力。分牙有劈冠和分根，分牙的优点是创伤小，时间短，并发症少。因此应选 B。

【避错】此题易错选 D，对于上颌第三磨牙，可以用牙挺向远中挺出，但是对于下颌第三磨牙，远中向为下颌骨，骨阻力较大，因此向远中无法直接挺出。

43. 女，29 岁。右下第三磨牙反复肿痛，临床检查见第三磨牙仅露出 1/4 远中冠，高于第二磨牙颈部，但未高出𬌗平面。X 线片示近中冠完全骨埋伏，且低于第二磨牙根尖，牙根全部位于下颌支内。此患者的诊断是

A. Ⅱ类近中低位阻生

B. Ⅱ类近中中位阻生

C. Ⅲ类近中低位阻生

D. Ⅲ类近中中位阻生

E. 埋伏牙

【答案】D

【考点】阻生第三磨牙类型判断

【解析】Ⅰ类：在下颌支前缘和第二磨牙远中面之间，有足够的间隙可容纳阻生第三磨牙牙冠的近远中径。Ⅱ类：下颌支前缘与第二磨牙远中面之间的间隙不大，不能容纳第三磨牙的近远中径。Ⅲ类：阻生第三磨牙的全部或大部位于下颌支内。患者该牙属于Ⅲ类，由于患者近中牙冠全部埋伏在骨组织中，属于近中阻生，最高部位高于第二磨牙颈部，但低于第二磨牙𬌗平面，属于中位阻生，综上选 D。

【避错】此题易错选 B，首先判断患者是中位阻生（患者第三磨牙最高位在第二磨牙𬌗平面和牙颈部之间），在 B、D 之间选择，此题牙根全部位于下颌支内，因此应判断为Ⅲ类阻生，选 B 是不合适的。

44. 25 岁，初孕。妊娠第 8 周牙痛。检查：右下 6 牙体破坏大，需拔除。消炎后拔除的时间应为

A. 1 周内

B. 1 周后

C. 2 周后

D. 3 周后

E. 4 周后

【答案】E

【考点】炎症控制后拔牙时间

【解析】对于引起极大痛苦，必须拔除的牙，在健康正常者的妊娠期间皆可进行。但对于选择性手术则应全面衡量。在妊娠的第 4、5、6 个月期间，进行拔牙或手术较为安全，妊娠前 3 个月易发生流产，且前 3 个月时，孕妇仍可有恶心、呕吐等反应，使口腔操作困难，消炎后拔除的时间应为 4 周后，因此应选 E。

【避错】此题易错 D，3 周后为孕 11 周，不符合孕 4～6 个月才可拔牙的原则。

【A_3/A_4 型题】

（45～47 题共用题干）

男，35 岁。$\overline{8|}$近中中位阻生，$\overline{7|}$远中颈部可疑龋损。现拟拔除$\overline{8|}$。

45. 以下各项检查中，对$\overline{8|}$拔除最重要的是

A. $\overline{7|}$龋损程度

B. $\overline{87|}$冠周牙龈有无炎症

C. $\overline{8|}$对颌牙情况

D. 拍$\overline{87|}$X 线片并做阻力分析

E. 检查患者颞下颌关节情况及开口度

【答案】D

【考点】第三磨牙拔除术前检查

【解析】下颌阻生第三磨牙拔除术是一种比较复杂的手术，手术本身包括对软组织和骨组织的处理，该患者第三磨牙有冠周炎病史，但无明显症状，因此检查牙龈有无炎症不是最主要的内容，B 不正确。拍 X 线检查邻牙阻力大小和部位，以利于术中解除阻力，拔除患牙，C 为最主要的检查内容。患者的开口度和关节情况在术中注意即可。故本题答案为 D。

【避错】此题易错选 A，由于$\overline{7|}$为可疑龋损，故其龋损程度并不是最重要的检查项目。

46. 如果用牙挺已将$\overline{8|}$挺松，但因邻牙阻力大，此时应

A. 采用劈开法去除部分牙冠

B. 切开去骨

C. 继续用牙挺将其挺出

D. 用涡轮钻截去近中冠

E. 磨除$\overline{7|}$远中部分牙冠，去除阻力

【答案】D

【考点】第三磨牙拔除术中牙劈开的方法

【解析】分牙的目的是解除邻牙阻力，减小骨阻力。分牙的优点是创伤小，时间短，并发症少。用骨

凿去骨的关键在于牙发育沟清晰明显，牙冠部无龋损，牙分叉处明显且分叉处高；牙不松动，锐利而合适的骨凿，该第三磨牙用骨凿未劈开可采用涡轮机去近中冠，涡轮机的优点是震动小，创伤小，劈开速度快，避免牙龋损或发育沟不明显的限制，减小术后反应，因此选 D。

【避错】此题易错选 B，切开去骨增加了患者的创伤，增加术后反应。

47. 在翻瓣去骨拔除阻生的$\overline{8|}$后 3 天，患者出现拔牙窝持续性疼痛，并向耳颞部放射。检查见拔牙窝内无血凝块，牙槽骨壁表面有灰白色假膜覆盖，有明显臭味。诊断应为

A. 拔牙术后反应

B. 干槽症

C. 牙槽骨创伤

D. 牙槽脓肿

E. $\overline{7|}$急性根尖周炎

【答案】B

【考点】牙拔除术后并发症

【解析】干槽症的诊断标准：拔牙 3 ~ 4 天后有剧烈疼痛，并可向耳颞部、下颌下区或头顶部放射，一般的镇痛药不能镇痛；拔牙窝内可空虚，或有腐败坏死性的血凝块，腐臭味强烈。该患者的临床表现符合干槽症，因此选 B。

【避错】此题较易选出 E，需掌握明显的干槽症要点。

（48 ~ 51 题共用题干）

女孩，13 岁。正畸需要减数拔牙，术中将左下尖牙误认为第一前磨牙拔除。

48. 立即将误拔牙放入原牙窝内并做适当固定称为

A. 即刻再植

B. 延期再植

C. 自体移位

D. 异体移植

E. 牙种植术

【答案】A

【考点】即刻再植定义

【解析】牙再植术是将种种原因致脱位的牙经处理后，原位植入牙槽窝内。分即刻再植和延期再植两种，后者极少应用。离体牙在数分钟内或数小时内重新植入牙槽窝内，称为即刻再植。因此应选 A。

【避错】此题易错选 B，此题牙再植时间未超过 2 小时，因此属于即刻再植。

49. 进行上述处理，应满足的条件中不包括

A. 根尖无病变

B. 牙周无病变

C. 牙根尚未发育完全

D. 唇面牙釉质在拔除中脱落

E. 患者年龄小

【答案】D

【考点】牙再植的条件

【解析】牙再植的适应证：外伤脱位、牙体缺损小、牙周及根尖周无病损的牙；位置不正、单根扭转牙，如无正畸条件者，也可行再植矫正；误拔的健康牙。再植牙一般以年龄小、牙根尚未发育完全、根尖孔呈喇叭状者效果良好。因此应选 D。

【避错】此题易错选 E，患者年龄较小，血运比较丰富，利于牙齿与周围组织的结合。

50. 该种处理术后愈合方式中不包括

A. 骨结合

B. 牙周膜愈合

C. 骨性愈合

D. 纤维性愈合

E. 骨性粘连

【答案】A

【考点】即刻再植的愈合方式

【解析】牙再植后的愈合有 3 种方式：牙周膜愈合、骨性愈合（骨性粘连）和纤维性愈合。因此应选 A。骨结合不是牙再植的愈合方式。

【避错】此题易错选 E，骨性粘连属于骨性愈合的一类，因此也应包括。

51. 该种治疗方法的成功标准中不包括

A. 疼痛消失，无感染

B. 不松动，咀嚼功能正常

C. 牙龈附着正常

D. X 线示牙根无异常透射影

E. 行使功能达 3 年以上

【答案】E

【考点】再植牙成功标准

【解析】再植牙成功的判断标准，一般认为是疼痛消失，无感染，不松动，牙功能正常，牙龈附着正常。X 线片示牙根无异常透射影。因此应选 E。

【避错】此题易错选 C，牙龈附着正常是伤口完全愈合的标志之一，也是再植成功的标准之一。

（52 ~ 55 题共用题干）

男，48 岁。右上第一磨牙残冠，拔除术中发生折断。

52. 断根的原因最可能是

A. 牙钳喙长轴与牙长轴平行

B. 牙根外形变异

C. 牙钳喙紧贴牙面

D. 牙冠龋损，牙的脆性增加

E. 牙槽骨未能与牙根固连

【答案】D

【考点】拔牙术中断根原因分析

【解析】牙断根的原因有钳喙安放时位置不正确；拔牙钳选择不当；牙根外形变异，牙根周围骨质因各种原因而过度致密，拔牙时用力不当，但最可能的原因是牙冠龋损，死髓牙，牙的脆性增加，因此应选 D。

【避错】此题易错选 B，牙根外形变异可以导致拔除中发生折断，但这并非此题中最重要的原因。

53. 若根折断位置较深，拟使用牙挺拔除，拔除中的要求不包括

A. 牙挺应能达到一定的深度

B. 挺刃应与牙根相适应

C. 拔除支点可在颊侧骨板

D. 支点也可选择牙槽间隔

E. 牙挺应从断面较高处进入

【答案】C

【考点】牙挺的正确使用

【解析】牙挺的使用要注意以下要点：①绝不能以邻牙作支点。②除拔除阻生牙或颊侧需去骨者外，龈缘水平处的颊侧骨板一般不应作为支点。③龈缘水平处的舌侧骨板，也不应作为支点。④必须以手指保护，以防牙挺滑脱。⑤用力必须有控制，挺刃的用力方向必须正确。C 项违反了第②项，故选 C。

【避错】此题易错选 B，牙挺挺刃应与牙根相适应否则无法加力或者难以深入断面区。

54. 在拔除断根之前应进行的准备工作中，错误的是

A. 考虑患者全身情况及手术复杂程度

B. 仔细检查断根的数目、大小、部位等

C. 配置良好的照明并仔细止血

D. 应拍摄必要的 X 线片，准备合适的器械

E. 暂不向患者进行解释

【答案】E

【考点】牙拔除术的术前准备

【解析】牙根拔除前应做仔细地检查分析：确定断根的数目、大小、部位、深浅、阻力，断根斜面情况及与周围组织的关系（如上颌窦、下颌管），应拍摄 X 线片，然后制定取根方案和准备器械。拔断根必须在清楚地看到断根的条件下进行，切忌盲目操作。因此，要求有良好的照明条件。良好的止血也是必要的。最后必须向患者解释清楚，因此应选 E。

【避错】此题易错选 C，良好的照明为仔细止血提供了较清楚的视野，对成功取出断根十分关键。

55. 若患者术后感觉创口不适、疼痛，检查见创口肉芽组织充血、炎性肉芽增生，则可能发生了

A. 干槽症

B. 口腔上颌窦瘘

C. 牙源性上颌窦炎

D. 拔牙创感染

E. 牙槽骨骨折，错位愈合

【答案】D

【考点】拔牙术后并发症

【解析】牙拔除后慢性感染主要是由局部因素所致，如牙槽窝内遗留残根、肉芽组织、牙石、碎牙片或碎骨片等异物。临床表现为拔牙创经久不愈，留下一个小创口，创口周围牙龈组织红肿，可见少量脓液排出或有肉芽组织增生，一般无明显疼痛。因此应选 D。

【避错】此题易错选 A，干槽症表现为拔牙窝空虚，内容物有恶臭，此题炎性肉芽增生因此可排除。

（56～58 题共用题干）

男，35 岁。右上第一磨牙牙髓治疗后劈裂，拔牙过程中牙冠碎裂至龈下，牙根与周围骨质粘连。

56. 此时拔除此根应先

A. 牙挺取根

B. 牙钳拔除

C. 分根后拔除

D. 翻瓣去骨拔除

E. 涡轮钻拔除

【答案】C

【考点】上颌第一磨牙断根拔除

【解析】对于高位的残根、断根可用根钳直接拔除。高位断根选择直根挺；低位断根使用根挺，根尖 1/3 折断选用根尖挺。若多根牙牙根应分根后取根，因此应选 C。

【避错】此题易错选 A，上颌第一磨牙牙根较稳固，因此难以使用牙挺直接挺出，应先分根，再分别取出。

57. 拔牙过程中发现其腭侧根消失，牙槽窝空虚，此时应当

A. 立即停止操作，拍 X 线片

B. 立即扩大牙槽窝取根

C. 立即行上颌窦开窗取根

D. 翻瓣去骨取根

E. 延期拔除患牙

【答案】A

【考点】牙根进入上颌窦的紧急处理

【解析】上颌第一磨牙拔除过程中发现其腭侧根消失，牙槽窝空虚应怀疑牙根进入上颌窦，此时应立即停止操作，拍X线片判断牙根位置，进行下一步处理，因此应选A。

【避错】此题易错选C，发现腭侧根消失，但此时尚未确定牙根位置，因此不宜盲目开窗取根。

58. 如果确定腭根已进入上颌窦，经去除牙槽间隔后扩大牙槽窝将其冲出。此时上颌窦底黏膜破裂口约7mm，此时应

A. 立即行上颌窦瘘修补术

B. 牙槽窝填塞碘仿纱条

C. 可不予处理

D. 给予抗生素，延期行上颌窦瘘修补术

E. 术后牙槽窝内放置碘仿海绵

【答案】A

【考点】上颌窦瘘处理

【解析】发生上颌窦瘘大于7mm时，需用邻位组织瓣关闭创口。可将颊侧牙槽突适当降低后，利用颊侧梯形组织瓣关闭，因此应选A。

【避错】此题易错选D，此患者创口较大，因此应立即手术修补上颌窦瘘，单纯放碘仿海绵是不能使上颌窦瘘口自行关闭的。

【B_1型题】

（59～60题共用备选答案）

A. 楔的原理

B. 杠杆原理

C. 轮轴原理

D. 切割力

E. 扭转力

59. 三角挺设计的主要原理是

【答案】C

60. 拔除上中切牙时，用力应首先使用

【答案】E

【考点】拔牙器械的工作原理

【解析】牙挺的工作原理分为杠杆原理、楔的原理。其中杠杆原理公式为：力×轮半径=重×轴半径。轮半径比轴半径越大越省力。临床上挺刃、特别是三角挺的旋转使用就是利用的轮轴原理，故59题选C。上颌中切牙牙根较直，近圆锥形单根，唇侧牙槽骨弹性较腭侧大且壁薄。拔除时应先做扭转动作，如较牢固应配合适度的摇动，一定程度低松动后做直线牵引即可拔出，60题选E。

【避错】59题易错选A。临床上使用的根挺及根尖挺都有楔形的挺刃，若考生记忆混淆导致不清楚三角挺工作原理易选错。

（61～63题共用备选答案）

A. 远中用力

B. 近中用力

C. 唇侧用力

D. 颊侧用力

E. 舌侧用力

61. 拔除下颌前牙，脱位时应先向

【答案】C

62. 拔除上颌前牙，脱位时应先向

【答案】C

63. 拔除下颌第三磨牙，脱位时应先向

【答案】E

【考点】各类恒压及乳牙拔除时特点

【解析】拔除下颌前牙，首先唇舌向摇动，开始时力量大致相等，随后向唇侧及殆向脱位，故61题选C。拔除上颌前牙时，首先进行唇舌向摇动或扭转，扩大牙槽窝，随后向唇侧及殆向脱位，故62题选C。拔除下颌第三磨牙时，其舌侧骨板较薄，应该向舌侧多用力并拔除，故63题选E。

【避错】61、62题不易选错。拔除上、下颌前牙脱位时先向唇侧。63题易错选D，但下颌第三磨牙舌侧骨板较薄，故应该向舌侧多用力并拔除。上颌前磨牙拔除是先向颊侧小幅度摇动，感到阻力较大后，转向腭侧，逐渐增大幅度，同时向颊侧远中牵引。

（64～66题共用备选答案）

A. 15分钟

B. 1小时

C. 24小时

D. 2天

E. 3～4天

64. 拔牙创血块开始机化的时间是

【答案】C

65. 拔牙后血块形成的时间是

【答案】A

66. 拔牙后牙龈上皮向血块表面生长的时间是

【答案】E

【考点】拔牙创的愈合

【解析】拔牙创出血及血凝块形成：拔牙后，拔牙创内充满的血液于15～30分钟即可形成血凝块而将创口封闭。因此65题应选A。拔牙后约24小时，即有成纤维细胞自牙槽骨壁向血凝块内延伸生长，同时来自邻近血管的内皮细胞增殖形成血管芽，并连成血管网。大约7天血块被肉芽组织所替代，这时牙槽骨开始破骨性吸收。因此64题应选C。拔牙后3～

4天，更成熟的结缔组织开始替代肉芽组织，至20天左右基本完成。术后5～8天开始形成新骨，不成熟的纤维状骨逐渐充填拔牙窝。因此66题应选E。

【避错】64题易错选B，拔牙后24小时才是血块机化的时间。65题易错选B，15分钟后血块形成，24小时后血块已经开始机化。66题易错选D，拔牙3～4天后才有上皮长入。

（67～68题共用备选答案）

A. 根钳拔除
B. 牙挺取根
C. 翻瓣去骨拔除
D. 探针拔除
E. 涡轮钻拔除

67. 已松动的折断根尖宜选用

【答案】B

68. 左下第三磨牙近中低位完全骨埋伏宜选用

【答案】C

【考点】拔牙术中器械的选用

【解析】对于高位的残根、断根可用根钳直接拔除。高位断根选择直根挺；低位断根使用根挺，根尖1/3折断选用根尖挺。因此67题应选B。若左下第三磨牙近中低位完全骨埋伏，应该去骨阻力，翻瓣去骨将其拔除。因此68题应选C。

【避错】67题易错选A，牙钳主要是拔除断根平面较高的残根，已松动的折断根尖不易用牙钳拔除。68题易错选E，涡轮法适用于牙冠暴露一部分去除阻力的情况，完全骨埋伏必须翻瓣去骨以使牙冠暴露。

（69～70题共用备选答案）

A. 残根，4mm，2个月前心绞痛
B. 残根，4mm，血压160/90mmHg
C. 残根，4mm，2年前心脏瓣膜置换
D. 残根，4mm，长期服用小剂量阿司匹林
E. 残根，4mm，空腹血糖8.68mmol/L

69. 拔牙的绝对禁忌证是

【答案】A

70. 拔牙后细菌性心内膜炎的可能原因是

【答案】C

【考点】拔牙禁忌证

【解析】拔牙禁忌证如下。①心脏病，下列情况应视为拔牙的禁忌证：a. 6个月内发生过心肌梗死；b. 近期心绞痛频繁发作；c. 心功能Ⅲ～Ⅳ级；d. 三度或二度Ⅱ型房室传导阻滞；e. 心脏病合并高血压。②高血压中单纯性高血压，无其他并发症，如脑、心、肾器质性损害，一般是可以拔牙的。血压高于180/100mmHg时应先进行治疗。③糖尿病。未得到控制的糖尿病是拔牙禁忌证，如需拔牙，血糖应控制在8.88mmol/L以内，且无酸中毒症状。④长期抗凝治疗。长期服用小剂量阿司匹林者，如考虑停药，风险比拔牙后出血的危害更大，拔牙前通常可以不停药，如需停药应在术前3～5天开始，术后拔牙床内可置放碘仿海绵等止血用品，并密切观察无活动性出血。故69题选A。牙拔除术及口腔手术能引起暂时性菌血症发生，先天性心脏病、风湿热引起瓣膜损害、曾做过心脏修补手术的患者，在有菌血症发生时，皆有导致细菌性心内膜炎的可能，故70题选C。

【避错】69题易错选B，70题易错选E，对于严重的糖尿病，血糖过高或已有明显并发症者，术后易造成感染。

（71～72题共用备选答案）

A. 轮轴力
B. 扭转力
C. 摇动力
D. 楔力
E. 杠杆力

71. 拔牙时应首先用

【答案】C

72. 牙挺在挺松牙时主要提供的作用力是

【答案】A

【考点】拔牙用力

【解析】摇动是使牙松动的主要方式，所以拔牙时应首先用摇动力，因此71题应选C。牙挺在挺松牙时提供的主要作用力是轮轴力，通常完整牙可由换牙的近、远中轴角切入，以牙槽突顶为支点，残根、断根可从断面高的一侧切入，因此72题应选A。

【避错】71题易错选B，拔牙时应首先使用摇动力使牙松动，除了上前牙外应慎用扭转力以防止牙根折断。72题易错选D，楔力是牙挺进入牙根与牙槽骨之间时的主要力而非挺松的主要作用力。

考点：牙种植外科

【A_1型题】

1. 下列描述不属于种植术并发症的是

A. 上颌窦或鼻腔损伤
B. 种植体植入位置不佳
C. 邻牙损伤
D. 创口裂开及黏膜穿孔
E. 神经损伤

【答案】B

【考点】种植术并发症

【解析】术中并发症：出血、神经损伤、上颌窦穿通、颌骨骨折、邻牙损伤、种植体植入后无初期稳定性。术后并发症：①早期并发症有出血、血肿、水肿、感染、创口裂开、种植体松动、种植体脱落。②远期并发症有种植体周围炎、上颌窦穿通引起的上颌窦炎、下齿槽神经损伤引起的下唇麻木等。修复并发症：种植体受力不当引起的种植体松动、折断，固位螺丝的松动、折断；修复体不美观、功能不良。故选B。

【避错】此题易错选C。种植体与邻牙及侧壁必须保持至少1.5mm的间距，如备孔时方向偏斜，有可能造成邻牙损伤或侧壁穿孔。

2. 正确的牙种植术的概念是

A. 将未发育完成的牙胚植入牙槽骨内的手术

B. 将人工牙植入牙槽骨内的手术

C. 将异体牙植入牙槽骨内的手术

D. 将自体牙植入牙槽骨内的手术

E. 将脱位牙植入牙槽骨内的手术

【答案】B

【考点】牙种植术的概念

【解析】牙种植术是将人工牙（通常指人工牙根假体）植入牙槽骨内的手术。该植入物称为牙种植体，牙种植体是指为了支持义齿修复的上部结构，用外科手段在上颌或下颌颌骨内，或颌骨上植入设计的装置。故选B。

【避错】此题易错选C。将异体牙植入牙槽骨内的手术属于牙移植术，与牙种植术的概念不相符合。

3. 目前最佳的牙种植材料是

A. 陶瓷

B. 钛

C. 玻璃碳

D. 树脂

E. 不锈钢

【答案】B

【考点】牙种植材料

【解析】牙种植材料必须与骨组织之间形成骨结合，即两者之间形成直接结合无纤维组织围绕种植体，这种结合能够承受负重，金属钛表面会自动形成一层极强的氧化钛层，能提供一个极稳定的界面使钙化的骨基质沉积于其上，因此钛具有良好的生物相容性，所以此题选B。

【避错】此题易错选A，陶瓷常用于牙体的修复材料，而不用于种植体。钛与口腔组织相容性较大，使用钛做种植体临床已经非常普遍。

【A_2型题】

4. 男，35岁。左侧下颌第一磨牙种植义齿修复后3个月，1天前发现义齿松动。检查：牙冠𬌗面可见树脂封闭的螺丝孔，牙冠Ⅰ度松动。X线片未见异常，义齿松动的原因可能是

A. 种植体折断

B. 基台折断

C. 种植体周围骨吸收

D. 中央螺丝松动

E. 牙冠黏结松动

【答案】D

【考点】种植修复并发症

【解析】种植体基台松动和折断时，X线检查可表现为裂隙，与题干不符，排除A、B。种植体骨吸收在X线片上表现为垂直或水平吸收，与题干不符，排除C。牙冠黏结松动可出现牙冠裂纹、变形等，排除E。中央螺丝松动会出现上部结构的松动和脱落，故此题选D。

【避错】此题易错选A。种植体基桩松动、折断表现为上部结构松动、移位、脱落等，X线检查为裂隙，与此题不符。

5. 男，25岁。$\overline{6|}$缺失，缺牙隙龈𬌗距离7mm，近远中距离13mm，颊舌向宽度8mm，骨质Ⅰ级，牙槽嵴顶距下牙槽神经管约10mm，拟行种植治疗。下列治疗方案中最佳者为

A. 种植2枚种植体，直径均为4mm，长度均为8mm

B. 种植1枚种植体，直径为6mm，长度为10mm

C. 种植2枚种植体，直径均为3.3mm，长度为9mm

D. 种植1枚种植体，直径为5mm，长度为8mm

E. 种植2枚种植体，直径分别为4mm和3.3mm，长度均为10mm

【答案】A

【考点】牙种植术

【解析】植入的种植体在唇（颊）侧都需要有1.5mm以上的骨质存在，种植体与下颌管及邻牙需有3mm以上的距离。下颌种植时，种植体可穿出下颌骨下缘皮质骨1~2mm，冠根比例应在3∶2以上，倾斜不超过25°~30°。因此种植体直径最大为4~5mm，长度为8~9mm，种植体骨质为Ⅰ级，几乎全由均质的骨密质构成，血运不好，因此种2枚种植体，以分散𬌗力。故选A。

【避错】此题易错选C，因接近下颌管，容易损

伤下牙槽神经，种植体底部应距下颌管上缘 2mm，以免损伤下牙槽神经。长度均为 8mm。

考点：口腔颌面部感染

【A_1 型题】

1. 腺源性感染主要来源是
   A. 腮腺
   B. 下颌下腺
   C. 舌下腺
   D. 淋巴结
   E. 扁桃体

【答案】 D

【考点】 腺源性感染的主要来源

【解析】 腺源性感染不同于牙源性感染，多见于儿童，病因是上呼吸道感染、淋巴结炎、下颌下腺炎，往往有上呼吸道感染史，但主要由面颈部淋巴结感染扩散而引起。故选 D。

【避错】 此题易错选 E。淋巴结和扁桃体都属于淋巴器官，但扁桃体不位于淋巴结内，腺源性感染主要来源是淋巴结而不是淋巴器官。

2. 腐败坏死性口底多间隙感染广泛切开引流的目的不包括
   A. 预防呼吸困难发生
   B. 改变厌氧环境
   C. 促进毒素排出体外
   D. 充分引流
   E. 消除皮下气肿

【答案】 E

【考点】 口腔颌面部脓肿切开引流的目的

【解析】 腐败坏死性口底多间隙感染治疗应广泛切开引流，引流的目的如下：①使脓液或腐败坏死物迅速排出体外，以达消炎解毒的目的。②解除局部疼痛、肿胀及张力，以防发生窒息（如舌根部、口底间隙脓肿）。③行颌周间隙脓肿引流，以免并发边缘性骨髓炎；预防感染向颅内和胸腔扩散或侵入血液循环，发生海绵窦血栓、脑脓肿、纵隔炎、败血症等严重并发症。故应选 E。

【避错】 此题易错选 B。主要是对皮下脓肿和皮下气肿的概念混淆。皮下气肿多由于气胸或者气管、支气管或食管破裂等导致。

3. 口腔颌面部脓肿切开引流的指征不包括
   A. 出现呼吸困难
   B. 穿刺有脓液抽出
   C. 局部肿胀、疼痛超过 3 天
   D. 局部肿胀、搏动性跳痛、触诊有波动感
   E. 抗生素治疗无效，出现全身中毒症状

【答案】 C

【考点】 口腔颌面部脓肿切开引流的指征

【解析】 口腔颌面部脓肿切开引流的指征：①局部疼痛加剧，并呈搏动性跳痛；炎性肿胀明显，皮肤表面紧张、发红、光亮；触诊时有明显压痛感、波动感和凹陷性水肿；或深部脓肿经穿刺有脓液抽出者。②口腔颌面部急性化脓性炎症，全身治疗无效，出现明显中毒症状者。③儿童颌周蜂窝织炎累及多个间隙，出现呼吸和吞咽困难者。④结核性淋巴结炎，经局部及全身抗结核治疗无效，寒性脓肿已近自溃。故此题选 C。

【避错】 此题不易选错，熟练掌握指征即可选出。

4. 一般脓肿切开引流不用
   A. 橡皮片引流
   B. 盐水纱条引流
   C. 乳胶管引流
   D. 负压引流
   E. 碘仿纱条引流

【答案】 D

【考点】 脓肿切开引流方法选择

【解析】 脓肿切开后，根据脓肿的位置、深浅和脓腔的大小，选择不同的引流方法。一般口内用碘仿纱条或用橡皮片引流，口外引流可用盐水纱条、橡皮片或乳胶管。负压引流属于闭式引流，不利于脓肿感染的愈合，不用于脓肿切开引流。故选 D。

【避错】 此题易错选 C。此选项对于考生来说较陌生，易与选项 D 模糊。口外脓肿可用乳胶管引流。

5. 下列不是口腔颌面部感染特征的是
   A. 口腔、颜面及上呼吸道感染，可顺相应淋巴引流途径扩散
   B. 儿童较成人更易发生腺源性感染
   C. 口腔颌面部感染可借血液循环扩散至邻近间隙
   D. “危险三角区”的感染处理不当可造成上呼吸道梗阻
   E. 口腔颌面部组织抗感染能力较其他组织为强

【答案】 D

【考点】 口腔颌面部感染的特征

【解析】 口腔颌面部有较多的淋巴引流途径扩散，故 A 正确。儿童由于淋巴结结构不完善，感染可穿破被膜向周围扩散，易发生腺源性感染，故 B 正确。口腔颌面的血液循环丰富，故可以通过血液扩散至邻近

间隙，但是丰富的血液循环也使该部位抗感染的能力相对较强，故C和E正确。“危险三角区”的静脉常无瓣膜，容易逆行发生海绵窦血栓性静脉炎，但是不会引起上呼吸道梗阻，D错误。故选D。

【避错】此题易错选B。儿童由于淋巴结结构不完善，感染可穿破被膜向周围扩散，易发生腺源性感染，这点考生易忽略。

6. 深部脓肿的特征性表现是

A. 发热

B. 波动感

C. 局部淋巴结肿大

D. 凹陷性水肿

E. 白细胞计数增多，中性粒细胞比例上升

【答案】D

【考点】深部脓肿的特征

【解析】发热、局部淋巴结肿大、白细胞计数增多、中性粒细胞比例上升，不论脓肿发生位置的深浅，都有可能发生，故不是深部脓肿的特征性表现。深部脓肿，尤其是位于筋膜下层的脓肿，有压痛点并形成凹陷性水肿。故选D。浅部脓肿形成时表现为波动感，故B不正确。

【避错】此题易错选B。波动感是浅部脓肿形成时的特征，而非深部脓肿。

7. 化脓性下颌骨中央性骨髓炎的好发部位是

A. 喙突

B. 体部

C. 正中联合

D. 升支部

E. 髁突

【答案】B

【考点】化脓性下颌骨中央性骨髓炎的好发部位

【解析】化脓性下颌骨中央性骨髓炎多在急性化脓性根尖周炎及根尖周脓肿的基础上发生，故化脓性下颌骨中央性骨髓炎的好发部位应该是会发生根尖周病变的部位，即下颌骨体部，故选B。

【避错】此题易错选D。但下颌支是边缘性颌骨骨髓炎的好发部位。

8. 与口腔颌面部感染发生有关的主要因素是

A. 外伤和局部血液循环

B. 外来病原菌污染和营养状况

C. 口腔内正常菌群和局部血液循环

D. 机体抵抗力和有无异物存在

E. 机体抵抗力和细菌的种类及数量

【答案】E

【考点】口腔颌面部感染发生的因素

【解析】口腔颌面部感染的发生一方面取决于细菌的种类、数量和毒力，另一方面取决于机体的抵抗力和感染发生的部位。A和C没有提到细菌的毒力和机体抵抗力，B没有提到机体抵抗力，有无异物存在和细菌的种类及数量不直接相关，排除D。E同时提到了影响感染发生的两大因素。故选E。

【避错】此题易错选D。口腔颌面部感染的发生一方面取决于机体的抵抗力和感染发生的部位，另一方面取决于细菌的种类、数量和毒力。应熟记。

9. 眶下间隙感染向颅内扩散，并发海绵窦血栓性静脉炎，其扩散途径通常是

A. 面前静脉—颈内静脉

B. 颞浅静脉—内眦静脉

C. 面前静脉—颞浅静脉—颈内静脉

D. 面前静脉—内眦静脉—眼静脉

E. 眶内静脉—面前静脉

【答案】D

【考点】眶下间隙感染扩散途径

【解析】眶下间隙感染向颅内扩散的途径是面静脉、内眦静脉、眼静脉。眶下间隙内的静脉回流应是颅内海绵窦—眼静脉—内眦静脉—面静脉，由于眶下间隙内这些静脉内瓣膜少而薄弱、发育不良，又封闭不全，不能阻挡逆流，加之这些静脉走行于肌肉中，肌肉收缩时血液可逆流，当面部发生疖、痈感染时可向颅内扩散导致海绵窦血栓性静脉炎，故D正确。

【避错】此题易错选C，眶下间隙感染向颅内扩散途径应为面前静脉—内眦静脉—眼静脉。

10. 新生儿颌骨骨髓炎的感染多为

A. 腺源性

B. 血源性

C. 损伤性

D. 牙源性

E. 医源性

【答案】B

【考点】新生儿颌骨骨髓炎的感染来源

【解析】新生儿颌骨骨髓炎血源性感染多见，一般由于脐部感染，其次为接触或直接损伤感染，故B正确。

【避错】此题易错选D，成人颌骨骨髓炎最常见的是牙源性感染，但是新生儿最常见的是血源性感染。

11. 颊间隙感染常见于

A. 上、下颌磨牙

B. 上、下颌前磨牙

C. 上、下颌尖牙

D. 上、下颌切牙

E. 上颌磨牙

【答案】A

【考点】颊间隙感染的来源

【解析】颊间隙感染常见源于上、下颌磨牙的根尖周脓肿或牙槽脓肿穿破骨膜，侵入颊间隙；也可因颊部皮肤损伤、颊黏膜溃疡继发感染，或颊、颌上淋巴结的炎症扩散所致。所以应选 A。

【避错】此题易错选 B，前磨牙不会引起颊间隙感染。

12. 与第三磨牙阻生及发生冠周炎病因无关的是

A. 咀嚼器官退化

B. 第三磨牙萌出位置不足

C. 阻生牙常为龈瓣覆盖，龈瓣易被咬伤发生溃疡

D. 第三磨牙无对颌牙

E. 全身抵抗力下降

【答案】D

【考点】冠周炎病因

【解析】智齿冠周炎病因包括人类咀嚼器官退化、颌骨长度减少，使智齿无足够萌出位置而阻生；局部存在盲袋，有利于细菌繁殖，且龈瓣易被咬伤；当全身抵抗力下降，局部细菌毒力增强时可引起冠周炎急性发作。故选 D。

【避错】此题易错选 C，阻生齿有龈瓣覆盖，龈瓣内易积存食物残渣而发生智齿冠周炎。

13. 可以出现多个牙松动及下唇麻木的颌骨骨髓炎是

A. 急性中央性骨髓炎

B. 慢性硬化性骨髓炎

C. 边缘性骨髓炎

D. 放线菌性骨髓炎

E. 新生儿骨髓炎

【答案】A

【考点】颌骨骨髓炎的临床表现

【解析】急性中央性骨髓炎炎症常局限于骨髓腔内破坏骨板，可以造成受累区多个牙松动，下颌的炎症可沿下颌神经管扩散，使下牙槽神经受损，出现下唇麻木，所以 A 正确，不选 B。边缘性骨髓炎由骨膜下骨髓腔发展来，所以一般不会造成牙松动，也不会造成神经损伤，所以不选 C。放射性骨髓炎表现为持续性针刺样剧痛，破溃或骨面外露，或继发感染，所以不选 D。新生儿骨髓炎以全身症状为主，牙未萌出，所以不选 E。故选 A。

【避错】此题易错选 C，边缘性骨髓炎病变局限于骨膜层，不浸润神经，不会造成神经损伤。

14. 面部疖痈易发生全身并发症的原因，除外

A. 病原菌毒力强

B. 静脉多无瓣膜

C. 颜面部血液循环丰富

D. 颜面表情肌的活动

E. 感染侵入面静脉时血栓形成，致静脉回流受阻

【答案】E

【考点】面部疖痈感染特点

【解析】在口腔颌面部感染中面部疖痈最易发生全身并发症。这是由疖痈的病原菌毒力较强，上唇与鼻部“危险三角区”内的静脉常无瓣膜，以及颜面表情肌和唇部的生理性活动易使感染扩散等因素所致。故应选 E。

【避错】此题易错选 B，面部静脉多无瓣膜，感染可沿无瓣膜的面前静脉逆行引起海绵窦血栓性静脉炎。

15. 口腔颌面部感染特点，不正确的是

A. 感染途径以腺源性为主

B. 需氧菌与厌氧菌的混合感染最多见

C. 牙源性感染极易波及颌骨与颌周软组织

D. 口腔颌面部感染沿相应淋巴引流途径扩散，可发生区域淋巴结炎

E. 正常时即有大量微生物存在，机体抵抗力下降时发生感染

【答案】A

【考点】口腔颌面部感染特点

【解析】口腔是消化道、呼吸道起始端，存在需氧菌和厌氧菌，所以混合感染多见，B 正确；颜面皮肤上有大量微生物存在，机体抵抗力下降时发生感染，所以 E 正确；颜面及颌骨周围有潜在筋膜间隙，牙源性感染容易波及颌骨和周围软组织，所以 C 正确；口腔颌面部淋巴系统丰富，感染沿淋巴引流扩散，引起区域淋巴结炎，所以 D 正确。口腔颌面部的感染以牙源性为主。故此题选 A。

【避错】此题易错选 C，牙源性感染易可波及颌骨引起颌骨骨髓炎、根尖周炎等，也可以引起颌周软组织感染。

16. 眶下间隙感染来源不包括

A. 上颌骨骨髓炎

B. 上颌第一前磨牙化脓性炎症

C. 上颌尖牙化脓性炎症

D. 上颌第二磨牙根尖化脓性炎症

E. 上唇底部化脓性炎症

【答案】D

【考点】眶下间隙感染来源

【解析】眶下间隙感染多来自上颌尖牙、第一前磨牙和上颌切牙的根尖化脓性炎症和牙槽脓肿；此外，可因上颌骨骨髓炎的脓液穿破骨膜，或上唇底部与鼻侧的化脓性炎症扩散至眶下间隙引起，所以A、B、C、E正确，上颌第二磨牙根尖化脓性炎症离眶下间隙较远，炎症不会波及眶下间隙，所以D错误，故此题选D。

【避错】此题易错选B，上颌第一前磨牙的化脓性炎症可以引起眶下间隙感染，从牙位上记忆为上颌1234的根尖周炎。

17. 不符合脓肿切开引流要求的是

A. 切口部位应尽可能隐蔽

B. 切开位置应在脓肿的重力低位

C. 切口长度应尽可能小

D. 颜面部应尽量沿皮纹切开

E. 勿损伤重要解剖结构

【答案】C

【考点】脓肿切开引流要求

【解析】脓肿切开引流要求：①切口位置应在脓肿的低位。②切口应尽力选择在愈合后的隐秘位置，切口长度以能保证引流通畅为原则。③一般切开至皮下或黏膜下即可，后钝性分离脓腔。④手术操作应轻柔，勿损伤重要解剖结构。切口大小以引流通畅为原则，不是越小越好，故C是错误的，选C。

【避错】此题易错选B。C选项乍看也不会有错误，考生出错的主要原因是被选项的描述语言迷惑，仔细思考便知切口尽可能小的话，有时也未必利于引流，切口大小应以利于引流为主要原则，而B选项脓肿切开位于重力低位有利于脓液排出。

【A_2型题】

18. 女，25岁。3天前因重度牙周炎在阻滞麻醉下拔除左下6，术后逐渐出现开口受限，吞咽疼痛。检查：开口度一横指，下颌支后缘稍内侧轻度肿胀，深压痛。最可能的诊断是

A. 翼下颌间隙感染

B. 颞下间隙感染

C. 口底多间隙感染

D. 下颌下间隙感染

E. 咬肌间隙感染

【答案】A

【考点】翼下颌间隙感染

【解析】翼下颌间隙感染常见为下颌智齿冠周炎及下颌磨牙根尖周炎症扩散所致。常先有牙痛史，后出现开口受限、咀嚼及吞咽疼痛，口腔检查见翼下颌皱襞处黏膜水肿，下颌支后缘稍内侧皮肤可有轻度肿胀、深压痛。该患者表现符合翼下颌间隙感染的临床特点，故选A。

【避错】此题易错选E，咬肌间隙感染的典型症状是以下颌支及下颌角为中心的咬肌区肿胀、充血、压痛，伴明显开口受限。

19. 女，23岁。因左侧后牙隐痛不适5天，开口受限，左侧面部肿胀2天就诊。查体：左侧下颌角处肿胀明显，局部压痛，皮温升高，波动感不显，牙关紧闭；口内左下颌第三磨牙初萌牙尖，牙冠大部分被牙龈覆盖，龈瓣充血水肿，可见脓液从龈瓣溢出。该患者最有可能的诊断是

A. 左下颌智齿冠周炎

B. 左侧腮腺炎

C. 左下颌肿瘤继发感染

D. 左下颌边缘性骨髓炎

E. 左下颌智齿冠周炎继发咬肌间隙感染

【答案】E

【考点】智齿冠周炎的诊断

【解析】智齿冠周炎是指第三磨牙萌出不全或阻生时，牙冠周围软组织的炎症，临床以下颌智齿冠周炎多见，病因是由于第三磨牙阻生和第三磨牙萌出过程中，牙冠部分或完全被龈瓣覆盖，龈瓣与牙冠之间形成较深的盲袋，全身抵抗力低时易发生。初期，患者自觉患侧磨牙后区胀痛不适，当进食咀嚼、吞咽、开口活动时疼痛加重，可有自发性跳痛或放射痛，波及咀嚼肌可引起开口受限。全身症状有畏寒、发热、头痛等。检查可见牙龈发红，伴不同程度的肿胀，龈瓣边缘糜烂，明显触痛，或从袋内挤压出脓液，因此选E。

【避错】此题易错选A，当波及咀嚼肌时才会引起开口受限，故E项更为合适。

20. 某患者因智齿冠周炎引起的右侧升支外侧慢性边缘性颌骨骨髓炎，经消炎治疗后局部仍有肿胀，此时可行

A. 局部热敷

B. 拔除病灶牙，切开引流排脓

C. 根据药敏试验结果使用抗生素

D. 骨髓炎刮治术

E. 全身支持疗法如静脉补液等

【答案】D

【考点】智齿冠周炎伴边缘性骨髓炎的治疗

【解析】颌骨骨髓炎进入慢性期有死骨形成时，必须用手术去除已形成的死骨和病灶后方能痊愈。故

答案为 D。

【避错】此题易错选 B，拔除病灶牙会增加颌骨炎症，应在骨髓炎治疗后拔除。

21. 女，51 岁。口底多间隙感染，主诉说话、进食、吞咽、呼吸困难，双侧舌下、下颌下及颏下弥漫性肿胀，并波及面颊及颈部，皮下可触及捻发音及波动感。此时最佳处理是

A. 局部热敷

B. 穿刺抽脓

C. 加大抗生素剂量

D. 广泛切开引流

E. 局限性切开引流后放置引流条

【答案】D

【考点】口底多间隙感染的治疗应积极、及时，综合治疗，应长期使用广谱抗生素，此外，还应着重进行全身支持疗法，必要时给予吸氧、维持水电解质平衡等治疗。若有呼吸困难应及早气管切开。该患者有捻发音及波动感，为切开引流的适应证，一般从口外切开，脓肿广泛，切口可在下颌下、颏下与下颌骨相平行呈衣领形切开或者倒“T”形切口，切开后广泛分离肌群，冲洗，创口处放引流条引流。因此选 D。

【避错】此题易错选 E，该患者已有明显呼吸困难，应广泛切开，以保持呼吸道通畅。

22. 男，35 岁。4 天前出现右上前牙持续性剧烈跳痛，昨日有所缓解，但自觉右侧下眼睑至鼻旁颧部肿胀明显，皮肤红、热。此时可诊断为

A. 上唇痈

B. 急性上颌窦炎

C. 眶下淋巴结炎

D. 眶下间隙感染

E. 上颌骨中央性颌骨骨髓炎

【答案】D

【考点】眶下间隙感染特点

【解析】眶下间隙感染多来自上颌尖牙、第一前磨牙和上颌切牙的根尖周脓肿及牙槽脓肿。表现为肿胀区皮肤发红，张力增大，眼睑水肿，睑裂变窄，鼻唇沟消失。脓肿形成后，眶下区可触及波动感，口腔前庭龈颊沟常有明显的肿胀、压痛，极易扪及波动。该患者为眶下间隙感染症状，因此选 D。

【避错】此题易错选 B，上颌窦炎时患侧上颌后牙可出现类似牙髓炎的疼痛症状。疼痛为持续性钝痛，受累牙可有叩痛，未查及有牙体硬组织疾病，上颌窦前壁有压痛。

23. 女，32 岁。因智齿冠周炎引起颞间隙、颞下间隙及翼下颌间隙脓肿，切开引流的最佳位置是

A. 于发际内颞部切开

B. 于口内咽旁间隙切开

C. 于翼下颌韧带稍内侧切开

D. 于颧牙槽嵴后方沿前庭沟底切开

E. 于颞部以及下颌角下方切开并行贯通切口引流

【答案】E

【考点】间隙感染切开引流

【解析】多间隙感染切开引流时，一般根据肿胀范围或脓肿部位，从口外进行切开。选择皮肤发红、有波动感的部位进行切开较为容易。如局部肿胀呈弥漫性或有副性水肿，而且脓肿在深层组织内很难确定脓肿形成的部位时，也可先行穿刺，确定脓肿部位，再行切开。如肿胀范围广泛，或已有呼吸困难现象时，则应做广泛性切开。可在双侧下颌下、颏下做与下颌骨相平行的衣领形或倒“T”形切口。该患者属颞间隙、颞下间隙及翼下颌间隙脓肿，故切开引流的最佳位置是颞部以及下颌角下方，故答案为 E。

【避错】部分考生易误选 A，颞间隙感染浅部脓肿可在颞部发际内做单个皮肤切口，该患者是多间隙感染，故不选 A。

24. 某患者因第三磨牙冠周脓肿引起右侧咬肌间隙脓肿，切开引流后流出大量灰白色稀薄腐臭脓液，此为何种感染所致

A. 变异链球菌

B. 大肠埃希菌

C. 结核分枝杆菌

D. 混合细菌感染

E. 金黄色葡萄球菌

【答案】D

【考点】感染种类

【解析】口底多间隙感染中，腐败坏死性口底蜂窝织炎是以厌氧菌、腐败坏死性细菌为主的混合感染，表现为软组织广泛副性水肿，颌周自发痛、烧灼感，皮肤表面粗糙而红肿坚硬，明显凹陷性水肿，皮下因有气体产生，可扪及捻发音，切开后有大量咖啡色、稀薄、恶臭、混有气泡的液体。据此可诊断该患者为腐败坏死性口底蜂窝织炎，混合性感染为灰白或灰褐色脓液，有明显的腐败坏死臭味。故选 D。

【避错】此题易错选 A，根据切开引流物可以看出不仅为变异链球菌感染。

25. 男孩，12 岁。口底部广泛性水肿 2 天。检查：水肿范围波及面颊部，下至锁骨水平，皮肤灼热，红肿发硬，压痛明显，呈凹陷性水肿，并可扪及

捻发音。此病的诊断应是

A. 化脓性口底多间隙感染

B. 口底多间隙感染

C. 颈部多间隙感染

D. 腐败坏死性口底多间隙感染

E. 双侧下颌下间隙感染

【答案】D

【考点】腐败坏死性口底多间隙感染诊断

【解析】腐败坏死性病原菌引起的口底多间隙感染，水肿的范围可上及面颊部，下至颈部锁骨水平，严重可达胸上部。颌周有自发性剧痛、灼热感，皮肤表面略粗糙而红肿、坚硬。肿胀区皮肤呈紫红色、压痛，明显凹陷性水肿，无弹性。随着病变发展，深层肌等组织发生坏死、溶解，有液体积聚而出现波动感。皮下因有气体产生，可扪及捻发音。该患者表现符合腐败坏死性口底多间隙感染，故选 D。

【避错】此题易错选 A，化脓性口底多间隙感染的致病菌是葡萄球菌、链球菌，临床表现为双侧下颌下、舌下口底和颏部弥漫性肿胀；而腐败坏死性口底多间隙感染主要致病菌是厌氧菌和腐败坏死性细菌的混合感染，临床上以捻发音为特征。

26. 女，30 岁。拔牙后 3 天开口逐渐受限，下颌下淋巴结肿大。除下颌支后缘稍丰满压痛外，其余无阳性体征。最可能的诊断是

A. 翼下颌间隙感染

B. 下颌下间隙感染

C. 颞间隙感染

D. 咬肌间隙感染

E. 干槽症

【答案】A

【考点】翼下颌间隙感染的诊断

【解析】此患者拔牙后出现开口受限、下颌下淋巴结肿大，无其他阳性体征，符合翼下颌间隙感染症状。下颌下间隙感染常出现下颌下区丰满，不出现开口受限，所以 B 不选；颞间隙感染通常不是牙源性感染，所以 C 不选；咬肌间隙感染会出现咬肌区肿胀压痛，此患者未出现，所以 D 不选；干槽症疼痛明显，此患者未出现，所以 E 不选。故选 A。

【避错】此题易错选 B，此处要掌握下颌下间隙感染和翼下颌间隙感染的鉴别点：下颌下间隙感染一般不发生开口受限的表现。

27. 女，35 岁。右下颌第三磨牙反复肿痛伴开口受限 2 个月。抗感染治疗有效，但不能根治。检查见右咬肌区弥漫性肿胀，无波动感。应诊断为

A. 翼下颌间隙感染

B. 颞下间隙感染

C. 下颌支边缘性骨髓炎

D. 下颌骨硬化性骨髓炎

E. 下颌骨中央性颌骨骨髓炎

【答案】C

【考点】边缘性骨髓炎的诊断

【解析】边缘性骨髓炎在下颌骨常见，多为牙源性，以下颌智齿冠周炎最常见，患者符合这一表现。慢性边缘性颌骨骨髓炎临床表现为腮腺咬肌区呈弥漫性肿胀，局部组织坚硬，轻微压痛，无波动感，故此题选 C。

【避错】此题易错选 E，下颌骨中央性骨髓炎和边缘性骨髓炎的感染来源不同：前者主要以龋病、牙周膜炎、根尖周炎为主；而后者主要以下颌智齿冠周炎为主。

28. 男，30 岁。右侧咬肌间隙脓肿切开引流术后，创口内脓液虽逐渐减少，但仍有脓性分泌物。进一步处理的原则是

A. 对创面内炎性组织做较广泛的清创处理

B. 注意排除下颌骨边缘性骨髓炎

C. 创面宜较长时间暴露

D. 创口用碘酊或乙醇消毒

E. 严格遵守无菌原则

【答案】B

【考点】下颌间隙感染的并发症排除

【解析】在脓肿切开后脓腔大、范围广、脓液黏稠时，应在更换敷料的同时选用 1% ~3% 过氧化氢溶液、生理盐水或抗生素冲洗，还应注意排除下颌骨边缘性骨髓炎，从而制订下一步的治疗计划。因此此题应选 B。

【避错】此题易错选 A，创面炎性组织广泛清创处理也不能排除边缘性骨髓炎的可能，一旦发生边缘性骨髓炎，一般的清创术是不能取得良好疗效的。

29. 男，62 岁。有多年糖尿病史，左眶下间隙感染 1 周，肿胀，疼痛明显，分析疼痛的原因是

A. 毒素刺激骨膜

B. 肿胀压迫眶下神经

C. 表情肌活动频繁

D. 面部神经末梢丰富

E. 面部血运丰富

【答案】B

【考点】眶下间隙感染症状

【解析】眶下间隙感染是指眶下间隙发生急性化脓性感染，主要临床表现有眶下区皮肤发红、张力增大，眼睑水肿、睑裂变窄、鼻唇沟消失，眶下间隙肿

胀及炎症激惹眶下神经，可致不同程度的疼痛，因此此题应选 B。

【避错】此题易错选 D，面部神经末梢丰富是面部解剖特点之一，但眶下间隙内主要的神经分支是眶下神经。

30. 男，65 岁。因扁桃体癌行^{60}Co放疗。放疗后 2 年出现下颌磨牙区黏膜破溃，牙槽突骨面外露并长期溢脓，牙松动。最可能的诊断是

A. 牙周炎

B. 多间隙感染

C. 放射性颌骨骨髓炎

D. 扁桃体癌复发侵犯颌骨

E. 中央性化脓性颌骨骨髓炎

【答案】C

【考点】放射性颌骨骨髓炎诊断

【解析】放射性颌骨骨髓炎一般发生在放射治疗后半年至数年内，多数患者唾液分泌减少，牙容易发生猖獗龋，继发牙源性感染，或因拔牙及其他损伤造成伤口长期不愈，瘘管形成但脓性分泌物少，持续性疼痛、口臭。有时软组织可溃烂坏死，死骨暴露而不松动，长期处于慢性炎症过程。若继发颌周蜂窝织炎，可出现不同程度的开口受限。颌骨可以形成大块死骨，较长时间才分离，相应区域的软组织变硬，瘢痕形成。患者全身衰弱、消瘦、贫血，呈慢性消耗性病态。因此此题应选 C。

【避错】此题易错选 E，牙槽突溢脓、牙松动，符合中央性骨髓炎的特点，但扁桃体癌行^{60}Co放疗后 2 年出现症状，因此应为放射性骨髓炎。

31. 女，26 岁。因牙源性感染导致颊间隙脓肿形成，拟行切开引流，方法是

A. 颊部下颌前庭沟上水平切口

B. 腮腺导管口下垂直切口

C. 颊部上颌前庭沟下水平切口

D. 下颌前庭沟上垂直切口

E. 上颌前庭沟下垂直切口

【答案】A

【考点】颊间隙感染引流方法

【解析】脓肿形成后，应按脓肿部位决定由口内或从面部做切开引流。口内切口应在脓肿低位，即口腔前庭、下颌龈颊沟上切开。颊部皮下脓肿可在脓肿浅表皮肤切开。广泛颊间隙感染则应该从下颌骨下缘 1～2cm 处做平行于下颌骨下缘的切口，从切开的皮下向上潜行钝性分离至颊部脓腔内。因此此题应选 A。

【避错】此题易错选 B，颊间隙脓肿切开引流应为垂直切口，腮腺导管口位于口腔前庭上颌第二磨牙牙冠颊侧黏膜上，此处切口不符合低位引流的原则，故 B 是不合适的。

【A_3/A_4 型题】

（32～33 题共用题干）

患者，18 岁。右下颌下区肿痛 7 天，加剧 3 天。查体：体温 39℃，一般情况差，右下颌下皮肤红，皮温高，压痛明显，触有波动感，肿胀无明显界限。舌下肉阜无红肿，导管口无溢脓，右下第一磨牙残根，叩痛（++）。X 线片见$\overline{6|}$根尖周 X 线透射区。

32. 穿刺下颌下区最可能抽出的液体是

A. 黄色黏稠脓液

B. 暗灰色稀薄脓液

C. 陈旧性血性液体

D. 黄色蛋清样液体

E. 淡黄色清亮液体

【答案】A

【考点】下颌下间隙感染的检查

【解析】口腔颌面部感染多为需氧菌和厌氧菌的混合感染，病原菌多为金黄色葡萄球菌、溶血性链球菌、大肠埃希菌等，故穿刺最可能抽出黄色黏稠脓液，选 A。

【避错】此题易错选 B，右下第一磨牙残根，叩痛（++），X 线片见$\overline{6|}$根尖周 X 线透射区；右下颌下皮肤红，皮温高，压痛明显，触有波动感，肿胀无明显界限等可诊断为急性根尖周炎引起的下颌下间隙感染。其主要致病菌应为金黄色葡萄球菌，脓液为黄色黏稠状。

33. 最可能的诊断为

A. 化脓性颌骨骨髓炎

B. 结核性淋巴结炎

C. 化脓性下颌下腺炎

D. 恶性淋巴瘤

E. 右下颌下间隙感染

【答案】E

【考点】下颌下间隙感染的诊断

【解析】下颌下间隙感染多见于下颌智齿冠周炎，下颌后牙根尖周炎、牙槽脓肿等牙源性感染或下颌下淋巴结炎的扩散，下颌下三角区炎性红肿、压痛，病初表现为炎性浸润块，有压痛；进入化脓期有跳痛、波动感、皮肤潮红，穿刺易抽出脓液。患者有不同程度体温升高、白细胞计数增多等全身表现。因此应选 E。

【避错】此题易错选 C，此患者舌下肉阜无红肿，

导管口无溢脓，因此可排除化脓性颌下腺炎。X线见 6| 根尖周脓肿，考虑为右下颌后牙根尖周病引起的右下颌下间隙感染。

（34～36题共用题干）

男，24岁。上唇部肿胀疼痛3天，伴发热。查体：体温38.5℃，上唇肿胀明显、紫红色，可见多个黄白色脓头。

34. 此病可诊断为

A. 上唇脓肿

B. 上唇疖

C. 上唇痈

D. 上唇皮脂腺囊肿继发感染

E. 唇炎

【答案】C

【考点】面部疖痈的临床表现

【解析】痈皮肤上出现多数黄白色脓栓，破溃后溢出脓血样分泌物；继之脓头周围组织亦有坏死，坏死组织溶解排出后，可形成多个蜂窝状腔洞。感染可波及皮下筋膜层及肌组织，引起皮下组织坏死，致使整个痈的病变区组织呈酱紫色浸润块；痈周围和深部的组织则呈弥散性水肿。故选C。

【避错】此题不易选错。痈好发于唇部，上唇多于下唇，男性多于女性。初期肿胀的唇部皮肤与黏膜上出现多数的黄白色脓头，破溃后溢出脓血样分泌物，脓头周围组织亦有坏死，坏死组织溶解排出后，可形成多数蜂窝状腔洞。

35. 此部位感染最常见的致病菌为

A. 铜绿假单胞菌

B. 大肠埃希菌

C. 金黄色葡萄球菌

D. 变形杆菌

E. 白念珠菌

【答案】C

【考点】面部疖痈的病因

【解析】颜面部疖痈的病原菌主要是金黄色葡萄球菌。正常的毛囊及其附件内常有细菌，但只有在局部因素影响或全身抵抗力下降时，细菌才开始活跃。故选C。

【避错】本题较简单，不易选错。皮肤不洁或剃须等原因引起皮肤损伤，均可成为局部诱因；全身衰竭、患消耗性疾病或糖尿病的患者，也易发生疖痈。

36. 此部位感染易引起海绵窦化脓性血栓性静脉炎，可能的原因不包括

A. 血运丰富

B. 面静脉无静脉瓣

C. 上唇运动较多

D. 细菌毒力强

E. 局部皮脂腺丰富

【答案】E

【考点】面部疖痈的并发症

【解析】感染侵入面静脉发生静脉炎及血栓形成时，静脉回流受阻，可出现颜面广泛水肿、疼痛，引起海绵窦血栓性静脉炎。原因不包括局部皮脂腺丰富。故选E。

【避错】此题易错选B。上唇与鼻部“危险三角区”内的静脉常无瓣膜，以及颜面表情肌和唇部的生理性活动易使感染扩散等因素，使面部痈易发生全身并发症。

（37～39题共用题干）

男，30岁。右下颌肿痛伴开口受限1周，吞咽疼痛。检查：开口度10mm，翼下颌皱襞处黏膜水肿，第三磨牙（智齿）部分萌出，周围软组织红肿，右下颌后区压痛。

37. 最可能的诊断是

A. 颞间隙感染

B. 下颌智齿根尖周脓肿

C. 下颌智齿冠周炎合并咽旁间隙感染

D. 下颌智齿冠周炎合并咬肌间隙感染

E. 下颌智齿冠周炎合并翼下颌间隙感染

【答案】E

【考点】智齿冠周炎及其并发症

【解析】急性智齿冠周炎患者常自觉患侧磨牙后区胀痛不适，咀嚼、吞咽、开口活动时疼痛加重。如病情继续发展，局部可呈自发性跳痛或沿耳颞神经分布区产生反射性痛。当炎症遍及咀嚼肌时，可引起肌肉反射性痉挛而出现不同程度的开口受限。检查可见第三磨牙萌出不全，周围的软组织及牙龈发红，伴不同程度的肿胀。炎症可扩散引起翼下颌间隙感染，检查见翼下颌皱襞处黏膜水肿，下颌支后缘稍内侧轻度肿胀、深压痛。故选E。

【避错】本题易错选D。咬肌间隙感染的典型症状是以下颌支及下颌角为中心的咬肌区肿胀、充血、压痛，伴明显开口受限。

38. 患牙的局部治疗方法是

A. 1%～3%过氧化氢反复冲洗龈袋

B. 硝酸银烧灼

C. 局部封闭

D. 湿热敷

E. 冷敷

【答案】A

【考点】智齿冠周炎的治疗

【解析】智齿冠周炎的治疗以局部冲洗、上药为主。常用生理盐水、1% ~3%过氧化氢溶液、1:5000高锰酸钾液、0.1%氯己定溶液等反复冲洗龈袋，直至溢出液清亮为止。擦干局部，用探针蘸2%碘酒、碘甘油或少量碘酚液进入龈袋内，每日1~3次，并用温热水等含漱剂漱口。故选A。

【避错】本题易错选E。冷敷对缓解冠周炎引起的肿胀作用不大。

39. 如病变进展须进行切开引流，切开部位应选

A. 下颌下缘2cm处切开，在其外侧切开部分咬肌附着

B. 暴露下颌角下缘，在其内侧切开部分翼内肌附着

C. 上颌结节外侧

D. 下颌龈颊沟

E. 扁桃体窝处

【答案】B

【考点】翼下颌间隙感染切开引流的部位

【解析】翼下颌间隙脓肿的切开引流可从口内或口外进行。口内切开因受开口度的限制，较少采用；口外途径具有易于暴露间隙及姿势引流的优点。分离暴露下颌角下缘时，在其内侧切开部分翼内肌附着及骨膜，用骨膜分离器剥开翼内肌后，进入间隙放出脓液。故选B。

【避错】本题易错选A。咬肌间隙脓肿切开引流时，口外切口选择从下颌支后缘绕过下颌角，距下颌下缘2cm处切开，逐层切开皮下组织、颈阔肌，以及咬肌在下颌角度的部分附着，用骨膜剥离器，由骨面推起咬肌进入脓腔。

(40~42题共用题干)

男，72岁。1周前左下后牙疼痛未予治疗，逐渐发展为口底肿胀、高热和呼吸困难。检查：体温39.3℃，急性病容，呼吸急促，口底广泛水肿，充血，质硬，压痛明显，存在明显的凹陷性水肿和捻发音，开口受限，舌体抬高，言语不清，吞咽困难。

40. 可能诊断为

A. 颏下间隙感染

B. 左侧下颌下间隙感染

C. 化脓性下颌下淋巴结炎

D. 舌下间隙感染

E. 路德维希咽峡炎

【答案】E

【考点】间隙感染的诊断

【解析】口底多间隙感染又称口底蜂窝织炎，由厌氧菌或腐败坏死性细菌为主引起的腐败坏死性口底多间隙感染称为路德维希咽峡炎。口底多间隙感染的全身症状常很严重，多伴有发热、寒战，体温可达40℃以上。但在腐败坏死性口底多间隙感染时，由于全身机体中毒症状严重，体温反可不升。患者呼吸短浅，脉搏频弱，甚至血压下降，出现休克。故选E。

【避错】根据其临床表现和特征，此题不易选错。

41. 最危险的并发症是

A. 全身中毒与窒息

B. 颅内感染与海绵窦静脉炎

C. 纵隔炎与纵隔脓肿

D. 肝、肾脓肿

E. 贫血与营养不良

【答案】A

【考点】口底多间隙感染的并发症

【解析】严重的口底多间隙感染若肿胀向舌根发展，则可出现呼吸困难，以致患者不能平卧；严重者烦躁不安，呼吸短促，口唇发绀，甚至出现“三凹”征，此时有发生窒息的危险。故选A。

【避错】此题易错选C，个别患者的感染可向纵隔扩散，表现出纵隔炎或纵隔脓肿的相应症状。

42. 行广泛切开引流时，病变区肌组织呈现的颜色是

A. 灰白色

B. 棕黑色

C. 肉红色

D. 青紫色

E. 黄绿色

【答案】B

【考点】口底多间隙感染的表现

【解析】口底多间隙感染随着病变发展，深层肌组织发生坏死、溶解，有液体积集而出现波动感。皮下因有气体产生，可扪及捻发音。切开后有大量咖啡色、稀薄、恶臭、混有气泡的液体，并可见肌组织呈棕黑色，结缔组织为灰白色，但无明显出血。

【避错】此题易错选A，口底多间隙感染切开见结缔组织为灰白色。

(43~45题共用题干)

女，45岁。右上尖牙咀嚼痛1周，伴右侧眶下区肿痛3天。查体见右眶下肿胀明显，右上尖牙龋损，髓腔暴露、叩痛（+++），前庭沟肿胀，并有波动感。

43. 如患者2天前就诊，对该患者的处理应该是

A. 开髓、拔髓、引液

B. 穿刺

C. 仅口服抗生素

D. 局部热敷

E. 拔除患牙

【答案】A

【考点】牙源性眶下间隙感染处理

【解析】患者右上尖牙咀嚼疼痛1周、有叩痛、前庭沟肿胀有波动感，右侧眶下区肿痛3天，可诊断为根尖周脓肿引起的眶下间隙感染。若2天前就诊按照根尖周脓肿的治疗行开髓引流等应急处理。故选A。

【避错】此题易错选B，穿刺只是一种辅助检查方法，不能达到彻底治疗的目的。

44. 如行切开引流，应选择

A. 眶下皮肤垂直切口

B. 眶下皮肤横向切口

C. 前庭沟波动最明显处纵向切口

D. 前庭沟波动最明显处横向切口

E. 拔除患牙，在牙槽窝中引流

【答案】D

【考点】眶下间隙感染切开引流部位

【解析】按低位引流原则常在口内上颌尖牙及前磨牙区口腔前庭黏膜转折处做切口；横行切开黏骨膜达骨面，用血管钳向尖牙窝方向分离脓肿，使脓液充分引流，生理盐水冲洗脓腔，留置橡皮引流条。因此应选D。

【避错】此题需要注意C选项，眶下间隙感染切口选用横向切口，C项纵向切口明显是不合适的。

45. 消毒切口的碘酊浓度是

A. 0.5%

B. 1.0%

C. 1.5%

D. 2.0%

E. 2.5%

【答案】B

【考点】口内碘酊浓度

【解析】碘酊消毒不同部位使用不同浓度，口腔内消毒一般浓度为1%，浓度过高易灼伤口腔黏膜。消毒颌面部、颈部为2%，头皮部为3%。

【避错】此题易错选D，碘酊消毒皮肤的浓度为2.0%。

【B_1型题】

(46~48题共用备选答案)

A. 婴儿颌骨骨髓炎

B. 亚急性颌骨骨髓炎

C. 放射性颌骨骨髓炎

D. 急性化脓性颌骨骨髓炎

E. 慢性颌骨骨髓炎

46. 有口内或口外或口内外瘘管形成时称为

【答案】A

47. 由放射治疗引起的骨髓炎称为

【答案】C

48. 哪种骨髓炎约占各类型颌骨骨髓炎的90%以上

【答案】D

【考点】口腔颌面部骨髓炎特点

【解析】新生儿颌骨骨髓炎一般是指发生在新生儿出生后3个月以内的化脓性中央性颌骨骨髓炎。由于新生儿上颌骨尚未发育成熟，上颌窦尚未完全形成，故感染很快波及上牙槽突而出现上牙龈及硬腭黏膜红肿。感染向外扩散穿破骨板或骨膜，相应形成骨膜下脓肿、眶下区皮下脓肿，经切开或自溃流出脓液。脓液也常从龈缘、腭部及鼻腔破溃溢出，形成脓瘘。因此46题选A。头颈部恶性肿瘤应用放射治疗已日趋普及，放射线可引起放射性颌骨坏死以及继发的放射性颌骨骨髓炎。因此47题选C。化脓性颌骨骨髓炎多发生于青壮年，男性多于女性，主要发生于下颌骨，化脓性颌骨骨髓炎约占各类型颌骨骨髓炎的90%以上。因此48题选D。

【避错】46题易误选E，慢性颌骨骨髓炎主要是口腔内及颌面部皮肤形成多数瘘孔。47、48题较为简单，不易误选。

(49~51题共用备选答案)

A. 开口受限，咀嚼时痛，口内上颌结节后方有压痛

B. 开口受限，吞咽时痛，悬雍垂偏向健侧

C. 开口受限，咀嚼时疼痛加剧，并向耳颞部反射

D. 开口极度困难，患侧下颌支后缘内侧皮肤肿胀并有深部压痛

E. 牙关紧闭，颈强直

下列间隙感染的临床表现为

49. 翼下颌间隙感染

【答案】D

50. 颞深间隙感染

【答案】A

51. 咽旁间隙感染

【答案】B

【考点】口腔颌面部感染的临床表现

【解析】翼下颌间隙感染时患者有开口受限、咀嚼食物及吞咽疼痛，下颌支后缘稍内侧皮肤可有轻度肿胀、深压痛，故49题选D；颞深间隙感染可出现压痛、咀嚼痛和不同程度的开口受限，压痛部位常位

于口内上颌结节后方，故50题选A；咽旁间隙感染主要是咽侧壁红肿、腭扁桃体突出，肿胀波及同侧软腭、腭舌弓和腭咽弓、悬雍垂被推向健侧，患者可自觉吞咽疼痛，51题选B。

【避错】49、50题易错选C。颞深间隙感染的特点是肿胀范围可仅局限于颞部或同时有腮腺咬肌区、颊部、眶部、颧部等区广泛肿胀。病变区表现为凹陷性水肿、压痛、咀嚼痛和不同程度的开口受限。51题一般不易选错，咽旁间隙感染时吞咽时疼痛。

(52～54题共用备选答案)

A. 疖

B. 痈

C. 丹毒

D. 急性蜂窝织炎

E. 脓肿

52. 多个相邻毛囊及其所属的皮脂腺或汗腺的急性化脓性感染是

【答案】B

53. 单个毛囊及其所属皮脂腺的急性化脓性感染是

【答案】A

54. 由溶血性链球菌引起的皮下和筋膜感染是

【答案】D

【考点】口腔颌面部感染

【解析】疖是指单一毛囊及其附件发生的急性化脓性炎症。因此53题应选A。痈是指相应多个毛囊及其附件发生的急性化脓性炎症，其病原菌主要是金黄色葡萄球菌。因此52题应选B。急性蜂窝织炎是皮下、筋膜下、肌间隙或深部疏松结缔组织的急性、弥漫性、化脓性感染。常见致病菌为溶血性链球菌和金黄葡萄球菌，少数由厌氧菌和大肠埃希菌引起。因此54题应选D。

【避错】52题易错选A，53题易错选B，应牢记单个毛囊及其所属皮脂腺的化脓性感染是疖。多个毛囊及其所属的皮脂腺或汗腺的急性化脓性感染是痈。54题易错选C，溶血性链球菌引起的皮下和筋膜感染应诊断为急性蜂窝织炎，丹毒的病变实质是淋巴管炎，不是皮肤和筋膜感染。

考点：口腔颌面部创伤

【A_1型题】

1. 关于颌面部外伤清创，下述错误的是

A. 尽量保留软组织

B. 除确已坏死的组织外，一般仅将创缘略加修整即可

C. 唇、鼻、眼睑等重要部位的撕裂伤，组织大部分游离，即使没有感染也应去除

D. 应注意探查有无面神经损伤

E. 应注意探查有无骨折发生

【答案】C

【考点】口腔颌面部创伤清创术

【解析】清理创口时，原则上尽可能保留颌面部受伤组织；除非已经明确坏死的组织，一般仅将创缘略加修整即可；唇、舌、鼻、耳及眼睑等重要部位的撕裂伤，即使大部分游离或完全离体，只要没有感染和坏死的情况，也应尽量保留，争取缝回原位，仍有可能成活。故选C。

【避错】此题易错选D，清创时应注意探查有无面神经、腮腺导管损伤，有无骨折等。一旦发现上述损伤，应争取在清创后一期进行修复。

2. 口腔颌面部损伤的“2次弹片伤”是指

A. 多于2块的弹片损伤口腔颌面部

B. 颌面损伤伴牙损伤，折断的牙碎片向邻近组织内飞散

C. 口腔颌面部受到2次弹片打击所造成的损伤

D. 弹片损伤涉及2个部位

E. 骨折致牙列变形、咬合错乱、面部畸形

【答案】B

【考点】2次弹片伤的概述

【解析】口腔颌面部创伤常会伴有牙损伤。牙在受到高速弹丸、弹片打击时会发生折断或脱位，牙碎片向周围组织内飞溅，造成继发损伤，被称为2次弹片伤，是口腔颌面部创伤的特点之一，A、C、D、E都属于望文生义，理解概念后可排除，所以此题选B。

【避错】此题易错选C，主要由于望文生义引起。应记住2次弹片指牙碎片。

3. 下颌骨骨折达到临床愈合所需时间通常为

A. 1～2周

B. 3～5周

C. 6～8周

D. 9～11周

E. 12～14周

【答案】C

【考点】下颌骨骨折的治疗

【解析】骨折的临床愈合是指愈合后骨的强度已能承受因肌肉收缩或外力引起的应变力量，下颌骨骨折的临床愈合所需时间通常为6～8周，故此题选C。

【避错】此题易错选A。骨折1～2周后，纤维血

管组织替代机化的血块，再沉积胶原纤维和钙化，逐渐产生骨样组织和新骨，形成骨痂，但此时骨痂未完全骨化，故未达到临床愈合。

4. 关于儿童颌骨骨折的治疗，描述正确的是
   A. 首选手术复位固定
   B. 严格恢复咬合关系
   C. 颌间结扎时间不超过3周
   D. 一般采取保守治疗
   E. 拔除影响复位的恒牙

【答案】D

【考点】儿童颌骨骨折的治疗

【解析】儿童处于生长发育期，骨质柔而富有弹性，即使骨折，移位一般也不大，故不首选手术复位固定，排除A。儿童正值乳恒牙交替期，恒牙萌出后，其咬合关系还可以自行调整。因此，对复位和咬合关系恢复的要求不如成人高，排除B、E。儿童乳牙列的牙冠较短，牙根吸收而致乳牙不稳固，难以行牙间或颌间结扎固定，颌骨内有众多恒牙胚且骨质薄，固定时易损伤牙胚，也不易牢靠，排除C。故儿童颌骨骨折多采用保守治疗，答案选D。

【避错】此题易错选A，认为目前以手术开放复位兼顾内固定为治疗主流，而忽略了儿童颌骨骨折的特殊性。

5. 颌面部创伤患者包扎的直接作用不包括
   A. 压迫止血
   B. 防止骨折进一步移位
   C. 保护并缩小创口
   D. 保证呼吸道通畅
   E. 减少污染，防止唾液外流

【答案】D

【考点】口腔颌面部损伤包扎的作用

【解析】口腔颌面部损伤包扎的作用：压迫止血；暂时固定骨折，减少活动，防止进一步移位；保护并缩小创口，减少污染或唾液外流。因此正确答案为D。

【避错】此题较为简单，在口腔颌面部损伤中的各部分的操作都应该保持呼吸道通畅，是包扎的间接作用。

6. 牙槽突骨折的特征性表现是
   A. 伴牙缺失
   B. 伴有唇和牙龈的肿胀和撕裂，撕裂口与牙相对应
   C. 咬合错乱
   D. 摇动损伤区某一牙时，邻近牙及骨折片随之移动
   E. 伴牙折或牙脱位

【答案】D

【考点】牙槽突骨折的特征

【解析】牙槽突骨折的表现：多见于上颌前部，摇动损伤区牙时，可见邻近数牙及骨折片随之移动。骨折片可移位，咬合错乱，牙折或牙脱位，可伴唇及牙龈撕裂伤。A项可以出现在多种口腔颌面的损伤中，故不正确。B项是牙槽突骨折的临床表现，但不是特征性表现，故不选。C项是颌骨骨折的特征性表现，故不正确。E项也不能说明一定有牙槽突骨折，故排除。只有D是牙槽突骨折的特征性表现。故选D。

【避错】此题易错选B。B项是牙槽突骨折的临床表现，但不是特征性表现，考生一定要审清题干。

7. 颌面部硬组织损伤独具的特点是常伴有
   A. 颅脑损伤
   B. 水肿反应明显
   C. 咬合关系错乱
   D. 呼吸道阻塞
   E. 骨创感染

【答案】C

【考点】颌面部硬组织损伤的特点

【解析】颌面部硬组织损伤有一般硬组织损伤的共性，如出血、肿胀、疼痛、硬组织移位、感觉异常和功能障碍等。但颌面部损伤由于解剖和生理特点，有其独具的特征。颅骨损伤可合并颅脑损伤；水肿和骨创感染是所有损伤中都可发生的；呼吸道阻塞可发生于颈部的损伤；只有C项是颌面部硬组织损伤所特有的。故选C。

【避错】此题易错选A。颅骨损伤才可合并颅脑损伤，而不是颌面部硬组织损伤。颌面部硬组织损伤独具的特点是常伴有咬合关系错乱。

8. 上颌骨折线自鼻额缝向两侧扩展，横过鼻根、泪骨、眶内侧壁、眶底至颧上颌缝，再沿上颌骨侧壁到达蝶骨翼突的骨折，属上颌骨
   A. 不对称骨折
   B. Le Fort Ⅰ型骨折
   C. Le Fort Ⅱ型骨折
   D. Le Fort Ⅲ型骨折
   E. 纵向骨折

【答案】C

【考点】上颌骨骨折类型

【解析】Le Fort Ⅰ型骨折：水平骨折，梨状孔水平—牙槽突上方—两侧水平延伸到上颌翼突缝。Le Fort Ⅱ型骨折：锥形骨折，鼻额缝横过鼻梁—眶内侧

壁—眶底—颧上颌缝—上颌骨侧壁至翼突。Le FortⅢ型骨折：高位骨折，鼻额缝横过鼻梁—眶部—颧额缝—翼突，多出现脑脊液漏。题干中叙述的骨折线符合 Le FortⅡ型骨折，故选 C。

【避错】此题易错选 D。因为 Le FortⅡ型骨折和 Le FortⅢ型骨折较靠近，容易混淆。

9. 颌面创伤清创术中，异物必须摘除的情况是

A. 创口有急性炎症

B. 异物位于大血管旁

C. 深部异物不影响功能

D. 异物与伤情无关

E. 定位不准确

【答案】C

【考点】异物摘除

【解析】颌面部清创时如伤口有急性炎症，异物在大血管旁，定位不准确，术前准备不充分或异物与伤情无关可暂不摘除，故排除 A、B、D、E，选 C。

【避错】此题易错选 A，异物创口有急性炎症时，如果摘除可能引起急性感染，因此应暂缓摘除。急性炎症一般暂缓正常的治疗措施，要先控制炎症。

10. 颌骨骨折伴发脑脊液鼻漏时不应

A. 应用抗生素

B. 局部保持清洁

C. 进行鼻腔冲洗，协助引流

D. 观察脑脊液量及色泽

E. 脑脊液停止一定时间后处理颅骨骨折

【答案】C

【考点】颌骨骨折并发症的处理

【解析】上颌骨水平高位骨折时常伴发脑脊液漏，这时的处理原则应是尽量避免感染由漏口向颅内扩散，故应使用抗生素，保持漏口局部清洁，同时观察脑脊液量及色泽，判断病情的严重程度，在脑脊液停止一定时间后才处理颅骨骨折，故排除 A、B、D、E。进行鼻腔冲洗有可能导致感染扩散，是很危险的操作，故选 C。

【避错】此题易错选 B，颌骨骨折伴发脑脊液鼻漏时保持局部清洁十分重要。本题考的是脑脊液鼻漏的处理不应该采取的措施，切不可选择方法正确的选项。

11. 不属于窒息前驱症状的是

A. 烦躁不安，出汗

B. 脉搏慢而弱

C. “三凹”征

D. 口唇发绀

E. 鼻翼扇动

【答案】B

【考点】窒息的前驱症状

【解析】窒息发生之前会发生烦躁不安，呼吸短促，口唇青紫，发绀，血压下降，可出现“三凹”征，甚至发生窒息危险，所以 A、C、D、E 不选；脉搏慢而弱是全身中毒反应的症状，而不是窒息的前驱症状，故选 B。

【避错】此题易错选 E，窒息前驱症状为伤员烦躁不安、出汗、口唇发绀、鼻翼扇动和呼吸困难，严重者表现为“三凹（锁骨上窝、胸骨上窝和肋间隙明显凹陷）”征。抢救不及时出现脉搏减弱加快、血压下降及瞳孔散大等危象甚至死亡。可见窒息时脉搏是快而弱。

12. 颌面部创伤后组织水肿反应快而重的原因是颌面部

A. 血运丰富

B. 较早发生感染

C. 皮下脂肪丰富

D. 神经丰富且敏感

E. 处于暴露部位

【答案】A

【考点】颌面部创伤特点

【解析】颌面部由于血运丰富，开放伤出血较多，闭合伤易形成血肿，伤后组织肿胀迅速而严重，这是由颌面部特点所决定的，所以 A 正确，容易发生感染是颌面部特点，但不是水肿的原因，所以 B 错误；皮下脂肪堆积缓慢，不会引起迅速水肿，所以 C 错误；神经丰富敏感与水肿无关，所以 D 错误；处于暴露部位容易细菌感染，但与迅速水肿无关，所以 E 错误。故此题选 A。

【避错】此题易错选 B，发生感染不是造成血肿的直接原因，同时感染一般发生较晚，本题考查的是颌面部损伤血肿发生快且重，考生答题要从血肿发生的速度和程度两方面考虑。

13. 缝合舌组织创伤的方法中，错误的是

A. 使用较粗缝线缝合

B. 尽量保持舌的纵长度

C. 边距要大，缝得要深

D. 可将舌尖向后折转缝合

E. 创伤累及相邻组织时，应分别缝合

【答案】D

【考点】舌缝合的注意要点和基本原则

【解析】舌缝合要求用粗线，远离创缘，多带组织，打 4 叠结，累及周围组织时，需要分别缝合，所以 A、E 正确，不规则伤口缝合时注意保留舌体的长度和活动度，应做纵向缝合，所以 B 正确，缝合的边

距要大，缝得要深，所以C正确，把舌尖向后转折会使舌体的长度减少，所以D错误，故此题选D。

【避错】此题易错选B，纵向缝合舌的目的是尽量保持舌的长度，以恢复功能。舌的活动度大，血运丰富，且功能较多，舌损伤的修复中要以恢复舌的原本形态和功能为目的。

14. 发生颧骨、颧弓骨折必须行手术复位的指征是
A. 颌面肿胀
B. 开口受限
C. 轻度复视
D. 眶下区麻木
E. 轻度面部畸形

【答案】B

【考点】颧弓骨折手术指征

【解析】颧骨、颧弓骨折后，凡有面部塌陷畸形、开口受限、复视均视为手术适应证。如仅有轻度移位，畸形不明显，无开口受限、复视及神经受压等功能障碍，可做保守治疗。故此题应选B。

【避错】此题易错选C，颧骨、颧弓骨折可能发生轻度复视，但并非手术复位的指征。

15. 颌间牵引常用于复位
A. 上颌骨水平骨折
B. 上颌骨锥形骨折
C. 上颌骨横行骨折
D. 下颌骨骨折
E. 牙槽突骨折

【答案】D

【考点】颌间牵引的适应证

【解析】颌间牵引是在上、下颌牙列上分别安置有挂钩的牙弓夹板，在上、下颌牙弓夹板的挂钩上套上橡皮圈做牵引，使其恢复正常的咬合关系。主要用于下颌骨骨折。故选D。

【避错】此题易错选E，应注意颌间牵引的目的是防止下颌骨移位，因此只适用于下颌骨骨折。

【A_2型题】

16. 某颏部外伤患者，曲面体层片显示其下颌中部及双侧髁突骨折，如果要进一步检查髁突骨折的内外方向的移位情况，宜投照
A. 许勒位
B. 经咽侧位
C. 下颌骨侧位
D. 下颌骨开口后前位
E. 下颌体腔片

【答案】D

【考点】口腔颌面部创伤的检查

【解析】髁突骨折的诊断除了参考临床症状及体征外，主要依据X线检查，通常采用或可供选择的X线片包括下颌曲面体层、下颌开口后前位、许勒位、髁突经咽侧位、下颌骨升支侧位、颞下颌关节正位和侧位体层，CT及其三维重建图像。下颌开口后前位片可清晰显示双侧下颌骨开口后前位影像，常用于观察双侧髁突内外径向的病变，故本题选D。

【避错】本题部分考生易误选A，许勒位片显示颞下颌关节外侧1/3侧斜位影像，可同时显示关节窝、关节结节、髁突及关节间隙。两侧颞下颌关节形态是否对称。

17. 某舌癌患者因术后放疗造成患侧下颌骨放射性骨坏死，并继发感染，局部反复肿胀，伴剧烈疼痛。以下治疗措施中，哪项是不适当的
A. 应用抗生素控制感染
B. 高压氧治疗
C. 理疗
D. 局部冲洗，保持引流通畅
E. 在健康骨质范围内施行死骨切除术

【答案】C

【考点】放射性颌骨坏死的治疗

【解析】放射性颌骨坏死的治疗应考虑全身及局部两个方面。全身应用抗菌药治疗，疼痛剧烈时对症给予镇痛药。同时积极增强营养，必要时输血、高压氧治疗，以待死骨分离。放射性骨坏死或骨髓炎的死骨在未分离时，为控制感染，每天应使用低浓度过氧化氢溶液或抗生素进行冲洗。外科手术将已分离的死骨予以摘除，但必须将健康侧的骨端残留侧病灶彻底清除干净，否则仍有病变再发的可能。目前，多数人主张，如果已经确定为放射性骨髓炎，不必待死骨完全分离，应在健康骨质范围内施行死骨切除术，可收到预防病变扩大的效果。故本题选C。

【避错】本题易错选A，抗生素能够控制感染，是局部治疗的方法之一。

18. 一患者颏部被钝器打击后，出现双侧后牙早接触，前牙开𬌗，双侧颞下颌关节区肿胀疼痛，你认为是
A. 双侧颞下颌关节急性前脱位
B. 双侧髁突颈部骨折
C. 双侧升颌肌群痉挛
D. 双侧关节盘穿孔破裂
E. 双侧翼外肌痉挛

【答案】B

【考点】双侧髁突颈部骨折

【解析】颞下颌关节脱位主要是过度开口引起，A 不正确。C、D、E 均会出现开口受限，但是这三者均不会出现双侧后牙早接触、前牙开殆的情况。因此，结合患者受钝器打击史，考虑患者为髁突颈部的间接性骨折。故选 B。

【避错】此题易错选 A。但患者有受钝器打击史，而颞下颌关节脱位主要是过度开口引起。

19. 女，35 岁。颊面外伤伴昏迷，经现场紧急处理后准备后送，处理中不正确的是

A. 予俯卧位

B. 额部垫高

C. 予仰卧位

D. 随时观察，防止窒息和休克发生

E. 若怀疑有颈椎损伤，在搬运时应由 2～4 人同时进行

【答案】C

【考点】外伤处理的原则

【解析】外伤处理的一般原则：①迅速做好急救，如包扎、止血、镇痛、固定等，及时得到外科处理。②对开放性创伤，要根据伤情和当时的条件，尽快做好早期外科处理。对伤情一时判断不清者，要边处理边观察边检查，查明原因后再做进一步处理。分析选项，A 项与 C 项相互矛盾，必有一错。为避免影响气道，应避免仰卧位，所以 C 错误，故选 C。

【避错】此题易错选 A。考生如没有考虑到为避免影响气道，应避免仰卧位，易错选 A。

20. 一口腔颌面部损伤患者，有昏迷史，清醒一段时间后出现头痛加剧、不安，进而嗜睡，再次进入昏迷，应首先考虑

A. 脑震荡

B. 脑挫裂伤

C. 蛛网膜下血肿

D. 硬脑膜外血肿

E. 脑水肿

【答案】D

【考点】颅脑损伤的急救

【解析】硬脑膜外血肿典型的临床表现就是疾病发展过程中出现“中间清醒期”。患者脑部受到外伤后导致脑震荡，伤后会出现短暂的神志不清，约数秒或数分钟之后患者苏醒，之后因为外伤导致颅骨骨折出血或者脑膜中动脉、静脉窦破裂等，在硬膜外形成血肿，随着血肿逐渐增多，脑组织受压，颅内压增高，患者又再次陷入昏迷，即出现昏迷—清醒—再昏迷的现象。急性硬膜外血肿进展很快，一旦发现再昏迷，应该马上复查头颅 CT，及时处理。故选 D。

【避错】此题易错选 A。脑震荡的典型临床特点为短暂的一过性的意识障碍，一般不超过半小时；常伴有逆行性遗忘。

21. 男，18 岁。与他人相撞致上前牙外伤。检查发现 1| 位置低于殆面，牙冠缩短，松动，龈有少许撕裂。牙外伤的诊断是

A. 牙挫伤

B. 牙脱位

C. 冠折

D. 根折

E. 冠根折

【答案】B

【考点】牙脱位的诊断

【解析】牙脱位的诊断标准如下。①骤然外力撞伤史。②牙齿脱出型脱位：牙齿移位可见患牙伸长、倾斜或移位，松动Ⅱ～Ⅲ度，可有龈沟渗血，牙冠无折断和缺损，温度测验反应不一，牙齿移位可伴有牙槽突骨折。③牙齿嵌入型脱位：患牙临床冠变短或消失，可伴有移位、扭转或呈反殆关系，龈沟渗血，叩痛（+++），可伴有牙槽突骨折。因此本题应选 B。

【避错】此题易错选 D，根折可能出现出血、松动及牙龈撕裂等表现，不会出现患牙低于殆面，此为嵌入型脱位的表现。

22. 男，25 岁。5 小时前被刀砍，伤及鼻和口唇，致上唇部分软组织完全离断。患者携带的离体组织完好，应设法缝合回原处，离体组织处理最长时间不应超过伤后

A. 1 小时

B. 3 小时

C. 4 小时

D. 6 小时

E. 8 小时

【答案】D

【考点】离体组织处理时限

【解析】如离体组织尚完整，伤后不超过 6 小时，应设法缝回原位，以减轻组织丢弃给日后修复带来的困难。因此本题应选 D。

【避错】此题易错选 E，伤后 8 小时离体组织可能发生感染，不宜缝回原处。

23. 男，30 岁。因工伤致上颌前部创伤。现唇部肿胀，上、下前牙无法咬合，上前牙多个牙松动、冠折。临床考虑上颌前部牙槽突骨折的特征性表现是

A. 上唇肿

B. 牙龈撕裂

C. 创伤区咬合错乱
D. 相邻牙严重损伤
E. 邻牙与松动牙一并移动

【答案】E

【考点】上颌牙槽突骨折的特征性表现

【解析】上颌牙槽突骨折的临床表现为骨折线，骨折段移位，咬合关系错乱，眶及眶周变化表现为眶周瘀斑，上下睑及球结膜出血，典型的表现是当摇动损伤区的牙时，可见邻近数牙及骨折片随之移动，因此本题应选E。

【避错】此题易错选C，上颌前部牙槽突骨折可出现创伤区咬合错乱，但并非其标志性表现。

24. 男，30岁。颌面部受击打3小时。口腔检查：下颌颏部软组织红肿，口腔内外未见创口，咬合关系无异常，下颌骨正位片示下颌颏部正中有骨折线影像。正确的固定方法是
A. 手术切开骨间固定
B. 牙弓夹板固定
C. 骨钉加金属支架固定
D. 克氏针内固定
E. 皮质骨螺钉固定

【答案】B

【考点】下颌颏部骨折的固定方法

【解析】单颌牙弓夹板固定常用于牙槽突骨折和移位不大的颏部线形骨折，也可以在坚固内固定的张力带处使用，以对抗牙槽突的不良张力。因此本题应选B。

【避错】此题易错选A，下颌颏部正中骨折不需要手术切开固位，牙弓夹板固定即可。

25. 女，29岁。交通事故致颌面部闭合性损伤合并颅脑损伤，已发生吸入性窒息，应采取的抢救措施是
A. 消除口鼻腔分泌物
B. 牵扯舌体向前
C. 悬吊上颌骨折块
D. 气管插管
E. 气管切开

【答案】E

【考点】吸入性窒息的抢救措施

【解析】吸入性窒息的急救：应立即行快速气管切开术，通过气管导管充分吸出进入下呼吸道的血液、分泌物和其他异物，解除窒息。因此本题应选E。

【避错】此题易错选D，气管插管是解除阻塞性窒息的措施，不是吸入性窒息的措施。

26. 男，30岁。双侧髁突高位骨折且有前牙开𬌗，后牙早接触，治疗宜行
A. 切开复位内固定
B. 切开内固定后颌间牵引
C. 颌间结扎
D. 髁突摘除术
E. 颅颌弹性绷带牵引

【答案】A

【考点】双侧髁突高位骨折治疗方法

【解析】对于高位髁突或囊内骨折可采用耳屏前切口入路，切开复位内固定，髁突骨折应尽量在直视下固定。因此本题应选A。

【避错】此题易错选B，颌间牵引用于上颌骨骨折等情况。髁突高位骨折不需要颌间牵引。

27. 男，27岁。因外伤致面中部损伤，入院治疗。经初步诊断，考虑为正中联合部双发骨折。关于本病，描述不正确的是
A. 如为粉碎性骨折或有骨质缺损，下颌牙弓变窄
B. 骨折线两侧肌群牵引力量相等，常无明显移位
C. 正中骨折段可因降颌肌群的作用而向下后方移位
D. 两侧骨折段受下颌舌骨肌的牵引可向中线移位
E. 如为粉碎性骨折或有骨质缺损，可使舌后坠甚至引起窒息

【答案】B

【考点】下颌骨正中联合部骨折的表现

【解析】正中联合部单发骨折时，由于骨折线两侧肌群牵拉力量相等，常无明显移位。有时仅可见骨折线两侧的牙高低不一致，B错误，故选B。

【避错】本题易错选C、D，主要是未完全掌握正中联合部骨折后是否有移位及其移位方向，应注意骨折部位不同，骨折段所受的肌肉牵引也可能不同。

28. 女，33岁。右下颌角骨折。检查发现$\overline{8|}$位于骨折线上，根尖暴露，无移位，不松动，有对𬌗牙，无龋。在骨折固定过程中，该牙的处理是
A. 必须拔除
B. 咬除暴露的根尖即可
C. 根管治疗后再处理骨折
D. 保留，无须特殊处理
E. 保留，并将固位螺钉置于基上，以加强固位力

【答案】A

【考点】颌骨骨折的治疗原则

【解析】在颌骨骨折治疗中常利用牙行骨折段的固定，应尽量保存，即使在骨折线上的牙也可考虑保留，但如骨折线上的牙已松动、折断、龋损或牙根裸露过多或有炎症者，则应予拔除，以防骨创感染或并发颌骨骨髓炎。本题骨折线上的牙已经根尖暴露，故应拔除。故选 A。

【避错】本题易错选 D 或 E，题中骨折线上的牙根尖已经暴露，提示牙根暴露过多，应该予以拔除。

29. 男，33 岁。交通事故致单侧下颌角骨折，此类骨折的最佳固定方法是

A. 单颌结扎

B. 颅颌绷带固定

C. 坚固内固定

D. 钢丝内固定

E. 颌间结扎

【答案】C

【考点】颌骨骨折的固定方法

【解析】实践证明，坚固内固定技术比以往的固定方法效果要好，且使用方便；大大减少了术后颌间固定的时间，甚至可根本不用颌间固定，因而目前在多数情况下已成为颌骨骨折的首选方法。故选 C。

【避错】本题易错选 A，单颌固定在临床上常用于牙槽突骨折和移位不大的颏部线形骨折。

30. 男，18 岁。打篮球时被他人撞击颏部，不能咬合。外院诊断为“左颞下颌关节脱位”转来复位。检查：颏点、牙中线偏右，前牙开殆，右侧后牙接触，位置后移。右耳前区肿胀，压痛明显。该患者的诊断是

A. 左髁突前脱位

B. 左髁突侧方脱位

C. 双侧髁突前脱位

D. 双侧髁突侧方脱位

E. 右侧髁突骨折

【答案】E

【考点】髁突骨折诊断

【解析】一侧髁突骨折时，耳前区有明显的疼痛，局部肿胀、压痛。以手指深入外耳道或在髁突部触诊，如张口时髁突运动消失，可能有骨折段移位。低位骨折时，由于翼外肌的牵拉，髁突向前内移位；严重者，髁突可从关节窝内脱位，向上进入颅中窝。与此患者症状相符，故选 E。

【避错】此题易错选 B，左髁突脱位也可引起中线偏右，但左髁突前脱位时右侧后牙反殆，有外伤史及右耳前区肿胀、压痛明显都符合右髁突骨折的表现。

31. 男，18 岁。被他人以拳击伤及左颧部，肿胀及疼痛明显，颧部皮肤青紫色。无开口受限。X 线未见骨折征象。此种损伤属于

A. 复合性损伤

B. 擦伤

C. 挫伤

D. 撕裂伤

E. 撕脱伤

【答案】C

【考点】口腔颌面部的组织损伤种类

【解析】挫伤是皮下及深部组织遭受力的挤压损伤而无开放性创口。伤区的小血管和淋巴管破裂，常有组织内渗血而形成瘀斑，甚至发生血肿。因此本题应选 C。

【避错】此题易错选 D，撕裂伤应有开放性创口，此题未提及，所以排除。

32. 女，33 岁。上颌前部被硬物撞击，经 X 线检查证实为上颌前部的牙槽突骨折伴牙龈撕裂伤。该患者不必进行的处理是

A. 缝合牙龈创口

B. 局部麻醉下将牙槽突及牙复位

C. 单颌结扎固定

D. 有早接触时调磨对颌牙

E. 颌间结扎

【答案】E

【考点】牙槽突骨折治疗

【解析】牙槽突骨折的治疗原则是早期复位和固定。具体方法是在局部麻醉下，手法复位骨折块，同时复位移位和脱位的牙齿。复位后即行单颌固定，固定时间一般为 4～6 周。有早接触时调磨对颌牙。因此本题应选 E。

【避错】此题易错选 B，牙槽突骨折常伴牙脱位，因此应局部麻醉下复位，此种治疗是可以采用的。

33. 男，24 岁。被钝器击打颈部，伤处有明显的皮下淤血和血肿，但未见开放创口。其确切的诊断是

A. 钝器伤

B. 挫伤

C. 挫裂伤

D. 擦伤

E. 撕脱伤

【答案】B

【考点】软组织损伤诊断

【解析】挫伤是皮下及深部组织遭受力的挤压损伤而无开放性创口。伤区的小血管和淋巴管破裂，常

有组织内渗血而形成瘀斑，甚至发生血肿。因此本题应选 B。

【避错】此题易错选 C，挫裂伤应伴有开放性创口，因此需排除。

【A_3/A_4 型题】

（34～36 题共用题干）

男，30 岁。车祸伤，有一过性昏迷病史。急诊检查发现面中部凹陷，眶周淤血，咬合错乱，后牙早接触，前牙开殆。

34. 首先应当做哪项辅助检查

A. 头颅 CT

B. 上颌骨瓦氏位片

C. 颧弓位片

D. 上颌咬合片

E. 鼻颏位片

【答案】A

【考点】口腔颌面部创伤的检查

【解析】对伤情较重并伴有昏迷的伤员，应重点了解伤员昏迷的时间及昏迷期间有无清醒及再昏迷的病史，如果出现昏迷—清醒—再昏迷的情况，则提示有颅内血肿的可能。应及时拍摄 CT 或 MRI 以了解颅脑损伤的情况，必要时会同神经外科医师共同诊治，待颅脑伤情平稳后再处理颌面伤。故本题答案为 A。

【避错】本题易误选 C，颧弓位片主要用于检查颧骨及颧弓骨折。

35. 根据临床检查，颌面部的骨折可能是

A. Le Fort Ⅰ型骨折

B. Le Fort Ⅱ型骨折

C. Le Fort Ⅲ型骨折

D. 上颌骨纵行骨折

E. 颧骨、颧弓骨折

【答案】C

【考点】上颌骨骨折的分类

【解析】Le Fort 按照上颌骨骨折线的高低部位，将上颌骨骨折分为 3 型。①Le Fort Ⅰ型骨折：骨折线从梨状孔水平、牙槽突上方向两侧水平延伸到上颌翼突缝。②Le Fort Ⅱ型骨折：骨折线自鼻额缝向两侧横过鼻梁、眶内侧壁、眶底和颧上颌缝，再沿上颌骨侧壁至翼突。有时可波及筛窦达颅前窝，出现脑脊液鼻漏。③Le Fort Ⅲ型骨折：骨折线自鼻额缝向两侧横过鼻梁、眶部，经颧额缝向后达翼突，形成颅面分离，常导致面中部拉长和凹陷，此型骨折多伴有颅底骨折或颅脑损伤，出现耳、鼻出血或脑脊液漏，为 3 类中最严重者，故选 C。

【避错】本题易错选 E，颧骨、颧弓骨折没有咬合关系错乱，根据患者面中部凹陷可选出 Le Fort Ⅲ型骨折。

36. 颌面部创伤后抗休克治疗措施不包括

A. 保持呼吸道通畅

B. 降低颅内压

C. 维持血压

D. 补液

E. 止血

【答案】B

【考点】颌面部创伤后抗休克治疗

【解析】颌面部创伤后引发休克患者，可出现体内循环血量减少，血压下降，应立即给予补液、必要时输血，以改善全身情况；还应注意止血、通畅气道，对症给予镇痛等。故选 B。

【避错】此题不易选错，休克患者血压呈下降趋势，治疗不能再降低颅内压。

（37～39 题共用题干）

男，50 岁。因交通事故造成面中份创伤，有短暂昏迷史。临床检查：面中 1/3 凹陷，咬合错乱，影像学检查符合上颌骨 Le Fort Ⅲ型骨折。

37. 现场抢救时，若发生窒息，最实用的抢救方法是

A. 环甲膜切开后，气管切开

B. 迅速经口或鼻腔气管插管

C. 舌体牵出口外，纠正舌后坠

D. 清除口鼻腔及咽喉部血块、呕吐物等

E. 用压舌板横放于上前磨牙，并固定于头部绷带

【答案】E

【考点】上呼吸道阻塞的紧急处理

【解析】当上颌骨折块下坠大、出血多，可能引起呼吸道阻塞或导致误吸时，在现场可临时采用筷子、压舌板等物品横放于上颌双侧前磨牙位置，将上颌骨骨折块向上悬吊，并将两端固定于头部绷带上。因此本题应选 E。

【避错】此题易错选 B，此题未提及呼吸困难的表现，因此不需要气管插管等方法，而只需要用压舌板横放于上前磨牙，并固定于头部绷带以防止发生呼吸道阻塞。

38. 关于患者的临床表现，错误的是

A. 颅面分离

B. 面中部缩短

C. 多伴颅底骨折

D. 咬合关系表现为前牙开殆，后牙早接触

E. 骨折线经颧额缝向后达翼突

【答案】B

【考点】Le FortⅢ型骨折临床特点

【解析】Le FortⅢ型骨折时，骨折线自鼻额缝向两侧横过鼻梁、眶部，经颧额缝向后达翼突，形成颅面分离，常导致面中部拉长和凹陷。此骨折多伴有颅底骨折或颅脑损伤，出现耳、鼻出血或脑脊液漏，因此本题应选 B。

【避错】此题易错选 C，Le FortⅢ型骨折骨折位置较高，可以合并颅底骨折。

39. 若患者发生脑脊液鼻漏，治疗方法中正确的是

A. 予头低卧位

B. 早期手术探查

C. 反复冲洗鼻腔

D. 禁做鼻腔填塞

E. 鼻腔内置负压装置

【答案】D

【考点】脑脊液鼻漏处理

【解析】对于脑脊液鼻漏患者不能进行鼻腔填塞，应听任自流，并用抗生素预防感染，多 3～7 天内逐渐减少或停止，故 D 项做法是正确的，因此本题应选 D。

【避错】此题易错选 C，反复冲洗鼻腔可能造成感染扩散，因此不宜使用。

（40～42 题共用题干）

男孩，5 岁。进食时不慎跌倒，筷子戳破腭部 2 小时。急诊检查见软腭有一约 15mm 长创口，为贯穿伤。患儿清醒，检查合作。

40. 该患儿的处理应是

A. 无须特殊处理

B. 患儿合作时应予缝合

C. 局部麻醉下缝合

D. 表面麻醉下缝合

E. 全身麻醉下缝合

【答案】C

【考点】清创缝合麻醉方法的选择

【解析】口腔颌面部损伤伤员只要全身情况允许，或经过急救后全身情况好转，条件具备，应对局部创口进行早期外科处理，清创术是预防创口感染和促进组织愈合的基本方法。当患儿意识清醒、合作时，清创缝合应在局部麻醉下进行，因此本题应选 C。

【避错】此题易错选 D，此患儿伤口较深，仅用表面麻醉无法起到镇痛效果。

41. 如同时存在硬腭组织缺损，创口较大，此时的局部处理为

A. 应拉拢缝合，尽量缩小创面

B. 在硬腭两侧做松弛切口，然后缝合创面

C. 因患儿年龄小，组织再生能力强，可任其自行愈合

D. 由患儿家属决定是否手术缝合

E. 堵塞碘纱保护创面即可

【答案】B

【考点】腭损伤的处理

【解析】硬腭软组织撕裂做黏骨膜缝合即可。如硬腭有组织缺损或与鼻腔、上颌窦相通，可在邻近转移黏骨膜瓣，封闭瘘口和缺损，或在硬腭缺损两侧做松弛切口，从骨面分离黏骨膜瓣后，向缺损处拉拢缝合。因此本题应选 B。

【避错】此题易错选 A，因存在硬腭组织缺损，拉拢缝合会造成伤口张力过大，难以缝合。

42. 如进行缝合，应缝合

A. 鼻侧黏膜、肌层、口腔侧黏膜

B. 肌层、口腔侧黏膜

C. 口腔侧黏膜

D. 鼻侧黏膜、口腔侧黏膜

E. 全层贯穿缝合

【答案】A

【考点】腭损伤的处理

【解析】如硬腭有组织缺损或与鼻腔、上颌窦相通，可在邻近转移黏骨膜瓣，封闭瘘口和缺损，或在硬腭缺损两侧做松弛切口，从骨面分离黏骨膜瓣后，向缺损处拉拢缝合。应分层缝合鼻侧黏膜、肌层、口腔侧黏膜。因此本题应选 A。

【避错】本题容易误选 E，此题为贯通伤，伤口较深，因此不能全层贯通缝合，而应分层缝合，并且应注意顺序。

【B_1 型题】

（43～46 题共用备选答案）

A. 颞浅动脉压迫法

B. 面动脉压迫法

C. 缝合止血法

D. 结扎止血法

E. 填塞止血法

颌面部创伤处理时，请选择适当的止血方法

43. 现场急救，出现颞部较严重的出血时

【答案】A

44. 临床上最可靠而常用的是

【答案】D

45. 舌组织严重出血时

【答案】C

46. 开放性及洞穿性创口伴组织缺损时

【答案】E

【考点】各类止血法的使用

【解析】指压止血适用于现场无抢救器械及药品的紧急情况，颞浅动脉压迫常用于颞部较严重的出血，故43题选A。结扎止血临床上最为常用且可靠，故44题选D。缝合止血是最基本的止血方法，舌组织严重出血时需要对主要血管进行结扎，故45题选C。填塞止血用于开放性和洞穿性创口，腔窦内出血、组织缺损或颈静脉破裂出血而不能缝合结扎的情况。故46题选E。

【避错】43题较简单，不易出错。44题易错选C，缝合止血是最基本的止血方法，而结扎止血才是临床上最为常用且可靠的方法，注意区别。45题易错选D，舌部出血应尽早缝合血管。46题易误选C，开放性及洞穿性创口伴组织缺损不能缝合结扎。

（47～48题共用备选答案）

A. 开口过度

B. 脑脊液漏

C. 舌后坠

D. 后牙早接触，前牙开𬌗

E. 复视

47. 双侧髁突骨折可出现

【答案】D

48. 双侧颏孔区骨折可出现

【答案】C

【考点】下颌骨骨折的临床表现

【解析】双侧髁突骨折者，下颌不能做前伸运动，由于升颌肌群的牵拉，下颌支向后上移位，导致后牙早接触，前牙开𬌗更明显，侧颌运动受限。因此47题选D。双侧颏孔区骨折时，两侧颏孔折断因升颌肌群牵拉而向上前方移动，前骨折段则因降颌肌群的作用而向下后方移位可致颏后缩及舌后坠，因此48题应选C。

【避错】47题易错选B，脑脊液漏易发生于Le FortⅢ型骨折，髁突骨折一般不会出现。48题易错选A，颏孔区骨折会导致舌后坠等情况，不会出现开口过大。

考点：口腔颌面部肿瘤及瘤样病变

【A_1型题】

1. 下列成釉细胞瘤中可再分为3种组织学亚型的是

A. 单囊型

B. 滤泡型

C. 丛状型

D. 骨外/外周型

E. 促结缔组织增生型

【答案】A

【考点】成釉细胞瘤的分型

【解析】单囊型成釉细胞瘤可分为3种组织学亚型：第Ⅰ型为单纯囊性型，囊壁仅见上皮衬里，为成釉细胞瘤的典型形态特点，包括栅栏状排列的柱状基底细胞和排列疏松的基底上细胞。第Ⅱ型伴囊腔内瘤结节增殖，瘤结节多呈丛状型成釉细胞瘤的特点。第Ⅲ型肿瘤的纤维囊壁内有肿瘤浸润岛，可伴或不伴囊腔内瘤结节增生，囊壁衬里上皮并非均一地表现成釉细胞瘤特点，局部区域可见较薄的、无特征的非角化上皮，在纤维囊壁内常可见程度不一的上皮下玻璃样变或透明带。故选A。

【避错】本题易错选B或C。成釉细胞瘤可分为4种临床类型：实性/多囊型、骨外/外周型、单囊型和促结缔组织增生型。其中实性/多囊型又可分为以下几种组织学亚型：滤泡型、丛状型、棘皮瘤型、颗粒细胞型、基底细胞型和角化成釉细胞，此题易将这几种亚型误认为正确答案。

2. 与口腔癌发生有关的维生素主要是

A. 维生素A

B. 维生素C

C. 维生素D

D. 维生素PP

E. 维生素K

【答案】A

【考点】口腔癌的致病因素

【解析】食谱中某些维生素及微量元素的变化与癌的发生有一定关系。与口腔癌发生有关的维生素主要是维生素A、B族维生素、维生素E类缺乏。所以A正确，而其他选项不合要求，故此题选A。

【避错】此题易错选E。主要是对于口腔癌的营养致病因素不熟悉。除了维生素A和B族维生素、维生素E，硒、锗、铜、锌等的含量与比值也和口腔癌瘤的发生有一定关系。

3. 属于良性肿瘤的是

A. 非霍奇金淋巴瘤

B. 多发性骨髓瘤

C. 牙源性角化囊性瘤

D. 霍奇金淋巴瘤

E. 黏膜黑色素瘤

【答案】C

【考点】良性肿瘤与恶性肿瘤的分类

【解析】牙源性角化囊性瘤，原被称为牙源性角化囊肿，是一种良性、单囊或多囊、发生于颌骨内的牙源性肿瘤，故此题选 C。

【避错】此题易错选 A。认为非霍奇金淋巴瘤与霍奇金淋巴瘤相对，故为良性肿瘤，实际上霍奇金淋巴瘤和非霍奇金淋巴瘤是恶性淋巴瘤的两大类。

4. 牙源性角化囊肿好发于

A. 上颌前牙区

B. 上颌磨牙区

C. 上颌尖牙区

D. 下颌升支及磨牙区

E. 下颌前牙区

【答案】D

【考点】牙源性囊肿的好发部位

【解析】颌骨牙源性囊肿多发生于青壮年，可发生于颌骨任何部位。根端囊肿多发生于前牙；角化囊肿则好发于下颌第三磨牙区及下颌支部。故选 D。

【避错】此题易错选 C。含牙囊肿除下颌第三磨牙区外，上颌尖牙区也是好发部位。

5. 关于上颌窦癌的描述，错误的是

A. 肿瘤发生自上颌窦上壁时，可出现眼球突出和复视

B. 肿瘤发生自上颌窦外壁时，可表现为面部及鼻唇沟肿胀

C. 肿瘤发生自上颌窦后壁时，可侵及蝶窦及翼板

D. 肿瘤发生自上颌窦下壁时，可侵入翼腭窝引起开口困难

E. 肿瘤发生自上颌窦内壁时，可出现鼻塞、出血

【答案】D

【考点】上颌窦癌的临床症状

【解析】根据肿瘤发生的部位，临床上可出现不同的症状。①肿瘤发生自上颌窦内壁时，可出现鼻阻塞、鼻出血，一侧鼻腔分泌物增多，鼻泪管阻塞有流泪现象，排除 E。②肿瘤发生自上颌窦上壁时，可出现眼球突出和向上移位，可能引起复视，排除 A。③肿瘤发生自上颌窦外壁时，可表现为面部及鼻唇沟肿胀，以后皮肤破溃，肿瘤外露，排除 B。④肿瘤发生自上颌窦下壁时，先引起牙松动、疼痛、龈颊沟肿胀，D 错误。⑤肿瘤发生自上颌窦后壁时，可侵入翼腭窝而引起开口困难，排除 C。故此题选 D。

【避错】此题易错选 C。肿瘤发生自上颌窦后壁时，可侵及蝶窦及翼板而引起张口困难。上颌窦癌常转移至下颌下及颈上部淋巴结。

6. 属发育性囊肿的是

A. 甲状舌管囊肿

B. 舌下腺囊肿

C. 唾液腺囊肿

D. 皮脂腺囊肿

E. 根端囊肿

【答案】A

【考点】甲状舌管囊肿的特点

【解析】甲状舌管囊肿是胚胎发育中甲状舌管不消失，由残存上皮分泌物聚集形成的先天性甲状舌管囊肿；舌下腺囊肿或唾液腺囊肿主要是由于导管堵塞使得唾液滞留而产生囊肿；而皮脂腺囊肿是由于皮脂腺排泄管阻塞而引起的囊肿；根端囊肿是由于根尖周肉芽肿的中央液化变性不断积液而产生。本题中只有甲状舌管囊肿属发育性囊肿，故选 A。

【避错】属于发育性囊肿的此题中只有甲状舌管囊肿，不易选错。

7. 由成釉器星网状层变性发展而来的颌骨囊肿是

A. 始基囊肿

B. 含牙囊肿

C. 根尖周囊肿

D. 球上颌囊肿

E. 牙源性角化囊性瘤

【答案】A

【考点】始基囊肿

【解析】始基囊肿发生于成釉器发育早期，成釉器受刺激后其星网状层发生变性并有液体渗出蓄积形成囊肿。含牙囊肿是由于在牙冠形成后，牙冠面和缩余釉上皮之间有液体渗出而形成。根尖周囊肿主要是由根尖周肉芽肿发展而来。球上颌囊肿属于非牙源性囊肿。牙源性角化囊肿来源于原始的牙胚或残余牙板。故选 A。

【避错】此题易错选 B。但是含牙囊肿是由于牙冠形成后，牙冠面和缩余釉上皮之间有液体渗出而形成，而不是由成釉器星网状层变性发展而来。

8. 属瘤样病变的是

A. 神经鞘膜瘤

B. 颈动脉体瘤

C. 神经纤维瘤

D. 牙龈瘤

E. 纤维瘤

【答案】D

【考点】牙龈瘤的特征

【解析】瘤样病变是慢性刺激和炎症引起的病理

性组织增生，外观与肿瘤相似，但实质不是肿瘤。以上5个选项中只有牙龈瘤是机械刺激及慢性炎症刺激形成的反应增生物，而没有肿瘤的特有结构，不是真性肿瘤，牙龈瘤只是一个形态学及部位命名的诊断学名词。故选D。

【避错】此题易错选E，纤维瘤为良性肿瘤，而非瘤样病变。

9. 腮腺咬肌区手术后，应使用的绷带类型是

A. 四头带

B. 交叉十字绷带

C. 头部绷带

D. 颅颌弹性绷带

E. 石膏绷带

【答案】B

【考点】各类型绷带的适应范围

【解析】腮腺咬肌区手术后，一般需要加压包扎，消灭无效腔、防止积液。A项和C项对术区不能起到良好的加压效果；D项主要用于颌骨骨折或颞下颌关节脱位的包扎固定；E项不常用于口腔科。B项更适合对颌面和上颈部术后创口进行加压包扎。故选B。

【避错】此题易错选D，但颅颌弹性绷带的适用范围是颌骨骨折或颞下颌关节脱位的包扎固定。

10. 最常引起牙根吸收的颌骨病变是

A. 牙源性角化囊性瘤

B. 根端囊肿

C. 残余囊肿

D. 成釉细胞瘤

E. 牙源性黏液瘤

【答案】D

【考点】成釉细胞瘤的特点

【解析】成釉细胞瘤和牙源腺性黏液瘤均可造成牙根的吸收，但后者没有前者常见，所以D正确，不选E。其余3个选项的病变一般不会造成牙根的吸收，所以不选A、B、C。本题选D。

【避错】此题易错选E。牙源性黏液瘤也可造成牙根的吸收，但成釉细胞瘤牙根吸收更常见，其牙根吸收呈截断状。

11. 口底囊肿，囊腔内充满白色豆腐渣样物质，镜下见角化复层鳞状上皮衬里，囊壁内含有皮肤附属器。最可能的病理诊断是

A. 表皮样囊肿

B. 皮样囊肿

C. 畸胎样囊肿

D. 口底囊肿

E. 蛤蟆肿

【答案】B

【考点】皮样囊肿的特点

【解析】畸胎样囊肿虽然衬里上皮也是复层鳞状上皮，但是不会出现白色豆腐渣样内容物。口底囊肿不是病理学名词。蛤蟆肿即舌下囊肿，是指口底的黏液囊肿，其内容物多为清亮液体。皮样和表皮样囊肿虽然都含有白色豆腐渣样物质，但是表皮样囊肿的纤维囊壁里面不含有皮肤附属器。故选B。

【避错】此题易错A。表皮样囊肿和皮样囊肿的区别为表皮样囊肿的纤维囊壁里面不含有皮肤附属器，考生切忌混淆。

12. 对放射线不敏感的肿瘤是

A. 未分化癌

B. 恶性淋巴瘤

C. 鳞状细胞癌

D. 恶性淋巴上皮癌

E. 骨肉瘤

【答案】E

【考点】对放射线不敏感的肿瘤

【解析】肿瘤对放射线的敏感度一般可分为低度敏感、中度敏感、高度敏感3种情况。间叶组织来源的肿瘤一般对放射线不敏感，鳞状上皮肿瘤中度敏感，未分化癌和恶性淋巴瘤则较敏感。在本题所给出的5个选项中，只有骨肉瘤来源于间叶组织，故A、B、C、D错误，E正确。本题应选E。

【避错】此题易错选D，恶性淋巴上皮瘤对放射线治疗属于高度敏感。

13. 不属于口腔癌“无瘤”手术要求的是

A. 保证手术在正常组织内进行

B. 避免切破肿瘤，勿挤压瘤体

C. 不宜整块挖出，暴露的肿瘤面覆以纱布、缝包

D. 创口缝合前大量盐水冲洗，化疗药物湿敷

E. 创口缝合时更换手套及器械

【答案】C

【考点】无瘤操作要求

【解析】无瘤操作的目的：一是防止癌细胞沿血道、淋巴道扩散，二是防止癌细胞创面种植。应保证手术在正常组织内进行，避免切破肿瘤，术中勿挤压瘤体，应整块挖出，暴露的肿瘤面覆以纱布、缝包。肿瘤切除后，弃去切口保护膜及周围所有的敷料，加盖新的无菌巾再进行手术。所以此题选C。

【避错】此题易错选E，口腔癌缝合时应注意更换手套及器械以防止创面种植。这是肿瘤手术需要特殊注意的操作要求。

14. 不属于牙源性颌骨囊肿的为
A. 始基囊肿
B. 甲状舌管囊肿
C. 牙源性角化囊性瘤
D. 根尖周囊肿
E. 含牙囊肿
【答案】B
【考点】牙源性颌骨囊肿种类
【解析】牙源性颌骨囊肿根据其来源不同可分为根端囊肿、始基囊肿、含牙囊肿、牙源性角化囊性瘤。通常都是无症状、生长缓慢的圆形或卵圆形颌骨肿物。甲状舌管囊肿是一种与甲状腺发育有关的先天性畸形，多见于少年儿童，属先天性发育异常。在胚胎发育过程中，如甲状舌管退化不全，在盲孔与甲状腺峡部间可形成甲状舌管囊肿。肿块位于颈部中线、甲状软骨与舌骨间，常随吞咽动作上下移动。感染后可形成瘘管，并有黏液性或脓性分泌物溢出。所以排除属于牙源性颌骨囊肿的A、C、D、E，此题选B。
【避错】此题易错选A，始基囊肿发生于成釉器发育的早期阶段，牙釉质和牙本质形成之前，在炎症和损伤刺激后，成釉器星网状层发生变性，并有液体渗出，蓄积其中形成囊肿。
15. 口腔颌面部癌与肉瘤的根本区别是
A. 组织学来源
B. 发病年龄
C. 生长方式
D. 临床症状
E. 对全身的影响
【答案】A
【考点】癌与肉瘤组织学区别
【解析】癌为来自上皮组织的恶性肿瘤，如腺癌是来自柱状上皮等；但肉瘤不同，它是来自软组织、骨组织，甚至淋巴造血组织，故此题选A。
【避错】此题易错选E，癌与肉瘤对全身的影响方面无明显差异。
16. 囊肿壁中含皮肤附件的是
A. 甲状舌管囊肿
B. 皮样囊肿
C. 表皮样囊肿
D. 牙源性角化囊性瘤
E. 舌下腺囊肿
【答案】B
【考点】皮样囊肿病变特征
【解析】皮样囊肿为先天性皮样新生物，由于胚胎期发育异常，外胚叶部分断裂被埋于皮下或结膜组织下而成。组织学上，典型者囊肿外包一层结缔组织囊膜，表皮组织面向囊腔，两者之间含有发育不全的皮肤附属器，如毛囊、汗腺、皮脂腺、血管等，有时混有软骨、肌肉、神经。囊腔内有皮脂腺样物质、角化物质、胆固醇、毛发、坏死细胞等，可有钙化。因此B正确。其他囊肿不含有皮肤附件，所以此题选B。
【避错】此题易错选C，应注意表皮样囊肿与皮样囊肿的主要区别就是前者无皮肤附件，而后者有皮肤及其附件。
17. 成釉细胞瘤的穿刺液常为
A. 淡黄色
B. 不凝的血性液体
C. 清亮的黏液
D. 褐色液体
E. 草黄色液体
【答案】D
【考点】成釉细胞瘤的穿刺液性状
【解析】成釉细胞瘤为颌骨中心性上皮肿瘤，在牙源性肿瘤中较为常见。成釉细胞瘤发源于牙釉质原基上皮层的基底细胞。由于肿瘤含有大小不等的囊腔，其内潴留黄色浆液性及血性分泌物。肿瘤继续膨大可使外骨板变薄如牛皮纸，按压时有捏乒乓球感，穿刺抽液为棕褐色液体，含胆固醇结晶，所以D正确，其他穿刺液不是成釉细胞瘤的特征，故选D。
【避错】此题易错选A，成釉细胞瘤大多为实质性，如囊性成分较多时，穿刺检查可抽出褐色液体，可与颌骨囊肿液多为淡黄色区别。
18. 不属于动静脉畸形临床表现的是
A. 体位移动试验阳性
B. 表面皮温高
C. 扪诊有震颤感
D. 听诊有吹风样杂音
E. 肿瘤高起呈念珠状
【答案】A
【考点】动静脉畸形临床表现
【解析】动静脉畸形是由扩张的动静脉吻合，迂曲盘绕而形成具有搏动性的血管瘤。血管迂曲呈蚯蚓弯曲状或呈蜘蛛网样放射状扩张外观，高出皮肤呈半圆状隆起，皮肤往往潮红及毛细血管扩张，局部温度增高，B不选；扪之有震颤感，C不选；触有搏动感，压之肿块缩小，压紧时搏动消失，听诊可闻及血管杂音，D不选；病变处隆起，血管扩张增生，E不选；A项不符合。故此题选A。
【避错】本题容易误选B，考生很容易忽视皮温较高这一点，动静脉畸形内有血液组织因此皮温较正常皮肤较高。

19. 始基囊肿属于

A. 胚胎性软组织囊肿

B. 潴留囊肿

C. 牙源性囊肿

D. 面裂囊肿

E. 血外渗性囊肿

【答案】C

【考点】始基囊肿病理归属

【解析】始基囊肿发生于成釉器发育的早期阶段，是星网状层发生变性、液体渗出蓄积而形成的囊肿，与牙的发育有关，属于牙源性囊肿，故C正确。

【避错】此题易错选A，始基囊肿起源于胚胎时期，但其为牙源性颌骨囊肿，因此不属于软组织囊肿。

20. 关于唇癌的描述错误的是

A. 唇癌主要是鳞癌

B. 唇癌多发于下唇

C. 唇癌一般以手术治疗为主

D. 下唇癌常向颏下及下颌下淋巴结转移

E. 唇癌较其他口腔癌易发生颈淋巴结转移

【答案】E

【考点】唇癌

【解析】唇红部发生的癌几乎都为鳞癌，所以A正确，上下唇均可发生唇癌，以下唇多见，所以B正确。早期唇癌可采用外科手术治疗，所以C正确。上唇癌转移率高于下唇，转移淋巴结多为颏下、下颌下及颈深上淋巴结，所以D正确；唇癌的颈淋巴结转移率较低，所以E错误，故此题选E。

【避错】此题易错选B，唇癌下唇发生概率大于上唇。

21. 痣样基底细胞癌综合征的表现中，不包括

A. 多发性角化囊性瘤

B. 皮肤基底细胞痣

C. 易伴发成釉细胞瘤

D. 小脑镰钙化

E. 分叉肋

【答案】C

【考点】痣样基底细胞癌综合征临床表现

【解析】痣样基底细胞癌综合征的表现：多发性角化囊性瘤同时伴发皮肤基底细胞痣，分叉肋，眶距增宽，颅骨异常，小脑镰钙化，脊柱畸形，所以A、B、D、E正确。痣样基底细胞癌综合征不伴发成釉细胞瘤，故此题选C。

【避错】此题易错选A，痣样基底细胞癌综合征可伴发多发性角化囊性瘤。

22. 采用平阳霉素治疗，效果最佳的是

A. 囊肿型淋巴管瘤

B. 海绵型淋巴管瘤

C. 毛细管型淋巴管瘤

D. 毛细管型血管瘤

E. 蔓状血管瘤

【答案】A

【考点】平阳霉素疗效

【解析】平阳霉素能使内皮细胞变性、萎缩、退化，致使血管瘤或淋巴管瘤消退。平阳霉素的主要适应证为静脉畸形和大囊型淋巴管畸形。静脉畸形又称海绵状血管瘤，无此选项，大囊型又称囊肿型淋巴管瘤，因此A正确。其他选项的脉管畸形都不宜采用该疗法，因此本题应选A。

【避错】此题易错选B，海绵状血管瘤可用平阳霉素治疗，海绵型淋巴管瘤用手术治疗，区别血管瘤和淋巴管瘤，不可混淆。

23. 骨纤维异常增殖症常见的典型X线表现是

A. 呈日光放射状排列的骨刺

B，大小不等的圆形齿状阴影

C. 不规则骨质破坏

D. 单囊状阴影

E. 毛玻璃样阴影

【答案】E

【考点】骨纤维异常增殖症典型X线表现

【解析】骨纤维异常增殖症是比较具有特征性的骨病变，其X线表现也有一定的特点，多呈边界不清的毛玻璃状，有时与骨化纤维瘤难以鉴别，但同其他骨病变在X线表现上较易区分，所以E正确。因骨纤维异常增殖症表现为骨质增生，故可排除B、C、D。而呈日光放射状排列的骨刺是成骨性骨肉瘤的表现，故A错误。本题应选E。

【避错】此题易错选C，骨纤维异常增殖症的特点是增生性改变，而不会出现破坏，因此C错误。

24. 舌癌的最好发部位是

A. 舌尖

B. 舌背

C. 舌根

D. 舌腹

E. 舌侧缘

【答案】E

【考点】舌癌好发部位

【解析】舌癌是最常见的口腔癌之一。其最好发

部位为舌中1/3侧缘，这与尖锐牙尖、不良修复体等有一定关系，其次是舌腹和舌背，舌尖部最少受累。本题应选E。

【避错】此题易错选A，舌尖部较少受到物理刺激，因此发生舌癌概率较小。

25. 成釉细胞瘤被认为属于临界瘤，其原因为

A. 有局部浸润性

B. 易远处转移

C. 易感染

D. 易出血

E. 易恶变

【答案】A

【考点】成釉细胞瘤病变特点

【解析】成釉细胞瘤被认为属于临界瘤是因为成釉细胞瘤的某些特点与恶性肿瘤相似，因此可排除C、D。成釉细胞瘤很少出现远处转移，但有局部浸润性，易侵犯颌骨、软组织等，因此B错误，A正确。成釉细胞瘤恶变率较低，因此E错误。故选A。

【避错】此题易错选B，成釉细胞瘤不易发生远处转移，发生远处转移属于恶性肿瘤的特征。

26. 葡萄酒斑状血管瘤属于

A. 微静脉畸形

B. 静脉畸形

C. 混合型血管瘤

D. 动静脉畸形

E. 杨梅状血管瘤

【答案】A

【考点】脉管畸形的分类

【解析】脉管畸形分类如下：①微静脉畸形，即常见的葡萄酒斑状血管瘤。②静脉畸形，又称海绵状血管瘤。③动静脉畸形，又称蔓状血管瘤或葡萄状血管瘤。④淋巴管畸形，又分大囊型和微囊型。⑤混合畸形，含静脉-淋巴管畸形和静脉-微静脉畸形。故本题应选A。

【避错】此题易错选C，混合型血管瘤是对葡萄酒斑状血管瘤、杨梅状血管瘤、毛细血管瘤的总称。

27. 口腔癌是世界上10种最常见的癌症之一，在我国最常见的3种依次是

A. 颊黏膜癌、牙龈癌、腭癌

B. 牙龈癌、颊黏膜癌、腭癌

C. 舌癌、牙龈癌、颊黏膜癌

D. 舌癌、颊黏膜癌、牙龈癌

E. 舌癌、牙龈癌、口底癌

【答案】D

【考点】口腔癌的流行病学

【解析】恶性肿瘤在我国以舌癌、颊黏膜癌、牙龈癌、腭癌、上颌窦癌等为常见。与西方国家相比，我国口底癌比较少见。因此本题应选D。

【避错】此题易错选C，颊黏膜癌较牙龈癌更多见，此处考生容易混淆。

28. 最常见的颌骨上皮性牙源性肿瘤为

A. 成釉细胞瘤

B. 多形性腺瘤

C. 血管瘤

D. 牙源性角化囊性瘤

E. 淋巴管瘤

【答案】A

【考点】几类肿瘤或瘤样病变的起源

【解析】成釉细胞瘤发源于牙釉质原基上皮层的基底细胞。下颌骨发病率占80%~85%，而上颌骨发病主要来自第二、三磨牙附近。多形性腺瘤好发于腮腺，其次为腭部及下颌下腺；血管瘤是指发生于血管组织的一种良性肿瘤，是由于血管组织的错构，瘤样增生而形成。牙源性角化囊性瘤的组织病理发生和原因尚未确定，大多认为发生自牙源上皮发育异常的早期阶段——牙板及其剩余，因此不少学者将其归类于始基囊肿，但牙源性角化囊性瘤可以含牙，其内容为白色或黄色的油脂样角化物质。淋巴管瘤是由扩张的及内皮细胞增生的淋巴管和结缔组织所共同构成的先天性良性肿瘤，内含淋巴液、淋巴细胞或混有血液。常见的颌骨肿瘤是A。

【避错】此题易错选D，牙源性角化囊性瘤在临床较多见，但其并非肿瘤。

29. 以下不宜行组织活检术的恶性肿瘤为

A. 舌癌

B. 唇癌

C. 恶性淋巴瘤

D. 恶性黑色素瘤

E. 肉瘤

【答案】D

【考点】组织活检术的非适应证

【解析】恶性黑色素瘤来源于成黑色素细胞，好发于皮肤。肿瘤呈蓝黑色，为扁平结节状或乳突状的肿块。其发病率虽较基底细胞癌、鳞状细胞癌低，但恶性度大，易扩散，遂不宜行组织活检。故选D。

【避错】此题易错选C，对淋巴瘤进行组织活检不至造成其生长速度加快，因此可以进行活检。此题需要注意的是恶性黑色素瘤不宜活检是其一个比较典型的临床和诊断要点，常考，需要谨记。

【A_2 型题】

30. 男，65岁。诊断为舌尖部恶性肿瘤。该肿瘤转移最常累及的淋巴结是
    A. 颏下淋巴结、下颌下淋巴结
    B. 下颌下淋巴结、颈深上淋巴结
    C. 颏下淋巴结、颈肩胛舌骨肌淋巴结
    D. 下颌骨、颈肩胛舌骨肌淋巴结
    E. 下颌骨、颈深上淋巴结

【答案】C

【考点】舌癌的淋巴结转移途径

【解析】舌癌的颈淋巴结转移常发生于一侧，如发生于舌背或越过舌体中线的舌癌可向对侧转移，位于舌侧缘的癌多向下颌下和颈深淋巴结上、中群转移，舌尖部癌可向颏下或直接至颈深中群淋巴结。舌癌还可发生远部转移，一般转移至肺部。故选C。

【避错】本题易错选B。舌侧缘的癌多向下颌下和颈深淋巴结上、中群转移。

31. 女，20岁。左面颊、颞部及眼睑巨大葡萄状血管瘤，听诊有吹风样杂音。该患者的最佳治疗方案为
    A. 经导管栓塞加手术治疗
    B. 左侧颈外动脉结扎
    C. 手术治疗
    D. 3%鱼肝油酸钠注射液
    E. 激光治疗

【答案】A

【考点】血管瘤的治疗

【解析】动静脉畸形又称蔓状血管瘤或葡萄状血管瘤。主要采用手术治疗，近年来由于介入放射学的发展可以应用经导管动脉栓塞术，以控制和减少术中出血，故此题选A。

【避错】此题易错选D。静脉畸形可用无水乙醇、3%鱼肝油酸钠注射液或其他血管硬化剂进行病损腔内注射，使病损组织纤维化、闭锁，致病损缩小或消失。

32. 女，58岁。$\lfloor\underline{56}$颊侧牙龈黏膜黑色斑发现2年，大小约1.3cm×0.8cm，近期生长迅速，色素加深，周围有卫星。可能的诊断为
    A. 黏膜黑斑
    B. 恶性黑色素瘤
    C. 牙龈血管瘤
    D. 色素痣
    E. 异位皮脂腺

【答案】B

【考点】恶性黑色素瘤的临床表现

【解析】恶性黑色素瘤的早期表现绝大多数为皮肤痣及黏膜黑斑；发生恶变时，则迅速长大，色素增多，为黑色或深褐色，呈放射状扩展；在肿瘤周围及基底有色素沉着加剧的增生浸润现象，病变内或周围出现结节（卫星结节），表面发生溃疡，易出血和疼痛，并有所属区域的淋巴结突然增大。口腔内恶性黑色素瘤较为恶性。多发生于牙龈、腭及颊部的黏膜。肿瘤呈蓝黑色，故本题答案为B。

【避错】本题易错选D，色素痣中交界痣为淡棕色或深棕色斑疹，一般较小，表面光滑、无毛，平坦或稍高于皮肤。一般无自觉症状。当表现为局部轻微痒、灼热或疼痛；痣的体积迅速增大，色泽加深；表面出现感染、破溃、出血；或痣周围出现卫星小点等表示时提示可能有恶变的症状，恶性黑色素瘤多来源于交界痣。

33. 男，49岁。因左下牙疼痛2个月，下唇麻木3周就诊。曲面体层片示左下颌骨体区2cm×3cm的低密度溶骨破坏区，边界不清呈虫蚀状，无死骨形成及新骨增生。最可能的诊断是
    A. 下颌骨骨髓炎
    B. 成釉细胞瘤
    C. 牙源性角化囊性瘤
    D. 含牙囊肿
    E. 原发性骨内癌

【答案】E

【考点】原发性骨内癌的诊断

【解析】原发性骨内癌又称中央性颌骨癌，好发于下颌骨，早期无自觉症状，以后可出现牙痛，局部疼痛，并相继出现下颌麻木。原发性骨内癌的早期诊断十分重要，下唇麻木常是其首要症状，因此应及时行X线检查，X线早期表现为病损局限于根尖区骨松质。该患者符合骨内癌的症状，因此选E。

【避错】本题易错选A，下颌骨骨髓炎多有炎症史，X线除骨质破坏外，尚有增生修复的表现。如临床、X线检查不能完全鉴别时，应手术冷冻活检，以排除原发性骨内癌。

34. 女，28岁。右下颌骨体部迅速肿大2个月，经病理确诊为骨肉瘤，为提高疗效，术前考虑化疗。首选的化疗药物为
    A. 环磷酰胺
    B. 顺铂
    C. 氟尿嘧啶
    D. 甲氨蝶呤
    E. 平阳霉素

【答案】D

【考点】骨肉瘤的治疗

【解析】骨肉瘤的基本治疗是以手术为主的综合治疗。手术须行大块根治性切除，特别强调器官切除的概念，鉴于骨肉瘤具有远处转移的特点，近年来长骨骨肉瘤加用术前后化疗越来越多，一般选用抗代谢药甲氨蝶呤进行治疗。故本题答案为D。

【避错】本题易错选E，平阳霉素是血管瘤硬化治疗药物。

35. 某患者X线片显示$\overline{6|}$残根根尖下方有1.5cm×1.0cm圆形低密度影像，周围包绕致密骨白线。该病最可能的诊断是

A. 牙源性角化囊性瘤

B. 根尖周囊肿

C. 成釉细胞瘤

D. 颌骨血管瘤

E. 含牙囊肿

【答案】B

【考点】根尖周囊肿的诊断

【解析】根尖周囊肿在X线上显示为清晰圆形或卵圆形的透明阴影，边缘整齐，周围常呈现一白色明显的骨质反应线，因此本题选B。成釉细胞瘤因为多房性及有一定程度的局部浸润性，故周围囊壁边缘常不整齐，呈半月形切迹，有在囊内的牙根尖不规则吸收的病理现象。

【避错】本题易错选A，牙源性角化囊性瘤大多可见黄白色角蛋白样物质混杂其中，将抽出物做角蛋白染色检查有助于对牙源性角化囊性瘤的诊断。

36. 男，40岁。因左下颌下区囊性肿物行左下颌下腺及囊肿摘除术，术后1个月左下颌下区又出现同样的囊性肿物。查左舌下区浅蓝色肿物，质软，穿刺有蛋清样液。该患者左下颌下区出现的肿物应诊断为

A. 左下颌下腺囊肿术后复发

B. 左舌下腺囊肿口外型

C. 左下颌下腺摘除术后继发感染

D. 左下颌下区淋巴结炎

E. 左下颌下腺导管结石

【答案】B

【考点】黏液囊肿的诊断

【解析】黏液囊肿位于黏膜下，表面仅覆盖一薄层黏膜，故呈半透明、浅蓝色的小疱，质地软而具有弹性，破裂易流出透明黏稠液体，囊肿消失。舌下腺囊肿口外型主要表现为下颌下区肿物，而口底囊肿表现不明显。触诊柔软，与皮肤无粘连，不可压缩，穿刺可抽出蛋清样黏稠液体。因此本题选B。

【避错】本题易错选A，临床上下颌下腺囊肿很罕见，建议穿刺抽吸，观察囊内液体，如果为淡黄色半透明的黏稠液体，有拔丝样改变，应该诊断为舌下腺囊肿口外型，手术原则是从口内彻底摘除舌下腺。

37. 男，60岁。右侧鼻翼有1个深棕色结节7年，近2周出现疼痛并长大。检查：结节大小1cm×3cm，表面有破溃，深棕色，周围皮肤出现多个黑色点状小结节。最可能的临床诊断为

A. 皮内痣恶变

B. 复合痣恶变

C. 交界痣恶变

D. 毛痣恶变

E. 雀斑样色素痣恶变

【答案】C

【考点】色素痣

【解析】色素痣来源于表皮基底层产生色素细胞，根据组织学特点，色素痣可分为皮内痣、交界痣、混合痣。痣细胞在表皮和真皮交界处，呈多个巢团状，边缘清楚，分布距离均匀；突起于皮肤表面的交界处易受刺激可能发生恶性症状，如局部轻微痒、灼热或疼痛；痣的体积迅速增大；色泽加深；表面出现感染、破溃、出血，或痣周围皮肤出现卫星小点、放射黑线、黑色素环；以及痣所在部位的引流区淋巴结肿大等。恶性黑色素瘤多来自交界痣。故本题选C。

【避错】本题易错选B，在痣细胞进入真皮的过程中，常同时有皮内痣和残留的交界痣，为皮内痣和交界痣的混合形式。毛痣、雀斑样色素痣均为皮内痣或复合痣。

38. 女，32岁。牙龈肿物3个月。镜下见病变由大量新生毛细血管及成纤维细胞组成，有多数炎症细胞浸润，表皮上皮变薄。病理上最符合

A. 纤维性牙龈瘤

B. 骨化纤维性牙龈瘤

C. 妊娠性牙龈瘤

D. 血管性牙龈瘤

E. 巨细胞性牙龈瘤

【答案】D

【考点】妊娠性牙龈瘤病理表现

【解析】血管性牙龈瘤主要是肉芽组织所构成，其中含有较多的炎症细胞及毛细血管，纤维组织较少，血管壁为单层内皮细胞所构成。肿块表面呈红色或粉红色，易出血。根据题干描述可知病理上最符合的是D。

【避错】本题易错选A，纤维性牙龈瘤富含肉芽

组织和胶原纤维束，故不选A。

39. 女，17岁。左上颈部肿物1年，有反复消长史，特别是感冒时增大。临床检查触诊质软，囊性感明显，穿刺液为透明、淡黄色水样清亮液体。最有可能的诊断为

A. 淋巴管畸形

B. 下颌下腺囊肿

C. 舌下腺囊肿口外型

D. 第二鳃裂囊肿

E. 甲状舌管囊肿

【答案】A

【考点】淋巴管畸形表现

【解析】淋巴管畸形分为微囊型和大囊型，大囊型又称为囊肿型或囊性水瘤。主要发生于颈部锁骨上区，亦可发生于下颌下区及上颈部。一般为多房性囊腔，彼此间隔，内有透明、淡黄色水样液体。病损大小不一，表面皮肤色泽正常，呈充盈状态，扪诊柔软，有波动感。体位移动试验阴性，但透光试验阳性。因此本题选A。

【避错】本题易错选E，甲状舌管囊肿多发生于1～10岁儿童，甲状舌管囊肿的诊断可根据其部位和随吞咽移动等而作出，有时穿刺检查可抽出透明、微混浊的黄色稀薄或黏稠性液体。

40. 女，64岁。发现左上牙龈菜花样溃疡2个月，病理检查诊断为"鳞癌Ⅰ级"。检查见溃疡大小1.5cm×1.5cm。X线片示溃疡区牙槽突骨质有破坏，颌面颈部未触及明显肿大淋巴结。该患者应选择的最佳治疗方案为

A. 病变区上颌骨区域性扩大切除术+根治性颈淋巴结清扫术

B. 病变区上颌骨区域性扩大切除术+功能性颈淋巴结清扫术

C. 病变区上颌骨区域性扩大切除术，定期复查，密切注意颈部淋巴结改变

D. 病变侧上颌骨次全切除术+功能性颈淋巴结清扫术

E. 病变侧上颌骨全切除术+功能性颈淋巴结清扫术

【答案】C

【考点】牙龈癌的治疗

【解析】该患者发生在牙龈上的鳞癌，又称为牙龈癌，牙龈癌治疗以外科手术为主。早期牙龈癌仅波及牙槽突时，应将原发灶及下颌骨方块切除，以保持颌骨的连续性及功能。如癌瘤范围较广侵及颌骨，则将原发灶及下颌骨部分或一侧切除；切除后用钛板等固定，以免下颌骨偏位而发生咬合紊乱，将来再植骨。上牙龈癌应做上颌骨次全切除。如波及上颌窦内，可考虑将一侧上颌骨全切除，上颌龈癌一般不同期行选择性颈淋巴结清扫术，应加强术后随访观察，待有临床转移倾向时再行颈淋巴结清扫术；但如已有淋巴结转移，也可以行同期原发灶及转移淋巴结根治性切除术。故选C。

【避错】本题易错选D，上颌龈癌一般不同期行选择性颈淋巴结清扫术，应加强术后随访观察，待有临床转移倾向时再行颈淋巴结清扫术；但如已有淋巴结转移，也可以行同期原发灶及转移淋巴结根治性切除术。

41. 男，28岁。诊断为下颌成釉细胞瘤，其穿刺液可能为

A. 黄褐色液体，可有胆固醇结晶

B. 血性液体不凝固

C. 黄色清亮液体

D. 蛋清样液体

E. 乳白色豆渣样物

【答案】A

【考点】成釉细胞瘤特点

【解析】成釉细胞瘤穿刺液可有胆固醇结晶的黄褐色液体。神经鞘瘤穿刺液为血性不凝固液体。黄色清亮液体见于甲状舌管囊肿的穿刺物。舌下腺囊中的穿刺检查可见蛋清样液体。乳白色豆渣样物多见于皮样囊肿或表皮样囊肿。故选A。

【避错】此题易错选C。黄色清亮液体见于甲状舌管囊肿的穿刺物。此题所有选项相对应的病变易混淆，但属考试重点，考生应着重记忆。

42. 女，25岁。发现右颌下区无痛性肿块10余年。肿块生长缓慢，压缩感（+），体位移动试验（+），触诊质软。该患者最可能的诊断是

A. 淋巴管瘤

B. 舌下腺囊肿口外型

C. 下颌下腺囊肿

D. 静脉畸形

E. 皮样囊肿

【答案】D

【考点】静脉畸形特点

【解析】以上5个选项，触诊时均感觉质软有压缩感，都可能有较长的病史，且生长缓慢，但是只有静脉畸形具有体位移动试验阳性的特点，即肿物体积的大小可随体位改变而发生变化。故选D。

【避错】此题易错选A。淋巴管瘤多发生于颈部后三角区，称张力性包块。呼吸及咳嗽时包块张力加

大，但无压缩感（+），体位移动试验（+）。

43. 男，45岁。右舌中1/3边缘出现溃疡1个月，扩展较快，伴疼痛。近1周出现右下颌下淋巴结肿大，临床诊断最可能的是

A. 创伤性溃疡

B. 结核性溃疡

C. 复发性口腔溃疡

D. 鳞状细胞癌

E. 恶性淋巴瘤

【答案】D

【考点】鳞状细胞癌特点

【解析】首先，溃疡的位置位于舌缘，是舌癌的好发部位；其次，溃疡扩展较快并伴疼痛提示恶性肿瘤。右下颌下淋巴结肿大提示有肿瘤细胞转移。创伤性溃疡和复发性口腔溃疡不会快速发展，结核性溃疡一般有结核病史且疼痛不明显，恶性淋巴瘤一般不发生在舌缘，故选D。

【避错】此题易错选E，但恶性淋巴瘤一般不发生在舌缘。

44. 女孩，13岁。左面部肿大、畸形，随年龄而增长。检查：左鼻及唇颊增大、下坠、软，面部及躯干皮肤有多处棕色斑。最可能的临床诊断是

A. 嗜酸性粒细胞增生性淋巴肉芽肿

B. 囊性淋巴管瘤

C. 神经纤维瘤病

D. 放线菌病

E. 静脉畸形

【答案】C

【考点】神经纤维瘤病的诊断

【解析】神经纤维瘤病多见于青年，生长缓慢，口腔内较少见，颜面部主要表现为皮肤呈大小不一的棕色斑，或呈灰黑色小点状或片状病损；扪诊时，皮肤内有多发性瘤结节，质较硬；多发性瘤结节沿皮下神经分布，呈念珠状，也可呈丛状；如来自感觉神经，可有明显的触痛；沿神经分布的区域内有时有结缔组织异样增生，皮肤松弛下垂，遮盖眼部，发生功能障碍，面部畸形，肿瘤质软，虽内血运丰富，但一般不能压缩。由题干描述可知，本题正确选项为C。

【避错】此题易错选A，嗜酸性粒细胞增生性淋巴肉芽肿可伴有瘙痒症状，而面部及躯干皮肤有多处棕色斑为神经纤维瘤病的表现，因此排除A。

45. 女，35岁。肿块位于右颊侧部皮下，缓慢生长4年，检查见肿块与皮肤紧密粘连，中央可见1个小色素点，圆形，与周围组织界限明显，质地软，无压痛，可移动，无自觉症状。可诊断为

A. 皮脂腺囊肿

B. 皮样囊肿

C. 表皮样囊肿

D. 甲状舌管囊肿

E. 鳃裂囊肿

【答案】A

【考点】皮脂腺囊肿的诊断

【解析】皮脂腺囊肿的临床表现：常位于面部，生长缓慢，呈圆形，与周围组织界限明显，质地软，无压痛，可以活动，一般无自觉症状；囊壁与皮肤紧密连接，中央可有一色素点，临床上可以根据这个特征与表皮样囊肿鉴别。根据题干信息可知本题应选A。

【避错】此题易错选C，表皮样囊肿内有脱落的上皮细胞、皮脂腺、汗腺和毛发等结构，囊壁中无皮肤附件。

46. 男，30岁。左下颌骨体部中枢性血管瘤出血，急诊入院。该患者最佳的治疗方案为

A. 即刻手术切除病变下颌骨

B. 硬化剂注射止血

C. 栓塞后手术治疗

D. 局部压迫止血

E. 严密观察

【答案】C

【考点】中枢性血管瘤出血治疗方法

【解析】颌骨中枢性血管瘤出血时，除准备足够血源外，为控制出血可采用低温、降压麻醉，导管动脉栓塞技术（TAE）比颈外动脉结扎能更有效地控制出血，宜作为首选。故本题应选C。

【避错】此题易错选B，硬化剂注射止血对中枢性血管瘤造成的出血效果不佳。

47. 女，30岁。左上颈部肿物1年，有消长史，感冒时易增大。触诊囊性感明显，穿刺液为透明、淡黄色水样清亮液体。该患者最可能的诊断为

A. 舌下腺囊肿口外型

B. 甲状舌管囊肿

C. 下颌下腺囊肿

D. 第二鳃裂囊肿

E. 大囊型淋巴管畸形

【答案】E

【考点】大囊型淋巴管畸形临床表现

【解析】舌下腺囊肿口外型发生于颏底部，甲状舌管囊肿发生于颈中线，下颌下腺囊肿多发于下颌下区，与该患者的发病部位都不同，故排除A、B。第二鳃裂囊肿的穿刺物为黄色和棕色、清亮、含或不含胆固醇的液体，与本病的穿刺物性状不同，故排除

D。淋巴管畸形中的大囊型又称囊性水瘤，主要发生在颈部锁骨上区，内容物多为透明、淡黄色水样清亮液体，有反复消长史。故选E。

【避错】此题易错选B，甲状舌管囊肿无明显消长史，且多发生于颈正中线。

48. 男，26岁。发现右面部膨隆1个月。曲面体层片显示右下颌骨体后部及下颌支多房型透影区。部分呈蜂窝状改变，下颌支骨质膨胀明显，下颌第三磨牙移位。此种X线表现最可能的诊断是

A. 根尖周囊肿
B. 含牙囊肿
C. 成釉细胞瘤
D. 牙源性角化囊性瘤
E. 骨纤维异常增殖症

【答案】C

【考点】成釉细胞瘤的诊断

【解析】成釉细胞瘤多发生于青壮年，下颌体及下颌角为常见，随病情进展，颌骨逐渐膨大，造成畸形；X线表现：早期呈蜂房状，以后形成多房样囊肿性阴影；因多房性及局部浸润性，故周围囊壁边缘常不整齐，呈半月形切迹。由成釉细胞瘤临床、X线表现及题干描述可确定本病为成釉细胞瘤。故本题应选C。

【避错】此题易错选D，牙源性角化囊性瘤与成釉细胞瘤有相似性，但无下颌第三磨牙移位的特点。

49. 男，56岁。左颊黏膜下肿物半年，逐渐增大，轻度疼痛，近来在进食时常咬颊，造成局部黏膜糜烂。检查见左颊肿块大小约2cm×2cm，界限不清。表面黏膜糜烂，质地硬。该患者最可能的诊断是

A. 鳞状细胞癌
B. 淋巴瘤
C. 特异性感染
D. 腺上皮恶性肿瘤
E. 良性肿瘤伴感染

【答案】A

【考点】口腔鳞状细胞癌的诊断

【解析】此患者的肿物增大迅速，轻度疼痛，检查见界限不清，为恶性肿瘤倾向，所以排除C、E。淋巴瘤为进行性、无痛性淋巴结增生，此患者症状不符，所以B不选；腺上皮恶性肿瘤发生的部位应该在腮腺附近，所以排除D；此患者最有可能的诊断是鳞状细胞癌，故选A。

【避错】此题易错选B，淋巴瘤表现为沿淋巴结生长，不会出现局部明显肿胀。

50. 男，66岁。上颌窦癌出现流泪症状原因是肿瘤侵犯了

A. 上颌窦上壁
B. 上颌窦内上壁
C. 上颌窦内下壁
D. 同侧鼻腔
E. 上颌窦后壁

【答案】B

【考点】上颌窦癌侵犯的部位

【解析】临床上，可根据肿瘤不同的原发部位而出现不同的症状，当肿瘤发生自上颌窦内壁时，常先出现鼻阻塞、鼻出血，一侧鼻腔分泌物增多；鼻泪管阻塞，有流泪现象；肿瘤发生自上壁时，常先使眼球突出，向上移位，可能引起复视；肿瘤发生自外壁时，则表现为面部及颊沟肿胀，以后皮肤溃破，肿瘤外露，眶下神经受累可发生面颊部感觉迟钝或麻木；由症状可推测，肿瘤侵犯了上颌窦内上壁。故本题正确选项应为B。

【避错】此题易错选A，流泪症状为上颌窦内上壁受累的表现，上颌窦内侧壁不能称为上颌窦同侧鼻腔，位置是不正确的。

51. 男孩，10岁。左面颊部皮脂腺囊肿感染反复发作，分析原因，主要是

A. 抗生素用量不足
B. 感染细菌的抗药性强
C. 未及时切除病灶
D. 引流不畅
E. 全身抵抗力差

【答案】C

【考点】皮脂腺囊肿感染复发的原因

【解析】皮脂腺囊肿术后有一定的复发率，原因多是手术中未将囊肿壁完全切除。尤其是感染和复发的囊肿，囊肿壁较薄，外壁和表皮粘连不易剥离，而颜面部位的囊肿为了保留皮肤而剥离不彻底，造成囊壁残留而复发。因此本题应选C。

【避错】此题易错选A，囊肿首选治疗为切除囊肿，才能彻底清除感染源，仅使用抗生素难以根治。

52. 男，76岁。右舌根癌，其颈淋巴结转移的常见部位为

A. 对侧下颌下淋巴结
B. 左侧颈深上淋巴结
C. 左侧颈深中淋巴结
D. 右侧下颌下淋巴结或颈深淋巴结
E. 右侧下颌下淋巴结或颈浅淋巴结

【答案】B

【考点】舌根癌颈淋巴结转移的常见部位

【解析】舌根癌属于口咽癌，口咽部回流主要引向颈深上淋巴结及咽后淋巴结。故本题应选 B。

【避错】此题易错选 D，舌前部的癌多向下颌下及颈深淋巴结上、中群转移。

53. 女，49 岁。因左下牙疼痛 2 个月，下唇麻木 3 周就诊。检查：左下唇较对侧感觉迟钝，右下第三磨牙松动Ⅱ度，无龋损。全景片示左下颌体区见一 2cm×3cm 边界不清的密度减低区，牙根有吸收。根据以上临床表现，最可能的诊断是

A. 下颌骨骨髓炎
B. 成釉细胞瘤
C. 牙源性角化囊性瘤
D. 含牙囊肿
E. 原发性骨内癌

【答案】E

【考点】原发性骨内癌的诊断

【解析】原发性骨内癌好发于下颌骨，特别是下颌磨牙区。早期多无自觉症状，后可出现牙痛、颌骨局部疼痛，并相继出现下唇麻木，这是本病的特征性表现。肿瘤向骨密质浸润，穿破骨密质后，则在相应部位舌侧出现肿块，或侵犯牙槽突后出现多数牙松动、脱落。肿瘤自牙槽穿出向外生长，并具有腐败臭味。X 线检查可表现为骨质溶解性破坏，边缘不规则，骨密质完整性可被破坏。根据患者临床及影像学表现可知其为原发性骨内癌。故本题应选 E。

【避错】此题易错选 B，成釉细胞瘤可有神经麻木症状，但肿瘤生长比较缓慢，其恶变即为原发性骨内癌，下唇麻木常是原发性骨内癌的首要症状。因此排除 B。

54. 男，34 岁。下颌前份唇侧牙龈出现黑色斑块状肿物半年余。其黑色斑块渐扩大，遂出现双侧下颌下淋巴结肿大。最不宜采用的检查是

A. 切取活检
B. 冷冻活检
C. CT 检查
D. MRI 检查
E. PET 检查

【答案】A

【考点】恶性黑色素瘤检查注意事项

【解析】根据患者临床表现可知为恶性黑色素瘤，不宜行活组织检查，即使是转移性淋巴结肿大亦不应做吸取组织检查，因活组织检查可促进组织快速生长，并使肿瘤播散发生远端转移。故本题选 A。

【避错】此题易错选 C，此患者黑色斑块状肿物半年余，其黑色斑块渐扩大可能为黑色素瘤，黑色素瘤可进行 CT 检查。

55. 男，31 岁。左颊部无痛性肿块 30 余年。查体见左颊肿块质软，边界不清，表面皮肤呈淡蓝色，临床诊断为静脉畸形。为确定其大小和范围，最佳的辅助检查方法是

A. X 线平片
B. 上颌全景片
C. B 超
D. CT
E. MRI

【答案】E

【考点】各种影像检查的应用范围

【解析】X 线对于软组织显影不如 CT 检查效果明显；CT 分辨率高，辐射剂量低，后处理软件灵活；MRI 可以更清晰、直接地显示受检部位的组织变化，且对人体无放射性损害。故选 E。

【避错】此题易错选 D，CT 较一般 X 线平片更为精准，但其精确度不及 MRI。

【A_3/A_4 型题】

（56～58 题共用题干）

男，36 岁。右侧下颌区渐进性肿胀 8 个月余，无疼痛及麻木。检查：面部不对称，颊侧膨隆，表面皮肤色，区域前庭沟丰满，触诊有乒乓球感。X 线片示多房低密度影，局部呈蜂窝状改变，骨质菲薄。

56. 最可能的诊断是

A. 中央性颌骨血管瘤
B. 牙源性颌骨囊肿
C. 中央性颌骨骨髓炎
D. 牙源性角化囊性瘤
E. 成釉细胞瘤

【答案】E

【考点】成釉细胞瘤的诊断

【解析】成釉细胞瘤多发生于成年人，下颌骨比上颌骨多，以下颌体及下颌角部为常见。生长缓慢，初期无自觉症状；逐渐发展使颌骨膨大，造成畸形、左右面部不对称；肿瘤继续增大时，使颌骨外板变薄，甚至吸收，这时肿瘤可以侵入软组织内。典型 X 线表现为早期呈蜂窝状，以后形成多房性囊肿样阴影，单房比较少。患者表现符合成釉细胞瘤的临床特点，故选 E。

【避错】本题易错选 D，牙源性角化囊性瘤病变多累及下颌骨，尤其是磨牙区及下颌支部。X 线表现有单囊和多囊之分，以单囊多见，常沿颌骨长轴生

长，膨胀不明显；如有膨胀，常向舌侧；牙根吸收少见，多呈斜面状；病变内可含牙或不含牙。

57. 行局部穿刺，穿刺液可能是

A. 白色角化物

B. 蛋清样液体

C. 草绿色液体

D. 淡黄色液体

E. 褐色液体

【答案】E

【考点】成釉细胞瘤的穿刺检查

【解析】成釉细胞瘤大多为实质性，如囊性成分较多时，穿刺检查可抽出褐色液体，故选E。

【避错】本题易错选D，颌骨囊肿穿刺液多为淡黄色。

58. 首选的治疗方法是

A. 下颌骨介入栓塞术

B. 下颌骨局部扩大切除术

C. 下颌骨结节性切除术

D. 开窗减压术

E. 局部刮除术

【答案】B

【考点】成釉细胞瘤的治疗

【解析】成釉细胞瘤的治疗原则主要为外科手术治疗。对较小的肿瘤可行下颌骨方块切除，对较大的肿瘤应将病变的颌骨整块切除。下颌骨部分切除后，可立即植骨。故选B。

【避错】本题易错选E，刮除术虽有保存功能及容貌的优点，但复发率高，应慎用。

（59～60题共用题干）

男，57岁。2个月前因舌右侧部溃疡伴疼痛就诊，口服维生素和漱口液含漱无效。检查：右舌腹与舌缘交界处可见一大小约1.0cm×1.5cm溃疡面，表面有坏死组织，边缘突起呈火山口状，边界不清，触痛明显，溃疡正对$\overline{6|}$边缘锐利残根。右侧下颌下可触及大小约2cm×1cm淋巴结，活动度差，无压痛。

59. 最可能的诊断是

A. 右舌缘黏膜创伤性溃疡

B. 右舌根黏膜创伤性溃疡

C. 右舌缘黏膜鳞状细胞癌

D. 右舌根黏膜鳞状细胞癌

E. 右舌体黏膜鳞状细胞癌

【答案】C

【考点】舌缘黏膜鳞状细胞癌的鉴别诊断

【解析】舌癌多发生于舌缘，其次为舌尖、舌背。常为溃疡型或浸润型。多数为鳞癌。根据该患者年龄、溃疡的部位及形态、边界不清及维生素和漱口液治疗无效，首先考虑为舌缘黏膜鳞状细胞癌。故此题选C。

【避错】此题易错选A。创伤性溃疡时，残根、残冠的尖锐边缘以及尖锐牙尖等可使相对应的黏膜形成溃疡或糜烂面，开始时可能仅有轻微疼痛或肿胀，时间久后，周围有炎症性增生反应，黏膜发白。溃疡的大小、部位、深浅不一，但与刺激物相适应。

60. 下颌下肿大淋巴结应考虑为

A. 正常淋巴结

B. 急性淋巴结炎

C. 淋巴结转移癌

D. 结核性淋巴炎

E. 反应性淋巴结增生

【答案】C

【考点】舌癌的转移

【解析】舌癌的颈淋巴结转移常在一侧，如发生于舌背或越过舌体中线的舌癌可以向对侧颈淋巴结转移；位于舌前部的癌多向下颌下及颈深淋巴结上、中群转移；舌尖部癌可以转移至颏下或直接至颈深中群淋巴结。此外，舌癌可发生远处转移，一般转移至肺部。故此题选C。

【避错】此题易错选E。创伤性溃疡中的压疮性溃疡，当溃疡继发感染时会出现区域淋巴结肿大、压痛并出现功能障碍，但该患者淋巴结已肿大，无压痛。

（61～63题共用题干）

男，18岁。右下颌角隆起，$\overline{8|}$未萌出，$\overline{87|}$舌侧膨隆明显肿物。X线片显示$\overline{765|}$根尖下方5.0cm×3.0cm圆形低密度影，边界清楚，沿颌骨长轴发展。

61. 该病最可能的诊断是

A. 根尖周囊肿

B. 含牙囊肿

C. 牙源性角化囊性瘤

D. 孤立性骨囊肿

E. 牙源性钙化囊性瘤

【答案】C

【考点】牙源性角化囊性瘤的表现

【解析】牙源性角化囊性瘤来源于原始的牙胚或牙板残余，1/3的病例向舌侧膨胀，并穿破舌侧骨壁。当下颌囊肿发展较大，骨质损坏过多时，可引起病理性骨折。牙源性角化囊性瘤X线可见多房性改变，可向下颌骨长轴生长，可单房或多房。因此本题选C。

【避错】本题易错选A，根尖周囊肿好发于前牙，多向颊侧膨胀。

62. 术前对诊断最有帮助的检查是
A. 活组织检查
B. 曲面体层片
C. 根尖片
D. 穿刺
E. CT 检查
【答案】D
【考点】牙源性角化囊性瘤检查
【解析】牙源性囊肿的诊断可根据病史和临床表现。对于囊肿或非实性肿块的检查，穿刺是一种比较可靠的诊断方法。将囊肿抽出物做角蛋白染色检查有助于对牙源性角化囊性瘤的诊断。故选 D。活组织检查是目前比较可靠的，也是结论性的诊断方法。从原则上讲，应争取诊断和治疗同期完成；必须先行活组织检查明确诊断者，活组织检查时间应尽可能接近，因此最好采用穿刺检查。CT 主要用于深部肿瘤的早期诊断，以及明确其周围重要组织的关系。根尖片主要检查根尖部炎症，有时会有重叠现象，不利于明确诊断。曲面体层检查全口牙位，也存在重叠的组织结构。故选 D。
【避错】本题易错选 A，活组织检查一般与手术同期进行，在没有明确病变性质时不适宜行活组织检查。
63. 如穿刺可抽出的液体是
A. 淡黄色清亮囊液
B. 黄色油脂样囊液
C. 血性囊液
D. 褐色囊液
E. 翠绿色囊液
【答案】B
【考点】牙源性角化囊性瘤穿刺
【解析】牙源性角化囊性瘤穿刺是一种比较可靠的方法，穿刺可得草绿色囊液，在显微镜下可见胆固醇晶体，大多可见黄、白色角蛋白样（皮脂腺）物质混杂其中。将抽出物做角蛋白染色检查有助于对本病的诊断。因此本题选 B。
【避错】本题易错选 A，若上题诊断错误，本题易错选淡黄色清亮囊液，牙源性角化囊性瘤特征性液体为含皮脂腺样囊液。
（64～66 题共用题干）
女，25 岁。左耳垂下有时大时小的肿块 6 年。无自觉症状。检查：耳垂下可见 1 个 2cm×2cm 大小的肿块，表面皮肤正常，稍偏蓝色，边界不清，质软，可被压缩，头低位时肿块膨大，头恢复正常位时肿块亦恢复原状。
64. 初步临床诊断为
A. 微静脉畸形
B. 静脉畸形
C. 动静脉畸形
D. 大囊型淋巴管畸形
E. 微囊型淋巴管畸形
【答案】B
【考点】静脉畸形
【解析】静脉畸形又称海绵状血管瘤，好发生于颊、颈、眼睑、舌或口底；位置深浅不一，本题患者发生在耳垂部，位置表浅，呈蓝色或紫色；边界不清，扪之柔软，可压缩，有时可扪到静脉石；头低位时，出现体位移动试验阳性。根据患者临床表现可知其为静脉畸形。故本题应选 B。
【避错】此题易错选 C，头低位时肿块膨大，头恢复正常位时肿块亦恢复原状，动静脉畸形无此特点。
65. 若为确定诊断以利治疗，还应做的检查是
A. 肿块穿刺
B. B 超检查
C. X 线检查
D. 活组织检查
E. MRI 检查
【答案】A
【考点】静脉畸形的辅助检查方法
【解析】表浅血管瘤或脉管畸形的诊断并不困难，可借助体位移动试验和穿刺来确诊，故本题选 A。
【避错】此题易错选 D，静脉畸形为血管畸形，因此不宜进行组织活检。
66. 若辅助检查穿刺抽出血性液体，结合临床诊断，治疗应采用
A. 激光治疗
B. 放射治疗
C. 低温治疗
D. 激素治疗
E. 注射硬化剂治疗
【答案】E
【考点】静脉畸形的治疗
【解析】血管瘤及脉管畸形目前的治疗方法有手术切除、药物治疗、低温治疗、激光治疗、硬化剂注射等。静脉畸形主要采用硬化剂注射、激光、手术治疗，以硬化剂注射治疗为主。故本题选 E。
【避错】此题易错选 A，静脉畸形较大，使用激光治疗难以起到较好疗效。
（67～69 题共用题干）
男，60 岁。右下牙龈溃疡 2 个月。查体见右下牙

龈有一溃疡 3cm×3cm 大小，溃疡所在区牙略松动，右颈上部触及 1.5cm×2.0cm 大小淋巴结 1 个，质中偏硬、尚可活动，未发现远处转移。临床考虑为牙龈癌。

67. 为了明确诊断，最适宜的检查方法是

A. 切除活检

B. 切取活检

C. 吸取活检

D. 脱落细胞涂片镜检

E. 细针穿刺细胞学活检

【答案】B

【考点】牙龈癌确诊检查方法

【解析】活组织检查即从病变部位取一小块组织制成切片，在显微镜下观察细胞形态及结构，为确定诊断的“金标准”。故本题正确选项应为 B。

【避错】此题易错选 A，牙龈癌属恶性肿瘤，确诊前，难以确定其合适切除范围，因此应先取组织活检，确诊后再行切除。

68. 其 TNM 分类是

A. $T_1N_1M_0$

B. $T_2N_1M_0$

C. $T_3N_2M_0$

D. $T_4N_2M_0$

E. $T_4N_3M_0$

【答案】B

【考点】牙龈癌分期

【解析】T 代表原发肿瘤，N 代表区域淋巴结，M 代表远处转移。肿瘤最大直径在 2～4cm 属于 T_2 期，患者原发灶为 3cm×3cm，属于 T_2；患者右颈上部触及 1.5cm×2.0cm 大小淋巴结 1 个，未发现其他并发灶，属于同侧 N_1 期；未发生远处转移，属于 M_0，综上本题选 B。

【避错】此题易错选 C，此患者肿瘤大小 3cm×3cm，小于 4cm，因此应为 T_2。

69. 对局部还应做的检查是

A. B 超

B. UT

C. MRI

D. X 线片

E. 核素扫描

【答案】D

【考点】牙龈癌辅助检查

【解析】因牙龈癌早期向牙槽突及颌骨浸润，使骨质破坏，引起牙松动及疼痛，因而牙龈癌辅助检查时需要 X 线检查骨变化。因此本题应选 D。

【避错】此题易错选 A，B 超对牙龈癌的诊断无明显意义。

（70～71 题共用题干）

女，54 岁。发现左下牙龈菜花样溃疡 2 个月，无下唇麻木症状，活检诊为“鳞癌 Ⅰ 级”。查见溃疡大小 3cm×2cm，下颌部未触及明显肿大淋巴结。

70. 对该患者应首先补充的局部检查是

A. CT

B. B 超

C. 颌骨 X 线片

D. 核素骨扫描

E. PET

【答案】C

【考点】口腔癌局部检查

【解析】根据患者的临床表现可拟诊断为牙龈癌，因牙龈癌早期向牙槽突及颌骨浸润，使骨质破坏，引起牙松动及疼痛，因而牙龈癌辅助检查时需要 X 线片了解颌骨变化。故本题应选 C。

【避错】此题易错选 B，B 超对牙龈癌的诊断无明显意义，拍摄 X 线片主要看颌骨是否被侵及。

71. 如该患者颌骨仅牙槽突轻度破坏，其治疗方案为

A. 病变区下颌骨区域性扩大切除术+根治性颈清扫术

B. 病变区下颌骨区域性扩大切除术+功能性颈清扫术

C. 病变区下颌骨区域性扩大切除术，定期复查，密切注意颈部淋巴结改变

D. 病变侧下颌骨区段切除术+功能性颈清扫术

E. 病变侧下颌骨区段切除术+根治性颈清扫术

【答案】C

【考点】牙龈癌的治疗

【解析】根据病情描述可知其属于牙龈癌早期。手术方法：将原发灶及下颌骨做方块切除，以保持颌骨的连续性。牙龈癌一般不同期行选择性颈淋巴结清扫，应加强术后随访。故本题应选 C。

【避错】此题易错选 A，T_2 无须进行根治性颈清扫术。

（72～74 题共用题干）

男，63 岁。右舌缘疼痛不适 3 个月。检查见右舌缘中部有一溃疡，大小 3cm×3cm，质地偏硬，深部有一浸润块，伸舌时偏向同侧。右颈上部触及大小 1cm×1cm 淋巴结，质中偏硬、活动、无压痛，边界清。临床考虑为鳞状细胞癌。

72. 最适宜的活检方法是

A. 切取活检

B. 切除活检

C. 吸取活检

D. 冷冻活检

E. 细针穿刺细胞学活检

【答案】A

【考点】鳞状细胞癌的检查

【解析】活组织检查即从病变部位取一小块组织制成切片，在显微镜下观察细胞形态及结构，为确定诊断的"金标准"。故本题正确选项应为A。

【避错】此题易错选B，舌癌属恶性肿瘤，未确定病变时，不宜确定切除范围，因此不宜直接切除。

73. 对鳞状细胞癌首选的化疗药物是

A. 长春新碱

B. 氮芥

C. 平阳霉素

D. 环磷酰胺

E. 氟尿嘧啶

【答案】C

【考点】鳞状细胞癌的化疗药物选择

【解析】平阳霉素自20世纪70年代末应用于临床以来，已被证明是一种很好的化疗药物，尤其对口腔鳞状细胞癌的效果较为显著。它能渗入到肿瘤细胞的DNA中，使DNA链断裂，将细胞阻滞于G_2+M期，从而杀伤癌细胞。丁鸿才报告平阳霉素对口腔鳞癌的总有效率为88.7%。故本题应选C。

【避错】此题易错选E，鳞癌的首选治疗应为平阳霉素。腺癌类应用氟尿嘧啶治疗。

74. 若发生远处转移，最常见的转移部位为

A. 脑

B. 骨

C. 肝

D. 肾

E. 肺

【答案】E

【考点】鳞状细胞癌转移部位

【解析】口腔癌一般少有远处转移，转移部位以肺最为多见。故本题应选E。

【避错】此题易错选C，鳞状细胞癌不宜发生肝转移。

【B_1型题】

（75～78题共用备选答案）

A. 舌下腺囊肿

B. 表皮样囊肿

C. 皮脂腺囊肿

D. 牙源性角化囊性瘤

E. 含牙囊肿

75. 在缩余釉上皮与牙冠面之间出现液体渗出而形成的囊肿是

【答案】E

76. 穿刺抽出后的囊液呈蛋清样黏稠拉丝状的是

【答案】A

77. 囊肿壁与皮肤紧密粘连，中央有一小色素点的是

【答案】C

78. 可表现为多发囊肿的是

【答案】D

【考点】口腔颌面部肿瘤及瘤样病变特点

【解析】含牙囊肿是由于缩余釉上皮与牙冠面之间出现液体渗出而形成的囊肿，囊壁常与牙冠颈缘相连，故75题选E。舌下腺囊肿主要是由于导管堵塞使得唾液滞留所致，舌下腺分泌的唾液为蛋清样黏稠拉丝状，故76题选A。皮脂腺囊肿囊壁与皮肤紧密粘连，且囊肿的中央有一白色的小色素点，为皮脂腺的开口，故77题选C。牙源性角化囊性瘤的囊壁中常有小的囊腔出现，可表现为多发囊肿，故78题选D。

【避错】75题易错选D，牙源性角化囊性瘤来源于原始的牙胚或牙板残余。76题易错选B，表皮样囊肿穿刺检查可抽出乳白色豆渣样分泌物。77、78题所对应的选项属于独有的特点，不易选错。

（79～82题共用备选答案）

A. 刮治术

B. 纯截骨术

C. 截骨+植骨

D. 颌骨矩形切除术

E. 截骨+钛板植入

79. 较大型黏液瘤主要采用

【答案】C

80. 含牙囊肿主要采用

【答案】A

81. 较大型牙源性角化囊性瘤主要采用

【答案】A

82. 较小型成釉细胞瘤主要采用

【答案】D

【考点】常见颌面部肿瘤手术治疗切除范围

【解析】黏液瘤虽属于良性肿瘤，但无包膜或包膜不完整，局部具有侵袭性，术后易复发，临床上按低度恶性肿瘤处理，较大的肿瘤需要部分切除颌骨并进行植骨术，所以79题选C；含牙囊肿和牙源性角化囊性瘤主要的治疗方法是囊肿刮治术，所以80题和81题选A；对于病变范围不大，下颌骨下缘和升支有一定厚度正常骨质者的成釉细胞瘤可进行颌骨矩形切除术，保留了下颌骨的连续性，较好地保存患者的咀嚼功能和外形，所以82题选D。

【避错】79题易错选A，较大黏液瘤恶性较高，

因此不能单纯刮除。80题易错选D，含牙囊肿刮除即可，不需要切除。81题易错选D，牙源性角化囊性瘤刮除即可，不需要切除。82题易错选A，成釉细胞瘤壁较薄，可能有子囊等原因，易复发，因此应切除，不能仅刮除囊壁。

考点：唾液腺疾病

【A_1型题】

1. 腮腺手术中寻找面神经颊支的标志是
   A. 腮腺前缘
   B. 腮腺导管
   C. 腮腺上前缘
   D. 耳屏前
   E. 腮腺上缘

【答案】 B

【考点】 唾液腺的标志

【解析】 面神经上颊支位于腮腺导管上0.2～1.0cm范围内，下颊支位于导管下0.2～1.5cm范围内。面神经上、下颊支与腮腺导管的关系恒定，以导管为标志，寻找解剖面神经较为安全、方便、可靠。故选B。

【避错】 此题易错选D。耳屏为外耳道前方的结节状突起，在耳屏前方约1cm可触及颞浅动脉的搏动。

2. 唾液腺瘘最常发生的部位是
   A. 腮腺
   B. 下颌下腺
   C. 舌下腺
   D. 腭腺
   E. 唇腺

【答案】 A

【考点】 唾液腺瘘

【解析】 唾液腺瘘是指唾液不经导管系统排入口腔而流向面颊皮肤表面。腮腺是最常见的部位，外伤是主要原因。手术损伤腮腺或其导管也可致唾液腺瘘的发生，化脓性感染或其他疾病也可能破坏腺体或导管而产生涎瘘，但少见。故本题选A。

【避错】 本题易错选B，腮腺及其导管位于面颊部皮下，表浅而易受到创伤。下颌下腺、舌下腺由于有下颌骨的保护，受到创伤的机会较少。

3. 舍格伦综合征的病理表现不包括
   A. 淋巴细胞浸润
   B. 小叶轮廓仍保留
   C. 形成上皮岛
   D. 病变常从小叶周边开始
   E. 导管增生扩张

【答案】 D

【考点】 舍格伦综合征的病理表现

【解析】 舍格伦综合征的病理表现如下。①腺体内大量淋巴细胞及组织细胞增生。②病变从小叶中心开始，向周边扩展。③病变严重时腺泡消失，形成滤泡，但腺小叶轮廓清楚。④腺小叶内缺乏纤维结缔组织修复。⑤小叶内导管上皮增生，形成上皮肌上皮岛。故选D。

【避错】 此题易错选B。舍格伦综合征病变严重时腺泡消失，考生会误认为腺小叶轮廓也消失，但腺小叶轮廓是清楚的。

4. 多形性腺瘤最常发生于
   A. 腮腺
   B. 下颌下腺
   C. 舌下腺
   D. 腭腺
   E. 唇腺

【答案】 A

【考点】 多形性腺瘤的临床特点

【解析】 多形性腺瘤是唾液腺肿瘤中最常见的一种，腮腺是好发部位，其次是下颌下腺，然后是腭部小唾液腺，舌下腺极少见，故此题选A。

【避错】 此题易错选D。发生于小唾液腺者，以腭部为最常见，容易导致记忆出现偏差，从而错选。

5. 下颌下腺导管阴性结石的检查方法是
   A. 下颌前部殆片
   B. 下颌横断殆片
   C. 下颌骨侧斜位片
   D. 下颌下腺造影
   E. B超

【答案】 D

【考点】 涎石病的检查方法

【解析】 阳性涎石可以用以下方法检查。①怀疑下颌下腺涎石在导管前段者，用下颌横断殆片。②怀疑下颌下腺涎石在导管后段或腺体内者，用下颌下腺侧位片。③怀疑腮腺导管前段涎石者可用自制口内三角片检查。④怀疑腮腺导管后部涎石者，可用鼓颊后前位片。阴性涎石使用唾液腺造影术检查。故本题选D。

【避错】 此题易错选B。阴性涎石不能在X线平片上显示，需要唾液腺造影术检查，并且使用水溶性造影剂。

6. 慢性阻塞性腮腺炎，挤压腮腺时导管口分泌情

况是

A. 未见明显分泌物

B. 为黄稠脓性分泌物

C. 分泌物清亮

D. 为雪花样或胶冻样分泌物

E. 脓血性分泌物

【答案】D

【考点】慢性阻塞性腮腺炎的检查

【解析】慢性阻塞性腮腺炎多为单侧受累，患者多因腮腺反复肿胀而就诊。临床检查腮腺稍增大，能扪到肿大的腮腺轮廓，中等硬度，轻微压痛。导管口轻微红肿，挤压腮腺可从导管口流出混浊的雪花样或黏稠的蛋清样唾液，有时可见黏液栓子。病程较久者，可在颊黏膜下扪及粗、硬、呈条索状的腮腺管，因此本题正确答案为D。化脓性感染可见黄稠脓性分泌物。

【避错】本题易错选B，慢性复发性腮腺炎挤压腺体可见导管口有脓液或胶冻状液体溢出，少数有脓肿形成。

7. 舍格伦综合征的症状不包括

A. 多发性关节炎

B. 腮腺肿大

C. 口干

D. 干燥性结膜炎

E. 睾丸慢性炎症

【答案】E

【考点】舍格伦综合征

【解析】舍格伦综合征是一种自身免疫病，其特征为外分泌腺进行性破坏，导致黏膜及结膜干燥，并伴有各种自身免疫病特征。主要临床表现为眼干、口干、唾液腺和泪腺肿大、类风湿关节炎等结缔组织疾病。故本题答案为E。

【避错】本题易错选A，舍格伦综合征病变限于外分泌腺本身者，称为原发性舍格伦综合征；同时伴有其他自身免疫病，如类风湿关节炎等，则称为继发性舍格伦综合征。

8. 青春期后有自愈趋势的腮腺疾病是

A. 急性化脓性腮腺炎

B. 慢性阻塞性腮腺炎

C. 慢性复发性腮腺炎

D. 流行性腮腺炎

E. 腮腺良性肥大

【答案】C

【考点】慢性复发性腮腺炎的特点

【解析】慢性复发性腮腺炎青春期后有自愈趋势，随年龄增长，发作期缩短，间隔期延长，故选C。急性化脓性腮腺炎、流行性腮腺炎以及腮腺良性肥大都没有自愈性。而慢性阻塞性腮腺炎，若阻塞的原因不去除，也不会自愈。

【避错】此题易错选D。流行性腮腺炎具有自限性，但没有自愈性。

9. 纤维化慢性下颌下腺炎的治疗方法是

A. 硬化剂治疗

B. 导管结扎术

C. 药物治疗

D. 摘除涎石

E. 下颌下腺摘除

【答案】E

【考点】纤维化慢性下颌下腺炎的治疗方法

【解析】下颌下腺涎石病反复发作，使得下颌下腺继发慢性纤维硬化性下颌下腺炎，出现腺体萎缩。失去摄取和分泌功能时，即使摘除涎石，也已经不能使腺体的功能恢复，可摘除下颌下腺。故选E。

【避错】此题易错选D。失去摄取和分泌功能时，即使摘除涎石，也已经不能使腺体的功能恢复，可摘除下颌下腺。

10. 舌下腺囊肿治疗中错误的是

A. 摘除舌下腺

B. 口外型需采取口外入路

C. 口外型术后需加压包扎

D. 囊壁可不摘除

E. 舌下腺摘除后需放引流物

【答案】E

【考点】舌下腺囊肿的治疗

【解析】根治舌下腺囊肿的方法是切除舌下腺，残留部分囊壁不致造成复发；对于口外型，可全部切除舌下腺后，将囊腔内囊液吸净，在下颌下区加压包扎。由手术方法可知，E错误。故本题应选E。

【避错】此题易错选D，考生一般认为囊肿的囊壁是一定要摘除的，但舌下腺囊肿比较特殊，只要摘除了舌下腺，囊肿不易复发，因此囊壁可不摘除。

11. 急性化脓性腮腺炎的主要致病菌是

A. 链球菌

B. 大肠埃希菌

C. 肺炎链球菌

D. 金黄色葡萄球菌

E. 白念珠菌

【答案】D

【考点】急性化脓性腮腺炎的致病菌

【解析】本病的致病菌主要为金黄色葡萄球菌，少数是链球菌，肺炎链球菌和奋森螺旋体少见，免疫低下者可能由革兰阴性的肠道菌和厌氧菌感染所致，因此D正确。A、B、C、E均不是急性化脓性腮腺炎的主要致病菌。所以本题选D。

【避错】此题易错选A，急性化脓性腮腺炎的病原菌是葡萄球菌，主要是金黄色葡萄球菌，少数是链球菌，而肺炎链球菌、奋森螺旋体少见。

12. 涎石病最好发于

A. 腭腺

B. 唇腺

C. 舌下腺

D. 下颌下腺

E. 腮腺

【答案】D

【考点】涎石病的好发部位

【解析】涎石病是在腺体或导管内发生钙化性团块而引起的一系列病变，85%发生于下颌下腺，与下列因素相关：①下颌下腺为混合性腺体，分泌的唾液富含黏蛋白，较腮腺分泌液黏滞，钙的含量也高出2倍，钙盐容易沉积。②下颌下腺导管自下向上走行，腺体分泌液逆重力方向流动，导管长，在口底后部有一弯曲部，导管全程较曲折。故本题选D。

【避错】此题易错选E，腮腺较易发生各型腮腺炎及肿瘤，而唾液腺结石病以下颌下腺最常见。

13. 关于腮腺多形性腺瘤手术治疗的叙述，错误的是

A. 行单纯肿瘤摘除术

B. 将肿瘤连同周围腮腺组织一并切除术

C. 肿瘤在浅叶时，将肿瘤和腮腺浅叶一并切除术

D. 肿瘤在深叶时，将肿瘤连同全腮腺切除术

E. 各种术式均要保留面神经

【答案】A

【考点】腮腺多形性腺瘤的手术治疗原则

【解析】腮腺多形性腺瘤为临界瘤，包膜不完整，如进行单纯摘除术易造成术后复发，因此A错误。将肿瘤连同周围腮腺组织一并切除术；肿瘤在浅叶时，将肿瘤和腮腺浅叶一并切除术；肿瘤在深叶时，将肿瘤连同全腮腺切除术，均可用于腮腺多形性腺瘤的切除，故B、C、D正确，注意各种术式均要保留面神经，故E正确。本题应选A。

【避错】此题易错选B，多形性腺瘤如仅摘除肿瘤易导致复发，因此应连同周围组织一起摘除，注意此题问的是错误选项，考生切不可将正确的选出来，要审明题意。

14. 急性化脓性腮腺炎的主要感染途径是

A. 腮腺导管逆行感染

B. 口内黏膜破损

C. 牙源性途径

D. 血源性途径

E. 淋巴途径

【答案】A

【考点】急性化脓性腮腺炎感染途径

【解析】急性化脓性腮腺炎感染主要是在严重全身性疾病、高热脱水、腹部大手术禁食情况下引起唾液量分泌下降，导致口腔内金黄色葡萄球菌或少数链球菌引起逆行性感染所致，所以A正确，其他感染途径不会发生，所以此题选A。

【避错】此题易错选C，智齿冠周炎、口内间隙感染、颌骨骨髓炎等很多为牙源性感染造成，但化脓性腮腺炎主要为腮腺导管逆行感染。

15. 慢性阻塞性腮腺炎最常见的病因是

A. 导管较长导致的唾液滞留

B. 导管口黏膜损伤致导管口狭窄

C. 导管异物

D. 导管结石

E. 增龄性改变，导致唾液淤滞

【答案】B

【考点】慢性阻塞性腮腺炎的病因

【解析】大多数患者由于智齿萌出时导管口黏膜被咬伤，或不良义齿修复后造成导管口黏膜和颊黏膜损伤，使得瘢痕愈合后引起导管口或导管狭窄，所以B正确。导管系统较长、较窄，唾液易于淤滞也是病因之一，但不是最常见的，所以不选A。导管异物和导管结石也是少见的病因，所以不选C、D。增龄改变不会造成慢性阻塞性腮腺炎，所以不选E。故本题选B。

【避错】此题易错选E，慢性阻塞性腮腺炎与患者的增龄变化关系不大。

16. 腮腺区低分化黏液表皮样癌的治疗不宜

A. 面神经保留不能勉强

B. 一般不做颈淋巴清扫术

C. 术后辅助放疗

D. 疑有血行转移可辅以化疗

E. 涉及下颌骨时，应行下颌骨部分切除

【答案】B

【考点】低分化黏液表皮样癌的治疗

【解析】低分化黏液表皮样癌生长迅速，腮腺肿瘤常累及面神经，淋巴转移率较高，且可出现血行转移，治疗以手术为主。神经如穿入肿瘤或与肿瘤紧密粘连，术后应辅助放疗，也可考虑选择性颈淋巴清扫，由于边界不清，与周围组织粘连，故如涉及下颌骨，应行下颌骨部分切除。故B错误。因此本题应选B。

【避错】此题易错选 A，低分化黏液表皮样癌有可能造成面神经浸润，因此应根据具体情况确定能否保留面神经。

【A_2 型题】

17. 男，43 岁。左侧下颌下区反复肿胀 3 个月。检查：左侧下颌下腺肿大，质硬，伴压痛，下颌下腺侧位片示下颌下腺腺体内结石。行左侧下颌下腺摘除术。术后创口放置负压引流，去除负压引流的指征是
    A. 12 小时引流量少于 20ml
    B. 12 小时引流量少于 30ml
    C. 12 小时引流量少于 40ml
    D. 24 小时引流量少于 30ml
    E. 24 小时引流量少于 50ml

【答案】D

【考点】去除负压引流的指征

【解析】下颌下腺切除术创口内置橡皮引流条，分层缝合颈阔肌、皮下组织及皮肤，然后加压包扎以消除无效腔。亦可放置负压引流球，采用负压引流。污染创口或为防止积血、积液而放置的引流物，多在 1~2 天去除，脓肿或无效腔的引流物一般放置至脓液和渗出液完全消除为止。负压引流的去除时间一般为 24 小时内引流量不超过 30ml，及时拔除引流管。故此题选 D。

【避错】此题易错选 E。概念的混淆易导致选错答案，下颌下腺切除术负压引流的去除时间一般为 24 小时内引流量不超过 20~30ml。

18. 女，30 岁。因左腮腺肿物行左腮腺浅叶及肿物切除术加面神经解剖术。术后 3 天发现左眼不能闭合，皱眉力弱，额纹存在，眼睑以下无明显面瘫表现。该患者术中可能损伤了
    A. 面神经主干
    B. 面神经额支
    C. 面神经颞支
    D. 面神经颧支
    E. 面神经上、下颊支

【答案】D

【考点】面瘫临床表现

【解析】面神经主干进入腮腺后，在腮腺深、浅两叶之间走行，分为 5 支，单支面神经损伤可能造成明显的面瘫症状。颞支受损，临床上可出现同侧额纹消失。颧支受损后，眼睑不能闭合，异物容易进入眼内，并产生视力障碍甚至失明，给患者造成很大痛苦。颊支损伤，可出现鼻唇沟消失、鼓腮无力、上唇运动力减弱或偏斜以及食物积存于颊部等症状。下颌缘支损伤，可出现患侧口角下垂和流涎。颈支受损，可引起颈阔肌运动障碍，影响口角的微笑活动。因此该患者属于面神经的颧支受损，选 D 选项。

【避错】本题易错选 C，颞支受损，同侧额纹消失。

19. 女，50 岁。左耳垂前肿物 10 年，无不适。查左腮腺区 5cm×3cm 肿物，质地中等，活动度好，无压痛。左腮腺造影示腮腺有充盈缺损，分支导管呈“抱球状”改变。该患者最可能的诊断是
    A. 左腮腺多形性腺瘤
    B. 左腮腺腺样囊性癌
    C. 左腮腺多形性腺瘤恶变
    D. 左腮腺良性肥大
    E. 左腮腺急性化脓性腮腺炎

【答案】D

【考点】腮腺良性肿瘤

【解析】腮腺良性肥大病因尚不完全清楚，可能原因有内分泌紊乱、营养不良、自主神经功能失调。临床表现多为双侧腮腺肿大，偶见单侧，多见于老年人，腮腺逐渐肿大，可持续多年，肿胀反复发作而无痛，有时大时小的病史，但不完全消除。腺体呈弥漫性肿大，很柔软并均匀一致，病程较久者则稍硬韧，患者并无明显的口干。腮腺造影检查显示形态多正常，但体积逐渐增大，排空迟缓，B 超检查腺体弥漫性肿大，无局限性回声，造影检查主导管充盈，分支导管呈“抱球状”改变。故本题答案为 D。

【避错】本题易错选 E，急性化脓性腮腺炎腮腺区有轻微的疼痛、肿大、压痛，导管口有轻微的红肿、疼痛。有明显的全身症状。

20. 男，26 岁。右下颌区肿块 4 月余，触诊质地偏软，抗感染治疗无好转，穿刺为黏稠的液体，口内无异常。诊断是
    A. 右下颌下腺囊肿
    B. 右下颌下腺多形性腺瘤
    C. 右下颌下淋巴管瘤
    D. 右舌下腺囊肿口外型
    E. 右下颌下淋巴结炎

【答案】D

【考点】舌下腺囊肿的诊断

【解析】舌下腺囊肿口外型又称潜突型，表现为下颌下区肿物，而口底囊肿不明显，触之柔软，与皮肤无粘连，不可压缩，低头时因重力关系而稍有增大，穿刺为蛋清样黏稠液体。根据题干所描述患者病情，可初步得出结论为右舌下腺囊肿口外型。故本题正确选项为 D。

【避错】此题易错选 A，穿刺为黏稠的液体符合

囊肿特点，但口内无异常不符合下颌下腺囊肿部位，因此排除。

21. 男，30岁。左腮腺后下极腺淋巴瘤2cm×3cm大小，行区域切除术，术中发现腮腺下极有数个淋巴结，对这些淋巴结的处理应是

A. 无须特殊处理
B. 保留，但术后须放疗
C. 保留与瘤体粘连的淋巴结
D. 与肿瘤发生有关，应摘除
E. 术中冷冻切片决定是否切除

【答案】D

【考点】腮腺腺淋巴瘤淋巴结处理

【解析】腮腺腺淋巴瘤治疗为手术切除。由于瘤体常位于腮腺后下极，可考虑连肿物及周围0.5cm以上正常腮腺组织切除的部分腮腺切除术。术中应切除腮腺后下部及其周围的淋巴结，以免出现新的肿瘤。根据手术原则和患者特点，本题正确答案应选D。

【避错】此题易错选E，认为应冷冻切片检查后决定是否切除。腺淋巴瘤术中应切除与肿瘤相关的淋巴结。

22. 男，45岁。右耳垂下肿物5年，生长缓慢，无痛。检查肿物以耳垂为中心，界限清楚，活动，呈椭圆形，表面呈结节状，硬度中等。最可能的临床诊断是右侧腮腺

A. 混合瘤
B. 腺淋巴瘤
C. 血管瘤
D. 黏液表皮样癌
E. 淋巴结炎

【答案】A

【考点】腮腺肿块鉴别诊断

【解析】此题为常规考题，掌握唾液腺临床表现与区别为解答此题的关键，可逐项排除，根据病情描述，生长5年，可排除D；血管瘤无明显边界，故C不正确；炎症主要特点为红、肿、热、痛及功能障碍，故E错误；腺淋巴瘤扪之柔软，所以B不正确；根据病情描述，与混合瘤临床表现一致，故A正确。所以本题正确选项为A。

【避错】此题易错选B，腺淋巴瘤位于腮腺后下极，且一般有消长史。

23. 男孩，12岁。双腮腺反复肿胀3年，每年肿胀4～5次，每次持续1周，无口干、眼干症状，腮腺造影有点球状扩张，合适的处理为

A. 理疗
B. 多饮水、按摩腺体，保持口腔卫生，必要时抗感染治疗
C. 应行双腮腺手术切除
D. 腮腺内注入甲紫致腺体萎缩
E. 主导管结扎治疗

【答案】B

【考点】儿童复发性腮腺炎的治疗方法

【解析】根据患儿临床表现及造影特点，可知其为儿童复发性腮腺炎。儿童复发性腮腺炎有自愈性，因此，增强抵抗力、防止继发感染、减少发作为治疗原则。嘱患儿多饮水，每天按摩腺体帮助排空唾液，用淡盐水漱口，保持口腔卫生；咀嚼口香糖，刺激唾液分泌；若有急性表现，可用抗生素；腮腺造影对其也有一定治疗作用；频繁复发者可肌内注射胸腺素，调节免疫力。由其治疗方法可知，B为正确选项。

【避错】此题易错选C，根据病情应为复发性腮腺炎，采取摘除腮腺这种治疗方法代价太大，不可取。

24. 女，55岁。右腮腺区肿块，缓慢生长，有时较硬，有时较软。检查肿块边界不很清楚，表面皮肤较对侧粗糙。该患者在询问病史时，必须问到的是

A. 肿块是否疼痛
B. 服药是否有效
C. 皮肤是否瘙痒
D. 与进食是否有关
E. 与感冒是否有关

【答案】A

【考点】腮腺肿物检查

【解析】唾液腺肿物除基本问诊之外，最重要的是判断其良恶性，而良恶性判断之中疼痛是主要一点。B、C、D、E项与唾液腺肿物关系不大。故本题应选A。

【避错】此题易错选D，怀疑阻塞性腮腺炎时应询问与进食是否有关，但此题肿块缓慢生长，应考虑为肿瘤，因此无须询问进食。

25. 男，43岁。近年来左侧腮腺数次肿痛，每年发作1～2次，抗感染治疗可控制。平常口内时有咸味液体流出。检查腮腺导管口有少量分泌，尚清。该患者不宜施行的治疗是

A. 导管冲洗
B. 急性发作时全身抗感染治疗
C. 维生素C含服
D. 按摩腮腺腺体帮助排唾液
E. 腮腺切除术

【答案】E

【考点】急性化脓性腮腺炎治疗

【解析】急性化脓性腮腺炎的治疗方法如下。

①针对发病原因治疗：纠正机体脱水及电解质紊乱，维持体液平衡。必要时输入复方氨基酸等以提高机体抵抗力。②选用有效抗生素：应用大剂量青霉素或适量头孢菌素等抗革兰阳性球菌的抗生素，并从腮腺导管口取脓性分泌物做细菌培养及药敏试验，选用敏感抗生素。③其他保守治疗：炎症早期可用热敷、理疗、外敷如意金黄散，饮用酸性饮料或口含维生素C片或口服1%毛果芸香碱3～5滴（2～3mg），每天2～3次，可增加唾液分泌。温热的硼酸、碳酸氢钠溶液等消毒漱口剂也有助于炎症的控制。④切开引流：已发展至化脓时，必须切开引流。由治疗方法可知，本题A、B、C、D均正确。腮腺炎没必要切除腮腺，故本题应选E。

【避错】此题易错选A，导管冲洗有利于化脓性腮腺炎的治疗。

26. 男孩，10岁。近5年来左侧腮腺反复肿胀，间隔1～2个月发作1次。有助于明确诊断的检查是

A. CT检查

B. B超检查

C. 唾液腺造影

D. 放射性核素扫描

E. 唇腺活检

【答案】C

【考点】腮腺炎症诊断方法

【解析】由患儿病情可初步断定为儿童复发性腮腺炎，诊断主要依据临床表现及腮腺造影。故本题正确选项为C。

【避错】此题易错选A，此患儿根据临床表现应为儿童复发性腮腺炎，应使用唾液腺造影检查，CT检查可用于肿瘤诊断。

27. 女，54岁。口眼干燥多年，双侧腮腺弥漫性肿大，Schirmer试验<5mm。不宜采用的治疗方法是

A. 0.5%甲基纤维素滴眼

B. 经常用液体湿润口腔

C. 积极防治龋病

D. 中医药治疗

E. 切除腮腺，解除自身抗原

【答案】E

【考点】舍格伦综合征的治疗方法

【解析】舍格伦综合征目前无有效根治方法，主要是对症治疗。治疗方法需要大致掌握，其中，针对结节型可采用手术治疗，切除受累腺体，以防恶变；对于单发性病变，腺体破坏严重或继发感染明显者，也可考虑手术切除患侧腮腺。因而E中切除腮腺也不能解除自身抗原。故本题应选E。

【避错】此题易错选C，舍格伦综合征应注意防止龋齿，减少刺激因素。

28. 女，35岁。左下颌下腺炎长期反复发作，双合诊左口底区可触及一硬结。为明确是否有结石，最正确的检查是

A. 拍牙片

B. B超检查

C. CT检查

D. MRI检查

E. 拍下颌咬合片

【答案】E

【考点】下颌下腺结石诊断方法

【解析】根据本题患者病情描述可初步确定患者为下颌下腺结石。下颌下腺结石确诊应做X线检查，下颌下腺涎石投照下颌横断𬌗片及下颌下腺侧位片，前者适用于导管较前部的涎石，后者适合导管后部及腺体内的涎石。故本题应选E。

【避错】此题易错选C，结石CT检查效果不明显，应使用下颌咬合片。

29. 女，30岁。左腭部肿块2年，渐增大，表面部分呈浅蓝色，触诊为实性，无结节，压迫无退缩，无症状。最可能的诊断是

A. 静脉畸形

B. 黏液囊肿

C. 黏液表皮样癌

D. 多形性腺瘤

E. 炎症

【答案】C

【考点】黏液表皮样癌的拟诊断

【解析】高分化黏液表皮样癌呈无痛性肿物，生长缓慢，瘤体大小不等，边界可清或不清，质地中等偏硬，表面可呈结节状，位于腭部的高分化黏液表皮样癌有时呈囊状，表面黏膜呈浅蓝色。由患者临床表现可初步确定其为高分化黏液表皮样癌。故本题应选C。

【避错】此题易错选D，多形性腺瘤常发生于腮腺，因此可排除，此患者发生于腭腺，黏液表皮样癌多发生于腮腺，其次是腭部和下颌下腺，也可发生于小唾液腺，特别是磨牙后腺。

【A_3/A_4型题】

（30～32题共用题干）

男，30岁。左侧腮腺区反复肿胀3年，平时有胀感，口内时有咸味。

30. 检查患侧腮腺导管口时，较符合慢性阻塞性腮腺炎的体征是

A. 清亮唾液

B. 无唾液分泌

C. 导管口无红肿

D. 棕色唾液

E. 雪花样唾液

【答案】E

【考点】慢性阻塞性腮腺炎特点

【解析】慢性阻塞性腮腺炎又称为腮腺管炎，多是由局部原因引起的，男性多于女性，多为单侧，患者常无明确起病时间，多因腮腺反复肿胀而就诊。临床检查腮腺稍增大，能扪到肿大的腮腺轮廓，中等硬度，轻微压痛。导管口轻微红肿，挤压腮腺可从导管口流出混浊的雪花样或黏稠的蛋清样唾液，有时可见黏液栓子。故本题答案为E。

【避错】本题易错选B，不能从字面理解慢性阻塞性腮腺炎的含义，本病多是由于导管受损伤愈合后引起导管口狭窄。

31. 较符合慢性阻塞性腮腺炎的X线表现的是

A. 主导管腊肠样改变

B. 末梢导管扩张

C. 腺内分支导管变细

D. 腺内有占位性病变

E. 主导管中断，造影剂外溢

【答案】A

【考点】慢性阻塞性腮腺炎X线表现

【解析】腮腺X线检查显示主导管、间叶、小叶间导管部分狭窄、部分扩张，呈腊肠样改变。部分伴有点状扩张，但均为先有主导管扩张，延及叶间、小叶间导管后，才出现点状扩张。故本题答案为A。

【避错】本题较为简单，慢性阻塞性腮腺炎X线表现为主导管腊肠样改变，特征性较强，不易出错。

32. 行导管内灌注药物保守治疗时忌用

A. 碘化钾

B. 抗菌药

C. 甲紫

D. 碘化油

E. 煤酚皂液

【答案】E

【考点】慢性阻塞性腮腺炎的治疗

【解析】慢性阻塞性腮腺炎多是由局部原因引起，故以去除病因为主。有涎石者，先去除涎石。导管口狭窄者，可用钝头探诊插入导管内，也可向导管内注入药物，如碘化油、抗生素等，具有一定的抑菌或抗菌作用。也可用其他保守治疗方法，包括自后向前按摩腮腺，促使分泌物排出；咀嚼无糖口香糖或含维生素C片，促使唾液分泌。煤酚皂液适用于皮肤消毒、器械消毒、排泄物消毒等，故本题选E。

【避错】本题易错选B。慢性阻塞性腮腺炎多是由局部原因引起的炎症，因此需要用抗菌药或者抑菌药治疗。

（33～35题共用题干）

男，26岁。左下颌下区肿块2年，肿块时大时小，进食时局部明显胀痛感。

33. 临床诊治过程中，应着重于

A. 询问下颌下肿块发病时间

B. 询问肿块与进食关系

C. 检查肿块大小与活动度

D. 检查体位试验时肿块的变化

E. 进行切取活检

【答案】B

【考点】下颌下腺肿块问诊注意事项

【解析】根据患者病情描述，可初步怀疑是涎石病，因而问诊时应注重肿块与进食的关系。故本题应选B。

【避错】此题易错选D，体位试验用于检查血管瘤。对不同患者的症状问诊的重点也不同，考生回答此题要结合题干考虑。

34. 重要的检查是

A. 双合诊

B. 体位移动试验

C. 叩诊

D. 听诊

E. 透光试验

【答案】A

【考点】唾液腺的检查

【解析】唾液腺一般检查主要为扪诊，包括腺体和导管腮腺扪诊，一般以示指、中指、环指平触为宜；下颌下腺和舌下腺扪诊常采用双手双合诊；腮腺导管的扪诊除注意有无结石外，还要注意导管的质地和粗细，对于较细处还可以用探针辅助。故本题应选A。

【避错】此题易错选B，唾液腺肿块体位移动试验无特异性。

35. 可能的诊断是

A. 下颌下腺囊肿

B. 急性化脓性下颌下腺炎

C. 涎石病致慢性下颌下腺炎

D. 淋巴管瘤

E. 静脉畸形

【答案】C

【考点】涎石症诊断

【解析】涎石病的临床表现：进食时短时间内（数分钟）腺体肿大，局部有胀感及疼痛，疼痛有时剧烈，呈针刺样，即涎绞痛，可放射到舌及耳颞部。进食停止后，半小时左右腺体肿胀消退，症状消失，可反复发作。当结石阻塞严重，或完全阻塞时，腺体肿胀持续存在，腺体变硬，最终导致腺体萎缩，失去分泌唾液的功能。根据此患者的临床表现可知为涎石病致慢性下颌下腺炎。故本题正确选项为 C。

【避错】此题易错选 E，此患者症状与进食有关，应排除血管瘤。

【B_1 型题】

（36～38 题共用备选答案）

A. 急性化脓性腮腺炎
B. 慢性阻塞性腮腺炎
C. 流行性腮腺炎
D. 舍格伦综合征
E. 腮腺放线菌病

36. 以上为自身免疫病的是

【答案】D

37. 又被称为手术后腮腺炎的是

【答案】A

38. 又被称为腮腺管炎的是

【答案】B

【考点】唾液腺疾病

【解析】舍格伦综合征是一种自身免疫病，其特征表现为外分泌腺的进行性破坏，导致黏膜和结膜干燥，并伴有各种自身免疫病特征，36 题选 D。急性化脓性腮腺炎以前常见于腹部大手术后，称为手术后腮腺炎，由于加强了手术前后处理，加强体液平衡和口腔清洁，以及有效抗菌药的应用，本病已经少见，因此 37 题选 A。慢性阻塞性腮腺炎又称为腮腺管炎，大多数是由局部原因引起的，导管扩张、腺泡萎缩、导管腔内分泌物滞留是慢性阻塞性腮腺炎的主要病理特征，因此 38 题选 B。

【避错】36 题较为简单。37 题易误选 E，流行性腮腺炎主要见于儿童，一次感染后可终身免疫，腮腺导管口无红肿，唾液分泌清亮无脓液。38 题易误选 C，腮腺放线菌病是一种慢性化脓性肉芽肿性疾病，较少见。

（39～40 题共用备选答案）

A. S-100 蛋白和 Actin
B. 淀粉酶
C. 角蛋白
D. myosin
E. 甲状腺球蛋白

39. 鉴别腺泡细胞癌中透明细胞选用

【答案】B

40. 鉴别未分化癌与恶性淋巴瘤选用

【答案】C

【考点】免疫组化

【解析】淀粉酶用于鉴别腺泡细胞癌中透明细胞，39 题选 B；角蛋白用于鉴别未分化癌与恶性淋巴瘤，故 40 题选 C。甲状腺球蛋白用于鉴定甲状腺分化癌。

【避错】39 题易错选 A，鉴别腺泡细胞癌中透明细胞选用淀粉酶。40 题易错选 E，鉴别未分化癌与恶性淋巴瘤选用角蛋白。

考点：颞下颌关节疾病

【A_1 型题】

1. 为防止复发，关节内强直的患者术后开口练习的时间为

A. 术后 5～7 天
B. 术后 7～10 天
C. 术后 10～12 天
D. 术后 12～15 天
E. 术后 15 天以后

【答案】B

【考点】关节内强直的预后

【解析】关节内强直患者长期处于闭口状态，肌肉萎缩甚至纤维化需要经过被动开口练习，促进假关节形成，对防止复发有重要意义。一般术后 7～10 天即可开始练习（同时进行植骨或下颌前移植术者应推迟至 2 周以后）。所以本题应选 B。

【避错】此题易错选 A 或 C。因这 2 个选项均有 1 个数值合适，若记忆出现偏差则容易误选。考生复习时应注意数值的准确性。

2. 髁突、关节盘相对移位时，其弹响性质是

A. 开口初或闭口末单声弹响
B. 开口末或闭口初单声弹响
C. 连续摩擦音
D. 多声破碎音
E. 爆裂音

【答案】A

【考点】关节盘移位的机制

【解析】关节盘移位的机制：关节盘向前移位，在做开口运动时，髁突横嵴撞击关节盘后带的后缘时，迅速向前下继而向前上运动，同时关节盘向后反跳，从而髁突由关节盘后带的后缘到达关节盘中间带的下面，恢复正常的髁突关节盘的结构关系，此短暂的过程引起开口初期的弹响；当关节盘迁移程度加重时，可发生开口中期及开口末期的弹响，所以 A 正

确，而B、C、D、E选项的说法都不正确。

【避错】此题易错选B选项，可复性关节盘移位有开闭口弹响，但主要是开口初或闭口末单声弹响。

3. 关于颞下颌关节紊乱综合征的特点，叙述错误的是

A. 常见症状是疼痛、下颌运动异常和杂音

B. 可伴有头痛、耳鸣

C. 一般具有自限性

D. 可能继发关节强直

E. 预后良好

【答案】D

【考点】颞下颌关节紊乱综合征的临床特点

【解析】颞下颌关节紊乱综合征并非指单一疾病，它是一类病因尚未完全清楚而又有相同或相似临床症状的一组疾病的总称。一般有颞下颌关节区和/或咀嚼肌肌痛、下颌运动异常和伴有功能障碍以及关节弹响、破碎音及杂音等3类症状。颞下颌关节紊乱综合征虽病程较长，并经常反复发作，但本病有自限性，一般不发生关节强直，预后良好，颞下颌关节紊乱综合征的其他症状有头痛、耳症（耳闷、耳鸣、听力下降等）、眼症以及吞咽困难、慢性全身疲劳等，故此题选D。

【避错】此题易错选E。认为颞下颌关节紊乱综合征虽多数为功能紊乱性质，但也可为关节结构紊乱甚至器质性破坏，此时的预后不会良好。

4. 最常见的颞下颌关节脱位类型是

A. 急性上方脱位

B. 急性前方脱位

C. 陈旧性侧方脱位

D. 复发性后方脱位

E. 陈旧性前方脱位

【答案】B

【考点】颞下颌关节脱位的类型

【解析】颞下颌关节脱位按部位可分为单侧脱位和双侧脱位；按性质可分为急性脱位、复发性脱位和陈旧性脱位；按髁突脱出的方向、位置又可分为前方脱位、后方脱位、上方脱位以及侧方脱位，临床上以急性前脱位最为常见，故此题选B。

【避错】此题易错选D。临床上以急性前脱位和复发性脱位较常见，但以急性前脱位最常见，易与复发性后脱位混淆。

5. 单侧颞下颌关节急性前脱位的临床表现是颏部中线

A. 不偏，下颌前伸

B. 偏向患侧，前牙对刃殆

C. 偏向患侧，前牙反殆

D. 偏向健侧，患侧后牙反殆

E. 偏向健侧，健侧后牙反殆

【答案】E

【考点】单侧颞下颌关节急性前脱位的临床表现

【解析】颞下颌关节脱位时，髁突位于关节结节前上方而无法自行复原，同时患侧的下颌骨前伸，使得下颌骨整体向健侧偏斜，同时下颌牙弓也向健侧偏移，出现健侧的后牙反殆，颏部中线以及下前牙中线也偏向健侧。故选E。

【避错】此题易错选D。偏向患侧容易选对，但是到底是患侧后牙反殆还是健侧后牙反殆需要仔细分辨。

6. 关于颞下颌关节强直造成的咬合错乱，不正确的是

A. 面下1/3垂直距离变短

B. 下颌牙弓变宽

C. 下颌磨牙舌向倾斜

D. 下颌前牙唇侧倾斜

E. 发生于成年者，咬合错乱不明显

【答案】B

【考点】颞下颌关节强直造成的咬合错乱特点

【解析】若儿童时期颞下颌关节受到创伤或炎症，将引起下颌骨发育障碍造成面下部垂直距离变短，牙弓变小而窄，下颌磨牙舌向倾斜，下颌前牙向唇侧倾斜并呈扇形分离。但是，若关节强直发生于成人或青春期后，因下颌骨已发育正常或基本正常，则无面部畸形。牙弓变宽显然是错误的，故选B。

【避错】此题易错选C，颞下颌关节强直引起殆关系错乱的表现：下颌磨牙常倾向舌侧，下颌牙的颊尖咬于上颌牙的舌尖，甚至无接触；下颌切牙向唇侧倾斜呈扇形分离。

7. 关于不可复性关节盘前移位临床特征的描述，错误的是

A. 有关节弹响史继而间断性关节绞痛史

B. 弹响消失而开口受限

C. 开口时下颌偏向健侧

D. 被动检查开口时开口度不能增大

E. 开口时髁突运动受限

【答案】C

【考点】不可复性关节盘前移位临床特征

【解析】不可复性关节盘前移位临床表现主要是关节弹响史，继而间断性绞痛史，进一步发展弹响消失而开口受限，开口时下颌向患侧偏，被动开口检查时，开口度不能增大，故A、B、D、E的描述均正确。当不可复性关节盘前移位时，翼外肌功能受影响，故患侧翼外肌不能行使功能，下颌偏向患侧，因此C的描述错误。故选C。

【避错】此题易错选 E，当开口运动时，髁突挤压变形的关节盘不能复位，不能恢复正常的髁突–关节盘关系，故 E 项为正确描述。

8. 颞下颌关节紊乱综合征的主要致病因素是
   A. 免疫因素
   B. 关节内微小创伤与精神心理因素
   C. 两侧关节发育不对称和关节囊薄弱
   D. 夜磨牙和偏侧咀嚼
   E. 不良充填体和修复体

【答案】B

【考点】颞下颌关节紊乱综合征的致病因素

【解析】颞下颌关节紊乱综合征的病因复杂，目前尚未完全阐明。一般认为与下列因素有关：①心理社会因素。②咬合因素。咬合关系紊乱引起关节内持续的微小创伤。③免疫因素。④关节负荷过重。⑤关节解剖因素。⑥其他因素。①②是主要致病因素，其余都是促进因素。故选 B。

【避错】此题易错选 A，但 A 项是促进因素，并非主要致病因素。

9. 开口初期或开口初、闭口末弹响是哪种关节病的主要症状
   A. 关节器质性改变
   B. 可复性关节盘前移位
   C. 不可复性关节盘前移位
   D. 关节盘后区损伤
   E. 翼外肌痉挛

【答案】B

【考点】可复性关节盘前移位症状

【解析】开口初期或开口初、闭口末弹响是可复性关节盘前移位的主要症状。其机制是在闭口关节盘前移位，在开口运动的初期，髁突撞击关节盘后带的后缘，关节盘向后反跳，从而恢复正常的髁突–关节盘的结构关系，形成开口初的弹响。有的患者可有往返弹响，即开口初和闭口末的弹响。故选 B。

【避错】此题易错选 C。不可复性关节盘前移位临床表现主要是关节弹响史，继而间断性绞痛史，进一步发展弹响消失而开口受限，开口时下颌向患侧偏，被动开口检查时，开口度不能增大。

10. 预防颞下颌关节紊乱综合征的措施中，错误的是
   A. 保持乐观情绪
   B. 注意关节保护
   C. 纠正不良咀嚼习惯
   D. 多食质硬食物
   E. 避免长时间大开口

【答案】D

【考点】预防颞下颌关节紊乱综合征的措施

【解析】颞下颌关节紊乱综合征为多因素相互作用引起，主要有心理社会因素、咬合因素、免疫因素、关节负荷过重、关节解剖因素等。保持乐观情绪、注意关节保护、纠正不良咀嚼习惯及避免长时间大开口可以有效预防颞下颌关节紊乱综合征。多食质硬食物会加重关节负荷，促使颞下颌关节紊乱综合征的发生。故选 D。

【避错】此题除 D 项外均为保护措施，不易选错。

11. 治疗颞下颌关节强直引起的开口困难可选用
   A. 局部封闭
   B. 开口练习
   C. 理疗
   D. 关节镜手术
   E. 开放手术

【答案】E

【考点】颞下颌关节强直的治疗

【解析】颞下颌关节强直分为真性关节强直、假性关节强直和混合性强直。颞下颌关节强直需手术治疗。A、B、C、D 项对颞下颌关节紊乱综合征治疗有效而对颞下颌关节强直无效，故选 E。

【避错】此题易错选 A，局部封闭用于颞下颌关节紊乱综合征有一定效果，对于颞下颌关节强直无效。

12. 属于颞下颌关节紊乱综合征不可逆性保守治疗的是
   A. 药物治疗
   B. 物理治疗
   C. 封闭治疗
   D. 咬合导板治疗
   E. 正畸治疗

【答案】E

【考点】颞下颌关节紊乱综合征的治疗

【解析】颞下颌关节紊乱综合征的治疗原则：①以保守治疗为主，采用对症治疗和消除发病因素结合的综合治疗。②治疗关节局部症状，改进全身状况和患者的精神状态。③应对患者进行医学知识教育。④遵循一个合理、合乎逻辑的治疗程序。⑤应先用可逆性保守治疗，如服药、理疗、封闭和咬合导板治疗等；若无效用不可逆性保守治疗，如调殆、正畸治疗等，最后采取关节外科和各种手术治疗，故选 E。

【避错】此题易错选 C，封闭治疗属于可逆性保守治疗，很多考生容易将封闭治疗误认为是不可逆性治疗，此处要特别注意可逆性与不可逆性的区别。

【A_2 型题】

13. 女，24 岁。右侧颞下颌关节大开口末单声弹响，

无疼痛。检查：开口度为52mm，大开口时下颌偏左侧。最可能的诊断是

A. 右侧颞下颌关节滑膜炎
B. 右侧翼外肌功能亢进
C. 右侧颞下颌关节不可复性关节盘移位
D. 右侧颞下颌关节可复性关节盘移位
E. 右侧翼外肌痉挛

【答案】B

【考点】翼外肌功能亢进的诊断

【解析】翼外肌功能亢进的主要症状是弹响和开口过大。弹响发生在开口末期或开口末和闭口初期，但侧向和前伸运动时无弹响。弹响发生在一侧时，开口型在开口末下颌偏向健侧。一般无疼痛。结合患者表现，考虑为右侧翼外肌功能亢进。故选B。

【避错】本题易错选D，可复性关节盘移位时开闭口有弹响，开口型在弹响发生前下颌偏向患侧，弹响发生后回到中线。

14. 男，30岁。患颞下颌关节紊乱综合征，临床检查见中度开口受限，下颌前伸及偏向右侧时，左侧颞下颌关节区疼痛，下颌偏向左侧时无疼痛，左侧外耳道触诊髁突后方无压痛，开口时颏点偏向左侧。考虑诊断为

A. 右侧翼外肌功能亢进
B. 右侧翼外肌痉挛
C. 左侧翼外肌功能亢进
D. 左侧翼外肌痉挛
E. 左侧关节盘后区损伤

【答案】D

【考点】颞下颌关节紊乱综合征特点

【解析】翼外肌痉挛主要表现是疼痛和开口受限，在开口、咀嚼食物时，患者自觉关节区或关节周围区疼痛，患者可以指出疼痛处在关节区深部，但不能触及。一般无自发痛，不影响睡眠；疼痛性质为钝痛。检查时开口中度受限，为2.0～2.5cm，被动开口度可大于自然开口度。在翼外肌相应面部，相当于下关穴处和上颌结节后上方有压痛，但不红肿；一般关节本身无压痛。由于开口受限，髁突的滑动减小或消失，故不出现弹响。开口时下颌偏向患侧。故本题选D。

【避错】本题易错选B，翼外肌痉挛患者开口时下颌偏向患侧。

15. 男，25岁。髁突滑出关节窝外，超越了关节运动正常限度，且不能自行复位，诊断为

A. 颞下颌关节紊乱综合征
B. 翼外肌功能亢进
C. 颞下颌关节脱位
D. 关节盘移位
E. 髁突骨折

【答案】C

【考点】翼外肌脱位

【解析】髁突滑出关节窝以外，超越了关节运动的正常限度，以至不能自行复回原位者，称为颞下颌关节脱位。按部位分为单侧脱位、双侧脱位。按性质分为急性脱位、复发性脱位和陈旧性脱位。故本题答案为C。

【避错】本题易错选D，若关节盘移位可回复原位，为颞下颌关节结构紊乱阶段。

16. 男孩，7岁。渐进性开口受限2年。检查：右面部丰满，开口度10mm，开口型偏右，右髁突无滑动。最可能的诊断是

A. 右喙突肥大
B. 左关节外强直
C. 右关节内强直
D. 左髁突良性肥大
E. 右关节盘不可复性前移位

【答案】C

【考点】关节内强直临床表现

【解析】关节内强直的临床表现：①开口困难。②面下部发育障碍畸形。③殆关系紊乱。④髁突活动减弱或消失。⑤X线检查显示髁突、关节窝和关节间隙影像模糊或消失。由患者临床表现可大致得出右关节内强直的结论。故本题应选C。

【避错】此题易错选E，右关节盘不可复性前移位不会出现右面部丰满的表现。

17. 男，30岁。右颞下颌关节无痛性弹响3个月。检查：开口度50mm，两侧关节开口末弹响，关节区无压痛。首选的治疗方法是

A. 泼尼松龙翼内肌封闭
B. 1%利多卡因咬肌封闭
C. 2%普鲁卡因关节腔封闭
D. 1%利多卡因翼外肌封闭
E. 2%鱼肝油酸钠关节囊封闭

【答案】D

【考点】翼外肌功能亢进治疗

【解析】由患者病情可推断出其患翼外肌功能亢进，治疗方法主要是改善翼外肌功能亢进。可用0.5%或1%利多卡因5ml做翼外肌封闭；5～7天为一疗程。故本题应选D。

【避错】此题易错选B，此题应为翼外肌功能亢进，治疗应选用利多卡因封闭翼外肌。

18. 女，20岁。近半年来出现右侧颞下颌关节弹响（开口末，闭口初），开口度50mm，关节造影见

关节囊扩张，最可能的诊断是

A. 翼外肌功能亢进

B. 关节囊扩张伴关节盘附着松弛

C. 髁突、关节盘相对移位

D. 关节盘破裂

E. 髁突吸收破坏

【答案】B

【考点】关节囊扩张伴关节盘附着松弛的诊断

【解析】关节囊扩张伴关节盘附着松弛主要症状与翼外肌功能亢进相似，但因关节结构松弛，开口度过大，均有半脱位，有的甚至为复发性关节脱位；由于开口度过大，常伴有慢性关节滑膜炎；关节造影结果可证实关节囊扩张和关节盘附着松脱。根据患者病情描述，可知B为正确选项。

【避错】此题易错选A，翼外肌功能亢进表现为开口最大位时弹响，这两种疾病有相似的临床表现，通过关节造影可以鉴别诊断。

【A_3/A_4 型题】

（19～20题共用题干）

女孩，13岁。进行性开口困难7年，5岁时曾发生颏部对冲性损伤。现检查面部明显不对称，开口受限。

19. 进一步检查，面部不对称可具体表现为

A. 健侧面部丰满

B. 患侧面部狭长

C. 前牙反𬌗

D. 颏点偏向患侧

E. 颏点偏向健侧

【答案】D

【考点】颞下颌关节强直表现

【解析】关节内强直属于颞下颌关节强直的一种，多发生于15岁以内儿童，多数在儿童期由于下颌骨损伤，尤其是颏部的对冲性损伤造成。临床表现如下：①进行性开口困难。②面下部发育畸形，表现为面部两侧不对称，颏点偏向患侧；患侧下颌体、下颌支短小，患侧面部丰满；双侧强直者形成特殊的小颌畸形面容。发病年龄越小，颜面部发育畸形越严重，严重者可致阻塞性睡眠呼吸暂停综合征。③咬合关系紊乱。④髁突活动减弱或消失。⑤X线检查可见3种类型。根据该患儿的病史和临床表现可知应诊断为关节内强直，因此其面部不对称表现为D项。

【避错】本题易错选E，面瘫患者，颏点偏向健侧。

20. 对于该患儿，应首选下述哪项辅助检查

A. B超检查

B. 颞下颌关节侧斜位X线检查

C. 颞下颌关节造影检查

D. 下颌骨升支切线位X线检查

E. CT检查

【答案】B

【考点】颞下颌关节强直的检查

【解析】关节内强直患者X线表现可见3种类型。①第一种类型：正常关节解剖形态消失，关节间隙模糊，关节窝及髁突骨密质有不规则破坏，临床上可有轻度开口运动受限，此种类型多属纤维性强直。②第二种类型：关节间隙消失，髁突和关节窝融合成很大的致密团块，呈骨球状。③第三种类型：致密的骨性团块可波及下颌切迹，使正常冠突、颧弓、下颌切迹影像消失，在下颌升支侧斜位X线片上，下颌支和颧弓甚至可完全融合呈“T”形。故本题答案为B。

【避错】本题易错选C，关节造影可发现关节盘移位、穿孔、关节盘诸附着的改变以及软骨面的变化。

【B_1 型题】

（21～22题共用备选答案）

A. 双板区撕裂

B. 关节囊扩张

C. 髁突囊样变

D. 关节盘前附着断裂

E. 关节盘前移位

21. 最常见于颞下颌关节紊乱综合征的是

【答案】E

22. 属于颞下颌关节骨关节病的是

【答案】C

【考点】颞下颌关节疾病

【解析】颞下颌关节紊乱综合征多数为功能性紊乱，也可为关节结构紊乱甚至器质性破坏。颞下颌关节紊乱综合征一般分类如下：①咀嚼肌紊乱疾病，常见类型包括翼外肌功能亢进、翼肌痉挛、咀嚼肌群痉挛和肌筋膜痛。②关节结构紊乱疾病，常见类型包括可复性关节盘前移位、不可复性关节盘前移位、关节囊扩张和关节盘附着松弛，最常见的类型是可复性关节盘前移位，故21题选E。③关节炎性疾病，见于各种原因造成的过大开口、外伤引起滑膜或关节囊的急性炎症等。④骨关节病，X线片见骨质吸收、破坏、增生硬化、囊样变等，可伴有关节盘穿孔、髁突骨质退行性变等，故22题选C。

【避错】21题易错选B，关节结构紊乱病是关节紊乱病中常见类型，在颞下颌关节紊乱综合征中以关节盘前移位最常见。22题易错选B，关节囊扩张属于

关节紊乱病。

(23~26题共用备选答案)

A. 翼外肌功能亢进的主要表现
B. 翼外肌痉挛的主要表现
C. 咀嚼肌群痉挛的主要表现
D. 肌筋膜痛的主要表现
E. 滑膜炎的主要表现

23. 疼痛和开口受限，无弹响是

【答案】B

24. 局限性持续性钝痛，有明确部位，压迫压痛点可引起远处部位的牵涉痛是

【答案】D

25. 开口末、闭口初弹响和开口过大呈半脱位是

【答案】A

26. 开口严重受限，无开口痛和咀嚼痛，无弹响和杂音是

【答案】C

【考点】颞下颌关节疾病的主要表现

【解析】翼外肌痉挛的主要表现是疼痛和开口受限，因此23题选B。肌筋膜痛主要表现为局限性持久性钝痛，有明确的部位并有压痛点，因此24题选D。翼外肌功能亢进的主要症状是弹响和开口过大呈半脱位，因此25题选A。咀嚼肌群痉挛的主要症状是严重的开口受限，开口度仅在0.5~1.5cm，因此26题选C。

【避错】23题易错选A，翼外肌功能亢进表现为开口最大位时弹响，因此排除。24题易错选E，本题所描述的症状应为肌筋膜痛的表现。25题易错选B，咀嚼肌群痉挛应为开口受限等表现。26题易错选B，翼外肌痉挛开口度受限不如咀嚼肌群痉挛者明显。

(27~28题共用备选答案)

A. 0.5%或1%利多卡因
B. 2%利多卡因
C. 泼尼松龙
D. 5%鱼肝油酸钠
E. 50%葡萄糖液

27. 翼外肌痉挛封闭用

【答案】B

28. 关节盘后区损伤封闭用

【答案】C

【考点】封闭药物

【解析】0.5%或1%利多卡因用于翼外肌亢进；2%利多卡因用于翼外肌痉挛，故27题选B；泼尼松龙用于炎性疾病或关节盘后区损伤，故28题选C；5%鱼肝油酸钠用于关节囊扩张伴关节盘松弛。

【避错】27题易错选A，翼外肌痉挛使用利多卡因封闭应使用2%浓度。28题易错选B，关节盘后区损伤封闭应使用激素，以发挥激素的抗炎作用。

考点：颌面部神经疾病

【A_1型题】

1. 关于特发性面神经麻痹（贝尔麻痹）的病因，描述正确的是

A. 创伤累及面神经
B. 手术损伤了面神经
C. 不明原因的面神经改变
D. 耳部疾病累及面神经
E. 颅内疾病累及面神经

【答案】C

【考点】贝尔麻痹的病因

【解析】贝尔麻痹指临床上不能确定病因的不伴有其他体征或症状的单纯性周围面神经麻痹。故选C。

【避错】本题易错选其他选项。贝尔麻痹的确切病因尚不明了，可能由某种病毒感染所引起，还可能与遗传因素有关。

2. 面瘫时额纹消失，累及受损的面神经分支是

A. 颈支
B. 颞支
C. 颊支
D. 颧支
E. 下颌缘支

【答案】B

【考点】面神经的分布与分支

【解析】面神经以茎乳孔为界可分为面神经管段和颅外段，颅外段分成5组分支，由上至下依次为颞支、颧支、颊支、下颌缘支、颈支。其中颞支分布于额肌、眼轮匝肌上份、耳上肌和耳下肌。该支受损时，同侧额纹消失，故此题选B。

【避错】此题易错选D。颞支损伤同侧额纹消失，颧支损伤后眼睑不能闭合，这两支损伤情况容易记混，注意区分。

3. 在贝尔麻痹急性期不宜采取的治疗措施是

A. 抗病毒治疗
B. 予神经营养药物
C. 予激素冲击疗法
D. 予针刺或电针治疗
E. 予全身支持疗法

【答案】D

【考点】贝尔麻痹的治疗

【解析】起病1～2周内视为急性期，治疗上主要是控制炎症水肿，改善局部血液循环，减少神经受压，贝尔麻痹急性期不宜给予过强的针刺或电针疗法，以免导致继发性面肌痉挛，故此题选D。

【避错】此题无易错选项，贝尔麻痹急性期应用糖皮质激素联合抗病毒药治疗效果最佳，此外可做理疗，可给超短波透热疗法或红外线照射茎乳孔部，可予局部热敷，肌按摩。嘱患者注意保护眼，以防引起暴露性结膜炎，特别是防止角膜损害。

4. 有关治疗三叉神经痛的药物封闭疗法，错误的是

A. 适用于疼痛重的患者

B. 适用于口服药物无效者

C. 是短期治疗方法

D. 封闭药物的浓度要高于阻滞麻醉

E. 注射时应注意无菌操作

【答案】D

【考点】三叉神经痛

【解析】依据病史、疼痛的部位及性质、发作表现和神经系统无阳性体征，一般诊断不难，在初步确定疼痛的分支后，用1%～2%利多卡因在神经孔处行阻滞麻醉，以阻断相应的神经干，封闭疗法相当于用局部麻醉药行神经干阻滞麻醉，因此当麻醉药失去作用后，疼痛又会出现，属于短期治疗方法。本法适用于口服药物无效者，注射时应注意无菌操作，以防感染，加重病情。封闭药物的浓度等于阻滞麻醉药物的浓度。故本题选D。

【避错】本题易错选A，三叉神经痛为刀割、针刺、撕裂样剧痛，发作时患者因为疼痛而作出各种动作，因此在确定三叉神经疼痛的分支后可用封闭疗法进行短暂缓解。

5. 面瘫伴舌前2/3味觉改变+唾液分泌功能障碍，提示面神经损伤部位在

A. 核性损害

B. 茎乳孔外

C. 膝状神经节

D. 鼓索与镫骨肌神经之间

E. 镫骨肌与膝状神经节之间

【答案】D

【考点】面神经损害部位定位

【解析】面神经损害部位定位如下。①茎乳孔以外：面瘫。②鼓索与镫骨肌神经节之间：面瘫+味觉丧失+唾液腺分泌障碍。③镫骨肌与膝状神经节之间：面瘫+味觉丧失+唾液腺分泌障碍+听觉改变。④膝状神经节：面瘫+味觉丧失+唾液腺、泪腺分泌障碍+听觉改变。⑤脑桥与膝状神经节之间：面瘫+轻微分泌功能障碍+耳鸣眩晕。⑥核性损害：面瘫+轻微分泌功能障碍，可出现对侧偏瘫。题干叙述与②符合，故选D。

【避错】此题易错选E。但镫骨肌与膝状神经节之间的面神经损伤还具有听觉改变。

6. 中枢性面瘫的表现是

A. 一侧面瘫+味觉丧失

B. 睑裂以下表情肌瘫痪

C. 单纯一侧完全表情肌瘫痪

D. 一侧面瘫+味觉丧失+唾液腺分泌障碍+听觉改变

E. 一侧面瘫+味觉丧失+唾液腺分泌障碍+听觉改变+泪腺分泌障碍

【答案】B

【考点】中枢性面瘫临床表现

【解析】中枢性面瘫时，颜面上部的肌肉并不出现瘫痪，闭眼、扬眉、皱眉均正常。面额纹与对侧深度相等，眉毛高度与睑裂大小均与对侧无异。面下部肌肉出现瘫痪，即颊肌、口轮匝肌等麻痹，故患者于静止位时该侧鼻唇沟变浅，口角下垂，示齿动作时口角歪向健侧。所以B正确；中枢性面瘫时，颜面不对称并不明显，所以A、C、D、E错误，故此题选B。

【避错】此题易错选C，中枢性面瘫一侧面神经并非完全瘫痪，额纹没有消失，同时可以蹙眉。

7. 典型的三叉神经痛不包括

A. 阵发性剧痛

B. 有“扳机点”

C. 痛性抽搐

D. 夜间发作多见

E. 病程可呈周期性发作

【答案】D

【考点】三叉神经痛临床特点

【解析】典型的三叉神经痛的表现主要包括单侧阵发性剧痛，间歇期无症状，睡眠时基本不发作，存在缓解期，疼痛呈周期性发作，疼痛剧烈时可伴随面肌抽搐等交感神经症状，所以D不正确，而A、B、C、E的说法均正确。故本题选D。

【避错】此题易错选E，三叉神经痛有周期性发作的特点，而无夜间自发性疼痛，此点可以与急性牙髓炎鉴别。

8. 面瘫的贝尔征是指

A. 用力紧闭眼睑，则眼球转向外上方

B. 患侧口角下垂，健侧向上歪斜

C. 不能鼓腮、吹气

D. 睑裂过大，闭合不全

E. 下结膜囊内常有泪液积滞

【答案】A

【考点】面瘫贝尔征

【解析】贝尔麻痹的临床表现：患侧口角下垂，上下唇因口轮匝肌瘫痪而不能紧急闭合，发生饮水漏水、流涎、鼓腮时漏气、不能吹气等功能障碍；眼轮匝肌瘫痪后，受动眼神经支配的上睑提肌不能保持平衡协调的随意动作，致睑裂扩大、闭合不全、露出结膜，用力闭紧时，眼球转向外上方，称贝尔征；由于不能闭眼，易患结膜炎；在下结膜囊内，常有泪液积滞或溢出；前额皱纹消失，不能皱眉，这是贝尔麻痹或周围面瘫的重要临床表现，也是与中枢性面瘫鉴别的主要依据。故本题正确选项为A。

【避错】此题易错选B，患侧口角下垂、健侧向上歪斜为贝尔麻痹的表现之一，但不是贝尔征的表现，贝尔征专指用力紧闭双眼，眼球转向外上方的表现。

【A_2型题】

9. 男，46岁。近3周来感右侧舌根、软腭及扁桃体区域阵发性剧烈疼痛，每次发作持续数秒至1～2分钟，吞咽、咳嗽、咀嚼均可诱发疼痛，常因夜间疼痛发作而清醒。临床检查以上部位未见明显肿胀，黏膜颜色正常，局部无溃疡，涂布表面麻醉药于疼痛部位可暂时阻止疼痛发作，服用卡马西平有效。最有可能的原因是

A. 三叉神经痛

B. 舌咽神经痛

C. 鼻咽癌

D. 茎突过长综合征

E. 蝶腭神经痛

【答案】B

【考点】舌咽神经痛

【解析】舌咽神经痛是指发生在舌咽神经分布区域的阵发性剧烈疼痛，疼痛性质与三叉神经痛相似。临床表现为扁桃体区、咽部、舌根部、颈深部、耳道深部及下颌后区等处阵发性剧痛。疼痛间歇性发作，舌咽神经痛可在夜间发作，此点与三叉神经痛不同，每次发作持续数秒至2分钟，性质为针刺样、刀割样痛，皮肤没有明显改变。治疗三叉神经痛的药物均可用于此病的治疗。综上所述最可能的诊断为B。

【避错】本题易错选D，茎突过长综合征表现为一侧咽部疼痛，吞咽时加重，疼痛可放射至头颈部和面部，患侧咽部有时有异物感，头前倾或转颈可引起剧烈咳嗽，但本病没有“扳机点”。

10. 男，44岁。夜间睡眠时受凉，晨起时发现左半侧口角歪斜，眼睑不能闭合，半侧不能皱眉，额纹消失。其可能的诊断为

A. 三叉神经痛

B. 舌咽神经痛

C. 贝尔麻痹

D. 茎突过长综合征

E. 蝶腭神经痛

【答案】C

【考点】贝尔麻痹

【解析】贝尔麻痹是临床上不能确定病因、不伴有其他临床症状或体征的单纯性周围面神经麻痹。病因尚不明确，一般认为面部受凉是其主要原因。表现为起病急骤，且缺少自觉症状，常在晨起盥洗时突然不能饮水与含漱。面瘫的典型症状：患侧口角下垂，健侧向上倾斜；上下唇因口轮匝肌瘫痪而不能紧密闭合，故发生饮水漏水、不能鼓腮、吹气等功能障碍。上下眼睑不能闭合，额纹消失与不能蹙眉是贝尔麻痹的重要临床表现，也是与中枢性面瘫鉴别的重要依据。因此本题选C。

【避错】本题易误选B，舌咽神经痛的突出表现是疼痛，与题干描述不相符。

11. 女，65岁。上前牙区屡发针刺样短暂疼痛3周，定位不清，临床考虑三叉神经痛。为提高治疗的针对性，需寻找“扳机点”部位。不属于三叉神经上颌支常见“扳机点”部位的是

A. 上颌结节

B. 鼻翼区

C. 眶下区

D. 耳屏

E. 上唇

【答案】D

【考点】三叉神经痛“扳机点”部位

【解析】三叉神经痛“扳机点”分布于眼支、上颌支、下颌支；其中上颌支常见的“扳机点”有眶下孔、下眼睑、鼻唇沟、鼻翼、上唇、鼻孔下方或口角区、上颌结节或腭大孔等部位。故D项不正确，因此选D。

【避错】此题易错选E，上唇是三叉神经上颌支的“扳机点”常见部位。

12. 男，48岁。突发左眼睑闭合不全，口角右偏，考虑为面瘫，需鉴别属贝尔麻痹还是中枢性麻痹两者主要的鉴别点在于

A. 患侧口角下垂，健侧向上歪斜

B. 患侧眼睑闭合不全
C. 不能鼓气，鼓气时漏气
D. 患侧鼻唇沟消失
E. 患侧额纹消失，不能皱眉
【答案】E
【考点】贝尔麻痹和中枢性面瘫鉴别
【解析】中枢性麻痹临床表现为对侧睑裂下表情肌瘫痪，伴同侧肢体瘫痪；无味觉和唾液分泌障碍。贝尔麻痹则表现为病变侧全部表情肌（除上睑提肌）瘫痪，伴有听觉改变、舌前2/3味觉减退以及唾液分泌障碍。前额皱纹消失，不能皱眉，这是贝尔麻痹或周围性面瘫的重要临床表现，也是与中枢性面瘫鉴别的主要依据。故本题选E。
【避错】此题易错选D，贝尔麻痹和中枢性面瘫都有鼻唇沟消失的特点。

13. 男，57岁。拟诊为右三叉神经痛。对鉴别原发性、继发性三叉神经痛最有意义的检查结果是
A. 角膜反射的变化
B. 痛觉障碍
C. 温度觉障碍
D. 触觉障碍
E. 咀嚼肌力减弱
【答案】A
【考点】原发性、继发性三叉神经痛鉴别
【解析】角膜反射的变化是有意义的体征，提示为症状性或器质性三叉神经痛，故为原发性、继发性三叉神经痛的鉴别要点。因此本题应选A。
【避错】此题易错选D，原发性三叉神经痛可表现为部分感觉减退，继发性三叉神经痛无此症状。

14. 男，40岁。患右侧面部贝尔麻痹。其贝尔征是指患侧
A. 额纹消失
B. 鼻唇沟变浅
C. 口角下垂
D. 用力闭目时，眼球转向外上方
E. 面肌抽搐
【答案】D
【考点】贝尔征的定义
【解析】贝尔麻痹系指临床上不能确定病因、不伴有其他体征或症状的单纯性周围面神经麻痹。临床表现为患侧口角下垂，眼睑不能闭合。用力闭目时，眼球转向外上方，此称贝尔征。故选D。
【避错】此题A、B、C都易混淆，他们都是贝尔麻痹的主要临床表现，但却不是贝尔征的特点。

【A_3/A_4型题】

（15～17题共用题干）

女，37岁。右侧面部发作性电击样疼痛3个月，临床拟诊三叉神经痛。

15. 在检查时，寻找“扳机点”的方法不包括
A. 叩诊
B. 拂诊
C. 触诊
D. 压诊
E. 揉诊
【答案】A
【考点】三叉神经痛的检查
【解析】由于各“扳机点”痛阈不同，检查时刺激强度也应由轻到重做适当改变。①拂诊：以棉签或示指轻抚可疑“扳机点”。②触诊：用示指触摸“扳机点”。③压诊：用较大压力进行触诊。④揉诊：用手指进行回旋重揉，用于检查痛阈较高的“扳机点”。故本题应选A。
【避错】此题易错选B，很多三叉神经痛患者轻拂面部时即可出现疼痛。三叉神经痛的“扳机点”的检查手法从轻到重分为拂诊、触诊、压诊、揉诊。

16. 三叉神经功能检查不包括
A. 感觉功能
B. 味觉功能
C. 角膜反射
D. 腭反射
E. 运动功能
【答案】B
【考点】三叉神经功能的检查
【解析】三叉神经功能的检查：①感觉功能检查。②角膜反射检查。③腭反射检查。④运动功能检查。不包括味觉功能检查。故本题应选B。
【避错】此题易错选A，三叉神经包括感觉功能，因此需进行感觉功能检查。

17. 若对患者采用肠线埋藏治疗，该疗法属于
A. 药物治疗
B. 封闭疗法
C. 理疗
D. 组织疗法
E. 手术治疗
【答案】D
【考点】三叉神经痛的治疗
【解析】三叉神经痛的治疗方法：①药物治疗。②封闭疗法。③理疗。④组织疗法，即中医穴位埋线

（羊肠线或生物蛋白线）。⑤手术治疗。⑥注射疗法。⑦半月节射频温控热凝术。⑧针刺疗法。⑨微血管减压术。故本题应选 D。

【避错】此题易错选 E，肠线埋藏治疗不属于手术治疗，本题较为生僻，考生大部分接触较少，需要考生运用此题补充复习时的漏洞。

【B_1 型题】

（18～19 题共用备选答案）

A. 左眼闭合无力、右眼闭合无力、露齿时口角向左歪斜
B. 左眼闭合无力、右眼闭合无力、露齿时口角无歪斜
C. 左眼闭合正常、右眼闭合无力、露齿时口角无歪斜
D. 左眼闭合正常、右眼闭合无力、露齿时口角向左歪斜
E. 左眼闭合正常、右眼闭合正常、露齿时口角明显向左歪斜

18. 吉兰-巴雷综合征应具有的体征是

【答案】B

19. 右侧贝尔麻痹应具有的体征是

【答案】D

【考点】颌面部神经疾病的体征

【解析】吉兰-巴雷（曾称格林-巴利）综合征是常见的脊神经和周围神经脱髓鞘疾病。临床上表现为进行性、上升性、对称性麻痹及四肢软瘫，以及不同程度的感觉障碍，引起双侧面瘫、双眼闭合无力、露齿口角无歪斜，所以 18 题选 B。贝尔麻痹又称特发性面神经麻痹，表现为单侧面瘫，右侧贝尔麻痹表现为右侧面部表情肌瘫痪，出现右眼闭合无力，右侧鼓腮无力，露齿时口角向左歪斜，所以 19 题选 D。

【避错】18 题易错选 A。但吉兰-巴雷综合征临床上表现双侧面瘫，出现双眼闭合无力、露齿口角无歪斜。19 题采用排除法不易选错，注意是右侧。

考点：先天性唇腭裂

【A_1 型题】

1. 隐性唇裂是指

A. 红唇完全裂开
B. 红唇及白唇完全裂开，但鼻底未裂
C. 红唇、白唇及鼻底完全裂开
D. 红唇、白唇、鼻底、牙槽突及腭部全部裂开
E. 红唇、白唇皮肤及黏膜虽完整，但肌肉层连接中断

【答案】E

【考点】隐性唇裂的概念

【解析】隐性唇裂，即皮肤和黏膜无裂开，但其下方的肌层未能联合，导致患侧出现浅沟状凹陷及唇峰分离等畸形。对比概念，本题选 E。

【避错】此题易错选 B。考生将概念中裂开的位置混淆，虽鼻底未裂，但是表面唇部皮肤和黏膜已经裂开，已经不属于隐性。

2. 腭裂术后穿孔最常见的部位是

A. 硬腭前部
B. 硬腭中后部
C. 硬软腭交界处
D. 软腭中 1/2 处
E. 任何部位

【答案】C

【考点】腭裂术后并发症

【解析】腭裂术后创口可能发生裂开或穿孔，常发生于硬软腭交界或腭垂处，也可能发生在硬腭部位。有些较小的术后穿孔，常可随创口愈合而自行缩小闭合。故选 C。

【避错】本题易错选 A 或 B。腭裂术后穿孔可发生在硬腭部位，但不是最常见的部位。

3. 少见的腭裂类型不包括

A. 腭隐裂
B. 悬雍垂裂
C. 混合型双侧腭裂
D. 悬雍垂缺失
E. 硬腭裂孔

【答案】B

【考点】各类型腭裂特点

【解析】根据硬腭和软腭部的骨质、黏膜、肌层的裂开程度和部位，对腭裂进行临床分类。悬雍垂裂临床上较多见，而其他的腭隐裂、混合型双侧腭裂、悬雍垂缺失和硬腭裂孔临床上均较少见，故选 B。

【避错】此题易错选 A。但腭隐裂属于少见类型。

4. 单侧完全性唇裂的畸形特点中，错误的是

A. 患者唇高过长，人中嵴、唇峰消失
B. 患侧上唇鼻底至唇红缘完全裂开
C. 患侧可有不同程度的牙槽突裂
D. 患侧鼻翼扁平、鼻孔宽大
E. 鼻尖及鼻小柱偏向患侧

【答案】E

【考点】单侧完全性唇裂的特点

【解析】单侧完全性唇裂是指患侧整个上唇至鼻底完全裂开。患者的唇高过长，人中嵴、唇峰消失；完全性唇裂常可伴发不同程度的牙槽突裂；患侧鼻翼基部向下向外扩展，使得患侧鼻翼扁平、鼻孔宽大；由于口轮匝肌收缩，牵拉鼻尖及鼻小柱向健侧，E错误，故选E。

【避错】此题易错选C。虽然是单侧，但是完全性唇裂常可伴发不同程度的牙槽突裂。

5. 行唇裂整复术应考虑的问题中，不包括

A. 手术失血量

B. 全身健康状况

C. 手术损伤情况

D. 是否伴发腭裂

E. 年龄

【答案】D

【考点】唇裂整复术术前要求

【解析】唇裂整复术术前要求做充分的准备，制订周密的治疗方案。唇裂整复术有最合适的年龄范围，一般单侧最适合为3～6个月，双侧为6～12个月。同时要考虑患儿的全身状况能否耐受手术，此外，手术损伤情况和手术失血量也是需要考虑的情况。腭裂的存在并不影响唇裂整复术。故不需要考虑是否伴发腭裂，故选D。

【避错】部分考生可能误选B，在行唇裂整复术时，应该考虑患者的全身健康情况是否能耐受手术。

6. 唇腭裂序列治疗的矫形修复治疗，不包括

A. 腭托

B. 赝复体

C. 双重牙列

D. 舌刺与舌挡

E. 语音阻塞器

【答案】D

【考点】唇腭裂序列治疗的矫形修复治疗

【解析】唇腭裂序列治疗的矫形修复治疗包括缺牙的修复、赝复体的制作、配合语音训练而制作语音矫治器，而腭托属于对缺牙修复的义齿修复内容，所以A、B、C、E都是唇腭裂序列治疗的矫形修复治疗内容，可排除。而舌刺与舌挡是正畸中功能矫治的内容，预防不良口腔习惯，所以D项不属于矫形修复治疗内容，故此题选D。

【避错】此题易错选C。用双重牙列修复的方法可以恢复患者的美观、咀嚼和发音功能。

7. 腭裂术后瘘孔（复裂）的主要原因是

A. 缝合时张力过大

B. 感染

C. 术后哭闹

D. 软硬腭组织少

E. 外伤

【答案】A

【考点】腭裂术后瘘孔主要原因

【解析】腭裂术后瘘孔的原因：两侧黏骨膜瓣减张不够，在有张力下缝合；患儿喂养方式不正确，口内负压增加；术后伤口感染；过早食硬质食物或外伤等。其中最主要的原因是腭裂手术时两瓣减张不够，缝合时有张力，故A正确。所以本题应选A。

【避错】此题易错选C，术后哭闹不是造成复裂的主要原因。

8. 腭裂手术后创口缝线拆除的时间为

A. 术后7～10天

B. 术后11～12天

C. 术后2周

D. 术后3周

E. 术后25天

【答案】C

【考点】腭裂手术后缝线拆除的时间

【解析】腭裂手术后，应在术后2周拆除手术创口缝线，因此C正确。由于腭裂手术后腭部张力较大，过早拆线会影响组织愈合，拆线时间过长对组织愈合没有帮助，而且增加了术后不适。故本题应选C。

【避错】此题易错选A，一般皮肤伤口应7天左右缝合，但是腭裂手术张力较大，因此应2周拆线。

9. 关于腭裂引起的畸形和功能障碍，错误的是

A. 可单独发生，也可与唇裂伴发

B. 主要是软组织畸形，其次是骨组织畸形

C. 对患者吸吮、进食及语言等功能的影响严重

D. 常因颌骨发育不良导致面中份凹陷和咬合错乱

E. 不仅影响患者生活、学习和工作，还易造成心理障碍

【答案】B

【考点】腭裂的影响

【解析】腭裂可单独发生，也可与唇裂伴发，故A正确；腭裂不仅有软组织畸形，大部分腭裂患者还可伴有不同程度的骨组织缺损和畸形，故B错误。患儿会有吸吮功能障碍、腭裂语音等表现，故C正确。腭裂时，牙列错乱，常因颌骨发育不良导致面中份凹陷和咬合错乱，故D正确。此外，由于自身外观上存在的缺陷，在进入学龄期后受到周围小伙伴的嘲笑，会让患儿形成自卑感，从而引起严重心理障碍，E正

确。故本题选 B。

【避错】此题易错选 C，此题需要选择的是错误的选项，而 C 项明显是正确的，腭裂对患者吸吮、进食及语言功能都有较大影响。

10. Ⅰ度腭裂是

A. 悬雍垂裂

B. 软腭裂开

C. 硬腭裂开

D. 软硬腭裂开

E. 包括牙槽突的全腭裂开

【答案】A

【考点】腭裂的分度

【解析】Ⅰ度腭裂：限于悬雍垂；Ⅱ度腭裂：部分腭裂，裂开未到切牙孔，根据裂开部位又分浅Ⅱ度（裂开仅限于软腭）、深Ⅱ度（包括一部分硬腭裂开）；Ⅲ度腭裂：全腭裂开，由悬雍垂至切牙孔，包括牙槽突裂，常伴发唇裂。故本题应选 A。

【避错】此题易错选 B，Ⅰ度腭裂仅局限于悬雍垂。

11. 主张腭裂早期手术的时间一般是在患儿

A. 出生时

B. 出生后 3～6 个月

C. 出生后 8～18 个月

D. 出生后 12～18 个月

E. 2～3 岁

【答案】C

【考点】腭裂手术时机

【解析】腭裂会造成上颌骨发育不足、腭咽闭合不全等，导致吞咽、语言功能严重障碍，所以应当选择在语言功能发育之前进行手术，但是同时要考虑患儿对手术本身及麻醉的耐受能力，所以早期手术一般选在出生后 8～18 个月进行，所以 C 正确，故本题选 C。

【避错】此题易错选 D，此项与 C 项相似，均有正确数字，易混淆。2 岁左右是患儿开始说话时期，在此之前完成手术，有助于患儿自然学习说话，养成正常的发音习惯。

12. 腭裂分类中的少数非典型类型不包括

A. 一侧完全性腭裂，一侧不完全性腭裂

B. 腭垂缺失

C. 黏膜下裂

D. 硬腭部分裂孔

E. 腭垂裂

【答案】E

【考点】腭裂的临床分类

【解析】腭裂可见到少数非典型的情况，如一侧完全、一侧不完全，腭垂缺失，黏膜下裂（隐裂），硬腭部分裂孔等。故选 E。

【避错】本题不易错选。腭垂裂是常见类型。

【A_2 型题】

13. 女孩，2 岁。因先天性不完全性腭裂入院。术前检查发现患儿存在听力障碍，其发生的原因不包括

A. 腭裂伴发的吸吮功能障碍

B. 中耳气流平衡受影响

C. 咽鼓管开放功能改变

D. 腭肌的肌性损害

E. 咽鼓管及中耳感染

【答案】A

【考点】先天性腭裂

【解析】腭裂对听力功能可造成肌性损害，特别是腭帆张肌和腭帆提肌附着异常，其活动量降低使咽鼓管开放能力改变，影响中耳气流平衡，易患分泌性中耳炎。同时由于不能有效地形成腭咽闭合，吞咽食物时常有食物反流，易引起咽鼓管及中耳感染。因此，腭裂患儿中耳炎的发生率较高，部分患儿常有不同程度的听力障碍。故选 A。

【避错】本题不易选错，腭裂伴发吸吮功能障碍时，增加了喂养难度，在一定程度上影响患儿的健康生长，但与听力障碍无关。

14. 男孩，2 岁。因先天性腭裂行腭成形术，术后 2 天，家长诉患儿睡眠打鼾，轻度呼吸困难。主要原因是

A. 术后局部组织肿胀

B. 术后腭软组织被延长

C. 术后软腭内血肿

D. 术后腭咽径缩小

E. 术后软腭运动增强

【答案】A

【考点】腭裂手术的术后并发症

【解析】腭裂手术的术后并发症表现为以下几方面。①咽喉部水肿：由于气管内插管的创伤和压迫，以及手术对咽部的损伤所致，造成呼吸和吞咽困难，甚至发生窒息。②出血：腭裂术后大出血并不多见，但在幼儿患者，虽有少量出血，也能引起严重后果。③窒息。④感染。⑤打鼾及睡眠时暂时性呼吸困难：这类现象多发生在咽后壁组织瓣转移术或腭咽肌瓣成形术后，由局部组织肿胀引起。⑥创口裂开或穿孔（腭瘘）：常位于硬软腭交界或悬雍垂处。故选 A。

【避错】此题易错选 C。腭裂手术后大出血并不

多见，但在幼儿患者虽有少量出血，也能引起严重后果。

15. 女孩，4岁。先天性左侧完全性腭裂，行腭裂修复术后为了达到满意的语音效果，术后应

A. 长期戴用腭护板

B. 局部理疗

C. 调整饮食习惯

D. 进行语音训练

E. 大剂量应用抗生素

【答案】D

【考点】腭裂的治疗

【解析】语音治疗适用于以下腭裂患者：①手术后已获得良好的腭咽闭合功能者。②即使咽成形术获得成功，但由于患者不良发音习惯已经养成，各种代偿发音造成异常语音者均应通过语音治疗给予纠止。③患儿能与语音治疗医师配合，年龄一般在4周岁以上。④手术后仍存在腭咽闭合不全，再次手术有困难者，或由于全身其他原因不宜行咽成形术者，发音时鼻漏气或过度鼻音，则可采用暂时性或永久性发音辅助器人为地缩小腭咽腔，使发音时最大限度达到腭咽闭合，然后进行语音训练，纠正不良发音习惯及各种代偿音。⑤智力正常的患者。故选D。

【避错】本题易错选A，该患儿已经进行腭裂修复，因此无须长期戴用腭护板，腭护板是手术前临时性使患者达到满意的语音效果而采取的措施。

16. 患儿，8个月。右上红唇、白唇裂开，鼻底正常，左侧红唇至鼻底完全裂开。该患儿诊断分类为

A. 不完全性双侧唇裂

B. 完全性双侧唇裂

C. 混合性双侧唇裂

D. 单纯性唇裂

E. Ⅱ度唇裂

【答案】C

【考点】唇裂分度

【解析】国际上常用的唇裂分类法如下。①单侧唇裂：单侧不完全性唇裂（裂隙未裂至鼻底）、单侧完全性唇裂（整个上唇至鼻底完全裂开）。②双侧唇裂：双侧不完全性唇裂（双侧裂隙均未裂至鼻底）、双侧完全性唇裂（双侧上唇至鼻底完全裂开）、双侧混合性唇裂（一侧完全裂，另一侧不完全裂）。国内常用的唇裂分类法如下。①单侧唇裂：Ⅰ度唇裂是指仅限于唇红部分裂开；Ⅱ度唇裂是指上唇部分裂开，但鼻底尚完整；Ⅲ度唇裂是指整个上唇至鼻底完全裂开。②双侧唇裂：按单侧唇裂分类的方法对两侧分别进行分类。根据题干描述可知选C。

【避错】本题易错选E，该患儿右侧属于Ⅱ度唇裂，左侧属Ⅲ度唇裂，因此该患儿属于混合性唇裂。

17. 女婴，11个月。系先天性左侧完全性唇裂，拟行唇裂修复术。其麻醉方法最好采用

A. 双侧眶下神经阻滞麻醉

B. 左侧眶下神经阻滞麻醉

C. 气管内插管全身麻醉

D. 氯胺酮分离麻醉+双侧眶下神经阻滞麻醉

E. 上唇局部浸润麻醉

【答案】C

【考点】唇裂手术

【解析】唇裂整复术麻醉方法的选择应以安全和保证呼吸道通畅为原则，除成人可在局部麻醉下（眶下孔阻滞麻醉）进行手术外，唇裂整复术都应在气管内插管全身麻醉后施行。故本题选C。

【避错】本题易错选D，该患儿11个月，唇裂整复术应在气管内插管下进行，以保证呼吸道通畅。

18. 男孩，8岁。因"发音不清"前来就诊，在进行临床检查与鉴别诊断时，应考虑的疾病中不包括

A. 先天性腭裂致腭咽闭合不全

B. 颌骨发育异常致发音不清

C. 舌系带过短，卷舌音不清

D. 先天性腭咽闭合不全

E. 智力低下致讲话不清

【答案】B

【考点】致发音障碍的疾病

【解析】发间不清的原因：先天性腭裂致腭咽闭合不全发音时为腭裂音；舌系带过短，卷舌音不清；先天性腭咽闭合不全有明显的过度鼻音或鼻漏气；智力低下致语言学习能力低下而讲话不清。故本题选B。

【避错】此题易错选C，舌系带过短是引起患儿发音不清的原因之一。

19. 女婴，6个月。出生后即发现双侧上唇裂开。诊断为"先天性双侧唇裂，混合型"。其临床表现应该是双侧唇裂

A. 合并双侧腭裂

B. 合并单侧腭裂

C. 合并其他面裂

D. 合并双侧牙槽突裂

E. 一侧完全，一侧不完全唇裂

【答案】E

【考点】唇裂分型

【解析】唇裂分型如下。①单侧唇裂：单侧不完全性唇裂（裂隙未裂至鼻底）、单侧完全性唇裂（整

个上唇至鼻底完全裂开)。②双侧唇裂：双侧不完全性唇裂（双侧裂隙均未裂至鼻底)、双侧完全性唇裂（双侧上唇至鼻底完全裂开)、双侧混合性唇裂（一侧完全裂，另一侧不完全裂)。故本题选E。

【避错】此题易错选B，双侧唇裂混合型不是指唇裂合并腭裂，而是一侧完全裂，一侧不完全裂，唇裂合并腭裂称为唇腭裂。

20. 女婴，9个月。右侧上唇Ⅲ度唇裂，其临床表现应该是
A. 裂隙只限于唇红
B. 裂隙由唇红至部分唇白，未至鼻底
C. 整个上唇至鼻底完全裂开
D. 皮肤和黏膜完好，下方肌层未联合
E. 裂隙只限于唇白，唇红完好

【答案】C

【考点】唇裂的分度

【解析】Ⅲ度唇裂是整个上唇至鼻底完全裂开；本题患儿是右侧Ⅲ度唇裂，故本题选C。

【避错】此题易错选B，裂隙未破坏至鼻底，不符合Ⅲ度唇裂。

21. 男孩，2岁。双侧完全性腭裂，其临床表现不包括
A. 常与双侧唇裂同时发生
B. 前颌部分向两侧裂开
C. 双侧牙槽嵴裂
D. 前颌骨孤立于中央
E. 悬雍垂缺失

【答案】E

【考点】完全性腭裂的临床表现

【解析】腭裂较为常见，单独发生，也可并发唇裂。腭裂不仅有软组织畸形，大部分腭裂患者还可伴有不同程度的骨组织缺损和畸形，在引起吮吸、进食及语言等生理功能障碍方面远比唇裂严重。颌骨生长发育障碍还常导致面中部塌陷，严重者呈碟形脸，出现咬合错乱（常呈反𬌗或开𬌗)。双侧完全性腭裂常与双侧完全性唇裂并存。裂隙在侧切牙处向两侧裂开，鼻中隔下端呈游离状。双侧完全性腭裂裂隙在前颌骨部分，各向两侧斜裂，直达牙槽突；鼻中隔、前颌突及前唇部分孤立于中央。故选E。

【避错】此题易错选A，双侧完全性唇裂并不常与双侧唇裂同时发生。

22. 女孩，2岁。不完全性腭裂伴腭咽闭合不全。其咽成形术应在腭成形术后多长时间进行
A. 半年
B. 1年
C. 5年
D. 6年
E. 7年以上

【答案】C

【考点】咽成形术手术时机

【解析】腭裂术后随访中，有5%～40%腭裂术后者存在腭咽闭合不全，因此需要进行咽成形术作为腭裂修复术的辅助术式，一般在腭裂成形术后5年进行。故选C。

【避错】此题易错选D，腭裂手术应在8～18个月左右进行，咽成形术应在5～6岁进行，因此应选C。

23. 女孩，9岁。因上唇外伤性缺损行下唇组织瓣转移修复上唇缺损，其组织瓣成活后断蒂的时间为
A. 术后1周
B. 术后3周
C. 术后10天
D. 术后1个月
E. 术后2个月

【答案】B

【考点】带蒂皮瓣的断蒂时间

【解析】带蒂皮瓣移植后有许多注意事项：带蒂皮瓣术前要考虑皮瓣及缺损部位的血液循环情况；取皮瓣时，应按需要厚度注意始终保持在同一水平面上切取，不可损伤面神经；如需断蒂者，一般在术后14～21天断蒂。故本题选B。

【避错】此题易错选D，应注意断蒂的时间不宜过久。

【A_3/A_4型题】

（24～26题共用题干）

男婴，9个月。先天性左侧完全性唇腭裂。

24. 因唇裂形成畸形的因素中不包括
A. 口轮匝肌的分离
B. 异常的吸吮和表情习惯
C. 口轮匝肌的异常走行与附着
D. 正常解剖标志的移位和消失
E. 健患侧上唇生长发育的差异

【答案】B

【考点】唇腭裂造成畸形的原因

【解析】唇裂主要因为唇一侧连续性中断，两侧口轮匝肌不再围绕口周形成环状，因此引起正常解剖标志的移位和消失及健患侧上唇生长发育的差异。故本题应选B。

【避错】此题易错选 A，因为唇部发生裂隙，因此可能发生口轮匝肌的分离。

25. 根据唇腭裂序列治疗的原则，行腭成形术的年龄应在

A. 3～6 个月
B. 8～18 个月
C. 2～3 岁
D. 4～5 岁
E. 6～7 岁

【答案】B

【考点】腭成形术的手术年龄

【解析】腭裂整复最适合的年龄一直存在争议，主张早期手术，在 8～18 个月手术为宜；认为在学龄前，即 5～6 岁为宜。故本题应选 B。

【避错】此题易错选 A，3～6 个月为单侧唇裂手术的时间。

26. 对于这类患者，除手术治疗以外最易忽视的治疗是

A. 心理治疗
B. 缺牙修复
C. 语音训练
D. 牙正畸治疗
E. 颌骨畸形矫正

【答案】A

【考点】唇腭裂序列治疗的侧重

【解析】由于自身外观、语言上存在的缺陷，在进入学龄期后受到周围小伙伴的嘲笑，会让患儿形成自卑感，从而引起严重心理障碍，但常被忽视。故本题应选 A。

【避错】此题易错选 D，腭裂除手术治疗外，还应进行正畸治疗，这些属于“有形”治疗，心理治疗属于“无形”治疗，容易被忽视，此题实质考查的是唇腭裂的序列治疗观念。

【B_1 型题】

（27～28 题共用备选答案）

A. 鼻畸形整复术
B. 腭裂整复术
C. 牙槽突植骨术
D. 正畸矫治器
E. 唇裂整复术

27. 双侧唇腭裂欲恢复牙弓形态和改善鼻畸形，采用

【答案】C

28. 最可能导致双侧唇腭裂患者上颌骨发育不足的是

【答案】B

【考点】先天性唇腭裂与颅面裂

【解析】牙槽突植骨术可以封闭口鼻瘘和牙槽突裂，并为支撑唇和鼻底提供一个稳固的支架，使局部的畸形面貌得到比较满意的改善，故 27 题选 C。腭裂患者常有上颌骨发育不足，导致反𬌗或开𬌗，以及面中部凹陷畸形，其原因如下。①唇腭裂本身伴有先天性上颌骨发育不足。②腭裂手术对上颌骨发育的影响：手术年龄越小，手术损伤对上颌骨发育影响越大，故 28 题选 B。正畸矫正器是唇腭裂患者在唇腭裂修复手术后进行的治疗；唇裂整复术是唇裂患者进行的修复手术。

【避错】27 题易错选 A，未审清题意，鼻畸形整复术一般用于唇裂伴鼻畸形的矫正。28 题易错选 D，正畸不会导致上颌骨发育不足。

（29～31 题共用备选答案）

A. 6 个月
B. 12～18 个月
C. 学龄前
D. 9～12 岁
E. 16 岁以后

29. 根据唇腭裂序列治疗原则，腭瘘修复的时间是

【答案】C

30. 戴用鼻管矫治鼻孔畸形的时间是

【答案】A

31. 继发颌骨畸形的矫治时间是

【答案】E

【考点】唇腭裂的序列治疗

【解析】早期进行手术，可以尽早地恢复上唇的正常功能和外形，并可使瘢痕组织减小到最低程度，对伴有牙槽突裂或腭裂的患儿，唇裂修复后，由于唇肌的生理运动可以产生压迫作用，促使牙槽突裂隙逐渐靠拢，为以后腭裂整复创造机会。唇腭裂术后唇畸形及腭瘘可在学龄前进行修复，故 29 题选 C。多数学者认为，婴幼儿时期进行鼻畸形矫治术，因过多剥离鼻翼软骨而损伤其软骨膜，从而影响鼻翼软骨的生长发育，导致成年后出现难以矫正的鼻翼不对称畸形，因而主张推迟到 13 岁以后进行根治性鼻畸形矫正术。而新生儿应在生后 6 个月戴用鼻管，以矫正鼻孔畸形，故 30 题选 A。当正畸治疗不能获得理想的咬合以及面部协调时，建议待患儿生长发育完成后（16～18 岁）进行必要的正颌外科手术，改善患儿的牙颌面畸形。正颌手术还要尽可能避免或减轻对继发或加重腭咽闭合不全的影响作用，故 31 题选 E。

【避错】29 题易错选 D，腭瘘修复可与牙槽嵴裂植骨术混淆。30 题易错选 D，应生后 6 个月戴用鼻管，以矫治鼻孔畸形；唇腭裂的二期鼻修复在 11 岁时进行。31 题易错选 D，腭瘘可以和牙槽嵴裂植骨术

一同进行，但外科正畸治疗常在16岁以后进行，时间混淆易导致此题错选。谨记两者时间上的差异。

（32～34题共用备选答案）

A. 3～6个月
B. 2岁
C. 4～6岁
D. 9～11岁
E. 16岁以后

32. 单侧唇裂修复手术的最佳时机是在

【答案】A

33. 腭裂修复手术的最佳时机是在

【答案】B

34. 语音评价及语音治疗的年龄在

【答案】C

【考点】先天性畸形整复术时间

【解析】单侧唇裂手术最适合的年龄为3～6个月，体重达5～6kg以上。早期进行手术，可以尽早地恢复上唇的正常功能与外形，并可使瘢痕减小到最低程度。双侧唇裂整复术术中出血较多，手术时间也较长，一般宜6～12个月时施行手术，32题选A。腭裂修复术一般在2岁时进行，2岁左右是患儿开始说话时期，33题选B。语音评价和语音治疗年龄应在4～6岁，故34题选C。

【避错】本组题较为简单，属于记忆性题目。另外，9～11岁为牙槽突修整术适宜时机。

考点：牙颌面畸形

【A₁型题】

1. 牙颌面畸形的临床分类中，不包括

A. 颌骨发育过度
B. 颌骨发育不足
C. 双颌畸形
D. 不对称畸形
E. 后天性畸形

【答案】E

【考点】牙颌面畸形的临床分类

【解析】牙颌面畸形常见分类：颌骨发育过度畸形、颌骨发育不足畸形、牙源性错𬌗畸形、双颌畸形、不对称性牙颌面畸形、继发性牙颌面畸形。故选E。

【避错】此题不易选错，但要明确牙颌面畸形，特别是骨性畸形，通常随着生长发育逐渐明显。

2. 根据正颌外科截骨手术后骨愈合以及生物力学特点，术后追踪观察至少应持续

A. 2个月
B. 3个月
C. 6个月
D. 8个月
E. 10个月

【答案】C

【考点】正颌外科手术术后复查时间

【解析】正颌外科手术术后随访的目的是观察了解术后颌、𬌗关系可能出现的变化，进行必要的处理，并进行最后的效果评价。根据骨切开后的愈合过程及牙颌系统的生物学特征，术后的严密随访观察至少应持续6个月，其后可每半年复查1次。所以C正确，A、B、D、E时间不确切，故选C。

【避错】此题最容易混淆的选项是B项。考生容易把此题与拔牙后3个月修复相混淆。拔牙后牙槽骨的改建较正颌外科截骨手术后骨愈合快。

3. 正确的正颌外科治疗程序是

A. 制订手术计划→术前正畸→正确施术→术后正畸→追踪观察
B. 术前正畸→制订手术计划→正确施术→术后正畸→追踪观察
C. 术前正畸→制订手术计划→正确施术→术后正畸
D. 制订手术计划→术前正畸→正确施术→术后正畸
E. 术前正畸→制订手术计划→正确施术→追踪观察

【答案】B

【考点】正颌外科的治疗程序

【解析】确定正颌外科的治疗方案之后，必须遵照严格的治疗程序，才能获得最佳的预期效果：①术前正畸治疗。②确定手术计划。③完成术前准备。④正颌手术。⑤术后正畸与康复治疗。⑥随访观察。故本题应选B。

【避错】此题最容易混淆的选项是C项。考生把追踪观察遗漏而出错。追踪观察了解颌、𬌗关系可能出现的变化，进行术后效果评价。根据术后愈合情况和生物力学特点，术后随访观察应至少应持续6个月以上。

考点：口腔颌面部后天畸形和缺损

【A₁型题】

1. 对偶三角瓣主要适应于

A. 整复邻近组织缺损

B. 松解条索状瘢痕挛缩

C. 覆盖感染创面

D. 毛发移植

E. 器官再造

【答案】B

【考点】对偶三角瓣的作用

【解析】对偶三角瓣的主要作用是两瓣交叉缝合后延长组织，是一个以延长为主要目的的皮瓣，因此可用于纠正挛缩的瘢痕、移位的组织，所以 B 正确。整复邻近组织缺损、覆盖感染创面、毛发移植及器官再造都不是对偶三角瓣的主要作用，因此 A、C、D、E 错误。故本题应选 B。

【避错】此题易错选 A。皮瓣主要应用于狭长形的索状瘢痕挛缩，也可用于恢复错位的组织或器官的正常位置与功能，以及用于长切口的闭合以预防术后瘢痕挛缩。可见，主要适应证还是松解条索状瘢痕挛缩。

2. 中厚皮片包括

A. 表皮层

B. 表皮层+部分真皮层

C. 表皮层+真皮全层

D. 表皮层+真皮层+部分皮下组织

E. 表皮层+真皮层+皮下组织

【答案】B

【考点】中厚皮片的组成

【解析】刃厚皮片由表皮层和很薄一层真皮最上层的乳头层组成，中厚皮片由表皮和部分真皮层组成，全厚皮片由表皮和真皮全层组成，皮瓣由表皮、真皮和皮下组织构成。故本题选 B。

【避错】此题易错选 C 选项。中厚皮片由表皮和部分真皮层组成，全厚皮片才是由表皮和真皮全层组成。

3. 游离皮片移植后收缩性最小的是

A. 刃厚皮片

B. 带脂肪的全厚皮片

C. 薄中厚皮片

D. 厚中厚皮片

E. 中厚皮片

【答案】B

【考点】皮片特点

【解析】不同皮片有不同的特点：皮片越薄生长能力越强，但皮片越薄移植后收缩性越大，极易挛缩，且不耐受外力摩擦与负重，表面色素沉着严重。反之，皮片越厚，移植后收缩性越小，越富有弹性，色泽变化也小，能耐受摩擦与负重。带脂肪的全厚皮片主要优点是收缩性小、较柔软，适宜于在肌腱或肌暴露处行移植，故本题答案为 B。

【避错】本题易选出正确答案，皮片越厚收缩越小。

4. 游离皮片的移植皮片越厚，则

A. 越容易成活

B. 越能耐受摩擦

C. 色泽变化越大

D. 收缩越大

E. 质地越脆

【答案】B

【考点】皮片移植

【解析】一般而言，皮片越薄越易成活，但耐摩擦性也就越差，收缩性也相应增大；皮片越厚，质地、色泽、耐磨性及收缩性等方面的性能就越好，但成活能力则下降。因此 B 正确，而 A、C、D、E 都错误，故选 B。

【避错】此题最容易混淆的选项是 A 项。部分考生对各种游离皮片特点掌握不好而混淆答案。一般而言，皮片越薄越易成活，所以刃厚皮片用于感染的创面。全厚皮片由于耐受摩擦及负重，用于面部植皮。

5. 轴型皮瓣的长宽比例为

A. 1.5∶1

B. 2∶1

C. 3∶1

D. 4∶1

E. 无限制

【答案】E

【考点】轴型皮瓣的长宽比例

【解析】轴型皮瓣又称为动脉皮瓣，特点是有一对知名血管供应和回流，因只要在血管的长轴内设计皮瓣，一般可不受长宽比例的限制。所以 E 正确，可以排除 A、B、C、D，故选 E。

【避错】此题最容易混淆的选项是 D。考生把轴型皮瓣与随意皮瓣相混淆。随意皮瓣在血供特别丰富的部位长宽比例可达 4∶1，而轴型皮瓣有一对知名血管供应和回流，只要在血管的长轴内设计皮瓣，一般可不受长宽比例的限制。

6. 刃厚皮片的厚度，在成年人为

A. 0.10～0.15mm

B. 0.20～0.25mm

C. 0.35～0.62mm

D. 0.75～0.80mm

E. 1.0～1.2mm

【答案】B

【考点】刃厚皮片厚度选择

【解析】游离皮片按照皮肤厚度可以分为 3 种。

①刃厚皮片：包括表皮层和很薄的一层真皮最上层的乳头层，厚0.20～0.25mm，所以B正确。②中厚皮片：包括表皮及一部分真皮层，薄中厚皮片厚0.35～0.50mm，厚中厚皮片厚0.62～0.80mm。③全厚皮片：包括表皮及真皮全层，厚1～2mm，所以A、C、D、E不正确。故本题选B。

【避错】此题最容易混淆的选项是C。考生容易把刃厚皮片和薄中厚皮片相混淆而出错。刃厚皮片包括表皮层和很薄的一层真皮最上层的乳头层，厚0.20～0.25mm；中厚皮片包括表皮及一部分真皮层，薄中厚皮片厚0.35～0.50mm。考生应牢记以免出错。

7. 下面关于皮瓣的说法哪项是错误的

A. 皮瓣移植抗感染力强、愈合快

B. 皮瓣包括皮下脂肪层，可用于凹陷缺损畸形整复

C. 皮瓣不适合移植在肌腱、关节面、骨面等暴露的创面上

D. 皮瓣移植后收缩性小

E. 皮瓣可对重要血管、脑膜等起保护作用

【答案】C

【考点】皮瓣

【解析】皮瓣是包括皮肤和皮下组织的复合组织，有自身直接的血管供应，抗感染能力强，能用于较大凹陷缺损等修复，覆盖在暴露的重要血管、神经、脑膜等结构上，有保护作用，故可排除A、B、E。对不宜用皮片修复的创面，如肌腱、关节面、骨面，也能覆盖修复，故C错误。由于皮瓣厚实，收缩很小，故D亦正确。故选C。

【避错】此题最容易混淆的选项是A项。考生将A项与刃厚皮片抗感染力强相混淆而出错，其实不然，皮瓣是包括皮肤和皮下组织的复合组织，有自身直接的血管供应，抗感染能力强，愈合也比较快。

8. 在有感染的肉芽创面上植皮，宜选用

A. 刃厚皮片

B. 薄中厚皮片

C. 厚中厚皮片

D. 全厚皮片

E. 保存真皮下血管网的全厚皮片

【答案】A

【考点】皮片适应证

【解析】皮片可分为刃厚皮片、中厚皮片、全厚皮片及保存真皮下血管网的全厚皮片。皮片越薄，移植成活力越强。在有感染的肉芽创面上植皮，显然宜用刃厚皮片，故选A。

【避错】此题最容易混淆的选项是E。保存真皮下血管网的全厚皮片带一薄层脂肪组织，收缩性小，柔软，适宜于肌腱和肌暴露处移植。故E错误。

9. 下列有关游离皮片移植的描述，正确的是

A. 皮片愈薄，生长能力愈差

B. 全厚皮片较刃厚皮片移植后易收缩

C. 全厚皮片耐磨及耐负重，但色泽变化也大

D. 有感染的肉芽创面，只能采用全厚皮片移植

E. 口腔内植皮，多采用中厚皮片

【答案】E

【考点】游离皮片

【解析】游离皮片越薄，生长能力越强，故A错误。全厚皮片包括表皮和真皮全层，这种皮片生长成活后，柔软而富有弹性，活动度大，收缩小，色泽变化亦小，故B、C错误。抗感染能力最强的是刃厚皮片，能够生长在轻微感染经过适当处理后的肉芽创面上，故D错误。口腔内植皮，一般采用薄中厚皮片。本题选E。

【避错】此题最容易混淆的选项是C。考生没有完全掌握全厚皮片的特点而出错，全厚皮片耐磨及耐负重，色泽变化亦较小，特别适合于面部植皮。

【A_2型题】

10. 女，34岁。右侧眉因外伤缺失，拟采用皮肤移植方法行眉再造手术。应选用的是

A. 刃厚皮片

B. 薄中厚皮片

C. 厚中厚皮片

D. 全厚皮片

E. 轴型皮瓣

【答案】D

【考点】不同皮瓣适用范围

【解析】全厚皮片成活后柔软而富有弹性，活动度大，能耐受摩擦及负重，收缩小，色泽变化亦小，特别适合于面部植皮；而轴型皮瓣适用于颌面部整复较深层或洞穿性组织缺损。由此可见，正确选项应为D。

【避错】考生容易误选C，考生掌握全厚皮片的特点即能避错。全厚皮片因含有毛囊，移植后毛发可以再生，故也可以用于眉再造等手术。

【A_3/A_4型题】

（11～13题共用题干）

男，20岁。下唇陈旧性外伤缺损，致小口畸形，拟行手术整复。

11. 如下唇缺损在1/2左右，应选用的整复方法为

A. 沿原瘢痕线做V-Y成形术

B. “三合一”组织瓣

C. 鼻唇沟组织瓣
D. 颊部扇形瓣
E. 唇交叉瓣

【答案】E

【考点】下唇外伤修复方法

【解析】沿原瘢痕做 V-Y 成形术适用于 1/3 以内的唇缺损；“三合一”组织瓣适用于上唇 2/3 以上的缺损；鼻唇沟组织瓣适用于上唇中部缺损在 1/2 左右者；颊部扇形瓣又称唇颊组织瓣旋转推进术，主要适用于下唇 2/3 以上或全下唇缺损；唇交叉瓣统称 Abbe-Estlander 法，适用于上下唇缺损 1/2 左右者。因此本题应选 E。

【避错】此题最容易混淆的选项是 D。考生混淆唇交叉瓣和颊部扇形瓣的适应证而出错。考生应牢记：唇交叉瓣适用于上下唇缺损在 1/2 左右者；颊部扇形瓣适用于下唇 2/3 以上或全下唇缺损。

12. 如下唇缺损 2/3，应选用的整复方法为
A. 沿原瘢痕做 V-Y 成形术
B. “三合一”组织瓣
C. 鼻唇沟组织瓣
D. 唇交叉瓣
E. 颊部扇形瓣

【答案】E

【考点】下唇外伤修复方法

【解析】沿原瘢痕做 V-Y 成形术适用于 1/3 以内的唇缺损；“三合一”组织瓣适用于上唇 2/3 以上的缺损；鼻唇沟组织瓣适用于上唇中部缺损在 1/2 左右者；唇交叉瓣统称 Abbe-Estlander 法，适用于上下唇缺损 1/2 左右者；颊部扇形瓣又称唇颊组织瓣旋转推进术，主要适用于下唇 2/3 以上或全下唇缺损。因此本题应选 E。

【避错】此题最容易混淆的选项是 D。考生混淆唇交叉瓣和颊部扇形瓣的适应证而出错。考生应牢记：唇交叉瓣适用于上下唇缺损在 1/2 左右者；颊部扇形瓣适用于下唇 2/3 以上或全下唇缺损。

13. 如选用唇交叉瓣，断蒂时间为术后
A. 5 天
B. 1 周
C. 2 ~ 3 周
D. 4 周
E. 5 周

【答案】C

【考点】唇交叉瓣断蒂时间

【解析】唇交叉瓣统称 Abbe-Estlander 法，适用于上下唇缺损 1/2 左右者。术后 2 ~ 3 周后切断蒂部并进行修复。故本题应选 C。

【避错】此题属于记忆性题，考生记住唇交叉瓣术后 2 ~ 3 周后可切断蒂部并行修整，断蒂前病员不能张口，可用管饲流质饮食。

【B_1 型题】

（14 ~ 16 题共用备选答案）
A. 刃厚皮片
B. 薄中厚皮片
C. 厚中厚皮片
D. 全厚皮片
E. 带真皮下血管网的全厚皮片

14. 口腔内植皮，一般采用

【答案】B

15. 移植后收缩最大、表面色素沉着最重且最不耐受摩擦和负重的皮片是

【答案】A

16. 生长成活后，柔软而富有弹性，特别适合于面部植皮的为

【答案】D

【考点】皮片移植适应证

【解析】薄中厚皮片收缩较刃厚皮片为小，因皮片内含有弹力纤维，故较柔软，耐受摩擦，色素沉着也轻微，功能恢复与外表均较佳，适用于口腔内植皮，故 14 题选 B。刃厚皮片收缩大，极易挛缩，质地脆弱，不耐受外力摩擦与负重，色素沉着严重，在肌腱、肌束等部位生长后，易产生挛缩性功能障碍，故 15 题选 A。全厚皮片生长成活后，柔软而富有弹性，活动度大，能耐受摩擦及负重，收缩小，色泽变化亦小，特别适合于面部植皮，故 16 题选 D。

【避错】本题根据各皮片的适应证，易选出正确答案，考生注意勿将各皮片特点相混淆。

第二十二章 口腔修复学

考点：口腔检查与修复前准备

【A_1型题】

1. 模型检查最主要的意义是
   A. 检查牙周情况
   B. 可以弥补口腔内检查的不足
   C. 了解牙根的情况
   D. 了解关节的情况
   E. 了解牙体牙髓的治疗情况

【答案】B

【考点】模型检查

【解析】模型检查可弥补口腔内检查的不足，有利于仔细观察牙齿的位置、形态突度、牙齿磨损或磨耗情况、咬合关系、𬌗曲线及组织倒凹、隆突等，必要时可将上下颌模型上𬌗架进行咬合分析研究或进行模型观测分析，以便制订治疗计划和修复体设计。故选B。

【避错】本题易错选C。常规X线根尖片能确定牙根及牙周支持组织的健康状况，了解牙根的数目、形态及长度，有无根折、根管充填等情况。

2. 下列哪项不是修复前外科处理的内容
   A. 唇、舌系带矫正术
   B. 临床调𬌗
   C. 骨性隆突修整术
   D. 前庭沟加深术
   E. 牙槽嵴修整术

【答案】B

【考点】外科处理

【解析】修复前外科处理内容包括唇、舌系带矫正术，瘢痕或松动软组织的切除修整术，牙槽嵴修整术，骨性隆突修整术，前庭沟加深术，牙槽嵴重建术。不包括临床调𬌗，故本题选B。

【避错】部分考生易错选A。认为唇、舌系带不必外科处理。唇、舌系带接近牙槽嵴顶或舌系带过短影响义齿的固位和功能活动时，应进行外科系带矫正术。而临床调𬌗是咬合调整与选磨中的一项，不属于外科处理。

3. 藻酸盐类印模材料的凝固原理是
   A. 离子交换变化
   B. 物理变化
   C. 化学变化
   D. 室温变化
   E. 聚合变化

【答案】C

【考点】藻酸盐类印模材料的凝固原理

【解析】粉剂型藻酸盐类印模材料与水混合及糊剂型与半水硫酸钙混合后的凝固反应是置换与交联。以藻酸钠为例，当藻酸钠与硫酸钙互相作用时，藻酸钠中的钠离子与硫酸钙中的钙离子互相置换，生成硫酸钠和藻酸钙。故选C。

【避错】此题不易选错。藻酸盐类印模材料的凝固原理就是化学变化。

4. 口腔修复应用材料的性能要求中错误的描述是
   A. 溶解性能
   B. 机械性能
   C. 物理性能
   D. 化学性能
   E. 生物性能

【答案】A

【考点】口腔修复应用材料性能特点

【解析】牙体修复应用材料的性能要求：①物理和机械性能，修复材料应具备足够的机械强度；弹性模量大，受力后变形小；热膨胀系数与牙硬组织相近；绝缘性好；色泽与牙接近，抛光性好；对X线阻射等（B、C对）。②化学性能，在口腔内不溶解、不腐蚀、不变色；固化收缩小；对牙硬组织有化学黏结性；固化前可塑性好，固化时间合适（A错、D对）。③生物学性能，须有较好的生物相容性，对机体无毒、安全；对牙髓、黏膜和牙龈无刺激（E对）。故选A。

【避错】此题不易选错，牙体修复材料应具备稳定的化学性能，在口腔内不溶解、不腐蚀、不变色。

5. 所谓的“接触区”是指
   A. 相邻牙冠邻面互相接触的区域
   B. 牙与牙互相接触的部位
   C. 轴面上的外形高点

D. 牙冠邻面最高的部分

E. 牙冠邻面的突出点

【答案】A

【考点】接触区概念

【解析】相邻牙冠在邻面互相接触的区域称为接触区或邻接处。故本题选 A。

【避错】本题 B 是混淆选项，在做题过程中，考生容易从表面理解，导致选错。考生一定要理解牙体一般的应用术语，如中线、牙体长轴、线角、点角都是常考内容。

【A_2 型题】

6. 女，37 岁。$\overline{64\mid 56}$ 固定义齿修复，取印模时最好采用

A. 藻酸盐类印模材料

B. 硅橡胶印模材料

C. 琼脂类印模材料

D. 印模膏

E. 印模石

【答案】B

【考点】印模材料的选择

【解析】印模材料的种类较多，包括藻酸盐类、琼脂类和硅橡胶等。硅橡胶印模材料是理想的印模材料，制取的印模清晰精确，特别是加成型硅橡胶印模的尺寸稳定性极佳，永久变形率小，是目前印模质量最佳的一种材料。该材料成本较高，临床多用于精度较高的义齿修复。故选 B。

【避错】此题易错选 A、C，藻酸盐类印模材料的表面清晰度和尺寸稳定性较差，质量不佳；琼脂类印模材料的尺寸稳定性差，空气下易脱水变形，强度差。

7. 男，25 岁。上颌前牙因外伤折断就医。检查：右上颌中切牙横向折断，断面位于牙槽嵴根面上方，唇侧龈下 2mm，根稳固，X 线片显示根管治疗完善。余正常。在修复前还需做的适当处理是

A. 洁治

B. 刮治

C. 龈切除

D. 照咬合片

E. 牙槽骨修整

【答案】C

【考点】义齿修复前准备工作

【解析】此患者为右上颌中切牙横折，断面在牙槽嵴根面上方，唇侧龈下 2mm，需要做固定义齿修复，注意保持美观；根稳固，X 线片显示根管治疗完善，表明牙根状况良好，可做冠修复，在保证生物学宽度的同时行龈切除，露出一部分牙本质进行修复，以保证一定的固位力，C 正确，故选 C。

【避错】此题易错选其他选项，所给选项对增加修复体的固位力没有太大意义，不能使牙龈退去，故不选。

考点：牙体缺损

【A_1 型题】

1. 关于牙体预备中保护牙髓的说法，错误的是

A. 牙体预备分次完成

B. 轻压磨切

C. 尽量少磨牙

D. 预备时间歇、短时磨切

E. 水雾冷却

【答案】A

【考点】牙体预备

【解析】牙体预备尽量一次完成，在牙体预备时，不论采用何种措施，对牙髓组织或多或少将产生一些刺激，使它处于受激惹状态。一般情况下，牙在短期内做第二次牙体预备，会增加患者痛苦，损伤也较大，应予避免。故选 A。

【避错】本题易错选 C。在符合牙体预备生物力学及美学要求的前提下，应尽可能保存牙体组织，以减少各种操作和材料对牙髓的危害。

2. 冠修复体就位的标志是

A. 患者自觉试戴后无不适

B. 冠的龈边缘到达设计位置

C. 冠固位较佳，不易脱落

D. 邻接关系紧密无松动

E. 冠边缘与基牙间隙大于 50μm

【答案】B

【考点】冠就位的标志

【解析】冠就位的标志：①冠的龈边缘到达设计的位置，有肩台预备的颈缘应与冠边缘密合无明显缝隙。②制备良好的人造冠就位后，咬合应基本合适或稍加修整即合适。③人造冠在患牙上就位后不出现翘动现象。故选 B。

【避错】本题易错选 E。主要是混淆了相关概念。人造冠边缘与牙体组织间无明显缝隙，允许的微小间隙不超过 50μm。

3. 以下哪种情况不宜行金属烤瓷全冠修复

A. 牙体缺损较大而无法充填治疗者

B. 氟牙症

C. 前牙错位、扭转

D. 青少年恒牙

E. 变色牙

【答案】D

【考点】烤瓷全冠修复的禁忌证

【解析】烤瓷全冠修复的禁忌证：①恒牙尚未发育完全的青少年，未经治疗的牙髓腔宽大或严重错位的成年人患牙。②无法取得足够的固位形和抗力形的患牙。③深覆殆、咬合紧，没有矫正又无法预备出足够间隙的患牙。④患者身心无法承受修复治疗或不能配合治疗者。故选D。

【避错】此题易错选B，氟牙症、变色牙、四环素染色牙、锥形牙、釉质发育不全等，不宜用其他方法修复或患者要求美观而又需永久性修复的患牙，为金属烤瓷全冠修复的适应证。

4. 金属烤瓷全冠采用龈沟内边缘的优点是

A. 易于制备

B. 易于检查

C. 利于密合

D. 利于美观

E. 不刺激牙龈

【答案】D

【考点】金属烤瓷冠的牙体预备要求

【解析】金属烤瓷冠特别重视美观性。为了满足美观要求，金属烤瓷冠的唇侧颈缘一般放在龈下0.5～0.8mm处。故选D。

【避错】此题不易选错。龈上边缘既不损伤龈组织，也便于检查和修改修复体的边缘，使它们更加密合。

5. 牙体修复预备过程中预防性扩展的主要目的是

A. 自洁和防止继发龋

B. 提供良好的固位形和抗力形

C. 去除龋损牙体组织

D. 增进修复体的美学效果

E. 促进牙周组织的健康

【答案】A

【考点】牙体预备的要求

【解析】牙体修复预备的预防性扩展，有利于自洁和防止继发龋。修复体应覆盖牙体的点隙裂沟，并应将修复体的边缘扩展至自洁区。故选A。

【避错】此题易错选B，磨除一定的牙体组织能提供良好的固位形与抗力形，固位形有利于修复体固位，抗力形可使修复体和患牙承受一定的咀嚼压力，与题干要求不符。

6. 修复牙体预备时保护牙髓的措施中，错误的是

A. 喷水冷却降温

B. 加大车针对牙面的压力

C. 预备固位沟时，适当降低车针转速

D. 轴面聚合度不应过大

E. 涂布牙本质脱敏剂

【答案】B

【考点】牙体预备时保护牙髓的措施

【解析】高速手机预备牙体时喷水冷却降温，可防止高热对牙髓的损害，A对。高速车针预备时对牙切割面应轻轻地施力，既能防止温度升高，又能有效地磨除牙体组织，B错。在对固位沟和针道预备时，应降低手机转速，以防温度过高引起牙髓损伤，C对。轴面聚合度不应过大，可避免过多磨除牙体组织，利于保护牙髓，D对。活髓牙牙体预备后，为减少对牙髓的各种刺激，在除湿干燥条件下，在牙体表面涂布一薄层牙本质脱敏剂，E对。故选B。

【避错】此题不易选错，牙体预备时应尽量避免对牙髓产生不良影响，应使用高速高效切割，磨切器械的力量要轻，并间断性地磨切。

7. 修复牙体预备时，防止过多磨除健康牙体组织的措施是

A. 轴面聚合度一般大于15°

B. 后牙殆面磨平保证足够修复空间

C. 能用部分冠修复时，尽量不选择全冠修复

D. 前牙金属烤瓷冠舌侧均应选择1mm宽肩台

E. 严重错位的牙应选择桩核全冠

【答案】C

【考点】牙体预备的原则

【解析】为避免过多地磨除牙体结构，各轴面的聚合度不宜过大，如铸造金属全冠颊舌面、轴壁邻面聚合度以2°～5°为宜，A错。牙体殆面组织应按牙体解剖外形均匀磨除，B错。能用部分冠获得良好固位时尽量不选择全冠修复，C对。金属烤瓷冠的金属颈环适用于后牙及前牙舌侧全瓷覆盖型PFM全冠，金属颈环通常设计成0.5mm宽的肩台、1.0mm的殆龈高度，D错。对严重错位的牙必要时应先进行正畸治疗，E错。故选C。

【避错】此题易错选E，E为干扰选项。对严重错位的牙必要时应先进行正畸治疗，以便牙体预备时，易于获得基牙间的共同就位道和少磨除牙体

组织。

8. 种植体周围龈沟的深度应小于

A. 5mm

B. 3mm

C. 4mm

D. 2mm

E. 1mm

【答案】B

【考点】种植义齿修复原则

【解析】为了保证种植体软组织的健康，胶原纤维形成的龈袖口应紧密包绕种植体穿龈部分，种植体周围龈沟深度应小于3mm。故此题选B。

【避错】此题不易选错。为保护骨组织的健康，种植义齿应维护骨组织的健康，种植体周围的骨组织在种植术后1年的年吸收率应小于0.2mm。

9. 对于牙冠形态正常的基牙，固位力最大的固位形式是

A. 邻殆嵌体

B. 邻切嵌体

C. 核桩冠

D. 部分冠

E. 全冠

【答案】E

【考点】全冠

【解析】A、B、D、E 4个选项中，以全冠的固位力最大。C和E比较，由于核桩难以恢复牙冠原有的尖窝沟嵴，因而对于牙冠形态正常的基牙来说，全冠的黏结面积大于核桩冠，其固位力更佳，故选E。

【避错】此题易错选C。但题干表明是牙冠形态正常的基牙。

10. 塑料全冠修复时牙颈部制成肩台

A. 有利于美观

B. 有利于边缘密合

C. 有利于保护牙髓

D. 有利于抗力

E. 有利于固位

【答案】D

【考点】塑料全冠修复时牙颈部制成肩台的特点

【解析】塑料全冠修复时牙颈部制成肩台是为了有利于抗力，塑料牙不易脱落，有韧性，不易折断，可任意磨改，以适应不同缺损。但硬度较差，易磨损，不够致密，故磨光不够高，易污染变色，咀嚼效能也较差。故选D。

【避错】此题易错选E。固位是使修复体在行使功能时，不致从患牙上脱落，为了增强修复体的固位力，根据患牙余留牙体组织的具体情况，在患牙上合理设计并预备成面、洞、钉洞、沟等各种几何形状。

11. 简单桩冠的牙体制备，残冠切除的高度为

A. 龈乳头中部

B. 颈1/3与中1/3交界处

C. 近远中龈乳头顶连线

D. 龈上0.5mm

E. 龈下0.5mm

【答案】C

【考点】简单桩冠的牙体制备要求

【解析】根面预备时不论还保留多少牙体组织，按全冠要求与方法进行牙体预备，去除薄弱、无支持组织的牙体组织，将预留的根面修平整，确定最终边缘，如有可能，牙本质肩领不小于1.5mm。简单桩冠的牙体制备，残冠切除的高度为近远中龈乳头顶连线。故选C。

【避错】此题易错选A，但A选项描述不准确。

12. 制备嵌体窝洞时，与修复体边缘封闭直接有关的是

A. 洞斜面

B. 边缘嵴

C. 轴面角

D. 洞的线角

E. 洞的深度

【答案】A

【考点】嵌体洞形预备的特点

【解析】嵌体洞形预备时应预备洞缘斜面，多数情况下应该在洞缘处预备45°洞缘短斜面：一是去除无足够支持的牙釉质边缘防止折裂，由嵌体合金形成相应的斜面边缘覆盖预备出的洞缘斜面，合金的强度较高，边缘虽薄而不会折裂；二是边缘选择性地避开接触1mm；三是防止水门汀被唾液溶解，减少微渗漏发生。故选A。

【避错】只要知道嵌体洞形预备应预备洞缘斜面就不易选错。

13. 有根尖窦道的患牙，根充后桩冠修复开始的时间一般为

A. 3天后

B. 1周后

C. 2周后

D. 窦道闭合后

E. 无自觉症状后

【答案】D

【考点】根尖窦道的患牙桩冠修复时间

【解析】患者的牙髓多已坏死，必须经过完善的根管治疗后，再观察1~2周，无临床症状后，才可开始行桩冠修复；有窦道的患牙，应经治疗愈合后再开始；根尖病变较广泛的患牙，则需在根管治疗后做较长时间观察，形成骨硬板后才能修复；根有外吸收的患牙，如根长够，则仍可做桩冠。故选D。

【避错】此题不易选错，有窦道的患牙需等待窦道愈合后进行修复。

14. 造成铸造全冠就位困难的原因不包括

A. 石膏代型磨损

B. 蜡型蠕变变形

C. 间隙涂料涂得过厚

D. 牙颈部肩台不整齐

E. 铸造冠缘过长

【答案】C

【考点】修复体的试戴

【解析】石膏代型磨损时，人造冠初步就位后会出现翘动现象，不能完全就位，A正确。在取印模、灌注工作模时变形，蜡型蠕变变形，铸造收缩，以及牙颈部肩台不整齐、邻接过紧、人造冠过长等原因均可造成就位困难，故B、D、E正确。间隙涂料涂得过厚，会引起明显的冠与牙体组织缝隙，与题干不符，选C。

【避错】此题易错选E，人造冠边缘过长的情况下，可出现就位的假象。注意审题，选择最佳答案。

15. 铸造金属舌面板适合于下列各项情况，除了

A. 咬合紧

B. 冠的唇舌径小

C. 根管呈喇叭口状

D. 深覆殆

E. 冠的唇舌径大

【答案】E

【考点】铸造金属舌面板适应证

【解析】铸造金属舌面板的优点及适应证：①金属材料强度大，耐磨耗，抗折强度大，所以该材料的修复体可制作得较薄。②由于铸造金属舌面板较薄，所以牙体预备中，可少量磨除铸造金属舌面板，适合于咬合紧、深覆殆、殆力大时的修复，以及牙体组织不能磨除过多的牙，如牙唇舌径小和根管呈喇叭口状（青少年恒牙尚未发育完全，牙髓腔宽大者），所以A、B、C、D均不选。冠的唇舌径大，说明修复时牙体组织可相对磨除多一些，修复体舌侧可选用金属材料或瓷等非金属材料，因此本题应选E。

【避错】本题A、B、D 3个选项考生都易理解，易错的选项是C，根管呈喇叭口状，这提示青少年恒牙尚未发育完全，牙髓腔宽大，修复时要考虑保留牙髓和牙体组织，舌面选用烤瓷或全瓷修复，为了保证强度需要磨除大量的牙体组织，容易露髓。

16. 有关后牙3/4冠的牙体预备，下列叙述正确的是

A. 邻轴沟可预备在邻面舌侧1/3与中1/3交界处

B. 牙尖正常时，冠的殆边缘一定要覆盖颊、舌尖

C. 可在舌侧殆缘嵴外形成小斜面或小肩台

D. 必要时可在邻面增加邻沟数目，或在殆面增加钉洞固位形

E. 殆沟预备是为防止修复体殆向脱位

【答案】D

【考点】后牙3/4冠的牙体预备要点

【解析】邻轴沟应预备在邻面颊1/3与中1/3的交界处，而不是舌1/3与中1/3交界处，故A错误。牙尖正常时，冠的边缘可不覆盖颊舌尖，故B错误。3/4冠是在颊侧殆缘嵴处形成小斜面或小肩台，故C错误。殆沟预备是为了防止修复体舌向脱位而不是殆向脱位，故E错误。必要时可在邻面增加邻沟数目或在殆面增加钉洞固位形，因此本题应选D。

【避错】考生如果掌握了后牙3/4冠的牙体预备要点，本题便迎刃而解。易错的选项是E，后牙3/4冠的固位是依靠修复体与牙体组织密合而产生的摩擦力对抗修复体殆向脱位，而邻轴沟、殆沟及轴面的牙体组织则阻止修复体向舌侧脱位及近远中方向旋转脱位。

17. 修复体黏固后患牙长时间持续疼痛，最可能

A. 已发展为牙髓炎

B. 存在龈炎或牙周炎

C. 已发展为根尖周炎

D. 牙本质敏感

E. 已有继发龋，但未发展为牙髓炎

【答案】A

【考点】修复后并发症

【解析】当患牙为活髓牙进行修复，修复体在黏固时，由于消毒药物的刺激、戴冠过程中的机械刺激、冷刺激及水门汀中游离酸刺激，可能会引起被修复牙的暂时性疼痛，一般黏固后或数小时后疼痛可自行消失。若黏固后牙长时间持续疼痛，说明牙髓受激惹严重，造成牙髓炎的发生，由此应选A。B项的典型症状是牙龈出血、牙松动；C项牙多叩痛明显；D

项牙多遇冷热刺激痛，无持续性疼痛；E 项一般在修复体使用一段时间后出现，而不是黏固后出现。所以本题应选 A。

【避错】本题易错 E。考生认为修复体不密合，造成了继发龋，但是继发龋不会引起牙长时间持续疼痛，即使疼痛也是短时间遇冷热刺激痛。考生答题时应该明晰思路，正确答题。

18. 下列有关前牙 3/4 冠牙体预备的叙述，正确的是

A. 临床牙冠长、倒凹大者，邻面冠边缘应止于龈缘

B. 上前牙切端斜面由舌侧斜向唇侧

C. 在切端斜面舌 1/3 处，做一顶角 90°的沟

D. 舌轴壁的侧凹不必消除，可以舌隆突为界分两段预备

E. 邻沟与邻面的线角清晰，有棱角

【答案】C

【考点】3/4 冠牙体预备要点

【解析】临床牙冠长、倒凹大时，冠边缘可在龈缘以上，冠覆盖区内应无倒凹，故 A 错。上前牙切端斜面由舌侧斜向唇侧，这样可以尽可能地少暴露金属，故 B 错误。舌轴壁的倒凹一定要磨除，以保证修复体就位、密合，故 D 错误。邻沟与邻面的线角应清晰而无明显棱角，棱角处修复体有应力集中易造成修复体折断，故 E 错误。只有 C 的描述是正确的，故应选 C。

【避错】本题易错选 D，考生容易将其与前牙的唇面预备混淆。前牙的唇面分两段预备，但是倒凹必须去除，将修复体的最大周径降低到牙龈缘。理解此点考生便不会答错。

19. 暂时修复体的作用不包括

A. 避免牙髓再度受刺激

B. 保持患牙的牙位

C. 避免殆面磨损

D. 保持近、远中间隙

E. 为戴冠提供便利

【答案】C

【考点】暂时修复体的作用

【解析】暂时修复体的作用是暂时保护性修复，暂时恢复患者的美观及保持预备后的间隙，保持了患牙的牙位，便于以后全冠的戴用，因此 A、B、D、E 均正确。而预备体的殆面经磨除后，已留出了修复间隙，即预备体与对颌牙无接触，不存在殆面磨损问题，故 C 的描述错误，本题应选 C。

【避错】本题易错选 B，很多考生没有理解"牙位"这个概念而导致出错。保持牙位就是保持牙的正常位置，避免牙向近远中、殆龈向移动。这样才能维持备牙后的原始位置，从而有利于戴冠。

20. 不宜用作嵌体修复的材料是

A. 复合树脂

B. 自凝塑料

C. 烤瓷

D. 铸造陶瓷

E. 金属

【答案】B

【考点】嵌体修复的材料

【解析】嵌体是一种嵌入牙体内部，用于恢复缺损牙体的形态和功能的修复体或冠内固位体。制作嵌体的材料应使用机械性能优良的金属材料和耐磨性能较好的瓷材料与复合树脂，故 A、C、D、E 均正确。自凝塑料耐磨性能差，不宜用作嵌体修复的材料，故应选 B。

【避错】本题易错选 D。考生没有理解铸造陶瓷的概念。其全称是铸造玻璃陶瓷，即采用失蜡法铸造，通过微晶化处理后具有较好的机械性能的全瓷材料。能用于前牙贴面、后牙嵌体的修复。

21. 右上后牙于 5 天前结束金属烤瓷冠治疗，患者持续地对冷热刺激敏感，最可能的原因是

A. 戴冠时机械刺激

B. 邻面接触紧密

C. 游离磷酸的刺激

D. 龋损组织未去净

E. 有咬合高点

【答案】C

【考点】金属烤瓷冠修复后常见问题

【解析】持续地对冷热刺激敏感，这个症状因不适当的刺激造成，因此只有 A、C 有此可能，而戴冠时的机械刺激一般戴冠后较快消失，不会 5 天后仍存在，故只有 C 是最可能的原因。其他的选项中，B、E 出现的症状不同，而 D 一般不太可能发生。故本题应选 C。

【避错】本题易错选 D。龋损组织未去净在戴冠之前就会有冷热刺激敏感，此时医师不会给患者做全冠修复。所以考生要有辩证临床思维能力。

22. 殆面嵌体洞形轴壁向殆方外展的角度应为

A. 0～1°

B. 2°～5°

C. 6°～9°

D. 10°～13°

E. 14°～17°

【答案】B

【考点】殆面嵌体洞形轴壁向殆方外展的角度

【解析】为使修复体顺利就位，应将牙体组织进行磨切，去除倒凹。冠修复体应将牙冠的最大周径降至修复体边缘处，各轴壁平行或向牙方内收2°～5°；嵌体应将洞形轴壁的倒凹去除，各轴壁平行或向殆方外展2°～5°，故选B。

【避错】本题易错选A，考生容易将其与窝洞的盒装洞形预备混淆。盒装洞形要求底平壁直，而嵌体为使修复体顺利就位，应将牙体组织进行磨切，去除倒凹，适度外展。

23. 牙体缺损修复治疗的原则，除外

A. 保证修复体与预备牙之间具有较好的摩擦力

B. 修复体应保证组织健康

C. 正确地恢复殆面形态与咬合关系

D. 尽可能保存与保护牙体牙髓组织

E. 修复体合乎抗力形与固位形的要求

【答案】A

【考点】牙体缺损修复治疗的原则

【解析】牙体缺损修复治疗时要遵循生物、机械与美观三大原则，具体操作时要综合分析与考虑，使其统一协调。B选项是生物原则；C选项符合美观原则；D选项符合生物原则；E选项符合机械原则；而A选项不符合这三项原则，故此题选A。

【避错】考生容易误选E。主要原因是部分考生认为修复体与预备牙之间具有较好的摩擦力，才有利于修复体的固位。但是它不是牙体缺损修复治疗的原则。

24. 牙冠修复体的邻面与邻牙紧密接触的目的不是为了

A. 防止食物嵌塞

B. 维持牙位、牙弓形态的稳定

C. 与邻牙相互支持、分散殆力

D. 保持每个牙的生理运动

E. 防止对颌牙伸长

【答案】E

【考点】牙冠恢复邻接触作用

【解析】牙冠恢复邻接触可以防止食物嵌塞，所以A正确。牙冠恢复邻接触可以防止产生邻间隙，能够维持牙位和牙弓形态的稳定，保持每个牙的生理动度，所以B、D正确。同时与邻牙连接紧密可与邻牙相互支持，分散殆力，所以C正确。与邻牙接触可防止邻牙移位但不能防止对颌牙伸长，只有正常的萌出高度能够防止对颌牙伸长，所以E错误，故选E。

【避错】本题考生认真审题便不会错，邻面与邻牙紧密接触是近远中向的，只能防止近远中方向的移动。防止对颌牙伸长是垂直向的，邻面与邻牙紧密接触不能防止对颌牙伸长。

25. 影响冠修复体黏着力大小的因素不包括

A. 黏着力与水门汀的厚度成正比

B. 黏着力与黏着面积成正比

C. 水门汀过稀影响黏着力

D. 黏固过程影响黏着力

E. 黏着面上有水分影响黏着力

【答案】A

【考点】影响冠修复体黏着力大小的因素

【解析】黏着力产生的机制主要有机械嵌合或水门汀与被黏结物体间形成的共价键与离子键形成的化学结合，黏着力与黏着面积成正比，所以B正确。水门汀过稠使黏着力增加，所以C正确。水门汀化学过程决定黏着力，所以D正确。黏着面上有水分影响化学黏着剂的黏结作用，所以E正确。而水门汀过厚会影响咬合，但是与黏着力关系不大，故A错误。

【避错】本题易错选D，一般考生忽视了黏固过程的重要性，黏固过程中隔湿、保持干燥、让患者紧咬牙对黏着力大小起着重要的作用。考生只需掌握黏着力产生的机制便不会出错。

26. 全冠修复体采用龈上边缘的最主要优点是

A. 不易附着菌斑

B. 美观性好

C. 边缘密合

D. 对龈刺激小

E. 不易附着牙垢

【答案】D

【考点】龈上边缘优点

【解析】龈上边缘位于牙龈以上，优点如下：预备方便不易损伤牙龈；印模制取方便，不用排龈；有利于牙周健康，容易检查边缘的密合度，所以D正确。龈下边缘密合，美观性好，所以B、C错误。龈上边缘虽然不易附着菌斑和牙垢，但不是主要优点，所以A、E不选，故选D。

【避错】本题易错选A。不易附着菌斑是全冠修复体采用龈上边缘的优点，比起对牙龈的刺激小这个优点，它不是主要的。考生权衡后就可得出答案。

27. 钉洞固位形一般不设在

A. 死髓牙的殆面

B. 后牙牙尖处

C. 后牙牙尖之间的沟窝处

D. 前牙舌面的切嵴与近远中边缘嵴的交界处

E. 前牙舌面窝近舌隆突处

【答案】B

【考点】钉洞固位形位置

【解析】钉洞位置在患牙面接近釉质牙本质界的牙本质内，这个部位远离牙髓，也不易造成牙釉质折裂，前牙一般置于舌面窝的深处和舌面切缘嵴与近远中边缘嵴交界处，所以 D、E 正确。后牙一般置于牙尖之间的窝沟处，所以 C 正确、B 错误。而死髓牙无须考虑牙髓保护的问题，所以可以置于殆面，故 A 正确。故选 B。

【避错】考生由于对牙体解剖不熟悉容易错选 D。髓腔的髓角都突出到牙尖，所以钉洞固位形如果设在后牙牙尖处，容易露髓。考生在复习口腔修复学的同时要巩固牙体解剖学，以便融会贯通。

28. 上前牙 3/4 冠邻沟的方向为

A. 与唇面切 1/3 平行

B. 与唇面切 2/3 平行

C. 与唇面龈 2/3 平行

D. 与舌隆突平行

E. 与牙长轴平行

【答案】B

【考点】上前牙 3/4 冠的预备

【解析】邻面轴沟的预备：预备 2 个邻面轴沟的目的是形成 2 个轴沟的内舌侧壁，这 2 个壁的作用相当于全冠预备体的唇侧壁抵抗舌向脱落的轴壁，用适当粗细的平头车针在预备好的邻面内尽可能靠近唇侧预备 2 个相互平行的轴沟，与唇面切 2/3 及舌隆突下轴壁平行，龈端在边缘线 0.5mm 以上。故 B 正确。

【避错】考生掌握好“就位道”这个概念便有助于答题。在上前牙 3/4 冠预备时为了取得就位道，唇面切 2/3 及舌隆突下轴壁平行，这是唇舌向的，近远中向的也一样，4 个壁都要平行，所以邻沟的方向尽量与唇面切 2/3 平行才能取得共同就位道。掌握好这个思维方式就不会答错此类题。

29. 金属-烤瓷结合中，最重要的结合力是

A. 机械结合

B. 范德瓦耳斯力

C. 倒凹固位

D. 化学结合

E. 压应力结合

【答案】D

【考点】金瓷结合方式

【解析】金瓷结合方式包括化学结合力、机械结合力、范德瓦耳斯力。化学结合力是烤瓷合金在氧化处理过程中表面形成一层氧化膜，该氧化膜与陶瓷材料之间产生化学结合，是金瓷结合力的主要组成部分，占一半以上，所以 D 正确。机械结合力是金瓷结合面上经过氧化铝喷砂处理后产生的粗糙面，增加瓷粉对烤瓷合金的湿润性，增大了接触面积，提高了机械结合力以及产生压缩力，一共占 47.5%，A、E 错误。而范德瓦耳斯力所占的比重最小，B 错误。倒凹固位力不存在，所以 C 错误，故选 D。

【避错】考生掌握好金瓷结合的理论便有助于答题。考生容易错选 A。机械结合力是金瓷结合面上经过氧化铝喷砂处理后产生的粗糙面，增加瓷粉对烤瓷合金的湿润性，增大了接触面积，提高了机械结合力以及产生压缩力，但是比起化学结合力不是最主要的。

30. 牙体缺损患牙预备体的抗力形是指

A. 牙冠能抵抗殆力

B. 牙周膜能抵抗殆力

C. 牙槽骨能抵抗殆力

D. 修复体能抵抗殆力

E. 修复体能抵抗脱位

【答案】A

【考点】抗力形概念

【解析】抗力是指患牙和修复体有良好的机械强度，能够行使正常的口腔功能，而不会发生断裂、变形。抗力包括两方面：一是患牙的牙体组织抗力，二是修复体的抗力，与牙周膜和牙槽骨无关，所以 B、C 不选。此题干是指牙体预备体的抗力形，所以 A 正确，而不是指修复体，所以 D、E 错误，故选 A。

【避错】本题易错选 D，考生在考试时紧张或者时间紧迫没有认真审题造成答错。一定要扣住“预备体”3 个字，不要与“修复体”混淆。考生在考场上要沉着迎战。

31. 良好的全冠轴面形态有利于保护

A. 基牙的牙周膜

B. 基牙的牙龈

C. 基牙的牙槽骨

D. 基牙不破折

E. 全冠不破折

【答案】B

【考点】全冠轴面形态作用

【解析】全冠轴面形态良好可恢复牙冠外形高点，形成正常的食物排溢通道，食物对牙龈有适当的刺

激，同时又不会对牙龈造成损伤，所以B正确。

【避错】本题易错选D。考生只要扣住“轴面形态”4个字便不会出错。由轴面形态联想到排溢通道，这样就能想到对牙龈的保护作用，从而正确答题。

32. 抗力和固位力最佳的修复体类型为

A. 复面嵌体

B. 3/4冠

C. 烤瓷冠

D. 铸造全冠

E. 桩核冠

【答案】C

【考点】固定修复体的抗力和固位力

【解析】复面嵌体由于磨除牙体组织比较少，所以要求剩余组织有足够的固位和抗力，因此修复体本身的抗力较差，A不选。3/4冠由于一面缺少修复体包裹，所以固位力较差，B不选。铸造全冠有足够的抗力，但由于牙体磨除量不足，所以固位力差于铸造全冠，D不选。桩核冠用于死髓牙，抗力差于活髓牙，所以E不选。此题选C。

【避错】本题易错选D。一般考生认为铸造全冠是金属，抗力形强，但没考虑到其固位力差于烤瓷冠。解答此题需要考虑“固位”和“抗力”2个因素。

33. 铸造全冠最常用的颈缘形态为

A. 直角肩台型

B. 斜面型

C. 刃状型

D. 凹面型

E. 凹斜面

【答案】D

【考点】铸造全冠的颈缘形态

【解析】刃状边缘用于倾斜牙和年轻恒牙，如上颌磨牙远中邻面，所以C不选。斜面型只能用于强度高、边缘性好的金属边缘，但不能独立使用，所以B不选。直角肩台型用于烤瓷或者全瓷边缘，所以A不选。凹面型适用于铸造金属全冠、部分冠和烤瓷熔附金属冠的舌侧边缘，所以D正确。凹斜面适用于烤瓷边缘增加封闭效果，所以E不选。此题选D。

【避错】本题易误选C，修复体龈边缘处的预备有多种形式：刃状或羽状、90°肩台、带斜坡肩台、135°肩台、凹形、带斜面凹形等形式。其中，羽状、刃状、凹状等形式适合修复材料强度大的金属修复体，而全瓷、烤瓷、树脂材料修复体应采取肩台加斜面形式，但金属材料修复体最常用的是凹面形，因其边缘封闭性最好。

34. 金属的熔点高于瓷烧结温度是为了

A. 利于金瓷化学结合

B. 利于瓷粉冷却

C. 防止瓷粉烧结后崩裂

D. 防止金属基底变形

E. 使瓷烧结后产生压应力

【答案】D

【考点】金属与瓷烧结温度高低的作用

【解析】烤瓷合金的熔解温度必须显著高于烧结于其上的瓷层材料至少170℃，以保证在堆瓷烧结、上釉过程中金属基底不熔解、蠕变、挠曲，所以D正确。

【避错】本题易错选A烤瓷冠的金属基底材料熔点温度高于外部瓷层的烧结温度，主要考虑的角度是在达到瓷层烧结温度时内部金属还没有达到其熔点，不会产生变形。

35. 殆面嵌体洞形的洞深应为

A. 大于2mm

B. 2mm

C. 1.75mm

D. 1.5mm

E. 1.25mm

【答案】A

【考点】殆面嵌体洞形的洞深

【解析】使用短锥状钨钢钻针或金刚石针制备，洞的深度至少为2mm，洞越深固位越好，但牙体组织的抗力下降。洞形达到底平、壁直的要求，过深的洞可用垫底垫平。所有轴壁保持平行，或向外展6°，与嵌体就位道一致。所以A正确，故选A。

【避错】本题易错选B，考生容易将其和钉洞固位形要求的深度2mm相混淆，钉洞固位形是辅助固位形，殆面嵌体则不同。考生了解此点就能顺利答题。

36. 在牙体缺损的修复治疗中，关于对牙龈组织的保健，错误的说法是

A. 修复体要高度磨光

B. 人造冠龈边缘与患牙十分密合

C. 正确恢复牙冠外形高点

D. 修复体龈边缘必须位于龈嵴顶以下

E. 修复体轴面形态有助于给予牙龈组织功能性刺激

【答案】D

【考点】修复治疗中对牙龈组织保护的注意事项

【解析】修复体龈边缘可位于龈缘以下，主要目的是防龋、增进美观、加强固位，但是容易破坏牙周生物学宽度，对于牙龈组织的保护是不利的，因此D选项不准确，其他选项皆是对保护牙龈组织健康的有效措施。

【避错】本题易错选B。考生认为人造冠龈边缘与患牙十分密合不利于牙龈组织的保健，实则不然，人造冠龈边缘与患牙十分密合，边缘无悬突、无台阶，这样才不利于牙菌斑的聚集，所以对牙龈健康有利。所以B是对的。

37. 属于双面嵌体的是

A. 𬌗面嵌体

B. 邻𬌗嵌体

C. 颈部嵌体

D. 邻𬌗体嵌体

E. 高嵌体

【答案】B

【考点】嵌体的种类

【解析】根据嵌体覆盖牙面的不同，可分为单面嵌体、双面嵌体和多面嵌体，邻𬌗嵌体属于双面嵌体，故选B。

【避错】本题容易误选D，注意B和D选项一字之差，此题只要理解双面、嵌体、高嵌体的含义就能正确答题，不易出错。

38. 固位形窝洞的制备要求之一为

A. 洞形应浅而敞开

B. 尽量多做倒凹形固位

C. 单面洞应用鸠尾固位

D. 应形成底平壁直的盒状洞形

E. 点、线、角清晰锐利

【答案】D

【考点】窝洞制备的固位形要求

【解析】窝洞制备的固位形要求轴壁洞形聚合角度应较小，A错。倒凹固位不是利用固位形固位而是利用机械制锁固位，B错。单面洞如果做成鸠尾形，对剩余牙体的创伤过大，不符合牙体预备的基本要求，C错。点、线、角锐利清晰不利于修复体的就位，E错。窝洞制备时应形成底平壁直的盒状洞形，以获得良好的固位形，故选D。

【避错】此题易错选E，点、线、角应清楚圆钝，利于提高抗折性，过于锐利易折断。

39. 瓷嵌体与金属嵌体相比，最大的优点是

A. 物理性能稳定

B. 制作工艺简单

C. 机械性能较好，耐磨

D. 色泽协调美观

E. 边缘性较短

【答案】D

【考点】瓷嵌体的特点

【解析】瓷嵌体具有天然牙的颜色和半透明性，美观性较好，是与金属嵌体相比最大的优点，故选D。

【避错】此题易错选A或C，A项应注意瓷嵌体与金属嵌体相比物理性能不如金属稳定。C项虽然瓷嵌体耐磨，但其机械性能不如金属嵌体，易碎，因此机械性能不佳。

40. 以下关于桩冠固位的说法哪项是错误的

A. 黏结力是最主要的固位力

B. 桩与根管壁要密合

C. 桩越长固位越好

D. 桩直径与固位有关

E. 桩形态影响固位

【答案】A

【考点】桩冠的固位类型

【解析】桩冠的固位类型主要是以固位形为主，要求桩有一定长度，在一定范围之内越长越好。桩的直径满足所需要求。桩的形态复合根面形态，与根管壁密合。排除B、C、D、E，故选A。

【避错】此题易错选C，考生考虑到桩的长度不宜超过根长的3/4，所以认为桩不是越长越好，但是此题主要考虑的是在根长3/4的范围内，桩一定是越长越好，长度增加会加大接触面积，摩擦力增加。

41. 金属烤瓷全冠修复时，肩台宽度一般为

A. 0.5mm

B. 1.0mm

C. 2.0mm

D. 2.5mm

E. 3.0mm

【答案】B

【考点】金属烤瓷全冠牙体预备时肩台的要求

【解析】金属烤瓷全冠修复时，肩台宽度一般在1.0~1.5mm。故选B。

【避错】此题易错选A，0.5mm肩台宽度适用于金属全冠。

42. 对活髓牙牙体缺损修复治疗的首要原则是

A. 恢复𬌗面形态与咬合关系

B. 保存与保护牙体牙髓组织

C. 恢复解剖外形与功能

D. 恢复轴面形态
E. 恢复邻接关系
【答案】B
【考点】活髓牙牙体缺损修复治疗的首要原则
【解析】活髓牙牙体缺损修复最主要的就是保存活髓，在此基础上再进行牙体缺损的修复治疗。故选B。
【避错】此题易错选A，应注意牙体缺损修复治疗恢复𬌗面形态与咬合关系很重要，但针对不同病例，原则轻重不同，活髓牙重在保髓保牙。

43. 以下哪项对全冠龈边缘位置设计无影响
A. 固位力大小
B. 美观因素
C. 牙龈的保护
D. 边缘密合
E. 牙体预备操作的难易
【答案】D
【考点】全冠边缘位置的设计
【解析】全冠边缘位置设计主要有3种：龈上、齐龈和龈下。龈上边缘自洁作用较好，但是边缘线暴露，不美观。龈下边缘美观，但是不利于自洁。齐龈介于两者之间。无论哪种边缘都要求边缘密合，边缘密合是全冠龈边缘必须达到的要求，不是影响龈边缘位置的因素，故选D。
【避错】此题易错选A，全冠龈边缘的位置与固位力有关，如固位力较大应设计为龈下接触式。

44. 临床牙冠与固定义齿功能直接有关的是
A. 连接强度
B. 固位力
C. 支持力
D. 美观性
E. 舒适度
【答案】B
【考点】固定义齿基牙临床牙冠的意义
【解析】固定义齿基牙临床牙冠能够为固定义齿提供固位的形态及固位力。故选B。
【避错】此题易错选C，修复体的支持力主要靠牙周组织提供，而牙冠主要提供修复体的固位形。

45. 简单桩冠的冠桩与人工牙相连接的部分，应露出根面
A. 1mm
B. 2mm
C. 2.5mm
D. 3～4mm
E. 6mm以上
【答案】D
【考点】简单桩冠的冠桩形态要求
【解析】简单桩冠的冠桩形态要求与人工牙连接的部分要有3～4mm，以保证足够的修复强度，也不会因为过长而影响美观。故选D。
【避错】此题易错选C，此题考点不常考，没有复习到这个知识点，考生容易选择C，需要与牙冠的长度结合记忆。

【A_2型题】

46. 男，30岁。左上2近中切角缺损，牙冠变色，已做根管治疗，无不适症状，X线片未见异常，患者咬合关系正常。最佳修复设计方案为
A. 嵌体
B. 塑料全冠
C. 桩核烤瓷冠
D. 金属塑料联合全冠
E. 铸造全冠
【答案】C
【考点】全冠的选择
【解析】题干提示前牙牙冠变色，已做根管治疗，因此考虑桩核烤瓷冠。此题选C。
【避错】此题易错选E，铸造全冠主要用于后牙。

47. 女，50岁。右上颌第一磨牙残留颊侧壁，右上颌第二磨牙重度磨损，有过敏痛，较佳的治疗方案是
A. 右上颌第一磨牙根管治疗后全冠修复，右上颌第二磨牙𬌗面激光脱敏
B. 右上颌第一、第二磨牙根管治疗后分别全冠修复
C. 右上颌第一、第二磨牙根管治疗后连冠修复
D. 右上颌第一、第二磨牙根管治疗后，右上颌第一磨牙全冠修复
E. 右上颌第一磨牙根管治疗后3/4冠修复，右上颌第二磨牙𬌗面激光脱敏
【答案】C
【考点】全冠修复
【解析】根据液体动力学说，对过敏的有效治疗是封闭牙本质小管，以减少或避免牙本质内的液体流动。但是对于重度磨耗患者，可导致颌间垂直距离过短，从而引起颞下颌关节病损，应做修复性治疗，恢复高度及解除敏感症状。必要时可以实施根管治疗解决敏感问题。上颌最后2个磨牙的冠修复，修复后易出现向远中移位，造成食物嵌塞，修复设计时可考虑做连冠修复，故选C。
【避错】此题易错选A，对于重度磨耗患者，可导致颌间垂直距离过短，从而引起颞下颌关节病损，

应做修复性治疗，恢复高度及解除敏感症状。

48. 患者，32 岁。右下 6 检查：因龋损已做根管治疗，叩诊（-），无松动，X 线片显示根充良好。该牙如要桩冠修复，牙体预备时哪项是错误的

A. 去除病变组织，尽可能保存牙体组织

B. 颈缘无须做肩台预备

C. 如果近远中根管方向一致，可预备成平行根管

D. 在不引起根管壁侧穿的情况下，尽可能争取较长的冠桩长度

E. 如果髓腔完整，将髓腔预备成一定洞形

【答案】B

【考点】桩冠预备要求

【解析】桩冠修复，牙体预备时去除病变组织，尽可能保存牙体组织，如果近远中根管方向一致，可预备成平行根管，在不引起根管壁侧穿的情况下，尽可能争取较长的冠桩长度，如果髓腔完整，将髓腔预备成一定洞形，故 A、C、D、E 都正确，此题选 B。

【避错】此题易错选 A，牙体预备时应去除病变组织，尽可能保存余留的牙体组织。

49. 女，22 岁。右下 6 龋损，已完成治疗，准备做金属烤瓷冠，患者的牙弓弧度和邻牙凸度均正常。在恢复轴面凸度时，正确的是

A. 颊侧中 1/3

B. 颊侧颈 1/3

C. 颊侧𬌗 1/3

D. 舌侧颈 1/3

E. 舌侧𬌗 1/3

【答案】B

【考点】牙冠凸度

【解析】牙龈保护学说认为修复体外形在颈 1/3 应有保护性突出，从𬌗面排溢出的食物顺着牙冠轴面凸度滑过，恰好擦过牙龈的表面，对牙龈起生理性按摩作用。若牙冠外形平坦，食物将直接冲击牙龈，产生创伤，并进入龈沟而诱发炎症，故选 B。

【避错】此题易错选 A，后牙颊面的凸度均在颈 1/3。

50. 女，30 岁。主诉牙不美观数十年。检查发现为重度四环素牙，多数牙呈黄褐色且伴有牙冠发育不全。不考虑经济情况，最好的治疗方案是

A. 光固化复合树脂贴面

B. 漂白后全瓷冠修复

C. 牙漂白

D. 漂白后贴面修复

E. 全瓷冠修复

【答案】B

【考点】四环素牙的修复

【解析】四环素牙患者一般牙体外形正常，牙本质、牙釉质全层染色，用漂白法不能从根本上解决颜色异常问题。轻者可用光固化复合树脂贴面、瓷贴面修复。对于重症患者，应用遮色剂效果不理想者，特别是𬌗力大，牙排列成对刃𬌗、反𬌗、深覆𬌗者，以金属烤瓷冠、全瓷冠修复较为适当。在不考虑经济情况下，多用漂白后全瓷冠修复。故选 B。

【避错】本题易错选 E。重度四环素牙直接做全瓷冠修复，颜色恢复不理想，戴入后能透出底层重度四环素牙牙本质颜色，应漂白后全瓷冠修复。

51. 女，30 岁。右上第一前磨牙全冠黏固后发生龈缘炎，其可能的原因除外

A. 冠边缘过长

B. 冠边缘不密合

C. 轴壁凸度不良

D. 龈沟内水门汀残留

E. 咬合早接触

【答案】E

【考点】龈缘炎的原因

【解析】全冠黏固后发生龈缘炎的原因有修复体轴壁凸度不良，冠边缘过长，边缘抛光不良，修复体边缘有悬突或台阶，试冠、戴冠对牙龈损伤，倾斜牙、移位牙未恢复正常外形，龈沟内水门汀残留，故选 E。

【避错】此题易错选 D，龈沟内水门汀残留也是造成龈缘炎的原因。

52. 男，40 岁。左下颌第一前磨牙，活髓，MOD 嵌体修复。水门汀黏固后第二天出现自发痛，最可能的原因是

A. 创伤

B. 牙髓充血

C. 牙髓炎

D. 根尖周炎

E. 修复体松动

【答案】C

【考点】牙髓充血

【解析】修复体黏固后出现自发性疼痛常见原因为牙髓炎、根尖炎或牙周炎。黏固后出现的自发性疼痛，多是由于牙体切割过多，黏固前未戴暂时修复体，未做牙髓安抚治疗，牙髓受刺激由牙髓充血发展为牙髓炎。故本题答案为 C。牙髓炎是指细菌或毒素侵入位于牙中心的牙髓引起的炎症，以自发性、阵发性疼痛为主症。

【避错】此题易错选 B，牙髓受刺激由牙髓充血发展为牙髓炎，出现自发痛。

53. 女，27 岁。上前牙冠修复 2 周，一直感牙龈胀痛不适。检查：1|烤瓷全冠，唇侧颈缘位于龈沟内 1mm，龈缘充血。引起胀痛最可能的原因是

A. 冠边缘过短

B. 食物刺激牙龈

C. 戴冠时损伤了牙龈

D. 水门汀残留在龈沟内

E. 冠边缘不密合

【答案】D

【解析】患者上前牙修复 2 周出现牙龈胀痛，最有可能的原因是水门汀残留在龈沟内。故选 D。

【避错】此题易选 E，冠边缘不密合是长时间的刺激。

54. 女，25 岁。4|近中颊大面积银汞充填，根充完善。最佳的修复设计是

A. 全瓷嵌体

B. 3/4 冠

C. 塑料全冠

D. 金合金烤瓷冠

E. 金合金全冠

【答案】D

【考点】全冠的选择

【解析】金合金的硬度比镍铬合金等软，但是与牙本质的硬度相似，是比较理想的修复材料。金合金全冠只能用于后牙，金合金烤瓷冠则前后牙都可用，患者大面积银汞充填，生物相容性要求低，4|对硬度要求比较高，所以选择金合金烤瓷冠，故选 D。

【避错】此题易错选 E，金合金全冠只能用于后牙，金合金烤瓷冠则前后牙都可用。

55. 女，25 岁。|2 为过小畸形牙，牙体制备后拟完成金属烤瓷全冠修复体，制取印模时选用的最佳印模材料是

A. 藻酸钾

B. 藻酸钠

C. 印模膏

D. 硅橡胶

E. 琼脂

【答案】D

【考点】印模材料的应用

【解析】金属烤瓷全冠修复体较适合用硅橡胶作为其印模材料。硅橡胶取模准确，操作简便，精准度高。硅橡胶目前已经成为固定义齿常规的取模材料。故选 D。

【避错】此题易错选 A、B，藻酸盐印模材料应用较多，但金属烤瓷全冠修复体要求较精细因此宜使用硅橡胶。

【A_3/A_4 型题】

（56～58 题共用题干）

男，45 岁。诉牙齿缺损，进食时牙齿酸痛，有夜磨牙史。检查：咬合时面下 1/3 距离短，息止𬌗间隙大，全口牙齿重度磨损，龈距短，21|12 舌侧及$\frac{6|6}{6|6}$𬌗面探诊（+），$\frac{1|1}{6|6}$冷热（++）。

56. 正确的治疗设计是

A. 酌情对患牙进行根管治疗

B. 切龈，增加临床牙冠的长度

C. 后牙直接行铸造全冠的牙体预备

D. 前牙直接行烤瓷全冠的牙体预备

E. 后牙行高嵌体的牙体预备

【答案】A

【解析】由于患牙出现冷热痛，应酌情对患牙进行根管治疗，故选 A。

【避错】此题易错选 E，高嵌体牙体预备较复杂，固位力较差，边缘线较长，不适宜题干中患者的治疗。

57. 修复体的𬌗面尽量采用

A. 烤瓷修复

B. 树脂修复

C. 全瓷修复

D. 金属修复

E. 银汞修复

【答案】D

【解析】患者有夜磨牙史，𬌗面尽量使用金属修复，故选 D。

【避错】此题易选错 A，因患者有夜磨牙史，不适合烤瓷全冠修复。

58. 如果 6|远中邻接缺损，已行根管治疗，应选择以下哪种修复体

A. 烤瓷全冠

B. 铸造全冠

C. 桩核冠

D. 铸造核冠

E. 高嵌体

【答案】E

【考点】修复体的选择

【解析】高嵌体的适应证：①后牙的多面嵌体。②洞形𬌗面部分宽度较大时。③𬌗面有较大范围缺损，有牙尖需恢复但有完整的颊舌壁可保留时。如果 6|远中邻接缺损，已行根管治疗，可选择高嵌体，高嵌体可使牙壁的受力性质由嵌体时的拉应力改为压应力，从而使牙折的可能性大为减小。故本题答案为 E。

【避错】此题易错选 A，患者有夜磨牙史，𬌗龈距离短，故不选烤瓷全冠。

（59～61 题共用题干）

男，45 岁。上颌后牙食物嵌塞，要求进行冠修复。查：$\lfloor 6^{MOD}$ 大面积银汞合金充填，死髓牙，牙稳固，叩（-），近中与 $\lfloor 5$ 接触较差。

59. 该病例的最佳修复设计方案是

A. 进行金属全冠修复

B. 进行 PFM 全冠修复

C. 根管治疗后嵌体修复

D. 根管治疗后铸造桩核+全冠修复

E. 根管治疗后银汞合金充填+全冠修复

【答案】D

【考点】桩冠修复

【解析】此患者 $\lfloor 6$ 近中𬌗面远中大面积银汞合金充填，死髓牙，如果不进行根管治疗，桩冠修复会造成牙体的折断，所以排除 A、B、E。嵌体修复对于大面积银汞充填不合适，容易造成折断，所以不选 C，应选 D。

【避错】患牙首先应进行根管治疗，然后再考虑修复，D 项修复方式提供的抗力和固位力较高，适用于患牙，此题不易选错。

60. 在临床上，造成食物嵌塞现象的常见原因不包括

A. 对𬌗牙有充填式牙尖

B. 𬌗面解剖外形不良

C. 𬌗平面与邻牙一致

D. 牙间龈乳突萎缩

E. 邻间接触不良

【答案】C

【考点】食物嵌塞的常见原因

【解析】临床上造成食物嵌塞的原因：牙修复后形态不良，牙龈退缩，对𬌗牙有充填式牙尖，拔牙后未能及时修复而导致邻牙向缺牙间隙倾斜或对𬌗牙下垂（或挺出）、牙齿边缘嵴高度不一致、有邻面龋等原因，所以 A、B、D、E 是造成食物嵌塞原因，而𬌗平面与邻牙一致与食物嵌塞现象无关，故选 C。

【避错】此题不易选错，食物嵌塞主要与牙的解剖生理有关，C 项不引起食物嵌塞。

61. 若采用预制桩核，与铸造桩核比较，其最大优点是

A. 固位好

B. 抗力好

C. 操作简便

D. 强度合适

E. 生物相容性佳

【答案】C

【考点】预制桩核的特点

【解析】预制桩核的优点：具有各种尺寸的标准化桩，操作方便，可一次完成桩核，且费用低，C 正确。预制桩核的缺点：为了与标准桩相匹配，预备根管时要磨除一定量的牙体组织，从而降低了抗折能力；桩、核采用不同材料制成，结合强度差，易制作失败；由于桩是圆形的，抗转动能力差；桩与牙的适合性差，故 A、B、D、E 错误。故选 C。

【避错】此题易错选 E 项，预制桩核操作方便，适用范围小，其桩、核一般采用不同材料制成，结合强度差，易导致失败。

（62～64 题共用题干）

男，28 岁。3 周前因外伤致上前牙折断，在当地医院做过“根管治疗”，治疗后无不适。口腔检查见右上切牙牙冠横折，断面位于龈上 2mm，根管口暂封。叩（-），松动（-），牙龈及咬合正常。X 线片显示根尖无暗影，根管治疗完善。

62. 牙外伤伴牙周膜损伤者，根管治疗后进行桩冠修复的最短时间为

A. 3 天

B. 1 周

C. 2 周

D. 3 周

E. 1 个月

【答案】B

【考点】桩冠修复的时间

【解析】根据治疗前患牙的牙髓状况，需要观察的时间长短不同：①原牙髓正常或有牙髓炎但未累及根尖者，观察时间可缩短，根管治疗 3 天后无临床症状，即可开始修复。②有根尖周炎的患牙一般需要在根管治疗后观察 1 周以上，确认没有临床症状才可开始修复。③根尖周病变范围过大的患牙，应在根管治疗后，待根尖病变明显减轻，并且无临床症状才可以开始桩核冠修复。本患者牙外伤伴牙周膜损伤，根管治疗后，牙周组织损伤恢复一般需要 1 周左右，因此应选 B。

【避错】此题易错选 C。注意题干的要求是最短时间，而牙周组织损伤恢复一般需要 1 周左右。

63. 理想的冠桩直径为根径的

A. 1/4

B. 1/3

C. 1/2

D. 2/3

E. 3/4

【答案】B

【考点】桩的直径选择

【解析】桩的直径与桩的固位和牙根的抗力都有关系。增加桩的直径可以增加桩的固位和桩自身的强度，但是过分增加桩的直径必然要磨除过多的根管壁组织，造成根管壁薄弱，容易发生根折。桩周围的根管壁要求至少有1mm的厚度。所以桩的直径取决于根径的大小，理想桩的直径为根径的1/3。故应选B。

【避错】此题易错选C。考生易盲目认为桩直径越大越牢固，但相应的根管壁也越薄，所以只能是1/3。

64. 桩核预备时，唇侧肩台应为烤瓷冠留出的空间是

A. 0.5mm

B. 1mm

C. 1.5mm

D. 2mm

E. 2.5mm

【答案】B

【考点】桩核预备时唇侧边缘肩台特点

【解析】烤瓷冠牙体预备时，唇侧边缘肩台应为1mm直角肩台，此种设计不仅边缘预备少，金瓷冠强度、密合度也更佳。故应选B。如果肩台宽度太小，则会使得修复体边缘强度不够或者形成悬突，故不选A。如果肩台宽度太大，则会使得磨除牙体组织过多，不符合生物原则，故不选C、D、E。

【避错】此题易错选C，C项与正确答案较接近，易混淆。应熟记数值。

(65～67题共用题干)

女，20岁。1年前因外伤致上前牙缺损。口腔检查：左上中切牙远中切角缺损，牙冠变色，叩（-），松（-），咬合正常。

65. 不宜选择的修复形式是

A. 光固化树脂修复

B. 3/4冠

C. 瓷贴面

D. 烤瓷全冠

E. 嵌体

【答案】E

【考点】嵌体修复的特点

【解析】嵌体只能修复缺损的牙体，不能为剩余的牙体提供保护。因此，嵌体要求有足够的剩余牙体组织保证固位和抗力。从题干中可知，要修复的是远中切角缺损的中切牙，切牙牙体组织薄弱，很难在其中做嵌体固位形，此外，牙冠的变色问题通过嵌体修复也无法解决，故不应选用嵌体修复，应选E。3/4冠、瓷贴面、烤瓷全冠均可作为该患牙的修复形式，以恢复缺损并解决牙冠变色的问题，达到功能和美观的目的。

【避错】此题易错选B。对于3/4冠，考生可能在平时复习和实际接触中都不是很熟悉，容易错选。

66. 若采用桩冠修复，应进一步做的必要检查是

A. X线检查，以了解根尖周状况

B. 牙松动度

C. 牙龈状况

D. 牙的颜色变化

E. X线检查，以了解根管充填的状况

【答案】E

【考点】患牙牙体修复前检查

【解析】在进行患牙牙体预备前必须拍摄X线片，了解牙根的长度、直径、外形，根管的形态、粗细，根管治疗的情况，以及根尖周和牙槽骨的情况等，以便确定桩的长度、直径等的设计，故应选E。B、D已经检查过，不选。A与E比较，显得次要些，故不选。C不是必要的检查，故不选。

【避错】此题易错选A。但在做桩冠修复之前应主要了解根充情况，根尖周状况次要些。

67. 最合适该患者修复的类型是

A. 成品桩+树脂牙冠

B. 成品桩+树脂核+树脂牙冠

C. 铸造桩+树脂牙冠

D. 成品桩+树脂核+烤瓷冠

E. 铸造桩+烤瓷冠

【答案】B

【考点】牙体修复的类型

【解析】要修复的是左上中切牙，因此首先要考虑的原则是美观原则。桩的选择：铸造桩，具有良好的机械性能，但美观性较差，故不选C、E；而预成桩包括全瓷桩、纤维增强树脂桩，美观性好，选项中只有成品桩，故应选用成品桩。核的选择：因为选择了成品桩，而与成品桩配合形成桩核的材料有银汞合金、玻璃离子水门汀、复合树脂等，其中复合树脂具有强度高、美观和易操作等优点，并且可以通过牙本质水门汀处理，与剩余的牙体组织形成良好的结合，增强了核的固位，故应选树脂核。全冠的选择：烤瓷冠相比于树脂牙冠，主要的缺点有唇侧金属边缘容易发生腐蚀、金属离子析出等从而造成颈缘灰线，不够美观；此外还容易发生瓷裂、崩瓷，故应选树脂牙冠。综上所述，本题应选B。

【避错】此题易错选E。烤瓷冠唇侧金属边缘容易发生腐蚀、金属离子析出等从而造成颈缘灰线，不够美观；此外还容易发生瓷裂、崩瓷。

(68～69题共用题干)

患者下颌磨牙银汞充填后，要求全冠修复。检查见$\overline{6|}$近中𬌗面大面积银汞充填，固位力及抗力均较

差，叩痛（-），无松动，牙龈组织正常。

68. 如果采用铸造全冠修复，牙体制备时应将𬌗面均匀磨除

A. 0.3～0.5mm

B. 0.6～0.7mm

C. 0.8～1.0mm

D. 1.2～1.4mm

E. 1.5～2.0mm

【答案】 C

【考点】 铸造全冠修复的牙体预备

【解析】 铸造全冠修复，牙体制备时应将𬌗面均匀磨除0.8～1.0mm，为修复体提供足够的𬌗面厚度，故本题选C。

【避错】 此题易错选E，1.5～2.0mm为烤瓷全冠需磨除的牙体量。

69. 若本患者用锤造冠修复，锤造全冠试戴时，冠边缘不密合的原因是

A. 全冠套周径过大

B. 基牙制备颈部磨除过多

C. 代型颈部错误地加蜡

D. 缩颈的内收力量过大

E. 代型颈部延长部分的周径小于牙颈周径

【答案】 C

【考点】 锤造冠边缘不密合的原因

【解析】 造成锤造冠边缘不密合的原因如下：①基牙预备不够，牙冠轴面有倒凹。倒凹区不加蜡褥造成冠就位困难，加蜡填补倒凹，则造成冠的边缘不密合（C符合题意）。②印模模型不准。③代型加蜡过多，尤其是边缘不适当的加蜡。④石膏阴模膨胀或阴模对位不准。⑤缩颈时内收的力量不够。故选C。

【避错】 此题易错选B，颈部磨除较多可形成倒凹，修复体可能戴入困难，而不会出现冠周边缘不密合。

【B_1型题】

（70～71题共用备选答案）

A. 刃状或羽状肩台

B. 宽0.5～1.0mm，45°斜面

C. 1.0mm宽，成直角或135°凹面的肩台

D. 45°～60°、0.3mm宽的小斜面

E. 0.5～0.8mm宽，呈浅凹形或圆角的肩台

70. 金属嵌体的洞缘应预备成

【答案】 B

71. 铸造金属全冠颈部边缘应为

【答案】 E

【考点】 金属嵌体、铸造金属全冠的牙体预备

【解析】 金属嵌体在所有的洞缘处做45°、宽0.5～1.0mm的短斜面，使最终的嵌体边缘外形连续准确而完整，邻面的洞缘斜面往往被包括在邻面的片切面内，可在去除无基釉的同时使边缘位于自洁区，故70题选B。铸造全冠颈部边缘通常为0.5～0.8mm宽，呈浅凹形或圆角，边缘应连续一致、平滑而无粗糙面和锐边。为使视野更清楚，保证颈部预备的质量，避免损伤压迫组织，可事先排龈，故71题选E。

【避错】 70题易错选E，高嵌体最后修整功能尖外斜面肩台、邻面箱形洞斜面等所有边缘处。71题易错选C，颈部制备中通常颈缘线为龈缘线以下0.5～1.0mm，铸造金属全冠牙体预备边缘形式最常见的为带浅凹形肩台。

（72～74题共用题干）

A. 沟固位

B. 环抱固位

C. 钉洞固位

D. 根管固位

E. 洞固位

72. 全冠主要固位形是

【答案】 B

73. 嵌体主要固位形是

【答案】 E

74. 3/4冠主要固位形是

【答案】 A

【考点】 牙体缺损修复中的基本固位形

【解析】 沟固位：有一个面不被牙体组织包围，所以常用于患牙轴面的表面上，以取得较长的长度。环抱固位：是基本的固位形式，每一个修复体都将尽量利用，它磨切牙体组织较浅，对牙髓的影响较小。钉洞固位：是一种比较好的固位形，牙体磨除较少，与钉之间可获得较大的固位力。洞固位：牙体缺损，特别是由龋病产生的缺损，常已形成龋洞，可利用其作为固位之用。故72题选B，73题选E，74题选A。

【避错】 72题不易选错，73、74题易相互选错，了解其固位形式和特点就可避免。

（75～77题共用备选答案）

A. 3/4冠

B. 金属烤瓷全冠

C. 铸造开面冠

D. 塑料全冠

E. 铸造金属全冠

75. 前牙固定桥固位体应选择

【答案】 B

76. 后牙临时固定桥固位体可选择

【答案】 D

77. 后牙固定桥咬合较紧，第二磨牙固位体可选择

【答案】E

【解析】前牙固定桥修复：美观是修复的主要目的之一，而铸造开面冠和铸造金属全冠均影响美观，所以一般不用于前牙修复。塑料全冠固定桥只能做暂时性固定修复。另外，3/4冠由于修复后唇侧面仍有少量金属显露，影响美观，也不适用于前固定桥修复。而只有金属烤瓷全冠固定桥，不仅固位力强，耐磨性高，而且美观效果好，故75题选B。后牙临时固定桥适合用塑料全冠，故76题选D。咬合较紧时，应选用材料强度大的金属进行修复。另外，后牙修复对美观要求不高，所以可选用切割牙体组织少的金属材料修复，而不用金属烤瓷联合全冠。同时，全冠固位体覆盖了基牙牙冠的各个面，其固位力最强。综上所述，77题选E。

【避错】75题易错选E，铸造开面冠和铸造金属全冠均影响美观，所以一般不用于前牙修复。76题较为简单。77题易错选B，咬合较紧时，应选用材料强度大的金属进行修复。

（78～79题共用备选答案）

A. 2/3

B. 1/5

C. 1/4

D. 1/3

E. 1/2

78. 理想的下颌前牙冠桩直径为根管径的

【答案】D

79. 理想的上颌前牙冠桩直径为根管径的

【答案】D

【考点】桩的直径选择

【解析】桩过细，易折断；桩过粗，则牙根易折断，所以必须把握好桩的直径。年轻恒牙的牙根髓腔≥1/3根径，但有机物含量多，正常情况下不会发生根折；随着年龄的增长，髓腔逐渐变小，继发牙本质增多，根管壁越来越厚，正常情况下也不会发生根折。所以桩的直径一般不超过根径的1/3是安全的。故78、79题答案均为D。

【避错】本题较为简单，不易出错，桩的直径一般不超过根径的1/3是安全的，不分上下颌。

考点：牙列缺损

【A_1型题】

1. 义齿固位力与卡环臂进入基牙倒凹的深度和倒凹的坡度有关，一般

A. 倒凹的深度应>1mm，倒凹的坡度应<10°

B. 倒凹的深度应>1mm，倒凹的坡度应<20°

C. 倒凹的深度应<1mm，倒凹的坡度应<10°

D. 倒凹的深度应<1mm，倒凹的坡度应<20°

E. 倒凹的深度应<1mm，倒凹的坡度应>20°

【答案】E

【考点】可摘局部义齿的设计

【解析】在卡环固位臂的弹性限度内，卡环臂尖进入倒凹的深度越大，义齿受脱位力向𬌗方移动时固位卡环臂发生的变形量越大，作用于基牙上的正压力越大，所产生的摩擦力也就越大。基牙的倒凹深度过小或过大、倒凹坡度过小均不利于固位。基牙应该有适度的倒凹和倒凹坡度，一般倒凹的深度应<1mm，倒凹的坡度一般应>20°。故选E。

【避错】本题易错选D，倒凹的坡度是指基牙倒凹区牙面与就位道方向之间构成的角度。倒凹深度相同时，坡度越大固位越好。在相同的𬌗向移动距离内，坡度大者需要卡环臂向外移动的量也大，则产生的弹力大，故坡度小者固位效果不如坡度大者。

2. 只用于下颌牙槽嵴狭窄的桥体是

A. 盖嵴式桥体

B. 改良盖嵴式桥体

C. 鞍式桥体

D. 改良鞍式桥体

E. 船底式桥体

【答案】E

【考点】桥体的设计

【解析】按照桥体龈端与牙槽嵴黏膜接触关系进行分类，桥体可分为接触式桥体和悬空式桥体。其中，接触式桥体又分为盖嵴式桥体、改良盖嵴式桥体、鞍式桥体、改良鞍式桥体以及船底式桥体。船底式桥体龈端呈船底式与牙槽嵴顶接触，接触面积最小，容易清洁，但桥体下部唇颊舌侧与牙槽嵴间的三角间隙很容易滞留食物，只用于下颌牙槽嵴狭窄的病例。故选E。

【避错】本题不易选错，熟记船底式桥体只用于下颌牙槽嵴狭窄的病例，考生应注意区分各类型桥体的适应证。

3. 种植体周围龈沟的深度应小于

A. 5mm

B. 3mm

C. 4mm

D. 2mm

E. 1mm

【答案】B

【考点】种植义齿修复的原则

【解析】种植义齿修复应有益于口腔软硬组织健

康。龈袖口应紧密包绕穿龈部分，种植体周围龈沟深度应小于3mm。种植义齿应确保种植体周围骨组织的健康。故选B。

【避错】本题属于记忆性题目，易错选其他选项，应注意区分。

4. 修复时需采取功能性印模的牙列缺损类型是

A. 肯氏（Kennedy）第一类和第二类

B. Kennedy 第一类和第三类

C. Kennedy 第二类和第三类

D. Kennedy 第一类和缺隙短的第四类

E. Kennedy 第三类和缺隙短的第四类

【答案】A

【解析】功能性印模主要适用于基牙和黏膜混合支持式义齿，特别适用于游离端缺牙的取模。根据Kennedy牙列缺损的定义，第一类定义为牙弓两端后部缺牙，远中无天然牙存在；第二类定义为牙弓一侧后部牙缺失，远中无天然牙存在。因此，Kennedy第一、二类需用功能性压力模。缺失牙较多的Kennedy第四类牙列缺损也可采取此方式。故选A。

【避错】此题易错选C。定义混淆易导致选错。Kennedy第二类定义为牙弓一侧后部牙缺失，远中无天然牙存在。Kennedy第三类定义为牙弓的一侧牙缺失，且缺隙两端均有天然牙存在。

5. 隙卡沟应预备成沟底稍平，底边呈圆形。这是为了

A. 有利于隙卡制作

B. 防止隙卡折断

C. 少磨除牙体组织

D. 以免相邻两牙遭受侧向挤压力

E. 有利于义齿稳定

【答案】D

【考点】隙卡沟的预备

【解析】隙卡沟的预备原则：①尽量利用天然牙间隙，少磨除牙体组织。②隙卡沟的深度不应破坏邻接触点。③隙卡沟的宽度一般为0.9～1.0mm，沟底平，底边圆钝，以免使相邻两牙遭受侧向挤压力而移位。故选D。

【避错】本题易错选E。有利于义齿固位不属于隙卡沟的预备原则，故排除E。

6. 可摘局部义齿间接固位体安放的位置与哪条线有关

A. 支点线

B. 观测线

C. 导线

D. 外形高点线

E. 𬌗曲线

【答案】A

【考点】可摘局部义齿间接固位体的安放

【解析】支点线是指起支点作用的支托连线，依据设计的支托位置确定，其意义是用以指导间接固位体的设置。故选A。

【避错】本题易错选B。观测线的意义：①确定倒凹与非倒凹区。②确定卡环的类型和在基牙上的位置。③指导卡环的设计及基托的位置和伸展范围。故排除B。

7. 圈形卡环常用于

A. 松动基牙

B. 游离缺失的末端基牙

C. 牙冠短小或呈锥形的基牙

D. 近中舌倾的远中孤立磨牙

E. 前后均有缺隙的前磨牙

【答案】D

【考点】圈形卡环的适应证

【解析】圈形卡环亦称环形卡环，多用于远中孤立的磨牙，上颌磨牙向近中颊侧倾斜、下颌磨牙向近中舌侧倾斜者。故此题选D。

【避错】此题易错选E，认为前后均有缺隙的前磨牙属于孤立后牙，可用圈形卡环，但是圈形卡环用于磨牙而非前磨牙，而且适用于有近中舌侧和近中颊侧倾斜的远中孤立磨牙。对半卡环常用于前后有缺隙或孤立的前磨牙或磨牙上。

8. 可摘局部义齿中修复牙槽骨、颌骨和软组织缺损的部分是

A. 基托

B. 人工牙

C. 固位体

D. 连接体

E. 𬌗支托

【答案】A

【考点】可摘局部义齿各部件的作用

【解析】可摘局部义齿具有修复牙槽骨、颌骨和软组织缺损作用的部分是基托，其还具有连接、传递𬌗力、固位及稳定作用。故本题选A。

【避错】此题易错选D，误认为大连接体有修复牙槽骨、颌骨和软组织的作用。大连接体是连接牙弓两侧义齿各部件成一个整体，以便修复缺失牙和行使功能的部件，而基托才具有修复牙槽骨、颌骨和软组织缺损的功能。

9. 倾斜基牙固定桥取得共同就位道的方法中，错误的是

A. 正畸

B. 适当加大牙体预备量

C. 改变固位体设计
D. 拔除倾斜牙
E. 双套冠

【答案】D

【考点】共同就位道的获得

【解析】有条件时，最好经正畸治疗扶正倾斜牙。轻度倾斜牙可选作基牙，通过适当加大牙体预备量以取得共同就位道，A、B对。对于无条件先用正畸治疗复位的基牙，可以改变固位体的设计，以少磨除牙体组织为原则来寻求共同就位道，C对。如果磨牙倾斜比较严重，还可设计为套筒冠固位体，E对。对倾斜的基牙，为了求得共同就位道，可能需先经过活髓摘除、牙髓治疗后，方可作为基牙，D错，故答案选D。

【避错】此题不易选错，根据固定局部义齿基本原则，即恢复功能和形态、保护基牙和口腔组织健康、维护患者身心健康、严格把握适应证，明显倾斜牙可经过根管治疗后取得共同就位道，不必拔除。

10. 调凹式就位道是指
A. 两侧基牙长轴延长线的角平分线
B. 通过模型的倾斜把倒凹集中在一方，与殆力方向一致的就位道
C. 通过模型的倾斜把倒凹集中在一方，与殆力方向不一致的就位道
D. 与基牙长轴相一致的就位道
E. 与殆力方向一致的就位道

【答案】C

【考点】调凹式就位道

【解析】调节倒凹法（调凹式）是使缺隙两侧基牙的倒凹适当地集中在一端基牙，义齿斜向就位。此种就位道适用于基牙牙冠短、基牙长轴彼此平行者。义齿斜向就位，可以防止进黏性食物时从殆向脱位。故选C。

【避错】本题易错选为B，熟记并理解均凹式和调凹式的作用机制及就位原则。

11. 固定义齿采用冠外固体位时，与义齿固位最直接相关的组织结构是
A. 基牙临床牙冠
B. 基牙临床牙根
C. 缺牙间隙
D. 缺牙区牙槽嵴
E. 缺失牙对颌牙

【答案】A

【考点】冠外固位体

【解析】冠外固定体固位作用与基牙的牙冠形态有密切关系，当基牙牙冠有足够的牙体组织、适当的形态和良好的牙体结构时，能够获得理想固位。但当牙冠缺损面积过大、牙冠形态不良、临床牙冠过短等，均必须采取增强固位力的措施。故选A。

【避错】此题易错选B。桥基牙应有足够的临床长度，较为正常的组织结构及较大的体积才能保证固定义齿的良好固位。

12. 关于义齿基托磨光面的制备原则，错误的是
A. 均应制成斜凸形斜面
B. 上颌颊面应为向上外的斜面
C. 上颌舌面应为向上内的斜面
D. 下颌颊面应为向下外的斜面
E. 下颌舌面应为向下内的斜面

【答案】A

【考点】义齿磨光面外形

【解析】磨光面是义齿与唇、颊、舌侧软组织和肌肉接触的表面。基托磨光面需高度磨光，边缘曲线匀整、圆钝。磨光面应形成适当的凹斜面，以便通过唇颊舌肌的作用使义齿基托贴附于牙槽嵴上，增强义齿的固位。唇颊肌向内的作用力与舌肌向外的作用力应处于平衡状态，以便保持义齿的水平稳定。故选A。

【避错】此题不易选错。基托磨光面需高度磨光，边缘曲线匀整、圆钝；在颊、舌（腭）侧形成凹形磨光面以利于固位；在牙冠颈缘下显出根部形态，使得立体感强，自然逼真；在腭面形成腭隆凸、龈乳头及腭皱形态。

13. 固定桥黏固后短时间内出现咬合时疼痛，首先要检查的是
A. 根尖状况
B. 咬合状况
C. 牙龈状况
D. 牙槽骨状况
E. 缺牙区牙槽嵴黏膜

【答案】B

【解析】固定桥黏固后短期内出现咬合痛，多为早接触点引起创伤性牙周膜炎，经过调殆处理后，疼痛会很快消失。若未及时调殆，有时会因创伤而引起急性牙周膜炎，疼痛加剧，必要时需在局部麻醉下拆除固定桥，待痊愈后重做。故选B。

【避错】此题易错选A，固定桥使用一段时间后出现咬合痛，应检查叩痛和牙松动度，并用X线片参考，确定是否为创伤性牙周炎或根尖周炎等。

14. 调整咬合的目的如下，除外
A. 清除创伤，增加牙承受的咀嚼力
B. 使损伤的牙周组织得以恢复
C. 尽量将侧向力转为垂直向力

D. 使𬌗力重新分配

E. 使牙周支持力平衡

【答案】C

【考点】调整咬合的目的

【解析】造成咬合创伤的原因以早接触最为常见，而且以侧向力对牙周组织的损伤最大；调整咬合时应将𬌗力垂直向下传导，但不是尽量将侧向力转为垂直向力。故选 C。

【避错】此题易错选 B。侧向力对牙周组织的损伤最大，损伤的牙周组织在调整咬合后能得以逐渐恢复。

15. 牙列缺损后形成干扰的最主要原因是

A. 缺牙间隙变小

B. 邻牙倾斜

C. 对𬌗牙松动

D. 间隙增宽

E. 牙列缩短

【答案】B

【考点】牙列缺损后形成干扰的原因

【解析】牙列缺损后，若长久未修复，个别牙缺失的缺牙间隙两侧邻牙可能会向缺隙侧倾斜移动，缺牙间隙减小，对𬌗牙伸长，导致局部咬合关系紊乱，功能接触面减小，咀嚼功能降低。若移位进一步发展，将引起干扰，甚至造成颞下颌关节的病变。故选 B。

【避错】此题易错选 A。但选项 A 也是因为邻牙的倾斜才使得缺牙间隙缩小，所以 B 才是主要原因。

16. 固定义齿修复的最佳时间一般是

A. 拔牙后 3 周

B. 拔牙后 4 周

C. 拔牙后 6 周

D. 拔牙后 2 个月

E. 拔牙后 3 个月

【答案】E

【考点】固定义齿修复的时间

【解析】缺牙区的牙槽嵴在拔牙或手术后 3 个月完全愈合，牙槽嵴的吸收趋于稳定，可以制作固定桥。缺牙区的牙槽嵴的愈合情况与拔牙时间、手术创伤范围、患者的愈合能力有关。不同患者牙槽嵴的吸收程度不同，不同的部位牙槽嵴的吸收程度也不同，对适应证和设计有影响。故选 E。

【避错】此题不易选错。缺牙区的牙槽窝 3 个月才能完全愈合，牙槽嵴的吸收才趋于稳定，此时才可以做固定桥。

17. 功能性印模主要适用于

A. 黏膜支持式义齿

B. 混合支持式义齿

C. 牙支持式义齿

D. 前磨牙缺失的义齿

E. 少数前牙缺失的义齿

【答案】B

【考点】功能性印模适用范围

【解析】功能性印模是在一定压力状态下取得的印模，也称选择性压力印模。适用于基牙和黏膜混合支持式义齿，特别是牙列缺失类型为 Kennedy 第一类和第二类的义齿修复。故选 B。

【避错】本题易误选 A 或 C，黏膜支持式义齿和牙支持式义齿宜选用解剖式印模。

18. 与𬌗支托作用无关的是

A. 防止义齿𬌗向脱位

B. 防止食物嵌塞

C. 防止义齿下沉

D. 恢复𬌗接触

E. 加强义齿稳定

【答案】A

【考点】𬌗支托作用

【解析】𬌗支托可以支撑、传递𬌗力，使义齿受力时不会向龈向下沉。𬌗支托可稳定义齿，阻止义齿游离端翘起或摆动，起到稳定义齿的作用。𬌗支托可恢复𬌗关系，若余留牙之间有间隙，则放置𬌗支托可防止食物嵌塞。故选 A。

【避错】本题易误选 C，基牙对义齿的支持力（反作用力）是通过𬌗支托而起作用，使义齿受力时不会向龈向下沉，故 C 项属于𬌗支托的作用之一。

19. Kennedy 第三类牙列缺损，支点线和牙弓的关系是

A. 支点线横切牙弓

B. 支点线纵切牙弓

C. 支点线斜切牙弓

D. 支点线构成三角形

E. 支点线构成多边形

【答案】B

【考点】Kennedy 第三类牙列缺损特点

【解析】Kennedy 第三类牙列缺损表现为牙弓一侧后牙缺失，且缺隙两端均有天然牙。因为没有末端游离缺失，故在近缺隙侧可设立支托，支点线与牙弓的关系即两支托连线和牙弓的关系，为支点线纵切牙弓。故选 B。

【避错】此题易错选 C。支点线斜切牙弓是 Kennedy 第一类牙列缺损的特点。Kennedy 第一类牙列缺损是牙弓两端后部牙缺失，远中为游离端，无天然牙存在。

20. 多用于远中孤立的磨牙，上颌磨牙向近中颊侧倾

斜、下颌磨牙向近中舌侧倾斜的卡环是

A. 回力卡环
B. 延伸卡环
C. 三臂卡环
D. 圈形卡环
E. 对半卡环

【答案】D

【考点】圈形卡环

【解析】回力卡环常用于后牙游离端缺失，基牙为前磨牙或尖牙，牙冠较短或呈锥形；延伸卡环用于基牙松动或基牙外形圆突无倒凹，无法获得足够固位力者；三臂卡环多用于位置较为正常的健康基牙；圈形卡环多用于最后孤立的磨牙上，牙向近中舌侧（多为下颌）或近中颊侧（多为上颌）倾斜；对半卡环主要用于前后有缺隙、孤立的前磨牙或者磨牙。故选D。

【避错】此题易错选E，对半卡环主要用于前后有缺隙、孤立的前磨牙或者磨牙，但不适合近中倾斜的基牙，注意区别。

21. 黏膜支持式可摘局部义齿和牙支持式可摘局部义齿的主要区别是

A. 卡环的多少
B. 有无间接固位体
C. 有无𬌗支托
D. 缺牙的多少
E. 基托面积的大小

【答案】C

【考点】黏膜支持式可摘局部义齿和牙支持式可摘局部义齿的区别

【解析】牙支持式指缺隙两端均有余留天然牙，两端基牙上均设置𬌗支托，义齿所承受的𬌗力主要由天然牙承担。黏膜支持式指义齿所承受的𬌗力主要由黏膜及其下的牙槽嵴负担，虽然缺隙的一端或两端有余留天然牙存在，但因余留牙松动或咬合过紧而不设置𬌗支托。故选C。

【避错】此题易错选E。考生易误认为黏膜支持式因为主要靠黏膜及其下的牙槽嵴负担，所以基托面积较大。

22. 需要考虑增加固定义齿基牙数目的是

A. 基牙为单根牙
B. 基牙轻度倾斜
C. 基牙牙周膜增宽
D. 无对颌功能的基牙
E. 基牙牙槽骨吸收1/3以上

【答案】E

【考点】增加固定义齿基牙数目的情况

【解析】牙槽骨吸收在1/3以上的基牙，其牙周膜面积大幅减小，牙周潜力降低，支持力减弱，因而需考虑增加基牙数目。故选E。

【避错】此题易错选A。增加基牙是为了增加牙周膜面积，从而增加支持力。而单根牙的牙周膜面积较小，考生易误选。

23. 间接固位体不具备的作用是

A. 防止义齿侧向移位
B. 防止义齿翘动
C. 防止食物嵌塞
D. 分散𬌗力
E. 保护基牙

【答案】C

【考点】间接固位体的作用

【解析】间接固位体的作用：①防止游离端依次向𬌗向脱位，减少因义齿转动对基牙造成的损害。②对抗侧向力，防止义齿旋转和摆动。③分散𬌗力，减轻基牙及基托下组织承受的𬌗力。故选C。

【避错】本题较为简单，部分考生可能因为未掌握间接固位体的作用而随机误选，防止食物嵌塞是𬌗支托具备的作用。此题通过排除法可选出正确答案。

24. 固定修复水门汀被膜的最适厚度一般是

A. ≤30μm
B. 35～40μm
C. 45～50μm
D. 55～60μm
E. 65～70μm

【答案】A

【考点】固定修复水门汀被膜的最适厚度

【解析】水门汀最大被膜厚度一般不超过30μm。水门汀被膜厚度增加不仅降低黏固强度，而且会使修复体黏固后咬合抬高。故选A。

【避错】此题易错选其他选项，为记忆性考点，注意掌握。

25. 当双端固定桥两端基牙的支持力相差过大时会引起

A. 一端基牙松动
B. 一端基牙下沉
C. 一端固位体磨耗
D. 一端固位体破损
E. 整个固定桥变形

【答案】A

【考点】固定桥的生物力学

【解析】基牙两端的固位体固位力应基本相等，若相差悬殊，固位力较弱的一端固位体与基牙易松动，应增加基牙数，固位力大小应与𬌗力的大小、桥体的跨度和曲度相适应，桥体长、曲度大、殆力大、固位力弱，应增加基牙数。排除B、C、D、E，此题选A。

【避错】本题考生容易误选D，固位体松动和基牙松动是两种概念，固定桥两端基牙支持力不等，支持力小的一端基牙所受殆力大于其自身的牙周储备力，会出现基牙松动，而不是固位体破损。

26. 下列哪一项不是可摘局部义齿固位体必须具备的条件

A. 无异物感

B. 对基牙不产生矫治性移位

C. 不易积存食物

D. 避免口内使用不同种类的金属

E. 取戴时，对基牙无侧方压力

【答案】A

【考点】可摘局部义齿固位体必须具备的条件

【解析】可摘局部义齿固位体必须具备的条件如下：对基牙不产生矫治性移位，否则基牙会松动，故排除B；不易积存食物，否则余留牙易产生龈炎、继发龋等，故排除C；避免口内使用不同种类的金属，以免产生电流作用，故排除D；取戴时，对基牙无侧方压力，否则会损伤基牙，故排除E。而选项A不是可摘局部义齿固位体必须具备的条件，固位体设计可减小其异物感，但不可能无异物感，故应选A。

【避错】此题最容易混淆的选项是D，考生没有认识到异种金属在口内的危害，口内异种金属的存在容易以唾液为电解质，产生微电流，对人体造成危害。认识到此点便会避错。

27. 铸造卡环和锻丝卡环联合应用的目的是

A. 充分发挥各自的优点

B. 方便患者取戴义齿

C. 不易积存食物

D. 美观、价廉

E. 舒适、耐用

【答案】A

【考点】铸造卡环和锻丝卡环联合应用的目的

【解析】铸造卡环和锻丝卡环联合应用的目的，主要是联合双方的优点，既能够发挥铸造卡环的固位能力，又能够发挥锻丝卡环的卡抱能力，所以A正确。而B、C、D、E虽然也是铸造卡环或者锻丝卡环的优点，但不是联合应用的目的，所以排除，故选A。

【避错】此题最容易混淆的选项是B。B是铸造卡环和锻丝卡环联合应用的优点之一，但概括性没有A全面，故排除B。

28. 下列缺失中，哪种宜于设计成混合支持式义齿（余留基牙均健康，第三磨牙均存在）

A. |4567

B. 7654|4567

C. 87651|6

D. 65|7

E. 6|

【答案】C

【考点】混合支持式义齿适应证

【解析】混合支持式是基牙上有殆支托和卡环，基托有足够的伸展，由天然牙和黏膜共同承担殆力。混合支持式义齿适用于各类牙列缺损，尤其是游离端缺失者。该题中选项A、B、D、E均为非游离端牙列缺损，只有选项C中右上颌为游离端牙列缺损，故C正确。本题应选C。

【避错】此题最容易混淆的选项是B。考生从表观上感觉 7654|4567 缺失牙多，但缺失前后均有基牙，且健康，应双侧设计牙支持式修复。但是 87651|6 是一端游离端缺失，属于Kennedy第二类中的一个亚类，多采用混合支持式双侧设计。B、C比较，C更适宜用混合支持式义齿。

29. 选择可摘局部义齿基牙的原则中，错误的是

A. 选择健康牙作为基牙

B. 虽有牙体疾病，但已经治疗

C. 虽有牙周疾病，但已得到控制

D. 越近缺隙的牙作为基牙固位，支持效果越好

E. 选用多个基牙时，彼此越平行越好

【答案】E

【考点】选择可摘局部义齿基牙的原则

【解析】可摘局部义齿选用多个基牙时，彼此越平行，基牙近远中向、颊舌向倒凹区越小，义齿固位就越差。此时要用调凹法使缺隙侧基牙的倒凹适当地集中在个别牙上，义齿必须斜向就位，因此E不符合选择可摘局部义齿基牙的原则，故应选E。

【避错】本题容易误选C，部分考生认为牙周疾病的患牙不能作为基牙使用，但在牙周疾病得到良好控制的基础上，可以选择作为基牙。此题考生掌握了可摘局部义齿基牙的固位原理便会避错。考生应该记住基牙如果平行就失去了固位力。

30. 下列哪一个卡环为Ⅱ型卡环

A. 隙卡

B. 倒钩卡环

C. 圈形卡环

D. 三臂卡环

E. 回力卡环

【答案】B

【考点】Ⅱ型卡环的种类

【解析】Ⅱ型卡环适用于Ⅱ型观测线，此时的观测线在近缺隙侧距面近，而远缺隙侧距面远，说明近缺隙侧的倒凹大，远缺隙侧的倒凹小。倒钩卡环常用于倒凹区在支托的同侧下方（即倒凹在近缺隙侧）的基牙，故B正确。圈形卡环多用于远中孤立的磨牙，上颌磨牙向近中颊侧倾斜，下颌磨牙向近中舌侧倾斜者，卡环臂的尖端在上颌磨牙的颊侧和下颌磨牙的舌侧，故C错误。三臂卡环是根据卡环臂的数目分类，无特定性，故D错误。回力卡环常用于后牙游离端缺失，基牙为前磨牙或尖牙，固位卡环臂尖端位于基牙的唇（颊）面倒凹区，故E错误。本题应选B。

【避错】此题最容易混淆的选项是E，因为倒钩卡环和回力卡环有点相似，所以考生需理解它们各自的特点。倒钩卡环常用于倒凹区在支托的同侧下方（即倒凹在近缺隙侧）的基牙，回力卡环常用于后牙游离端缺失，基牙为前磨牙或尖牙，固位卡环臂尖端位于基牙的唇（颊）面倒凹区。

31. 根据基牙倾斜的方向和程度不同，导线可分3型，正确的是

A. 基牙向缺隙侧倾斜所画出的导线为Ⅰ型导线

B. Ⅰ型导线在基牙近缺隙侧距𬌗面近

C. 基牙向缺隙相反方向倾斜时所画出的导线为Ⅱ型导线

D. Ⅱ型导线在远缺隙侧距𬌗面远

E. 基牙近远缺隙侧均无明显倒凹或基牙向近远中倾斜时所画的导线为Ⅲ型导线

【答案】D

【考点】3型导线的概念

【解析】Ⅰ型导线：为基牙向缺隙相反方向倾斜时所画出的观测线，此线在基牙的缺隙侧距离𬌗面远。Ⅱ型导线：为基牙向缺隙方向倾斜时所画出的观测线，此线在远缺隙侧距𬌗面远。Ⅲ型导线：基牙的近远缺隙侧均有明显的倒凹，或基牙向颊舌侧倾斜时所形成的观测线。由此推断只有选项D符合上述定义，故应选D。

【避错】此题最容易混淆的选项是E，答此题时考生首先应理解导线的概念。导线是指按共同就位道描绘的，用以区分硬、软组织的倒凹和非倒凹区的分界线。这样就能理解，Ⅲ型导线是指基牙的近远缺隙侧均有明显的倒凹，或基牙向颊舌侧倾斜时所形成的观测线，而不是近远中向倾斜，因此不会选择E。

32. 下列部位是使用可摘局部义齿最容易发生疼痛的部位，除了

A. 尖牙唇侧

B. 牙槽嵴顶

C. 上颌隆突

D. 上颌结节颊侧

E. 内斜嵴处

【答案】B

【考点】可摘局部义齿戴用引起疼痛的原因

【解析】患者戴用可摘局部义齿后最易发生疼痛的部位是选项A、C、D、E所述的部位，因为这些部位是骨质突起的部位，黏膜较薄、弹性差，不易缓冲力，所以容易出现戴牙后疼痛。牙槽嵴表面有高度角化的复层鳞状上皮，其下有致密的黏膜下层，能承受咀嚼压力，该区是𬌗力主承托区，戴义齿后正常情况下不会出现疼痛，故应选B。

【避错】部分考生会误选A，但考生了解牙槽嵴黏膜的组织特点就不会答错。牙槽嵴表面有高度角化的复层鳞状上皮，其下有致密的黏膜下层，能承受咀嚼压力，该区是𬌗力主承托区，戴义齿后正常情况下不会出现疼痛。这样就能排除其他选项。

33. 为避免可摘局部义齿不稳定，错误的方法是

A. 增加对抗平衡固位体

B. 尽力设计黏膜支持式义齿，以避免产生支点

C. 在支点或支点线的对侧加平衡力

D. 消除𬌗支托、卡环在余留牙上形成的支点

E. 消除基托下与组织形成的支点

【答案】B

【考点】避免可摘局部义齿不稳定的方法

【解析】避免可摘局部义齿不稳定的方法如下：增加对抗平衡固位体，平衡力；消除支点。选项A、C、D、E符合上述要求。选项B中设计黏膜支持式义齿可造成义齿因无支持而均匀地下沉致不稳定，所以黏膜支持式义齿不能避免产生支点，选项B错误。故应选B。

【避错】此题最容易混淆的是E，一般考生认为不能消除基托下与组织形成的支点。但这些支点的存在会使义齿不稳定，支点无论位于卡环还是基托部位均应去除。

34. 卡环固位臂尖应位于基牙的

A. 外形高点线上

B. 外形高点线𬌗方

C. 外形高点线龈方

D. 导线的𬌗方

E. 导线的龈方

【答案】E

【考点】卡环固位臂尖位置

【解析】观测线又称导线，导线以下龈向部分为基牙的倒凹区，导线以上𬌗向部分为基牙的非倒凹区。卡环臂尖位于倒凹区，是卡环产生固位作用的部分。故选E。

【避错】此题易错选其他选项，主要是对相关概念掌握不全面。卡环臂尖位于倒凹区，卡环固位臂经基牙外形高点进出倒凹区。

35. RPA 卡环组可用于

A. 基牙舌向倾斜，颊侧无倒凹者

B. 基牙向近中倾斜，颊侧远中无倒凹者

C. 基牙向远中倾斜，颊侧近中无倒凹者

D. 口底过浅者

E. 前庭沟过浅或存在颊侧组织倒凹者

【答案】E

【考点】RPA 卡环的应用

【解析】RPA 卡环组是临床常用的替代 RPI 的卡环组类型，由近中殆支托、远中邻面板、颊侧 Aker 圆环形卡环组成。适用于远中游离缺失的可摘局部义齿的末端基牙，当患者口腔前庭的深度不足或基牙龈方存在软硬组织倒凹，而无法使用杆形卡环时。RPA 卡环组使用时要求末端基牙无明显倾斜，观测线位于牙冠中部，可获得颊面近、远中两个倒凹，卡环臂的大部分应恰好位于观测线，仅卡环臂尖端位于倒凹区，避免功能运动时施加扭力于基牙上。故选 E。

【避错】此题易错选 D。舌板用于口底过浅者。

36. 侧腭杆距龈缘的距离是

A. 1～2mm

B. 2～4mm

C. 4～6mm

D. 6～8mm

E. 8～10mm

【答案】C

【考点】可摘局部义齿

【解析】可摘局部义齿前腭杆位于硬区之前、腭皱之后，薄而宽，与黏膜组织密合但无压力，厚 1mm，宽 6～8mm，应离开龈缘至少 6mm。侧腭杆位于上颌硬区的两侧，厚 1.0～1.5mm，宽 3.0～3.5mm，离开龈缘应有 4～6mm，并且与牙弓平行，用于连接前后腭杆，故选 C。其强度好，不易变形，戴用舒适。后腭杆位于硬区之后、颤动线之前，厚 1.5～2.0mm，宽 3.5mm，距龈缘有间隙或者轻接触，以免义齿下沉时，压迫黏膜造成创伤疼痛。宽度在 8～10mm 及以上者称为宽腭杆或腭带，可更薄，增加舒适度，且能增加支持作用，故排除 E。

【避错】部分考生会误选 D 或 E。本题很简单，属于记忆性题，记住准确的数值，不会出错。

37. 与可摘局部义齿稳定无关的是

A. 翘动

B. 弹跳

C. 摆动

D. 旋转

E. 下沉

【答案】B

【考点】可摘局部义齿的稳定

【解析】义齿的稳定是指义齿在行使功能时不翘动、不摆动、不旋转等。一个固位好的义齿，其稳定性也应很好。而固位好是指义齿在口腔内就位后，不因口腔生理运动的外力作用而相向或就位道相反方向脱位，即义齿发生移位。所以与稳定有关的因素翘动、摆动、旋转和移位。义齿弹跳多见于卡环臂在导线上或基牙的非倒凹区，或卡环尖端搭在邻牙上成支点，义齿不能完全就位，所以与义齿的稳定无关，故应选 B。

【避错】此题最容易混淆的是 E。考生不能理解下沉这种情形。下沉是指义齿承受殆力时，基托向支持组织方向移位，属于义齿的不稳定现象。考生了解此点便不会出错。

38. 可摘局部义齿中起连接、稳定与固位作用的部分是

A. 固位体

B. 人工牙

C. 基托

D. 大连接体

E. 小连接体

【答案】C

【考点】可摘局部义齿的组成

【解析】基托有连接义齿各部件成一整体和加强义齿的固位与稳定等作用，故 C 正确。固位体的作用是固位、稳定、支持，故 A 错误；人工牙是义齿代替缺失牙建立咬合关系，恢复咀嚼功能和外形的部分，故 B 错误；大、小连接体可将义齿的各部分连接在一起，同时有传递和分散殆力的作用，故 D、E 错误。故答案为 C。

【避错】此题最容易混淆的选项是 D 和 E。一部分考生认为有连接作用的肯定是大、小连接体，但是连接体没有稳定与固位作用，起连接、稳定与固位作用的只有基托。

39. 在可摘局部义齿中，减少义齿殆力的方法，不包括

A. 减小人工牙的颊舌径

B. 降低牙尖斜度

C. 选用塑料牙

D. 减少人工牙的咬合接触

E. 在游离端义齿修复中可减少人工牙数目

【答案】D

【考点】可摘局部义齿减少义齿殆力的方法

【解析】减小牙槽嵴力的方法如下：选用塑料牙、减小人工牙颊舌径、减少人工牙数目、减少牙尖斜度。而减少人工牙的咬合接触就失去了修复的意义，因此不能选用此方法来减少𬌗力，故选 D。

【避错】此题最容易出错的选项是 B，一般考生不能理解降低牙尖斜度的真正含义。降低牙尖斜度减少了侧向力，从而减少义齿𬌗力，并且保持了义齿的稳定。考生了解此点便不会出错。

40. 基牙牙根数目与固定义齿功能直接有关的是

A. 连接强度

B. 固位力

C. 支持力

D. 美观性

E. 舒适度

【答案】C

【考点】基牙牙根与固定义齿功能关系

【解析】基牙牙根数目越多，固定义齿支持力越强，越能抵抗义齿非轴向的脱位力对义齿带来的损害，所以 C 正确。连接强度是由水门汀强度、固位力大小决定，所以 A 错误。固位力与基牙预备的外形有关，所以 B 错误。美观性与固定义齿的材料有关，所以 D 错误。舒适度与固定义齿外观设计有关，所以 E 错误。此题选 C。

【避错】此题最容易出错的选项是 B。考生混淆了固位力和支持力的含义。固位力是指抵抗修复体从预备体上脱位的力，与基牙预备的外形和水门汀强度有关。支持力是指牙体组织能抵抗义齿非轴向的脱位力对义齿带来的损害。理解这两个概念考生能正确答题。

41. 影响固定修复黏接力大小的主要因素，除外

A. 黏接材料的性质

B. 黏接面积的大小

C. 调拌水门汀的速度

D. 水门汀的调合比例

E. 被黏接面的表面状况

【答案】C

【考点】影响固定修复黏接力大小的因素

【解析】影响黏接力的因素：黏接面积（B 正确）、黏接厚度（二者成反比）、黏接面（适当粗糙可增强黏接力）（A 正确）、黏接面状况（黏接面应保持清洁）（E 正确）、黏接调拌的稠度（D 正确）。而调拌黏接的速度与其固化时间有关，与黏接力大小无关，所以此题选 C。

【避错】本题容易误选 A，有机疏水性树脂类黏接材料的黏接力明显大于无机亲水性黏接材料。

42. 固定义齿的设计主要根据是

A. 患者的舒适度

B. 牙周膜的面积

C. 患者的美观要求

D. 基牙的牙冠大小

E. 基牙的牙根数目

【答案】B

【考点】固定义齿设计基础

【解析】固定义齿设计的生理学基础是牙周膜面积。牙周膜在牙根和牙槽骨间起缓冲作用，并调节所承受的𬌗力，基牙能否分担桥体传递的𬌗力，取决于牙周组织的健康状况。牙周膜面积反映牙周组织的健康状况，可用作衡量邻牙可否作基牙和选择基牙数的依据，所以 B 正确。其他选项考虑的因素都不如牙周膜面积重要，故选 B。

【避错】此题最容易出错的选项是 E。部分考生以为基牙的牙根数目越多，固位力越好，越适合做基牙，其实这是不完全正确的。考生没有考虑到，在牙槽骨吸收的情况下，虽然牙根多，但牙周膜面积不一定大，可能不适合作基牙。所以用牙周膜面积衡量邻牙可否作基牙和选择基牙数才是正确的。

43. 支持固定义齿主要依靠

A. 固位体

B. 连接体

C. 基牙

D. 桥体

E. 龈面

【答案】C

【考点】固定义齿的支持力

【解析】基牙是固定桥的基础，基本作用是支持固定桥，并将咀嚼的𬌗力传递到牙周组织，所以 C 正确。固位体起到固位作用，所以 A 不选；连接体起到连接的作用，所以 B 不选；桥体是占据缺牙的位置用来行使功能，所以 D 不选；龈面是靠近牙龈的一面，考虑美观和清洁因素，所以 E 不选，故此题选 C。

【避错】此题最容易出错的选项是 A，部分考生容易望文生义，认为固定义齿当然是靠固位体来支持。其实是没有认真审题造成的错误。固定义齿的固位和支持作用是不同构成部分承担的。

44. 需采用双端固定桥的是

A. $\underline{21|2}$ 缺失

B. $\overline{8765}|$ 缺失

C. $|\overline{78}$ 缺失

D. $|\overline{678}$ 缺失

E. $\underline{2|2}$ 缺失

【答案】E

【考点】双端固定桥

【解析】双端固定桥亦称完全固定桥，固定桥桥体两端均有固位体，固位体与桥体之间为固定连接。A项中间有个左上中切牙余留，采用的是复合固定桥，所以A错误；B项右下侧是游离缺失不是双端，所以B不选；同理C、D项也是游离缺失，所以排除C、D；E项两端都有余留牙，故选E。

【避错】此题容易误选A，此题采用排除法便不会选错。首先了解双端固定桥两端均有固位体，固位体与桥体之间为固定连接。$\underline{21|2}$ 缺失必须采用复合固定桥，$\overline{8765|}$ 缺失、$\overline{|78}$ 和 $\overline{|678}$ 缺失是游离缺失，肯定不能采用双端固定桥。

45. 后牙临床牙冠与固定义齿功能直接有关的是

A. 连接强度

B. 固位力

C. 支持力

D. 美观性

E. 舒适度

【答案】B

【考点】后牙临床牙冠与固定义齿关系

【解析】后牙牙冠由于侧方运动容易受侧方的力，所以容易侧方脱位，需要较强的固位力保证不脱位，所以B正确。相较固位力，连接强度、支持力等在后牙中并不是抵抗脱位的重要力量，所以A、C不选；美观性和舒适度对义齿行使功能没有作用，所以D、E不选，故选B。

【避错】此题最容易出错的选项是A。连接强度与后牙临床牙冠是有关系的，牙冠越大，黏结面积越大，连接强度越强，但是连接强度大最终还是提高固位力，与固定义齿功能直接有关。考生认识到此点便不会出错。

46. 与固定桥桥体所承受的𬌗力大小有关的是

A. 自洁形态

B. 轴面形态

C. 龈面形态

D. 颊舌向径

E. 桥体色泽

【答案】D

【考点】固定桥桥体𬌗力因素

【解析】固定桥桥体能够承受𬌗力的大小与𬌗面的接触面积有关，减轻𬌗力的方法主要是减小𬌗面的接触面积，可采取减小𬌗面颊舌径宽度，扩大舌外展隙，加深𬌗面颊舌沟等措施，以达到减轻𬌗力的目的。故𬌗面颊舌径宽度与桥体承受𬌗力大小有关，选D。

【避错】此题易错选B，轴面形态主要与固定桥的美观有关系。

47. 与固定桥桥体龈面自洁性直接有关的是

A. 龈面接触形态

B. 牙槽嵴宽度

C. 龈面横截面积

D. 牙槽嵴吸收程度

E. 龈面采用的材料

【答案】A

【考点】固定桥桥体龈面自洁性有关因素

【解析】龈面接触形态与固定桥桥体的龈面自洁性直接有关。按桥体龈端与牙槽嵴黏膜接触关系，桥体的龈面分类如下：①接触式桥体，优点是美观，有利于发音及龈组织的健康。②悬空式桥体，自洁作用良好，又称为卫生桥。故选A。

【避错】此题易错选E，龈面采用的材料主要与化学性能是否稳定、生物安全性是否良好直接有关。

48. 前牙区固定桥修复后会产生

A. 颊向运动

B. 唇向运动

C. 近中向运动

D. 远中向运动

E. 垂直向运动

【答案】D

【考点】前牙区固定桥修复

【解析】前牙区的固定桥修复后由于发挥前牙的切断作用，所以中间变形而远中端翘起。上下切牙相对运动，施加远中向的力，所以向远中移动，D正确。在其行使功能时不会发生其他方向的运动，所以排除A、B、C、E，故选D。

【避错】此题最容易出错的选项是E。部分考生认为固定桥受力中间变形而误认为产生垂直向运动，其实桥体只是下沉，运动是固定桥整体，而固定桥会远中向运动，桥体垂直向下沉。

49. 可摘局部义齿基托伸展的范围取决于

A. 黏膜的厚度

B. 基托的种类

C. 𬌗力的大小

D. 缺牙的时间

E. 人工牙的种类

【答案】C

【考点】可摘局部义齿基托伸展的范围

【解析】可摘局部义齿基托伸展与𬌗力大小有关，缺牙过多会导致余留牙承受更多的𬌗力，所以需要增加义齿基托的伸展，以让黏膜分担缺失牙的殆力，减少余留牙承受的殆力，达到保护余留牙的目的，基托伸展的范围越大，所能承担的殆力更大，所以C正确，故选C。

【避错】本题容易误选E，此题只要考生了解基托的作用便会避错。基托有连接义齿各部件成一整体和加强义齿的固位与稳定等作用，所以基托伸展的范围取决于殆力的大小，殆力越大，基托伸展范围越大。

50. 邻面板的作用，叙述错误的是

A. 在水平方向的稳定作用很强

B. 与卡环臂有协同作用

C. 防止积存食物

D. 使倒凹减到最小

E. 有利美观

【答案】B

【考点】邻面板的作用

【解析】邻面板的作用：与导平面摩擦对基牙有水平方向的稳定作用，所以A正确；由于邻面板与导平面紧密相贴，不容易积存食物，所以C正确；能够通过厚度的设计来减小倒凹，所以D正确；有利于美观，所以E正确。此题选B。

【避错】此题最容易出错的选项是A，因为考生没有真正地理解邻面板的作用，只是简单地理解邻面板只在近远中方向起作用，而忽视了邻面板与导平面摩擦对基牙有水平方向的稳定作用。

51. 固定桥发生挠曲反应主要是由于

A. 基牙数选择不当

B. 基牙固位力不够

C. 连接体设计不当

D. 桥体刚性不够

E. 殆力过于集中

【答案】D

【考点】固定桥发生挠曲反应的原因

【解析】挠曲强度是衡量材料弯曲韧性的参数，所以挠曲反应是指弹性变化引起桥体的变形，原因是桥体弹性强度较大，而刚性不足，所以D正确。其他选项与挠曲反应无关，故选D。

【避错】此题最容易出错的选项是B，基牙固位力不够，会造成固定桥脱位，而不会发生挠曲反应，考生只需认真审题便不会答错。

52. 设计可摘局部义齿就位道时，调节倒凹法不用于

A. 基牙牙冠短，且彼此平行者

B. 基牙向舌侧倾斜者

C. 牙槽嵴低窄者

D. 基牙倒凹大者

E. 缺失间隙多者

【答案】A

【考点】调节倒凹法适应证

【解析】确定义齿就位道的方法有平均倒凹法和调节倒凹法，适用于下颌后牙游离缺失，多个前牙连续缺失，个别远中牙向远中倾斜，一侧缺牙多、另一侧缺牙少及舌侧倒凹大者。所以B、C、D、E正确，而A属于平均倒凹法，故选A。

【避错】此题最容易出错的选项是C，很多考生认为调节倒凹法不能用于牙槽嵴低窄者，不能理解这个原因，考生应该记住：牙槽嵴低窄者，倒凹大小不一，所以用调节倒凹法。

53. 三型卡环（适用于三型观测线）的特点是

A. 固位、稳定作用好，支持作用差

B. 固位、稳定、支持作用均好

C. 固位、稳定、支持作用均差

D. 固位、支持作用好，稳定性差

E. 稳定、支持作用好，固位差

【答案】D

【考点】三型卡环特点

【解析】Ⅲ型观测线是近远中缺隙均有明显的倒凹，或者基牙向远中倾斜时所形成的观测线。Ⅲ型卡环适用于Ⅲ型观测线，卡臂最好用弹性较大的合金丝或不锈钢丝弯制而成，Ⅲ型卡环的固位、支持作用较好，稳定作用差，所以D正确。

【避错】此题最容易出错的选项是B。考生没有理解三型卡环臂的特点而出错，三型卡环臂弹性大，所以固位、支持作用好，稳定性差。考生了解此点便能避错。

54. 对Kennedy第一、第二类缺失修复体的设计要点，除外

A. 取压力印模

B. 增加间接固位体支持

C. 减轻主要基牙上的殆力

D. 排列与天然牙等大的人工牙

E. 扩大鞍基，使殆力均匀分布在牙槽嵴上

【答案】D

【考点】第一、第二类缺失修复体的设计要点

【解析】第一、第二类缺失修复体有游离缺失，需要游离端黏膜承受压力，所以需要取压力印模，A正确。游离缺失，余留牙的固位力不足，需要增加间接固位体支持，减轻主要基牙上的殆力，所以B、C正确。扩大鞍基，使殆力均匀分布在牙槽嵴上可以增大黏膜可承受的压力，所以E正确。排列与天然牙等

大的人工牙引起所承受的殆力增大，所以 D 错误，故选 D。

【避错】部分考生可能选 A，此题考生只要理解 Kennedy 第一、第二类缺失的含义就能避错。其分别是双侧后牙游离缺失、一侧后牙游离缺失。所以需要取压力印模，排牙时减径，以减少基牙和牙槽嵴的负担。考生理解此点便不会选错。

55. 可摘局部义齿基托不具备的功能是

A. 承担和集中殆力

B. 保护黏膜及牙槽骨

C. 连接义齿各部成一整体

D. 加强义齿的固位和稳定

E. 修复缺损的软、硬组织

【答案】A

【考点】可摘局部义齿基托功能

【解析】可摘局部义齿基托有承担传递殆力的作用，所以 A 错误。基托可以保护黏膜和牙槽骨，连接义齿其他部分，可以增强义齿的强度，有时候也可以修复缺损的软、硬组织，所以 B、C、D、E 正确，排除选项，故选 A。

【避错】此题最容易出错的选项是 B，部分考生认为可摘局部义齿基托会对黏膜和牙槽骨造成殆力，对黏膜及牙槽骨会有损伤作用。其实基托可以保护黏膜及牙槽骨。

56. RPA 卡环组固位臂的坚硬部分仅应

A. 与观测线平齐

B. 在观测线上缘

C. 在观测线上方 0.1mm

D. 在观测线下方 0.1mm

E. 在观测线下方 0.2mm

【答案】B

【考点】RPA 卡环组设计

【解析】RPA 卡环组由近中殆支托、远中邻面板、颊侧圆环形卡环臂组成。其中颊侧圆环形卡环臂有铸造和弯制之分，铸造卡环近殆支托 2/3 在观测线上缘，是坚硬部分，远离殆支托 1/3 在观测线下缘，是弹性部分，进入倒凹，起到了固位的作用，B 正确。其他位置进入倒凹过大和过早，造成使用义齿之前就已形成对基牙力的作用，对基牙不利，排除 A、C、D、E，故选 B。

【避错】此题最容易出错的选项是 E，考生没有认真审题而出错，固位臂的坚硬部分是指卡环臂，而不是卡环臂尖，卡环臂尖是在观测线下方 0.2mm，卡环臂体是在观测线上方 0.1mm。考生牢记此点便会避错。

57. 灌石膏模型前，在孤立牙处插入小竹签的目的是

A. 便于灌模

B. 方便脱模

C. 加强石膏牙强度

D. 避免孤立牙产生气泡

E. 有利于上下颌模型准确对殆

【答案】C

【考点】灌石膏注意事项

【解析】灌石膏时需要在孤立牙处插入小竹签，能够增强石膏模型的强度，所以 C 正确；便于脱模时需要在模型上涂抹分离剂，所以 A、B 错误；避免孤立牙产生气泡要在灌注模型时充分震荡，排出气泡。排除 A、B、D、E，故选 C。

【避错】本题容易错选 E，但对待此题，考生可以联想记忆：插入小竹签就相当于盖房子时打入钢筋，石膏相当于水泥，所以能起到增强石膏模型的强度的作用。

58. 铸造卡环进入倒凹的深度一般不宜超过

A. 0.5mm

B. 0.6mm

C. 0.7mm

D. 0.8mm

E. 1.0mm

【答案】A

【考点】铸造卡环进入倒凹深度

【解析】铸造钴铬合金固位臂具有坚硬的晶体结构，可用于 0.25mm 深的倒凹。金合金固位臂可用于 0.5mm 深的倒凹。弯制钢丝固位臂具有良好的弹性，可用于 0.75mm 深的倒凹，所以 A 正确，其他深度不是铸造卡环进入倒凹的深度。

【避错】此题最容易混淆的选项是 C。考生容易将弯制卡环和铸造卡环进入倒凹深度相混淆，C 项数值接近弯制卡环进入倒凹深度，但本题问的是铸造卡环，切不可急于作答，要审清题目。

59. 调节可摘局部义齿固位力的措施如下，除外

A. 调整义齿就位道

B. 调控基牙间的分散度

C. 增减直接固位体的数目

D. 需增加横向固位力者选用铸造卡环

E. 调节卡环臂进入倒凹区的深度和坡度

【答案】D

【考点】调节可摘局部义齿固位力方法

【解析】固位力是抵抗修复体殆向脱位的力量，调节可摘局部义齿固位力可以通过调整义齿的就位道，基牙的位置选择，增加基牙固位体的数目，增加

间接固位体，增加卡环臂进入倒凹的深度等，所以A、B、C、E正确，而选用铸造卡环不是增加横向固位，而是增加稳定性，所以D错误，故选D。

【避错】此题只要考生理解固位力是抵抗修复体殆向脱位的力量就不会出错。D项增加的力是水平向的，而不是垂直向的，所以不会调节可摘局部义齿固位力。

60. 增强基牙与修复体抗力形的措施不包含

A. 为了保护牙体组织，尽可能保留一切牙体结构与组织

B. 根据缺损及牙体组织情况，合理选择设计修复体类型

C. 采用适当的辅助增强固位措施

D. 修复体有适当的厚度与体积

E. 保证修复体的制作质量

【答案】A

【考点】增强基牙与修复体抗力的措施

【解析】抗力形是指将牙体预备成一定的形状，使修复体和患牙均能承受咀嚼压力而不致被破坏。患牙因牙体缺损削弱了自身强度，同时为了彻底清除病变组织和保证修复体有一定的固位形，还需对患牙做适当的磨切预备。设计时，必须注意保护和覆盖脆弱的牙体组织，首先要去除无基釉柱和薄壁弱尖，牙体预备时要避免形成锐角和薄边缘，A错。余选项均可增加基牙与修复体抗力形，故选A。

【避错】此题不易选错，为保证良好的抗力形，需去除无牙本质支持的悬空釉质，使修复体建立在健康的牙体组织上。

61. 混合支持式义齿的设计要点中，错误的是

A. 在主要基牙上设计作用良好的卡环

B. 设计应力中断式卡环

C. 取功能性或压力印模

D. 增加间接固位

E. 排硬质牙

【答案】E

【考点】混合支持式义齿的设计要点

【解析】混合支持式义齿是指义齿承受的殆力由天然黏膜、牙槽嵴共同负担，为减小基牙及支持组织的殆力负荷，排牙时应适当减数，牙的颊舌径应比相应的天然牙的颊舌径要小，增加食物排溢沟，必要时应选择质地较软的人工牙来减小殆力。E不正确，答案为E。

【避错】此题容易误选B，考生不理解应力中断卡环的意思，应力中断设计主要是为了防止局部应力过于集中而带来的修复体破损或组织压痛。混合支持式义齿一定是在患者口腔余留牙支持力不足时设计的，因此考生只要了解硬质牙适合牙支持式义齿，而不适合混合支持式义齿的设计，就不会选错。

62. 属于特殊结构的固定桥是

A. 单端固定桥

B. 双端固定桥

C. 半固定桥

D. 复合固定桥

E. 黏结固定桥

【答案】E

【考点】固定桥的类型

【解析】传统固定桥的结构包括固位体、桥体、连接体、基牙，而特殊结构的固定桥组成不限于上述几项。黏结固定桥基牙预备简单，主要靠酸蚀、黏结技术将固定桥的固位体直接黏结在缺隙两侧的基牙上。故选E。

【避错】此题最容易混淆的选项是A，固定桥有4种类型：单端固定桥、双端固定桥、半固定桥和复合固定桥。考生了解此点便会避错。

63. 需采用复合固定桥的情况是

A. 两侧侧切牙缺失

B. 两侧中切牙缺失

C. 一侧单个后牙缺失

D. 第一前磨牙和第一磨牙缺失

E. 全部磨牙游离缺失

【答案】D

【考点】复合固定桥适应证

【解析】两侧侧切牙缺失可以两侧中切牙和尖牙为基牙制作2个双端固定桥，排除A。两侧中切牙缺失，基牙可选用两侧侧切牙和尖牙，制作双端固定桥，排除B。一侧单个后牙缺失，缺牙仅有一颗，与复合固定桥包含2个或3个至多个间隔基牙的条件不符，排除C。全部磨牙游离缺失，没有足够的基牙支持缺牙区所受殆力，不能行固定义齿修复，排除E。本题选D。

【避错】本题容易误选A，双侧侧切牙缺失，不适合用复合固定桥，中间的2个中切牙可以分别作为基牙。此题考生只要理解复合固定桥的定义便会避错。复合固定桥是2种或2种以上基本类型固定桥组合而成的。一般包括4个或4个以上的牙单位，含有2个以上的基牙。

64. 关于上颌牙牙周膜面积的大小排序，正确的是

A. 6754321

B. 7645312

C. 6745321

D. 6734512

E. 7634512

【答案】D

【考点】上颌牙牙周膜面积大小排序

【解析】牙周膜面积测量：上下颌第一磨牙（6）>第二磨牙（7）>尖牙（3），面积最小的是上颌侧切牙和下颌中切牙。故选 D。

【避错】此题最容易混淆的选项是 A 项。6754321 是最大殆力大小的顺序。牙周膜面积的大小排序是 6734512。所以考生应该牢记，避免混淆。

65. 黏结固定桥的固位依靠

A. 摩擦力

B. 卡环

C. 酸蚀与黏结技术

D. 吸附力

E. 黏结与卡环

【答案】C

【考点】黏结固定桥的固位

【解析】黏结固定桥是利用酸蚀、复合树脂黏结技术将固定桥的固位体直接黏结在缺隙两侧的基牙上。故本题选 C。

【避错】考生理解黏结固定桥的定义便会避错，黏结固定桥是主要靠酸蚀及黏结材料黏结力固位的固定桥，所以依靠的是酸蚀与黏结技术。

66. 不适合做可摘局部义齿修复的患者是

A. 肝炎患者

B. 牙周病患者

C. 偏头痛患者

D. 癫痫患者

E. 高血压患者

【答案】D

【考点】可摘局部义齿禁忌证

【解析】可摘局部义齿的适用范围虽广，但也有临床注意事项，有以下情况不宜采用：因精神疾病生活不能自理者、阿尔茨海默病、癫痫，对可摘局部义齿不便摘戴、保管、清洁，甚至有误吞义齿危险的患者；对义齿材料过敏或对义齿异物感明显又无法克服者；严重的牙体、牙周或黏膜病变未得到有效控制者。故选 D。

【避错】此题最容易错选的是 B。牙周病患者可以选择活动义齿修复缺失牙。牙周病患牙只要牙槽骨吸收量在一定范围，是可以选择作为基牙的。

67. RPI 卡环组采用近中殆支托的主要目的是

A. 防止基托下沉

B. 减少牙槽嵴受力

C. 减少基牙所受扭力

D. 增强义齿稳定

E. 防止食物嵌塞

【答案】C

【考点】RPI 卡环近中殆支托的主要目的

【解析】放置近中殆支托，受力时基牙向近中倾斜，但近中有邻牙支持，减少基牙所受扭力。其余选项也是采用近中殆支托的目的，但并非主要目的。故选 C。

【避错】此题最容易混淆的选项是 D。增强义齿稳定是其目的之一，但不是主要目的，主要目的还是减少基牙所受扭力。

68. 不会造成局部义齿摘戴困难的是

A. 基托进入组织倒凹

B. 卡环臂过紧

C. 就位方向不对

D. 卡臂尖进入倒凹过深

E. 基托与黏膜组织不贴合

【答案】E

【考点】造成局部义齿摘戴困难的原因

【解析】基托进入组织倒凹，义齿脱位时，倒凹上部组织可阻碍义齿脱位，导致义齿摘戴困难。卡环臂尖是卡环产生固位作用的主要部分，卡环臂富有弹性，能起到阻止义齿殆向脱位的作用。卡环臂过紧，卡臂尖进入倒凹过深则影响义齿摘戴。义齿就位方向不正确，则与牙面产生一定的角度，脱位时，义齿部件与牙体间产生较大的摩擦力，导致义齿摘戴困难。基托与黏膜组织不贴合，不会引起义齿摘戴困难。本题用排除法选 E。

【避错】本题容易误选 B，卡环臂过紧，摘戴义齿肯定困难。摘戴义齿困难的几个关键词：倒凹、过紧、就位道。记住这几个关键词，再遇到这种题就可迎刃而解。

69. 可摘局部义齿人工后牙颊舌径宽度小于天然牙的目的是

A. 提高咀嚼效率

B. 获得平衡殆

C. 防止咬颊

D. 减小支持组织负荷

E. 增强固位

【答案】D

【考点】减径的目的

【解析】减小人工牙颊舌径宽度，即减小人工殆面面积，可使咀嚼效率降低。平衡殆与殆面高度有关，而与殆面面积无关。咬颊与上下颌牙覆盖过小有关。可摘局部义齿起固位作用的部分为基托、殆支托，人工牙用来恢复牙冠形态和咀嚼功能。减小人工牙颊舌径宽度，降低咀嚼过程中所受的殆力，从而减小支持组织负荷。因此D正确。

【避错】此题最容易混淆的选项是A，减径后人工牙的面积减小，会降低咀嚼效率而不会提高。

70. 采用固定义齿修复的主要根据是

A. 患者的舒适度

B. 患者的美观性

C. 牙周的储备力

D. 基牙的殆力

E. 牙槽嵴吸收程度

【答案】C

【考点】固定义齿修复的生理基础

【解析】A、B、C、D、E都是固定义齿修复需要考虑的因素，然而牙周储备力是固定桥修复的生理基础，根据题目要求，主要依据是答案C。

【避错】此题最容易混淆的选项是E，牙槽嵴吸收程度会影响固定义齿的支持，进而影响牙周储备力，但是影响牙周储备力的还有其他因素，所以E选项太片面，只有C更全面。

71. 对可摘局部义齿固位体的要求，描述不正确的是

A. 有固位作用

B. 对基牙不产生矫治力

C. 摘戴义齿时对基牙有侧方加压作用

D. 不损伤口内的软硬组织

E. 固位体的颊、舌臂有交互对抗作用

【答案】C

【考点】理想的可摘局部义齿固位体应具备的条件

【解析】固位体的主要作用是固位、支持、稳定。如果对基牙产生矫治力，摘戴义齿时对基牙有侧方加压作用则会损伤基牙，排除A、B。固位体的颊、舌臂有交互对抗作用可增加固位体的稳定性，所以E正确。摘戴义齿出现对基牙的侧方力违背可摘局部义齿修复的设计原则，C是错误的。故选C。

【避错】此题最容易混淆的选项是E，考生应该牢记固位体的颊、舌臂交互对抗才能保证固位和稳定，这样在摘戴义齿时，卡臂尖会对基牙产生水平侧向力，但是可由对抗臂所抵消，故基牙受到的殆力为0。考生掌握此点便能避错。

72. 关于殆支托的描述，错误的是

A. 厚度为1.0~1.5mm

B. 宽度为前磨牙颊舌径的1/2

C. 宽度为磨牙颊舌径的1/3

D. 长度为前磨牙近远中径的1/2

E. 长度为磨牙近远中径的1/4

【答案】D

【考点】殆支托尺寸要求

【解析】殆支托的长度约为磨牙近远中径的1/4或前磨牙近远中径的1/3，宽度为磨牙颊舌径的1/3或前磨牙颊舌径的1/2，厚度为1~1.5mm。故选D。

【避错】此题考查对基本知识点的掌握程度。考生牢记殆支托的长、宽、厚的数字就能顺利答题。

73. 造成基托内存在较大气泡的原因是

A. 塑料调和时单体过多

B. 塑料调和时单体过少

C. 填塞塑料过早

D. 填塞塑料过晚

E. 热处理升温过快

【答案】E

【考点】基托中产生气孔的原因

【解析】热处理的目的是使塑料在一定的压力和温度下逐渐完成聚合作用。塑料填塞不足或填塞过早可产生散在性小气泡。热处理太快常见有较大气泡。单体过多或调拌不均匀产生形状不规则的气泡。故选E。

【避错】此题易错选A、B，小气泡是由于升温过快造成的，与单体多少无关。

74. 舌杆的厚度一般为

A. 0.5mm

B. 1mm

C. 2~3mm

D. 3.5~4.0mm

E. >4mm

【答案】C

【考点】可摘局部义齿各部件的设计要求

【解析】舌杆位于下颌舌侧龈缘与舌系带、黏膜皱襞之间，一般厚2~3mm，宽3~4mm，边缘较薄而圆钝，前部应较厚，后部薄而宽，以利于舒适。故选C。

【避错】此题易错选D，应牢记大连接体的大小数值，此考点亦常考。

75. 以下情况会加大基牙的负担，除了

A. 缺牙数目多、缺牙间隙长

B. 基托下黏膜松软、移动度大

C. 卡环与基牙牙冠表面接触面大，卡环刚性大

D. 牙槽嵴丰满

E. 义齿欠稳定，咬合不平衡

【答案】D

【考点】牙周组织情况与基牙受力的关系

【解析】牙槽嵴丰满对义齿有支持作用，不会对基牙造成额外负担。只有D符合题意，故选D。

【避错】此题易错选E，如果咬合不平衡会增大基牙所受扭力，从而加大基牙负担。

76. 铸造𬌗支托凹制备时，其宽度应为前磨牙𬌗面颊舌径的

A. 1/2

B. 1/3

C. 1/4

D. 3/4

E. 2/3

【答案】A

【考点】𬌗支托的大小形态

【解析】𬌗支托长度为磨牙近远中径的1/4或前磨牙近远中径的1/3，宽度为磨牙颊舌径的1/3或前磨牙颊舌径的1/2。故选A。

【避错】此题易错选B，铸造𬌗支托宽度为磨牙𬌗面颊舌径的1/3，而为前磨牙的1/2。

77. 在可摘局部义齿就位方式的选择中，使缺隙两端基牙位于缺隙侧的倒凹相近，应采用的方法是

A. 均凹法

B. 调凹法

C. 填凹法

D. 减凹法

E. 增凹法

【答案】A

【考点】可摘局部义齿就位道的选择

【解析】可摘局部义齿就位道选择的一般规律：个别前牙或后牙缺失，或单间隙连续缺失牙时采用调凹式就位道以利固位；缺牙多且间隙多时采用均凹式便于义齿摘戴。故选A。

【避错】此题易错选B，调凹法的目的是使倒凹集中在一侧基牙，因此此题显然不适用。

78. 在减小牙槽嵴𬌗力负担的措施中，不可取的是

A. 运用塑料牙

B. 减小人工牙颊舌径

C. 适当降低咬合接触

D. 减少人工牙数目

E. 扩大基托面积

【答案】C

【考点】减小𬌗力的措施

【解析】减小𬌗力可以运用塑料牙，减小人工牙颊舌径，减少人工牙数目，扩大基托面积。但是不能降低咬合接触，这样会导致咬合关系不稳定，失去修复意义。故选C。

【避错】此题易错选B，减小人工牙颊舌径有利于减小咬合接触从而减小牙槽嵴𬌗力负担。

79. 在排列可摘局部义齿人工后牙的要求中，错误的是

A. 尽可能减小覆盖

B. 前磨牙的排列兼顾美观

C. 尽量排列在牙槽嵴顶上

D. 与对颌牙排成尖、窝相对的咬合关系

E. 上下颌双侧后牙缺失，𬌗平面平分颌间距离

【答案】A

【考点】可摘局部义齿的排牙要求

【解析】可摘局部义齿人工后牙排列尽量排成正常的覆𬌗覆盖，覆盖如果减小可能造成咬颊。故选A。

【避错】此题易错选C，人工牙排列在牙槽嵴顶上有利于减轻牙槽骨负担，防止牙槽骨吸收。

80. 可摘局部义齿中主要起固位作用的部分为

A. 连接体

B. 卡环体

C. 卡环臂

D. 𬌗支托

E. 间接固位体

【答案】C

【考点】可摘局部义齿中固位体的种类

【解析】可摘局部义齿中固位体是卡环、套筒冠、附着体。卡环以卡环臂为主，起主要固位作用。故选C。

【避错】此题易错选D，𬌗支托主要起稳定和支持作用，主要固位作用由固位臂完成。

81. 关于Kennedy分类第一类正确的说法是

A. 没有亚类

B. 义齿鞍基在一侧基牙远中

C. 远中一侧为游离端，另一侧为非游离端

D. 在基牙前份的鞍基不超过中线

E. 双侧远中为游离端

【答案】E

【考点】Kennedy分类法

【解析】Kennedy分类第一类牙弓两侧后部牙缺失，远中为游离端，无天然牙存在，有亚类分型。故选E。

【避错】此题易错选C，Kennedy分类第一类为双侧游离缺失，因此两侧均为游离端。

82. 固定义齿不具备的特点是

A. 𬌗力传导近似天然牙

B. 坚固、稳定

C. 适应证广泛
D. 感觉舒适
E. 功能好
【答案】C
【考点】固定义齿的特点
【解析】固定义齿是牙支持式义齿，适应证较窄且严格，需缺牙较少，对基牙要求也很高。因此，适应证广泛不是固定义齿的特点，故选 C。
【避错】此题易错选 E，固定义齿相对于活动义齿更能恢复缺失牙功能。考生遇到此类题型时务必谨慎审题，切勿盲目作答。

83. Kennedy 第一类牙列缺损设计中，不能减小牙槽嵴殆力负担的措施是
A. 排列瓷牙
B. 减小人工牙颊舌径
C. 扩大基托面积
D. 减少人工牙数目，通常可少排第一前磨牙
E. 加深殆面沟窝形态
【答案】A
【考点】减小牙槽嵴负担的措施
【解析】减小牙槽嵴负担的措施有减小人工牙颊舌径，扩大基托面积，减少人工牙数目，通常可少排第一前磨牙，加深殆面沟窝形态，使用塑料牙。故选 A。
【避错】此题易错选 B，减小人工牙颊舌径有利于减小殆力。

84. 关于铸造卡环的描述，错误的是
A. 卡环臂呈内扁外圆的半圆形
B. 卡环臂尖有固位、支持、稳定作用
C. 卡环臂起始部分宽厚，越向尖端越窄薄
D. 卡环体位于基牙非倒凹区
E. 卡环尖位于基牙倒凹区
【答案】B
【考点】卡环结构的作用
【解析】卡臂尖不具备支持和稳定作用，仅具有固位作用。B 是错误的，故选 B。
【避错】此题 D、E 容易混淆，卡环尖位于基牙倒凹区有利于固位。

85. 可摘局部义齿的组成不包括
A. 人工牙
B. 固位体
C. 基牙
D. 连接体
E. 基托
【答案】C
【考点】可摘局部义齿的组成
【解析】可摘局部义齿的组成包括人工牙、固位体、殆支托、连接体、基托。没有基牙，故选 C。
【避错】此题易错选 A，应牢记可摘局部义齿的组成。

86. 对模型观测线说法正确的是
A. 观测线即是卡环线
B. 观测线是牙冠解剖外形最凸点的连线
C. 观测线不随模型的倾斜而改变
D. 同一牙上可画出不同的观测线
E. 每个牙只能画出一种观测线
【答案】D
【考点】卡环与观测线的关系
【解析】观测线即是导线，是按照共同就位道描画的，用以区分软硬组织的倒凹和非倒凹的分界线。在基牙侧为观测方向下基牙轴面最凸点的连线，当牙冠有不同程度的倾斜时，导线的位置亦随之改变。故选 D。
【避错】此题易错选 E，观测线根据牙体倾斜方向可画出不同观测线，并非只有一条。

87. 充填塑料时，应注意下列各项，除外
A. 用量要合适
B. 塑料调和后，静置桌上
C. 用具、手和桌面应清洁
D. 修整好牙冠与基托的分界线
E. 在压盒器上加压时，逐渐加大力量
【答案】B
【考点】充填塑料的操作要点
【解析】充填塑料时，应注意用量要合适；用具、手和桌面应清洁；修整好牙冠与基托的分界线；在压盒器上加压时，逐渐加大力量；调和后要加盖放置，B 项是不正确的，故选 B。
【避错】此题易错选 A，充填塑料时如果用量过多或过少会影响塑料硬度。

88. 可摘局部义齿上颌后堤区后缘应在
A. 前颤动线以前
B. 后颤动线以前
C. 腭小凹之前
D. 前后颤动线以前
E. 软硬腭交界处稍后的软腭上
【答案】E
【考点】可摘局部义齿后堤区的定义
【解析】后堤区是上颌的边缘封闭区。后缘应处于软硬腭交界处稍后的软腭上，此区有大量的疏松结缔组织，可以与义齿边缘紧密贴合。故选 E。
【避错】此题易错选 B，注意不要混淆全口义齿的后堤区和可摘义齿的后堤区位置：全口义齿后堤区

位置在前、后颤动线区域；上颌半口义齿基托后缘的位置应在前、后颤动线之间，在腭小凹后2mm处。

【A_2型题】

89. 男，35岁。右上后牙缺失要求修复。检查：54|缺失，牙槽骨轻度吸收，3|残冠，断面位于龈上3mm，叩痛（-），不松动。X线检查：距根尖4mm无充填物，余无异常；76|未见异常。应采取的治疗方案为

A. 直接行6-3|烤瓷固定桥修复

B. 直接行76-3|烤瓷固定桥修复

C. 3|重新根管治疗桩核修复后行6-3|烤瓷固定桥修复

D. 63|一并根管治疗后行6-3|烤瓷固定桥修复

E. 763|一并根管治疗后行76-3|烤瓷固定桥修复

【答案】C

【考点】固定局部义齿修复对基牙的要求

【解析】固定桥基牙数根据缺失牙牙周膜面积大小来衡量，基牙牙周膜面积总和应等于或大于缺失牙牙周膜面积总和，并且基牙选择以有活力的牙髓最佳，76|未见异常当保存活髓，排除D、E。牙体缺损较大但牙根长、牙周组织健康的牙，经桩核修复后能达到固位体的固位力要求，可选作基牙，因此3|应重新行根管治疗，桩核修复后方可作基牙，排除A、B。故本题选C。

【避错】此题易错选A。认为3|无须重新根管治疗，但3|是残冠，距根尖4mm无充填物，根管可能处于感染状态，若做固定桥基牙需重新做根管治疗。

90. 男，60岁。876|678缺失。余留牙不松动，牙槽嵴正常。若在5|5上放置RPI卡环组，该法错误的是

A. 减小对基牙的扭力

B. 减轻牙槽嵴负荷

C. 防止义齿向远中移位

D. 不需要舌侧对抗卡环臂

E. 卡环与基牙接触面小

【答案】B

【考点】RPI卡环组的作用

【解析】RPI卡环组由近中殆支托、邻面板、I型杆式卡环3部分组成，其作用如下：①在殆力作用下，游离端邻缺隙基牙受力小，且作用力方向接近牙长轴，近中殆支托可消除或减少基牙所受的扭力。A对。②游离端基托下组织受力虽增强，但作用力较垂直于牙槽嵴，且较均匀。B错。③近中殆支托小连接体同样能起舌侧对抗臂作用，并可防止游离端义齿向远中移位，C、D对。④I杆与基牙接触面积小，美观且患龋率小。E对。故本题选B。

【避错】本题易错选D。认为不需要舌侧对抗卡环臂是错的，近中殆支托的小连接体和邻面板可保证必需的对抗作用，因此无须舌侧对抗臂，患者感觉舒适，舌面龈组织没有基托覆盖，可受到生理性刺激。

91. 男，45岁。右上第一磨牙缺失，右上第二磨牙向缺隙侧轻度倾斜，右上第二前磨牙远中面无倒凹，拟行活动义齿修复，为取得就位道，最佳的办法是

A. 拔除倾斜牙

B. 正畸治疗

C. 少量调磨右上第二磨牙近中倒凹

D. 设计RPI卡环组

E. 组合式义齿修复

【答案】C

【考点】活动义齿修复

【解析】题干中右上第二磨牙向缺隙侧轻度倾斜，右上第二前磨牙远中面无倒凹，只要少量调磨右上第二磨牙近中倒凹取得共同就位道即可，故选C。

【避错】此题易错选D，RPI卡环组由近中殆支托、远中邻面板、颊侧I型杆式卡环3部分组成。常用于远中游离端义齿。邻面板与导平面相接触的主要作用是抵抗除就位道方向以外各方向的脱位力。

92. 男，49岁。54|456缺失，余留牙牙体、牙周情况正常，可摘局部义齿的支持形式是

A. 完全支持式

B. 混合支持式

C. 黏膜支持式

D. 牙支持式

E. 覆盖支持式

【答案】D

【考点】可摘局部义齿的类型和支持方式

【解析】牙支持式义齿：义齿承受的殆力主要由天然牙承担，通过位于缺隙两端基牙上的殆支托，传递至基牙。适用于少数牙缺失，或缺牙间隙小，缺隙两端均有基牙，且基牙稳固者。义齿的支持、固位和稳定均好，修复效果最佳。故选D。

【避错】本题易错选B，牙与黏膜混合支持式义齿适用于缺失牙数目多、缺隙长，尤其是有游离端缺失者。混合支持式义齿易出现义齿的翘动等不稳定现象，末端基牙易受扭力。

93. 男，35岁。上前牙外伤脱落1天，因工作需要，要求做即刻修复。检查：上唇肿胀，1|缺失，伤口内血凝块充盈；未见其他异常。目前应首选的

修复方式是
A. 牙再植
B. 种植义齿
C. 固定义齿
D. 覆盖义齿
E. 可摘局部义齿
【答案】E
【考点】即刻义齿
【解析】题干中提到患者上前牙外伤脱落 1 天，已经不符合做牙再植的条件，先做可摘局部义齿恢复美观，等 3 个月后再考虑永久修复，故选 E。
【避错】此题易错选 A，题干中提到患者上前牙外伤脱落 1 天，已经不适合做牙再植。

94. 女，30 岁。固定义齿黏固后半个月，近 2 天刷牙时有少量出血。无其他症状。检查：⌈5 缺失，⌈46 为桥基牙，冠边缘平齐龈缘，与牙体组织贴合良好。⌈67 之间牙线可顺利通过，乳突处有少量食物滞留，龈红肿。引起牙龈出血的原因是
A. 冠边缘刺激牙龈
B. 接触点松
C. 冠外形不好
D. 患者未认真刷牙
E. 对𬌗有楔入式牙尖
【答案】B
【考点】义齿修复后牙龈出血原因
【解析】题干中⌈67 之间牙线可顺利通过，乳突处有少量食物滞留，龈红肿说明两牙之间没有恢复正确的邻接关系，故选 B。
【避错】此题易错选 A，题干中⌈46 为桥基牙冠边缘平齐龈缘，与牙体组织贴合良好。

95. 男，54 岁。⌈6 缺失，前后均有基牙，按 Kennedy 分类属于
A. 第一类
B. 第二类
C. 第三类
D. 第三类第一亚类
E. 第四类
【答案】C
【考点】Kennedy 分类
【解析】Kennedy 分类是根据缺牙所在部位及其与存留天然牙的关系分类。第一类：牙弓两侧后部牙缺失，远中无天然牙存在。第二类：牙弓一侧后部牙缺失，远中无天然牙存在。第三类：牙弓的一侧牙缺失，且缺隙两端均有天然牙存在。第四类：牙弓前部牙连续缺失并跨过中线，天然牙在缺隙的远中。Applegate 对 Kennedy 分类提出 8 条具体应用法则，归纳解释如下：第四类为单缺隙、无亚类，其余三类均按照除主要缺隙外的缺牙间隙数目作为亚类，即除主要缺隙外，如还有一个缺隙则为第一亚类，有两个缺隙则为第二亚类，依此类推。若前后都有缺牙，则以最后的缺牙间隙决定分类，故此题选 C。
【避错】此题易错选 D，除主要缺隙外，如还有一个缺隙则为第一亚类，有两个缺隙则为第二亚类。该患者下颌第一磨牙缺失，无缺隙，为第三类，无亚类。

96. 男，55 岁。⌊5 缺失，近远中邻牙均向缺隙倾斜，设计固定义齿时应注意
A. 基牙的支持力
B. 义齿的固位力
C. 固定义齿类型
D. 共同就位道
E. 𬌗力的大小
【答案】D
【考点】固定义齿注意事项
【解析】固定桥一般有 2 个或多个固位体与桥体相连接，成为一个整体。如各固位体之间的就位道不一致，固定桥不可能就位，因此，在设计和制备基牙牙体前，必须根据各个基牙的近远中和颊舌向方向，寻求各固位体的共同就位道。在制备基牙时，要求基牙的每个轴壁彼此平行，而且所有基牙的轴壁相互平行，与固定桥的就位道方向一致，以保证固定桥各固位体之间有共同的就位道。故此题选 D。
【避错】此题易错选 A。在设计和制备基牙牙体前，必须根据各个基牙的近远中和颊舌向方向，寻求各固位体的共同就位道。

97. 女，60 岁。戴义齿 2 天，义齿松动明显，影响功能。检查：765⌉游离可摘局部义齿，4⌉上三臂卡环，⌈34 间通过隙卡位于⌈4 上，⌈3 舌支托。基托伸展稍长，基托厚度约 3mm，口内余留牙健康。造成义齿翘动最主要的原因是
A. 基托伸展稍长
B. 基托不贴合
C. 间接固位体距支点线过近
D. 颊侧基托未形成凹面，影响舌运动
E. 舌侧基托未形成凹面，影响舌运动
【答案】C
【考点】义齿翘动的原因
【解析】支点线到游离端基托远端的垂直距离最好等于支点线到间接固位体的垂直距离，间接固位体距支点线的垂直距离越远，对抗转到的力越强。该患者是由于间接固位体距支点线过近，放置部位不当引起的义齿翘动。故本题选 C。

【避错】本题易错选 A，基托边缘伸展过长影响唇、颊、舌系带及周围肌的活动，也可导致义齿固位不好。

98. 女，61 岁。戴上颌义齿 1 天，摘戴义齿时出现困难。检查：876521|125678 缺失，黏膜支持式可摘义齿，唇、颊侧基托边缘伸展至黏膜转折，前牙区牙槽骨较突。引起摘戴困难的原因是
A. 𬌗力大，义齿下沉
B. 义齿支持不足，压迫黏膜
C. 基托伸展过长，刺激黏膜转折处
D. 基托进入倒凹区
E. 基托不密合，翘动引起
【答案】D
【考点】义齿摘戴困难原因
【解析】卡环过紧、基托紧贴牙面、基托进入倒凹区都可以造成义齿摘戴困难，题干说明是黏膜支持式义齿，故基托进入倒凹区是造成患者义齿摘戴困难的原因。故此题选 D。
【避错】此题易错选 E。基托不密合、翘动易造成固位不良，基托进入倒凹区是造成患者义齿摘戴困难的原因。

99. 女，45 岁。可摘局部义齿初戴 1 周，主诉恶心，特别在行使功能时尤为明显。检查：76|567 远中游离可摘局部义齿，后腭杆位于颤动线处。义齿各部与组织贴合良好。正中𬌗、非正中𬌗均无早接触。引起恶心的原因是
A. 后腭杆位置偏后
B. 初戴不适应
C. 腭杆不光滑
D. 基托过大
E. 两侧基托过厚
【答案】A
【考点】后腭杆的位置
【解析】后腭杆位于腭隆凸之后、颤动线之前，两端微弯向第一、第二磨牙之间，过向后会容易恶心，对敏感者其位置可适当向前调整。故此题选 A。
【避错】此题易错选 D，题干是后腭杆位于颤动线处，应该在颤动线之前。

100. 女，29 岁。⌈3 缺失，余留牙健康，牙齿排列正常。合理的固定义齿设计方案是
A. 以⌈24 为基牙的双端固定桥
B. 以⌈24 为基牙，⌈2 一侧为可动连接体的半固定桥
C. 以⌈124 为基牙的双端固定桥
D. 以⌈1245 为基牙的双端固定桥
E. 以⌈45 为基牙的单端固定桥
【答案】C
【考点】固定义齿的修复
【解析】尖牙是牙弓中承受𬌗力较大的牙齿，而侧切牙是支持力较弱的基牙，应在较弱基牙侧增加基牙以分散𬌗力。牙周膜面积与牙周储备力成正相关，下颌牙牙周膜面积从大到小排列为 6、7、4、3、5、2、1，下颌尖牙缺失，应用下颌 1、2、4 来修复。故本题选 C。
【避错】本题易错选 B，半固定桥活动端有一定的应力缓冲作用，但不一定能够减轻活动连接端基牙的负担。当固定端基牙受力时，其受力较大，且活动端可能有𬌗向移位。

101. 男，36 岁。行双端固定桥修复后基牙出现持续性疼痛，伴夜间自发性疼痛。应做的处理是
A. 口服镇痛药
B. 口服消炎药
C. 拆除固定桥，行根管治疗
D. 局部使用碘酚
E. 不做任何处理，观察
【答案】C
【考点】固定桥修复后可能出现的问题
【解析】固定桥修复后短期内出现自发性疼痛，根据患者的临床表现可诊断为牙髓炎，一旦牙髓炎发生，应在确定患牙后从固位体上立即开髓，缓解症状。在根管治疗期间可保留修复体，以维护美观和功能，根管治疗后可根据情况将开髓孔充填，或重新制作修复体，因此本题选 C。
【避错】本题易错选 A，该患者有急性牙髓炎的临床表现，必须立即行开髓引流术才能缓解症状，必要时可配合服用镇痛药。

102. 男，42 岁。⌊25 缺失，固定义齿修复最佳设计方案为
A. ⌊1 单端桥修复⌊2，⌊6 单端桥修复⌊5
B. ⌊1 双端固定桥修复⌊2，⌊46 双端固定桥修复⌊5
C. ⌊346 为基牙的复合固定桥
D. ⌊1346 为基牙的复合固定桥
E. ⌊13467 为基牙的复合固定桥
【答案】C
【考点】固定桥修复基牙的选择
【解析】可以设计⌊13 和⌊46 为基牙的 2 个双端固定桥，也可以设计⌊346 为基牙的复合固定桥。后者的设计比较理想，从牙周膜面积计算来看，基牙的牙周膜面积总和大于缺失牙的牙周膜面积总和，有足够的支持𬌗力的力量，同时从维护牙体组织角度看，应减少⌊1 作基牙。在制造固定桥时，可将⌊34 作固定

衔接和$\lfloor 6$构成双端固定桥修复$\lfloor 5$，$\lfloor 2$缺失以$\lfloor 34$的固位体作基牙构成单端固定桥。故选C。

【避错】本题易错选A，后牙单端固定桥只适合游离端缺失，易产生杠杆力。

103. 患者，女。$6\rfloor$缺失3个月，要求固定修复。如果第二磨牙近中倾斜，倾斜牙作固定桥基牙的最大障碍是

A. 倾斜度过大

B. 共同就位道获得困难

C. 牙周组织承受能力差

D. 牙髓失活

E. 缺牙间隙过小

【答案】B

【考点】固定义齿修复

【解析】倾斜牙作固定桥基牙的最大障碍是难以与各基牙之间获得共同就位道，因此B答案是正确的。牙髓失活、修复间隙小等都是次要的障碍，固定义齿修复最重要的是共同就位道的获取，以利于义齿的戴入。

【避错】本题易错选E，基牙间隙较小，可采用金属或全瓷，或在牙髓失活术后进行桩核冠修复。

104. 男，50岁。$6\rfloor$缺失，行双端固定桥修复，固定桥试戴时桥体黏膜发白，最可能的原因是

A. 就位道不一致

B. 邻面接触点过紧

C. 有早接触

D. 制作的桥体龈端过长

E. 固位体边缘过长

【答案】D

【考点】固定桥修复后可能出现的问题

【解析】固定桥黏结前首先进行试戴，仔细检查基牙与邻牙的接触点位置及接触的紧密程度；检查固位体颈缘是否到位密合；检查固定桥殆面与对颌牙是否有良好的接触，如有咬合高点，可进行必要的调磨；桥体组织面与黏膜的接触情况也应进行仔细检查，牙龈受压可表现为黏膜明显发白，此时需要进行适当调改。故选D。

【避错】本题易错选E，该患者为桥体黏膜发白，可诊断为桥体边缘过长，若固位体边缘过长，可使固位体龈端相应的牙龈发白。

105. 男，50岁。$\overline{765|6}$缺失，$\overline{8|}$前倾，与对颌牙接触不良，余牙正常，设计牙支持式义齿时，$\overline{8|}$上卡环应如何设计

A. 三臂卡环

B. 三臂卡环，并扩大殆支托，恢复其咬合

C. 圈形卡环

D. 圈形卡环，并扩大殆支托，恢复其咬合

E. 倒钩卡环，并扩大殆支托，恢复其咬合

【答案】D

【考点】可摘局部义齿的设计

【解析】$\overline{8|}$前倾，因而其主要倒凹区位于近中，三臂卡环不能起到有效的固位作用，排除A、B两项。$\overline{8|}$仅有一个牙齿固位，不能选择倒钩卡环，因此E不正确。因$\overline{8|}$与对颌牙接触不良，所以要扩大殆支托，恢复咬合关系。故选D。

【避错】此题最容易混淆的选项是C。考生没有注意到题干中的“与对颌牙接触不良”而出错。考生应牢记，圈形卡环多用于远中孤立的磨牙上，特别是下颌磨牙向近中倾斜并且需要恢复其咬合者。

106. 男，64岁。$\begin{array}{c|c}54321 & 123678 \\ \hline 65 & 5678\end{array}$缺失，首次接受可摘局部义齿修复。戴牙后除咬下唇外无不适，其原因是

A. 上前牙排向唇侧较多

B. 前牙排列的覆盖过小

C. 前牙排成深覆殆

D. 垂直距离低，致唇松弛

E. 患者下唇肌肉松弛

【答案】B

【考点】可摘局部义齿的并发症

【解析】由于长时间缺牙，唇颊部软组织向内凹陷。覆盖过小时，咬合过程中，上颌牙齿不能将唇颊部软组织推开，如前牙覆盖过小，唇部软组织易深入上下前牙之间，形成咬唇现象。故选B。

【避错】此题最容易混淆的选项是A，一部分考生认为上前牙排向唇侧较多会咬下唇，其实如果覆盖合适可以不咬下唇。只有前牙排列的覆盖过小才会咬下唇。考生切记。

107. 女，58岁。$\begin{array}{c|c}87654321 & 78 \\ \hline 65 & \end{array}$缺失，余留牙形态及位置正常，欲行可摘局部义齿修复，为了确定正确的正中咬合关系，临床上通常采用的方法是

A. 在模型上利用余留牙确定上下颌牙齿的殆关系

B. 用蜡殆记录确定上下殆关系

C. 用殆堤记录上下殆关系

D. 用殆堤记录确定正中殆关系，蜡殆记录确定非正中殆关系

E. 用蜡殆记录确定正中殆关系，殆堤记录确定非正中殆关系

【答案】C

【考点】牙尖方错位记录的方法

【解析】患者上颌双侧游离端缺失，且上下颌所缺失的牙无对颌牙相对，余留牙形态及位置正常，能够维持上下颌的垂直距离及正中𬌗关系，可在模型上制作暂基托和𬌗堤，确定上下𬌗关系。故选C。

【避错】此题最容易混淆的选项是D。一部分考生被“非正中𬌗关系”迷惑，与全口义齿确定关系相混淆。考生须记住，在可摘义齿修复中，不需要确定非正中𬌗关系。

108. 女，47岁。|34 缺失，需固定修复。如果设计不当，固定义齿易产生整体

A. 近中移动

B. 远中移动

C. 𬌗向移动

D. 龈向移动

E. 唇颊向移动

【答案】C

【考点】固定义齿移动方向

【解析】|34 缺失，如果设计不当，往往使固位体的固位力不足，固定义齿松动脱落，引起固定义齿整体𬌗向移动，而其他方向移位很少发生。故选C。

【避错】此题容易误选A，考生容易想到侧切牙和第二前磨牙的固位力不同，设计不当容易出现侧切牙端固位体松动，出现近中移动。但需要注意的是，设计不当就会导致固位力不够，就会导致固定义齿整体向𬌗向移动，考生按照这个逻辑推理就能避错。

109. 男，60岁。戴义齿2天，感上唇向下活动时疼痛，义齿摘戴困难。检查：7654321|12 可摘局部义齿|37 单臂卡环，卡环与基牙贴合，上前牙弓区基托伸展过长，摘戴义齿阻力较大；余无异常。造成疼痛及摘戴义齿困难的可能原因除外

A. 卡环过紧

B. 基托紧贴牙面

C. 基托进入倒凹区

D. 义齿基托面积较大

E. 患者未掌握摘戴义齿的方法

【答案】D

【考点】造成疼痛及摘戴义齿困难的原因

【解析】卡环过紧，固位卡臂尖进入倒凹过深，基托紧贴牙面，基托进入倒凹区，患者未掌握摘戴义齿的方法，都是造成疼痛及义齿摘戴困难的原因。而义齿基托面积较大，往往引起基托边缘黏膜组织压痛和恶心、唾液增多，对义齿的摘戴影响不大。故选D。

【避错】此题容易误选E，一般考生会忽略患者不适应的问题，此种现象在可摘义齿修复患者初戴时经常出现。卡环过紧、基托紧贴牙面、基托进入倒凹区、患者未掌握摘戴义齿的方法都会造成疼痛及摘戴义齿困难，使用排除法即可回答本题。

110. 女，55岁。因上76|缺失，行7654|固定义齿修复，1年后基牙有咬合痛、松动。其主要原因为

A. 设计不合理

B. 固位力不够

C. 基牙数目少

D. 末端侧下沉

E. 咬合早接触

【答案】A

【考点】固定桥设计适应证

【解析】该固定桥设计为单端固定桥，无基牙支持，咬合时，游离悬臂受力，基牙不断受到来自近中及远中的杠杆力，进而使基牙松动，是设计不合理造成的。故选A。

【避错】此题最容易混淆的选项是C。基牙数目少只是其原因之一，不全面。设计不合理更全面，不仅包括基牙选择不当，也包括固位力不够等多方面的原因。考生答题时应周全考虑以避错。

111. 女，30岁。右下义齿戴后7天，咀嚼时易脱落。检查：6|缺失，行可摘局部义齿修复，75|三臂卡环，舌侧为铸造卡环臂，颊侧为弯制卡环臂，基牙牙冠较短，颊、舌侧基托较厚，固位倒凹尚可，义齿固位差。对该患者的有效处理方法是

A. 调节固位卡环臂进入倒凹区的深度

B. 改变就位道，与基牙产生制锁作用

C. 磨薄基托抛光面

D. 减小牙尖斜度

E. 增加卡环

【答案】E

【考点】义齿不稳定处理

【解析】颊侧为弯制卡环臂，其弹性较好，固位力稍差，基牙牙冠较短，固位力不足，应增加直接固位体。直接固位体主要是卡环，能防止义齿𬌗向脱位，亦能防止义齿下沉，增加了固位力，故选E。

【避错】此题最容易混淆的选项是A。部分考生认为调节倒凹区的深度就可以增加固位力，可是题干中“固位倒凹尚可”提示倒凹深度尚可，所以考生认真审题就能避错。

112. 男，30岁。1|缺失，2|残根短，32|1 为固定义齿基牙，此设计的主要理由是

A. 增加抗力形

B. 增加义齿支持

C. 增加前牙美观

D. 增加义齿固位

E. 提高义齿切割能力

【答案】B

【考点】固定义齿基牙选择

【解析】本题考点是牙周储备力在固定义齿修复中所起的作用，凡是涉及固定义齿基牙选择的问题都应考虑基牙是否有足够的支持力，即牙周储备力。故选 B。

【避错】此题最容易混淆的选项是 D。考生容易混淆义齿固位和义齿支持。义齿固位是指抵抗义齿殆向脱位的能力。义齿支持是牙周承受殆力的能力。此患者 2| 残根短，显然支持力不足，需要增加义齿支持。

113. 男，40 岁。戴义齿 2 周，主诉义齿翘动明显且疼痛。检查：765|567 游离端可摘局部义齿，4|4 分别设计三臂卡环，马蹄形塑料基托，与黏膜贴合良好，远中牙槽嵴黏膜上可见黏膜红肿。造成义齿翘动疼痛的原因是

A. 人工牙排在牙槽嵴顶腭侧

B. 人工牙牙尖斜度过大

C. 未设计间接固位体

D. 卡环缺乏环抱作用

E. 基托面积小

【答案】C

【考点】义齿翘动原因

【解析】此患者义齿属于双侧远中游离缺失，设计双侧末端基牙固位，戴用后远中牙槽嵴黏膜上可见黏膜红肿，说明末端承力较大，未设计间接固位体，导致支点线一侧受力过大而发生翘动疼痛，所以此题 C 正确。人工牙排在牙槽嵴顶腭侧会导致基托受扭力过大，容易引起基托折断，而不是翘动，所以 A 不选。人工牙牙尖斜度过大会引起侧向力过大而摆动，而不是翘动，所以 B 不选。卡环缺乏环抱作用会导致义齿不稳固，容易脱落，所以 D 不选。基托面积小会导致义齿承力不足，抗力减小，所以 E 不选。故此题选 C。

【避错】此题最容易混淆的选项是 E。基托面积小会导致义齿承力不足，抗力减小，但不会导致义齿翘动疼痛，所以选 C，不选 E。

114. 男，45 岁。2 年前行固定义齿修复，目前牙齿酸痛。检查：65| 缺失，74| 固定义齿，7| 全冠，4| 冠固位体已松动，继发龋。其松动的原因是

A. 桥体过长

B. 基牙松动

C. 冠边缘不密合

D. 殆力过大

E. 固位力不均衡

【答案】E

【考点】固定义齿导致基牙松动原因

【解析】此患者 65| 缺失，74| 为基牙，固定义齿修复缺失牙，由于后牙咀嚼力较大，7| 承受的力大于 4| 承受的力，长时间殆向力的不平衡导致 4| 松动，所以 E 正确，其他选项由于患者的主诉没有证据，所以排除 A、B、C、D，故此题选 E。

【避错】此题最容易混淆的选项是 B，部分考生容易把“基牙松动”和“固定桥松动”混为一体。基牙松动是由于牙周支持力不足造成的，而固定桥松动是固位力不均衡造成的。考生切记此点。

115. 女，35 岁。戴右下活动义齿 1 周，感觉义齿松动而复诊，经医师调改卡环后固位好，使用 1 天后，感黏膜疼痛再次复诊。检查：6| 活动义齿，固位力大，颊侧基托覆盖处黏膜充血，有压痕，咬合时可见颊舌向摆动。造成软组织疼痛的原因是

A. 咬合不平衡

B. 颊侧卡环过紧

C. 基托组织面有小结节

D. 基托面积小，压力集中

E. 基托不贴合，使义齿不稳定

【答案】B

【考点】义齿造成软组织疼痛原因

【解析】此患者戴用义齿后感义齿松动而复诊，调改卡环后固位增强，而引起了黏膜疼痛，检查发现颊侧基托覆盖处黏膜充血，有压痕，说明此疼痛是在调改卡环后引起，所以是卡环过紧所致，所以 B 正确。咬合不平衡，基托不贴合，使义齿不稳定不会引起黏膜充血疼痛，排除 A、E。基托组织面有小结节，基托面积小，压力集中在调改义齿前就会发生疼痛，所以排除 C、D。故此题选 B。

【避错】此题考生认真审题就能避错。第一次复诊前义齿松动，复诊后不松动但黏膜疼痛，显然是医师调改卡环造成的。

116. 男，32 岁。3 个月前外伤致 1|23 缺失，要求固定义齿修复。检查：缺失区牙槽骨及余留牙正常。该患者的固定义齿属于

A. 双端固定桥

B. 半固定桥

C. 单端固定桥

D. 复合固定桥

E. 特殊固定桥

【答案】D

【考点】固定义齿的类型

【解析】①双端固定桥：指桥两端都有基牙。②半固定桥：是指两端支持但一端固定，另一端为活动连接。③单端固定桥：缺牙一端有固位体，另一端无固位体，无支持力，对基牙损伤大，常发生基牙倾斜、扭转，牙槽骨吸收。复合固定桥则为两种或以上简单固定桥组合而成。患者 1|23 缺失，有 2 个缺隙，故需要使用复合固定桥来修复。故应选 D。

【避错】此题容易误选 A，考生首先要选择基牙，按照修复原则应选 1|4 为基牙。然后考生根据固定桥的 3 种类型特点，此患者的固定义齿属于复合固定桥。

117. 女，46 岁。右下颌第一磨牙金属全冠修复 1 年余，昨日脱落来院就诊。检查发现金属全冠𬌗面存在左右孔洞，冠内基牙继发龋，无松动。分析修复体脱落的原因最可能的是

A. 金属选择不当

B. 咀嚼过硬食物

C. 水门汀使用不当

D. 基牙预备间隙不足

E. 咬合关系异常

【答案】D

【考点】修复体戴入后的问题

【解析】引起固定桥松动或脱落的原因有基牙负荷过大、固位体固位力不够、基牙预备体固位形差、固位体与基牙不密合、继发龋。故选 D。

【避错】本题易错选 C，但根据题意，1 年后全冠松动脱落，故可排除。

118. 男，43 岁。2 年前行固定义齿修复，主诉牙齿酸痛。检查：6| 缺失，75| 固定桥基牙，7| 全冠，5| 为 3/4 冠，已松动，继发龋。其原因是

A. 桥体过长

B. 𬌗力过大

C. 基牙松动

D. 两端固位力不均衡

E. 边缘不密合

【答案】D

【考点】固定修复固位体松动原因

【解析】双端固位体，一端为全冠，另一端为部分冠，部分冠一侧固位力较差，在反复的力循环作用下容易先发生松动，而全冠一侧固位力良好，因此而固定义齿并不会脱落，患者不易察觉，部分冠一侧松动之后，发生边缘渗漏，易发生继发龋。故选 D。

【避错】此题最容易混淆的选项是 E，部分考生认为继发龋是边缘不密合造成的，其实应为两端固位力不均衡，导致固定桥松动，继而造成继发龋。

119. 男，70 岁。戴下颌活动义齿半年，昨日咬物时折断。检查：76542|24567 黏膜支持式可摘局部义齿，3| 处舌侧基托纵折，两断端约 1.5mm 厚，咬合接触良好。造成基托折断的原因最可能是

A. 基托过薄

B. 咬过硬食物

C. 习惯单侧咀嚼

D. 取戴义齿方法不正确

E. 牙槽嵴吸收，现基托与组织不密合

【答案】A

【考点】造成牙折断的原因

【解析】可摘局部义齿的基托应有一定厚度保持其抗挠曲强度，塑料基托一般不少于 2mm，过薄易折断，过厚患者感觉不适。本例患者显然基托厚度不够，故选 A。

【避错】考生记住基托的厚度为 2mm 就能避错。题干中提示“两断端约 1.5mm 厚”所以基托过薄是正确选项。其他选项在题干中没有提到。

120. 女，50 岁。右上后牙固定修复近 1 年。检查：76| 缺失，7654| 固定义齿，松动。其松动的主要原因为

A. 设计不合理

B. 𬌗力过大

C. 基牙数目少

D. 末端侧下沉

E. 牙周膜损伤

【答案】A

【考点】固定义齿的设计要点

【解析】单端固定桥的设计不合理，2 颗前磨牙带 2 颗磨牙，增大了前磨牙的负担，产生扭力过大，造成基牙松动。故 A 符合题意。

【避错】此题易错选 C，76| 缺失不宜使用固定义齿修复，而非基牙数目少导致。

121. 男，29 岁。因外伤致 2|3 缺失，行固定义齿修复，其修复体属于

A. 双端固定桥

B. 黏结固定桥

C. 单端固定桥

D. 复合固定桥

E. 特殊固定桥

【答案】A

【考点】固定桥的类型

【解析】该患者 2|3 分别缺失，应分别选择双端固定桥修复体，既稳固又实用，符合患者年龄、美观、功能恢复的需要，故选 A。

【避错】此题易错选D，双侧前牙缺失，容易误导考生设计为复合固定桥，但双侧中切牙没有损坏，应该制作2个双端固定桥，须熟悉各种固定桥区别。

122. 女，52岁。因龋病而拔除654|，余留牙情况良好。不适合固定义齿修复的主要理由是

A. 基牙数目不够

B. 基牙固位力不够

C. 牙周储备力不够

D. 桥体强度不够

E. 连接体强度不够

【答案】C

【考点】固定桥修复的生理基础

【解析】固定桥应承受的殆力，几乎全部由基牙的牙周组织承受，基牙及牙周组织的健康对于固定桥的支持作用非常重要，基牙的支持能力大小与基牙的牙周潜力有关。654|是承受力量较大的区域，所用基牙数目过多，跨度较大，修复效果不佳，故不适合固定义齿修复。故选C。

【避错】此题易错选A，654|均缺失提示牙周储备力不足，基牙数目不是主要原因。

123. 男，22岁。21|12缺失，唇侧牙槽骨丰满，余无异常，在设计可摘局部义齿时，模型应做的倾斜方向是

A. 向前

B. 向后

C. 向左

D. 向右

E. 不做倾斜

【答案】B

【考点】就位道确定的方法

【解析】前牙缺失应尽量采取由前向后斜向就位，该患者唇侧牙槽骨丰满，所以常规采取由前向后倾斜。故选B。

【避错】此题易错选A，唇侧牙槽骨丰满，因此应向后倾斜利于就位，而非向前倾斜。

【A_3/A_4型题】

（124～126题共用题干）

女，62岁。8764|8缺失，上颌牙基本正常。活动义齿戴用1周后出现右下牙疼痛，进食时义齿翘动。检查：|6三臂卡环，5|远中殆支托、三臂卡环，3|舌支托、舌杆大连接体连接；义齿各部分密合，咬合不高；5|叩痛，咀嚼时义齿翘动。

124. 5|叩痛的原因是

A. 患者使用不当

B. 5|卡环设计不合理，产生扭力，牙周膜损伤

C. 基托边缘过长，压迫牙龈

D. 基托下组织提供的支持力不够

E. 咬合不平衡

【答案】B

【考点】可摘义齿戴入可能出现的问题

【解析】义齿带入后基牙疼痛，先检查基牙有无龋损或牙周病，若基牙正常，可能是卡环与基牙过敏区产生摩擦而引起的；或卡环体或基托过紧，对基牙产生持续性的推力，亦可引起基牙的疼痛。本题根据题干可以发现间接固位体的位置不合理，承受殆力过大，使牙周膜受到损伤，引起疼痛。故选B。

【避错】本题易错选D，基托下组织支持力不够，患者口腔黏膜会出现压痛。

125. 5|上较为合理的卡环设计为

A. RPI卡环组

B. 近中殆支托，三臂卡环

C. 回力卡环

D. RPA卡环组

E. 对半卡环

【答案】A

【考点】可摘局部义齿的设计

【解析】游离端后牙缺牙达2个以上者，在游离缺失末端基牙上放置卡环，多设计近中殆支托，采用对基牙创伤小的RPI卡环组、RPA卡环组、铸造与钢丝弯制固位臂结合卡环、T形或改良T形卡环等。RPI卡环由近中殆支托、远中邻面板、颊侧Ⅰ型杆式卡环3部分组成。常用于远中游离端义齿。故选A。

【避错】本题易错选C，回力卡环常用于后牙游离端缺失，基牙为前磨牙或尖牙，牙冠较短或呈锥形，起应力中断的作用。

126. 解决义齿翘动的方法是

A. 人工牙减径

B. 调磨对颌牙

C. 加大基托面积

D. 在|4上加隙卡

E. 在|4上加近中殆支托作为间接固位体

【答案】E

【考点】义齿翘动的原因及解决方法

【解析】可摘义齿戴入后出现翘动的原因是卡环体与基牙不贴合，间接固位体放置的部位不当，殆支托，卡环在牙面形成支点，卡环无固位力。此为游离端缺失，义齿转动轴在上4和上6的殆支托连线上，故应在平衡侧上4加间接固位体，防止义齿翘动。故选E。

【避错】本题易选出正确答案，此为游离端缺失，义齿转动轴在上4和上6的殆支托连线上，故应在平

衡侧上 4 加间接固位体，防止义齿翘动。或者修改卡环或殆支托，必要时重新制作义齿。

(127 ~ 130 题共用题干)

某患者，60 岁。6| 因松动于 3 个月前拔除，要求修复。

127. 患牙拔除后修复的最好时间是

A. 4 周

B. 1 个月

C. 2 个月

D. 3 个月

E. 4 个月

【答案】D

【考点】固定桥修复时机的选择

【解析】一般拔牙后 3 个月牙槽嵴吸收较快，以后逐渐趋于稳定。临床根据患者牙槽嵴愈合的情况，通常在拔牙后 3 个月左右制作固定桥。故选 D。

【避错】此题易错选 C，修复时间不宜过长也不宜过短，2 个月牙槽骨往往尚未完全愈合。

128. 患者缺牙属

A. Kennedy 第一类

B. Kennedy 第二类

C. Kennedy 第三类

D. Kennedy 第四类

E. Kennedy 第一类第一亚类

【答案】C

【考点】Kennedy 牙列缺损分类法

【解析】Kennedy 三类牙列缺损为牙弓一侧后牙缺失，且缺隙两端均有天然牙存在，故上颌第一磨牙缺失为 Kennedy 三类牙列缺损。故选 C。

【避错】此题易错选 A，Kennedy 一类为双侧后牙游离缺失。此题不符合。

129. 义齿设计的支持形式为

A. 牙支持式

B. 黏膜支持式

C. 混合支持式

D. 杆支持式

E. 基托支持式

【答案】A

【考点】Kennedy 三类牙列缺损的义齿设计

【解析】Kennedy 三类牙列缺损如果缺隙邻牙条件较好，牙周条件均可以，一般设计为牙支持式，由缺隙近远中邻牙支持。故选 A。

【避错】此题易错选 C，此题 6| 缺失，75| 存在因此使用牙支持式义齿即可不需混合支持。

130. 基托厚度是

A. 1mm

B. 2mm

C. 3mm

D. 大于 4mm

E. 越薄越好

【答案】B

【考点】基托的设计

【解析】基托应有一定厚度保持其挠曲强度，塑料基托一般约 2mm。过薄易折，过厚易引起患者不适。故选 B。

【避错】此题易错选 C，此题应选择塑料基托，基托厚度不应超过 2mm。

(131 ~ 133 题共用题干)

患者，|5 缺失 3 个月，|6 残冠，已做根管充填。

131. 如果 |7 近中倾斜，采用固定桥修复的难点是

A. 获得共同就位道

B. 基牙支持

C. 恢复咬合关系

D. 桥体设计

E. 固定桥的强度

【答案】A

【考点】固定桥修复的设计

【解析】固定桥在桥基牙上就位时，必须按一个方向戴入。因 |7 近中倾斜，近中桥基牙牙体预备时，应做到与 |7 有共同就位道，两者间不应形成倒凹，影响义齿就位。故选 A。

【避错】此题最容易混淆的选项是 B，一些考生认为，|7 向近中倾斜，倾斜后承受殆力的牙周膜面积减小，虽会导致基牙支持力减弱，但这不会成为修复的难点，修复的难点是取得共同就位道。考生认识到此点就能避错。

132. 如果 |78 均近中倾斜并接触良好，采用固定桥修复时，|7 的固位体最好设计成

A. 铸造金属全冠

B. 金属烤瓷全冠

C. 嵌体

D. 高嵌体

E. 保留远中邻面的改良 3/4 冠

【答案】E

【考点】固定桥修复的设计

【解析】如果 |78 均近中倾斜并接触良好，近中基牙要做到与远中基牙有共同就位道，需磨除较多牙体组织，全冠牙体预备不能实现，而保留远中邻面的改良 3/4 冠牙体预备量小，且不影响美观。故选 E。

【避错】此题最容易混淆的选项是 C。嵌体虽然也不会破坏 |78 良好接触点，也能取得共同就位道，

但是嵌体固位力差且边缘线长，所以改良3/4冠才是最佳选项。

133. 如果⌊5 殆向伸长，应采取的措施是

A. 增加⌈4 作基牙

B. 设计半固定桥

C. 减小桥体颊舌径

D. 减小桥体厚度

E. 调磨⌊5

【答案】E

【考点】固定桥修复的牙体预备

【解析】针对⌊5 殆向伸长，最有效的方法是降低殆面高度，而增加⌈4 作基牙只起到增加固位作用。设计半固定桥，减小桥体颊舌径，减小桥体厚度都不能解决牙体伸长导致的咬合不平衡。故选E。

【避错】本题容易误选C，此题考生应该从纠正垂直向殆干扰角度出发，⌊5 殆向伸长给修复带来的困难，⌊5 殆向伸长造成修复空间不够，所以唯一办法就是调磨⌊5 。

（134～136题共用题干）

男，27岁。要求固定修复6⌉。检查：6⌉缺失，缺隙较大，7⌉不松动，叩（-）；5⌉松动Ⅰ度，叩（-）；余牙无异常。

134. 此时临床上最常用、最有效的辅助检查是

A. 殆力检测

B. 咀嚼效率测定

C. 肌电图检查

D. X线检查

E. 制取研究模

【答案】D

【考点】固定桥修复时基牙的评价

【解析】固定桥修复的生理基础是牙周储备力，而基牙的牙周储备力主要由基牙的牙周组织和颌骨的健康状况决定，X线检查操作简单，且能较为客观的显示牙槽骨健康状况，以及牙周膜的大小。为固定义齿修复基牙选择提供必要的参考。故选D。

【避错】本题考生容易误选A，从题干得知5⌉松动Ⅰ度，想到右下第一前磨牙的支持力不足，而想选择殆力检测，但需要注意的是殆力检测不及X线检查效果来得直观，且临床便于操作。

135. 若设计双端固定桥修复6⌉，此时应重点考虑

A. 5⌉选用固位力较弱的固位体

B. 增选4⌉和5⌉联合做基牙

C. 增加桥体的机械强度

D. 增加桥体的牙尖高度

E. 增加桥体的颊舌径

【答案】B

【考点】双端固定桥修复的设计

【解析】7⌉不松，5⌉Ⅰ度松动，缺牙区缺隙较大，要求基牙有足够的固位支持作用，而5⌉为单根牙，牙周膜面积小，为增加近中基牙的牙周储备力，应在该侧增加基牙，使两端基牙受力平衡，利于固定桥的稳定。故本题选B。

【避错】本题较易，属于必得分数考题，考生从题干应能了解到5⌉支持力稍差，所以应增加基牙，故选B（增选4⌉和5⌉联合做基牙）。

136. 基牙预备完成后制取下颌工作模时，操作者应站在患者的

A. 左前方

B. 左后方

C. 右前方

D. 右后方

E. 任意位置

【答案】C

【考点】取工作模型时，操作者的位置

【解析】取下颌工作模时，操作者站在患者右前方，右手持托盘，左手牵拉患者右侧口角，将托盘旋转放入患者口中。故选C。

【避错】此题容易误选B，考生混淆上、下颌取模时医师的工作位置而误选。考生切记，取上颌工作模型时，操作者应站在患者的右后方。取下颌工作模型时，操作者应站在患者的右前方。

（137～139题共用题干）

男，62岁。$\dfrac{765 | 4567}{765 | 67}$缺失，可摘局部义齿初戴后1个月，咀嚼时常咬颊黏膜，下颌舌侧第一磨牙至牙后垫区压痛，来院复诊。

137. 咬颊黏膜可能原因是

A. 殆平面过低

B. 下颌后牙偏向舌侧

C. 后牙覆殆过小

D. 后牙覆盖过小

E. 上颌后牙颊尖过高

【答案】D

【考点】义齿戴入后出现问题的原因

【解析】该患者缺牙主要集中在后部，与颊黏膜对应，咀嚼时常咬颊黏膜，是由于后牙覆盖过小，咀嚼过程中，颊部软组织深入义齿之间导致的。故选D。

【避错】此题最容易混淆的选项是A，考生务必记住以下3点咬颊原因就能顺利答题：①后牙缺失时间过久，两颊部向内凹陷，或者舌体变大会造成咬颊或咬舌。②后牙覆盖过小也会造成咬颊或咬舌。③有

时颊部软组织会让上颌结节和磨牙后垫部位的上下颌基托夹住。

138. 消除咬颊黏膜方法可采用
   A. 加大前牙覆𬌗
   B. 加大后牙覆盖
   C. 升高𬌗平面
   D. 调改上颌后牙颊尖
   E. 调改下颌后牙舌尖

【答案】 B

【考点】 义齿戴入后出现问题的处理

【解析】 由上题可知咬颊黏膜的原因是后牙覆盖过小，消除方法只能是加大后牙覆盖。故本题应该选 B。

【避错】 本题较易，针对上述 3 点原因分别有 3 种调改方法：①加厚颊侧基托，将颊部组织推向外侧。②加大后牙覆盖。③将基托磨薄，增加上下基托之间的间隙。考生牢记造成咬颊咬舌的 3 种原因及相应解决的方法就能顺利答以上两题。

139. 压痛区检查时应注意
   A. 舌隆突区
   B. 上颌结节区
   C. 内斜嵴
   D. 舌侧系带区
   E. 磨牙后垫区

【答案】 C

【考点】 义齿戴入后出现问题的检查

【解析】 下颌舌侧第一磨牙至牙后垫区压痛，该部位对应的解剖结构为内斜嵴，C 正确。舌隆突区位于前牙舌面颈 1/3 处，是前牙的解剖特征之一。上颌结节区位于上颌，是上颌牙槽嵴两侧远端的圆形骨突。舌侧系带区位于口底的中线部，是连接口底与舌腹的黏膜皱襞。磨牙后垫区位于下颌最后磨牙牙槽嵴远端的黏膜软垫。故本题选 C。

【避错】 此题最容易混淆的选项是 A，舌隆突是骨突结构，形成明显的倒凹，覆盖黏膜较薄。疼痛常出现在摘戴义齿过程中擦伤黏膜组织，该疼痛不是压痛，并且患者是下颌舌侧第一磨牙至牙后垫区压痛，舌隆突是前部，所以不选 A。

（140～143 题共用题干）

男，50 岁。$\overline{654|678}$ 缺失，⌈45 间有约 1.55mm 间隙，不松动。$\overline{8|}$舌向前倾斜，$\overline{|7}$不松动，健康。$\overline{3|3}$ 区舌侧牙槽骨为斜坡形。

140. 所取印模应为
   A. 弹性印模
   B. 开口式印模
   C. 解剖印模
   D. 功能性印模
   E. 一次性印模

【答案】 D

【考点】 可摘局部义齿的印模

【解析】 该患者为 Kennedy 第二类牙列缺损，义齿在功能状态时，鞍基远端下沉的程度较基牙端多，为减小基牙受到的向远中牵拉的扭力，应取功能性印模。故选 D。

【避错】 此题最容易混淆的选项是 A。此题考生掌握解剖式印模和功能性印模各自的适应证即能顺利答题。解剖式印模一般用于牙支持式和黏膜支持式义齿；功能性印模一般用于基牙和黏膜混合支持式义齿。此患者游离缺失，需要混合式义齿修复，故取功能性印模。

141. 为防止食物嵌塞，⌈45 上卡环的最佳设计是
   A. ⌈4 三臂卡，⌈5 隙卡
   B. ⌈45 联合卡环
   C. ⌈5 舌侧单臂卡环
   D. ⌈45 间置隙卡
   E. ⌈5 单臂卡和近中支托

【答案】 B

【考点】 可摘局部义齿卡环的选用

【解析】 ⌈45 间有约 1.55mm 间隙，联合卡环卡环体位于相邻两基牙的𬌗外展隙，并与伸向𬌗面的𬌗支托相连，可弥补相邻两基牙的缝隙，达到阻止食物嵌塞的作用。故本题选 B。

【避错】 此题最容易混淆的选项是 D，考生认为 ⌈45 间有间隙，所以错选。间隙卡是间接固位体，但是⌈45 之间应该放直接固位体，⌈45 联合卡环不仅防止食物嵌塞还可以直接固位，所以 B 是最佳选项，考生了解此点就能避错。

142. 若用舌杆连接，舌杆的正确位置是
   A. 紧挨龈缘和黏膜
   B. 离开黏膜约 0.1mm，边缘距龈缘 1mm
   C. 离开黏膜约 0.2mm，边缘距龈缘 2mm
   D. 离开黏膜约 0.3mm，边缘距龈缘 3mm
   E. 离开黏膜约 0.5mm，边缘距龈缘 5mm

【答案】 D

【考点】 可摘局部义齿的位置

【解析】 舌杆位于下颌舌侧龈缘与舌系带、黏膜皱襞之间，距牙龈缘 3～4mm，为防止义齿受力下沉后舌杆压迫软组织，舌杆应预留出 0.3～0.4mm 的缓冲间隙，因此答案为 D。

【避错】 此题考生容易误选 C，主要出错原因是对舌杆的数据要求记忆不佳。此题考查的是修复的基本知识点，是记忆性题。考生须记住，下颌舌杆应该

距龈缘3～4mm，当舌侧牙槽骨为斜坡型时舌杆应离开黏膜0.3～0.4mm。

143. 该义齿戴入后，不用检查

A. 支架是否完全就位

B. 基托是否与黏膜贴合

C. 唇齿音是否改变

D. 基托伸展是否适中

E. 咬合是否平衡

【答案】C

【考点】可摘局部义齿的戴入

【解析】唇齿音是否改变主要与上颌前牙区义齿有关，而患者缺失牙在下颌后部，对唇齿音无影响，C不正确。而A、B、D、E都是义齿初戴时必须要检查的内容。

【避错】本题较易，考生认真审题即能避错，唇齿音是上唇与下前牙配合发出的音，考生认识到此点就能避错。

(144～146题共用题干)

女，45岁。321|12缺失，前牙区Ⅲ度深覆𬌗，余留牙无异常。

144. 可摘局部义齿卡环可放置在

A. 4|4

B. 4|3

C. 64|

D. 4|36

E. 64|46

【答案】E

【考点】可摘局部义齿卡环的设计

【解析】该患者属Kennedy第四类牙列缺损，因缺牙较多，需设计面支承型义齿。卡环放置在尖牙上影响美观，B、D不正确。为防止义齿近中端下沉或翘起，应该选择3个以上卡环，因此选E。

【避错】此题容易选错的是A，一般考生认为在4|4上设置卡环就足够，其实远远不够，为了保证可摘局部义齿的固位稳定必须增加卡环所以64|46才是最佳选项。

145. 义齿的基托最好选用

A. 铸造基托

B. 塑料基托

C. 金属网状基托

D. 锤造基托

E. 树脂基托

【答案】A

【考点】可摘局部义齿基托的材料

【解析】患者前牙区Ⅲ度深覆𬌗，义齿基托容易折裂，且基托厚度不能太厚，只有A符合要求。

【避错】此题容易选错的是C。部分考生认为金属网状基托能加强强度，但被忽视的是金属网状基托不能减少基托的厚度。考生了解此点即能避错。

146. 人工牙可选择

A. 瓷牙

B. 铸造牙

C. 锤造牙

D. 金属舌面牙

E. 金属𬌗面牙

【答案】D

【考点】可摘局部义齿人工牙的选择

【解析】前牙区Ⅲ度深覆𬌗，前牙舌侧修复间隙过小，为保证足够强度及前牙美观问题，舌侧需用金属材料，因此选D。

【避错】此题容易选错的是E，很少部分考生没有认真审题而出错，金属舌面牙用于前牙区深覆𬌗的患者，金属𬌗面牙用于后牙𬌗间隙比较小的患者。

(147～150题共用题干)

男，62岁。上颌义齿使用2年，近感义齿松动，有食物滞留基托内，咀嚼时痛，昨日折断。检查：7654|4567可摘局部义齿（8|8缺失），基托正中折断，其中有一块基托丢失，腭隆凸较大，3|3伸长。

147. 根据患者主诉及检查，应从以下方面进一步检查，除外

A. 咬合状况

B. 基托的厚薄

C. 夜间是否停戴义齿

D. 基托与黏膜是否贴合

E. 应力集中区有无加强处理

【答案】C

【考点】义齿松动折断原因

【解析】基托折裂的主要原因是𬌗力不平衡，A正确。基托过薄也可导致折裂。如果牙槽嵴吸收，使基托组织面与组织之间不密合，义齿有翘动而使义齿折裂。义齿应力集中区受力较大，此处易造成折裂。因此选C。

【避错】此题容易选错的是D，基托与黏膜不贴合，吸附力和大气压力下降，会造成固位力不足，所以义齿会松动，考生了解此点即能避错。

148. 引起该患者义齿折断最可能的原因是

A. 咬合不平衡

B. 咀嚼硬食物

C. 用力洗刷义齿

D. 基托与黏膜不贴合

E. 应力集中于腭隆凸处

【答案】E

【考点】义齿折断原因

【解析】义齿松动，有食物滞留基托内，说明义齿固位力不佳，且基托为正中折裂，腭隆凸较大，为应力集中区，该处强度不够造成义齿折裂。故选E。

【避错】此题容易选错的是D，基托与黏膜不贴合，吸附力和大气压力下降，会造成固位力不足，所以义齿会松动，考生了解此点即能避错。

149. 根据患者的主诉，义齿修理完毕后，不必要的处理是

A. 腭隆凸处基托组织面缓冲

B. 修整基托外形

C. 修改压痛处

D. 基托重衬

E. 调𬌗

【答案】B

【考点】义齿修理

【解析】根据患者主诉，有义齿松动，咀嚼疼痛症状，且3|3伸长，因此需做A、C、D、E处理，而义齿基托外形不必处理。故选B。

【避错】此题容易选错的是E，考生忽视了调𬌗，大多数情况下义齿修理后需要重新试戴检查咬合和压痛点，对于不密合的地方要重衬，对咬合高点和干扰点要做调𬌗处理。考生了解此点即能避错。

150. 如重新修复义齿，设计时应考虑

A. 增加基托的厚度

B. 扩大基托的面积

C. 采用金属网加强

D. 拔除下颌伸长牙

E. 减轻咬合压力

【答案】C

【考点】新修复义齿的设计

【解析】塑料基托增加厚度则异物感加重，扩大基托的面积同样增加异物感及义齿固位不良。拔除下颌伸长牙不符合拔牙原则，应尽量保留有功能牙齿。金属网因金属强度大，不易折断。故选C。

【避错】此题容易选错的是A，增加基托的厚度可以增加强度，但是会造成更大的异物感，影响患者的发音和咀嚼。采用金属网加强是一种简便有效实用的方法。

（151～153题共用题干）

男，34岁。牙外伤后3个月，要求固定义齿修复。检查42|缺失，3|残根稳固，行根管治疗2个半月，轻度叩痛。X线检查3|牙根充填达根长2/3，未见明显根尖阴影。

151. 3|残根的处理是

A. 直接开始修复

B. 重新根管治疗

C. 药物治疗

D. 继续观察

E. 拔除

【答案】B

【考点】桩冠修复条件

【解析】根管治疗后做桩冠修复的时机，一般在经过成功的根管治疗后1～2周，确定无临床症状时，方可以做桩冠修复。如果根管充填不彻底会有根尖感染的风险，所以需要重新预备充填，待X线片显示充填成功后进行桩冠修复，所以B正确，故此题选B。

【避错】此题容易选错的是D。一些考生认为轻度叩痛应继续观察。但题干表明此患者属于欠充状态，所以即使观察后不再疼痛也要重新根管治疗。

152. 确定制作固定义齿，最佳的基牙选择为

A. 51|

B. 53|

C. 31|1

D. 531|

E. 653|

【答案】D

【考点】固定义齿基牙选择

【解析】此患者查42|缺失，3|残根稳固，所以在选择两端5、1的基牙之后，中间残根在根管充填成功后可用作中间基牙，所以D正确。其他选项的设计不合理，要么缺失末端基牙，要么没有利用中间基牙，所以排除A、B、C、E，故此题选D。

【避错】此题容易选错的是B。考生把它设计为复合固定桥而出错。在此病例中，2|设计为单端固定桥影响前牙的美观，3|残根支持力也不够，所以选择531|为基牙才最佳。

153. 若3|作为固定桥的基牙，对3|的正确处理如下，除了

A. 纤维桩核

B. 铸造桩核

C. 树脂桩核

D. 成品螺纹钉

E. 水门汀充填

【答案】E

【考点】桩冠修复桩的选择

【解析】3|残根稳固，可在完善根管充填后，进行桩核修复，桩的选择可以是纤维桩、铸造桩、树脂桩、成品螺纹桩钉，但不可以用水门汀充填，因为固

位力抗力不足，容易在行使功能时折断，所以A、B、C、D都可以选择，而E不选，故选E。

【避错】此题只要把握好修复体的2个基本要素抗力形和固位形即能避错。用水门汀充填，因为固位力和抗力不足，容易在行使功能时折断，所以不选。

（154～155题共用题干）

男，45岁。4年前上颌义齿修复，现咀嚼不烂食物，且疼痛。检查：765 | 67缺失，可摘局部义齿修复，基托与黏膜贴合，边展稍长，义齿殆面磨损。右前弓区黏膜反折处及右远中颊角处有溃疡。

154. 必须进行的一项重要检查是

A. 卡环与基牙是否贴合

B. 垂直距离是否降低

C. 基牙有无龋损

D. 牙槽嵴健康状况

E. 基牙牙周健康状况

【答案】B

【考点】垂直距离改变对义齿的影响

【解析】此患者义齿修复使用多年后，发生咀嚼效率降低，检查发现边缘伸展稍长，义齿殆面磨损。右前弓区黏膜返折处及右远中颊角处有溃疡表明，咀嚼压力较大导致殆面磨损，垂直距离下降而引起的咀嚼效率降低，疼痛，所以B正确。卡环与基牙不贴合会影响义齿的固位，导致义齿松动，患者未出现，所以A不选。基牙检查未发现龋损，所以C不选。牙槽嵴健康状况和基牙牙周健康状况对于此患者义齿问题的诊断没意义，所以排除D、E，故此题选B。

【避错】本题考生容易误选D，可摘局部义齿修复时是要检查牙槽嵴状况，但考虑到患者4年的义齿戴用史，首先考虑到义齿的磨损问题。考生认真审题就能避错，"咀嚼效率降低""义齿殆面磨损"这样考生就能联想到是不是垂直距离降低引起的。这样就能避错。

155. 对该患者的最佳治疗方案是

A. 加深义齿殆面窝沟

B. 压痛处缓冲

C. 义齿组织面重衬

D. 重新制作义齿，排列硬质牙

E. 用自凝塑料恢复磨损的殆面

【答案】D

【考点】义齿磨耗严重的处理

【解析】此患者义齿殆面磨损。右前弓区黏膜返折处及右远中颊角处有溃疡表明，咀嚼压力较大导致殆面磨损，说明此患者咬合紧，咬合压力大，所以重新做义齿时需要用硬质牙，D正确。加深义齿殆面窝沟，压痛处缓冲不能解决咀嚼效率低的问题，所以排除A、B。用自凝塑料恢复磨损的面可以解决此患者的问题，但自凝塑料不耐磨，所以很快殆面磨耗引起相同的问题，所以E不选。上下义齿重做如果不用硬质牙也会很快出现相同的问题，所以排除C，故此题选D。

【避错】此题容易选错的是B。此患者疼痛不是缓冲不够引起的，并且压痛处缓冲不能解决咀嚼效率低的问题，所以最佳方案是重新制作义齿，排列硬质牙。

【B_1型题】

（156～158题共用备选答案）

A. 一侧基牙倾斜度大，松动

B. 两端基牙条件良好

C. 缺隙小，承受殆力小，基牙条件好

D. 固位力主要来源于酸蚀与黏结技术

E. 缺隙两端基牙所承受的应力不均匀

156. 半固定桥修复的特征是

【答案】E

157. 适合选用单端固定桥修复设计的是

【答案】C

158. 黏结固定桥修复设计的特点是

【答案】D

【考点】固定桥的工作原理

【解析】半固定桥为中断式固定桥，桥体两端都有固位体，其一端桥体与固位体之间为固定连接体，另一端为非固定相连，多用于牙间隔缺失做复合桥时中间基牙的远中部分，或当某基牙倾斜度较大，可将两个基牙的就位道分别设计，在一个固位体上设计的栓道与另一个基牙预备体的就位道一致，故156题选E。单端固定桥桥体只有一端有固位体与其固定相连，桥体的另一端与邻牙接触或无邻牙接触，单端固定桥黏固在一端基牙上。这种设计增大了扭力矩，基牙极易倾斜、扭转而引起牙周组织创伤故一般不能单独使用，尤其不可用于后牙，缺牙间隙小，承受殆力不大，而基牙又有足够的支持力和固位力者，故157题选C。黏结固定桥是利用酸蚀、复合树脂黏结技术将固定桥的固位体黏结在缺隙两侧的基牙上，其固位主要依靠黏结材料的黏结力，而预备体上的固位形只起辅助的固位作用，故158题选D。

【避错】156题易错选A，半固定桥在一个固位体上设计的栓道与另一个基牙预备体的就位道一致，从而可避免牙体组织切割过多而露髓。157题易错选E，单端固定桥桥体只有一端有固位体与其固定相连，桥体的另一端与邻牙接触或无邻牙接触，并非靠酸蚀与黏结技术。158 题易错选 B，黏结固定桥的固位形只起辅助的固位作用，对基牙的条件不做深入考虑，预备体上的固位形态主要是依靠黏结材料的黏结力。

（159～160 题共用备选答案）

A. 圈形卡环
B. 回力卡环
C. 对半卡环
D. RPI 卡环
E. 三臂卡环

159. 颊舌侧卡臂尖均可进入倒凹区，适合于近远中均有缺隙的孤立磨牙或前磨牙

【答案】C

160. 远中游离缺失者，末端基牙支持条件较差，基牙颊侧组织倒凹明显

【答案】D

【考点】卡环的选择

【解析】圈形卡环：多用于最后孤立的磨牙上，卡环臂尖端设在颊或舌面主要倒凹区，经过基牙远中延伸至舌面或颊面非倒凹区。回力卡环：常用于后牙游离端缺失，固位卡环臂尖位于基牙唇颊面倒凹区，绕过基牙远中面与殆支托相连，再转向基牙舌面的非倒凹区。对半卡环：由颊、舌侧 2 个相对的卡环臂和近远中两个殆支托组成，因此，2 个卡臂尖均可进入倒凹区，适合于近远中均有缺隙的孤立磨牙或前磨牙，故 159 题选 C。RPI 卡环：由近中殆支托、远中邻面板、颊侧 I 型杆式卡环组成，常用于远中游离端义齿，近中殆支托小连接体可防止游离端义齿向远中移位，适于末端基牙支持条件较差者，颊侧 I 型杆与基牙接触面积小，当颊侧倒凹明显时使用，故 160 题选 D。三臂卡环：对于近远中均有缺隙的孤立磨牙或前磨牙固位较差。

【避错】此题考生掌握以下 5 种卡环的特点就能顺利答题：①三臂卡环——适用于 Kennedy 第三类缺失，要求基牙、牙槽嵴条件好。②圈形卡环——多用于最后孤立的磨牙上，基牙向近中舌侧（多为下颌）或近中颊侧（多为上颌）倾斜。③对半卡环——适合于近远中均有缺隙的孤立磨牙或前磨牙。④RPI 卡环：常用于远中游离端义齿。⑤回力卡环——后牙游离端缺失，起到应力中断的作用。

（161～162 题共用备选答案）

A. 种植固定桥
B. 固定可摘联合桥
C. 黏结固定桥
D. 半固定桥
E. 双端固定桥

161. 65| 缺失，4| 冠折，伴有牙槽骨凹陷，可选择

【答案】B

162. 432|1 缺失，缺牙间隙正常，牙槽骨正常，可选择

【答案】A

【考点】固定桥修复适应证

【解析】种植固定桥是由人工材料制作，经牙槽外科手术植入缺牙区的牙槽骨和颌骨内，起着人工牙根的支持作用，主要用于游离端缺失的患者或存在较长缺隙的患者。故 162 题选 A。固定可摘联合桥义齿固位主要靠摩擦力或磁力，适用范围广，临床修复效果好，其中套筒冠义齿对于牙周病患者修复效果好。161 题可用固定可摘固定桥修复，可以修补缺失的牙槽骨，可以采用磁性附着体的形式，选 B。黏结固定桥主要依靠材料的黏结力，是利用酸蚀、复合树脂黏结技术将固定桥的固位体直接黏结缺隙两端的基牙上，具有磨除牙体组织少，患者容易接受，少露金属的优点，也易改为其他固定桥。半固定桥有应力中断的作用，一般适用于一侧基牙倾斜度大，或者两侧基牙倾斜差异较大，设计双端固定桥很难获得共同就位道时。双端固定桥是一种最理想的结构形式，也是临床应用广泛的设计形式。双端固定桥不仅可以承受较大的殆力，而且两端基牙所承担的殆力也较均匀。

【避错】161 题易错选 A，该患者牙槽嵴凹陷，需要植骨后进行修复，因此固定可摘固定桥是较理想的修复方式。162 题易错选 E，缺失牙位较多，设计双端固定桥不易获得共同就位道，而且磨除的牙体组织相对较多。

（163～166 题共用备选答案）

A. 卡环臂未进入倒凹区
B. 基托与黏膜不密合
C. 卡环过紧
D. 殆支托凹过深
E. 有早接触

163. 基牙过敏

【答案】D

164. 食物碎屑易进入基托组织面

【答案】B

165. 食物嵌塞

【答案】B

166. 义齿松动

【答案】A

【考点】牙体牙列病症原因

【解析】163 题基牙过敏选 D，牙体预备造成牙本质敏感。164 题食物碎屑易进入基托组织面，主要是

由于基托与黏膜组织的不密合而引起，选 B。165 题食物嵌塞，主要是由于基托与黏膜组织的不密合而引起，选 B。166 题义齿松动，由于卡环不密合或未合理利用倒凹区，因而未能充分发挥卡环的环抱作用，可以调整卡环来改善固位；基牙固位形差，应增加或另行设计固位性强的固位体，故选 A。

【避错】163 题易错选 C，卡环过紧会产生基牙胀痛，但不会过敏的感觉。164 和 165 题不易选错，选项中无明显干扰项。166 题易错选 E，早接触会引起基牙的翘动。

（167～168 题共用备选答案）

A. 盖嵴式

B. 改良盖嵴式

C. 圆球式

D. 圆锥式

E. 悬空式

167. 上前牙缺失，固定义齿桥体龈端的形态是

【答案】B

168. 后牙缺失，基牙牙冠短，固定义齿桥体龈端的形态是

【答案】E

【考点】各类固定义齿桥体龈端形态的适用范围

【解析】前牙修复应美观，选择改良盖嵴式或盖嵴式。改良盖嵴式特点是防止食物进入龈端，自洁作用好，患者舒适，较盖嵴式好，167 题选 B。悬空式适用于后牙缺失，缺牙区牙槽嵴吸收明显的病例，168 题选 E。

【避错】167 题易错选 A，盖嵴式义齿一般用于牙槽嵴吸收较多的情况，168 题易错选 B 选项，改良盖嵴式适用于前牙，后牙不宜采用。

（169～171 题共用备选答案）

A. 对半卡环

B. 圈形卡环

C. 三臂卡环

D. 回力卡环

E. 联合卡环

169. 前后均有缺牙间隙的孤立后牙上的卡环宜采用

【答案】A

170. 单侧牙缺失较多，需对侧辅助固位的卡环是

【答案】E

171. 用于最后孤立磨牙且向近中舌侧或近中颊侧倾斜牙上的卡环是

【答案】B

【考点】几种常用卡环的作用特点

【解析】前后均有缺牙间隙的孤立前磨牙和磨牙上的卡环宜采用对半卡环，169 题选 A。圈形卡环适用于最后孤立的磨牙，故 171 题选 B。三臂卡环应用广泛。回力卡环常用于后牙游离缺失，基牙为前磨牙或尖牙，牙冠较短或呈锥形。联合卡环适用于基牙牙冠短而稳固，相邻两牙之间有间隙或有食物嵌塞等情况，故 170 题选 E。

【避错】169 题易错选 B，末端孤立磨牙用圈形卡环，前后均缺牙的孤立基牙用对半卡。170 题易错选 D，辅助固位用联合卡。171 题易错选 C，此题与 170 题要相区别，应熟悉各类卡环的特点。

（172～174 题共用备选答案）

A. 回力卡环

B. 圈形卡环

C. 长臂卡环

D. 对半卡环

E. RPI 卡环

172. 防止远中游离端义齿撬动的卡环是

【答案】E

173. 适用于缺失牙侧邻牙松动，相邻牙稳定的卡环是

【答案】C

174. 选用于最后孤立，并向近中舌向倾斜的下颌磨牙的卡环是

【答案】B

【考点】常见的各种卡环

【解析】圈形卡环适用于最后孤立的磨牙，174 题选 B。回力卡环常用于后牙游离缺失，基牙为前磨牙或尖牙，牙冠较短或呈锥形。长臂卡环用于松动或基牙外形圆突无倒凹无法获得足够固位力者，故 173 题选 C。前后均有缺牙间隙的孤立前磨牙和磨牙上的卡环宜采用对半卡环。RPI 卡环常用于远中游离缺失者，可防止义齿末端下沉和撬动，故 172 题选 E。

【避错】此组题代表性较强，173 题易错选 A，回力卡环主要用于后牙游离端缺失的末端基牙上，多为前磨牙或尖牙，有应力中断作用。174 题易错选 B，圈形卡主要用于最后、孤立的磨牙，长臂卡又称延伸卡环，用于近缺隙侧基牙松动的情况，起巩固固位作用。172 题易错选 D，对半卡用于前后均有缺隙孤立后牙上。

（175～178 题共用备选答案）

A. 固定修复的最佳时机是拔牙后

B. 前牙创伤牙折伴牙周膜撕裂伤，根管治疗后到桩冠修复时需时

C. 上颌种植修复时最佳时间是拔牙后

D. 进行可摘义齿修复至少应在拔牙后

E. 下颌种植修复的最佳时间是在拔牙后

175. 1 周

【答案】B

176. 1 个月

【答案】D

177. 5 ~6 个月

【答案】C

178. 3 个月

【答案】A

【考点】各种修复方法的时机

【解析】对患牙进行完善的根管治疗后，一般需要观察 1 ~2 周，确认没有任何的自发痛、叩痛的症状，原有瘘管已经闭合才可以进行桩核冠的修复，因此 175 题选 B。进行可摘义齿修复至少应在拔牙后 1 个月，因此 176 题选 D。上颌种植修复时最佳时间是拔牙后 5 ~6 个月，下颌种植修复的最佳时间是在拔牙后 3 ~4 个月，因此 177 题选 C。由于牙槽嵴骨组织改建的程度在拔牙后前 3 个月内变化最大，因此固定修复最佳时机应在拔牙后 3 个月，因此 178 题选 A。

【避错】此题属于数字记忆性题，考查考生对修复基本知识点的掌握情况。牢记知识点即能准确作答。

（179 ~180 题共用备选答案）

A. 基牙的远、近缺隙侧均有明显的倒凹

B. 基牙向缺隙方向倾斜时所画出的观测线

C. 基牙向缺隙相反方向倾斜时所画出的观测线

D. 基牙向颊侧倾斜时所形成的观测线

E. 基牙向舌侧倾斜时所形成的观测线

179. Ⅰ型观测线是

【答案】C

180. Ⅱ型观测线是

【答案】B

【考点】观测线的分类

【解析】掌握观测线的定义及作用，这点把握好，有助于正确回答此类题目。Ⅰ型观测线是当基牙向缺牙间隙相反的方向倾斜时，基牙的颊面（或舌面）所得的观测线，此线近缺牙侧离𬌗面远，远离缺牙侧离𬌗面近，故 179 题选 C。Ⅱ型观测线是当基牙向缺牙侧倾斜时所得到的观测线，此线缺牙侧观测线离𬌗面近，远缺牙侧离𬌗面远，故 180 题选 B。

【避错】此题最容易出现的错误是两题的答案混淆，Ⅰ型观测线是向反缺隙侧倾斜，Ⅱ型观测线是向缺隙侧倾斜。务必牢记。

（181 ~182 题共用备选答案）

A. 单臂卡环

B. 双臂卡环

C. 间隙卡环

D. Ⅰ杆卡环

E. T 形卡环

181. 具有支持作用的卡环是

【答案】C

182. 与基牙接触面积最小的卡环是

【答案】D

【考点】各种卡环的特点

【解析】单臂卡环只有一个弹性卡环臂，位于基牙的颊侧，具有一定的固位作用，但是无支持作用。双臂卡环有颊舌两臂，颊侧为固位臂，舌侧为对抗臂，或者两侧互为对抗臂，有固位作用但无支持作用。间隙卡环为跨过两牙间隙的卡环对义齿有支持作用，181 题选 C。Ⅰ杆卡环置于基牙颊面倒凹区，与基牙接触面积小，对基牙的损伤小，固位作用好，182 题选 D。T 形卡环优点为金属外露少，美观，对基牙磨改少，无支持作用，稳固作用较差。

【避错】此题考生只要了解各类卡环的特点就能顺利答题。①单臂卡环：只有一个弹性卡环臂位于基牙颊侧，其舌侧用高基托起对抗臂的作用。②双臂卡环：有颊舌两臂，颊侧为固位臂，舌侧为对抗臂或者两侧交互对抗臂，无支托。③间隙卡环：由舌侧通过基牙与邻牙间的舌、𬌗及颊外展隙弯向基牙的颊面，在𬌗外展隙部分具有支持作用。④Ⅰ杆卡环：位于基牙颊面倒凹区，与基牙的接触面积小，对基牙的损伤小，固位作用小，美观。⑤T 形卡环：推型固位作用强，降低游离端义齿加到末端基牙上的扭力。

（183 ~184 题共用备选答案）

A. 从前向后就位

B. 从后向前就位

C. 左侧先就位

D. 右侧先就位

E. 垂直就位

183. 前、后牙均有缺失，义齿应

【答案】A

184. 倒凹集中在左侧，义齿应

【答案】C

【考点】可摘局部义齿就位方向

【解析】前、后牙均有缺失，从前向后就位，可使前牙倒凹减小，故 183 题选 A。倒凹集中在左侧，左侧先就位，可使左侧倒凹区减小，故 184 题选 C。总之，该类题目的答题要点是理解倒凹的作用为增加义齿的固位，义齿就位时应顺应倒凹的方向，减小义齿就位障碍。

【避错】此题考查可摘局部义齿就位方向。①前牙缺失，唇侧倒凹大时，模型向后倾斜，义齿由前向后就位。②后牙缺失，缺隙前后都有基牙时，应根据基牙健康程度来决定模型向前或向后倾斜。③若后牙不论为单、双侧游离缺失，均将模型向后倾斜，增加基牙的远中倒凹，义齿由前向后就位。④若前后牙均有缺失，将模型向后倾斜，使前牙倒凹减小，义齿由前向后就位。⑤若牙列一侧牙缺失，而另一侧余留牙倒凹过大，则模型向有牙侧倾斜，减小过大的舌侧倒凹，义齿由缺牙侧向有牙侧就位。考生记住以上5点，此类题便迎刃而解。

（185～186题共用备选答案）

A. 由前向后
B. 由后向前
C. 垂直向
D. 旋转
E. 侧向

185. Kennedy四类牙列缺损，义齿最佳就位方向

【答案】A

186. ⌈6缺失，⌈7松动Ⅰ度，以⌈57为基牙，活动义齿修复，就位方向为

【答案】B

【考点】可摘局部义齿就位方向

【解析】Kennedy第四类牙列缺损为牙弓前部牙齿连续缺失并跨过中线，由前向后就位可使人工牙与天然牙间龈乳突部位的空隙减小，利于人工牙排列与美观，故185题选A。⌈6缺失，⌈7松动Ⅰ度，以⌈57为基牙，起主要固位作用的卡环固位臂倒凹区应设计在相对稳固基牙上，避免反复摘戴增加⌈7松动度，因此就位方式为由后向前，故186题选B。

【避错】此题与上题是一类题，利用上面的5点顺利答题。Kennedy四类牙列缺损，属于前牙缺失，符合上面的第一点，所以义齿由前向后就位。⌈6缺失，⌈7松动Ⅰ度，以⌈57为基牙，属于后牙缺失，缺隙前后都有基牙，符合上面的第二点，⌈7松动Ⅰ度，所以义齿由后向前就位。所以考生务必记住以上五点就能以百变应万变，顺利答题。

（187～190题共用备选答案）

A. 64|235缺失
B. 8765|1278缺失
C. |678缺失
D. 4321|1234缺失
E. 87654321|1234缺失

187. 可以直接利用模型上余留牙确定㓗关系的是

【答案】A

188. 需要用蜡㓗记录确定㓗位记录的是

【答案】C

189. 需要用㓗托确定牙类交错位关系和中线的是

【答案】E

190. 需要用㓗堤确定牙类交错位关系及垂直距离的是

【答案】D

【考点】确定垂直距离㓗关系方法

【解析】在模型上利用余留牙确定上下颌牙齿的㓗关系适用于缺牙不多，上下模型余留牙根据㓗面形态对㓗后能够达到良好的正中关系，通过后牙的咬合来确定㓗关系，所以187题选A。用蜡㓗记录确定上下颌关系，适用于口内仍有可以保持上下颌关系的后牙，所以188题选C，对于没有足够的余留牙确定准确的颌位关系时需要用㓗托，所以189题选E。前牙缺失时需要用㓗堤确定正中㓗关系及垂直距离，所以190题选D。

【避错】此题考生须掌握正中咬合关系的4种方法。①在模型上利用余留牙确定上下颌牙齿的㓗关系：适用于缺牙不多，上下模型余留牙根据㓗面形态对㓗后能够达到良好的正中关系。②用蜡㓗记录确定上下颌关系：适用于口内仍有可以保持上下颌关系的后牙。③用㓗堤确定牙尖交错位关系：适用于前牙连续缺失。④用㓗托确定牙尖交错位关系：单侧或双侧游离缺失，每侧缺失两个牙以上，或者上下牙列所缺失的牙无对颌牙相对者。

（191～192题共用备选答案）

A. 双端固定桥
B. 半固定桥
C. 应力中断式固定桥
D. 复合固定桥
E. 黏接固定桥

191. 有中间基牙的多单位固定桥，近中末端无基牙，其称为

【答案】D

192. 一端桥体与固位体为固定连接，另一端为非固定连接的是

【答案】B

【考点】固定桥的选择

【解析】复合固定桥一般包括2～3个或多个间隔基牙，有中间基牙的多单位固定桥提示该固定桥包含多个牙单位，故191题选D。半固定桥桥体的一端与固位体为固定连接，另一端与固位体之间为活动连接。故192题选B。

【避错】此题较容易掌握，也是考试常涉及的知识点，需要指出的是这5种固定修复各有特点，但最

常用的是双端固定桥。

（193 ~ 194 题共用备选答案）

A. 牙冠形态
B. 牙根形态
C. 桥体殆面形态
D. 连接体形态
E. 桥体龈面形态

193. 与固定义齿自洁作用有关的形态是

【答案】E

194. 与固定义齿的咀嚼功能有关的形态是

【答案】C

【考点】固定义齿各部分的意义

【解析】牙冠形态关系到牙齿的美观，而牙根形态主要与固位有关，连接体形态与固定义齿固位体与桥体的连接强度有关。桥体龈面可设计多种不同形态，不同形态与龈面的接触关系不同，也对龈面的自洁作用产生不同影响，故 193 题选 E。桥体的殆面是桥体的咬合功能面，殆面形态恢复是否合理，直接关系到固定桥的咀嚼功能，故 194 题选 C。

【避错】193 题容易混淆的是 A。牙冠形态主要涉及美观和功能。固定义齿是否自洁主要与是否会造成菌斑集聚有关，而桥体龈面形态直接影响着牙菌斑的聚集。考生了解此点即能避错。194 题容易混淆的是 D。连接体是连接桥体与固位体的部分，与固定桥的整体性有关。连接体形态影响着食物的排溢，与固定义齿的咀嚼功能无关。考生认识到此点就能避错。

考点：牙列缺失

【A_1 型题】

1. 无牙颌牙槽嵴终身持续吸收，一般每年平均吸收速度为

A. 0.5mm
B. 0.8mm
C. 1mm
D. 1.2mm
E. 5mm

【答案】A

【考点】牙列缺失

【解析】牙槽嵴的吸收速度与牙齿的缺失原因、缺牙时间、骨质致密程度、牙槽嵴受力情况，以及患者全身健康与骨质代谢情况有关。牙周病导致的牙列缺失往往伴随明显的牙槽嵴吸收。牙槽嵴骨组织改建的程度在拔牙后前 3 个月内变化最大，6 个月时拔牙窝完全愈合，骨吸收速度显著下降，拔牙后 2 年吸收速度趋缓，平均吸收速度为每年 0.5mm，缺牙时间越长，牙槽嵴吸收越多。下颌牙槽嵴的吸收速度是上颌的 3 ~ 4 倍，故选 A。

【避错】本题易错选 B，牙周炎患者牙缺失后牙槽嵴吸收较快，但在炎症消失后，也会趋于稳定，每年以大约 0.5mm 的速度吸收。

2. 全口义齿组织面内需要缓冲处理的是

A. 腭小凹
B. 翼上颌切迹
C. 下颌舌骨嵴
D. 远中颊角区
E. 磨牙后垫

【答案】C

【考点】全口修复中需要缓冲咀嚼压力的区域

【解析】全口修复中需要缓冲咀嚼压力的区域主要是指上颌隆突、颧突、上颌结节的颊侧、切牙乳突、下颌隆突、下颌舌骨嵴以及牙槽嵴上的骨尖、骨棱等部位。该部位上面覆盖很薄的黏膜，不能承受咀嚼压力。应将上述各部分的义齿基托组织面的相应部位磨除少许，做缓冲处理，以免组织受压产生压力。故选 C。

【避错】此题易错选 E。磨牙后垫是位于下颌最后磨牙牙槽嵴远端的黏膜软垫，呈圆形、卵圆形或梨形，覆盖在磨牙后三角上，由疏松的结缔组织构成，其中含有黏膜腺。磨牙后垫稳定，很少有吸收，因此可作为指导排列人工牙的标志。

3. 为了容易达到前伸、平衡，全口义齿人工前牙应排成

A. 浅覆殆、浅覆盖
B. 浅覆殆、深覆盖
C. 深覆殆、浅覆盖
D. 深覆殆、深覆盖
E. 小开殆、浅覆盖

【答案】A

【考点】全口义齿人工牙的排牙原则

【解析】根据上下颌骨的位置关系排列上下前牙的覆殆覆盖，一般要求浅覆殆，浅覆盖。切导与牙殆平面的交角以接近 15°为宜。患者有面部缺陷或面部中轴偏斜等情况时，要利用排牙弥补患者的缺陷而不要使其更明显。故此题选 A。

【避错】此题易错选 C，前牙的覆殆和覆盖都不宜过大，若覆殆过大，则有碍前伸；若覆盖过大，则有碍美观和发音，或会影响前牙的切割功能。

4. 下列可作为全口义齿排牙参考标志的是

A. 上颌结节
B. 颊棚区

C. 远中颊角区
D. 磨牙后垫
E. 下颌舌骨嵴
【答案】D
【考点】口腔本部的解剖标志
【解析】磨牙后垫是位于下颌最后磨牙牙槽嵴远端的黏膜软垫，呈圆形、卵圆形或梨形，覆盖在磨牙后三角上，由疏松的结缔组织构成，其中含有唾液腺。下颌全口义齿后缘应盖过磨牙后垫1/2或全部。磨牙后垫稳定，很少有吸收，因此可作为排列人工牙的重要参考标志。故此题选D。
【避错】此题易错选E。下颌舌骨嵴位于下颌骨后部的内侧，为从第三磨牙斜向前下至前磨牙区由宽变窄的骨嵴，又称内斜嵴，不能作为排列人工牙的重要参考标志。

5. 下颌牙槽嵴低平者，可作为全口义齿主承托区的是
A. 前庭沟
B. 牙槽嵴舌侧斜面
C. 颊棚区
D. 下颌舌骨嵴
E. 牙槽嵴颊侧斜面
【答案】C
【考点】无牙殆的解剖标志和特点
【解析】主承托区指垂直于殆力受力方向的区域，包括牙槽嵴顶、腭部穹隆区、颊棚区等区域。此区的骨组织上覆盖着高度角化的复层鳞状上皮，能承担咀嚼能力，抵抗义齿基托的不碰撞而不致造成组织的创伤。当下颌后部牙槽嵴吸收已平坦时，颊侧翼缘区又称颊棚区，位于下颌后弓区，此区面积较大，骨质致密，能承受较大的垂直向压力，可作为下颌义齿的主承托区。故此题选C。
【避错】此题易错选D，上颌穹隆、颧突、上颌结节的颊侧、切牙乳突、下颌隆突、下颌舌骨嵴以及牙槽嵴上的骨尖等为缓冲咀嚼压力的区域，属于缓冲区。

6. 与咬肌前缘相对应的解剖结构是
A. 远中颊角区
B. 翼下颌韧带
C. 颊系带
D. 下颌骨外斜嵴
E. 磨牙后垫
【答案】A
【考点】无牙颌解剖标志
【解析】远中颊角区位于颊棚区的后方，磨牙后垫与颊侧前庭沟的结合部，黏膜下方是咬肌前缘。因受咬肌前缘活动的限制，义齿基托边缘不能较多伸展，否则会引起疼痛，咬肌活动时会使义齿上升松动。故此题选A。
【避错】此题易错选C，颊系带位于前磨牙牙根部，是提口角肌的附着处，附着在牙槽嵴顶的颊侧，呈扇形。

7. 种植覆盖全口义齿的固位方式不包括
A. 冠外附着体
B. 球帽状附着体
C. 磁性附着体
D. 杆卡式附着体
E. 套筒冠附着体
【答案】A
【考点】全口覆盖式种植义齿的附着体
【解析】全口覆盖式种植义齿各类附着体的设计：附着体是覆盖式种植义齿的固位装置，由阴、阳两部分组成，分为杆卡式附着体、套筒冠附着体、球帽状附着体、磁性固位附着体，故此题选A。
【避错】此题易错选D。杆卡式附着体固位的种植义齿，由水平杆及夹卡组成，是全口覆盖种植义齿应用最广泛的附着体类型。

8. 取全口义齿印模时，制作个别托盘的目的主要是
A. 便于操作
B. 可使印模边缘清晰
C. 可使边缘伸展适度
D. 使组织能受压均匀
E. 能获得解剖形态的印模
【答案】C
【考点】个别托盘的目的
【解析】个别托盘容易进行肌功能整塑，正确记录在口腔功能状态下修复体边缘伸展范围。全口义齿的固位主要靠附着在上下颌骨上，由于吸附力、表面张力和大气压力等物理作用。个别托盘可使边缘伸展适度，形成良好的边缘封闭。故选C。
【避错】此题易错选B。因为此选项与正确选项答案相近，考生易混淆。

9. 对全口义齿固位有利的口腔黏膜是
A. 黏膜厚，弹性大，湿润度大
B. 黏膜较薄，弹性大，湿润度大
C. 黏膜厚，弹性适中，湿润度小
D. 黏膜厚度及弹性适中，湿润度小
E. 黏膜厚度、弹性、湿润度适中
【答案】E
【考点】全口义齿固位有关的黏膜的性质

【解析】全口义齿固位有关的黏膜的性质，如黏膜的厚度适合，有一定的弹性和韧性，则基托组织面与黏膜易于密合，边缘也易于获得良好封闭，有利于义齿固位。相反，如黏膜过薄，没有弹性，则基托组织面不易贴合，边缘封闭性差，义齿固位也差，并容易产生压痛。故选 E。

【避错】此题不易选错。选项之间互相对比就不难选出 E 是最合适的。

10. 垂直距离是指

A. 上下颌牙槽嵴顶之间的距离

B. 正中位时面下 1/3 的高度

C. 瞳孔连线到口裂间距离

D. 息止颌位时，上下颌牙牙面间距离

E. 鼻底到颏底间距离

【答案】E

【考点】垂直距离

【解析】垂直距离通常是指下颌在下颌姿势位时面下 1/3 的高度，临床上以鼻底到颏下点的距离来表示。但有人将牙尖交错殆时的面下 1/3 高度，也称为垂直距离。故选 E。

【避错】此题易错选 B，垂直距离指的是下颌姿势位时面下 1/3 的高度而不是正中位。

11. 全口义齿主承托区的组织结构特点中，牙槽嵴顶区黏膜表面为

A. 上皮无角化，黏膜下层致密

B. 高度角化的单层上皮，黏膜下层致密

C. 高度角化的复层鳞状上皮，黏膜下层肥厚

D. 高度角化的复层鳞状上皮，黏膜下层致密

E. 高度角化的复层鳞状上皮，黏膜下层菲薄

【答案】D

【考点】全口义齿主承托区的组织结构

【解析】牙槽嵴顶区黏膜表面为高度角化的复层鳞状上皮，黏膜下层致密，因而能承受较大的力。故选 D。

【避错】此题易错选 B。牙槽嵴顶区黏膜表面为高度角化的复层鳞状上皮。

12. 根据全口义齿平衡理论，前伸髁突斜度大者应

A. 减小牙尖斜面斜度

B. 减小定位平面斜度

C. 减小补偿曲线曲度

D. 增大补偿曲线曲度

E. 增大前伸切导斜度

【答案】D

【考点】全口义齿平衡理论

【解析】全口义齿的平衡指在正中及下颌做前伸、侧方运动等非正中运动时，上下颌相关的都能同时接触，即为平衡。全口义齿平衡髁突斜度与切导斜度成反比，而与牙尖斜度、补偿曲线曲度，定位平面斜度成正比，所以前伸髁突斜度大，切导斜度小，牙尖斜度、补偿曲线曲度、定位平面斜度三者大，所以 D 正确，A、B、C、E 错误，故选 D。

【避错】此题易错选 C。考生易把伸髁突斜度大，切导斜度小，牙尖斜度、补偿曲线曲度、定位平面斜度这五者之间的正反关系弄错。

13. 与吸附力关系最密切的因素是

A. 唾液的黏稠度

B. 唾液的分泌量

C. 基托组织面与黏膜间的密合度

D. 基托的厚度

E. 牙槽嵴的吸收程度

【答案】A

【考点】吸附力

【解析】吸附力是两种不同分子之间的相互吸引力，内聚力是同种分子之间的相互吸引力，唾液与黏膜之间和唾液与基托组织面之间分别产生附着力，而唾液分子之间具有内聚力，从而使义齿基托与黏膜之间产生吸附作用。吸附力的大小与基托与黏膜的接触面积，密合程度，以及唾液的质量有关，其中与吸附力关系最密切的因素是唾液的黏稠度，所以 A 正确，故选 A。

【避错】此题易错选 C。基托组织面与黏膜间的密合度与吸附力有关，但不是最密切的因素。

14. 全口义齿初戴时，选磨方式错误的是

A. 选磨正中殆早接触时，主要选磨与早接触支持尖相对应的近远中边缘嵴和中央窝

B. 选磨侧方殆干扰时，选磨非支持尖上的干扰点

C. 选磨侧方殆干扰时，如为尖牙的干扰通常以选磨上尖牙为主

D. 前伸殆不干扰时，如前牙接触而后牙不接触时，选磨以下前牙唇斜面为主

E. 前伸殆不干扰时，如后牙接触而前牙不接触时，选磨上牙尖的远中斜面或下牙尖的近中斜面

【答案】C

【考点】全口义齿的选磨

【解析】因尖牙导致的侧方殆干扰，选磨的部位为下尖牙的唇斜面或上尖牙的舌斜面，通常以选磨下尖牙为主。故选 C。

【避错】本题易错选 B，工作侧的殆干扰发生在

上后牙颊尖舌斜面和下后牙颊尖颊斜面之间，或上后牙舌尖舌斜面与下后牙舌尖颊斜面之间。应按照BULL法则，调磨非支持尖，而不是上下牙尖。

15. 全口义齿印模边缘整塑的目的是确定
A. 托盘边缘位置
B. 托盘边缘长度
C. 印模密合程度
D. 印模边缘位置与厚度
E. 托盘与牙槽嵴的间隙
【答案】D
【考点】全口义齿印模边缘整塑的目的
【解析】全口义齿取初印模后制作的个别托盘需要经过边缘整塑，才可制取终印模。边缘整塑的目的是获得颊侧各组织结构运动时的外形，以确立印模边缘的位置和厚度，从而使得所形成的义齿基托边缘与运动时的黏膜皱襞和系带相吻合，防止空气进入基托与组织面之间，达到良好的边缘封闭。故选D。
【避错】此题易错选C。全口义齿印模边缘整塑的目的是确定印模边缘位置与厚度，从而达到良好的边缘封闭。

16. 唇高线与𬌗平面的距离应为上颌中切牙唇面高度的
A. 1/2
B. 1/3
C. 1/4
D. 2/5
E. 2/3
【答案】E
【考点】唇高线与𬌗平面的距离
【解析】唇高线至𬌗平面的距离为上颌中切牙切2/3的高度，唇低线至𬌗平面的距离为下中切牙切1/2的高度。故选E。
【避错】此题易错选A，主要是未审清题目，注意对比记忆。

17. 总义齿修复中，作用于唾液与基托之间的力，应称为
A. 黏固力
B. 吸引力
C. 黏着力
D. 黏附力
E. 附着力
【答案】E
【考点】总义齿固位因素
【解析】总义齿修复中，义齿的固位因素之一是基托与黏膜间的大气压力和吸附力。其中吸附力是两个物体分子之间的吸引力，包括黏着力和附着力。黏着力是指相同分子间的凝聚力，如唾液本身是有黏着力。附着力是不同分子间的凝聚力，如唾液与基托之间的力，故本题应选E。
【避错】此题最容易混淆的选项是C。考生把黏着力和附着力混淆而导致出错。黏着力是指相同分子间的凝聚力，如唾液本身是有黏着力。附着力是不同分子间的凝聚力，如唾液与基托之间的力。考生记住此点就能避错。

18. 上颌总义齿牙槽嵴与硬区之间的区域是
A. 主承托区
B. 副承托区
C. 缓冲区
D. 边缘伸展区
E. 边缘封闭区
【答案】B
【考点】无牙颌的分区
【解析】无牙颌依据其生理特点分主承托区、副承托区、边缘封闭区和缓冲区。主承托区是指上下牙槽嵴顶区。副承托区指与𬌗力方向呈角度的上下颌牙槽嵴的唇颊和舌腭侧斜面（不包括上颌硬区）。边缘封闭区是指牙槽嵴黏膜与唇颊舌黏膜的返折线区和上颌后堤区、下颌磨牙后垫区。缓冲区是指上颌硬区和下颌隆突区，故本题应选B。
【避错】此题最容易混淆的选项是A。考生容易把主承托区和副承托区混淆。主承托区包括牙槽嵴顶。副承托区包括上下颌牙槽嵴的唇颊和舌腭侧（不包括上颌硬区）。记住此点就能顺利答题。

19. 全口义齿人工牙排列成平衡𬌗主要是为了
A. 提高咀嚼效率
B. 增强义齿固位
C. 增强义齿稳定
D. 有利于美观
E. 防止咬舌
【答案】C
【考点】全口义齿人工牙排列
【解析】全口义齿的平衡是指下颌做前伸、后退或侧方运动时上下颌相关的牙都能同时接触。全口义齿的平衡可防止义齿基托翘动和防止无牙颌组织产生压痛，延缓牙槽骨吸收，因此C正确；而提高咀嚼效率与上下牙齿的接触面积和颌位关系的正确与否等有关，故A错误；义齿的固位与基托的大小及与黏膜的密合程度等有关，故B错误；美观与人工牙的大小颜色及排列有关，故D错误；咬舌与后牙的排列及平面的高低等有关，故E错误。因此本题应选C。

【避错】此题最容易混淆的选项是B，考生掌握固位和稳定的含义就能避错。义齿的固位与基托的大小及与黏膜的密合程度等有关；义齿的稳定是义齿在使用的过程中要达到至少三点的接触。所以平衡𬌗主要是为了增强义齿稳定。

20. 确定颌位关系时在上颌托蜡堤唇面确定的口角线位置代表

A. 尖牙远中面位置

B. 尖牙近中面位置

C. 尖牙牙尖位置

D. 第一前磨牙牙尖位置

E. 第一前磨牙远中面位置

【答案】A

【考点】口角线位置含义

【解析】正常人的口角位置约位于平视时经瞳孔向下的垂直线于尖牙和第一前磨牙间的交叉点处，即在尖牙远中面的位置，所以B正确。其他选项的位置不是上颌托蜡堤唇面确定的口角线位置，所以排除B、C、D、E，故选A。

【避错】此题最容易混淆的选项是C。此题考生掌握正常人的口角位置就能避错。正常人的口角位置约位于尖牙远中面的位置，并非尖牙牙尖位置。

21. 不适合作为全口义齿二次印模法的终印模材料是

A. 藻酸盐

B. 硅橡胶

C. 印模膏

D. 聚醚橡胶

E. 氧化锌丁香油印模材料

【答案】C

【考点】全口义齿二次印模法的终印模材料选择

【解析】全口义齿二次印模法的终印模材料是使用弹性胶体印模材、藻酸盐、硅橡胶、聚醚橡胶、氧化锌丁香油印模材料，所以能够更好地取出口内的解剖标志，所以A、B、D、E正确，而印模膏是非弹性印模材，所以不能满足二次印模的精度要求，故此题选C。

【避错】此题最容易出错的选项是E，考生对氧化锌丁香油印模材料认识不足而出错，其主要成分为氧化锌和丁香油，其中加入增塑剂和反应性调节剂，凝固时间与催化剂的用量有关，一般为3~6分钟。凝固后机械强度大，无弹性。多用于二次印模法的衬层或总义齿的重衬印模。

22. 全口义齿的前牙要排成浅覆𬌗和浅覆盖的主要目的是为了

A. 美观

B. 排牙方便

C. 发音清晰

D. 与天然牙一致

E. 易于取得前伸𬌗平衡

【答案】E

【考点】全口义齿的前牙排成浅覆𬌗和浅覆盖的目的

【解析】人工牙的覆𬌗覆盖要合适，前牙要排成浅覆盖、浅覆𬌗形成较小的切导斜度，有利于取得前伸𬌗平衡，也有利于义齿的切割功能、固位功能、牙槽嵴的组织保健，所以E正确。而其他选项的功能不是通过前牙要排成浅覆𬌗和浅覆盖实现，故选E。

【避错】此题最容易出错的选项是D。全口义齿的前牙当然要排成跟天然牙一样，但是排成浅覆𬌗和浅覆盖的主要目的是为了在前伸下颌时易于取得前伸𬌗平衡。考生了解此点就能避错。

23. 上颌全口义齿基托后缘位置是

A. 翼上颌切迹与腭小凹后2mm连线

B. 翼上颌切迹与腭小凹前2mm连线

C. 翼上颌切迹与腭小凹连线

D. 上颌结节与腭小凹后2mm连线

E. 上颌结节与腭小凹连线

【答案】A

【考点】上颌全口义齿基托后缘位

【解析】上颌全口义齿的基托后缘应在腭小凹后2mm处，所以A正确。其他选项描述的位置不是基托后缘伸展的部位，故选A。

【避错】此题最容易出错的选项是D。考生对解剖标志不熟悉而导致出错。上颌结节是牙槽嵴两侧远端的圆形骨突。翼上颌切迹在上颌结节之后，为蝶骨翼突和上颌结节后缘之间的骨间隙，表面有黏膜覆盖。其后缘2mm是基托后缘伸展的部位。

24. 采用哥特式弓描记法确定颌位关系时，下颌位于哥特弓描记轨迹顶点时的颌位是

A. 牙尖交错位

B. 侧方𬌗位

C. 息止颌位

D. 前伸𬌗位

E. 正中关系位

【答案】E

【考点】哥特式弓法

【解析】哥特式弓描记法：确定颌位关系时于上下𬌗托上分别固定描记板和与之垂直的描记针。下𬌗前伸，侧向运动时，描记针在描记板上描绘出近似“∧”形的图形，也就是当描记针指向该图形顶点时

下颌恰好处于正中关系位。故选E。

【避错】此题易错选A，主要是概念混淆。当上下牙列接触到一起，前牙呈正常覆䝯覆盖，后牙䝯面间呈尖窝交错的接触关系，此时的上下颌关系为最广泛接触位称牙尖交错位。

25. 全口义齿解剖式人工牙常规排列时，与䝯平面不接触的是

A. 1|1 切缘

B. 3|3 牙尖

C. 4|4 舌尖

D. 5|5 颊尖

E. 6|6 近舌尖

【答案】C

【考点】全口义齿解剖式人工牙排列

【解析】全口义齿解剖式人工牙排列时，中切牙的切缘，尖牙牙尖，前磨牙颊尖和第一磨牙的近舌尖在䝯平面上，所以A、B、D、E不正确，故排除选项。第一前磨牙舌尖在平面上1mm，所以C符合题意，故选C。

【避错】此题考查考生对基本知识的掌握程度。考生须记住，4|4 舌尖离开䝯平面1mm，近中窝对向下后牙牙槽嵴顶连线，颊尖与䝯平面接触。

26. 无牙颌模型上䝯架时进行面弓转移的目的是

A. 记录上下䝯托的关系

B. 将下颌䝯托转移到䝯架上

C. 将髁道斜度转移到䝯架上

D. 将下颌对上颌的关系转移到䝯架上

E. 将上颌对颞下颌关节的关系转移到䝯架上

【答案】E

【考点】面弓转移的目的

【解析】面弓转移上䝯架是将上颌与颞下颌关节的关系转移到䝯架上，所以E正确，其他选项的说法不确切，故选E。

【避错】本题较难，部分考生容易误选D。此题考生掌握面弓的定义和目的就能避错。面弓是一种工具，用于将上颌与颞下颌关节的关系转移到䝯架上，从而使上颌模型固定在䝯架的适当位置，这个位置和人体情况是一致的。

27. 全口义齿的固位与大气压力产生关系最密切的是

A. 牙槽嵴丰满度

B. 基托边缘封闭

C. 基托面积

D. 黏膜厚度

E. 咬合关系

【答案】B

【考点】全口义齿的固位

【解析】全口义齿的基托与其所覆盖的牙槽嵴黏膜紧密贴合，两者之间形成大气负压。基托与黏膜之间的唾液又使这三者之间形成了吸附力，大气压力、吸附力共同作用，构成了全口义齿的固位力。所以与大气压力之间形成基托边缘封闭最密切，所以B正确，故选B。

【避错】此题最容易混淆的选项是C，部分考生认为基托面积越大，产生的大气压力越大。但是如果基托与其所覆盖的牙槽嵴黏膜不紧密贴合，两者之间就无法形成大气负压。所以基托边缘封闭是最密切的。

28. 有关颊棚区的描述，不正确的是

A. 其外界为下颌骨外缘

B. 其内界为牙槽嵴的颊侧斜坡

C. 前缘是颊系带，后缘是磨牙后垫

D. 此处骨质疏松，基托不宜伸展

E. 此处骨质致密，可承受垂直压力

【答案】D

【考点】颊棚区概念

【解析】颊棚区位于下颌后弓区，是由近中的颊系带、远中的磨牙后垫和远中颊角区、外侧的下颌骨外斜嵴和内侧的牙槽嵴围成的区域，所以A、B、C正确，随着牙槽嵴的吸收，牙槽嵴高度降低，颊棚区变平坦、宽阔，其表面骨皮质厚、致密，且与䝯力方向垂直，因此能承受较大的咀嚼压力，所以E正确，而D错误，故选D。

【避错】考生掌握颊棚区概念就能避错。颊棚区位于下颌后弓区，近中为颊系带，远中为磨牙后垫和远中颊角区，外侧为下颌骨外斜嵴，内侧为牙槽嵴的颊侧斜坡，颊棚区骨质致密，可以承受䝯力，因此义齿基托此区可以伸展。

29. 全口义齿重衬的目的是

A. 取压力印模

B. 升高垂直距离

C. 使义齿组织面与组织更贴合

D. 增加基托强度

E. 增加义齿丰满度

【答案】C

【考点】全口义齿重衬的目的

【解析】重衬是全口义齿基托组织面上添加一层树脂衬层。当牙槽骨吸收和软组织形态改变，导致基托组织面与承托区黏膜不密合时，通过重衬的方法，使重衬的树脂充满不密合的间隙，使基托组织面与承托区黏膜组织恢复紧密贴合，可增加义齿的固位力。

所以 C 正确，故选 C。

【避错】考生对重衬定义认识不足而错选 B。重衬的一般目的就是增加义齿与黏膜面的密合性。垂直距离的增高不是靠重衬来完善的。

30. 无牙颌的解剖标志不包括

A. 颧突

B. 切牙乳突

C. 唇皱

D. “P”切迹

E. 颤动线

【答案】C

【考点】上颌无牙颌的解剖标志

【解析】上颌无牙颌的解剖标志包括上牙槽嵴、切牙乳突、上颌硬区、腭皱襞、颧突、翼上颌切迹、腭小凹、颤动线、颊系带、唇系带、上颌前弓区、上颌结节。所以包括 A、B、D、E，而不包括 C，故选 C。

【避错】此题考生容易混淆的是 D。考生不知道“P”切迹的概念而导致出错。“P”切迹是位于下颌骨内缘，下颌骨舌骨嵴前方，是口底上升时的最高点，基托边缘应有相应的切迹。

31. 无尖人工牙的特点不包括

A. 无牙尖、有外展隙及食物溢出沟

B. 可减小侧向力

C. 垂直方向传递𬌗力至牙槽嵴

D. 增强义齿的稳定性

E. 咀嚼效率不如解剖式人工牙

【答案】D

【考点】无尖人工牙的特点

【解析】非解剖式牙是其牙面没有牙尖和斜面，又称为无尖牙。牙面有溢出沟，通达颊舌面，以增加咀嚼时的摩擦力并有助于食物的溢出，A 正确。无尖牙的咀嚼效能较差，咀嚼效率不如解剖式人工牙，所以 E 正确。但是侧向力小，B 正确。对牙槽嵴的损害小，C 正确。D 不是无尖人工牙的特点，故选 D。

【避错】本题考生容易误选 A，A 项是正确的，无尖牙也有外展隙和食物溢出沟。全口义齿的稳定性与是否达到𬌗平衡有关，人工牙是否有尖与咀嚼效能有关，所以人工牙的解剖形态与义齿的稳定无关。考生这样理解就能避错。

32. 为了保持前伸咬合平衡，当髁突斜度不变时，若牙尖斜度增加，则切道斜度应

A. 减小

B. 加大

C. 不变

D. 与牙尖斜度同角度

E，与髁突斜度向角度

【答案】B

【考点】全口义齿平衡𬌗理论

【解析】平衡𬌗理论五因素十定律中，当髁突斜度不变时，牙尖斜度与切道斜度成正相关，故若牙尖斜度增加，则切道斜度应加大。故选 B。

【避错】此题较难，容易误选 A，切道斜度增加，补偿曲线曲度增加，牙尖斜面斜度也增加，定位𬌗平面斜度也增加。

33. 可导致戴上颌义齿后恶心、唾液增多的是

A. 义齿基托后缘欠密合

B. 颊侧系带处基托缓冲不够

C. 磨光面形态不佳

D. 后牙排列偏颊侧

E. 义齿基托后缘过短

【答案】A

【考点】戴上颌义齿后恶心、唾液增多的原因

【解析】戴上颌义齿后若义齿基托后缘密合不佳，则会使唾液积聚于义齿基托后缘与腭部之间，积聚的唾液可刺激腭黏膜，产生恶心感觉，并唾液分泌增多。故选 A。

【避错】此题最容易混淆的选项是 D，后牙排列偏颊侧会造成义齿不稳定而致基托中央裂开，而不会导致恶心、唾液增多。基托后缘与黏膜不密合，前伸𬌗不平衡，义齿后端翘动而刺激黏膜，会引起恶心、唾液增多。考生了解此点就能避错。

34. 磨牙后垫在排列人工牙时的标志作用如下，除了

A. 下颌第一磨牙的𬌗面应与磨牙后垫的 1/2 等高

B. 下颌第二磨牙应位于磨牙后垫前缘

C. 后牙的舌尖应位于磨牙后垫颊、舌面向前与下颌尖牙远中面形成的三角形内

D. 后牙的颊尖应位于磨牙后垫颊、舌面向前与下颌尖牙近中面形成的三角形内

E. 下颌义齿后缘应盖过磨牙后垫 1/2 或全部

【答案】C

【考点】磨牙后垫的标志作用

【解析】磨牙后垫在排列人工牙时具有重要标志作用，下颌义齿后缘应盖过磨牙后垫 1/2 或全部，后牙的颊尖应位于磨牙后垫颊、舌面向前与下颌尖牙近中面形成的三角形内，下颌第一磨牙的𬌗面应与磨牙后垫的 1/2 等高，下颌第二磨牙应位于磨牙后垫前缘，故选 C。

【避错】此题最容易混淆的选项是 D。考生由于

记忆不牢而错选D。考生牢记，全口义齿排牙时后牙的颊尖应位于磨牙后垫颊、舌面向前与下颌尖牙近中面形成的三角形内。

35. 后牙全部缺失后主要会引起
    A. 前牙向缺牙间隙倾斜
    B. 上前牙间隙增宽
    C. 唇部内陷影响美观
    D. 影响唇齿音的发音
    E. 颞下颌关节功能紊乱

【答案】E

【考点】后牙全部缺失的后果

【解析】后牙全部缺失的患者在进行咀嚼运动时，会用前牙代偿后牙失去所造成的功能缺陷，下颌会向前运动，时间长就会使颞下颌关节偏离原有的运动轨迹，出现功能紊乱，其他选项所说也会产生，但并不是最主要的。故选E。

【避错】此题最容易混淆的选项是A，后牙缺失，前牙会不同程度地向缺牙间隙倾斜，但是后牙全部缺失后主要会引起颞下颌关节功能紊乱。考生一定要认真审题，分清主次，即能避错。

36. 下列哪项因素不会造成患者咬颊、咬舌
    A. 缺失时间过长，舌体变大
    B. 两颊部向内凹陷
    C. 垂直距离过高
    D. 后牙覆盖过小
    E. 上颌结节与磨牙后垫部位的基托间间隙过小

【答案】C

【考点】全口义齿初戴后的问题

【解析】咬颊、咬舌的原因包括后牙缺失时间过久、两颊部向内凹陷、舌体变大、后牙排列覆盖过小、上颌结节与磨牙后垫部位的基托间间隙过小。咬合垂直距离过高时由于人工牙占据了息止颌间隙，不会造成患者咬颊、咬舌。故选C。

【避错】本题部分考生易错选E，有时颊部软组织也会被上颌结节和磨牙后垫部位的上下颌基托夹住，造成咬颊、咬舌，此情况下可将基托磨薄，增加上下基托之间间隙。

37. 记录全口义齿颌位关系时，关于殆托的错误说法是
    A. 殆托是由基托和殆堤组成
    B. 基托有暂基托和恒基托之分
    C. 用基托蜡片做的基托称为暂基托
    D. 用自凝塑料做的基托称为恒基托
    E. 暂基托最后为加热成型塑料所代替

【答案】D

【考点】殆托的组成

【解析】殆托是由基托和殆堤组成，基托有暂基托和恒基托之分，用基托蜡片、自凝塑料做的基托称为暂基托，加热成型塑料做的基托称为恒基托，故选D。

【避错】本题容易误选C，此题考生了解暂基托和恒基托的各自特点就能避错。暂基托只用于制作殆托，排列人工牙和形成义齿基托蜡型，最终由热凝树脂的义齿基托所替换。制作暂基托常用材料有基托蜡片、自凝树脂和光固化树脂；恒基托是由热凝树脂提前制作好的义齿基托。

38. 上颌全口义齿基托后堤主要的作用是
    A. 避免患者恶心
    B. 增加基托厚度
    C. 增加基托强度
    D. 减小基托长度
    E. 增强后缘封闭

【答案】E

【考点】全口义齿后堤区的作用

【解析】上颌后堤区和下颌的磨牙后垫都是边缘封闭区，是义齿接触的软组织部分。此区有大量的疏松结缔。为了增加上颌义齿组织后缘的封闭作用，可借组织的可让性，对组织稍加压力，制作后堤，形成完整的边缘封闭。故选E。

【避错】此题易错选C，全口义齿后堤区的目的是达到更好的边缘封闭以利于固位。

39. 关于全口义齿颌位记录的正确描述是
    A. 下颌骨对颅骨的位置关系
    B. 上下颌骨的垂直关系
    C. 上下颌骨的水平关系
    D. 记录上颌骨的位置关系
    E. 颌位记录是记录下颌骨的位置关系

【答案】A

【考点】颌位关系记录

【解析】全口义齿颌位记录是指确定并记录患者面下1/3的适宜高度和两侧髁突在下颌关节凹生理后位时上下颌位置关系，是下颌骨对颅骨的位置关系。故选A。

【避错】此题易错选B，应熟悉上下颌骨的垂直关系是垂直距离。颌位关系既包括垂直关系，也包括水平关系，B、C说法过于片面。

40. 与牙列缺失修复前颌面部检查无关的是
    A. 检查颌面部两侧是否对称
    B. 上唇长度及丰满度
    C. 面中1/3高度

D. 下颌开闭口运动有否习惯性前伸及偏斜

E. 颞下颌关节有否疼痛、弹响、张口困难等

【答案】C

【考点】无牙颌的检查

【解析】牙列缺失修复前颌面部检查通常是检查面下 1/3 高度，而不是面中 1/3 高度（C 符合题意）。还需检查面部是否对称，下颌开闭口运动有无习惯性前伸及偏斜，颞下颌关节有无疼痛、弹响、张口困难等，上唇长度及丰满度。本题选 C。

【避错】此题易错选 B，检查上唇长度及丰满度是修复前的必要准备，C 项错误的原因是需要检查面下 1/3 高度，而不是面中 1/3 高度。

41. 牙列缺失后，下颌骨的改变中错误的是

A. 唇颊侧骨板较舌侧薄而疏松

B. 牙槽骨顺牙根方向吸收

C. 颌弓前段向下、向前吸收

D. 颌弓后段向下、向外吸收

E. 严重者下颌舌骨嵴可接近牙槽嵴顶

【答案】A

【考点】牙列缺失后骨组织的改变

【解析】下颌牙列缺失后，牙槽骨的吸收与缺失牙的时间、原因及骨质致密程度有关。下颌牙槽骨沿牙根方向吸收，向下向外，逐渐变大，舌侧骨皮质薄而疏松，故本题 A 项是错误的，选 A。

【避错】此题易错选 C、D，应牢记牙列缺失颌弓吸收方向，此考点亦常考，A 所说特征是上颌牙槽骨特点。

42. 与牙槽嵴吸收速度和量无关的因素是

A. 骨质的疏密程度

B. 颌弓的大小

C. 缺牙的原因

D. 全身健康状况

E. 戴义齿的适合性

【答案】B

【考点】与牙槽嵴吸收相关的因素

【解析】与牙槽嵴吸收相关的因素：①骨质的疏密程度，疏松的较易吸收。②缺牙原因，如牙周病患者吸收的也相对快一些。③全身健康状况不佳也易吸收。④义齿如不是很适合牙槽嵴，会给牙槽嵴带来创伤，造成吸收速度加快。本题用排除法选 B。

【避错】此题易错选 D，除了局部因素外，全身健康状况差牙槽骨吸收较快。

【A_2 型题】

43. 男，65 岁。戴用全口义齿，发现口内做正中𬌗时，只有第二磨牙接触，其余牙齿开𬌗。处理方法是

A. 降低第二磨牙

B. 抬高其他牙齿

C. 加大补偿曲线

D. 减小补偿曲线

E. 重新取𬌗关系记录

【答案】E

【考点】全口义齿的试戴

【解析】口内做正中𬌗时，后牙接触，前牙开𬌗，或者前牙接触，后牙不接触，未能出现广泛的接触，为𬌗关系记录错误，需要重取𬌗关系记录。故选 E。

【避错】本题不易选错。无牙颌患者采用全口义齿修复时，首先应确定上下无牙颌的位置关系，使义齿的咬合关系建立在稳定、可重复的正确位置上。

44. 女，80 岁。上、下颌牙列缺失 8 年，上、下全口义齿使用 7.5 年，近半年下颌义齿易脱落，希望再次修复。检查：上颌剩余牙槽骨中度吸收，下颌剩余牙槽骨重度吸收。临床义齿修复确定面下 1/3 距离时，患者下颌所在的颌位应是

A. 牙尖交错位

B. 下颌姿势位

C. 后退接触位

D. 肌位

E. 牙尖交错位

【答案】B

【考点】颌位的基本关系

【解析】头直立位，口腔在不咀嚼、不吞咽、不说话的时候，下颌处于休息状态，上下颌牙弓自然分开，从后向前保持着一个楔形间隙，称为息止颌间隙，也称为自由间隙，为 1 ~ 3mm。此时下颌所处的位置，称为下颌姿势位。下颌姿势位时的垂直距离与牙尖交错位时的垂直距离之差即为息止𬌗间隙值，借此大致确定无牙颌患者上下颌的垂直位置关系。故本题选 B。

【避错】本题易错选 A 选项。牙尖交错位不是一个固定的位置，随着牙齿的磨耗会改变，一般不用于垂直距离判定。

45. 女，70 岁。无牙颌。全口义齿修复过程中，确定颌位关系后采用外耳道触诊法检查时，感觉左侧髁突撞击明显，而右侧无感觉，如果该患者的颌位关系未重新确定，在试排牙时会出现

A. 垂直距离过低

B. 前牙覆盖过大

C. 右侧后牙覆盖大于左侧后牙

D. 前牙开𬌗
E. 下颌义齿中线偏斜

【答案】E

【考点】颌位正中关系的验证方法

【解析】颌位正中关系的常用验证方法如下。①外耳道前壁触诊法：医师将双手小指指肚向前插入患者外耳道内，感觉下颌闭合时髁突是否撞击手指，两侧撞击力度是否相同。如果感觉不到髁突的撞击或力度微弱，说明下颌可能没有完全退回到正中关系；如果两侧撞击力度不一致，说明下颌可能发生偏斜。②颞肌触诊法。③观察咬合时上下𬌗托是否稳定，上下𬌗堤接触是否均匀，𬌗托间有无滑动、翘动或扭转等现象。根据题干信息，患者两侧撞击力度不一致，说明下𬌗可能发生偏斜，若不纠正，则排牙时会出现下颌义齿中线偏斜。故选E。

【避错】此题不易选错，重点在于掌握外耳道触诊法检查的两种结果：若感觉不到髁突的撞击或力度微弱，说明下颌可能没有完全退回到正中关系；若两侧撞击力度不一致，说明下颌可能发生偏斜。

46. 男，60岁。戴用全口义齿1周，主诉咬合疼痛，定位不明确。检查：黏膜未见红肿或溃疡部位，基托边缘伸展合适，做正中𬌗咬合时，上颌义齿有明显扭转，问题是
A. 基托不密合
B. 基托翘动
C. 侧方𬌗早接触
D. 前伸𬌗干扰
E. 正中关系有误

【答案】E

【考点】全口义齿戴入后出现的问题

【解析】患者出现咬合痛：义齿在正中咬合和侧合时有早接触或𬌗干扰，𬌗力分布不均匀，会在牙槽嵴顶上或嵴的斜面上，产生弥漫性发红的刺激区域。患者义齿不稳定，在口内形成很多处压痛点和破溃处。咀嚼时义齿发生明显移位说明义齿不稳定。基托不密合时患者在张口说话时就易脱落，会发出牙齿相撞声。根据题干，做正中𬌗咬合时，上颌义齿有明显扭转，说明正中关系有误。故选E。

【避错】本题易错选C，侧方𬌗有早接触患者黏膜会出现局部压痛点。正中关系有误，患者会出现下颌义齿后退或偏向一侧。

47. 男，65岁。全口义齿戴牙后感到下颌牙槽嵴普遍疼痛，较长时间戴用后感颊部肌肉酸痛，上腭部有烧灼感，检查发现口腔黏膜广泛发红，无明显溃疡。正确的处理方法是
A. 不做处理，嘱坚持戴用
B. 基托组织面重衬
C. 重排下颌人工牙以降低咬合垂直距离
D. 调𬌗以去除正中𬌗早接触
E. 𬌗面加高以升高咬合垂直距离

【答案】C

【考点】全口义齿戴牙后出现的问题及处理

【解析】全口义齿咬合垂直距离过高，患者戴义齿后，感到下颌牙槽嵴普遍疼痛或压痛，不能坚持较长时间戴义齿，面颊部肌肉酸痛，上腭部出现烧灼感，检查口腔黏膜无异常表现，这种情况多由于垂直距离过高或者夜磨牙所致。该患者出现的问题多因垂直距离恢复过高引起，一般需要重新排牙或重做义齿以降低原有咬合垂直距离。故选C。

【避错】本题易错选D，若口腔黏膜出现个别部位的黏膜发红可能是由于早接触点或者基托表面有小瘤所致。

48. 男，60岁。戴用全口义齿后感到牙槽嵴不确定部位的疼痛，面部肌肉不适，每天仅戴用数小时就需摘下，否则难以忍受。最可能的原因是
A. 对基托材料过敏
B. 患者有口干综合征
C. 义齿垂直距离过高
D. 患者不适应
E. 义齿咬合不平衡

【答案】C

【考点】全口义齿戴入后的问题

【解析】患者戴义齿后，感下颌牙槽嵴普遍疼痛或压痛，不能坚持较长时间戴用，面颊部肌肉酸痛，上腭部有烧灼感。检查口腔黏膜无异常表现，这种情况多是由于垂直距离过高或夜磨牙所致。故选C。

【避错】本题易错选E。当咬合不平衡时，可重新排列下颌后牙或重新做全口义齿。

49. 男，56岁。牙槽嵴丰满，初戴全口义齿时，发现正中咬合接触点较少。调磨时应磨的部位是
A. 有早接触的下舌尖
B. 有早接触的上颊尖
C. 有早接触的支持尖
D. 与有早接触的支持尖相对应的中央凹
E. 与有早接触的支持尖相对应的牙尖

【答案】D

【考点】全口义齿初戴

【解析】由于"支持尖"有维持义齿高度的作用，并且在侧方𬌗运动中，"支持尖"与对颌"支持尖"和非支持尖都有接触关系，因此选磨正中𬌗的早接触点时，主要选磨与早接触支持尖相对应的近远中边缘嵴和中央窝。所以C和E错误，支持尖是指上舌

尖和下颊尖，所以 A 和 B 错误。故选 D。

【避错】该题很容易错选 C，早接触出现在“支持尖”和其相对的中央窝和近远中边缘嵴之间。主要选磨与早接触支持尖相对应的近远中边缘嵴和中央窝。

50. 某患者，全口义齿初戴时，发现下颌义齿翘动，说明有支点存在，支点位置通常在

A. 下颌隆突
B. 磨牙后垫
C. 唇系带
D. 牙槽嵴顶
E. 舌系带

【答案】A

【考点】全口义齿初戴

【解析】下颌义齿引起翘动的原因多是与外斜嵴、下颌隆突区相应的基托组织面未做缓冲引起的。须利用压痛定位确定支点部位，进行基托组织面缓冲，翘动就会消失。如果翘动不适由支点所致，要考虑基托变形，或者印模、模型不准，常需重做义齿。故选 A。

【避错】本题易错选 D，牙槽嵴上的骨尖、骨棱等在制作前就已去掉。

51. 男，58 岁。戴用全口义齿 1 个月，固位良好，主诉讲话吐字不清，有时还有哨音，检查咬合关系正常，义齿磨光面光滑。原因可能是

A. 义齿咬合不平衡
B. 上颌基托后缘伸展过长
C. 上颌前部基托过于光滑
D. 前牙覆𬌗过大
E. 义齿固位差

【答案】C

【考点】全口义齿戴牙后出现的问题及处理

【解析】牙齿排列的位置不正确就会使发音不清或有哨音。哨音产生的原因是由于后部牙弓狭窄，尤其在前磨牙区，使舌活动间隙减少，舌活动受限；使舌背与腭面之间形成很小的空气排溢道，或因基托前部的腭面太光滑。故选 C。

【避错】本题易错选 B，上颌基托过长易引起恶心，甚至呕吐。应将基托后缘磨短。

52. 女，66 岁。戴全口义齿 2 天，感上下牙槽嵴多处压痛。检查：上下全口义齿固位尚好。基托边缘伸展至黏膜转折处，人工牙排列在牙槽嵴顶上，正中咬合时扪诊颞肌处有力，侧方时义齿活动明显，引起多处压痛的原因是

A. 基托边缘伸展过长
B. 牙排列位置不正确
C. 颌位关系不正确
D. 侧𬌗不平衡
E. 𬌗力过大

【答案】D

【考点】全口义齿戴牙后出现的问题及处理

【解析】基托边缘伸展至黏膜转折处，所以排除 A 选项，人工牙排列在牙槽嵴顶上，所以 B 错误，正中咬合时扪诊颞肌处有力，所以颌位关系正确，C 选项排除。侧方时义齿活动明显，说明侧方𬌗有𬌗干扰。故选 D。

【避错】本题容易错选 C，正中𬌗关系不正确也会造成义齿不稳定，造成疼痛，但该题说了正中咬合时扪诊颞肌处有力，所以可以排除。

53. 男，75 岁。来门诊做全口义齿修复。患者端坐治疗椅上，全身放松，两眼平视，下颌处于生理休息状态。测得鼻底至颏底距离为 71mm。咬合位垂直距离应为

A. 69mm
B. 73mm
C. 67mm
D. 75mm
E. 65mm

【答案】A

【考点】确定垂直距离的方法

【解析】息止颌位垂直距离与咬合位垂直距离相差 2mm。因此用 71mm 减去 2mm 得到的垂直距离是 69mm，故选 A。

【避错】此题易错选 B，71mm 为息止颌位时的面下 1/3 距离，咬合位应比此位置距离短 2～3mm，而不是增加 2～3mm。

54. 女，82 岁。牙列缺失，牙槽嵴狭窄，全口义齿修复后咀嚼效率低，其原因不可能是

A. 年龄过大
B. 牙槽嵴狭窄，固位较差
C. 垂直距离过低
D. 咬合接触点少
E. 人工牙型号选择过小

【答案】A

【考点】全口义齿修复后咀嚼效率低的原因

【解析】全口义齿修复后咀嚼效率低的原因有人工牙型号选择过小、咬合接触点少、垂直距离过低、牙槽嵴狭窄，固位较差等。咀嚼效率低与年龄没有关系，故选 A。

【避错】此题最容易混淆的选项是 E。人工牙型号选择过小，这样有效咀嚼面积会小，当然会导致咀嚼效率低，故 E 对。

55. 男，55岁。戴用全口义齿2年，一直未吃硬性食物，小心谨慎使用义齿，但上颌义齿仍裂开。检查：上颌义齿前份正中折裂，固位好，腭侧基托厚2mm，腭中缝较平，造成义齿折裂的主要原因是

A. 基托前部分厚薄不均
B. 腭侧基托较薄
C. 人工牙排列在牙槽嵴顶外
D. 腭中缝成为义齿折裂支点
E. 基托材料老化，变脆

【答案】C

【考点】全口义齿折裂的原因

【解析】全口义齿折裂的原因有义齿不慎掉到地上、受力不平衡（腭中缝成为义齿折裂支点）、基托前部分厚薄不均、腭侧基托较薄、基托材料老化，变脆等。由于人工牙排列位于牙槽顶外，牙槽嵴形成了义齿受力的支点，造成义齿折裂。故选C。

【避错】最容易混淆的选项是D。考生认真审题就能避错，题干中“腭中缝较平”提示腭中缝没有支点，所以不选D。

56. 女，65岁。全口牙缺失40天，影响功能。检查：上下颌牙槽嵴吸收中等，双侧上颌结节明显突向颊侧，倒凹大。在修复前，对上颌结节正确的处理方法是

A. 基托组织面缓冲
B. 使义齿旋转就位
C. 缩小此处基托伸展范围
D. 患者自行按摩，使骨质吸收
E. 手术去除倒凹较大一侧的骨突

【答案】E

【考点】修复前外科准备

【解析】两侧上颌结节均较突出时，可以只选择结节较大的一侧做外科修整，另一侧可在基托组织面进行适当的缓冲以减小倒凹，或是改变义齿就位方向，使义齿容易就位，并且不产生疼痛。故选E。

【避错】此题最容易混淆的选项是C。上颌结节是上颌牙槽嵴两侧远端的圆形骨突，上颌义齿基托在此处应该有充分的伸展。所以缩小此处基托伸展范围是错误的。

57. 男，55岁。初戴全口义齿，前伸殆时，$\left|\begin{matrix}5\\6\end{matrix}\right.$有殆干扰，此时应调磨

A. 上第一前磨牙颊尖近中斜面
B. 下第二前磨牙颊尖近中斜面
C. 上第二前磨牙颊尖远中斜面
D. 下第二前磨牙颊尖远中斜面
E. 上第二前磨牙颊尖远中斜面下第二前磨牙颊尖近中斜面

【答案】C

【考点】全口义齿殆干扰的调磨

【解析】若正中殆关系正常，而非正中殆有早接触，说明该牙牙尖沿对颌牙的斜面滑行时有早接触，但正中殆的尖窝关系协调。此时只能调磨斜面上的早接触区，而不能磨改牙尖，否则会破坏正中殆关系，故调磨上第二前磨牙颊尖远中斜面或下第一磨牙颊尖近中斜面，故选C。

【避错】本题考生容易误选E，需要注意的是本题与下颌第二前磨牙无关，凡是选项涉及下颌第二前磨牙的调改，都是错的。考生记住全口义齿的选磨原则就能避错。选磨前伸殆干扰：选磨上颌牙远中斜面或下颌牙的近中斜面，直到前后牙至少达到“三点接触为止”。所以对于此题只能选C。

58. 男，75岁。全口义齿初戴后，咬合时上腭部疼痛。检查：上颌硬区黏膜红肿。首选的处理方法是

A. 调整咬合
B. 硬腭区重衬
C. 重新制作义齿
D. 基托组织面重衬
E. 基托组织面相应处缓冲

【答案】E

【考点】义齿造成黏膜压痛处理

【解析】在牙槽嵴上有骨尖、骨棱的部位；上颌隆突、上颌结节的颊侧；下颌舌隆突等骨质隆起处；有组织倒凹的区域；下颌舌骨嵴覆盖黏膜较薄的区域等，受力后容易造成组织压伤。处理：在磨伤或压伤的黏膜上涂甲紫，将义齿组织面擦干，戴入口中，在压伤部位相应的基托组织面上显示紫颜色，用桃形或轮形石将紫颜色处的基托组织面磨除少许，使基托组织面与组织之间有适当的空隙，这种处理称为缓冲处理。故选E。

【避错】此题最容易混淆的选项是B。重衬是义齿使用一段时间后，在全口义齿组织面上加上一层塑料，使其充满牙槽嵴及周围组织被吸收部分的间隙，使基托组织面和周围的组织紧密贴合，增加义齿的固位力。而此患者是义齿初戴后，所以不会存在组织吸收的间隙。所以B不选。

59. 患者，初戴全口义齿，主诉上颌左侧压痛，不能咬合。检查：全口义齿固位好，基托伸展合适，咬合接触良好，相对于$\underline{|5}$处黏膜上有一小出血点，余之未见异常。造成疼痛的原因是

A. $\underline{|5}$人工牙有早接触

B. 基托组织面有树脂小瘤
C. 印模不准确
D. 模型不准确
E. 咬合不稳定
【答案】B
【考点】初戴全口义齿引起疼痛的原因分析
【解析】在牙槽嵴上有骨尖、骨棱的部位；上颌隆突、上颌结节的颊侧；下颌舌隆突等骨质隆起处等可因没有缓冲而造成疼痛；而相应的基托组织面有树脂小瘤也可造成对应的黏膜疼痛，出现出血点。故选 B。
【避错】此题易错选 E。在义齿进行功能时不稳定，在口内可形成很多处压痛点和破溃处。此表现与题干黏膜有一小出血点不符，故不选 E。

60. 患者主诉戴全口义齿后，上下唇闭合困难，戴义齿时间稍长则感面部肌肉疲劳。检查：全口齿固位好，非正中𬌗未达到平衡，咬合时上下唇不能自然闭合，颊唇沟变浅，表情不自然，颏部皮肤呈皱缩状。造成不适的原因是
A. 基托伸展长
B. 咬合不平衡
C. 上前牙排列偏向唇侧
D. 上下唇部基托过厚
E. 垂直距离过高
【答案】E
【考点】全口义齿垂直距离过高的临床表现
【解析】垂直距离过高，表现为面下 1/3 距离增大，面部肌肉紧张，表情僵硬，口唇闭合困难，颏部皮肤皱缩，颊唇沟变浅。戴用垂直距离过高的全口义齿，大开口时上下前牙切端间距离过小，息止间隙过小，说话或进食时义齿人工牙有撞击声，义齿不稳定，容易脱位。由于肌张力增大，牙槽嵴负担重，咀嚼肌容易疲劳，可能出现黏膜压痛，面部酸痛，颞下颌关节不适，咀嚼费力，咀嚼效率低下，题干中均符合，故应选 E。
【避错】此题最容易混淆的选项是 B。咬合不平衡会导致义齿固位不良，而不会导致面部肌肉疲劳、颊唇沟变浅、表情不自然、颏部皮肤呈皱缩状，并且题干中提示全口义齿固位好。故不选 B。

61. 女，56 岁。戴全口义齿月余，说话时频繁出现哨音，不可能的原因是
A. 后部牙弓狭窄
B. 腭侧基托前部的磨光面太光滑
C. 下前牙舌侧基托太厚
D. 前牙舌面过于光滑
E. 下前牙排列过于向唇侧倾斜
【答案】E
【考点】戴用全口义齿发音检查异常的原因
【解析】哨音产生的原因为气道狭窄，说话时气流快速通过。A、C 使气道狭窄，可产生哨音，故不选。腭侧基托前部的磨光面太光滑以及前牙舌面过于光滑，使得气流受到的阻力减小，气流快速通过，产生哨音，故不选 B、D。E 下前牙排列过于向舌侧倾斜，不产生狭窄以及气流受阻减小，故不会产生哨音，故应选 E。
【避错】此题考生理解哨音产生的原理就能避错。当气道狭窄，当义齿磨光面和舌面过于光滑的情况下，说话时气流快速通过会产生哨音。考生综合上述原因即能排除 E。

62. 无牙颌患者，戴全口义齿半个月。每天戴义齿时间较长后感觉面颊部酸胀。检查：患者鼻唇沟变浅，说话时人工牙有撞击声。导致上述问题的原因是
A. 息止𬌗间隙过大
B. 垂直距离过高
C. 垂直距离过低
D. 颌间距离过大
E. 颌间距离过小
【答案】B
【考点】垂直距离异常引起的问题
【解析】垂直距离恢复得过高，表现为面部下 1/3 距离增大，上下唇张开、勉强闭合上下唇时，颏唇沟变浅，颏部皮肤呈皱缩状，肌张力增加，容易出现肌肉疲劳感。义齿对牙槽嵴压力大，导致弥散性黏膜压痛，久之加速牙槽嵴吸收。在说话和进食时可出现上下颌义齿后牙撞击音，义齿容易出现脱位。故选 B。
【避错】此题最容易混淆的选项是 D。考生混淆了“垂直距离”和“颌间距离”两个概念而出错。垂直距离为自然牙列呈正中颌时，鼻底至颏底的距离，也就是面部下 1/3 的距离；而颌间距离是牙列缺失和牙周组织吸收后，上下无牙颌牙槽嵴顶形成的间隙。

63. 女，78 岁。使用全口义齿有 20 余年历史，近半年更换一副全口义齿，下颌义齿易脱落，压痛，经多次修改均无效。检查：下颌义齿固位差，上颌义齿固位尚好，牙槽嵴呈刃状，黏膜上有散在性出血和压痕，全身状况较差。欲解决固位及疼痛问题，对该患者首先的治疗是
A. 继续修改
B. 重新制作
C. 自凝塑料重衬
D. 自凝软衬材料重衬

E. 建议做种植义齿

【答案】D

【考点】戴用全口义齿引起疼痛的处置

【解析】患者使用全口义齿有20余年，牙槽嵴继续吸收，上颌向后上、下颌向前下，与义齿不贴合，继续用原有的基托可使咬合时，下颌向后移动，压迫下颌牙槽嵴及黏膜，造成散在性出血及压痕。故选D。

【避错】此题最容易混淆的选项是C。考生熟悉自凝塑料和自凝软衬材料的性能即能避错。软衬材料具有良好的弹性，无刺激性，能与义齿基托牢固结合，将其衬于基托组织面，使基托作用于承托区黏膜的咀嚼压力得以缓冲，可减少支持组织受力，避免压痛。而自凝塑料没有弹性，对黏膜还有刺激。所以不选C。

【A_3/A_4型题】

（64～65题共用题干）

女，62岁。戴全口义齿1周，休息状态时义齿固位好，但说话和大张口时义齿容易脱落。

64. 针对患者主诉，导致义齿脱落的最可能的原因是

A. 基托边缘伸展不够

B. 基托边缘过薄

C. 系带缓冲不够

D. 咬合不平衡，牙尖有𬌗干扰

E. 基托边缘过短

【答案】C

【考点】全口义齿戴入后出现的问题

【解析】义齿固位尚好，但张口、说话、打哈欠时义齿易脱位，这是由于基托边缘过长、过厚，唇、颊、舌系带区基托边缘缓冲不够，影响系带活动所致。基托边缘伸展不够导致口腔休息状态时义齿易脱落；咬合不平衡，牙尖有𬌗干扰导致在咀嚼食物时义齿容易脱位。故本题选C。

【避错】本题易错选A，当口腔处于休息状态时时，义齿容易松动脱落。这是由于基托组织面与黏膜不密合或基托边缘伸展不够，边缘封闭作用不好造成。

65. 正确的处理方法是

A. 加长基托边缘

B. 磨薄基托边缘

C. 缓冲系带处基托

D. 调𬌗至平衡𬌗

E. 磨除过长基托边缘

【答案】C

【考点】全口义齿戴入后出现问题的处理

【解析】应磨改基托过长或过厚的边缘，缓冲系带部位的基托，形成基托磨光面应有的外形。故选C。

【避错】本题易错选B或E，磨改基托过长或过厚的边缘是针对基托边缘过长、过厚造成的义齿脱落。该题脱落的原因为系带缓冲不够，故而选C缓冲系带处基托。

（66～68题共用题干）

女，70岁。戴用全口义齿后，自诉疼痛、义齿翘动。

66. 检查发现颊系带处黏膜溃疡、疼痛，可能的原因是

A. 正中𬌗咬合不均衡

B. 侧𬌗有𬌗干扰

C. 垂直距离过大

D. 颊系带处义齿缓冲不足

E. 人工牙排列位置不正确

【答案】D

【考点】全口义齿戴入后出现的问题

【解析】由于基托边缘伸展过长或过锐，系带部位缓冲不足，在移行皱襞、系带部位可造成软组织红肿、破溃或组织切伤，严重时组织呈灰白色，因此本题选D。

【避错】本易错选C，垂直距离过高使面颊部肌肉酸痛，上腭部有烧灼感，而不是溃疡。检查口腔黏膜无异常表现。

67. 若患者主诉吞咽时疼痛，抬舌时义齿松动，正确的处理是

A. 将基托局部磨短

B. 重新确定𬌗关系，上𬌗架

C. 重新制作义齿

D. 义齿基托重衬

E. 重排人工牙

【答案】A

【考点】全口义齿戴入后出现问题的处理

【解析】在上颌义齿后缘过长，下颌义齿远中舌侧边缘过长时，由于组织被压伤，常可发生咽喉痛或吞咽时疼痛的症状，在临床上进行检查时容易发现，只需将过长过锐的边缘磨短和圆钝，症状即可减轻，因此本题选A。

【避错】本题易错选C，题干的情况可以调改，所以不需要重做。

68. 若患者感义齿摘戴时疼痛，可能的原因是

A. 基托边缘过长

B. 咬合不均衡

C. 剩余牙槽嵴存在较大倒凹区

D. 取模时压力不均匀

E. 垂直距离过低

【答案】C

【考点】全口义齿戴牙后出现的问题及处理

【解析】义齿在戴上或取下时，基托边缘会造成倒凹区黏膜的擦伤，故选C。

【避错】本题易错选D，取印模压力不均匀时，也可造成组织刮伤。

（69～71题共用题干）

女，63岁。全口牙列缺失，要求修复。

69. 若患者对基托材料过敏，应首先推荐哪种修复方法

A. 种植全口义齿

B. 活动全口义齿

C. 种植体支持的覆盖义齿

D. 种植体支持下的固定义齿

E. 金属基托的活动义齿

【答案】D

【考点】全口义齿与种植义齿的选择

【解析】对下颌牙槽嵴低平，用普通全口义齿难以满足患者对咀嚼食物的要求者，口腔黏膜对义齿基托材料过敏者，可优先推荐选择种植体支持下的固定义齿。本题的题干是对基托材料过敏，所以A、B、C均不行，E不仅美观不行，实用也不行。故选D。

【避错】本题易错选A，忽视种植全口义齿也需要基托。

70. 若患者上颌牙槽嵴低平，多次修复义齿固位差，但患者身体和经济状况良好，应选用哪种修复方法

A. 采用全口义齿修复，通过形成良好的磨光面外形增加固位

B. 采用种植体固位的覆盖义齿

C. 采用种植体固位的套筒冠义齿修复

D. 行唇颊沟加深术和牙槽嵴重建术后进行全口义齿修复

E. 采用种植全口义齿修复

【答案】E

【考点】全口义齿与种植义齿的选择

【解析】对下颌牙槽嵴低平，用普通全口义齿难以满足患者对咀嚼食物的要求者，可优先推荐选择种植义齿。而此题患者上颌牙槽嵴低平，修复义齿固位差，但患者身体和经济状况良好，所以考虑种植全口义齿。故选E。

【避错】本题易错选A，题中患者身体和经济状况良好，而且种植义齿可以使无牙颌患者从根本上摆脱义齿易脱落这一最常见问题，患者戴牙后，咀嚼功能可以恢复到天然牙的水平。

71. 若发现患者牙槽嵴上有明显的骨尖，应怎么处理

A. 不处理，待其自然吸收

B. 在义齿基托组织面进行缓冲

C. 手术去除

D. 增大基托面积，分散𬌗力

E. 减少义齿与对颌牙接触面积

【答案】C

【考点】口腔检查和修复前的准备

【解析】在牙槽嵴上有尖锐的骨尖、骨突，或形成较大的倒凹，可采用牙槽骨整形术。但手术时尽量保存骨皮质，手术必须基于对义齿的稳定、固位和功能有所帮助，所以D和E排除，牙槽嵴上的骨尖很难自己被吸收，所以A选项被排除，缓冲区确实可以缓冲压力；但该处说很明显的骨尖，所以手术方法最合适。本题选C。

【避错】该题很容易错选B，骨尖属于缓冲区，可以做缓冲处理，但不能解决根本，而且做之前要检查，不要做之后才发现，只能缓解。

（72～74题共用题干）

男，59岁。初戴全口义齿时，发现下总义齿左右翘动，用力时患者有痛感。

72. 可能引起翘动的原因中不包括

A. 基托伸展过长

B. 印模不准确

C. 进入倒凹区基托未缓冲

D. 基托变形

E. 与硬区相应的基托组织面未做缓冲

【答案】C

【考点】造成义齿翘动的原因

【解析】当口腔处于休息状态时，义齿容易松动脱落。这是由于基托组织面与黏膜不密合或基托边缘伸展不够、边缘封闭作用不好造成。义齿固位尚好，但张口、说话、打呵欠时义齿易脱位。这是由于基托边缘过长、过厚，唇、颊、舌系带区基托边缘及硬区缓冲不够，影响系带活动；人工牙排列的位置不当，排列在牙槽嵴顶的唇颊或舌侧，影响周围肌肉的活动；义齿磨光面外形不好等原因造成的。进入倒凹区基托未缓冲可造成义齿摘戴时产生疼痛。故选C。

【避错】此题最容易混淆的选项是B。部分考生不能理解印模不准确导致义齿翘动的原因。印模不准确，这样基托与组织不密合，容易产生支点，故会发生翘动，故印模不准确是造成义齿翘动的原因。

73. 在下述造成义齿翘动的原因中，首先考虑的原因应是

A. 基托伸展过长

B. 基托变形

C. 印模不准确

D. 模型不准确

E. 与硬区相应的基托组织面未做缓冲

【答案】E

【考点】造成义齿翘动的最常见原因

【解析】造成义齿翘动的最常见原因是与硬区相应的基托组织面未做缓冲，造成义齿与组织面之间形成支点，咬合运动时可绕支点出现翘动。故选E。

【避错】答此题时考生须认真审题即避错。紧扣“首先”两个字，在上述原因中医师和技工最容易也是最常见的错误是在硬区相应的基托组织面未做缓冲。所以选E。

74. 当检查出首选原因后，正确的处理方法是

A. 缓冲过长基托

B. 重新制作义齿

C. 垫底

D. 缓冲压痛处硬区的基托组织面

E. 调𬌗

【答案】D

【考点】处理义齿翘动的方法

【解析】相应的基托组织面未做缓冲时，应采用磨改基托过长或过厚的边缘，缓冲系带部位的基托，形成基托磨光面应有的外形，或适当磨去部分人工牙的颊舌面；减小人工牙的宽度等对症方法处理，故与硬区相应的基托组织面未做缓冲时应缓冲压痛处硬区的基托组织面，故选D。

【避错】此题最容易混淆的选项是B。当硬区出现未缓冲的组织面时，只需磨改缓冲。重新制作义齿增加工序，浪费材料和增加患者的经济负担，故不重新制作义齿。

(75～76题共用题干)

男，45岁。全口义齿初戴后3天。主诉：左右侧方运动时感牙槽嵴痛。检查：上下全口义齿固位较好，正中咬合无痛感，侧𬌗时有痛感，在左侧牙槽嵴颊斜面黏膜上有弥漫性发红的刺激区。

75. 引起疼痛的原因是

A. 基托组织面有结节

B. 基托组织面压迫过紧

C. 咬合不平衡

D. 人工牙排列偏向颊侧

E. 压痛处黏膜较薄，对痛敏感

【答案】C

【考点】戴用全口义齿后引起疼痛的原因

【解析】义齿在正中𬌗和侧方时有早接触或干扰，𬌗力分布不均匀，在牙槽嵴顶上或牙槽嵴的斜面上，产生弥漫性发红的刺激区域。如在牙槽嵴顶上，是由于牙尖早接触过大的压力造成的。如在牙槽嵴的侧面上，是由于侧方运动时牙尖的干扰，有时离刺激较远处。故侧方𬌗时有痛感时是由于咬合不平衡或有干扰，故选C。

【避错】此题最容易混淆的选项是A。如果基托组织面有结节，黏膜上的疼痛会局限于某一点上，而不会出现弥漫性发红的刺激区。所以基托组织面有结节不是引起疼痛的原因。

76. 针对找出的原因，正确的处理是

A. 缓冲基托组织面

B. 局部垫软衬材料

C. 调磨正中𬌗干扰牙尖

D. 磨除组织面小结节

E. 调磨侧𬌗运动时的干扰牙尖

【答案】E

【考点】戴用全口义齿后引起疼痛的处置方法

【解析】义齿在正中𬌗和侧方时有早接触或干扰，𬌗力分布不均匀，在牙槽嵴顶上或牙槽嵴的斜面上，产生弥漫性发红的刺激区域。如在牙槽嵴的侧面上，是由于侧方运动时牙尖的干扰。故应调磨侧𬌗运动时的干扰牙尖，去除早接触或干扰。故选E。

【避错】此题最容易混淆的选项是C。部分考生由于审题不认真而出错。题干中“正中咬合无痛感”提示正中𬌗无干扰牙尖，故不需调磨。

【B_1型题】

(77～78题共用备选答案)

A. 上颌结节

B. 磨牙后垫

C. 切牙乳突

D. 远中颊角区

E. 颊棚区

77. 可作为全口义齿人工牙下后牙排列参考标志的是

【答案】B

78. 可作为全口义齿前牙排列参考标志的是

【答案】C

【考点】口腔本部的解剖标志

【解析】磨牙后垫是位于下颌最后磨牙牙槽嵴远端的黏膜软垫，呈圆形、卵圆形或梨形，覆盖在磨牙后三角上，由疏松的结缔组织构成，其中含有黏膜腺。磨牙后垫稳定，很少有吸收，因此可作为指导排列人工牙的标志，故77题选B。切牙乳突是上颌重要的、稳定的标志，位于上颌腭中缝的前端，上中切牙的腭侧为一卵圆形的软组织突起。切牙乳突与上颌中切牙之间有较稳定的关系，通常两个上颌尖牙牙尖顶的连线通过切牙乳突的中点，因此切牙乳突可作为排列义齿人工前牙的参考标志，故78题选C。

【避错】77 题易错选 D。远中颊角区位于咬肌前缘颊侧翼缘区的后方，因受咬肌前缘活动的限制，义齿基托边缘不能较多伸展，否则会引起疼痛。78 题易错选 A。上颌结节是位于上颌牙槽嵴两侧远端的圆形骨突，深层有颊肌附着，有时并有颞肌的下部纤维附着，表面有黏膜附着，不适于作为排牙标志。

（79 ~ 81 题共用备选答案）

A. 主承托区
B. 副承托区
C. 边缘封闭区
D. 缓冲区
E. 翼缘区

79. 下颌全口义齿的内、外斜嵴及牙槽嵴上的一切骨突区属于

【答案】D

80. 全口义齿覆盖的上、下牙槽嵴顶区属于

【答案】A

81. 全口义齿覆盖的牙槽嵴与唇颊沟、舌沟、上颌后堤区及下颌磨牙后垫区之间的区域属于

【答案】C

【考点】无牙颌的解剖标志和功能分区

【解析】主承托区包括牙槽嵴顶、腭部穹隆区、颊棚区等区域。该区域通常不易出现骨吸收，因此 80 题选 A；边缘封闭区是义齿边缘接触的软组织部分，如黏膜皱襞、系带附着部、上颌后堤区和下颌磨牙后垫，因此 81 题选 C；缓冲区主要指上颌隆突、颧突、上颌结节的颊侧、切牙乳突、下颌隆突、下颌舌骨嵴以及牙槽嵴上的骨尖、骨棱等部位，因此 79 题选 D。

【避错】79 题易错选 A，主承托区是包括牙槽嵴顶等不易出现骨吸收的区域。79 题是说牙槽嵴上的一切骨突。80 题则易错选 B，副承托区包括上下颌牙槽嵴顶的唇颊和舌腭侧（不包括硬区）而 79 题是说全部的牙槽嵴顶区。81 题易错选 E，舌侧翼缘区是与下颌全口义齿舌侧基托接触的部位，而 C 是义齿边缘接触的软组织部分。

（82 ~ 83 题共用备选答案）

A. 息止颌位法
B. 吞咽咬合法
C. 卷舌后舔法
D. 哥特弓描记法
E. 前伸颌位记录

82. 确定髁道斜度采用

【答案】E

83. 确定垂直距离采用

【答案】A

【考点】全口义齿确定髁道斜度和垂直颌位关系的方法

【解析】确定髁道斜度采用前伸颌位记录的方法，是下颌尽量向前，是髁状突在关节囊内向前向下滑动，从而确定髁道斜度，82 题选 E。确定垂直距离主要靠息止颌位法，还靠一些如外耳道前壁触诊法等辅助，83 题选 A。

【避错】82 题易错选 B，吞咽咬合法可确定水平距离。83 题易错选 D，哥特弓描记法也是确定水平距离的。

（84 ~ 86 题共用备选答案）

A. 支托移位形成支点
B. 基托边缘过长或过锐
C. 基托过厚过大
D. 卡环臂进入基牙倒凹区过深
E. 咬合过高，基牙负担过重

84. 戴用义齿后发音不清的原因是

【答案】C

85. 义齿撬动或摆动的原因是

【答案】A

86. 摘戴困难的原因是

【答案】D

【考点】全口义齿复诊可能出现的问题及其原因

【解析】发音不清楚的主要原因是义齿阻碍了舌头的正常运动范围或者义齿与舌头之间关系不协调，基托过厚就会出现义齿阻碍舌运动的情况，故 84 题选 C。撬动或摆动主要是因为形成了支点，故 85 题选 A。摘戴困难是因为倒凹过深，摘戴过程中义齿与倒凹下的组织发生接触，增大摩擦力，故而义齿摘戴困难，故 86 题选 D。

【避错】84 题易错选 B，基托过长可能造成恶心，以及义齿固位差。85 题义齿撬动或摆动一定是义齿与口腔内有支点，但容易混淆的是 E，需要考虑的角度是咬合不平衡，而不是咬合过高的问题。86 题卡环臂深入倒凹区过深以发生义齿摘戴困难，其他选项不符合。

（87 ~ 89 题共用备选答案）

A. 哨音
B. 恶心
C. 咬颊
D. 咬舌
E. 弹响

87. 上颌义齿基托后缘伸展过长

【答案】B

88. 下颌前牙排列过于向舌侧倾斜

【答案】A

89. 后牙排列覆盖过小

【答案】C

【考点】义齿排列异常引起的问题

【解析】上颌义齿后缘伸展过长或义齿基托后缘与口腔黏膜不密合使唾液积聚，刺激黏膜，而引起恶心，故87题选B。后部牙弓狭窄，尤其在前磨牙区，使舌活动间隙减小，舌活动受限，使舌背与腭面之间形成很小的空气排溢道而造成的，基托前部的腭面太光滑，前牙舌面过于光滑也可造成。如果下前牙排列的过于向舌侧倾斜，使舌拱起得较高，可使空气溢出道变小，也会造成哨音。如下颌前部舌侧基托太厚：也会发出哨音，故88题选A。后牙排列覆盖过小，会造成咬颊，故89题选C。

【避错】全口义齿戴牙后的问题及处理考生一定要牢记。①哨音——气道狭窄，而义齿磨光面和舌面过于光滑。②恶心、唾液增多——基托后缘与黏膜不密合，基托后缘伸展过长，前伸咬合不平衡，义齿后缘翘动而刺激黏膜。③咬舌——下颌前牙排列过于向舌侧倾斜。④咬颊——后牙排列覆盖过小。考生记住以上4点就能避错。

（90～92题共用备选答案）

A. 上颌前后颤动线之间

B. 上颌牙槽嵴

C. 远中颊角区

D. 下颌牙槽嵴

E. 下颌舌骨嵴

90. 全口义齿基托需缓冲的区域是

【答案】E

91. 全口义齿基托边缘不能过度伸展的区域是

【答案】C

92. 全口义齿基托的边缘封闭区是

【答案】A

【考点】全口义齿的解剖标志

【解析】无牙颌可分为主承托区、副承托区、边缘封闭区和缓冲区4个区域。主承托区包括上下颌牙槽嵴顶，以及除上颌硬区之外的硬腭水平部分。副承托区包括上下颌牙槽嵴的唇颊侧和舌腭侧斜面。边缘封闭区包括上下颌口腔前庭沟底、唇颊舌系带附着部、下颌舌侧口底黏膜反折处、上颌后堤区和下颌磨牙后垫，故92题选A。缓冲区无牙颌的骨性隆突部位，如上颌隆突、颧突、上颌结节颊侧、下颌隆突、下颌舌骨嵴以及牙槽嵴上的骨尖、骨棱等部位，故90题选E。远中颊角区位于咀嚼肌前与颊侧翼缘之后的区域，范围较小，咬肌活动易使义齿脱位，基托应在此区域相应缩小。故91题选C。

【避错】此题考生记住口腔内的解剖标志特点就能避错：①全口义齿基托需缓冲的区域有上颌隆突、颧突、上颌结节、切牙乳突、下颌隆突、下颌舌骨嵴及牙槽嵴上的骨尖。②不能过度伸展区域：远中颊角区。③边缘封闭区有上颌后堤区、下颌磨牙后垫。

（93～94题共用备选答案）

A. 支持尖相对的中央窝

B. 支持尖上的殆干扰点

C. 非支持尖上的殆干扰点

D. 上尖牙的舌斜面

E. 以调磨下尖牙的唇斜面为主

93. 全口义齿选磨侧殆的干扰时，应选磨

【答案】C

94. 在调磨尖牙侧殆干扰时，通常选磨

【答案】E

【考点】侧方颌殆干扰选磨调殆的原则

【解析】选磨侧殆的殆干扰：选磨少数非支持尖上的殆干扰点，每次只选磨单颌，换咬合纸检查，反复选磨，直到所有非支持尖都有接触点为止，故93题选C。另外，侧殆选磨时要特别注意上下尖牙的干扰，选磨部位为下尖牙的唇斜面或上尖牙的舌斜面，通常以选磨下尖牙为主，故94题选E。

【避错】此题考生掌握全口义齿选磨的方法即能顺利答此类题。①调磨正中殆早接触：主要选磨与早接触支持尖相对应的近远中边缘嵴和中央窝。②选磨侧殆的干扰：选磨部位为下尖牙的唇斜面或上尖牙的舌斜面，通常以下尖牙为主，选磨上尖牙不宜过多而短于上切牙。③选磨前伸殆干扰：选磨上尖牙远中斜面或下尖牙的近中斜面，直到前后牙至少达到“三点接触为止”。

第二十三章　口腔颌面医学影像诊断学

考点：医学影像检查技术

【A₁ 型题】

1. 采用根尖片分角线技术投照，显示被检查牙邻面影像重叠的原因是
   A. 投照垂直角度过大
   B. 投照垂直角度过小
   C. X 线中心线与被检查牙的邻面不平行
   D. X 线中心线与被检查牙的邻面不垂直
   E. X 线中心线位置不正确

【答案】 C

【考点】 根尖片

【解析】 X 线中心线向牙近、远中方向倾斜的角度称为 X 线水平角度。由于个体之间牙弓形态可有较大区别，X 线水平角必须随患者牙弓形态进行调整。其目的是使 X 线与被检查牙的邻面平行，以避免牙影像重叠。如 X 线中心线与被检查牙的邻面不平行，向远中或近中倾斜，则在照片上所示牙的邻面影像将相互重叠，影响诊断。故选 C。

【避错】 本题易错选 D。X 线中心线与被检查牙长轴和胶片之间夹角的分角线的角度称为垂直角度，应尽量呈直角投照。

【A₂ 型题】

2. 女，30 岁。右下颌后牙肿痛 1 周伴开口受限。检查开口度 25mm，右下颌智齿阻生，周围软组织肿胀。此时 X 线检查的目的是了解
   A. 有无骨膜反应性增生
   B. 有无软组织阻力
   C. 有无边缘性骨髓炎
   D. 阻生牙的牙根形态
   E. 有无瘘管形成

【答案】 D

【考点】 智齿拔除术

【解析】 由患者症状判断为右下颌智齿冠周炎，X 线检查的目的是了解阻生牙的牙根形态，以判断智齿阻生类型。故选 D。

【避错】 本题易错选 B，X 线检查适用于硬组织之间关系及病变部位的检查。

3. 男，30 岁。右面部肿痛 20 余天。检查：体温 38.5℃，开口度 10mm。CT 检查示右翼内肌、咬肌水肿，未见肿物征象。曲面体层片示右上、下颌智齿阻生。如欲进一步明确诊断，应选择
   A. B 超
   B. 拍摄华特位
   C. 拍摄下颌横断𬌗片
   D. 穿刺及细胞学检查
   E. 拍摄下颌支切线位

【答案】 E

【考点】 间隙感染诊断

【解析】 由题干可见，其为智齿冠周炎形成的间隙感染，主要观察下颌骨变化情况，下颌支切线位片可以见骨密质外有骨膜成骨。故选 E。

【避错】 此题最容易混淆的选项是 D，穿刺及细胞学检查用于诊断肿瘤的检查。下颌支切线位片用于检查下颌升支外侧骨密质骨膨出及破坏情况和水肿位置。考生需区分两种检查方法的区别和各自特点。

考点：牙及口腔颌面部正常影像

【A₁ 型题】

1. 曲面体层片和根尖片均能显示的解剖结构是
   A. 上颌窦
   B. 下颌孔
   C. 软腭
   D. 颈椎
   E. 髁突

【答案】 A

【考点】 曲面体层片和根尖片显示的解剖结构

【解析】 曲面体层片可显示双侧上颌骨、下颌骨、上颌窦、颞下颌关节及全口牙齿，重要解剖标志有下颌孔、下颌小舌、下颌管、髁突、喙突、硬腭、上颌窦、颧弓、颧骨。根尖片能显示牙及牙周组织的图像，还可见颌骨正常解剖结构。①上颌中切牙位根尖片可见切牙孔、腭中缝、鼻腔及鼻中隔。②上颌磨牙位根尖片可见上颌窦底部、颧骨、喙突、上颌结节及翼钩。③下颌中切牙位根尖片可见颏棘、颏嵴、营养管。④下颌前磨牙位根尖片可见颏孔。⑤下颌磨牙位根尖片可见下颌骨外斜线、下颌管、下颌骨下缘。故

选A。

【避错】此题易错选B选项。下颌磨牙位根尖片虽然可见下颌骨外斜线、下颌管、下颌骨下缘，但是下颌孔位于下颌骨下颌支内面中央稍偏后上方，根尖片是拍不到的。

2. 许勒位片显示为低密度的解剖结构是

A. 髁突

B. 关节窝

C. 关节结节

D. 颞骨岩部

E. 关节间隙

【答案】E

【考点】许勒位片显示的解剖结构

【解析】许勒位片亦称颞下颌关节侧斜位片，用于检查关节间隙及髁突、关节结节、关节窝的骨质改变。关节结节为弧形突起。关节窝底有骨密质边缘与关节结节相连续。髁突围绕以连续不断的骨密质边缘。关节间隙主要为关节盘所占据，关节盘由纤维软骨构成，纤维软骨在X线片中密度较低，故选E。

【避错】此题易错选A或B。儿童髁突骨密质常不清晰，因其髁突表面无骨密质，仅一钙化层覆盖，15岁后逐渐形成完整的骨密质。有的关节窝骨密质边缘不清晰，可能由解剖上关节窝外侧骨缘较为圆钝呈坡形所致。但普遍情况下，髁突和关节窝仍显示较清晰的骨密质，所以选项A、B均不正确。

3. 下列X线透过度最弱的是

A. 牙釉质

B. 牙本质

C. 牙骨质

D. 牙髓

E. 牙槽骨

【答案】A

【考点】牙釉质X线特点

【解析】牙釉质是被覆在牙冠的牙本质表面，属人体中钙化程度最高的组织，X线片上影像密度最高。其吸收的X线最多，透射的X线最少，所以在X线片上显示时代表牙釉质部分的影像的密度最高。故选A。

【避错】此题易错选D。主要出现错选是对题干的理解有误，X线透过度最弱理解为在X线片上影像最弱的，故易错选D。

4. 颞下颌关节侧斜位X线片上，关节间隙的宽度为

A. 上间隙最宽，前间隙及后间隙等宽

B. 上间隙、前间隙及后间隙宽度相等

C. 上间隙最宽，后间隙次之，前间隙最窄

D. 上间隙最宽，前间隙次之，后间隙最窄

E. 后间隙最宽，上间隙次之，前间隙最窄

【答案】C

【考点】颞下颌关节侧斜位片的正常X线影像

【解析】颞下颌关节侧斜位显示关节凹、关节结节、髁突及关节间隙，常用于检查髁突骨折、脱位、先天畸形、肿瘤以及颞下颌关节疾病等，正常情况下，关节间隙宽约2mm，上间隙较宽，后间隙次之，前间隙狭窄。故选C。

【避错】此题最容易混淆的选项是D。一般考生容易把前间隙、后间隙的宽度弄反而出错。前间隙有关节盘，故前间隙较后间隙窄。考生记住此点就能避错。

考点：牙及口腔颌面部典型病变影像

【A_1型题】

1. 牙内吸收的X线表现是

A. 牙根尖细

B. 牙根锯齿样吸收

C. 髓腔密度弥漫性增高

D. 充填体边缘低密度影

E. 根管影像局限性增宽

【答案】E

【考点】牙内吸收的影像学表现

【解析】牙内吸收是由于牙髓受到不良刺激后，牙髓组织发生肉芽性变，其内产生破骨细胞而引起髓室内牙本质吸收，X线片上可见髓腔内有局限性不规则的膨大透影区域，严重者可见内吸收处的髓腔壁被穿通，甚至出现牙根折断线。故选E。

【避错】本题易错选B。牙根锯齿样吸收虽然也是吸收的表现，却是由表面向内吸收，并非牙内吸收。

2. 右图为正常下颌前部根尖片，箭头所指结构为

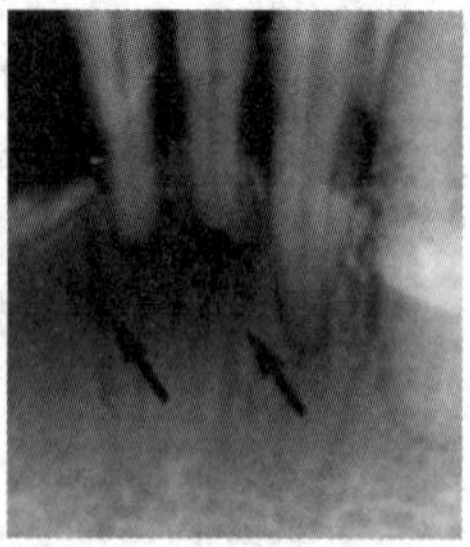

A. 下颌管

B. 营养管

C. 腭中缝

D. 下颌骨外斜线

E. 下颌骨内斜线

【答案】B

【考点】下颌根尖片的X线表现

【解析】下颌根尖片所见颌骨正常解剖结构有颏棘、颏嵴、营养管（即本题箭头所指结构）、颏孔、下颌骨外斜线、内斜线、下颌管及下颌骨下缘等结构。

【避错】本题易错选 C，腭中缝见于上颌根尖片，为 1 个。

3. 畸形中央尖折断导致牙髓和根尖周感染，X 线片上牙根显示

A. 牙根变长
B. 根管变细、根尖孔闭锁
C. 根管钙化
D. 根尖孔扩大呈喇叭形
E. 正常影像

【答案】D

【考点】畸形中央尖的影像

【解析】畸形中央尖常因髓腔暴露引起牙髓感染和根尖周感染，以致牙根发育不完全，X 线检查表现为牙根较短，髓腔根管粗大，牙根未形成，根尖孔扩大呈喇叭形，常伴有根尖周骨质吸收等感染征象。故选 D。

【避错】本题易错选 A。畸形中央尖折断导致牙髓和根尖周感染时，牙根较短。

4. 怀疑下颌下腺导管阳性结石，首选检查方法是

A. 下颌骨侧位片
B. 下颌前部殆片
C. 下颌横断殆片
D. 下颌骨后前位片
E. 曲面断层片

【答案】C

【考点】下颌下腺结石 X 线检查

【解析】下颌下腺导管走行于下颌舌骨肌下方和下颌下唾液腺深部向前到口腔底部，刚好位于下颌横断片的投照范围以内，其可显示下颌体和牙弓的横断面影像，所以 C 正确。

【避错】此题最容易混淆的选项是 B。下颌骨前部殆片可显示下颌颏部影像，用于观察下颌颏部有无骨折及炎症、肿瘤等病变引起的骨质变化。故不用于下颌下腺导管阳性结石的检查。

【B_1 型题】

（5～7 题共用备选答案）

A. 颌骨内虫蚀样骨质破坏
B. 颌骨多发囊腔影
C. 颌骨内多房低密度影，局部呈蜂窝状改变
D. 根尖周围性低密度影
E. 日光放射性骨增生

5. 成骨肉瘤的 X 线表现是

【答案】E

6. 原发性颌骨内癌的 X 线表现是

【答案】A

7. 牙源性角化囊性瘤的 X 线表现是

【答案】B

【考点】颌骨恶性肿瘤的影像学表现

【解析】瘤骨形成是成骨骨瘤的重要标志之一。多为病变区肿瘤细胞直接形成所致，X 线片和 CT，瘤骨表现为斑片状和日光放射状，故 5 题选 E。在 X 线上原发性颌骨内癌主要表现为低密度溶骨性破坏，边缘凹凸不平呈虫蚀状，故 6 题选 A。7 题选 B，牙源性角化囊性瘤的 X 线表现为单房或多房性透射区，边缘呈扇形切迹。

【避错】5 题不易选错，骨肉瘤的典型 X 线表现是日光放射和骨膜反应。6 题易错选 B，牙源性角化囊性瘤在 X 线片上显示为一清晰圆形或卵圆形的透明阴影，边缘整齐，周围常呈现明晰白色骨质反应线，但角化囊性瘤有时边缘不整齐。7 题易错选 E，牙源性角化囊性瘤时常沿颌骨长轴生长，膨胀不明显；如有膨胀，常向舌侧。

（8～10 题共用备选答案）

A. 下颌骨内有单房阴影，周围有致密骨白线包绕
B. 下颌角骨质疏松脱钙，并有骨增生
C. 下颌骨伴有骨质破坏，有死骨形成，离病原牙越近密度越低
D. 多囊透射影，各囊大小可相差悬殊
E. 颌骨内虫蚀状骨质破坏区，牙槽骨有破坏，无死骨及新骨增生

8. 成釉细胞瘤 X 线表现为

【答案】D

9. 颌骨囊肿 X 线表现为

【答案】A

10. 中央性颌骨骨髓炎 X 线表现为

【答案】C

【考点】成釉细胞瘤 X 线表现、颌骨囊肿 X 线表现、中央性颌骨骨髓炎 X 线表现

【解析】成釉细胞瘤 X 线片多呈多囊或单囊低密度透射表现，多囊者其囊的大小可相差悬殊，故 8 题选 D。颌骨囊肿在 X 线平片上表现为：圆形或卵圆形密度减低区，边界清楚，边缘光滑锐利，其内可以是单房或多房。随着囊液积聚，囊肿具有一定的膨胀性，可引起邻近牙移位，少数可见牙吸收。周围骨质吸收，囊腔壁为致密白线（骨皮质线），故 9 题选 A。中央性颌骨骨髓炎的 X 线片早期无变化，随病情进展，炎症造成骨质破坏，X 线表现为颌骨内以病原牙为中心的单发或多发密度减低区，病原牙根尖周骨质破坏最重，骨质密度最低，炎症进一步发展有死骨形成，故 10 题选 C。

【避错】本题易3个答案互选，考生应注意区分并掌握题干中3种疾病X线的特征性表现。

（11～13题共用备选答案）

A. 儿童复发性腮腺炎

B. 舍格伦综合征

C. 阻塞性腮腺炎

D. 结核

E. 腺淋巴瘤

符合下列腮腺造影表现的病变是

11. 主导管扩张，边缘不整齐呈羽毛状，末梢导管弥漫，散在的点状扩张

【答案】B

12. 主导管扩张呈腊肠状，分支导管扩张

【答案】C

13. 主导管形态正常，分支导管数目较少，末梢导管点状扩张，8年后复查末梢导管点状扩张完全消失

【答案】A

【考点】各种腮腺疾病造影表现

【解析】舍格伦综合征表现为主导管扩张，边缘不整齐呈羽毛状，末梢导管弥漫，散在的点状扩张，11题选B。阻塞性腮腺炎表现为主导管扩张呈腊肠状，分支导管扩张，12题选C。儿童复发性腮腺炎表现为主导管形态正常，分支导管数目较少，末梢导管点球状扩张，随年龄增长，发作次数减少，症状减轻，大多数在青春期后痊愈，故13题选A。

【避错】考生须掌握腮腺常见疾病的造影表现即能避错。①复发性腮腺炎：主导管形态正常，分支导管数目较少，末梢导管点状扩张，儿童复发性腮腺炎可在青春期后自愈。②舍格伦综合征：主导管扩张，边缘不整齐呈羽毛状，末梢导管弥漫，散在的点状扩张。③阻塞性腮腺炎：主导管扩张呈腊肠状，分支导管扩张。④涎石病：圆形或者卵圆形的充盈缺损，其远心端导管扩张。

第二十四章　口腔预防医学

考点：绪论

【A₁型题】

1. 下列调查项目中不属于直接口腔健康状况信息的是
   A. 牙周袋深度
   B. 患龋牙数
   C. 颞下颌关节情况
   D. 口腔黏膜情况
   E. 生活方式

【答案】E

【考点】直接口腔健康状况信息调查

【解析】直接口腔健康状况指各种口腔疾病的检查，常用的检查项目有龋病包括患龋牙数，B正确。牙周病包括牙周袋深度，所以A正确。牙列状况，牙釉质发育不全是口腔黏膜状况，D正确。颞下颌关节状况，C正确。而生活方式不属于直接口腔内容，由生活方式推断是属于间接信息，所以E不正确，此题选E。

【避错】此题易错选C，颞下颌关节情况属于口腔健康状况的一部分，题目问的是与口腔健康"直接"相关的信息，生活方式不符合"直接相关"，因此选E。

2. 下列不属于口腔二级预防的是
   A. 口腔X线片辅助诊断
   B. 龋病的早期充填
   C. 龋病的早期诊断
   D. 定期口腔检查
   E. 窝沟封闭

【答案】E

【考点】口腔二级预防的内容

【解析】二级预防又称为临床前期预防（或症候前期），即在疾病的临床前期作好早期发现、早期诊断、早期治疗的"三早"预防措施。这一级的预防是通过早期发现、早期诊断而进行适当的治疗，来防止疾病临床前期或临床初期的变化，能使疾病在早期就被发现和治疗，避免或减少并发症、后遗症和残疾的发生，或缩短致残的时间。这一级预防主要采取病例早期发现，开展疾病筛检，或进行某些特殊体检等方法。故A、B、C、D为二级预防措施。E属于一级预防措施。

【避错】此题易错选A，二级预防指的是对疾病的预防性检查，X线片辅助诊断属于二级预防。

考点：口腔流行病学

【A₁型题】

1. 临床上，根据试验目的决定试验观察期限，例如，氟防龋效果观察，其观察时间至少应持续
   A. 6周
   B. 半年
   C. 2年
   D. 6年
   E. 10年

【答案】B

【考点】临床试验周期

【解析】口腔临床试验需要一定的试验周期，一般应该根据试验目的决定试验的观察期限，如氟防龋效果观察，至少应持续2年，一般为2～3年。故选B。

【避错】本题易错选A。观察牙周病预防措施的效果可持续6周到18个月。

2. 口腔健康调查的样本含量小，会出现以下哪种情况
   A. 抽样误差小
   B. 调查成本大
   C. 浪费人力物力
   D. 调查时间长
   E. 抽样误差大

【答案】E

【考点】抽样误差

【解析】样本含量的大小会影响调查效果。样本含量小，则抽样误差大，不易获得能说明问题的结果。故选E。

【避错】本题易错选C。一般样本含量太大，则造成浪费。

3. 在进行牙周病情况调查中，以下不属于信息偏倚

的是

A. 所用的检查器械是镰形探针

B. 患者对以往糖尿病史回忆不准确

C. 数名研究者对牙周病标准掌握不一致

D. 调查前未做标准一致性试验

E. 用医院的牙周病病例说明人群患病情况

【答案】E

【考点】信息偏倚的来源

【解析】信息偏倚又称观察偏倚、测量偏倚，是指研究过程中进行信息收集时产生的系统误差。主要来源是：①因检查器械造成的测量偏倚。②因调查对象引起的偏倚。③因检查者引起的偏倚，包括检查者之间偏倚和检查者本身偏倚。一般要进行标准一致性试验，即可靠度检验。所以E错误，故此题选E。

【避错】此题易错选其他项，用医院的牙周病病例说明人群患病情况属于选择偏移，而不是信息偏倚。

4. 对含氟牙膏的防龋效果进行研究。将若干名学生随机分成两组，一组用含氟牙膏，另一组用普通牙膏，三年后观察其防龋效果。这种研究方法为

A. 历史常规资料分析

B. 病例对照研究

C. 横断面研究

D. 实验研究

E. 群组研究

【答案】D

【考点】实验研究

【解析】流行病学研究按照其性质可分为观察法、实验法、理论研究等。其中实验流行病学又称现场实验，是指在研究者的控制下对人群采取某项干预措施以观察其对人群疾病或健康状态的影响。因此，本题的方法属于实验研究，故选D。

【避错】此题易错选B，病例对照研究是选择患有和未患有某特定疾病的人群分别作为病例组和对照组，调查各组人群过去暴露于某种或某些可疑危险因素的比例或水平，通过比较各组之间暴露比例或水平的差异，判断暴露因素是否与研究的疾病有关联及其关联程度大小的一种观察性研究方法。以现在确诊的患有某特定疾病的患者作为病例，以未患有该病但具有可比性的个体作为对照，通过询问，实验室检查或复查病史，搜集既往各种可能的病史，测量并比较病例组与对照组中各因素的暴露比例，经统计学检验，若两组差别有意义，则可认为因素与疾病之间存在着统计学上的关联。

5. 口腔流行病学主要研究

A. 牙病在人群中的分布规律

B. 口腔疾病在人群中的分布规律

C. 口腔疾病的健康规律

D. 口腔疾病预防规律

E. 口腔保健计划

【答案】C

【考点】口腔流行病学的研究内容

【解析】流行病学是研究人群中疾病与健康状态的分布及其影响因素、防治疾病的发生、促进人群健康的一门科学。口腔流行病学是流行病学的一个重要组成部分，是流行病学方法在口腔医学中的应用。从医学伦理角度考查口腔流行病的主要目的在于探讨口腔流行病的产生、发展、研究方法以及预防和消除过程中的伦理关系与道德责任。所以此题选C。

【避错】此题易错选B，但是选项B说法片面。

6. 关于口腔流行病学的现况调查，恰当的描述是

A. 在人为控制下对人群采取某项干预措施或消除某种因素以观察其影响

B. 研究疾病或某种情况在人群中随着时间推移的自然动态变化

C. 调查目标人群中某种疾病或现象在某一特定时点上的情况

D. 比较目标人群与总人群某种口腔疾病的患病特点

E. 对已有的资料或者疾病监测记录做分析或总结

【答案】C

【考点】对口腔流行病学现况调查的理解

【解析】现况研究是研究特定时点或期间和特定范围内人群中的有关变量（因素）与疾病或健康状况的关系，是研究某种疾病或健康状况在特定时间、地区及人群中的分布，而不是随着时间推移的自然动态变化，所以C正确，而B错误。现况调查是以社会人群为研究对象，受试者为未患某病的个体，常用于生物制品预防效果的评价，没有进行比较的作用，所以D错误。研究人群的某些特征与疾病或健康状态之间的联系，人为去除其他因素，观察某一因素的影响，以逐步建立病因假设，有时候需要对已有的资料或者疾病监测记录做分析或总结，是现况调查过程中采取的方法，但不是现况调查的目的，所以排除A、E。此题选C。

【避错】此题易错选D，口腔流行病学的现况调查是对人群的检查。不存在与整体比较的情况。

7. 现况调查样本含量估计常用以下公式：$N=k\times Q/P$，其中k值根据研究项目的允许误差大小而确定，当允许误差为10%（$0.1P$）时，k为

A. 50

B. 100
C. 200
D. 400
E. 800
【答案】D
【考点】现况调查中样本含量的计算
【解析】样本含量的确定随所采用的流行病学方法类型不同而不同，依据调查对象的变异情况、患病率大小、要求的精确度和把握度大小而定。一般来说，调查对象变异大、患病率低、调查者对调查要求的精确度和把握度大，所需的样本含量就大，反之则小。N 为受检人数，P 为某病预期现患率。$Q=1-P$，k 值根据研究项目的允许误差大小而确定，当允许误差为 10%（$0.1P$）时，$k=400$；当允许误差为 15%（$0.15P$）时，$k=178$；当允许误差为 20%（$0.2P$）时，$k=100$。
【避错】此题易错选 C，根据公式不难得出 k 值为 400。

8. 我国进行第二次全国口腔流行病学抽样调查属于
A. 横断面研究
B. 纵向研究
C. 常规资料分析
D. 病例对照研究
E. 群组研究
【答案】A
【考点】横断面调查
【解析】口腔流行病学的研究类型有描述性研究方法，分析性研究方法和实验性研究方法，第二次全国口腔流行病学抽样调查属于描述性研究方法，包括横断面研究、纵向研究及常规资料分析，因此排除 D、E。横断面研究调查某一特定时间点上的情况，因此 A 正确。纵向研究调查某一人群随时间变化的情况，因此 B 错误。常规资料分析是对已有的资料或者疾病监测记录做分析或总结，因此 C 错误，故应选 A。
【避错】此题易错选 C，常规资料分析属于对资料的分析，而不是对人群的抽样调查。

9. 口腔疾病的分布与地区、城乡、年龄等有关，下列说法错误的是
A. 在我国城市唇腭裂的发生率高于农村
B. 口腔癌在全世界都有发生，以东南亚地区发病率最高
C. 一般认为饮水氟含量以 0.7～1.0mg/L 为适宜浓度
D. 错𬌗畸形的患病率在恒牙期最高
E. 牙周病患病情况与地区经济状况有一定的关系，农村高于城市
【答案】A
【考点】口腔疾病的分布情况
【解析】唇腭裂的城市发生率低于农村，所以 A 错误。口腔癌在不同国家、地区之间，发病率差别很大，以东南亚地区发病率最高，中欧东欧地区发病率较低，所以 B 正确。饮水氟含量在 0.7～1.0mg/L 为适宜浓度，所以 C 正确。错𬌗畸形的患病率在恒牙期时最高，所以 D 正确。牙周病在农村的流行情况比城市重，与经济情况有一定关系，所以 E 正确。所以此题选 A。
【避错】此题易错选 D，替牙期时可有错𬌗情况出现，但属于生理性，而非真性错𬌗畸形。

10. 流行病学实验的主要用途不包括
A. 探讨疾病的病因
B. 预防措施的效果与安全性评价
C. 了解疾病的患病情况和分布特点
D. 评价某种新药、新方法或新制剂的效果
E. 医疗保健措施质量成本效果、成本效益评价
【答案】C
【考点】流行病学实验应用
【解析】流行病学实验的应用范围日益广泛，尤其是口腔预防保健方面，其主要用途有 4 个方面：①预防措施的效果与安全性评价（B 对）。②评价某种新药，新方法或新制剂的效果，新保健品新技术与相反事件（D 对）。③探讨疾病的病因（A 对）。④医疗保健措施质量成本效果，成本效益评价（E 对）。
【避错】此题易错选 A，探讨疾病的病因是流行病学实验的主要用途之一，注意题干“不包括”3 个字。

11. 描述性口腔流行病学最常用的研究方法是
A. 横断面调查
B. 纵向调查
C. 常规资料分析
D. 疾病监测
E. 群组研究
【答案】A
【考点】横断面调查
【解析】流行病学研究方法之一为描述性流行病学，包括纵向调查、现况调查（横断面调查）、常规资料分析，所以 A 正确。纵向调查和常规资料分析相比较横断面调查而言，资料不易收集，而且获得的资料比较有限，所以应用不如横断面调查广泛，所以 B、C 不选。疾病监测又称纵向调查，所以 D 不选。群组研究属于分析性研究方法，所以 E 不符合题意。

故此题选 A。

【避错】此题易错选 C，流行病学最常用的方法是根据现有人群的横断面调查，而不是对过去资料的分析，本题考查的是“最常用”而不是一般方法。

12. Dean 分类依据中不包括

A. 牙釉质的光泽

B. 牙釉质的颜色

C. 牙釉质缺损的面积

D. 牙釉质的硬度

E. 牙釉质的透明度

【答案】D

【考点】Dean 分类依据

【解析】Dean 的分类标准里面包括牙釉质表面白色不透明区，所以是牙釉质光泽和透明度的改变，所以 A 包括。中度氟牙症有缺损区和着色变化，是牙釉质缺损的面积和牙釉质的颜色变化，所以 B、C 包括在分类依据中。而牙釉质的硬度在分类的具体内容中没有体现，所以此题选 D。

【避错】此题易错选 C，缺损的面积是 Dean 分类的依据之一。

13. 在口腔健康调查中由于调查对象的代表性差，导致调查结果与实际情况不符，这属于

A. 随机误差

B. 无应答偏倚

C. 选择偏倚

D. 检查者之间偏倚

E. 检查者本身偏倚

【答案】C

【考点】不同误差之间的概念和比较

【解析】选择偏倚：在选择研究对象时，试验组和对照组的设立（纳入标准）不正确，使得这两组人在开始时即存在处理因素以外的重大差异，从而产生偏倚，故选 C。随机误差也称偶然误差和不定误差，是由于在测定过程中一系列有关因素微小的随机波动而形成的具有相互抵偿性的误差。检查者之间偏倚：一个调查队伍中往往有数名检查者，当他们对同一名受检者做口腔检查时，由于标准掌握不一致，导致结果有误差，为检查者之间偏倚。检查者本身偏倚：指一名检查者给一名患者或健康者做口腔检查时，前后两次检查结果不一致。

【避错】部分考生会认为这属于随机选择出现的错误而选择 A 项，需要指出的是，调查对象的代表性差说明选择有问题，自然是选择偏倚。

14. 口腔流行病学资料整理不包括

A. 设计分组

B. 拟定整理表

C. 显著性检验

D. 分组汇总

E. 审核资料

【答案】C

【考点】口腔流行病学资料整理的内容

【解析】显著性检验就是事先对总体（随机变量）的参数或总体分布形式作出一个假设，然后利用样本信息来判断这个假设（原假设）是否合理，即判断总体的真实情况与原假设是否有显著差异。属于数据统计指标，故 C 错。

【避错】解析中的三部分内容需要掌握，那样考试中遇到此类题就可以轻松得分。

【A_2 型题】

15. 对某氟牙症患者进行 Dean 氟牙症分类，其牙列中受损害最重的 3 颗牙描述如下：有 1 颗牙釉质有明显磨损，另 2 颗牙釉质白色不透明区占牙面 40%，棕染。该患者的 Dean 分类为

A. 0.5

B. 1

C. 2

D. 3

E. 4

【答案】D

【考点】Dean 分类法的标准

【解析】Dean 分类法是最常用的氟牙症分类法。正常（0）：牙釉质表面光滑、有光泽，通常呈浅乳白色。可疑（0.5）：牙釉质半透明度有轻度改变，可从少数白纹斑到偶见白色斑点，临床不能诊断为很轻型，而又不完全正常的情况。很轻度（1）：小的像纸一样的白色不透明区不规则地分布在牙齿上，但不超过牙面的 25%。轻度（2）：牙釉质的白色不透明区更广泛，但不超过牙面的 50%；中度（3）：牙齿的牙釉质表面有明显磨损，棕染，常很难看。重度（4）：牙釉质表面严重受累，发育不全明显，以致可能影响牙齿的整体外形。有几颗缺损或磨损区，棕染广泛。牙齿常有侵蚀现象。故选 D。

【避错】本题易错选 E。要熟记 Dean 氟牙症分类，4 是可能直接影响了牙齿外形，牙出现侵蚀现象。

16. 为了解 12 岁学生患龋病情况，某市准备开展一次口腔健康调查，从既往资料中，已知该市 12 岁学生恒牙患龋率为 50%，要求抽样误差为 10%，需要调查的人数为

A. 300

B. 350

C. 370

D. 400

E. 440

【答案】D

【考点】样本含量的评估

【解析】样本含量 $N=k\times Q/P$，N 为受检人数，P 为某病预期现患率，$Q=1-P$，k 值根据研究项目的允许误差大小而确定。当允许误差为 10% 时，$k=400$，故此题选 D。

【避错】此题不易选错，当允许误差为 10% 时，$k=400$；当允许误差为 15% 时，$k=178$；当允许误差为 20% 时，$k=100$。

17. 为了解小学生龋病的自然变化情况，研究人员制定了一项为期 6 年的研究计划，每年对学生进行一次口腔健康检查。该研究方法属于

A. 现况调查

B. 群组研究

C. 常规资料分析

D. 纵向研究

E. 现场实验

【答案】D

【考点】口腔流行病学的研究方法

【解析】纵向研究又称“疾病监测”，即研究疾病或某种情况在一个人群中随着时间推移的自然动态变化。也就是说对一组人群定期随访，两次或若干次横断面调查结果的分析。因此本题选 D。

【避错】本题易错选 A，现况调查易与纵向研究搞混。现况调查属于横断面研究，是检查特定人群中某种疾病或现象在某一特定时间点上的发生情况。现况调查一定要注意时间点。

18. 某地区自来水氟化 3 年后，防龋效果不明显，需要进一步考虑

A. 加强口腔健康教育

B. 增加食盐加氟措施

C. 提倡使用含氟牙膏

D. 注意合理营养

E. 强化饮水氟浓度的监测和调节

【答案】E

【考点】自来水氟化

【解析】为了达到防龋目的，在低氟地区将社区的氟浓度调整到适宜浓度即为自来水氟化。自来水氟化的氟浓度要控制在合理范围内，一般在 0.7～1.0mg/L，该地区饮用水氟化后防龋效果不明显，可考虑是否属于氟化物浓度过低，应加强管理和检测，根据当地氟牙症的流行情况确定氟浓度，故本题选 E。

【避错】此题易错选 C，此地区已使用饮用水氟化的方法防龋，因此不宜再使用其他氟化物防龋的方法。

19. 某地区准备对 6 岁年龄组儿童进行窝沟封闭防龋效果研究，不符合试验设计要求的是

A. 受试地区目标人群的流动性大

B. 选择窝沟龋易感儿童为受试对象

C. 确定样本含量

D. 确定试验组与对照组

E. 制定统一的措施、方法与标准

【答案】A

【考点】实验设计要求

【解析】试验设计的主要内容包括以下八点：明确试验目的、确定试验现场、确定试验对象、确定试验样本含量（C 对）、确定试验组和对照组（D 对）、开放试验与盲法试验、措施标准化和确定试验观察期限。其中，确定试验对象时，应严格按标准选择，如观察窝沟封闭的防龋效果，应选择窝沟龋易感儿童为受试对象，B 对。措施标准化应制定统一的措施、方法与标准，故 E 对。确定试验现场要求受试地区或单位目标人群在受试期间保持相对稳定，流动性小，以保证试验能顺利进行，故 A 错误，选 A。

【避错】此题易错选 D，此题为对某种治疗的效果研究，因此需确定试验组与对照组。

20. 一个牙健康的 15 岁少年，如果由饮水氟浓度为 0.4mg/L 地区迁至浓度为 2.0mg/L 地区，其氟牙症发生的可能性为

A. 0

B. 25%

C. 50%

D. 75%

E. 100%

【答案】A

【考点】氟牙症发病规律

【解析】氟主要损害牙釉质发育期牙胚的造釉细胞，因此，过多的氟只有在牙齿发育矿化期进入机体，才能发生氟牙症。若在 7 岁之前，长期居住在饮水中氟含量高的流行区，即使日后迁往他处，也不能避免以后萌出的恒牙受累；反之，如 7 岁后才迁入高氟区者，则不出现氟牙症。本题少年是在 15 岁时由低氟区迁入高氟区，此时不会出现氟牙症，故选 A。

【避错】此题易错选 B，氟牙症只在牙釉质发育时期才会发生。15 岁少年牙釉质已发育完成，因此不会发生氟牙症。

【A_3/A_4 型题】

（21～22 题共用题干）

口腔疾病流行病学调查时，为避免检查者偏倚，需要做标准一致性试验。

21. 标准一致性试验中不包括
    A. 疾病诊断标准要明确
    B. 调查前要认真培训
    C. 统一诊断标准
    D. 调查中抽取 10% 统计调查结果
    E. 检查者偏倚，包括检查者本身和检查者之间的偏倚

【答案】D

【考点】口腔健康调查的质量控制方法

【解析】标准一致性试验中包括：疾病诊断标准要明确；调查前要认真培训；诊断标准需统一；检查者偏倚，包括检查者本身和检查者之间的偏倚。排除A、B、C、E，故选 D。

【避错】此题易错选 C，标准一致性试验应该注意统一诊断标准。

22. 对检查者可靠度检验要计算
    A. Kappa 值
    B. q 值
    C. χ^2 值
    D. U 值
    E. t 值

【答案】A

【考点】检查者可靠度检验的计算

【解析】标准一致性试验也就是可靠度试验。可靠的评估检验者之间一致性的方法为 Kappa 统计法，故本题选 A。

【避错】此题易错选 E，t 值用于 t 检验，用于检查统计学意义。

（23～25 题共用题干）

实验流行病学研究是口腔流行病学常用的一种研究方法，现拟进行一项实验研究，在饮水中加入，以观察防龋的效果。

23. 要开始本实验，首先要确定样本含量，说法不正确的是
    A. 要以龋病在一般人群中的发生率高低为依据
    B. 样本含量大小与检验的显著性水平有关
    C. 单尾检验和双尾检验对样本含量的大小要求无差别
    D. 样本含量过小，检验效能偏低，所得结论不可靠
    E. 可以参照样本含量计算公式进行计算

【答案】C

【考点】确定样本含量

【解析】样本含量的确定必须注意：要以龋病在一般人群中的发生率高低为依据，可以参照样本含量计算公式进行计算，样本含量大小与检验的显著性水平有关。样本含量过小，检验效能偏低，所得结论不可靠。单尾检验和双尾检验对样本含量的大小要求有差别，显然 C 是错误的，故选 C。

【避错】此题易错选 B，样本含量不够大会影响检验的准确性和显著性。

24. 在实验的实施过程中，必须遵循的原则不包括
    A. 随机
    B. 随意
    C. 对照
    D. 盲法
    E. 依从性

【答案】B

【考点】实验实施遵循原则

【解析】实验性研究参照的原则包括随机、对照、盲法、依从性。随机现象是概率论研究的主要对象，随机现象的背后往往存在着深刻的规律在内。随机不等同于随意。故选 B。

【避错】此题易错选 C，对照是实验中常用的方法，本题需要选择的是“不包括”，随意是对实验不负责的态度，不属于遵循的原则。

25. 有关这项实验，最少得持续多长时间
    A. 2 周
    B. 2 个月
    C. 2 年
    D. 5 年
    E. 10 年

【答案】C

【考点】确定实验观察期限

【解析】根据实验的目的决定实验观察期限，如氟防龋效果观察，至少应持续 2 年，一般为 2～3 年。故本题选 C。

【避错】此题易错选 B，2 个月时间较短难以对龋病发展作出全面评估。

【B_1 型题】

（26～28 题共用备选答案）

A. 选择偏倚
B. 无应答偏倚
C. 信息偏倚

D. 回忆偏倚
E. 报告偏倚

26. 有时调查对象对询问的问题不愿意真实回答，使结果产生误差称

【答案】E

27. 在调查过程中样本人群的选择不是按照抽样设计的方案进行，而是随意选择，使调查结果与总体人群患病情况之间产生的误差称

【答案】A

28. 在随机抽样时，属于样本人群中的受检者，由于主观或客观原因未能接受检查，如超过抽样人数的30%可产生不准确的结果，这种误差称

【答案】B

【考点】口腔流行病学的误差种类

【解析】有时调查对象对询问的问题不愿意真实回答，使结果产生误差，为信息偏倚中的报告偏倚，故26题选E。在调查过程中样本人群的选择不是按照抽样设计的方案进行，而是随意选择，使调查结果与总体人群患病情况之间产生的误差称选择偏倚，故27题选A。在随机抽样时，属于样本人群中的受检者，由于主观或客观原因未能接受检查，如超过抽样人数的30%可产生不准确的结果，这种误差称无应答偏倚，故28题选B。

【避错】26题易错选C，信息偏倚主要来自3个方面，因调查对象引起的偏倚包括报告偏倚和回忆偏倚。28题易错选E，无应答偏倚由于主观或客观原因未能接受检查而产生，但报告偏倚是调查对象不愿意真实回答。27题一般不易选错。

考点：龋病预防

【A_1型题】

1. 下列甜味剂中有防龋作用的是
A. 白砂糖
B. 绵白糖
C. 红糖
D. 甜叶菊糖
E. 果糖

【答案】D

【考点】糖代用品

【解析】蔗糖有两种替代品：一种为高甜度的代用品，如糖精、甜叶菊糖，比蔗糖甜若干倍，同时有弱抑菌作用，有一定的防龋作用；另一种为低甜度代用品，如木糖醇、山梨醇等。故选D。

【避错】本题易错选E。饮食中的果糖也有一定的致龋性。

2. 窝沟封闭的临床效果评价指标有
A. 封闭剂保留率
B. 封闭剂脱落率
C. 防龋有效率
D. 患者满意率
E. 龋齿发病率

【答案】A

【考点】窝沟封闭的临床效果评价

【解析】窝沟封闭的临床效果评价，常采用封闭剂保留率和龋降低率两个指标。很多的窝沟封闭剂研究设计采用自身半口对照方法，这样可以大大地减少样本含量。故选A。

【避错】此题易错选B。封闭剂部分脱落或完全脱落，仍然有防龋作用。

3. 一般来说，人体氟的主要来源是
A. 空气
B. 食物
C. 饮水
D. 水果
E. 蔬菜

【答案】C

【考点】人体氟来源

【解析】人体氟大部分来自每天摄入的食物和水：①饮水，约占人体氟来源的65%，水中氟易被吸收。②食物，人体每天摄入的氟约有25%来自食物，植物或动物食品中均含氟。③空气，氟含量很低。④其他可能的氟来源。故选C。

【避错】本题不易选错，饮水是人体氟的主要来源。

4. 发病率指的是
A. 患龋病人数/受检人数×100%
B. 患龋病牙数/受检人数×100%
C. 发生新龋的人数/受检人数×100%
D. 发生新龋的牙数/受检人数×100%
E. 发生新龋的牙数/受检牙数×100%

【答案】C

【考点】龋病常用指数

【解析】至少在一年时间内，某人群新发生某病的频率。龋病发病率=发生新龋的人数/受检人数×100%。故选C。

【避错】此题易错选B。患龋率=患龋病人数/受检人数×100%。

5. 一般情况含氟涂料应用的频率是
A. 5次/年

B. 2 次/年
C. 4 次/年
D. 3 次/年
E. 1 次/年
【答案】B
【考点】氟化物防龋的应用
【解析】含氟涂料需要定期使用，一般情况下一年使用 2 次即可达到有效的预防效果。而对易患龋病者，一年可用 2 ~4 次。故选 B。
【避错】本题不易选错，重点记忆氟化物的应用。

6. 进行窝沟封闭时为达到理想的黏结效果，乳牙酸蚀时间是
A. 10 秒
B. 30 秒
C. 60 秒
D. 2 分钟
E. 5 分钟
【答案】C
【考点】窝沟封闭的酸蚀时间
【解析】窝沟封闭的操作在牙面清洁之后的步骤是酸蚀，酸蚀剂用 30% ~40% 的磷酸，酸蚀时间为恒牙 20 ~30 秒，乳牙 60 秒，所以 C 正确。酸蚀时间过短会使树脂与牙釉质黏结不牢，过长会引起牙本质暴露而疼痛不适，所以其他选项错误。故选 C。
【避错】易错选 B 项，主要是未审清题目，题目中问的是乳牙的酸蚀时间，而不是恒牙。

7. 反映受检人群龋病严重程度的指数是
A. 龋均
B. 死亡率
C. 患龋率
D. 龋补充填比
E. 龋病发病率
【答案】A
【考点】龋均
【解析】龋均指受检查人群中每人口腔中平均龋、失、补牙数，反映受检查人群龋病的严重程度。患龋率用于比较和描述龋病的分布等，龋病发病率用于估计龋病流行强度等，龋补充填比反映地区口腔保健工作的需求程度。故选 A。
【避错】此题易错选 C。但患龋率用于比较和描述龋病的分布，不能反映受检人群龋病严重程度。

8. 影响龋病流行的最主要因素之一是
A. 钙磷摄入的比例与摄入量
B. 刷牙的时间与频率
C. 钙的摄入量与摄入频率
D. 糖的摄入量与摄入频率
E. 就诊的医疗级别与次数
【答案】D
【考点】龋病发病的影响因素
【解析】影响龋病流行的主要因素有两点，一是氟的摄入状况，二是糖的摄入状况，因此 D 正确。因此钙、磷的摄入状况不是影响龋病流行的主要因素，因此 A、C 错误。单纯刷牙（不用含氟牙膏）主要影响的是牙周健康状况，因此 B 错误。就诊的医疗级别与次数显然不是影响龋病流行的主要因素。故本题选 D。
【避错】此题易错选 B，刷牙与牙周病的发生关系较大，与龋病发生关系较小。

9. 世界卫生组织确定的龋病诊断标准是
A. 牙釉质上的白斑
B. 牙釉质上的着色不平坦区
C. 探针可插入着色窝沟，底部不发软
D. 探诊窝沟底部发软，牙釉质有潜在损害或沟壁软化
E. 牙釉质上硬的凹陷
【答案】D
【考点】龋病诊断标准
【解析】龋病的临床表现主要是牙的窝沟点隙和光滑面的病损有底部软化，牙釉质潜在损害或沟壁软化。除了龋病，任何牙体硬组织病损都没有软化问题，因此 D 正确。仅有颜色或形态的改变不能诊断为龋病，必须有色、形、质三方面的改变，特别是质软才能诊断为龋病。其他备选答案属于牙体非龋性疾病或症状，故本题应选 D。
【避错】此题易错选 C，单纯窝沟着色而无底部发软，不能诊断为龋病。

10. 龋病发病率是指
A. 在一定时期内，人群中患龋病的频率
B. 在一定时期内，某人群新发生龋病的频率
C. 人群中新发生龋病占全部龋病的百分率
D. 在一定时期内，某患龋人群中新发生龋病的频率
E. 人群中龋病占龋、失、补的比例
【答案】B
【考点】龋病发病率的概念
【解析】龋病发病率是指在一定时期内，某人群新发生龋病的频率，故 B 正确。而龋病患病率是指在一定时期内，某人群患龋病的频率，故 A 错误。选项 C 没有规定时间，因此 C 错误。E 选项是指龋失补指数，因此 E 错误。故选 B。
【避错】此题易错选 A，龋病发病率指的是新发生龋病的频率。而不包括陈旧性龋病。

11. 下列龋病流行程度评价指标，属于中等的是

A. 0 ~ 1.1
B. 1.2 ~ 2.6
C. 2.7 ~ 4.4
D. 4.5 ~ 6.5
E. 0 ~ 4.9

【答案】C

【考点】龋病的流行特征

【解析】WHO 规定龋病的患病水平，以 12 岁龋均作为衡量标准。WHO 龋病流行程度的评价指标（12 岁）：龋均（DMFT）0 ~ 1.1，流行等级很低；1.2 ~ 2.6，低；2.7 ~ 4.4，中；4.5 ~ 6.5，高；6.6 以上，很高。

【避错】此题易错选 E。35 ~ 44 岁年龄组龋病流行程度的评价标准：0 ~ 4.9，流行等级很低；5.5 ~ 8.9，低；9.0 ~ 13.9，中；>13.9，高。

12. 婴幼儿适宜的氟防龋措施是
A. 氟滴剂
B. 饮水氟化
C. 氟水漱口
D. 含氟牙膏
E. 氟离子导入

【答案】A

【考点】婴幼儿氟防龋方法选择

【解析】氟化物的广泛使用被认为是发达国家龋病下降的重要原因。自来水氟化是预防龋病全身用氟的有效和经济的方法，但不是针对婴幼儿的氟防龋措施，所以 B 不选。对没有采用自来水氟化地区的儿童，则推荐补充氟制剂（氟滴剂或氟片）。学龄前儿童，特别在婴幼儿中使用氟滴剂是比较方便、实用的防龋方法，所以 A 正确。氟水漱口和含氟牙膏由于含氟量较大容易误吞导致过量，所以 C、D 不选。氟离子导入成本高，不方便，所以不是最适宜方法，所以 E 不选。此题选 A。

【避错】此题易错选 B，婴幼儿不宜使用饮水氟化，以防止发生氟中毒。

13. 预防地方性氟中毒的最根本性措施是
A. 供给低氟饮水
B. 减少氟的摄入量
C. 控制高氟食物的摄入
D. 防止高氟煤烟的污染
E. 对高氟水源化学降氟

【答案】B

【考点】氟中毒预防措施

【解析】预防地方性氟中毒分为一级预防和二级预防，其中一级预防为减少氟的摄入量是根本性的预防措施，所以 B 正确。饮水型氟中毒应以改水降氟为原则或者供给低氟饮水，而高氟煤烟污染食物和空气的病区应以改灶防污染为主，控制高氟食物摄入，所以 A、C、D、E 是具体预防氟中毒的方法，所以都不正确，此题选 B。

【避错】此题易错选 C，控制高氟食物的摄入只是防止氟中毒的方法之一。而根据不同的原因使用不同的方法控制氟的摄入量才是根本方法。

14. 具有公共卫生特征的全身氟防龋措施是
A. 饮水氟化
B. 含氟牙膏
C. 牛奶氟化
D. 氟片
E. 氟滴剂

【答案】A

【考点】氟的全身应用

【解析】氟化物防龋的全身应用是指氟化物通过口服进入全身（或同时有局部作用），从而达到防龋目的。补充氟化物的方法有氟化水源（即自来水加氟）、口服氟片或氟滴剂、食盐加氟、牛奶氟化。其中，具有公共卫生特征的措施是饮水氟化，所以不选 B、C、D、E，此题选 A。

【避错】此题易错选 B，相比含氟牙膏，饮水氟化更具有普遍性。

15. 饮水氟化的防龋效果应该是
A. 时间越晚效果越好
B. 恒牙优于乳牙
C. 乳牙优于恒牙
D. 前牙优于后牙
E. 后牙优于前牙

【答案】B

【考点】饮水氟化的防龋效果

【解析】饮水氟化的防龋效果恒牙优于乳牙，可能与胎盘和乳腺的部分屏障作用和乳牙牙冠与组织液接触时间较短有关。有报告表明：恒牙龋病减少 50% ~59%，乳牙龋病减少 40% ~49%。氟对恒牙防龋效果比乳牙好，所以此题选 B。

【避错】此题易错选 D，氟化物防龋，前后牙无明显差别。

16. 窝沟封闭成功的关键是
A. 酸蚀时间长
B. 酸蚀面积大
C. 光固化时间适宜
D. 涂布封闭剂气泡
E. 酸蚀后不被唾液污染

【答案】E

【考点】窝沟封闭操作与效果评估

【解析】早期窝沟封闭失败的最主要原因是没有很好地避免唾液对酸蚀牙釉质的污染，致使封闭剂脱落率较高。由于唾液污染，阻止了树脂渗透进入酸蚀后形成的微孔结构，因而在多数情况下，封闭材料容易脱落。因此当唾液污染了酸蚀牙釉质时，应彻底清洗干燥，重复酸蚀步骤之后才能涂布封闭剂。因此窝沟封闭的关键是阻止唾液污染酸蚀后的牙面，故选E。

【避错】此题易错选A，窝沟封闭酸蚀时间不宜过长，以免牙釉质过度脱矿。

17. 饮水氟化预防龋病的适宜氟浓度是

A. 0.1～0.3mg/L

B. 0.4～0.6mg/L

C. 0.7～1.0mg/L

D. 1.1～1.3mg/L

E. 1.4～1.6mg/L

【答案】C

【考点】饮水氟化适宜氟浓度

【解析】饮水氟化预防龋病的适宜氟浓度：①饮水的适宜氟浓度一般应保持在0.7～1mg/L。②低氟区饮水含量在0.5mg/L以下，在考虑氟化前，应调查氟牙症流行情况。氟牙症指数高于0.6，无氟化必要。③饮水氟含量0.5mg/L以下，氟牙症指数低于0.6，结合龋病发病情况决定。高于1.0mg/L浓度，氟牙症比例比较高；低于0.7mg/L浓度，氟防龋的效果不佳，所以此题选C。

【避错】此题易错选B，0.7～1.0mg/L是氟化物防龋的适宜浓度，这是一组数字记忆题，氟化饮水的氟浓度需要谨记，这是考试常考知识点。

18. 窝沟封闭剂的组成成分中没有

A. 树脂基质

B. 磷酸

C. 稀释剂

D. 引发剂

E. 填料

【答案】B

【考点】窝沟封闭剂的组成

【解析】封闭剂通常由有机高分子树脂、稀释剂、引发剂与一些辅助剂（溶剂、填料、氟化物、涂料等）组成。排除A、C、D、E，选B。

【避错】此题易错选C，稀释剂是窝沟封闭剂的组成成分。

19. 预防性树脂充填的适应证不包括

A. 窝沟有龋能卡住探针

B. 深的窝沟有患龋倾向

C. 窝沟有早期龋迹象

D. 对侧牙有患龋倾向

E. 殆面窝沟有可疑龋

【答案】D

【考点】预防性树脂充填的适应证

【解析】预防性树脂充填的适应证有：①窝沟有龋损能卡住探针（A对）。②深的点隙窝沟有患龋倾向（B、E对）。③沟裂有早期龋迹象，牙釉质混浊或呈白垩色（C对）。故本题选D。

【避错】此题易错选C，窝沟有早期龋迹象应做预防性充填。

20. 关于氟的安全性，说法错误的是

A. 6～7岁后才进入高氟区生活，不会出现氟牙症

B. 氟牙症多发生在恒牙，乳牙很少见

C. 患氟牙症牙数多少取决于牙发育矿化期在高氟区生活的长短

D. 氟牙症是由于氟的急性中毒造成的

E. 氟牙症属于地方性慢性氟中毒

【答案】D

【考点】氟牙症

【解析】6～7岁儿童的恒牙基本发育完全，所以高浓度的氟不会产生氟牙症，所以A正确。氟牙症累及恒牙较乳牙多见，因为乳牙的牙釉质的发育在出生前，母亲体内的胎盘屏障会防止氟进入胎儿体内，所以B正确。因为氟对牙齿发育的影响是连续性的，所以患氟牙症牙数多少取决于牙发育矿化期在高氟区生活的长短，C正确。氟急性中毒是一次摄入氟量过多所致，与氟牙症无关。氟牙症多由于地方水中含氟量较多所致，所以具有地方性慢性中毒表现，所以E正确。所以此题选D。

【避错】此题易错选A，6～7岁牙釉质已经矿化完成，因此不会产生氟牙症。

21. 激光防龋的主要功能不包括

A. 促使牙釉质形成抗酸性强的玻璃样物质

B. 减少脱钙量

C. 抑制变异链球菌的生长

D. 通过解吸附作用使菌斑脱落

E. 与氟化物结合，可促进牙本质小管钙化

【答案】D

【考点】激光防龋

【解析】它是利用激光照射牙齿表面产生的热效应，能使牙釉质中的有机质、水分去除，形成许多微孔，形成抗酸性强的玻璃样物质，所以A正确。这些微孔的存在有利于龋病形成过程中析出的矿物质离子再沉积，减少脱矿，所以B正确。激光的照射也可以增加氟在牙釉质的渗透性，达到防龋的目的，所以E

正确。激光本身有杀灭细菌的作用，所以 C 正确，但激光本身不能通过解吸附作用使菌斑脱落，所以 D 错误，此题选 D。

【避错】此题易错选 B，激光具有减少脱钙量的作用，这个知识点容易复习时漏掉，考生要特别注意。

22. 窝沟封闭酸蚀牙面的面积为

A. 牙尖斜度的 2/5

B. 牙尖斜度的 1/3

C. 牙尖斜度的 3/4

D. 牙尖斜度的 1/5

E. 牙尖斜度的 2/3

【答案】E

【考点】窝沟封闭的操作方法

【解析】酸蚀剂为磷酸液或含磷酸的凝胶，酸蚀面积应为接受封闭的范围，一般为牙尖斜面的 2/3。故选 E。

【避错】本题易错选其他选项，主要是对窝沟封闭的酸蚀牙面大小不清楚，对数字类的相关考点，考生应掌握。

23. 根据以往的口腔流行病学调查结果，下面说法正确的是

A. 根面龋最多

B. 殆面龋最多

C. 颊舌面龋最多

D. 近中面龋最多

E. 远中面龋最多

【答案】B

【考点】龋病的好发牙面

【解析】1980 年岳松龄的调查证实了恒牙咬合区龋发生率最高，1978—1980 年美国的调查证实了 5 ~ 17 岁儿童中有 83% 与点隙窝沟有关，1982—1983 年调查显示 94% 的儿童为点隙窝沟。无论是恒牙还是乳牙，龋的好发部位是磨牙，好发牙面是殆面，好发点是点隙窝沟，所以 B 正确，故此题选 B。

【避错】此题易错选 A，根面龋较易出现于老年人，而龋病最好发部位为殆面。

24. 龋病资料整理一般不以哪项分组

A. 年龄

B. 文化程度

C. 性别

D. 城乡

E. 民族

【答案】B

【考点】龋病的流行特征

【解析】龋病的流行特征包括：①性别差：女性高于男性。②地区差：沿海高于内地，城市高于农村。③民族差：汉族高于少数民族。④年龄差：年龄因素在发病过程中占有重要地位，7 岁为发病高峰，25 岁平稳，中年以后增高。不包括文化程度的区别，故选 B。

【避错】部分考生可能会选 E，但是需要注意的是某些民族的饮食习惯可能会影响龋病的患病情况，因此民族的因素需要考虑，但龋病和文化程度的关系很小，故不选此选项。

25. 龋病一级预防的内容不包括

A. 推广氟化水源

B. 局部使用氟化物

C. 窝沟封闭

D. 牙体充填

E. 定期进行口腔检查

【答案】D

【考点】龋病的三级预防

【解析】一级预防：进行口腔健康教育，控制及消除危险因素。二级预防：早期诊断早期处理。三级预防：防止龋病的并发症，恢复功能。D 选项为三级预防。故选 D。

【避错】本题需要特别注意的是 C 项窝沟封闭，很多考生认为窝沟封闭属于二级预防。此处，是一处特征，窝沟封闭属于一级预防。此外，需要掌握一个原则：一级预防不会对牙齿有破坏。

26. 下列食品中含氟量最高的是

A. 猪肉

B. 羊肉

C. 茶叶

D. 苹果

E. 鸡蛋

【答案】C

【考点】氟的主要食物来源

【解析】含氟较多的食物有鱼、虾、海带、海蜇，茶和矿泉水中含量也不少，而且绿茶中的儿茶素能够减少在口腔中造成蛀牙的变异链球菌，并除去难闻的口气。氟能与牙齿中的钙磷化合物形成不易溶解的氟磷灰石，从而防止细菌所产生的酸对牙釉质的侵蚀。故本题选 C。

【避错】本题如果考生选错，是因为对这个知识点掌握不牢，此题相对较偏难，需要记住氟的主要食物来源是海鱼和茶叶，因此选择茶叶。

27. 第一磨牙最适宜做窝沟封闭的年龄是

A. 6 ~ 7 岁

B. 8 ~ 9 岁

C. 10 ~ 11 岁

D. 12～13 岁
E. 14～15 岁
【答案】A
【考点】窝沟封闭防龋的适应对象
【解析】在适应证的选择方面，乳磨牙的封闭以 3～4 岁为宜，第一磨牙（六龄齿）的封闭以 6～7 岁为宜，第二磨牙以 11～13 岁为宜。故本题选 A。
【避错】窝沟封闭一定是牙刚萌出不久就保护起来，而六龄齿正好是在 6～7 岁萌出。

28. 对 1 年前做过口腔检查的 200 名干部进行口腔健康检查时，发现又有 20 名干部新发生龋。描述这种新发龋情况的指标是
A. 龋均
B. 患龋率
C. 龋病发病率
D. 构成比
E. 龋补充填比
【答案】C
【考点】龋病发病率
【解析】龋病发病率通常是指至少在 1 年时间内，某人群新发生龋病的频率。故选 C。
【避错】本题易错选 B。患龋率指在调查期间某一人群中患龋病的频率，人口基数以百人计算，故常以百分数表示。

【A_2 型题】

29. 男孩，6 岁。第一磨牙完全萌出，检查发现殆面窝沟深，窝沟点隙似有初期龋损，此时适宜采取的防治措施是
A. 应做窝沟封闭
B. 应做充填
C. 应做预防性充填
D. 尚不能做窝沟封闭
E. 口服氟片
【答案】A
【考点】窝沟封闭术的适应证
【解析】窝沟封闭术适用于深的窝沟，特别是可以插入或卡住探针的牙（包括可疑龋）。若对侧同名牙患龋或有患龋倾向的牙可考虑进行窝沟封闭。牙萌出后达咬合平面即适宜做窝沟封闭，一般是在牙萌出后 4 年之内。乳磨牙在 3～4 岁，第一磨牙在 6～7 岁，第二磨牙在 11～13 岁为最适宜封闭的年龄。故本题选 A。
【避错】此题易错选 D 项。牙面无深的沟裂点隙、自洁作用好不适合封闭。

30. 检查某班 15 岁学生 50 名，其中龋病者 10 人，龋失补牙数为：D＝70，M＝2，F＝8，龋失补牙面数为：D＝210，M＝10，F＝15，这班学生龋面均为
A. 0.8
B. 1.4
C. 1.6
D. 4.2
E. 4.7
【答案】E
【考点】龋面均的计算
【解析】龋面均＝龋、失、补牙面之和/受检人数，所以这班学生龋面均为（210+10+15）/50＝4.7。故此题选 E。
【避错】此题不易选错，记住龋面均的公式即可。

31. 女孩，6 岁。家长带到医院做窝沟封闭，经口腔检查后医师告诉可以不做，因为女童
A. 对侧同名牙已患龋
B. 有深的点隙裂沟
C. 窝沟不深，自洁作用好
D. 萌出
E. 有可疑龋
【答案】C
【考点】窝沟封闭的非适应证
【解析】窝沟封闭的非适应证有：①牙殆面无深的沟裂点隙、自洁作用好。②患较多邻面龋损者。③患者不合作，不能配合正常操作。④牙齿尚未完全萌出，被牙龈覆盖。故选 C。
【避错】本题易错选 E，要看好此题是可以不做，而不是不可以做，若对侧同名牙患龋或有患龋倾向的牙可考虑进行窝沟封闭。

32. 男孩，7 岁。殆面龋损，有自发痛和叩击痛，医师决定采用非创伤性修复术修复该牙，修复后至少多长时间内患者不能用该牙咀嚼
A. 修复后即可咀嚼
B. 修复后 30 分钟内
C. 修复后 60 分钟内
D. 修复后 12 小时内
E. 修复后 24 小时内
【答案】C
【考点】非创伤性修复术的充填后的注意事项
【解析】非创伤性修复术的材料是玻璃离子粉、液和牙本质处理剂，充填后让患者漱口并嘱患者 1 小时内不要进食。故本题选 C。
【避错】本题易错选 E，24 小时是玻璃离子完全固化的时间。

33. 男孩，9 岁。窝沟有龋损能卡住探针，医师决定

采用预防性充填治疗该牙，基于龋损的范围、深度，医师诊断为A型，采用的充填窝洞的材料是
A. 银汞合金
B. 后牙复合树脂
C. 玻璃离子
D. 不含填料的窝沟封闭剂
E. 稀释树脂
【答案】D
【考点】预防性树脂充填的分类
【解析】预防性树脂充填类型A用不含填料的封闭剂充填，类型B用流动树脂材料充填，类型C用复合树脂充填。故选D。
【避错】本题易错选E，由于混淆预防性充填三种类型的充填材料而误选。稀释树脂为B型的充填材料。

34. 女孩，5岁，家长请教医师幼儿刷牙能否用含氟牙膏，医师的回答是
A. 最好不用
B. 应该不用
C. 监督使用
D. 间断使用
E. 长期使用
【答案】C
【考点】含氟牙膏的吞咽和吸收
【解析】一般情况下，儿童使用少量含氟牙膏刷牙不会引起氟牙症。对于6岁以上儿童和成人，每天用含氟浓度1000mg/kg的牙膏刷牙2次，每次用量约1g。3~6岁的儿童，每次牙膏用量约为“豌豆”大小，同时应在家长监督与指导下使用，以免儿童过多吞咽牙膏，导致产生氟牙症的危险。该女孩5岁，可以使用含氟牙膏，但应家长监督使用。故选C。
【避错】本题易错选A，含氟牙膏只要在一定的条件下，对牙是有好处的。

35. 专家组对某市饮水加氟8年的防龋效果进行评估，认为当地总结的如下几点有一处是不正确的
A. 恒牙无龋儿童增加5倍
B. 上前牙邻面龋减少80%
C. 牙齿矿化程度更好，表面光泽好
D. 六龄齿因龋缺失减少70%
E. 乳牙龋比恒牙龋少20%
【答案】E
【考点】饮水氟化的防龋效果
【解析】①时间越早效果越好，时间越长效果越好。②恒牙的防龋效果优于乳牙，所以E选项错。③从儿童开始一直饮用氟化水，效果可持续到中年和老年人。④氟对光滑面龋的预防效果优于点隙窝沟龋。⑤错位牙和牙间接触不良减少。⑥可使牙矿化程度更好，牙釉质更有光泽，牙釉质矿化不全和非氟斑减少。故选E。
【避错】本题部分考生易错选D，六龄齿因龋缺失减少为饮水加氟产生的效果，恒牙的防龋效果优于乳牙，故而乳牙龋比恒牙龋多。

36. 女，25岁。经检查全口无龋，如果对她推荐龋病预防措施，不合适的措施是
A. 使用氟化物
B. 营养摄取计划
C. 口腔健康教育
D. 定期口腔健康检查
E. 预防性充填
【答案】E
【考点】龋病一级预防内容
【解析】针对此女性，应采取龋病一级预防，选项中A、B、C、D均为一级预防措施，E为二级以防措施，不符合题意。
【避错】此题易错选A，使用氟化物是主要的预防龋病的方法之一。

37. 某学龄儿童采用0.05% NaF漱口水预防龋病，其使用方法应为
A. 每月含漱1次，每次10ml，含漱1分钟
B. 每周含漱1次，每次10ml，含漱1分钟
C. 每天含漱1次，每次10ml，含漱1分钟
D. 隔周含漱1次，每次10ml，含漱1分钟
E. 隔天含漱1次，每次10ml，含漱1分钟
【答案】C
【考点】0.05% NaF漱口水的使用方法
【解析】选用0.05% NaF漱口水预防龋病时，正确的使用方法为每天含漱1次，每次10ml，含漱1分钟。故选C。
【避错】此题易错选B，NaF漱口水应该每天使用，才能发挥效果。

38. 某少儿出生于低氟地区，父母向口腔医师咨询为其补充氟化物的最佳时间是出生后
A. 1个月
B. 3个月
C. 6个月
D. 9个月
E. 12个月
【答案】C
【考点】低氟区患儿的氟化物应用时间
【解析】6个月内第一颗牙萌出，应在6~12个月内安排婴儿第一次看牙，幼儿补氟以氟滴为宜，并在出生后6个月开始补充。故选C。

【避错】此题易错选 D，婴儿一般 6 个月左右开始长出乳牙，因此此时是补充氟化物的最佳时期。

39. 男，47 岁。|7 龋损尚未充填，|5 因龋丧失，|6 因龋已做充填，1|1 因牙周病失牙，计算 DMFT 时，按照世界卫生组织的记录方法，其 M（即失牙数）为

A. 1
B. 2
C. 3
D. 4
E. 5

【答案】C

【考点】M 的计算

【解析】恒牙龋失补指数（DMFT）是检查龋病时最常用的指数。“龋”即已龋损尚未充填的牙，“失”指因龋丧失的牙，“补”为因龋已做填充的牙。M 表示因龋缺失的牙数，本题患者|5 因龋丧失，记为1，同时患者年龄 47 岁，按照世界卫生组织记录方法，年龄在 45 岁以上者，不再区分是龋病还是牙周病导致的失牙，其失牙数按照口腔内实际丧失的牙数记，本题上颌左右中切牙也算作 M，记为 2，总共丧失牙数 3，故本题选 C。

【避错】此题易错选 A，此题一定要注意患者年龄问题，年龄超过 45 岁者，已经不分是龋病缺失牙还是牙周病缺失牙，统统记录口腔内缺失牙即可。

40. 检查某班 15 岁学生 50 名，其中患龋病者 10 人，龋失补牙数为 D=50，M=5，F=10，这班学生的患龋率为

A. 10%
B. 20%
C. 30%
D. 40%
E. 50%

【答案】B

【考点】患龋率的计算

【解析】患龋率的计算公式为：患龋率=患龋人数/受检总人数。故本题中为 10/50×100% =20%，故选 B。

【避错】此题易错选 A，50 名学生 10 人患龋，因此患龋率应为 20% 。

41. 某地区 12 岁儿童 DMFT 为 4.8，按照世界卫生组织对龋病流行程度的评价标准，该地区龋病流行等级为

A. 很低
B. 低
C. 中
D. 高
E. 很高

【答案】D

【考点】地区龋病流行等级

【解析】世界卫生组织 12 岁年龄组龋病流行程度的评价指标如下。龋均（等级）的对应关系为：DMFT 0 ~ 1.1（很低），DMFT 1.2 ~ 2.6（低），DMFT 2.7 ~ 4.4（中），DMFT 4.5 ~ 6.5（高），DMFT 6.6 及以上（很高）。本题为 4.8，属于龋均较高的等级，故选 D。

【避错】此题易错选 C，DMFT4.4 以下属于中等，因此此题等级应为高。

42. 男，35 岁。取其唾液进行实验室检测，MSBB 法计数菌落数为 115 个，Cariostat 试验结果为黄绿色，可初步诊断为

A. 口腔卫生良好
B. 低度龋活性
C. 中度龋活性
D. 显著龋活性
E. 唾液缓冲能力异常

【答案】D

【考点】致龋菌检测

【解析】MSBB 法结果判断：（0 无菌落附着），（+）20 个以下，（++）10 ~ 100 个，（+++）>100 个。（+++）为龋活性显著。Cariostat 试验结果判断：（-）紫蓝色，（+）绿色，（++）黄绿色，（+++）黄色。黄绿色为危险信号（龋活性显著），黄色为非常危险信号（龋活性非常显著）。故选 D。

【避错】此题易错选 C，中度龋活性试验结果应为绿色。

43. 针对幼儿园儿童用含氟牙膏刷牙是否可行，老师和家长提出不少意见，口腔保健人员肯定了正确的意见是

A. 幼儿园儿童不能用含氟牙膏
B. 由老师控制牙膏用量监督刷牙
C. 用氟浓度高的牙膏问题不大
D. 只用保健牙刷刷牙就行
E. 儿童改用含氟漱口液

【答案】B

【考点】幼儿应用含氟牙膏的指导

【解析】幼儿的特点：婴幼儿的大脑、智力不够发达，手的技能尚不健全，还不具备自觉实践口腔卫生的能力，刷牙需要家长帮助、指导、监督。故使用含氟牙膏需要老师的监督。故选 B。

【避错】此题易错选 A，幼儿园儿童可以使用较低浓度的含氟牙膏，因此 A 不正确。

44. 2 岁前生活在高氟区的儿童，以后随父母迁居低氟区，观察到氟牙症病变的恒牙是
A. 前牙和第一磨牙
B. 第一前磨牙和第一磨牙
C. 前牙、第一前磨牙和第一磨牙
D. 尖牙
E. 全部牙均有病变
【答案】A
【考点】氟牙症的发生特点
【解析】氟牙症临床表现的特点是在同一时期萌出的牙釉质上有白垩色到褐色的斑块，严重者还并发有牙釉质的实质缺损。在 2 岁前，前牙和第一磨牙的牙胚正在发育，因而受到影响。故选 A。
【避错】本题考生容易误选 E，此题解答需要结合牙齿发育的发育过程，2 岁前主要是前牙和第一磨牙。

【A_3/A_4 型题】

（45～47 题共用题干）
一年级 200 人，12 岁患龋率 20%，龋均 1。二年级 200 人，13 岁患龋率 22.5%，龋均 1.5。三年级 100 人，14 岁患龋率 25%，龋均 2。
45. 全年级患龋率为
A. 14%
B. 20%
C. 22%
D. 22.5%
E. 25%
【答案】C
【考点】龋病常用指数
【解析】患龋率 = 患龋病人数/受检人数×100%。一年级 200 人，12 岁患龋率 20%，故一年级患龋人数 40 人。二年级 200 人，13 岁患龋率 22.5%，二年级患龋人数 45 人。三年级 100 人，14 岁患龋率 25%，三年级患龋人数 25 人。全年级患龋率 =（40+45+25）/（200+200+100）×100% =22%。
【避错】本题不易选错。根据患龋率计算公式即可得出。
46. 全年级龋均为
A. 1.3
B. 1.4
C. 1.5
D. 1.6
E. 1.7
【答案】B
【考点】龋病常用指数
【解析】龋均 = 龋、失、补牙数之和/受检人数。一年级 200 人，龋均 1，故一年级患龋个数 200。二年级 200 人，龋均 1.5，故二年级患龋个数 300。三年级 100 人，龋均 2，故三年级患龋个数 200。全年级龋均 =（200+300+200）/（200+200+100）= 1.4。故选 B。
【避错】本题不易选错。但要注意区分龋均和龋面均计算公式的区别。
47. 龋均流行程度为
A. 很高
B. 高
C. 中
D. 低
E. 很低
【答案】D
【考点】龋病常用指数
【解析】参见 A1 型题第 11 题解析。故选 D。
【避错】本题不易选错。牢记龋均评价标准的数值。
（48～50 题共用题干）
男孩，8 岁。乳牙龋损较多，六龄齿完全萌出，窝沟较深，无明显龋损，要求预防，该患者首选的龋病预防措施是六龄齿的窝沟封闭。
48. 应选用何种浓度的磷酸进行酸蚀
A. 20%～30%
B. 30%～40%
C. 40%～50%
D. 50%～60%
E. 60%～70%
【答案】B
【考点】窝沟封闭的酸浓度
【解析】30%～40% 的磷酸使牙釉质表层丧失最小，而酸蚀树脂突深度最大。故选 B。
【避错】本题为记忆性题，窝沟封闭酸蚀剂的浓度为 30%～40%。
49. 对六龄齿进行封闭，酸蚀时间应为
A. 10 秒
B. 30 秒
C. 40 秒
D. 50 秒
E. 60 秒
【答案】B
【考点】窝沟封闭的酸蚀时间
【解析】恒牙酸蚀的时间一般为 20～30 秒，乳牙酸蚀 60 秒。故选 B。
【避错】本题易错选 E，六龄齿为恒牙，乳牙的

酸蚀时间为60秒。

50. 操作过程中哪一项不正确

A. 注意隔湿

B. 酸蚀整个牙面

C. 酸蚀后加压冲洗15秒

D. 用不含氟的清洁剂清洁牙面

E. 封闭后不需要调拌

【答案】B

【考点】窝沟封闭术的步骤和方法

【解析】操作步骤：①清洁牙面：刷洗牙面的清洁剂可以用浮石粉或不含氟牙膏。②酸蚀：酸蚀面积应为接受封闭的范围，一般为牙尖斜面的2/3。③冲洗和干燥：酸蚀后加压冲洗牙面10～15秒。封闭前保持牙面干燥，棉卷隔湿。④涂布封闭剂：光固化封闭剂不需要调拌。⑤固化。⑥检查。故选B。

【避错】本题易错选E，认为封闭后需要调拌，光固化封闭剂不需要调拌，直接取出涂布在牙面上，然后使用光固化机固化。

（51～53题共用题干）

为了预防学校儿童龋病的发生，拟采用一种氟化物防龋措施——氟水漱口。

51. 一般氟水漱口使用的氟化物主要是

A. 氟化亚锡

B. 酸性磷酸氟

C. 单氟磷酸钠

D. 氟化铵

E. 中性或酸性氟化钠

【答案】E

【考点】氟水漱口液成分

【解析】含氟漱口液一般推荐使用中性或酸性氟化钠配方。除此之外，还有含氟化亚锡、氟化铵或氟化胺的漱口液。但氟化钠味道易接受，价格也较便宜，故最为常见。故选E。

【避错】此题易错选D选项，氟化铵不宜用于漱口水。

52. 使用氟水漱口的剂量是

A. 1ml

B. 5ml

C. 10ml

D. 15ml

E. 20ml

【答案】C

【考点】使用氟水漱口的剂量

【解析】5～6岁儿童每次使用5ml，6岁以上每次用10ml，含漱1分钟后吐出。故本题选C。

【避错】此题易错选D，使用氟水漱口的剂量一般应为10ml。

53. 每次含漱的时间是

A. 4分钟

B. 3分钟

C. 2分钟

D. 1分钟

E. 0.5分钟

【答案】D

【考点】使用氟水漱口的时间

【解析】含氟漱口液的漱口时间为1分钟，吐出后30分钟内不进食或漱口，以免影响含漱效果，含漱时间不宜过长或者过短。故选D。

【避错】此题易错选C，漱口1分钟即可达到效果，增加含漱时间，并不能增加效果。

（54～56题共用题干）

咨询活动时，一位孕妇想了解，如果生活社区的水氟浓度很低（小于0.3mg/L），如何给孩子补充，世界卫生组织专家委员会推荐，生活社区的水浓度小于0.3mg/L。

54. 出生后开始补充氟滴剂的年龄是

A. 从出生开始

B. 从3个月开始

C. 从4个月开始

D. 从5个月开始

E. 从6个月开始

【答案】E

【考点】开始使用氟滴剂的年龄

【解析】氟滴剂适用于2岁以下的幼儿，每日睡前将含氟溶液滴于颊黏膜或舌部，不漱口、不饮水，可获得全身和局部的双重作用。开始使用的年龄是出生后6个月，在第一颗牙齿萌出时可以开始使用，故选E。

【避错】此题易错选A，出生时牙齿尚未萌出，因此使用氟滴剂无预防效果。

55. 开始补充氟滴剂的剂量是

A. 0.20mg/d

B. 0.23mg/d

C. 0.25mg/d

D. 0.30mg/d

E. 0.33mg/d

【答案】C

【考点】氟滴剂使用剂量

【解析】0.5～2岁的婴幼儿使用氟滴剂的剂量为0.25mg/d。如果剂量过大，会影响恒牙胚，形成氟牙症可能性大，剂量过少，防龋效果不佳，故选C。

【避错】此题易错选E，氟滴剂的剂量不宜过大，以免发生氟牙症。

56. 此后，开始增加（调整）氟片或氟滴剂剂量的年龄是

A. 1 岁
B. 2 岁
C. 3 岁
D. 4 岁
E. 5 岁

【答案】B

【考点】氟滴剂使用追加剂量的年龄

【解析】氟滴剂适用于 2 岁以下的儿童，剂量为 0.25mg/d。2 岁后，可以开始增加（调整）氟片或氟滴剂剂量。故本题选 B。

【避错】此题易错选 C，2 岁身体发育加速，因此应该调整氟片剂量。

【B_1 型题】

（57～58 题共用备选答案）

A. Dentobuff Strip 试验
B. Cariostat 试验
C. Dentocult LB 试验
D. Dentocult SM 试验
E. 乳杆菌检测

57. 用于检测牙表面菌斑内产酸菌产酸能力的龋活性试验是

【答案】B

58. 了解唾液缓冲能力的龋活性试验是

【答案】A

【考点】龋活性试验的常用方法

【解析】以致龋菌及酸性产物为指标，检测龋发生危险因素的试验称龋活性试验，常用方法包括以下几种。①Cariostat 试验：通过检测牙表面菌斑内产酸菌的产酸能力来判断龋的活性。②Dentocult SM 试验：根据检测唾液中每毫升变异链球菌菌落形成单位（CFU/ml）的数量来判断龋的活性。③Dentocult LB 试验：检测唾液内的乳杆菌的数量。④Dentobuff Strip 试验：用标准化的含 pH 指示剂的酸性试纸条检测唾液的缓冲能力。原色为黄色，遇唾液变为蓝色表示 pH>6.0，说明唾液有缓冲能力。故 57 题选 B，58 题选 A。

【避错】57 题、58 题易错选其他选项，主要是未掌握各种龋活性试验的目的。

（59～60 题共用备选答案）

A. 预备一个包括全部点隙裂沟的保守 I 类洞，然后用银汞合金充填，防止龋病进一步发展的方法
B. 采用大的圆钻磨除深窝沟，使其易于自洁的方法
C. 不去除牙体组织，在牙面、颊面或舌面的点隙裂沟涂布一层树脂或玻璃离子材料，保护牙釉质不受细菌及代谢产物侵蚀，达到预防龋病发生的一种有效防龋方法
D. 仅去除窝沟处的病变牙釉质或牙本质，根据龋损的大小，采用酸蚀技术和树脂材料充填早期窝沟龋，并在牙面涂一层封闭剂的方法
E. 使用手用器械清除龋损组织，然后用有黏结性、耐压和耐磨性能较好的新型玻璃离子材料将龋洞充填的方法

59. 非创伤性修复术

【答案】E

60. 窝沟封闭

【答案】C

【考点】窝沟封闭和非创伤性修复治疗的定义

【解析】非创伤性修复术指使用手用器械清除龋损组织，然后用有黏结性、耐压和耐磨性能较好的新型玻璃离子材料将龋洞充填的技术。故 59 题选 E。窝沟封闭指不去除牙体组织，在䆒面、颊面或舌面的点隙裂沟涂布一层树脂或玻璃离子材料，保护牙釉质不受细菌及代谢产物侵蚀，达到预防龋病发生的一种有效方法。故 60 题选 C。

【避错】本题为记忆性题，考查内容为定义。预防性树脂充填方法指仅去除窝沟处的病变牙釉质或牙本质，根据龋损的大小，采用酸蚀技术和树脂材料充填早期窝沟龋，并在牙面涂一层封闭剂的方法。

（61～62 题共用备选答案）

A. 0.02% NaF 漱口液
B. 0.05% NaF 漱口液
C. 0.2% NaF 漱口液
D. 1.23% NaF 凝胶
E. 2% NaF 溶液

61. 每日漱口使用的是

【答案】B

62. 每周漱口使用的是

【答案】C

【考点】氟漱口水的用量

【解析】含氟漱口液一般推荐使用中性或酸性氟化钠配方。0.2% NaF 漱口液每周使用 1 次，故 62 题选 C，0.05% NaF 漱口液每天使用 1 次，故 61 题选 B。

【避错】61 题、62 题易错选 D，0.2% NaF 漱口液即可起到防龋作用，浓度过高则可能引起氟牙症。

（63～64题共用备选答案）

A. 窝沟封闭

B. 根管治疗

C. 定期口腔检查

D. 预防性充填

E. 早期充填

63. 二级预防

【答案】E

64. 三级预防

【答案】B

【考点】龋病三级预防方法

【解析】口腔健康检查、窝沟封闭和预防性充填属于一级预防。早期充填属于二级预防，因此63题选E。根管治疗是三级预防的范畴，因此64题选B。

【避错】63题易错选D，预防性充填是为了避免发生龋病而进行的治疗，因此应属于一级预防。64题易错选D，三级预防是为了避免发生龋病并发症而进行的治疗，因此此题D不符合。

考点：牙周病预防

【A_1型题】

1. 常用菌斑染色剂品红溶液的浓度是

A. 1%

B. 0.2%

C. 2%

D. 0.25%

E. 3%

【答案】C

【考点】显示菌斑的方法

【解析】常用的菌斑染色剂是2%碱性品红，主要成分为碱性品红1.5g、乙醇25ml。故选C。

【避错】此题不易选错。常用的菌斑染色剂有赤藓红、碱性品红、荧光素钠等，荧光素钠在特殊的蓝色光源下，菌斑显出黄色。

2. 下列不能作为菌斑染色剂的是

A. 2%碱性品红

B. 2%甲紫

C. 2%～5%藻红片剂

D. 4%酒石黄水溶液

E. 1.0%～2.5%孔雀绿

【答案】B

【考点】控制菌斑

【解析】常用的菌斑染色剂有2%碱性品红、2%～5%藻红片剂、酒石黄水溶液、1.0%～2.5%孔雀绿、荧光素钠。故选B。

【避错】本题不易选错，为记忆性考点。1%甲紫液等涂于可疑牙面，可用于检查牙隐裂。

3. 关于牙签使用的正确方法及适应证，叙述不正确的是

A. 牙龈乳头退缩时，用来清洁邻面

B. 牙周治疗后牙间隙增大时，用来清洁邻面和根分叉区

C. 牙签以45°角进入牙间隙，牙签尖端指向𬌗面

D. 可清除邻面菌斑和嵌塞的食物并磨光牙面

E. 可普遍用于去除食物嵌塞

【答案】E

【考点】牙签的使用

【解析】在龈乳头退缩或牙周治疗后牙间隙增大时，可用牙签清洁邻面和根分叉区。使用时，将牙签以45°角进入牙间隙，牙签尖端指向𬌗面，侧面紧贴邻面牙颈部，向𬌗方剔起或作颊舌向穿刺动作，清除邻面菌斑和嵌塞的食物，并磨光牙面，然后漱口。故选E。

【避错】本题不易选错。只有明确造成食物嵌塞的原因，才能采取相应的方法，及时矫治食物嵌塞。

4. 不属于预防牙周病的常用漱口剂是

A. 氯己定

B. 抗生素

C. 三氯羟苯醚

D. 酚类化合物

E. 季铵化合物

【答案】B

【考点】化学性控制菌斑措施

【解析】氯己定、酚类化合物、季铵化合物和三氯羟苯醚均可用作漱口剂，预防牙周病。牙周病的预防不仅要消除和控制局部刺激因素，还需要提高机体的抵抗力。应用抗生素是有指征的，抗生素能消除炎症，不同程度地控制菌斑，但长期使用抗生素预防牙周病是不合适的。故选B。

【避错】本题易错选C，三氯羟苯醚能有效抑制多种革兰阳性与阴性细菌，在口腔领域用于牙膏、漱口液。

5. 去除颈部及根面上附着的牙菌斑，最有效的机械法是

A. 刷牙

B. 牙线

C. 牙签

D. 牙间隙刷

E. 橡胶按摩器

【答案】D

【考点】牙周病预防

【解析】牙间隙刷适用于牙龈退缩处邻间区、暴露的根分叉区以及排列不整齐的牙邻面。特别对去除颈部和根面上附着的菌斑比牙线和牙签更有效，使用起来比牙线方便。故选 D。

【避错】本题易错选 B、C，牙签、牙线也可以去除颈部及根面上附着的牙菌斑，但均不如牙间隙刷有效。

6. 目前影响牙周病流行的最主要因素是

A. 吸烟

B. 营养

C. 口腔卫生状况

D. 受教育程度

E. 城乡差别

【答案】C

【考点】影响牙周病流行的因素

【解析】影响牙周流行的因素有口腔卫生、吸烟、营养、全身疾病等，口腔卫生状况与牙周病有直接的关系，是目前影响牙周病流行的最主要因素。故选 C。

【避错】本题易错选 A，吸烟是牙周病的高危因素之一，吸烟次数越多，时间越长，牙周病越严重。

7. 菌斑控制的临床评估达到良好目标是

A. 10%

B. 20%

C. 30%

D. 40%

E. 50%

【答案】A

【考点】菌斑控制的临床评估

【解析】菌斑控制记录卡是国际上广泛采用的、能帮助患者记录菌斑控制效果的评价方式。医师可用菌斑显示剂检查、记录菌斑控制的程度，并将菌斑控制结果反馈给患者，以鼓励、督促患者加强菌斑控制的实践。如菌斑百分率为 10% 或小于 10%，则已达到良好目标。故本题选 A。

【避错】本题易错选 B，菌斑百分率在 20% 以下，可认为菌斑基本被控制，而不是达到良好目标，本题属于记忆性题，考生容易混淆，熟记标准数字，一般不会出错。

8. 龈炎指数 1 表示

A. 牙龈正常

B. 牙龈明显红肿或溃疡，并有自发出血倾向

C. 龈缘和龈乳头探诊出血，无颜色改变，无肿胀

D. 牙龈色红，水肿光亮，探诊出血

E. 牙龈的颜色有轻度改变并轻度水肿，探诊不出血

【答案】E

【考点】龈炎指数（GI）

【解析】GI 共记分为 4 级：0 = 牙龈正常。1 = 牙龈轻度炎症：牙龈的颜色有轻度改变并轻度水肿，探诊不出血。2 = 牙龈中等炎症：牙龈色红，水肿光亮，探诊出血。3 = 牙龈严重炎症：牙龈明显红肿或溃疡，并有自发出血倾向。故排除 A、B、D 选项，答案选 E。龈缘和龈乳头探诊出血，无颜色改变，无肿胀提示龈沟出血指数（SBI）记分为 1，故排除 C。

【避错】部分考生误选 A，漏记了 0 为牙龈正常这一项。加深对 GI 各数值症状的记忆，此题一般不会出错。

9. 简化口腔卫生指数包括

A. 龈炎指数和简化软垢指数

B. 龈沟出血指数和简化牙石指数

C. 简化软垢指数和简化牙石指数

D. 菌斑指数和简化牙石指数

E. 龈沟出血指数和菌斑指数

【答案】C

【考点】评价牙周健康的指数

【解析】简化口腔卫生指数（OHI-S）包括简化软垢指数（DI-S）和简化牙石指数（CI-S），可以用于个人，但主要用于人群口腔卫生状况评价。故选 C。

【避错】本题易错选其他选项，OHI-S、菌斑指数、GI、SBI 均属于评价牙周健康的指数，各项之间属于并列关系，注意鉴别。

10. 在自我口腔保健措施中，控制菌斑最常用的有效方法是

A. 早晚刷牙

B. 使用牙线

C. 药物含漱

D. 牙周洁治

E. 使用牙签

【答案】A

【考点】控制菌斑的方法

【解析】良好的刷牙方法能去除约 70% 的牙面菌斑，因此最有效，故此题选 A。

【避错】此题不易选错，正确的刷牙是去除牙面菌斑的最有效方法。

11. 以下哪些口腔卫生用品或方法没有去除菌斑的

作用

A. 牙签

B. 牙间隙刷

C. 漱口

D. 氯己定漱口液

E. 牙刷

【答案】C

【考点】去除牙菌斑的方法

【解析】刷牙，使用牙线、牙签，洁治等机械方法是去除牙菌斑、清洁牙、保持口腔卫生的重要措施。一般漱口大多是利用水在口内流动的冲击力去除滞留的食物残屑，能暂时减少口腔微生物的数量，使口腔保持清新，但漱口的力量不足以去除牙菌斑。故选C。

【避错】此题易错选A，牙签也具有清除菌斑的作用。

12. 下列属于牙周病的二级预防，除了

A. 口腔健康教育和指导

B. 专业性洁治

C. 去除菌斑牙石

D. 牙周洁治

E. 根面平整

【答案】A

【考点】牙周病的二级预防

【解析】一级预防主要是口腔健康教育和指导，以清除菌斑和其他有害刺激为目的。二级预防包括牙周病临床常用治疗方法。三级预防以恢复和重建功能为主（复杂手术治疗）。显然A不属于二级预防的范畴。而专业性洁治、去除菌斑牙石、牙周洁治与根面平整都是牙周病临床常用治疗方法，因此B、C、D、E都属于二级预防。故本题应选A。

【避错】此题易错选B，洁治属于对牙周病的治疗性措施，因此属于二级预防。

13. 不能清洁牙齿邻面菌斑的口腔保健用具是

A. 牙间隙刷

B. 牙签

C. 牙刷

D. 牙线

E. 橡胶按摩器

【答案】C

【考点】邻面菌斑的清除工具

【解析】良好的刷牙方法仅能去除约70%的牙面菌斑，许多菌斑遗留在牙邻面接触点以下或其他不易洁净的区域内。常用于邻面洁净的工具有牙线、牙间隙刷、牙间冲洗器、牙签和橡胶按摩器，故此题选C。

【避错】此题易错选B，牙签可以深入邻面清洁作用。

14. 预防牙周病、提高宿主抵抗力的措施是

A. 降低牙尖高度和斜度

B. 去除不良修复体

C. 补充维生素和钙磷等营养

D. 治疗食物嵌塞

E. 去除充填悬突

【答案】C

【考点】增强宿主体抗力的方法

【解析】提高宿主抵抗力包括合理的营养，补充富含蛋白质，维生素A、D、C及钙和磷的营养物质，积极治疗和控制与牙周病发生有关的全身疾病，加强对高危人群的监测。故本题选C。

【避错】此题易错选B，去除不良修复体为治疗食物嵌塞的一个方面，因此不准确。

15. 牙周病预防除了控制菌斑还应该

A. 认真刷牙

B. 使用牙线

C. 药物含漱

D. 牙周洁治

E. 治疗食物嵌塞

【答案】E

【考点】牙周病预防措施

【解析】预防牙周病，关键是清除牙菌斑。一期预防主要是注意口腔卫生，清除牙菌斑，养成良好的口腔卫生习惯，掌握正确的刷牙方法以及牙签、牙线的应用。二期预防主要是去除引起龈炎的牙菌斑和牙石，防止龈炎的进一步发展。三期预防是对晚期牙周病进行综合治疗，防止疾病的进一步发展。A、B、C、D都是属于控制菌斑的范畴，故不选A、B、C、D，此题选E。

【避错】此题易错选B，使用牙线是控制菌斑的方法之一。

16. 下列指数中常用来描述牙周状况的是

A. DMFT

B. dmfs

C. 改良CPI

D. Dean指数

E. DMFS

【答案】C

【考点】改良CPI

【解析】DMFT是龋失补指数，dmfs是乳牙龋失补牙面数，DMFS是恒牙龋失补牙面数，这3个指标

是常用作描述龋病状况的，所以 A、B、E 不选，Dean 指数是氟牙症指数分类标准，所以 D 也不是牙周病的指标，所以 D 不选，改良 CPI 是改良社区牙周指数，是世界卫生组织推荐的牙周流行病学诊断标准，判断牙龈出血和牙周袋深度，故选 C。

【避错】此题易错选 A，DMFT 指的是龋失补指数。

17. 请您为成人推荐一种有效的清除牙龈缘附近及龈沟内菌斑的刷牙方法

A. 水平刷牙法

B. 旋转刷牙法

C. Bass 刷牙法

D. 改良的 Stillman 刷牙法

E. Fones 刷牙法

【答案】C

【考点】各种刷牙方法的选择

【解析】Bass 刷牙法是最好的刷牙方法，这种方法清洁力较强，并可避免造成牙颈部的缺损及牙龈萎缩。所以 C 正确。旋转刷牙法适合清洁牙间隙，不易清洁龈沟，不选 B。改良的 Stillman 刷牙法能有力地按摩牙龈，并清洁牙间隙，但是难以清洁龈沟，不选 D。Fones 刷牙法，这种刷牙方法对于牙龈沟内和牙齿邻间隙清洁效果不佳，不适于患有牙周病的患者，尤其是牙龈萎缩，牙间隙较大的人群。但此法十分简单，对于部分智力障碍或年幼的人群最为适合，不选 E。水平刷牙法力量不易控制，对牙龈的损伤较大，不选 A。此题选 C。

【避错】此题易错选 A，水平刷牙容易对牙周及牙颈部造成损伤。

18. 对患者进行口腔检查时发现其某颗指数牙的龈上牙石覆盖面积为牙面的 1/3 ~ 2/3，根据简化牙石指数，应记为

A. 0

B. 1

C. 2

D. 3

E. 4

【答案】C

【考点】牙石指数规定

【解析】牙石指数的记分标准具体如下：0 = 龈上、龈下无牙石；1 = 龈上牙石覆盖面积占牙面 1/3 以下；2 = 龈上牙石覆盖面积在牙面 1/3 与 2/3 之间，或牙颈部有散在龈下牙石；3 = 龈上牙石覆盖面积占牙面 2/3 以上，或牙颈部有连续而厚的龈下牙石。根据题干选 C。

【避错】此题易错选 B，简化牙石指数 1 指的是牙石覆盖少于牙面 1/3 的情况。

19. 检查者之间进行标准一致性试验，若可靠度优，则 *Kappa* 值的范围是

A. 0 ~ 0.40

B. 0.41 ~ 0.50

C. 0.51 ~ 0.60

D. 0.61 ~ 0.80

E. 0.81 ~ 1.00

【答案】D

【考点】*Kappa* 值

【解析】*Kappa* 值的大小与可靠度的关系如下：0.40 以下可靠度不合格，0.41 ~ 0.60 可靠度中等，0.61 ~ 0.80 可靠度优，0.81 ~ 1.00 完全可靠。故选 D。

【避错】此题易错选 E，*Kappa* 值 0.81 ~ 1.00 指的是极优的情况。不符合题意。

20. 牙周疾病流行特征不包括

A. 地区分布

B. 时间分布

C. 城乡分布

D. 年龄分布

E. 微生物种群分布

【答案】E

【考点】牙周病的流行特征

【解析】牙周病的流行特征：①地区分布。②时间分布。③年龄分布。④性别分布。⑤民族分布。⑥城乡分布。没有微生物种群分布，故选 E。

【避错】本题较简单，谨记牙周病流行特征包括地区、时间、城乡、年龄、性别和民族六项。

【A_2 型题】

21. 在给学校老师上口腔保健课时，应该特别强调学校儿童口腔保健的目的是

A. 预防龋病

B. 预防牙周病

C. 保持牙齿和牙周组织健康

D. 促进德智体美劳全面发展

E. 保障学生身心健康

【答案】C

【考点】口腔健康教育的目的

【解析】口腔健康教育的主要目的是通过控制牙菌斑水平来减少牙龈出血，降低破坏性牙周炎的患病率与严重程度，保持牙齿和牙周组织健康。故选 C。

【避错】本题部分考生易错选 B，口腔保健的目的并不是预防牙周病而是保持健康，如果疾病发展到

牙周病，则病情会很严重，保健应从早开始。

22. 某牙周病患者有吸烟嗜好，在进行感觉测定法检查其口臭程度前，医师叮嘱他至少多长时间内禁止吸烟

A. 2小时

B. 4小时

C. 8小时

D. 12小时

E. 48小时

【答案】D

【考点】感觉测定法检查前的要求

【解析】检测前3周避免使用抗生素，检测前48小时不吃含大蒜、洋葱和香料的食物，检测前12小时禁食、禁饮、禁烟并禁止刷牙和使用口腔清洁剂。故选D。

【避错】本题易错选E，应把检测前12小时禁用的食物和48小时的区分。

23. 女，50岁。患有牙周病，经检查有咬合创伤，需要进行龈上洁治、龈下刮治、根面平整等治疗，医师建议调𬌗时机最好选择在

A. 所有治疗前进行

B. 根面平整前进行

C. 龈上洁治后进行

D. 炎症消退后进行

E. 治疗结束后立即进行

【答案】D

【考点】调𬌗的时机

【解析】咬合创伤是加重和加速牙周炎的破坏过程，是妨碍牙周组织修复的主要因素之一，一般在控制了龈炎和牙周炎之后进行，因为在炎症期有些牙有移位，而炎症消退后，患牙又有轻度的复位，此时调𬌗更准确些。故本题选D。

【避错】本题易错选E，要注意不应是治疗结束后立即进行，而是得到控制后进行，调𬌗可以更准确些。

【B_1型题】

（24～25题共用备选答案）

A. 4

B. 3

C. 2

D. 1

E. 0

24. 龈沟内或龈缘区及邻面有大量菌斑，菌斑指数记分为

【答案】B

25. 龈缘和龈乳头探诊出血，有颜色改变，无肿胀，龈沟出血指数记分为

【答案】C

【考点】菌斑指数、龈沟出血指数的记分标准

【解析】①菌斑指数的记分标准：0＝近龈缘区无菌斑；1＝龈缘和邻近的牙面有薄的菌斑，但肉眼不易见，若用探针可刮出菌斑；2＝龈沟内和/或龈缘附近牙面肉眼可见有中等量菌斑；3＝龈沟内和/或龈缘附近牙面有大量菌斑。故24题选B。②龈沟出血指数的记分标准：0＝龈缘和龈乳头外观健康，探诊龈沟后不出血；1＝龈缘和龈乳头探诊出血，无颜色改变，无肿胀；2＝龈缘和龈乳头探诊出血，有颜色改变，无肿胀；3＝龈缘和龈乳头探诊出血，有颜色改变，轻微肿胀；4＝龈缘和龈乳头探诊出血，有颜色改变，明显肿胀；5＝探诊出血，有自发性出血，颜色改变，显著肿胀，有时有溃疡。故25题选C。

【避错】此题易错选，主要是易混淆各指数的记分标准，应注意区别。

（26～28题共用备选答案）

A. 探诊后牙龈出血

B. 牙周袋深在6mm或以上

C. 牙龈色红，水肿光亮，探诊出血

D. 牙龈的颜色有轻度改变并轻度水肿，探诊不出血

E. 软垢覆盖面积占牙面2/3以上

26. 改良CPI牙龈出血记为1是指

【答案】A

27. GI记为1是指

【答案】D

28. DI-S记为3是指

【答案】E

【考点】改良CPI、GI、DI-S的记分标准

【解析】①改良社区牙周指数（CPI）的记分标准：牙龈出血记分：0＝牙龈健康；1＝探诊后出血；9＝除外；X＝牙齿缺失。牙周袋记分：0＝袋深不超过3mm；1＝袋深在4～5mm；2＝袋深在6mm或以上；9＝除外；X＝牙齿缺失。②龈炎指数（GI）的记分标准：0＝牙龈正常；1＝牙龈轻度炎症：牙龈的颜色有轻度改变并轻度水肿，探诊不出血；2＝牙龈中等炎症：牙龈色红，水肿光亮，探诊出血；3＝牙龈严重炎症：牙龈明显红肿或有溃疡，并有自动出血倾向。③简化软垢指数（DI-S）的记分标准：0＝牙面上无软垢；1＝软垢覆盖面积占牙面1/3以下，或者没有软垢但有面积不等外来色素沉着；2＝软垢覆盖面积

占牙面 1/3～2/3；3 = 软垢覆盖面积占牙面 2/3 以上。故 26 题选 A，27 题选 D，28 题选 E。

【避错】本题属于概念性题，考生只要掌握各检查的分度标准，就不易选错。

（29～31 题共用备选答案）

A. 定期 X 线检查

B. 定期口腔检查

C. 去除不良修复体

D. 牙周手术治疗

E. 修复丧失的牙槽嵴和失牙

29. 牙周病一级预防的特殊性防护措施是

【答案】C

30. 牙周病二级预防的早期诊断治疗是

【答案】A

31. 牙周病三级预防的康复措施是

【答案】E

【考点】牙周病的分级预防

【解析】牙周病一级预防的特殊性防护措施包括训练控制菌斑方法；有效的口腔卫生措施，刷牙，使用牙线、牙间清洁器；去除不良修复体；纠正不良习惯；恢复牙龈组织的正常颜色、形态、韧性；平衡咬合。故 29 题选 C。牙周病二级预防的早期诊断治疗包括定期 X 线检查；促进早期牙周损害的治疗、消除牙周袋；治疗与牙周有关的其他口腔病损。故 30 题选 A。牙周病三级预防的康复措施是修复丧失的牙槽嵴和失牙，改善美观和功能。故 31 题选 E。

【避错】29 题易错选 B，定期口腔检查为牙周病一级预防的促进健康的措施。30 题易错选 D，牙周手术治疗是牙周病二级预防的防止功能障碍的措施。31 题一般不易选错，三级预防是以义齿修复失牙，重建功能为治疗措施。

（32～33 题共用备选答案）

A. 牙线

B. 牙签

C. 牙间隙刷

D. 水平颤动法刷牙

E. 电动牙刷刷牙

32. 适合牙周病患者清除龈沟附近菌斑的方法是

【答案】D

33. 适合于龈乳头退缩、邻面凹陷处的菌斑清除法为

【答案】C

【考点】水平颤动刷牙法和牙间隙刷适应人群

【解析】牙间隙刷适用于牙龈退缩处邻间区、暴露的根分叉区以及排列不整齐的牙邻面。故 33 题选 C。水平颤动法刷牙主要是去除牙颈部及龈沟内的菌斑。故 32 题选 D。

【避错】32 题易错选 B，牙签是剔除嵌塞在牙间隙内的食物碎屑的小工具。33 题易错选 A，牙线有助于邻面间隙或龈乳头处的清洁，而牙间隙刷用于清除牙刷难以达到的牙菌斑。

（34～36 题共用备选答案）

A. 用探针轻刮牙颈部牙面，根据量和厚度记分

B. 用牙周探针轻探牙龈，观察出血情况

C. 用牙周探针轻探龈沟，观察出血情况

D. 沿龈沟从远中向近中移动，作上下短距离颤动

E. 用镰型探针自牙切缘 1/3 向颈部轻刮

34. 龈沟出血指数检查方法是

【答案】C

35. 牙龈出血指数检查方法是

【答案】B

36. 菌斑指数检查方法是

【答案】A

【考点】评价牙周健康的指数

【解析】①龈沟出血指数：检查用视诊和探诊相结合的方法，所用探针为钝头牙周探针，检查时除观察牙龈颜色和形状外，还需要用牙周探针轻探龈沟，观察出血情况。②牙龈出血指数检查方法：采用视诊和探诊相结合的方法检查全口牙或指数牙。每个牙检查唇（颊）面的近中、正中、远中 3 点和舌（腭）正中 4 个点。检查时使用牙周探针轻探牙龈，观察出血情况。③菌斑指数检查方法：用视诊结合探诊的方法，检查时用探针轻划牙颈部牙面，根据菌斑的量和厚度记分。故 34 题选 C，35 题选 B，36 题选 A。

【避错】用镰型探针自牙切缘 1/3 处向颈部轻刮是简化口腔卫生指数的检查方法。

考点：其他口腔疾病的预防

【A_1 型题】

1. 以下属于酸蚀症生物因素的是

A. 喝碳酸饮料

B. 心因性呕吐

C. 胃病

D. 唾液缓冲能力下降

E. 吃含铁性药物

【答案】D

【考点】牙酸蚀症的危险因素

【解析】酸蚀症的危险因素如下。①化学因素，

主要指接触牙的酸性物质。内源性酸（胃酸）：胃食管反流性疾病、胃肠紊乱。外源性酸：饮食因素、药物因素、环境因素。②生物因素，唾液的缓冲能力、获得性膜、牙的结构和矿化程度、牙和软组织的位置关系等。③行为因素，包括生活方式、口腔卫生习惯。故选D。

【避错】本题不易选错。ABDE都属于引起牙酸蚀症的化学因素。

2. 下述二手烟的特点，错误的是

A. 又称被动吸烟

B. 为环境烟草烟雾暴露

C. 是吸入卷烟产生的烟雾

D. 每周至少有1天暴露在烟草烟雾中30分钟

E. 不到1天者不计入二手烟暴露

【答案】D

【考点】二手烟的概念及危害

【解析】二手烟应是每周至少有1天以上，每天至少15分钟暴露于烟草烟雾中。故选D。

【避错】此题易错选E，暴露在二手烟烟雾中不到1天者不计入二手烟暴露。

3. 口腔癌危险度为6.0的每天吸烟量是

A. 10~19支

B. 40~49支

C. 1~9支

D. 20~29支

E. 30~39支

【答案】A

【考点】口腔癌的病因

【解析】口腔癌指发生于口腔黏膜的鳞状细胞癌，亦称口腔黏膜癌，约占口腔恶性肿瘤的90%。目前的研究表明，口腔癌主要的危险因素是吸烟和酗酒。口腔癌的危险度与吸烟量、吸烟时间的长短呈正相关，假设不吸烟危险度为1，每天吸10~19支危险度上升为6.0，每天吸20支以上危险度为7.7，每天吸40支以上危险度高达12.4。故选A。

【避错】此题易错选D。口腔癌的危险度数值、相对应的吸烟量易混淆，应注意区分。

4. 下列症状不属于口腔癌体征的是

A. 原因不明的口腔反复出血

B. 口腔内溃疡1周尚未愈合

C. 口腔黏膜有白色、红色和发暗的斑

D. 口腔与颈部不正常的肿胀和淋巴结肿大

E. 面部、口腔、咽部、颈部不明原因的麻木和疼痛

【答案】B

【考点】口腔癌的体征

【解析】口腔癌的体征：①口腔内有2周以上尚未愈合的溃疡，B错误。②口腔黏膜白色、红色和发暗的斑，排除C。③口腔与颈部有不明原因的肿胀与淋巴结肿大，排除D。④口腔内有不明原因的反复出血，排除A。⑤面部、口腔、咽部和颈部有不明原因的麻木和疼痛，排除E。故选B。

【避错】本题易错选E，麻木和疼痛常提示可能存在癌症神经侵犯，故E项也属于口腔癌的体征。

5. 属于口腔癌一级预防的是

A. 早发现

B. 早诊断

C. 早治疗

D. 病因预防

E. 防止复发

【答案】D

【考点】口腔癌一级预防内容

【解析】一级预防即病因预防，是根本性的预防措施，针对病因的口腔癌预防主要是戒除烟草，所以D正确。二级预防是辅助性的预防措施，要求进行定期的口腔健康检查，及时查出不易被人发现和重视的口腔常见的慢性病，采取无病预防，有病早治，防止病情加重，所以A、B、C属于二级预防。三级预防是预防疾病的恶化，减少后遗症、恢复劳动能力，保持器官功能为内容，以降低死亡率、延长寿命为目的，所以防止复发是三级预防，故此题选D。

【避错】此题易错选B，早诊断属于对疾病的二级预防。

【A_2型题】

6. 某医院在社区中开展预防口腔癌的活动，普及口腔癌的危险因素等相关知识。下列不属于口腔癌致病因素的是

A. 吸烟

B. 长期强烈光照

C. 轮状病毒感染

D. 口腔卫生不良

E. 饮酒

【答案】C

【考点】口腔癌危险因素

【解析】病毒、细菌感染与癌症有着密切的关系。研究指出，单纯疱疹病毒Ⅰ、EB病毒和人乳头状瘤病毒与口腔癌发生有关。此外，口腔菌群也被认为与口腔癌的发生有关。故选C。

【避错】本题易错选B，光辐射（波长320~400nm）是引起皮肤癌的主要危险因素，长期强烈光

照也是唇红部癌的原因之一，多发生在下唇。

考点：自我口腔保健方法

【A₁ 型题】

1. 适合年幼儿童的刷牙方法是
   A. Bass 刷牙法
   B. Fones 刷牙法
   C. 改良的 Stillman 刷牙法
   D. 旋转刷牙法
   E. Charter 刷牙法

【答案】 B

【考点】 刷牙方法的选择

【解析】 圆弧刷牙法又称 Fones 刷牙法，此法最易为年幼儿童学习理解和掌握。上下牙列闭合时，将牙刷刷头置入一侧颊间隙，刷毛轻度接触上颌最后磨牙的牙龈区，用较快、较宽的圆弧动作从上颌牙龈拖拉至下颌牙龈，再从下颌牙龈到上颌牙龈，依次前行至前牙区，此时上、下前牙切端相对。故选 B。

【避错】 本题易错选 A。Bass 刷牙法适合于成人使用，能够掌握此方法的青少年也可使用。

2. 关于牙膏中摩擦剂的说法，不正确的是
   A. 摩擦剂是洁牙剂中含量最多的成分（为 20%～60%）
   B. 用以加强洁牙剂的摩擦作用、去污及磨光牙面
   C. 摩擦剂要有一定摩擦作用，但又不损伤牙组织
   D. 含氟牙膏多用与氟离子有相容性的不溶性偏磷酸钠、焦磷酸钙或氧化铝、二氧化硅作摩擦剂
   E. 摩擦剂内含酸性物质，有利去污和磨光

【答案】 E

【考点】 牙膏中摩擦剂作用

【解析】 摩擦剂是洁牙剂中含量最多的成分（为 20%～60%），用以加强洁牙剂的摩擦作用、去污及磨光牙面。摩擦剂要有一定摩擦作用，但又不损伤牙组织。含氟牙膏多用与氟离子有相容性的不溶性偏磷酸钠、焦磷酸钙或氧化铝、二氧化硅作摩擦剂。但牙膏的各种摩擦剂都不含酸性物质。故选 E。

【避错】 本题易错选 A。摩擦剂是牙膏中的最主要成分。

3. 关于牙刷的叙述，错误的是
   A. 刷头要适合口腔的大小
   B. 刷毛太硬容易损伤牙齿及牙龈
   C. 儿童、老年人或牙周病患者宜选用刷毛较软的牙刷
   D. 刷毛太软不能起到清洁牙面的作用
   E. 猪鬃毛牙刷较尼龙丝牙刷好

【答案】 E

【考点】 牙刷的种类和特点

【解析】 牙刷的刷头要适合口腔的大小；牙刷毛太硬容易损伤牙齿及牙龈；儿童、老年人或牙周病患者宜选用刷毛较软的牙刷；牙刷毛太软不能起到清洁牙面的作用，都属于保健牙刷的特点和作用。猪鬃毛牙刷因为其理化性能不如聚酯尼龙丝牙刷，而且不易干燥、利于病菌滋生，现在已经基本被淘汰。故选 E。

【避错】 本题易错选 A。牙刷不宜过大也不宜过小，而应适应口腔的大小。

4. 牙膏基本成分中能去除色素沉着、菌斑沉积与滞留的是
   A. 防腐剂
   B. 洁净剂
   C. 摩擦剂
   D. 发泡剂
   E. 保湿剂

【答案】 C

【考点】 牙膏摩擦剂作用

【解析】 牙膏的基本成分包括摩擦剂、洁净剂、保湿剂、胶黏剂、防腐剂、甜味剂、芳香剂、色素和水。摩擦剂具有清洁与磨光作用，使牙面清洁、光滑、发亮，去除色素沉着、菌斑沉积与滞留。故选 C。

【避错】 本题易错选 D。洁净剂又称发泡剂，可以降低表面张力，穿通与松解表面沉积物与色素，乳化软垢，使之容易刷除。

5. Bass 刷牙法的特点是
   A. 去除牙冠外形高点以下的颈部与暴露的邻面牙菌斑
   B. 牙刷依食物咀嚼作用中自然的流动渠道洗刷邻面
   C. 去除龈缘附近与龈沟内的牙菌斑
   D. 最易为儿童学习理解和掌握
   E. 用于牙龈相对健康的人群

【答案】 C

【考点】 Bass 刷牙法

【解析】 Bass 刷牙法是洗刷唇舌面时，刷毛与牙面成 45°角，刷毛头指向牙龈方向，使刷毛进入龈沟和邻间区，部分刷毛压于龈缘上作前后向短距离来回颤动，能有效地除去颈部及龈沟内的菌斑，按摩牙

龈，还可避免造成牙颈部楔状缺损及牙龈萎缩。牙刷颤动的方向与食物排溢方向垂直。Bass刷牙法比较复杂，儿童不易掌握。牙周炎和龋病患者更需要掌握Bass刷牙法。故选C。

【避错】本题易错选D。Bass刷牙法并非最易学习理解的方法。

6. 保健牙刷的主要优点不包括

A. 刷毛表面光洁度好
B. 刷柄把握有力
C. 刷毛顶端磨圆
D. 刷毛吸水性好
E. 刷头大小适宜

【答案】D

【考点】保健牙刷优缺点

【解析】牙刷毛要细而软，不仅可以进入牙间隙，又不致损伤牙龈和牙齿。一般牙刷毛应采用优质尼龙丝制作，弹性好、吸水性差，刷毛表面光滑，可防止细菌积存。刷毛要经过磨圆，才不会刺激牙龈组织，也不会损伤牙齿硬组织。牙刷柄形态便于把握，刷柄最好有防滑的橡胶。保健牙刷要宽窄适当、长短适中，才可使牙刷头在口内转动灵活，刷到所有牙齿表面。故选D。

【避错】本题易错选E。刷头大小合适是所有牙刷的优点。

7. 3~6岁儿童刷牙时每次含氟牙膏的用量为

A. 蚕豆粒大小
B. 豌豆粒大小
C. 绿豆粒大小
D. 米粒大小
E. 芝麻粒大小

【答案】B

【考点】儿童刷牙含氟牙膏用量

【解析】对于6岁以上的儿童和成人，每天用含氟浓度高于1000mg/kg的牙膏刷牙2次，每次用量约1g，可达到有效的预防效果。3~6岁的儿童，每次牙膏用量约为“豌豆”大小，应在家长监督与指导下使用，以免儿童过多的吞咽牙膏，增加患氟牙症的危险。故选B。

【避错】本题易错选C。3~6岁儿童含氟牙膏用量不宜过少。

8. 刷牙时每次牙刷放置的牙位最佳范围一般占

A. 2颗牙
B. 1~2颗牙
C. 2~3颗牙
D. 3~4颗牙
E. 4~5颗牙

【答案】C

【考点】刷牙方法

【解析】正确的刷牙方法是每次牙刷覆盖2~3颗牙齿，注意重叠放置，每次颤动5~10次，将上、下颌唇舌面每个部位重复全面拂刷。故选C。

【避错】本题易错选D或E。刷牙应覆盖2~3颗牙，不宜过多。

9. 对于牙刷的保护，下列做法错误的是

A. 使用后用清水冲洗干净并甩干刷毛上的水分
B. 清洁甩干后将牙刷头向上放入漱口杯中
C. 将牙刷清洗甩干后放入密闭的牙刷盒内
D. 定期用专用清洁剂对牙刷进行消毒
E. 将牙刷插入过氧化氢液浸泡数分钟后再用清水洗净甩干

【答案】C

【考点】牙刷的保护措施

【解析】牙刷使用后要彻底洗涤，尽量甩掉刷毛上的水分，因为潮湿的刷毛容易滋生细菌，甩干水分后将刷头向上放入漱口杯中，置干燥通风处，不宜放在密闭的牙刷盒中。每隔一段时间可用福尔马林蒸煮消毒或注意经常放在阳光下曝晒。故选C。

【避错】牙刷放入密闭盒子中会滋生细菌，与刷牙去除菌斑相违背。

【A_2型题】

10. 保健老师向学生讲述刷牙的作用时，下列说法易对学生产生误导的是

A. 刷牙能预防龈炎的发生
B. 刷牙能预防牙周炎的发生
C. 刷牙能有效预防青少年窝沟龋的发生
D. 刷牙能预防光滑面龋的发生
E. 刷牙可以祛除菌斑

【答案】C

【考点】刷牙效果评价

【解析】刷牙无法深入深的窝沟进行清洁，应提倡窝沟封闭预防。故选C。

【避错】本题易错选D。刷牙的主要目的是清除牙面的菌斑，防止龋的发生。

【B_1型题】

（11~12题共用备选答案）

A. 胶黏剂
B. 保湿剂
C. 防腐剂
D. 摩擦剂
E. 洁净剂

11. 十二烷基硫酸钠在牙膏中是

【答案】E

12. 二氧化硅在牙膏中是

【答案】D

【考点】牙膏的基本成分

【解析】洁净剂可以降低表面张力，穿通与松解表面沉积物与色素，乳化软垢，如十二烷基硫酸钠、N-十二烷基肌氨酸钠、椰子单酸甘油酯磺酸钠，故11题选E。摩擦剂可帮助清洁与磨光牙面，使牙面清洁、光滑、发亮，去除色素沉着、菌斑。常用的摩擦剂有碳酸钙、焦磷酸钙、磷酸氢钙、氢氧化铝、二氧化硅、硅酸盐等，故12题选D。

【避错】11题易错选C，防腐剂的作用是防止细菌生长，延长贮存期限，并使其他成分相容，常用乙醇、苯甲酸盐及二氯化酚。12题易错选A，胶黏剂的作用是防止膏体在贮存期间固体与液体成分分离，保持均质性，常用有机亲水胶体，如羧甲基纤维素钠及合成纤维素衍生物。

考点：口腔健康促进

【A_1型题】

1. 口腔健康教育的任务之一是

A. 研究自来水含氟浓度

B. 推广使用窝沟封闭

C. 专业人员协助领导合理分配有限资源

D. 控制含糖食品的食用次数

E. 引起全社会对口腔健康问题的关注

【答案】E

【考点】口腔健康教育的任务

【解析】口腔健康教育的主要任务：①提高社会人群口腔预防保健的知识水平。②深化口腔健康教育内容，扩大教育面。③引起社会各方人员对口腔健康问题的关注，为寻求口腔预防保健资源做好准备。④宣传各级政府制订的维护口腔健康的方针、政策。⑤传递最新的科学信息。故选E。

【避错】本题易错选C，专业人员协助领导合理分配有限资源属于口腔健康促进的内容。

2. 口腔健康教育的最终目的是

A. 建立口腔健康行为

B. 增长口腔保健知识

C. 定期口腔健康检查

D. 了解口腔保健措施

E. 积极治疗口腔疾病

【答案】A

【考点】口腔健康教育的目的

【解析】口腔健康教育最终在全民形成有益于口腔健康的生活方式和卫生习惯。口腔健康教育的实施，对预防和减少口腔疾病的发生，提高全民族的口腔健康水平有十分重要的意义和作用。故此题选A。

【避错】此题易错选其他选项，主要是对健康教育的意义未掌握，其主要是促进人们建立口腔健康行为来预防和减少口腔疾病的发生。

3. 口腔健康促进的主要任务是口腔疾病的

A. 一级预防

B. 二级预防

C. 三级预防

D. 综合治疗

E. 疗效观察

【答案】A

【考点】口腔健康促进

【解析】口腔健康促进应以口腔疾病的一级预防为基础。一级预防是在疾病发生前所进行的预防工作，以便阻止疾病的发生。这也是口腔健康促进的主要任务。故本题选A。

【避错】此题易错选B，二级预防指对疾病的具体预防和治疗措施，如早期诊断、治疗等，而口腔健康促进的主要任务是对疾病的病因性预防，属于一级预防。

4. 口腔健康促进的方法为

A. 课堂教育

B. 个别交谈

C. 小型讨论会

D. 行政干预措施

E. 社区口腔卫生咨询

【答案】D

【考点】口腔健康促进方法

【解析】口腔健康促进概念是运用行政或组织手段，广泛动员和协调社会各相关部门以及社区、家庭和个人，使其履行各自对健康的责任，共同维护和促进健康的一种社会行为和社会战略。由于是采取行政或者组织手段，所以A、B、C、E不选，故此题选D。

【避错】此题易错选B，健康促进指使用行政手段使群体对疾病进行预防，因此个别交谈不属于口腔健康促进。

5. 口腔健康教育的方法主要为

A. 提供经济支持

B. 提供组织保证

C. 进行口腔疾病的干预措施

D. 个别交谈和讨论会

E. 实施行政干预措施

【答案】D

【考点】口腔健康教育方法

【解析】口腔健康教育一般采取4种方法：个别交谈、组织小型讨论会、借助大众传媒和组织社区活动。本题除了D是口腔健康教育方法，其他备选答案都是口腔健康促进的方法，而不是健康教育的方法，因此D正确，故选D。

【避错】此题易错选C，干预措施不属于教育的方法。

【B_1 型题】

（6～8题共用备选答案）

A. 口腔专业人员就口腔健康问题与预防保健问题与患者、领导、家长、居委会成员、保健人员进行交谈、讨论的方法

B. 社区座谈会、专家研讨会、专题讨论会、听取群众意见会等传播口腔健康信息和调查研究

C. 通过报纸、杂志、电视、电影、广播、街头展播与宣传橱窗等传播口腔健康信息

D. 为改善环境使之适合于保护口腔健康或使行为有利于口腔健康所采取的各种干预措施

E. 城市街道、农村乡镇及社会团体与单位的有组织的活动，旨在使人们提高对口腔健康的认识，引起兴趣，产生强烈的口腔健康愿望

6. 组织小型讨论会

【答案】B

7. 组织社区活动

【答案】E

8. 个别交谈

【答案】A

【考点】针对不同情况，口腔健康采取的教育方法

【解析】①小型讨论会：社区座谈会、专家研讨会、专题讨论会、听取群众意见会等。故6题选B。②社区活动：城市街道、农村乡镇和社会团体与单位的有组织活动，使人们提高对口腔健康的认识，引起兴趣，产生强烈愿望，强化口腔健康服务资源的利用。故7题选E。③个别交谈：口腔专业人员就口腔健康问题与预防保健问题与就诊患者、单位领导、儿童家长、社区保健人员等进行交谈、讨论。故8题选A。④大众传媒：通过网络、报刊、电视、电影、广播、街头展板与宣传橱窗等传播口腔健康信息。

【避错】6题与7题易相互混淆，组织小型讨论会是社区座谈会、专家研讨会、专题讨论会、听取群众意见会等；组织社区活动是城市街道、农村乡镇及社会团体与单位的有组织的活动。

考点：特定人群的口腔保健

【A_1 型题】

1. 影响残疾人口腔卫生的主要原因是

A. 害怕疼痛

B. 缺少社会关注

C. 没有家庭护理

D. 丧失自我保健能力

E. 医护人员不关心

【答案】D

【考点】残疾人口腔卫生保健

【解析】残疾人缺乏自我口腔保健能力，口腔健康维护需要亲属、护理人员的帮助，家庭、医疗机构、社会的共同配合和努力。故选D。

【避错】易错选其他选项，残疾人伤残的类型、自理生活能力的大小、文化素质和生活习性的差别决定了他们口腔疾病的预防效果。

2. 对婴儿开始进行口腔检查和保健从什么时间开始

A. 出生时

B. 满月后

C. 牙萌出时

D. 上学前

E. 换牙时

【答案】C

【考点】婴幼儿口腔检查的开始时间

【解析】儿童的第一次口腔检查应在第一颗乳牙萌出后6个月内，请医师帮助判断儿童乳牙萌出情况并评估其患龋的风险，提供有针对性的口腔卫生指导并建立婴儿的口腔健康档案。故本题选C。

【避错】本题易错选A，认为出生后即开始进行口腔检查，但儿童的第一次口腔检查应在第一颗乳牙萌出后6个月内。

3. 为了提高老年人的口腔保健意识，口腔医院在社区进行了一次口腔保健知识讲座，专家建议在老年人中提倡

A. 叩齿

B. 使用硬毛牙刷

C. 清洁牙间隙

D. 人老牙好胃口好

E. 保持全口功能牙

【答案】C

【考点】老年人口腔保健教育

【解析】老年人应通过以下渠道进行口腔保健：首先，学会正确的刷牙方法；其次，除坚持刷牙外，清洁牙缝亦非常重要；最后，还要注意保护基牙。故本题选 C。

【避错】此题易错选 E，老年人难以保证全口功能牙，但应尽量做到恢复咀嚼功能。

【A_3/A_4 型题】

（4～10 题共用题干）

为了提高妇女口腔健康意识，省妇幼保健院对妊娠期妇女进行了口腔保健知识讲座

4. 妊娠期妇女的口腔保健目的是

A. 使孕妇了解胎儿的生长发育

B. 维护胎儿的生长发育

C. 了解胎儿是否患口腔疾病

D. 维护胎儿的口腔健康

E. 使孕妇了解婴幼儿口腔保健的特点

【答案】A

【考点】妊娠期妇女的口腔保健目的

【解析】妊娠期妇女的口腔保健目的：①使孕妇了解有关妊娠期间口腔疾病及预防的基本知识，从而建立良好的口腔卫生习惯，定期检查，适时治疗，促进妊娠期妇女的全身及口腔健康。②使孕妇了解儿童牙及口腔生长发育方面的基本知识，认识妊娠期健康与胎儿生长发育的关系。③使孕妇了解营养与胎儿牙生长发育的关系（A 对）。故本题选 A。

【避错】此题易错选 B，维护胎儿生长发育与口腔保健关系不大。

5. 妊娠期妇女易发生口腔疾病的原因是

A. 运动太少

B. 进食软食较多

C. 妊娠期间激素改变

D. 妊娠期间睡眠较多

E. 营养品摄入过多

【答案】C

【考点】妊娠期妇女易发生口腔疾病的原因

【解析】妊娠期妇女易发生口腔疾病的原因是妊娠期间激素改变，可改变组织反应，口腔软组织容易发生炎症。故本题选 C。

【避错】此题易错选 B，食物软硬与口腔疾病发生关系不大。而妊娠期妇女易发生口腔疾病主要是激素改变造成的。

6. 妊娠期前 3 个月不能进行

A. 龋充填治疗

B. 牙周检查

C. 牙髓治疗

D. X 线照射

E. 龈上洁治

【答案】D

【考点】妊娠期间治疗注意事项

【解析】妊娠早期和晚期接受复杂口腔治疗，会因为紧张和疼痛增加胎儿流产或早产的风险。妊娠期前 3 个月，口腔治疗一般仅限于处理急症，避免 X 线照射。妊娠 4～6 个月是治疗口腔疾病的适宜时期，这个阶段母体处于相对稳定的时期，若有未处理或正在治疗中的口腔疾病，应抓紧时间进行治疗，但也应注意在保护措施下拍 X 线片，不要直接照射盆腔和腹部。妊娠期后 3 个月则应尽可能避免口腔治疗，如果出现口腔疾病，应以保守治疗为主，不可接受拔牙及长时间复杂的根管治疗等创伤性治疗，以免引起早产。急症需要治疗时，应选择不含肾上腺素等收缩血管的药物进行局部麻醉。故选 D。

【避错】此题易选错 C。在急性牙髓炎时期，可考虑应急开髓引流，解除疼痛的简单治疗，但不能进行复杂的根管治疗。

7. 建立良好的生活习惯，避免以下有害因素侵袭，不包括

A. 病毒感染

B. 外伤

C. 搬动物品

D. 酗酒

E. 吸烟

【答案】C

【考点】妊娠期保健

【解析】病毒感染、外伤、烟酒都会对胎儿的生长发育带来影响，应注意避免。而搬动物品属于物理行为，不涉及辐射或化学物质等有害因素，故选 C。

【避错】此题易错选 E，吸烟对胎儿影响较大，因此应该杜绝。

8. 为防止四环素牙的发生，哪些人不宜使用四环素类药物

A. 3 岁以下小儿

B. 妊娠期、哺乳期妇女和 8 岁以下儿童

C. 妊娠期和哺乳期妇女

D. 8 岁以上儿童

E. 所有人

【答案】B

【考点】四环素牙的预防

【解析】四环素牙是指在牙齿发育，矿化期间服用了四环素类药物，使牙齿的颜色和结构发生改变的疾病。四环素类药物导致的牙齿变色是永久的。四环素还可在母体通过胎盘引起乳牙着色。如果在怀孕期

间服用了四环素类药物，可能导致未出生婴儿的牙齿变色，并可能减缓婴儿牙齿和骨骼的生长；四环素可以进入母乳，如果在母乳喂养期间母亲服用四环素类药物，可能导致哺乳婴儿的牙齿变色。因此为防止四环素牙的发生，妊娠期和哺乳期妇女以及8岁以下的儿童不宜使用四环素类药物。故排除A、C、D，答案选择B。

【避错】部分考生会误选为C。本题比较简单，但大部分考生会忽略8岁以下儿童这个关键点，记住四环素牙的易感人群，本题不会答错。

9. 许多药物对胎儿发育有害，除了

A. 四环素

B. 庆大霉素

C. 链霉素

D. 青霉素

E. 卡那霉素

【答案】D

【考点】对胎儿发育有影响的药物

【解析】青霉素在妊娠期间属于比较安全的药物，一般不会影响胎儿发育。四环素除抑制胎儿生长发育外，还可影响牙矿化、变色，形成四环素牙。庆大霉素、链霉素、卡那霉素则有致畸作用。故本题选D。

【避错】此题易错选B，庆大霉素对胎儿听力可能造成影响，甚至造成耳聋，因此应注意。

10. 孕妇与胎儿口腔健康的物质基础是

A. 运动

B. 口腔卫生

C. 营养

D. 睡眠

E. 口腔保健

【答案】B

【考点】孕妇与胎儿口腔健康保障

【解析】保持良好的口腔卫生，是孕妇与胎儿口腔健康的物质基础。良好的口腔卫生能够保证孕妇良好的营养摄入，保证胎儿健康，故本题选B。

【避错】此题易错选C，营养与孕妇及胎儿口腔健康无明显关系。

（11～13题共用题干）

在爱牙日社区口腔健康咨询中人们提出了不少问题，口腔预防保健人员进行了认真分析，策划在不同人群中开展口腔健康教育活动。

11. 根据我国具体情况，残疾人的口腔保健应从以下几个方面进行，除外

A. 使用牙线

B. 特殊口腔护理

C. 早期口腔卫生指导

D. 氟化物和窝沟封闭

E. 选择合适的口腔保健用品

【答案】A

【考点】残疾人口腔保健内容

【解析】根据我国具体情况，残疾人的口腔保健应从以下几个方面进行：①早期口腔卫生指导（C对）。②口腔保健用品选择（E对）。③特殊口腔护理（B对）。④氟化物的适当使用（D对）。⑤窝沟封闭。⑥减少糖与甜食摄取。⑦定期口腔健康检查。残疾人无法正常使用牙线，故A是错误的。

【避错】此题易错选C，牙线操作难度较大，不适合残疾人，因此A项不适合残疾人使用，而C项对残疾人进行早期口腔指导，是非常有必要的。

12. 在中小学生中提倡

A. 学习使用牙线和牙间隙刷

B. 学习窝沟封闭的操作知识

C. 德智体美全面发展

D. 学习口腔健康知识

E. 学习饮水加氟知识

【答案】D

【考点】中小学生口腔保健

【解析】中小学生中的口腔保健内容如下。①监测健康状况：包括定期口腔健康检查与监测。②对学生进行健康教育：包括口腔健康教育（D对）。③培养良好卫生习惯：包括刷牙与饮食卫生习惯。④常见病的预防：包括口腔疾病的预防与治疗。预防龋病与牙周病除采用全身用氟和局部用氟的方法外，还应开展窝沟封闭的方法预防第一磨牙和第二磨牙的窝沟龋，进行恒磨牙萌出过程中的刷牙指导。⑤身体意外事故预防：包括前牙外伤与颌骨骨折。故本题选D。使用牙线和牙间隙刷是牙周病的预防措施，窝沟封闭操作知识是口腔专业学生学习的知识，德智体美全面发展与口腔保健关系不大，饮水加氟是公共卫生保健，故不选E。

【避错】此题易错选C，牙线操作难度较大，不适合残疾人，因此A不适合残疾人使用，而C对残疾人进行早期口腔指导，是非常有必要的。

13. 在老年人中提倡

A. 窝沟封闭

B. 使用氟滴剂

C. 预防性充填

D. 使用免疫防龋

E. 做义齿恢复口腔功能说明：按照横行顺序依次排列

【答案】E

【考点】老年人口腔保健

【解析】大多数老年人的口腔功能都有不同程度的丧失。牙齿松动、缺失是常有的现象。因此，在老年人中，应提倡做义齿恢复口腔功能说明：按照横行顺序依次排列。故本题选 E。其余各项属于儿童口腔保健的内容。

【避错】此题易错选 A，窝沟封闭适用于恒牙刚刚萌出的儿童。

（14～15 题共用题干）

女，28 岁。身体状况良好，诉近期计划怀孕，到口腔医院进行口腔检查，并咨询相关口腔保健。

14. 妊娠期服用可能引起胎儿唇裂或腭裂的药物是

A. 四环素
B. 链霉素
C. 庆大霉素
D. 苯妥英钠
E. 卡那霉素

【答案】D

【考点】引起唇腭裂的药物

【解析】四环素除抑制胎儿生长发育外，还可影响牙矿化、变色，形成四环素牙。一些抗生素如庆大霉素、链霉素、卡那霉素则有致畸作用。苯妥英钠可能引起胎儿唇腭裂。故本题选 D。

【避错】此题易错选 C，庆大霉素可能导致耳聋，但无导致唇腭裂的风险。

15. 妊娠期间治疗口腔疾病，最佳时机是

A. 妊娠前 3 个月可拍摄 X 线片
B. 待妊娠结束后再进行治疗
C. 出现口腔疾病后应注意休息，减少运动
D. 妊娠 4～6 个月是治疗口腔疾病的适宜时机
E. 妊娠期后 3 个月可行拔牙处理

【答案】D

【考点】妊娠期间口腔疾病治疗

【解析】妊娠前 3 个月为易发生流产的时期，口腔医疗一般仅限于处理急症，要注意避免 X 线照射。妊娠 4～6 个月是治疗口腔疾病的适宜时机。妊娠期后 3 个月则应避免全身麻醉，需要急症处理时仅选择局部麻醉。故本题选 D。

【避错】此题易错选 A，妊娠前 3 个月不宜进行 X 线检查，以免对胎儿造成不利影响。

【B_1 型题】

（16～18 题共用备选答案）

A. 婴儿
B. 幼儿
C. 老年人
D. 中年人
E. 学龄前期

16. 做第一磨牙窝沟封闭的是

【答案】E

17. 易患根面龋的是

【答案】C

18. 首次口腔检查是在

【答案】A

【考点】口腔保健

【解析】第一磨牙在 6～7 岁萌出，故 16 题选 E。老年人由于牙龈退缩，牙间隙大，易发生水平型食物嵌塞。牙龈退缩造成牙根暴露，牙颈部和根面极易发生龋损，由于唾液分泌量减少，自洁作用差，可加重根面龋的进程，17 题选 C。儿童的第一次口腔检查应在第一颗乳牙萌出后 6 个月内，请医师帮助判断儿童乳牙萌出情况并评估其患龋病的风险，提供有针对性的口腔卫生指导并建立婴儿的口腔健康档案，故 18 题选 A。

【避错】本题考查的是各个年龄段的口腔保健知识，16 题不易选错，根据第一磨牙萌出时间就可选对；17 题易错选 D，近年来中年人患根面龋的人数递增，但根面龋的主要患病人群还是老年人；18 题易错选 B，第一颗乳牙大约出生后 6 个月萌出，6 个月内就需要进行第一次口腔检查，儿童 1 岁开始至 3 岁才叫幼儿。

考点：社区口腔卫生服务

【A_1 型题】

1. 不属于社区口腔医疗内容的是

A. 提供口腔常见口腔疾病的基本诊疗服务
B. 开展口腔疾病双向转诊服务
C. 为居民建立口腔健康档案
D. 建立社区口腔健康教育展示室
E. 开展口腔急症处理

【答案】D

【考点】社区口腔卫生服务

【解析】社区口腔医疗的内容：①提供口腔常见病、多发病和诊断明确的口腔疾病的基本诊疗服务。②开展口腔疾病双向转诊服务。③提供电话预约、特需服务等服务内容。④为居民建立口腔健康档案，掌握居民及家庭的口腔健康背景资料。⑤为特殊者或特需者提供口腔专项服务。⑥开展口腔急症处理。故选 D。

【避错】本题不易选错，建立社区口腔健康教育展示室属于社区口腔健康教育的内容。

2. 社区口腔卫生服务的特点是
   A. 以患者为对象
   B. 以个人为单位
   C. 提供高精尖的医疗服务
   D. 以健康为中心
   E. 以治疗疾病为主要内容

【答案】D

【考点】社区口腔卫生服务的特点

【解析】社区口腔卫生服务是以社区人群为服务对象，维护社区人群的健康，排除A。以家庭为单位，家庭成员在健康问题上存在着相同的危险因素，排除B。提供综合服务，社区卫生服务必须是综合的、全方位的、多部门参与的，排除C。以基层卫生保健为主要内容，在充分了解社区居民主要健康问题的基础上提供基本的医疗、预防、保健和康复等服务，排除E。以健康为中心，社区卫生服务必须以人为本，以人的健康为中心，而不是以患者为中心，更不是以疾病为中心。故选D。

【避错】本题易错选A，认为口腔卫生服务是为患者服务的，为治疗疾病而存在。以社区人群为服务对象，目标是通过服务提高人群的健康水平，而非单纯的治疗疾病。

【B_1型题】

（3～5题共用备选答案）
   A. 口腔问卷调查
   B. 口腔健康调查
   C. 口腔健康咨询
   D. 口腔保健规划
   E. 口腔预防保健措施

3. 在新社区开展口腔卫生保健工作，首先要制定

【答案】D

4. 了解社区人群口腔健康知识、态度和行为状况要进行

【答案】A

5. 开展爱牙日活动最常采用的形式是

【答案】C

【考点】口腔流行病学研究方法与措施

【解析】在新社区开展口腔卫生保健工作，首先要制订口腔保健规划，故3题选D。了解社区人群口腔健康知识、态度和行为状况要进行口腔问卷调查，故4题选A。开展爱牙日活动最常采用的形式是口腔健康咨询，故5题选C。

【避错】3题易错选C，在进行具体工作前，应先制定保健计划。4题易错选B，进行问卷调查能够更快掌握群体健康状况。5题易错选A，爱牙日应该进行口腔卫生宣教，健康咨询等活动让群众掌握口腔保健的知识。

考点：口腔医疗保健中的感染与控制

【A_1型题】

1. 不属于口腔医师防护的是
   A. 护目镜
   B. 手套
   C. 氯己定漱口
   D. 白大衣
   E. 面罩

【答案】C

【考点】医务人员的个人防护

【解析】临床上医务人员的防护用品包括手套、口罩、防护眼镜和面罩、工作服和工作帽，故排除其他选项。氯己定漱口属于患者防护，故本题选C。

【避错】本题属于常识性题，较为简单，一般不易选错，口腔科就医检查前及治疗前请患者使用0.12%～0.20%的氯己定漱口。

2. 结核病的主要传播途径是
   A. 空气传播
   B. 性传播
   C. 母婴传播
   D. 血液传播
   E. 器械传播

【答案】A

【考点】结核病的传播途径

【解析】结核分枝杆菌存在于痰中，可通过咳嗽、打喷嚏、大声说话等方式经鼻腔和口腔喷出体外，在空气中形成气雾（或称为飞沫），较大的飞沫很快落在地面，而较小的飞沫很快蒸发成为含有结核分枝杆菌的“微滴核”，并长时间悬浮在空气中。如果空气不流通，含菌的“微滴核”被健康人吸入肺泡，可引起感染，故选A。

【避错】本题易错选D，血液传播多为乙型肝炎病毒的传播途径，注意区分。

3. 牙科设备消毒时，综合治疗台的表面不能用
   A. 一次性纸巾覆盖
   B. 布巾覆盖
   C. 塑料布覆盖
   D. 消毒液擦拭
   E. 毛巾覆盖

【答案】D

【考点】口腔器械设备的消毒与灭菌

【解析】屏障防护技术是一种物理性的防护技术，采用一次性的塑料纸或透明的塑料套管覆盖治疗室那些经常接触且难以清洁和消毒的部位，以减少工作区域表面的污染，这些部位主要有治疗台台面、牙椅控制板、柜子或抽屉把手、头顶灯的手柄、综合治疗台的把手等。故选 D。

【避错】此题不易选错，屏障保护技术既保持了物体表面的清洁又节省了时间。

4. 口腔医疗保健中由空气传播的微生物是
   A. 人类免疫缺陷病毒（HIV）
   B. 乙型肝炎病毒（HBV）
   C. 梅毒螺旋体
   D. 腮腺炎病毒
   E. 破伤风杆菌

【答案】D

【考点】常见病毒的传播方式

【解析】HIV 的传播方式主要是性传播、母婴传播、血液传播。HBV 主要经血和血制品、母婴、破损的皮肤和黏膜及性接触传播。梅毒螺旋体可通过性传播、血液传播、母婴传播、接触含有患者分泌物的日常用品传播。一般在外伤的情况下伤口小并且深的情况下容易感染破伤风杆菌。腮腺炎病毒只通过患者飞沫传播，所以 D 正确，故本题选 D。

【避错】此题易错选其他选项，主要是与其传播方式混淆，注意区分。

5. 从口腔临床交叉感染的病原学考虑，最危险而又最典型的感染是
   A. 细菌感染
   B. 病毒感染
   C. 真菌感染
   D. 原虫感染
   E. 衣原体感染

【答案】B

【考点】病毒感染的特点

【解析】由于口腔科临床操作特点是离不开唾液和血液沾染，艾滋病和乙肝的感染危险最大，因此病毒感染是最危险又最典型的感染，故 B 正确。细菌虽也能造成交叉感染，但是其危险性不如病毒感染，故 A 错误。真菌和原虫的交叉感染在口腔科的操作中很少见，故 C、D 错误。因此本题应选 B。

【避错】此题易错选 A。但要注意题干中最危险而又最典型的感染这一要求，细菌虽也能造成交叉感染，但是其危险性不如病毒感染。

6. 口腔医务人员可能被感染的途径主要为以下几种，除了
   A. 直接接触受感染的血液及分泌物
   B. 直接接触受感染的病损
   C. 接触含有感染病源的飞沫微滴
   D. 污染器械刺伤
   E. 食用被污染的食品

【答案】E

【考点】医院感染的传播途径

【解析】医院感染的传播途径主要分为以下几类。①接触传播：病原微生物从患者或携带者直接传给接触者。②血液传播：HBV、巨细胞病毒和 HIV 等均可通过血液途径传播。③呼吸道传播：空气中飘浮着带病原微生物的气溶胶微粒和尘埃，被易感者吸入，可能导致医院感染。④消化道传播：耐药性铜绿假单胞菌甚至葡萄球菌可随受其污染的饮水或食物进入患者肠腔并定植，可发生自身感染。⑤经药品和医疗器械传播。故本题应选 E。

【避错】此题不易选错。食用被污染的食品不是医院传染的传播途径。

7. 保护性工作服应使用强洗涤剂，在 80℃下的洗涤时间为
   A. 5 分钟
   B. 10 分钟
   C. 15 分钟
   D. 20 分钟
   E. 25 分钟

【答案】B

【考点】保护性工作服洗涤要求

【解析】保护性工作服应使用强洗涤剂，在 80℃下的洗涤时间为 10 分钟。推荐穿长袖工作服，帽子也提供有效的保护屏障。故本题选 B。

【避错】此题易错选 C，保护性工作服在 80℃下洗涤 10 分钟左右即可。

8. 口腔科器械常用的消毒方法中，除外
   A. 碘酒+乙醇浸泡
   B. 超声波清洁
   C. 干热灭菌
   D. 化学熏蒸
   E. 高压蒸汽

【答案】B

【考点】口腔常用的器械消毒方法

【解析】口腔器械的消毒方法主要采用化学消毒法和物理消毒法两大类。物理消毒有高温消毒、干热消毒和微波消毒，所以 C、D、E 正确。碘酒+乙醇浸泡是常用化学药物消毒方法，由于碘酒消毒力比较强是口腔常用消毒方法，所以 A 正确。超声波清洁可以去除物体表面的污物但对细菌芽孢和病毒没有杀灭作用，故此题选 B。

【避错】此题易错选 E，高压蒸汽灭菌是最常用的消毒方法。

9. 口腔医疗保健中由接触传染的主要疾病是
A. 水痘
B. 麻疹
C. 流行性腮腺炎
D. 念珠菌病
E. 病毒性肝炎

【答案】E
【考点】接触传染疾病
【解析】由空气传播的主要疾病包括水痘、麻疹、风疹、流行性腮腺炎、流感、结核、白念珠菌感染等疾病，排除 A、B、C、D，E 是口腔医疗保健中由接触传染的疾病。故选 E。
【避错】此题易错选 A，肝炎病毒是口腔科最常见的感染微生物。

10. 口腔器材灭菌方法中，安全系数最大的是
A. 化学蒸汽压力灭菌法
B. 高压蒸汽灭菌法
C. 化学熏蒸灭菌法
D. 玻璃球/盐灭菌法
E. 干热灭菌法

【答案】B
【考点】口腔器材灭菌方法
【解析】牙科常规使用以下四种灭菌法：高压蒸汽灭菌法、化学熏蒸灭菌法、干热灭菌炉、玻璃球/盐灭菌法。其中，高压蒸汽灭菌法用于口腔器械灭菌安全系数最大，它是在高温下使用湿热，在高压下通过饱和及蒸汽完成灭菌过程，故选 B。
【避错】此题易错选 A，最有效最常用的消毒方法应为高压蒸汽灭菌法。

11. 口腔手术中 HBV 的传染通常是
A. 由口腔科医师传播给患者
B. 由患者传播给口腔科医师
C. 患者之间相互传播
D. 医师之间相互传播
E. 通过血液制品传播给患者

【答案】B
【考点】口腔科感染 HBV 的原因
【解析】口腔手术中 HBV 的传染通常是由患者传播给口腔科医师。乙肝除了我们所熟悉的血液以及血液制品传播以外，还可通过唾液、尿液、胆汁、乳汁、汗液、羊水、月经血、精液、阴道分泌物等传播。所以一旦接触到上述物质，都有可能会感染 HBV。故此题选 B。
【避错】此题易错选 C，患者之间不易直接传播病毒，当然更多的是患者造成医师感染，因此医师的自我防护十分重要。

12. 95℃时杀灭 HBV 需要的时间是
A. 5 分钟
B. 10 分钟
C. 15 分钟
D. 20 分钟
E. 25 分钟

【答案】A
【考点】HBV 杀灭条件
【解析】HBV 的抵抗能力很强，能耐受 60℃4 小时及一般浓度的消毒剂，95℃时 5 分钟、65℃10 小时或高压蒸汽消毒可以灭活。在血清中 30～32℃可保存 6 个月，-20℃中可保存 1 年。所以 B、C、D、E 不选，故此题选 A。
【避错】此题易错选 B，95℃时 5 分钟即可杀灭 HBV。

【B_1 型题】

（13～14 题共用备选答案）
A. 一次性针头
B. 根管锉
C. 使用过的棉球
D. 放射性废物
E. 废病历纸

13. 可以放入黄色医疗垃圾袋的是
【答案】C

14. 可以放入红色医疗垃圾袋的是
【答案】D
【考点】医疗废物处理
【解析】医疗废物包括感染性废物、病理性废物、损伤性废物、药物性废物、化学性废物，处理时应分类收集。黑色袋：生活废物，废病历纸属于生活垃圾，故排除 E。黄色袋：医疗废物，使用过的棉球由于接触患者，属于医疗废物，故 13 题选 C。红色袋：放射性废物，故 14 题选 D。对于尖锐性损伤性废物应放于专门的利器容器内，容器内的废物不能超过 2/3，故排除 A 和 B。
【避错】本题一般不易出错，考生应注意不同颜色的袋子，所对应的医疗废物类型。